国内名院、名科、知名专家临床护理思维与实践系列丛书

骨科临床护理
思维与实践

第 2 版

主 编 郭锦丽 高小雁 胡 靖

副主编 宁 宁 丁俊琴 韩 冰 陈红云

参编单位及编者（参编单位以名称汉语拼音为序，编者以姓氏汉语拼音为序）

北 京 积 水 潭 医 院：安艳晶 曹 晶 曹建华 陈璐萍 陈雅芬 迟春梅 崔 伟
冯雯卿 高朋飞 高小雁 韩 冰 胡 雨 胡建勋 胡亚楠
黄 洁 季 鑫 姜 耀 姜海媛 贾云洋 金 薇 李 林
李 娜 李春敏 李燕华 李长虹 刘 然 刘 蕊 刘 莹
刘名名 马子君 彭贵凌 彭琳琳 仇 烨 邵咏新 沈 杰
师京叶 石新春 宋 佳 宋艳敬 孙 洁 孙 康 孙 蕾
孙 盈 孙婷婷 汤莉娜 王 迪 王 晶 王 楠 王秋菊
王瀛波 王 菲 魏艳红 邢 娟 闫 硕 杨 楠 杨 雪
杨京春 杨志农 姚晋囡 尹 芳 尹翠平 杨华丽 张 爽
张春玲 张晓婕 郑元元 周清洁

广 东 省 中 医 院：陈红云 翁叶红 胡杏平 许一吟

河北医科大学第三医院：崔 怡 邸禄芹 丁俊琴 国春花 李秀婷 孙秀梅 张 莉

空军军医大学第一附属医院：王 倩

山 东 医 学 高 等 专 科 学 校：孙胜男

山 西 省 人 民 医 院：许 欣

山西医科大学第二医院：程 宏 郭金花 郭锦丽 刘 宏 张 静

四 川 大 学 华 西 医 院：陈佳丽 李佩芳 宁 宁 蒲兴翠 屈俊宏

通用环球医疗集团有限公司：高艳明

西 安 市 红 会 医 院：樊 珊 胡 靖 李水霞 汪 静

人民卫生出版社

图书在版编目（CIP）数据

骨科临床护理思维与实践／郭锦丽,高小雁,胡靖
主编 . —2 版 . —北京：人民卫生出版社,2020
ISBN 978-7-117-29548-2

Ⅰ.①骨… Ⅱ.①郭… ②高… ③胡… Ⅲ.①骨科学
-护理学 Ⅳ.①R473.6

中国版本图书馆 CIP 数据核字（2020）第 073574 号

人卫智网	www.ipmph.com	医学教育、学术、考试、健康, 购书智慧智能综合服务平台
人卫官网	www.pmph.com	人卫官方资讯发布平台

骨科临床护理思维与实践
第 2 版

主　　编：郭锦丽　高小雁　胡　靖
出版发行：人民卫生出版社（中继线 010-59780011）
地　　址：北京市朝阳区潘家园南里 19 号
邮　　编：100021
E - mail：pmph @ pmph.com
购书热线：010-59787592　010-59787584　010-65264830
印　　刷：北京盛通印刷股份有限公司
经　　销：新华书店
开　　本：889×1194　1/16　印张：37
字　　数：1172 千字
版　　次：2012 年 6 月第 1 版　2020 年 10 月第 2 版
　　　　　2020 年 10 月第 2 版第 1 次印刷（总第 2 次印刷）
标准书号：ISBN 978-7-117-29548-2
定　　价：178.00 元
打击盗版举报电话：010-59787491　E-mail：WQ @ pmph.com
质量问题联系电话：010-59787234　E-mail：zhiliang @ pmph.com

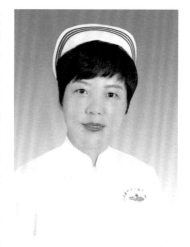

郭锦丽 硕士,硕士生导师,主任护师,国际伤口治疗师,山西医科大学第二医院护理部主任,山西医科大学护理学院副院长。中华医学会创伤学分会创伤护理学组委员,第 26、27 届中华护理学会骨科护理专业委员会委员,中国健康促进基金会骨科护理专家委员会副主任委员,第 11 届中华医学会骨科学分会护理学组委员,中国肢体残疾康复专业委员会护理学组副组长,中国医院协会护理管理专业委员会委员,中国研究型医院学会 QSHE 管理专业委员会常务委员,山西省护理学会副理事长、常务理事,山西省护理学会骨科护理专业委员会主任委员,任《中华护理杂志》《中国护理管理杂志》《护理研究》《护理学杂志》等杂志的编委,曾发表国家级以上论文 60 余篇,SCI 论文 1 篇,完成省部级科研课题 6 项,获得专利 4 项,承担山西省自然基金课题 4 项。先后获得山西医科大学"优秀共产党员",山西医科大学第二医院"优秀共产党员",山西省妇联"山西省三八红旗手",山西省卫生厅"2013 年度全省优质护理服务先进个人标兵",2015 年入选山西省卫生和计划生育委员会"百千万卫生人才培养工程"高端领军人才,山西省"质量管理小组活动优秀推进者",曾获 2016 年度"全国优秀护理部主任",清华大学医院管理研究院中国医院品质管理联盟"2013—2017 年度品管圈积极推动优秀个人"等荣誉称号,2019 年入选山西省"三晋人才"支持计划"拔尖骨干人才",荣获山西省科学技术进步奖三等奖。

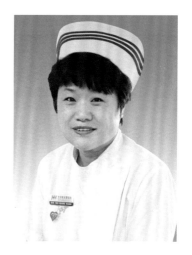

高小雁 中共党员,主任护师,北京市三八红旗手,原北京积水潭医院护理部主任、首都医疗骨科医院副院长,现任北京中康美复医疗管理咨询有限公司总裁。

国家级医院评审员,北京市卫生系列高级职称评审专家,第 26、27 届中华护理学会骨科护理专业委员会主任委员、顾问,中国健康促进基金会骨科护理专家委员会主任委员,中国非公立医疗机构协会骨科专业委员会常务副主任委员,中华医学会骨科学分会护理学组顾问,西安护理学会骨科护理专业委员会名誉主任委员,北京医学会骨科学分会护理学组顾问,中国非公立医疗机构协会损伤与修复专业委员会护理学组副组长,白求恩精神研究会医学科技创新分会理事。担任《中华护理杂志》《中华现代护理杂志》《中国护理管理杂志》《中国实用护理杂志》《中华损伤与修复杂志(电子版)》等杂志编委。

在核心期刊上发表论文 80 余篇,SCI 文章 2 篇,主编骨科护理专业书籍 14 部,参编中华医学会制定的中国第一部《中国血栓性疾病防治指南》《医院内静脉血栓栓塞症预防与管理建议》以及《亚洲院内静脉血栓栓塞症预防指南》,拥有实用新型发明专利 3 项。

2016 年创办了"优玛积水潭伤口学校",参与培养了该校第一批伤口管理师。在我国内地多个省、市及香港、澳门等地举办继续教育课程并多次做主题演讲。

曾获得北京市卫生局科技成果一等奖,北京市卫生局、北京市总工会共同颁发的北京市双语活动一等奖等奖项。获得"2015 年度首届全国优秀护理部主任"荣誉称号,多次获得北京积水潭医院"院级优秀党员""院级优秀管理干部"等荣誉称号。

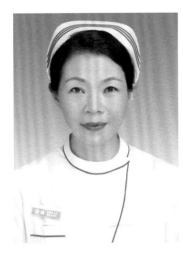

胡靖　副主任护师，现任西安市红会医院护理部主任，陕西省护理学会骨科护理专业委员会副主任委员。先后担任护理部副主任、手术部主任，在骨科、妇产科、神经外科、ICU、院办等病房及行政部门工作过，曾赴中国香港、德国医院研修学习，在骨科护理、急重症护理、妇产科护理、手术室、消毒供应室管理及护理管理等方面具有较高的理论水平及丰富的临床经验。

以第一作者及通信作者发表论文十余篇，SCI 论文 3 篇，参编《骨科神经损伤学》，获国家实用新型专利 1 项，主持市级科研课题 1 项，院级科研课题 3 项，学术论文多次在国家级会议中获奖，多次在全国及各级各类学术会议进行专题讲座及大会发言。牵头组织的"品管圈"连续三届获得全国品管圈大赛优秀奖项。

曾任中华护理学会骨科护理专业委员会青年学组主任委员，第 10 届中华医学会骨科学分会护理学组委员，中国健康促进基金会骨科护理专家委员会副主任委员，陕西省护理学会第 9 届理事会常务理事，西安护理学会第 8 届理事会副秘书长，西安市护理学会骨科专业委员会主任委员，西安市卫生高级专业技术资格评审委员会评委，任《中华创伤杂志》审稿专家。

曾获陕西省优质护理先进个人、西安市卫生系统"最美白衣天使"、西安市科教文卫工会"十佳最美护士"称号。

宁宁 主任护师，教授、博士生导师、国际伤口治疗师，现任四川大学华西医院骨科护士长，四川大学外科护理教研室主任，四川省学术技术带头人和四川省卫生厅学术技术带头人。中华护理学会骨科护理专业委员会副主任委员，中华医学会骨科学分会护理与康复学组副组长，中国康复医学会脊柱脊髓专业委员会护理学组副组长，中国健康促进基金会骨科护理专家委员会副主任委员，四川省医学会骨科学专业委员会护理与康复专业学组组长，四川省护理学会伤口造口专业委员会主任委员，四川大学华西医院中－德国际伤口治疗师培训学校和四川省伤口专科护士培训基地负责人。

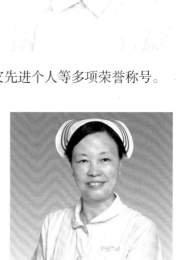

承担省部级课题10余项，获国家级专利8项，发表SCI论文8篇，核心期刊论文近200篇。曾获四川省科技进步三等奖，中华护理学会科技奖三等奖，教育部高等学校科学研究优秀成果奖（科学技术），中国医院协会医院科技创新奖，中华护理学会"杰出护理工作者"称号，中国科协抗震救灾先进个人等多项荣誉称号。

丁俊琴 主任护师，研究生导师，现任河北医科大学第三医院护理部主任。河北省护理学会副理事长，河北省护理学会科研工作委员会主任委员，河北省医学会骨科学分会护理学组主任委员，河北省护理学会护理管理专业委员会副主任委员，中华医学会骨科学分会护理学组副主任委员，中华护理学会骨科护理专业委员会副主任委员，中国研究型医院学会关节外科学专业委员会护理研究学组副主任委员。

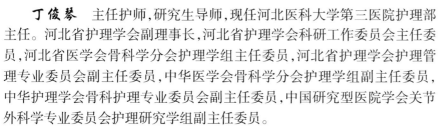

担任《中华护理杂志》《中华现代护理杂志》《护士进修杂志》《护理实践与研究》等多本杂志的编委或审稿专家。在核心期刊上发表论文40余篇，学术论文多次在国家级会议中获奖，多次在全国及各级、各类学术会议进行骨科护理及医院管理专题讲座及大会发言。获国家实用新型专利2项。曾获河北省科技进步三等奖、河北医学科技奖一等奖等奖项。

韩冰 硕士，副主任护师，现任北京积水潭医院护理部副主任、脊柱外科总护士长。中华医学会骨科学分会护理学组副主任委员，北京医学会骨科学分会护理学组副主任委员，中华护理学会骨科护理专业委员会青年学组主任委员，北京护理学会科普工作委员会副主任委员，北京护理学会护理管理专业委员会秘书，中国医疗保健国际交流促进会骨科分会骨科护理学组副组长，中国健康促进基金会骨病专项基金骨科护理专家委员会办公室副主任，骨科在线编辑委员会护理专业副主编，《中国护理管理》《中华现代护理杂志》等杂志的编委及审稿专家。主编《积水潭脊柱外科护理》《积水潭骨科护理与康复》，参与编写《骨科用具护理指南》等多部骨科护理专业书籍。多次在全国骨科护理学术会议进行骨科护理及护理管理专题讲座及大会发言。

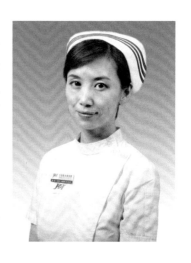

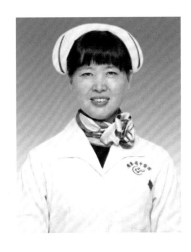

陈红云 副主任护师,教授,现任广东省中医院骨三科(骨关节病、运动医学科)护士长。世界中医药学会联合会骨关节疾病专业委员会常务理事,世界中医药学会联合会骨关节疾病专业委员会护理学组组长,中国医疗保健国际交流促进会护理分会骨科护理学组副组长,中国健康促进基金会骨科护理专家委员会委员,广东省中医药学会运动医学专业委员会常务委员,广东省家庭医生协会护理分会常务委员。独立主持省部级课题1项,厅局级课题3项,在核心期刊上发表论文多篇,获国家级专利2项。

广东省中医院关节团队一带一路工程"关节之路全国健康行"核心组成员,"无痛、无血、无栓、快速康复"中西医结合特色康复方案的主要倡导者及组织者。在关节病中西医结合护理、尤其是围手术期管理等方面具有较扎实的理论基础及丰富的临床经验。曾获广东省中医系统"优秀护士"及"优秀护士长"等荣誉。

序 一

伴随着科学技术突飞猛进的发展,护理学科的发展也日新月异,这一切都离不开人类思维的能动作用。思维能力是当今护士必须具备的基本能力之一。指导护理实践的思维必须是有组织、有目的、有学科特性的思维,而不是随意的、无目的的思维,临床护理思维的最终目的是要对患者的病情做出准确的判断和及时的决策,以便给予患者及时的、正确的照顾。

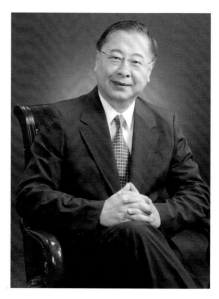

本书"病例篇"通过诊疗过程中的临床护理及思维提示等,介绍了脊柱外科、创伤骨科、手外科、运动损伤科、小儿骨科、矫形外科、骨肿瘤科等疾病的主要临床表现、体征、相关护理干预措施,还包括了手术室、伤口的管理;"思维提示"部分极具特色,通过患者的临床症状、主诉资料以及护士在护理患者过程中遇到的情况,通过独立思考、运用思维技能,密切观察患者病情,正确收集和解释信息,明确患者行为、体征和症状的意义,合理地推论患者的健康问题,洞察患者所需,运用护理相关知识提出护理干预措施以满足患者需要,使护理高效、优质。"专科护理操作技术篇"从护理评估技术到专科技术护理配合,介绍了骨科专科护士应该具备的专科技术及这些技术的制度化、规范化及科学化。

骨科护士可以将本书作为临床护理工作的一本常用参考书,充分培养思维能力,将思维能力尤其是评判性思维能力运用在临床护理的过程中。期望在今后的护理工作中,护士通过学习,充分发挥"自信、独立思考、公正、诚实、责任心、好奇心、勇气、创造性、执着、谦虚"等这些思维过程中的良好态度,在护理患者时,做出正确的决策,采取正确的措施,提供高质量的护理服务,为健康中国战略贡献一份虽平凡但却不可缺少且伟大的力量。

中国工程院院士

2020 年 1 月 20 日

骨科是众多医学门类中的重要组成部分。我国每年骨折患者约为450万人，并以每年10%的速度增加，加之骨退行性疾病、骨坏死、骨肿瘤等，骨科疾病年发生可达1 100万例以上。并且，随着人口老龄化的加剧，这一数字还在迅猛增加。各种治疗理念、方法、技术、内置物也在快速发展。近年有三大趋势：①老龄化；②高能量化；③手术化。因此，护理的创新化与现代化也必须与时代同频共振。

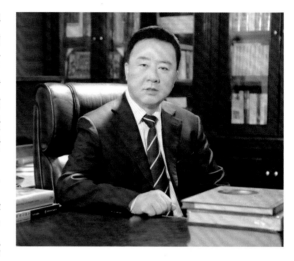

1860年，现代护理学的奠基人——南丁格尔创建了世界上第一所正规的护士学校。150多年来，现代护理学不断发展、与时俱进。以此同时，我国的护理学也取得了飞速发展，逐渐与国际接轨，特别是党的十九大以来，实施健康中国战略目标，对医疗和护理都提出了更高的要求，我们从健康中国的高度出发，认识到护理学科变革中必须构建现代化的理念。《骨科临床护理思维与实践》一书就是响应这一理念，从骨科临床疾病案例入手，通过认真的观察、分析，应用评判性思维的方法，以基本理论知识为基础，更新了临床护理思维、技术与方法，在原有骨科护理学的基础上提出了更加实用、贴近临床的信息和资料，内容与临床密切结合，对提高骨科护士的临床护理思维非常有帮助。

《骨科临床护理思维与实践》的作者一直在临床一线工作，临床实践经验丰富。本书分两篇，第一篇"病例篇"由118个护理病例组成，涵盖了骨科常见病、多发病的护理，第二篇"专科护理操作技术篇"包括了护理评估技术及骨科专科技术配合，内容翔实、言简意赅，与临床工作紧密结合。该书对夯实护士理论基础，培养护士的创新思维能力，发挥护士的创新精神，为患者提供优质的护理服务有重要的参考价值；对于从事临床骨科护理工作者而言，将会成为一本实用的案头参考书。

中国工程院院士

张英泽

2020年1月20日

　　《骨科临床护理思维与实践》在2012年6月发行了第1版,得到了临床骨科护士的认可和支持,使本书销售一空,因此,受出版社之托再版本书,此乃编者的荣幸。

　　在临床护理实践中,护士每天要面对的是不同经历、行为、社会观点、价值观以及不同症状和体征的患者,而且每天这些要素都在变化之中,由此,增加了护士决策的难度和护理行为的复杂性。因此,在本书的编写过程中,我们尽量强化思维在护理实践中的作用,以使护士在多变的要素中快速识别重要的线索,快速做出反应,快速做出合乎情理的决定,快速调整护理干预措施以满足不同疾病的病情需要及患者个性化的需要。因为这些反应、决定和护理干预措施都会直接影响患者的转归、生存质量甚至生命。

　　正像田伟教授所提到的:"思维能力是当今护士必须具备的基本能力之一。临床护理思维的最终目的是要对患者的病情做出准确的判断和及时的决策,以便给予患者及时的、正确的照顾"。正是基于这样的指导思想,我们组织具有多年临床经验的护理骨干,编写了这样一本书。希望通过本书使护士对思维与实践有正确的认识与理解,并在临床上很好地应用这些知识,为患者提供专业、满意、优质的服务。

　　"病例篇"列举了118个具体的临床案例,从诊疗过程中的临床护理、护理评价、安全提示、经验分享四个不同的维度,介绍了相关疾病的主要临床表现、体征、护理相关干预措施以及可以互相学习的经验与教训,尤其是"思维提示"这一部分,是本书独有的特色,临床护士通过患者的临床症状、主诉资料、体征以及诊疗过程中遇到的问题,密切观察患者言与行等综合因素,运用思维技能,正确收集和解释来源于患者的信息,通过独立思考、综合分析,提出患者所面临的主要问题和急于首先解决的问题,包括心理问题、生理问题、健康问题等,从而明确患者的需求,提出相应的护理干预措施及方法,使患者得到相应的、有效的、优质的护理,以满足患者不断增长的对健康的需求。

　　"专科护理操作技术篇"从护理评估技术到骨科专科技术配合,较全面地介绍了骨科护士应具备的专科技术,值得一提的是在这一篇中,将各项技术的要点和重点做了统一的规范化的描述,切合了现代护理科学化、制度化、规范化的发展要求。

　　由于我们水平有限,恳请各位读者对在使用本书过程中发现的问题给予批评和指正。

郭锦丽　高小雁　胡　靖

2020年1月20日

目 录

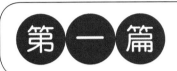

第 一 篇

病 例 篇

尺桡骨干双骨折患者的护理

患者,男性,15岁,主因被重物砸伤右前臂1日后就诊于北京积水潭医院急诊科,诊断为"右尺桡骨骨干双骨折",给予闭合整复,石膏外固定后收入院继续治疗。

一、诊疗过程中的临床护理

(一)入院时

1. 诊疗情况

入院后查体： 体温36.2℃,脉搏84次/min,呼吸22次/min,血压120/80mmHg。了解患者受伤的原因、时间,受伤的姿势,外力的方式、性质,骨折的轻重程度,伤后急救处理,受伤时的身体状况及病情发展情况做好相应记录。

既往史： 既往体健,否认高血压、冠心病、糖尿病等病史。

专科查体： 伤后患肢前臂肿胀、疼痛、活动受限,尤以前臂旋转功能受限明显,并可见局部明显畸形,物理检查包括详细的桡神经、正中神经、尺神经的运动和感觉功能评估,未见异常体征。诊断主要依据明显的外伤史及力学检查结果,X线检查应拍摄正侧两个位置,包括肘关节和腕关节,既能避免遗漏上下尺桡关节的合并损伤,又能借此判断桡骨近端骨折端的旋转位置。

异常化验： 患者所有化验检查均在正常范围之内。

> **思维提示**
>
> [1] 未成年损伤,有其特殊的生理特点,强化个性化护理及家庭成员的积极配合与监护。
> [2] 持续有效的石膏制动,做好相应的石膏护理。
> [3] 根据受伤机制的分析及解剖特点,观察预防骨筋膜室综合征。

2. 护理评估　完善各项化验检查,患肢制动,观察末梢血运、感觉、活动功能,同时指导患者做手掌的伸手握拳运动,患者一般情况好,能积极配合,但仍存在焦虑、疼痛等问题。

3. 护理思维与实施方案

情绪不稳,哭闹 → 焦虑

(1)护理目标:焦虑有所减轻,能配合治疗。

(2)护理措施

- 与患者家属一起分析焦虑产生的原因及不适,尽可能消除引起焦虑的因素。
- 正确引导患者面对损伤现实,探讨个体应对方式。
- 鼓励同学及家长来探视。
- 建立良好的护患关系,给予信息支持。

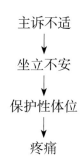

主诉不适
↓
坐立不安
↓
保护性体位
↓
疼痛

（1）护理目标：患者主诉疼痛减轻。
（2）护理措施
- 评估患者经受疼痛的情况。
- 进行公开的诚恳的沟通，提供选择机会来促进其安全感。
- 在操作进行时尽量减少疼痛。
- 与患者配合，使用无创伤性止痛措施。
- 鼓励患者尽量多活动，特别是在疼痛较轻时。
- 与家长共同讨论患者所喜爱的活动，并共同制订活动日程。

损伤骨折
↓
并发症出现危险
↓
骨筋膜室综合征

（1）护理目标：未出现并发症。
（2）护理措施
- 客观全面评价损伤程度。
- 仔细检查前臂的血运情况及肿胀程度。
- 损伤初期当肿胀张力较大时进行风险评估。
- 最有价值的临床检查是手指被动伸直活动。
- 必要时测定筋膜间室压力。

石膏固定
↓
注意事项

（1）护理目标：正确的石膏护理。
（2）护理措施
- 列入交接班项目，进行床头交接班。
- 预防压疮。
- 如肢体肿胀，出现血管神经压迫症状，需要切开石膏时应将石膏从头到尾全层切开，防止局部压力减轻，产生肿胀消退的假象。
- 肿胀消退致使石膏松动，应及时更换石膏。

持续石膏固定
↓
预防石膏综合征

（1）护理目标：维持石膏的有效固定。
（2）护理措施
- 评估是否存在长时间不缓解的压迫症状。
- 观察血液循环障碍、神经压迫的先期预兆，警惕缺血性挛缩发生。
- 警惕石膏的热效应。
- 警惕过敏性反应。
- 警惕石膏使用的继发感染。

损伤骨折
↓
持续石膏固定
↓
有废用综合征
的危险

（1）护理目标：未出现废用综合征。
（2）护理措施
- 固定后2周内注意观察有无骨折再移位。
- 复位固定后即可开始康复训练，初期可练习上臂和前臂肌肉舒缩活动，用力握拳，充分屈伸手指。
- 2周后开始练习肩、肘、腕关节活动频率和范围逐渐增加，但禁忌做前臂旋转活动。
- 4周后，肘关节的屈曲、伸展训练以及前臂的旋前旋后训练。
- 渐进式抗阻力肌力训练及耐力训练，避免负重的日常能力训练。

（二）出院前

1. 诊疗情况　出院前行常规拍片，各项检查，无异常后可带药出院。患者已适应石膏外固定治疗，并自觉保护。

> **思维提示**
>
> 　　介绍出院后相关注意事项,鼓励患者积极用左手替代右手功能,生活达到自理,积极尽早回归学校,重新适应新的生活模式。

　　2. 护理评估　做好出院时患者心理、药物知识水平及康复期的护理宣教。

　　3. 护理思维与实施方案

石膏持续固定
↓
出院后需注意事项
↓
知识缺乏

- （1）护理目标:了解整个治疗过程,积极配合。
- （2）护理措施
- 石膏制动后影定期查 X 线片直到骨折愈合牢固。
- 拍片包括前臂正侧位。
- 石膏 4~6 周时再更换一次,7~8 周后,X 线示骨折已临床愈合。即可排除固定治疗,充分锻炼关节功能。
- 注意即使有一些骨痂骨折仍有发生成角的可能,应确保治疗可靠安全进行。

出院健康教育

- （1）护理目标:掌握相关的治疗护理知识。
- （2）护理措施
- 根据保守治疗方式和特定的要求,对患者和家属可能遇到的问题做指导。
- 详解石膏护理的方法。
- 石膏并发症产生的原因及预防。
- 强调功能锻炼的重要性和方法。
- 自我检测的方法及定期复查的意义,安排复查时间。

二、护理评价

　　患者治疗期间,疼痛症状有所减轻,损伤的肢体的血液循环得到重点观察。患者及家属能积极配合,维持有效的石膏固定。并能掌握皮肤的自我保护方法,患肢活动耐力逐渐增加,在心理和认知状况方面无过度紧张情绪,对并发症的预防的认知有了一定的了解,掌握康复训练内容和注意事项。

三、安全提示

　　1. 前臂是骨筋膜室综合征的好发部位之一,骨筋膜室综合征的初期多表现为局部明显的间隔区肿胀和不同程度的被动牵拉痛,若出现患肢持续性剧烈疼痛呈进行性加重,特别是指呈屈曲状态,被动牵拉指时更会引起不可忍受的疼痛,需与创伤引起的疼痛相鉴别,若患肢脉搏消失,则提示有晚期骨筋膜室综合征导致动脉闭塞或血管损伤的可能,应结合患肢其他临床症状进行观察及综合分析,给予危机干预措施。

　　2. 早期应限制前臂旋转运动,当骨折处已有部分愈合时,通常需 4 周时间。根据 X 线片及全身情况综合评定,应及时做前臂旋转运动,防止骨间膜痉挛而影响前臂旋转功能。

　　3. 并发症

　　（1）软组织损伤严重者,可产生前臂骨筋膜室综合征和缺血性肌痉挛。

　　（2）尺桡骨交叉愈合或畸形愈合,影响前臂旋转功能。

　　（3）骨折不愈合。

四、经验分享

　　1. 对于青少年损伤引起的焦虑,需采取的特殊措施,包括首先建立一个相互信任的关系,鼓励患者说出自己的感受,使患者参加一些游戏活动,允许患者出现退化性行为,提供促进舒适的措施,鼓励家长参与患者护理治疗活动。提供必要的信息,减少家长由于模糊不清而产生痛苦、焦虑,针对新情况,帮助患者和家长做好准备。

2. 在健康教育之前,要先进行评估,以便确定要教的内容、教授的方式、开始学习的时间以及在整个教学过程中所涉及的其他人员。允许每个人按自己的方式进行学习,另外,护理对象的学习动机是影响学习效果的最重要因素。

3. 疼痛的护理

(1)找出引起疼痛的原因,手术切口疼痛在术后 3 日内较剧烈,以后逐日递减,组织缺血引起的疼痛,表现为剧烈疼痛呈进行性,肢体远端有缺血体征。手术 3 日后,如疼痛呈进行性加重或搏动性疼痛,伴皮肤红肿热,伤口有脓液渗出,则为继发性感染引起。

(2)手术切口疼痛,可用镇痛药,缺血性疼痛须及时解除压迫,松解外固定物,如发生骨筋膜室综合征须及时切口减压,发现感染时报告医生处理伤口,并应用抗生素。

(3)移动患者时对损伤部位要重点托扶保护,缓慢移至舒适体位,以免引起或加重疼痛。

4. 预防血管痉挛 行神经修复和血管重建术后,可出现血管痉挛,须避免一切不良刺激,严格卧床休息,石膏固定患肢 2 周,患肢保暖,保持室温 25℃左右,不在患肢测量血压,镇痛,禁止吸烟,1 周内应用扩血管药、抗凝药,保持血管的扩张状态,密切观察患肢血液循环的变化,检查皮肤颜色、温度、毛细血管回流反应、有无肿胀或干瘪、伤口渗血等。

桡骨远端骨折患者的护理

患者,女性,82岁,主因洗澡时滑倒摔伤左腕,即感疼痛,伴腕关节肿胀畸形,手腕异常活动,来医院急诊,诊断为柯莱斯(Colles)骨折,给予闭合整复并石膏制动,为继续治疗收入院。

一、诊疗过程中的临床护理

(一)入院时

1. 诊疗情况

入院时查体:体温37℃,脉搏88次/min,呼吸23次/min,血压130/88mmHg,心肺腹部查体未见异常,手指感觉正常,活动可,桡动脉、尺动脉搏动良好。

既往史:6年前因意外摔伤致锁骨骨折,腰椎压缩性骨折,骨质疏松症,贫血,便秘,慢性泌尿系感染,右眼白内障,有冠心病史。

专科查体:左腕可见明显畸形、肿胀,桡骨远端压痛明显,关节活动障碍,左侧患肢末梢皮肤温暖,桡动脉搏动可触及。

辅助检查:X线显示桡骨远端骨折,骨块向背侧桡侧移位,骨折块旋后骨折向掌侧成角,桡骨短缩。CT示关节内骨折情况,桡骨远端骨折粉碎移位旋转情况。

异常化验:血红蛋白102g/L,尿中白细胞500/μL。

> **思维提示**
>
> [1]加强一般基础护理,24小时陪护。
> [2]再损伤的风险评估:保证患者在院期间的安全。
> [3]根据老年患者疾病的生理特点,制订系统康复训练计划。

2. 护理评估　患者既往有多种基础病史,且年龄较大、虚弱、视力差,肌肉的协调性减弱,平衡困难,过去有外伤史,自我保护能力改变,患者有易发生外伤的危险。

3. 护理思维与实施方案

损伤骨折
↓
不良刺激
↓
疼痛

(1)护理目标:舒适感增加。
(2)护理措施
- 评估疼痛的性质。
- 运用心理安慰的方法,如暗示,分散患者注意力减轻焦虑不安的情绪。
- 减少刺激疼痛的各种因素。
- 必要时可遵医嘱使用药物止痛,注意用药后的疗效和不良反应。

尿急尿频尿痛
↓
膀胱刺激症状
↓
尿路感染

（1）护理目标：临床症状缓解。
（2）护理措施
- 做好相关的化验检查，尿常规，尿培养，运用影像学方法进行定位诊断。
- 慢性感染急性发作时卧床休息，多饮水。
- 防止和及时处理尿潴留，积极诱导排尿。
- 加强健康宣教。

排便困难
↓
次数减少
↓
便秘

（1）护理目标：便秘症状缓解，不适感消失。
（2）护理措施
- 评估致病因素。
- 建立正常排便形态，定时排便。
- 合理饮食。
- 有条件许可时入厕排便。
- 缓泻剂和灌肠只用于紧急情况。
- 增加腹肌张力的运动并进行腹部按摩。

老年患者损伤后
↓
个人应对无效（与明确的
应激源引起的抑郁反应有关）

（1）护理目标：确认个人能力并接受通过护理活动给予支持。
（2）护理措施
- 评估老年人应对无效的危险因素。
- 目前应对状态。
- 建立友好关系鼓励患者采取有效的应对行为。
- 充分利用来自他人的情感支持。
- 接受疾病带来的各种限制，逐渐增加活动。
- 恢复患者最佳的健康状态和功能。

虚弱，视力差
↓
骨质疏松
↓
有外伤的危险

（1）护理目标：无意外发生。
（2）护理措施
- 评估相关受伤风险因素。
- 提供安全的住院设施。
- 预见性护理风险。
- 加强基础疾病和急救知识教育。
- 24 小时护理陪护。

持续性疼痛
↓
患肢肿胀冰冷
↓
有肢体血液循环障碍的危险

（1）护理目标：出现问题及时处理。
（2）护理措施
- 密切观察肢端颜色、温度、毛细血管充盈度、脉搏情况。
- 疼痛性质。
- 有无被动牵拉指痛。
- 采用预防性措施。
- 一旦出现问题，及时处理。

无法避免的肌肉骨折不能活动
↓
力量和耐力下降关节
运动范围缩小
↓
有废用综合征的危险

（1）护理目标：主动进行康复训练。
（2）护理措施
- 评估患者引起功能退化的危险因素与程度。
- 向患者及家属反复讲解废用综合征的不良后果。
- 密切观察，及时纠正，减少后遗症的发生。
- 加强腕、肘、肩关节的后续正规的康复训练非常重要。

对功能锻炼内容及注意事项不了解 → 知识缺乏 {
- （1）护理目标：按计划完成训练内容。
- （2）护理措施
  - 复位后即可指导做掌指关节活动。
  - 肘、肩的伸屈活动，避免肩手综合征发生。
  - 2周内不做腕关节背伸和桡侧偏活动。
  - 2周后可进行腕关节活动，并逐渐做前臂旋转活动。
  - 3~4周后经检查确诊已临床愈合后充分锻炼腕、肩、肘关节的伸屈和旋转活动。
}

（二）出院前

1. 诊疗情况　患者病情平稳，患肢持续石膏制动治疗，建议出院后积极治疗相关的基础病。

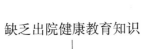

> ［1］患者既往有骨质疏松症，应系统地进行专科治疗，防止发生摔倒等不良事件。
> ［2］系统评估老年患者是否活动受限，身体平衡问题，活动易疲乏，是否能正确使用辅助设备等，患者是否能保持肢体末端的最佳功能位，并且有能力预防挛缩，为制订家庭护理计划提供依据。

2. 护理评估　当前的健康状况是否能应用各种健康管理技巧，如肢体锻炼，注意饮食，纠正贫血，有规律地活动和休息，争取使用药物治疗，继续出院后相关的康复训练。

3. 护理思维与实施方案

缺乏出院健康教育知识 → 知识缺乏 {
- （1）护理目标：自我照顾能力增强，无意外发生。
- （2）护理措施
  - 维持有效的石膏固定，继续康复训练。
  - 避免患肢受力，提高身体的协调性，防止发生再骨折。
  - 骨折治疗周期长，患者情绪波动大，做好心理支持，帮助患者树立信心，转变角色。
  - 建立系列的教育指导项目。
  - 有不适症状立即复诊。
}

药物治疗 {
- （1）护理目标：正确给药。
- （2）护理措施
  - 系统专科治疗。
  - 根据个体需要给予适量的钙和维生素D。
  - 应用鲑降钙素鼻喷剂治疗。
  - 观察用药后的不良反应。
}

二、护理评价

通过规范的护理实施方案，患者能采取有效的应对方式，积极配合治疗和康复训练，生活自理能力逐渐恢复，治疗期间，无意外发生，石膏维持有效固定，皮肤完整性良好，未发生压疮。肢体处于功能位，康复训练到位，无废用综合征出现。针对老年患者疾病特点给予健康宣教。

三、安全提示

1. 桡骨远端以松质骨为主，骨折出血血肿机化易导致粘连而影响功能，长期制动而发生创伤后骨萎缩，特点为腕和手指疼痛、肿胀、僵硬、骨质脱钙，因此及早运动康复训练对于提高功能疗效很有必要，它能有效地预防反射性交感神经营养不良的发生。

2. 患者既往有骨质疏松病史,应详细评定安全指数,根据具体得分情况制订运动训练幅度,活动量以不引起再损伤为限。规避骨质疏松骨折的危险出现。

3. 腕管综合征   因局部血肿,骨折移位和游离骨块的刺激和压迫,引起腕管容积变小,出现腕管综合征,应加强临床护理观察。

4. 肩手综合征   老年患者常见,主要由于长期制动、疼痛,给功能锻炼带来不便,患者担心运动可能使骨折移位而引起肩关节及手部僵硬,活动明显受限。

5. 缺血性并发症是石膏固定较常见且最严重的并发症,疼痛是患者患肢循环障碍最早症状,应倾听患者主诉,仔细观察患肢肿胀程度,皮肤温度和颜色有无感觉异常,以判断有无血运障碍。

四、经验分享

1. 睡眠型态紊乱是老年人最常见的主诉,老年人入睡更困难,更易觉醒,而且花更多的时间在瞌睡期而做梦期的时间减少,表现为白日嗜睡症状、入睡困难和夜间频繁醒来,老年人对安眠药的敏感性增加,由于肾功能减退使药物毒性作用增加并造成有害的影响。例如便秘、意识障碍和妨碍睡眠的质量,这些都必须引起临床护理的重视。

2. 老年人跌倒的原因及预防

(1)跌倒的原因

1)生理性因素:①肌力变化,由于肌肉力量的减退和协调能力下降,致使老年人步法紊乱,平衡失调,脚跟着地,动作缓慢、不稳,容易跌倒。②关节软骨变化,关节稳定性降低,诱发跌倒。③胸廓变化,由于呼吸系统功能的减退容易使骨折的老年人患肺炎。④视觉、前庭、本体感觉的变化,涉及空间定向能力的视觉功能与人的姿势稳定尤为相关,前庭功能的减退可引起站立时摇摆不稳及头晕,易引起跌倒。⑤女性生理变化,女性绝经后雌性激素水平下降,易导致骨质疏松和代偿性骨质增生,引起跌倒。

2)病理性因素:①跌倒综合征,多种感觉缺陷,前庭步态和平衡功能失调,以及显性或隐匿性疾病所产生的与跌倒有关的症状,如眩晕、心悸等。②中枢神经系统疾病,影响老年人稳定能力的疾病,帕金森病,脑积水及脑卒中等。③周围神经病变,它是影响下肢站立不稳并造成老年人跌倒的真正危险因素。④循环系统疾病,心律不齐、心肌梗死、脑梗死、椎动脉供血不足、高血压、低血糖、贫血和脑血管意外等。⑤慢性病是跌倒的主要危险因素之一,如高血压、脑卒中后遗症。⑥维生素 D 缺乏。⑦功能损害,深感觉障碍,认知被损害,特殊定向的损伤。⑧其他,风湿性关节病,甲状腺病,虚弱,运动损伤、运动器官的畸形使平衡下降而易导致跌倒等。

3)药物因素:服用镇静药,精神类药品,降压药等。

4)心理因素:包括平衡信心和跌倒当时的情绪。

5)其他因素:包括文化、生活习惯,是否进行身体锻炼,性别等方面。

(2)跌倒的预防:对处于不同类型危险因素的个人,最有效的预防应是多元化干预和个体化方案指导相结合。

1)对改善肌肉力量,平衡和步态实施训练计划。

2)重新评估并调整所服药物,用药要有明确的适应证,尽量避免同种类和同种作用的药物重复使用。

3)治疗相关疾病。

3. 评估危险因素   该病例中,临床资料中有些是已存在的异常情况,有些目前还在正常范围,但由于有危险因素存在可以预测,若不采取相应的护理措施,就必然会发生健康问题,这一点必须引起临床关注。

4. 老年人康复活动时需要特别注意的事项

(1)基础病前驱症状的观察:是否有头痛,头晕,心慌等症状。

(2)关节的所有运动轴位和运动平面。

(3)采取多次重复的方式。

(4)关节活动范围练习必须和肌力练习同步进行。

(5)关节活动范围禁忌暴力,幅度由小到大,循序渐进。

5. 骨折愈合的特点　老年骨折为骨质疏松性骨折,其骨折的特点与骨质疏松的特点有关,骨质疏松性骨折的愈合过程与正常骨骼一样,骨质疏松并不影响骨折的早期愈合过程,但在骨愈合的晚期,骨的吸收仍较旺盛,骨矿化较少,胶原纤维形成不足,骨痂茂盛及骨形成迟缓。老年人骨折康复治疗期间应针对骨质疏松进行治疗,康复的优势在于强调除药物治疗外的运动疗法及良好的生活方式。

骨盆骨折患者的护理

患者,男,39 岁,主诉:重物砸伤致骶尾部疼痛,左下肢活动受限 7 小时后来院急诊,于急诊室接受 X 线片检查、CT 检查后,为进一步诊治收入院。

一、诊疗过程中的临床护理

(一)入院时

1. 诊疗情况

入院后查体:体温 36.5℃,脉搏 92 次/min,呼吸 22 次/min,血压 123/88mmHg,患者于急诊就诊前约 7 小时因重物砸伤致伤。被重物砸伤腰骶部,伤后患者腰骶部疼痛、活动受限,左下肢活动受限,后来我院急诊。于急诊室接受 X 线片检查、CT 检查后,为进一步诊治收入院。患者伤后无头痛、头晕、昏迷、气促、腹痛、恶心、呕吐等症状,小便正常,大便尚无。

既往史:否认高血压、冠心病、糖尿病等慢性疾病。否认肝炎、结核等传染病史。30 岁时行右、左侧疝气手术。否认药物过敏史。

专科查体:腰部皮肤挫伤。腰部压痛明显,叩击痛明显,骨盆挤压分离试验阳性,左踝不能背伸,左膝主动活动差,被动活动可,双下肢等长,无肿胀。四肢肢端皮肤温暖,色泽正常,弹性好,毛细血管再充盈时间正常。足背动脉、胫后动脉搏动正常,肢体肌肉牵拉痛,左足皮肤痛触觉较对侧迟钝,左踝、左足趾背伸活动不能。

辅助检查:X 线片,左髂骨、骶骨,腰$_{2-5}$横突、双侧耻骨上下支骨折移位明显,有碎块。CT:骨盆骨折,腰$_{2-5}$横突骨折。

异常化验结果:白细胞 11.65×10^9/L,D- 二聚体 1 751μg/L。

> **思维提示**
>
> [1]患者因重物砸伤致伤,专科查体后发现患者左足皮肤痛触觉较对侧迟钝,左踝、左足趾背伸活动不能,考虑患者为骨盆骨折合并腰骶神经损伤。需密切关注患者左下肢的感觉运动情况。
>
> [2]患者的 D- 二聚体检验结果为 1 751μg/L,明显高于正常范围,显示患者血液处于高凝状态,同时加上创伤所致的血管损伤、卧床所致的血流减慢,使下肢血栓发生概率大大提高,需采取护理措施预防下肢静脉血栓的发生。
>
> [3]患者的疼痛明显,主要集中于腰部,需对患者进行详细的疼痛评估和管理。

2. 护理评估

(1)患者的疼痛部位、性质、持续时间。

(2)患者双下肢的感觉运动情况。

(3)有无下肢血栓发生的早期征象。

(4)患者的情绪。

3. 护理思维与实施方案

创伤及创伤引起的炎症
↓
腰部疼痛
{
（1）护理目标: 患者的疼痛评分 <4 分。
（2）护理措施
- 给予患者心理安慰,并协助患者取适当的体位。
- 通知医生,遵医嘱给予止痛药氨酚羟考酮 1 片口服。
- 向患者说明氨酚羟考酮的用法及注意事项。
- 告知患者出现不良反应及时告知护士,及时予以处理。
}

血液处于高凝状态,创伤致血管壁损伤,卧床使血流缓慢
↓
有下肢深静脉血栓形成的危险
{
（1）护理目标: 不发生深静脉血栓或发生后及时处理。
（2）护理措施
- 观察患者的患肢肿胀、疼痛程度、皮肤的颜色、温度、感觉以及足背动脉搏动情况。
- 患者麻醉恢复后,指导患者做踝关节的背伸、跖屈练习、股四头肌的等长收缩,每日 2 次,每次 10min。
- 定时按摩小腿肌肉及足部,促进血液回流。
- 遵医嘱应用低分子肝素钠 0.4ml, 1 次 /d,同时观察患者有无出血倾向。
- 观察患者有无呼吸困难、胸痛、咳嗽等肺栓塞的症状发生。
}

（二）术后

1. 诊疗情况

手术当日: 患者今日在全麻下行 "骨盆骨折闭合复位外固定架外固定、骶髂关节螺钉内固定术",术中输全血 400ml,血浆 400ml,无输血反应发生。术毕于 3PM 返回病房,伤口外敷料包扎完整,无渗血,双下肢足趾血运良好,右侧足趾主动屈伸活动存在,左足趾背伸不能,踝关节活动差,尿管通畅,尿液为浅黄色、清亮。遵医嘱给予心电监护,低流量吸氧。告知患者在麻醉恢复前需去枕平卧、禁饮食。

术后第 1 日: 从昨日 3PM 至今日 9AM,患者血压波动于 91~120/60~81mmHg,脉搏波动于 73~100 次 /min,血氧饱和度为 99%~100%。遵医嘱停止心电监护和吸氧。

术后: 遵医嘱给予患者磺苄西林钠、鹿瓜多肽、七叶皂苷钠、复方电解质葡萄糖 MG3 输液治疗、尖吻蝮蛇血凝酶入壶、低分子肝素钠注射液 0.4ml 皮下注射。

术后第 3 日: 复查血常规,示血红蛋白 96g/L,遵医嘱输血 800ml,无输血反应发生。

术后第 4 日: 4PM 患者呕吐胃内容物,约 300ml,遵医嘱给予甲氧氯普胺 10mg 肌内注射,半小时后患者呕吐症状缓解。

✎ 思维提示

［1］患者除骨盆骨折外还合并有神经损伤,表现为左足趾背伸不能,踝关节活动差,需注意对患者功能锻炼的指导,避免发生肌肉的废用性萎缩和关节僵硬。

［2］骨盆骨折患者在卧床期间活动减少、患者带尿管,有发生压疮、深静脉血栓形成、泌尿系感染的危险,护理中需要给予重视。

---

2. 护理评估

（1）生命体征的监测: 从术后返回病房至次日对患者进行 24 小时心电监护,并每日 3 次监测体温。

（2）创口及引流管的护理: 观察伤口有无红肿,伤口敷料有无渗血、渗液。观察并记录引流液的量、色和性质。

（3）并发症的观察: 观察患者有无肺部感染、压疮及下肢血栓形成的征象。

（4）患者对功能锻炼的了解和参与情况。

3. 护理思维与实施方案

病情重、卧床时间长、骨盆部制动
↓
有废用综合征的危险

（1）护理目标:患者能够说出功能锻炼的目的、意义;能够演示功能锻炼的方法;在住院期间患者不发生关节僵硬和肌肉萎缩。
（2）护理措施
- 向患者解释功能锻炼的目的、意义和方法。
- 指导患者进行功能锻炼
  1）上肢的主动运动。
  2）协助并指导患者进行下肢的被动活动:包括髋关节、膝关节、踝关节的被动屈伸活动,按摩大小腿的肌肉。
  3）指导患者进行踝关节背伸和跖屈练习。
- 功能锻炼须遵循循序渐进、由被动到主动,由易到难,身体能够承受为限。

患者卧床、躯干部及双下肢活动受限
↓
自理能力缺陷

（1）护理目标:患者的基本生理需求均得到满足。
（2）护理措施
- 将患者的食物、水、药物、大小便器均置于患者伸手可取处。
- 保持患者的床单位清洁、舒适。
- 做好皮肤护理、口腔护理。
- 协助患者进食、进水、穿衣、床上擦浴、床上大小便。
- 随时巡视患者,及时发现患者的需要,并给予适当满足。

骨折后疼痛、不能随意更换体位、不适应病房环境、担心疾病预后
↓
睡眠型态紊乱

（1）护理目标:患者安静入睡。
（2）护理措施
- 评估导致患者睡眠型态紊乱的具体原因（如因疼痛、环境或心理方面问题）。
- 评估患者的睡眠型态,如早醒、入睡困难、易醒、多梦等。
- 对患者进行针对性的心理护理,减轻患者的焦虑、恐惧情绪。
- 为患者提供安全、舒适的睡眠环境。
- 及时对患者进行疼痛评估和管理。
- 遵医嘱给予地西泮等促进睡眠的药物。

长时间卧床、活动减少、患者因不习惯床上排便而减少进食
↓
便秘

（1）护理目标:便秘得以预防或缓解。
（2）护理措施
- 每日早上空腹喝一杯温开水,水温约37℃。
- 保证饮食中纤维素的含量和充足的水分摄入。每日的饮水量在2 000~3 000ml。
- 指导患者在床上进行力所能及的运动。
- 提供隐蔽环境。
- 协助患者采取最佳的排便姿势,以合理地利用重力和腹内压。
- 进行适当的腹部按摩,顺结肠走行方向作环行按摩,刺激肠蠕动,帮助排便。
- 协助患者正确使用简易通便法,如使用开塞露等。
- 必要时予以灌肠。
- 养成定时排便的习惯。

患者因疼痛呻吟、张口呼吸使大量空气进入胃肠道;后腹膜血肿刺激腹腔神经丛,导致胃肠功能紊乱;卧床时间长导致肠蠕动减弱

↓

腹胀

（1）护理目标:患者的腹胀程度减轻。

（2）护理措施

- 教会患者用鼻呼吸,尽量减少吞咽动作。
- 做好饮食指导,早期以清淡、易消化的流质或半流质为宜。
- 少量多餐,忌食易产气的食物如碳酸饮料、甜食、豆制品等。
- 胃肠功能适应后,可给予高蛋白、高热量、高维生素、适量纤维素的平衡膳食、多饮水。

患者留置尿管,且卧床时间长

↓

有泌尿系感染的危险

（1）护理目标:患者在住院期间不发生泌尿系感染。

（2）护理措施

- 鼓励患者摄取足够的水分,每日 2 000~3 000ml。
- 鼓励患者在床上进行适当的活动。
- 保持尿管引流通畅,避免导尿管受压、扭曲、阻塞。
- 保持尿道口清洁、每日做会阴护理 2 次。
- 定期更换抗反流尿袋,及时排空尿袋,妥善固定尿管。
- 及时观察尿液情况,发现血尿、尿液混浊、有结晶时应及时处理。
- 翻身时要特别注意防止尿管扭曲、打结、受压。

患者询问功能锻炼方面的知识

↓

知识缺乏

（1）护理目标:患者掌握功能锻炼的正确方法。

（2）护理措施

- 向患者解释进行功能锻炼的目的和注意事项。
- 术后 6 小时麻醉作用消失后,即指导患者进行踝关节的跖屈和背伸运动。
- 术后麻醉作用消失后,即开始指导患者进行股四头肌力量的练习,防止肌肉萎缩。
- 术后 4 日应用连续被动运动（continuous passive motion, CPM）机进行被动功能锻炼,每日 2 次。
- 指导患者进行膝关节、髋关节的被动伸屈活动,动作应轻、稳,幅度由小到大,循序渐进。
- 卧床时可利用床上吊环做引体、抬臀运动（术后腹带固定,位置在耻骨联合上方）。

患者因疼痛、担心骨折移位呈现被动体位

↓

有皮肤受损的危险

（1）护理目标:患者住院期间不出现压疮。

（2）护理措施

- 患者入院后给予气垫床。
- 翻身前向患者做好充分解释,指导患者放松,并配合深呼吸,采用健侧卧位与平卧位交替卧位,避免患侧卧位。
- 每 2~3 小时更换一次卧位,翻身时动作要轻柔。
- 注意骨隆突部位的护理。
- 正确指导患者进行床上大小便,使用便盆时注意保护臀部皮肤。

（三）出院前

1. 诊疗情况　患者目前病情平稳,体温在正常范围内,未诉特殊不适,伤口敷料干燥,换药见伤口无红肿及异常分泌物,关节活动度可。术后血常规检查大致正常,X 线片结果示复位固定满意。

2. 护理评估

（1）患者是否掌握饮食原则。

（2）患者是否掌握功能锻炼的正确方法。

3. 护理思维与实施方案

（1）继续功能锻炼。术后 7 日起,遵医嘱指导患者主动活动膝关节,进行屈髋和抬臀练习,抬臀时可手拉牵引床吊环。术后 2~4 周,遵医嘱指导患者床上坐起,继续进行髋关节、膝关节屈伸练习。术后 6~8 周,可嘱患者扶拐下床行走,患肢部分负重。注意用拐方法指导,防止患者摔伤。

（2）饮食嘱患者进食高蛋白、高维生素、高纤维素食物,尤其是含钙丰富的食品如牛奶、豆制品。

（3）戒烟:向患者解释戒烟的益处。

二、护理评价

从患者入院到出院,护理上给予了一系列护理方案的实施。入院时了解患者的全身皮肤情况,做好皮肤护理,同时由于患者血液处于高凝状态,需做好预防下肢深静脉血栓形成的预防护理。做好疼痛管理,保证患者的睡眠,为患者讲解疾病相关的知识。在术后,适时满足患者的各种生活需要,对患者的伤口、睡眠、尿路进行了良好的护理,有效地避免了低血容量性休克、压疮、肺部感染、泌尿系感染的发生。在出院前,给予患者系统的有关康复、功能锻炼方法的健康指导。

三、安全提示

1. 有下肢深静脉血栓形成的危险　患者入院以后凝血结果显示 D- 二聚体升高,同时患者由于受伤、手术的原因损伤血管壁,身体活动减少导致血液呈高凝状态。应每日观察患肢的肿胀、疼痛程度,并注意皮肤温度、感觉以及足背动脉的搏动情况。密切关注下肢静脉超声结果,并及时给予相应处理。

2. 术后有发生低血容量性休克的危险　术后遵医嘱给予心电监护,每 1 小时监测一次血压、脉搏、呼吸、氧饱和度,保证引流的通畅性,正确记录引流量,随时巡视患者,患者出现烦躁、出汗、脉搏细速、尿量减少等血容量不足的症状,或引流液每小时 >100ml 时,及时汇报医生,并配合处理。

3. 有皮肤完整性受损的危险。

四、经验分享

1. 骨盆骨折创伤大,出血多,对患者生理、心理都形成突然的、严重的打击,患者因为考虑手术的成败和疾病的预后,多存在焦虑、恐惧情绪。作为护士,应主动关心患者,及时询问患者关于疾病有何疑虑,并与医生积极沟通,向患者说明手术治疗的必要性和手术的过程,使患者保持最佳的心理状态。

2. 及时发现并处理腹胀　患者因疼痛呻吟、张口呼吸使大量空气进入胃肠道;后腹膜血肿刺激腹腔神经丛,导致胃肠功能紊乱;卧床时间长导致肠蠕动减弱,这些都会引起患者腹胀,应指导患者合理饮食,避免加重腹胀,腹胀发生后及时地处理。

髋臼骨折患者的护理

患者,男性,32岁,主诉:右髋疼痛、肿胀、活动受限约5小时。于急诊室接受X线片检查,CT检查、常规化验检查、临时制动、紧急对症治疗后,为进一步诊治收住院。

一、诊疗过程中的临床护理

(一)入院时

1. 诊疗情况

入院后查体:体温36.9℃、脉搏72次/min、血压154/103mmHg,呼吸18次/min,神志清楚,被动卧位,右髋可见皮肤损伤,并可见轻度畸形、肿胀。触诊时右股骨近端压痛明显,下肢轴向叩击痛明显,骨盆挤压分离试验阳性,右下肢肢端皮肤温暖、色泽正常,弹性好,毛细血管再充盈时间正常,足背动脉、胫后动脉搏动正常,肢体肌肉牵拉痛阴性,皮肤痛触觉正常,足趾主动活动正常。

既往史:患者高血压病史十余年,最高血压180/100mmHg,平日不服降压药。入院后,测血压为154/103mmHg,发现血糖异常1年,空腹血糖6~7mmol/L,仅以饮食控制,未监测血糖。

辅助检查:X线片,右髋臼、股骨头骨折,移位轻度。右髋关节脱位。

CT,右髋臼骨折,髋关节脱位股骨头骨折。

化验检查:WBC 10.02×10^9/L,中性粒细胞相对值84.5%,淋巴细胞相对值10.1%。空腹血糖11.8mmol/L,尿酮体(-)。

> 📝 **思维提示**
>
> [1]患者出现骨折的典型体征:畸形和疼痛。需对患者进行合理的疼痛评估和管理,并协助患者取合适的体位。
>
> [2]患者有两个内科合并症:高血压和糖尿病,这两种疾病都会影响到术前准备,如控制不佳,同时会影响到患者术后的康复,作为护士,需注意患者血压和血糖的监测,并与医生保持良好沟通,及时处理好血糖和血压的变化,并为患者做好健康宣教。

2. 护理评估

(1)监测生命体征:体温36.9℃,脉搏72次/min,血压154/103mmHg,呼吸18次/min。

(2)检查患者的肢体活动情况:患者患肢足趾血运良好,主动屈伸活动存在。

(3)检查患者的全身皮肤状况:患者右髋部有5cm×6cm皮擦伤,骶尾部有10cm×9cm的压红,其他部位无破损,无压疮。

(4)患者的疼痛情况:患者在静卧时右髋部受伤处有评分为5分的钝痛,为持续性。

(5)患者的心理状况:患者对病情表现出悲观、焦虑的情绪,不断询问疾病的预后。

3. 护理思维与实施方案

患者因疼痛、担心骨折移位呈现被动体位，骶尾部已出现 10cm×9cm 的压红

↓

有皮肤受损的危险

（1）护理目标：患者在住院期间不出现压疮。

（2）护理措施

- 患者入院后给予气垫床。
- 骶尾部压红处给予减压贴外敷，并定时查看，以保护皮肤，防止皮肤受损进一步发展。
- 指导患者臀下垫"翻身易"（宽度上至肩胛下，下至大腿上 1/3 处），保持平整干燥。作用有：①有助于翻身；②帮助减轻翻身时引起的疼痛感；③使护士省力。
- 翻身前向患者做好充分解释，指导患者放松，并配合深呼吸，采用健侧卧位与平卧位交替卧位，避免患侧卧位。
- 定时更换卧位，翻身时动作要轻柔。
- 注意骨隆突部位的护理。
- 正确指导患者进行床上大小便，使用便盆时注意保护臀部皮肤。

患者因疼痛、担心骨折移位呈现固定的体位

↓

部分自理能力缺陷

（1）护理目标：患者的日常生活需求得到满足。

（2）护理措施

- 将日常生活用品放在患者手能够到的范围内。
- 协助患者进食、水。
- 协助患者床上大小便。
- 保持床单位整洁、舒适。
- 注意保暖。
- 定时巡视患者，及时满足患者的需要。

受伤局部的炎性反应刺激

↓

疼痛

（1）护理目标：患者的疼痛评分 <4 分。

（2）护理措施

- 评估患者对疼痛的认识，患者"觉得挺疼的，但是出了车祸，疼是正常的，能忍着就应该尽量忍着"。
- 采用数字分级法对患者进行疼痛评分，患者在静卧时右髋部受伤处有评分为 5 分的钝痛，为持续性。
- 向患者说明疼痛的危害性和及时缓解疼痛对其的益处。
- 给予患者心理安慰，并协助患者取适当的体位。
- 通知医生，遵医嘱给予止痛药氨酚羟考酮 1 片口服。
- 向患者说明氨酚羟考酮的用法及注意事项。
- 告知患者出现不良反应及时告知护士，及时予以处理。
- 1 小时后再次评分为 2 分，患者未出现氨酚羟考酮应用的不良反应。

患者询问有关髋臼骨折的预后，本身患有高血压、糖尿病，但对这两种疾病了解较少，也未有规律地控制

↓

知识缺乏

（1）护理目标：患者了解髋臼骨折相关知识，并了解改变生活方式对糖尿病、高血压控制的重要性。

（2）护理措施

- 向患者讲解有关髋臼骨折的知识。
- 引导患者保持平和的心态。
- 指导患者低盐、低脂、低钠饮食。
- 告知患者低血糖的表现，并帮助患者备好糖块。
- 指导患者正确遵医嘱应用降糖药和降压药。

严重创伤造成患者巨大的身心痛苦,患者担心手术的成败和预后 → 焦虑

（1）护理目标:患者的焦虑情绪有所缓解。

（2）护理措施

- 给予患者心理安慰。
- 向患者介绍手术成功的病例,增加患者的信心。
- 向患者介绍有关髋臼骨折的相关知识,并介绍手术的一般过程和重要性。

（二）手术前

1. 诊疗情况

入院当日:为改善髋关节血运,减少股骨头坏死的概率,使软组织松弛以利于术中复位,患者在局部麻醉下,行股骨髁上牵引术。

入院后第 2 日:鉴于患者合并有高血压、糖尿病,主治医生请内科医生会诊。会诊意见为:监测血压,完成动态血压监测,监测空腹、三餐后 30 分钟血糖,完善糖尿病健康教育,教会患者正确识别低血糖症状,身边备好含糖食物,以免低血糖的发生。硝苯地平 30mg 每日 1 次,测血压每日两次,重组人胰岛素注射液 6U 三餐前 30 分钟皮下注射。

入院后第 3 日:患者在入院后一直未排大便,遵医嘱给予甘油灌肠剂 1 支灌肠。

入院后每日的输液治疗包括:七叶皂苷钠、鹿瓜多肽、羟乙基淀粉 200/0.5 氯化钠注射液、注射用还原型谷胱甘肽。

2. 护理评估

（1）股骨髁上牵引是否有效:牵引时让患肢处于外展中立位,不要随意增减牵引的重量。用软垫保护膝关节、踝关节。注意观察针眼部皮肤有无红肿、水疱、化脓,并注意保持清洁。观察肢端皮温、末梢血运情况。

（2）监测患者的体温、血糖和血压:观察患者的体温变化,以便及时发现有无感染的征象。并每日两次监测血压,患者的血压控制在 122~136/65~74mmHg 之间,每日 4 次（包括空腹和三餐后 2 小时）监测血糖,患者的空腹血糖介于 6.0~7.9mmol/L 之间,餐后血糖介于 5.7~8.4mmol/L 之间。

（3）每日定时（10AM 和 10PM）和实时（患者有主诉时）评估患者的疼痛部位、性质、疼痛程度等,根据评分结果,给予相应的镇痛措施。

（4）全身皮肤的完整性:协助患者翻身时检查全身皮肤,检查有无破损,有无压疮。

（5）自理需求能否得到满足:患者在日常生活中的需求是否得到满足。

（6）询问患者的排便情况。

3. 护理思维与实施方案

股骨髁上牵引 → 有效的可能

（1）护理目标:保持患者牵引的有效性。

（2）护理措施

- 将该患者列入交接班内容中,每班严密观察患肢血液循环及肢体活动情况。
- 指导患者采取合适的体位,保证牵引肢体的近端和远端在一条直线上。
- 定时检查牵引锤是否悬空,重量是否准确,注意不要将任何物体搭在牵引绳上。
- 注意倾听患者的主诉,如有不适及时处理。

长时间卧床、活动减少、患者因不习惯床上排便而减少进食 → 便秘

（1）护理目标:患者的便秘得以预防或缓解。

（2）护理措施

- 对患者进行心理疏导。
- 鼓励患者定时排便,并为患者提供私密空间。
- 腹部按摩。
- 鼓励患者多饮水,进食高纤维素、高维生素的食物。
- 遵医嘱应用缓泻剂和润肠剂。
- 以上措施均无效时,人工取便。

（三）手术后

1. 诊疗情况

手术当日：患者今日在全麻下行"右髋臼骨折切开复位内固定术"，术毕于 4PM 返回病房，伤口外敷料包扎完整，无渗血，患肢足趾血液循环良好，主动屈伸活动存在。尿管通畅，尿液为浅黄色、清亮。遵医嘱给予心电监护，低流量吸氧。告知患者在麻醉恢复前需去枕平卧、禁饮食。

术后第 1 日：患者血压波动于 122~134/77~89mmHg，脉搏波动于 82~100 次/min，血氧饱和度为 98%~100%。遵医嘱停止心电监护和吸氧。遵医嘱给予患者磺苄西林钠、七叶皂苷钠、鹿瓜多肽注射液、羟乙基淀粉 200/0.5 氯化钠注射液输液治疗。

术后第 2 日：继续上述输液治疗，患者拍摄双髋关节正位、右髂骨斜位/闭孔位、右髂关节侧位片。

术后第 3~5 日：继续输液治疗，复查血常规。

2. 护理评估

（1）生命体征的监测：从术后返回病房至次日对患者进行 24 小时心电监护，并每日 3 次监测体温。

（2）创口及引流管的护理：观察伤口有无红肿，伤口敷料有无渗血、渗液。观察并记录引流液的量、色和性质。

（3）并发症的观察：观察患者有无肺部感染、压疮及下肢静脉血栓形成的征象。

（4）患者对功能锻炼的了解和参与情况。

3. 护理思维与实施方案

髋臼周围解剖结构复杂、肌肉发达，骨折复位困难，手术时间长，创伤较大

↓

术后有出现低血容量休克的危险

（1）护理目标：患者不发生低血容量性休克；如发生，及时发现早期症状，及时处理。

（2）护理措施

- 密切监测患者的生命体征变化，尤其注意血压的变化，并及时复查血常规，关注血红蛋白浓度的变化。
- 渗血较多时，立即通知医生，并给予加压包扎切口。
- 及时观察切口敷料有无渗血、渗液，并准确估计渗血、渗液量。
- 妥善固定引流管，防止扭曲、打结，保证引流管的通畅。
- 准确记录引流量。
- 监测患者的尿量变化，注意患者是否出现烦躁、出汗、脉搏细速、尿量减少，或引流液突然增加的情况（每小时 >100ml），出现时及时通知医生，并配合抢救。

长时间卧床、术中腹膜牵拉、皮神经损伤

↓

腹胀

（1）护理目标：患者腹胀减轻。

（2）护理措施

- 术前晚遵医嘱给予甘油灌肠剂灌肠 1 次。
- 麻醉恢复后开始进食清淡、易消化、半流质饮食，注意少量多餐，告知患者不要进食鸡蛋、牛奶等产气食物直至可正常排气排便。
- 第 2 日注意观察肛门排气和有无腹胀加重的情况。
- 协助患者翻身，更换卧位，并予以腹部按摩。

创伤致血管壁损伤，卧床使血流缓慢

↓

有下肢深静脉血栓形成的危险

（1）护理目标：不发生深静脉血栓或发生后及时处理。

（2）护理措施

- 观察患者的患肢肿胀、疼痛程度、皮肤的颜色、温度、感觉以及足背动脉搏动情况。
- 患者麻醉恢复后，指导患者做踝关节的背伸、跖屈练习、股四头肌的等长收缩，每日 2 次，每次 10 分钟。
- 定时按摩小腿肌肉及足部，促进血液回流。
- 遵医嘱应用低分子肝素钠 0.4ml，1 次 /d，同时观察患者有无出血倾向。
- 观察患者有无呼吸困难、胸痛、咳嗽等肺栓塞的症状发生。
- 遵医嘱应用间隙充气加压装置（IPC）或足底静脉泵，2 次 /d，30min/ 次。

患者询问功能锻炼方面的知识

↓

知识缺乏

（1）护理目标：患者掌握功能锻炼的正确方法。

（2）护理措施

- 向患者解释进行功能锻炼的目的和注意事项。
- 术后 24 小时后开始练习股四头肌的主动收缩及踝关节和足趾的伸屈活动，以及髋关节在一定范围内（<90°）的主动和被动伸屈活动。
- 术后 2~3 日做床上上肢伸展运动、下肢肌肉的收缩及足踝关节活动，预防关节僵硬及肌肉萎缩，如股四头肌等张收缩、踝关节背屈和跖屈，足趾的活动，3 次 /d，10min/ 次或 15min/ 次。

（四）出院时

1. 诊疗情况　患者病情平稳，体温在正常范围内，未诉特殊不适，伤口敷料干燥，换药见伤口无红肿及异常分泌物，关节活动度可。术后血常规检查大致正常，X 线片结果示复位固定满意，可以出院。

2. 护理评估

（1）患者是否掌握饮食原则。

（2）患者是否掌握功能锻炼的正确方法。

3. 出院指导

（1）继续功能锻炼：2 周后鼓励主动活动膝、髋关节，进行患肢直腿抬高锻炼，防止肌肉萎缩、关节僵直。3 周后指导扶拐不负重行走。1 个月后可扶双拐下地，患肢不负重的情况下，主动练习髋关节的屈曲、外展、内收。主要练习臀中肌，以免臀中肌萎缩，造成跛行。方法是：患者站立位，患肢不负重，髋外展 30° 并维持。

（2）弃拐时机：术后 8~12 周复查 X 线示骨折线模糊后，可扶双拐行走，3 个月医生许可下可弃拐行走。

（3）饮食：嘱患者进食高蛋白、高维生素、高纤维素食物，尤其是含钙丰富的食品如牛奶、豆制品。并注意遵照糖尿病、高血压饮食的原则。

（4）戒烟：向患者解释戒烟的益处，并鼓励其实践。

二、护理评价

从患者入院到出院，护理上给予了一系列护理方案的实施。入院时了解患者的全身皮肤情况，做好皮肤护理，同时做好疼痛管理，保证患者的睡眠，为患者讲解疾病相关的知识。在入院后，患者行股骨髁上牵引，做好各项护理保证牵引的有效性，同时有效避免各种并发症的发生。在术后，适时满足患者的各种生活需要，对患者的伤口、睡眠进行了良好的护理，有效地避免了压疮、肺部感染、下肢静脉血栓的发生。在出院前，给予患者系统的有关康复、功能锻炼方法的健康指导。

三、安全提示

1. 有皮肤受损的危险　患者入院以后行股骨髁上牵引治疗期间以及术后卧床期间，患者因疼痛、担心骨折移位呈现被动体位,因而骶尾部、足跟部等骨隆突部位发生压疮的危险增大,因而应给患者应用气垫床、并定时翻身,做好患者的皮肤护理。

2. 有下肢深静脉血栓形成的危险　患者入院以后行股骨髁上牵引治疗期间以及术后卧床期间,患者由于受伤、手术的原因损伤血管壁,身体活动减少导致血液呈高凝状态。应每日观察患肢的肿胀、疼痛程度,并注意皮肤温度、感觉以及足背动脉的搏动情况。密切关注下肢静脉超声结果,并及时给予相应处理。

3. 术后有发生低血容量性休克的危险　术后遵医嘱给予心电监护,每小时监测一次血压、脉搏、呼吸、氧饱和度,保证引流的通畅性,正确记录引流量,随时巡视患者,患者出现烦躁、出汗、脉搏细速、尿量减少等血容量不足的症状,或引流液每小时 >100ml,及时汇报医生,并配合处理。

四、经验分享

1. 心理护理　髋臼骨折多为高能量损伤,创伤严重,患者在生理和心理上都经历巨大的痛苦,为手术的成败和疾病的预后担心,患者多存在焦虑、恐惧情绪。作为护士,应主动关心患者,及时询问患者关于疾病有何疑虑,并与医生积极沟通,向患者说明手术治疗的必要性和手术的过程,使患者保持最佳的心理状态。

2. 疼痛的评估与管理　对患者进行定时和实时的疼痛评估,及时发现患者的疼痛的部位、性质、程度、持续时间等,遵医嘱给予患者药物和非药物的疼痛管理,消除疼痛对患者造成的消极影响。

股骨颈骨折合并糖尿病患者的护理

患者,女性,52 岁,摔伤左髋部,疼痛、活动受限 2 日,急诊以"右股骨颈骨折"收入院。

一、诊疗过程中的临床护理

(一)入院时

1. 诊疗情况

入院后查体: 体温 36.5℃,脉搏 84 次 /min,呼吸 18 次 /min,血压 112/74mmHg。2 日前患者走路时不慎滑倒摔伤右髋部,即感疼痛、活动受限,卧床休息后不能缓解。患者自发病以来精神、食欲好、因疼痛及活动受限出现睡眠障碍。患者无不良嗜好,二便正常,生活部分自理。入院后完善各项化验检查,遵医嘱给予低分子肝素钠 5 000IU 皮下注射每日 1 次预防血栓。

既往史: 既往糖尿病史 8 年,遵医嘱按时服用二甲双胍肠溶片,血糖空腹维持在 5.8~10.5mmol/L 之间,餐后两小时维持在 8.9~14.3mmol/L 之间。否认高血压、冠心病等慢性疾病。否认肝炎、结核等传染病史。否认重大外伤、手术史。否认药物过敏史。

专科查体: 患者卧床,右髋未见皮肤损伤。视诊:右下肢外旋畸形。触诊:右髋部压痛可及,叩击痛可及,骨盆分离试验阴性。右下肢肢端皮温温暖,色泽正常,弹性好,毛细血管再充盈时间正常,足背动脉、胫后动脉搏动正常,肢体肌肉牵拉痛阴性,皮肤触觉正常,足趾主动活动正常。

辅助检查: X 线示右股骨颈骨折,移位明显;心电图、胸片、双下肢深静脉彩超等检查结果未见明显异常。

> **思维提示**
>
> [1]患者摔伤后即感疼痛,卧床休息后不能缓解,应做好疼痛的护理。
> [2]患者出现睡眠型态紊乱,与伤后疼痛、活动障碍有关,应做好睡眠的护理。
> [3]患者既往糖尿病史 8 年,需遵医嘱定时检测患者血糖值,调整至适宜手术的血糖水平。

2. 护理评估　患者主要症状为患肢髋部疼痛、活动受限,以及由此引发的睡眠障碍。患者既往糖尿病史 8 年,自服药物控制血糖基本满意,自入院以来,血糖控制不佳。患者入院后多次表示由于住院担心影响工作,由于生活不能完全自理给家人带来负担。

3. 护理思维与实践方案

股骨颈骨折
↓
患肢疼痛、活动受限
{
(1)护理目标:患者疼痛有所缓解。
(2)护理措施:对患者进行疼痛评估
- 疼痛评分≤4 分时,给予心理安慰、调整舒适卧位、分散注意力、听音乐等处理方法。
- 疼痛评分 >4 分时,及时通知主管医生,给予相应处理。
}

疼痛、活动受限
↓
睡眠障碍
{
（1）护理目标：患者可安静入睡。
（2）护理措施
- 缓解患者紧张、焦虑的情绪，有针对性地进行心理疏导。
- 协助患者消除影响睡眠的因素，如疼痛、活动受限等。
- 病房、楼道保持安静，为患者创造良好的休息环境。
- 必要时遵医嘱给予地西泮、东莨菪碱等药物辅助睡眠。
}

既往糖尿病史8年，自服药物控制血糖基本满意，自入院以来，血糖控制不佳
↓
血糖的监测与调整
{
（1）护理目标：患者血糖调整至适宜手术的水平。
（2）护理措施
- 遵医嘱通知患者采用糖尿病饮食。
- 血糖监测：遵医嘱每日空腹及三餐后2小时监测血糖，共7次。
- 血糖调整：遵医嘱改为皮下注射重组人胰岛素注射液控制血糖。
- 注意并发症的出现：低血糖、低血钾和酸碱失衡。
- 患者如有口渴、疲乏、出汗、恶心、饥饿感、心率加快、昏迷等不适症状，及时通知医生。
}

患者多次表示担心影响工作，给家人带来负担
↓
焦虑
{
（1）护理目标：患者焦虑情绪有所缓解。
（2）护理措施
- 缓解患者紧张、焦虑的情绪，有针对性地进行心理疏导。
- 向患者介绍手术相关知识，使其了解治疗方案、预后及康复锻炼等。
- 加强患者间沟通，互相借鉴经验。
}

（二）实施手术后

1. 诊疗情况　患者在联合麻醉下行"股骨颈骨折闭合复位空心钉内固定术"，术毕返回病房，生命体征：体温35.5℃，脉搏72次/min，呼吸20次/min，血压108/65mmHg。带输液后补液、抗炎治疗，患肢伤口包扎完整，无渗出，足趾血运、活动、感觉均好。遵医嘱肌注帕瑞昔布钠40mg，每12小时1次。告知患者及家属去枕平卧、禁饮食6小时，待麻醉恢复后可适当抬高床头。术后常规补液、抗炎治疗，低分子肝素钠皮下注射预防血栓，每日7次监测血糖，嘱患者在非负重状态下主动进行患肢股四头肌收缩练习。术后第1日坐于床边，术后第2日在护士的协助下扶拐下地活动。

思维提示

［1］患者术后采取舒适体位，胃肠功能恢复就可以进食。

［2］患者术后肌注帕瑞昔布钠40mg，每12小时1次，告知患者该药物使用中的主要不良反应及注意事项。

［3］患者术后仍需每日7次监测血糖，向患者做好解释。

2. 护理评估　患者在联合麻醉下行"股骨颈骨折闭合复位空心钉内固定术"术后返回病房取舒适体位，患肢保持外展中立位，输液补液、抗炎治疗，同时立即肌注帕瑞昔布钠40mg，每12小时1次。每日7次监测血糖。患者对术后尚未感觉疼痛就使用镇痛药物及术后仍需每日7次监测血糖、皮下注射重组人胰岛素注射液的必要性提出疑问，希望减少镇痛药物使用量，希望改为口服药物控制血糖，减少监测血糖的次数。

3. 护理思维与实践方案

患者术后麻醉
未完全恢复
↓
部分自理能力缺陷
知识缺乏

（1）护理目标：满足患者基本生理需求，使患者了解其必要性。
（2）护理措施
- 向患者解释舒适体位的必要性，告知患者术后可能出现的麻醉合并症，如恶心、呕吐，及正确的处理方法。
- 做好患者的生活护理，如协助患者进行床上大小便，整理好床单位等。

患者术后肌注帕瑞昔
布钠 40mg，每 12 小时
1 次
↓
疼痛的护理

（1）护理目标：患者疼痛控制 0~4 分范围内。
（2）护理措施
- 使用该药物前应询问患者是否存在药物明确禁忌证。
- 向患者解释超前镇痛的意义及所使用的药物均在安全用量范围内，使患者消除疑虑。
- 应用药物后观察是否出现恶心、呕吐等不良反应。

患者对术后仍需每日
7 次监测血糖、皮下注
射控制血糖表示不理解
↓
知识缺乏

（1）护理目标：患者了解术后血糖监测的意义。
（2）护理措施
- 向患者解释术后密切监测血糖对术后伤口愈合的意义。
- 遵医嘱每日空腹及三餐后 2 小时监测血糖，共 7 次。
- 嘱患者至出院后 1 个月，仍继续使用皮下注射控制血糖，待 1 个月后，到相关专业科室重新制订血糖控制计划。

患者术后第 1 日坐于
床边，术后第 2 日扶拐
下地活动
↓
有发生跌倒、
坠床的危险

（1）护理目标：患者住院期间不发生跌倒、坠床。
（2）护理措施
- 根据跌倒、坠床风险评估标准对患者进行评估。
- 定时巡视患者，根据患者需要增加床档。
- 患者下床活动时，注意鞋的穿着是否合适，病室地面是否湿滑，选择的拐杖高低是否适宜、拐杖底部是否有防滑胶垫等。
- 术后首次下床应有护士的协助，以便指导患者正确用拐。

（三）出院前

1. 诊疗情况　遵医嘱通知患者出院，向患者讲解术后注意事项，发放"出院患者温馨提示"。指导患者及家属康复期正确的功能锻炼方法，讲解药物使用方法及注意事项。患者未能准确复述拆线时间、复查时间、恢复期功能锻炼方法及注意事项等。

🖊 **思维提示**

［1］向患者发放"出院患者温馨提示"后，患者是否认真阅读，能否复述出提示的主要内容。
［2］向患者及家属讲解康复期常见问题及对策。

---

2. 护理评估　评估患者能否掌握日常功能锻炼方法及注意事项。
3. 护理思维与实践方案

患者未能准确复述拆
线时间、复查时间等
↓
知识缺乏

（1）护理目标：患者出院前能够准确复述提示的主要内容。
（2）护理措施
- 向患者解释术后 14 日后即可拆线。
- 出院后 1 个月后复查。
- 复查时需携带影像学资料、诊断证明等。

患者及家属对康复期
功能锻炼注意事项不
了解

      ↓

知识缺乏

（1）护理目标：患者出院前能够准确了解康复期功能锻炼的注意事项。
（2）护理措施
- 嘱患者在非负重的状态下主动进行患肢股四头肌的收缩活动。
- 嘱患者扶拐下床活动时，注意保护患肢。
- 患肢禁做直腿抬高、盘腿等动作。

二、护理评价

入院时，患者因骨折所致患肢疼痛、活动受限，继而引发睡眠障碍、血糖控制不良、焦虑等一系列护理问题。实施手术后患者由于知识缺乏对镇痛药物的使用、血糖的控制等方面不理解。出院前，患者面临康复期护理知识缺乏的问题。针对上述护理问题，护士根据患者整体制定了一系列个体化护理方案并逐步实施，使患者顺利、平稳地度过从入院至出院的全过程。

三、安全提示

药物副作用的观察：患者既往糖尿病史8年，遵医嘱按时服用二甲双胍肠溶片控制血糖。伤后住院期间因血糖控制不满意，改为皮下注射重组人胰岛素注射液控制血糖。注意注射重组人胰岛素注射液时防止出现低血糖、注射部位硬结等。

四、经验分享

1. 骨折合并糖尿病患者的饮食指导　随着居民生活水平的提高，骨折患者中合并糖尿病的患者逐渐增多，其中平时身体状况较好，通过入院常规检查才发现有血糖升高的患者也为数不少。饮食治疗是糖尿病患者其他治疗的前提和首要条件。

2. 糖尿病患者的饮食　糖尿病是一种终身性疾病，饮食治疗是糖尿病治疗的基本措施，其原则是控制饮食，不仅要控制食物中糖的摄入，蛋白质、脂肪的摄入量也要有合适的比例。总能量以维持正常体重为准，一般情况下各种营养素占总能量的比例为碳水化合物50%~60%、蛋白质15%~20%、脂肪20%~30%，并根据性别、年龄、身高计算标准体重之后按比例选择不同饮食。普通糖尿病患者每日所需食物有：牛奶半斤、肉类100~150g、豆制品40g、蔬菜600g、油19g、粮食250~300g（应尽量选择粗粮）。三餐食物量可按1/5、2/5、2/5或1/3、1/3、1/3分配。三餐食谱内容要搭配均匀。每餐都有粮食、肉类及蔬菜。不宜选择的食物有：肥肉、禽肉皮、加工肉制品、动物内脏、鱼子、带鱼、蛋黄、猪牛羊油、油炸煎炸食物、各种腌制食品和黄酱类。骨折合并糖尿病患者的饮食即在糖尿病饮食原则的基础上，保证各种营养素的均衡供给。切不可认为控制饮食就是意味着少吃，因为长期饥饿可导致自身消耗，不仅加重糖尿病，也可导致骨折的愈合迟缓，甚至不愈合。因为骨折患者常伴有局部血肿、充血、出血、肌肉组织损伤等情况，机体本身对这些有抵抗修复能力，而机体修复组织，长骨生肌、骨痂形成，化淤消肿的原料就是靠各种营养素，由此可知保证骨折的顺利愈合的关键就是营养。所以，骨折合并糖尿病患者，要按两种疾病的饮食原则，灵活合理控制好热量及主食量，即不多吃也不少吃，均衡地摄取各种营养素，这样血糖控制得好，也不影响骨折的愈合。

粗隆间骨折患者的护理

患者,男性,78岁,主因"摔伤致左髋部疼痛、肿胀、活动受限5日,加重2日"门诊以"股骨粗隆间骨折"收入病房。

一、诊疗过程中的临床护理

(一)入院时

1. 诊疗情况

入院后查体:体温37℃,脉搏61次/min,呼吸18次/min,血压133/75mmHg。5日前患者走路时不慎滑倒摔伤左髋部,即感疼痛、活动受限,卧床休息后不能缓解,加重2日。患者自发病以来精神、食欲好,无昏迷、头疼、头晕、气促、腹痛、恶心、呕吐等症状。患者无不良嗜好,小便正常,大便异常,生活部分自理。入院后完善各项化验检查,遵医嘱给予低分子肝素钠5 000IU皮下注射每日1次预防血栓。

既往史:既往体健。否认高血压、冠心病、糖尿病等慢性疾病。否认肝炎结核等传染病史。否认重大外伤、手术史。否认药物过敏史。

专科查体:患者卧床,左髋未见皮肤损伤。视诊:左髋可见肿胀、畸形。触诊:左股骨远端压痛明显,叩击痛明显,骨盆分离试验阴性。骨擦音及反常活动存在。左髋关节活动因疼痛受限,左髋主动、被动屈曲欠佳。左下肢较健侧短缩2cm。左下肢肢端皮温温暖,色泽正常,弹性好,毛细血管再充盈时间正常,足背动脉、胫后动脉搏动正常,肢体肌肉牵拉痛阴性,皮肤触觉正常,足趾主动活动正常。

辅助检查:X线示左股骨近端骨折,移位明显,有碎块;心电图、胸片、双下肢深静脉彩超等检查结果未见明显异常。

> **思维提示**
>
> [1]患者为老年患者,伤后已卧床5日,应注意皮肤情况的观察。
> [2]患者伤后大便异常,表现为5日未解大便,护士应采取哪些措施应对?

2. 护理评估　患者为老年患者,伤后已卧床5日,应注意皮肤情况的观察。患者伤后大便异常,表现为5日没有大便,应采取有效措施应对。

3. 护理思维与实践方案

患者为老年患者,伤后卧床5日

↓

有皮肤受损的危险

(1)护理目标:患者卧床期间不发生皮肤受损(压疮)。

(2)护理措施

- 评估患者发生压疮的危险因素,依照压疮危险评估标准给予患者评分。
- 将患者列入交接班内容,定时检查易发生压疮部位的皮肤情况。
- 向患者解释使用减压措施、定时按摩受压部位、定时翻身的意义,得到患者的主动配合。
- 采取有效措施预防压疮的发生,如:使用气垫床、减压贴、防压疮垫等。
- 定时按摩受压部位皮肤,如出现压红、破溃,及时解除压力给予相应处理,定时翻身。
- 保持床单位的平整、清洁、干燥,无皱褶、渣屑等。

患者伤后 5 日
没有大便
↓
排便异常

（1）护理目标：患者排便情况恢复正常。

（2）护理措施

- 向患者讲解排便异常的影响，询问患者每日进食情况及是否有便意。
- 嘱患者多食粗纤维食物，顺时针按摩腹部，以利排便。
- 遵医嘱使用药物，如：口服番泻叶、甘油灌肠剂灌肠。

（二）实施手术后

1. 诊疗情况　患者在联合麻醉下行"人工全髋关节置换术"，术毕返回病房，生命体征：体温 35.6℃，脉搏 70 次 /min，呼吸 18 次 /min，血压 128/66mmHg。带输血后补液、抗炎治疗，患肢伤口包扎完整，有渗血，约 8cm×8cm，带引流，引出大量血性液体，足趾血运、活动、感觉均好，患者留置尿管，尿色黄。遵医嘱给予 24 小时心电监护及吸氧。告知患者及家属去枕平卧、禁饮食 6 小时，待麻醉恢复后可适当抬高床头。术后常规补液、抗炎治疗，低分子肝素钠皮下注射预防血栓，每日 7 次监测血糖，嘱患者在非负重状态下主动进行患肢股四头肌收缩练习。术后第 1 日半坐卧位坐起，术后第 2 日在护士的协助下患肢不负重站立于床边，术后第 3 日使用助行器行走。

🖊 思维提示

［1］患者行人工全髋关节置换术，患者术后返回病房护士应注意哪些方面？

［2］患者伤口有约 8cm×8cm 渗血，引流袋中引出大量血性液体，护士应密切观察哪些方面的内容？

［3］患者术后留置尿管，应做好尿管的护理。

2. 护理评估　患者行人工全髋关节置换术，术后返回病房应采取适当体位，术后伤口有约 8cm×8cm 渗血，同时，引流袋中引出大量血性液体，应作为观察重点。患者留置尿管，应做好尿管的护理和尿液的观察。

3. 护理思维与实践方案

患者行人工
全髋关节置换术
↓
术后体位的要求

（1）护理目标：患者了解人工全髋关节置换术术后体位要求。

（2）护理措施

- 向患者解释脱位是髋关节置换常见的并发症之一，原因多与术后挪动不正确，早期功能练习不恰当及患者自身条件等有关，使患者重视术后体位的要求。
- 患者术毕返回病房平卧位时，患肢保持外展中立位，两大腿之间可放置软枕以防患肢外旋、内收。
- 患者翻身时两腿间夹一个枕头，下床时应注意避免患肢内收和屈髋过度。
- 注意观察患者双下肢是否等长、是否疼痛，如出现脱位应及时报告医生给予手法或手术切开复位。

患者伤口有约8cm×
8cm渗血，引流袋
中引出大量血性
液体
↓
有血容量不足
的危险

（1）护理目标：患者血容量恢复正常。

（2）护理措施

- 看到引流袋中引出大量血性液体，患者难免紧张、不安，护士应安慰患者不必惊慌。
- 准确评估患者的失血量并记录引流袋的液体。
- 遵医嘱给予 24 小时心电监护及吸氧，密切关注患者生命体征的变化。
- 遵医嘱急查血常规及出凝血时间。
- 必要时，遵医嘱为患者输血治疗。

患者伤口有约 8cm×8cm 渗血,引流袋中引出大量血性液体;患者术后留置尿管

↓

有发生感染的危险

（1）护理目标:患者住院期间不发生伤口及泌尿系感染。
（2）护理措施
- 加强伤口护理,伤口渗液较多时,及时更换敷料,保持敷料干燥。
- 观察和评估伤口情况,注意伤口有无红、肿、痛及渗出等症状。
- 加强尿管护理,每日进行会阴擦洗,定时夹闭尿管,以训练、恢复膀胱功能,为尽早拔除尿管作准备。
- 嘱患者多饮水,以达到冲洗尿道作用。

（三）出院前

1. 诊疗情况　遵医嘱通知患者出院,向患者讲解术后注意事项、助行器的使用方法,发放"出院患者温馨提示"及"髋关节置换患者出院指导"。指导患者及家属康复期正确的功能锻炼方法,讲解药物使用方法及注意事项。

2. 护理评估　患者行人工全髋关节置换术,将出院后生活中的注意事项作为出院指导的重要内容,恢复期需使用助行器行走,患者应掌握助行器的使用方法及注意事项。

3. 护理思维与实践方案

患者对出院后生活中的注意事项不了解

↓

知识缺乏

（1）护理目标:患者对出院后生活中的注意事项有所了解。
（2）护理措施
- 向患者讲解生活中活动患肢时应遵循的原则。
- 向患者发放"髋关节置换患者出院指导"等相关书面资料。
- 向患者及家属了解具体其居住环境,如:是否为平房、有无电梯、如厕环境等,有针对性地加以指导。

助行器的使用方法及注意事项不了解

↓

知识缺乏

（1）护理目标:患者掌握助行器的使用方法及注意事项。
（2）护理措施
- 向患者讲解恢复期使用助行器行走的必要性。
- 向患者发放"助行器的选择与使用"等相关书面资料。
- 护士亲自演示使用方法或邀请有经验的同类疾病患者演示具体使用方法,如:使用助行器行走、坐下等。

二、护理评价

患者老年男性,入院时,患者伤后卧床 5 日,注意观察受压部位皮肤情况、预防皮肤损伤的发生,且其伤后大便异常,表现为 5 日未解大便,采取有效措施应对。手术后,患者行人工全髋关节置换术,返回病房摆放正确体位,伤口有约 8cm×8cm 渗血,同时,引流袋中引出大量血性液体,警惕血容量不足的发生,患者有留置尿管,应做好尿管的护理。出院时,将出院后生活中的注意事项作为出院指导的重要内容,教会患者使用助行器行走。

三、安全提示

为减少关节的磨损,增加关节使用寿命,请避免做以下动作:

1. 经常性地搬运重物;过度地爬楼梯、爬山等活动;冲击性负重,如跳跃、高山滑雪、大运动量健身操;任何快速地移动,如旋转。

2. 负重时避免过分弯腰,如上楼梯时。

3. 不举或推重物。

4. 保持合适的体重。

四、经验分享

（一）手术前应做的准备

1. 在椅子上额外加一个垫子，这样在术后康复中可以坐起来更舒适，而且保证坐姿有足够的高度以适应其新换的关节。手术后3个月内屈髋不能超过90°，也就是说，坐位时不能让膝关节高过腰部，这是非常重要的。

2. 日常生活中准备一把带有扶手的椅子。因为在恢复期，要求坐扶手椅，以便帮助坐下和站起。

3. 出院前，应在家中的盥洗室里安置一个加高的坐式便器和扶栏。

4. 确认所有日常需要的东西都摆在高于腰部的水平，因为在恢复期，不能屈髋超过90°。

5. 保持房间地面干燥，去除地板上的杂物。

（二）手术后正确的姿势、活动方法和应避免的错误

1. 在没有得到主管医生的同意前，屈曲髋关节不要超过90°。如果过早这样做，会有关节脱位的可能。穿鞋、穿袜、从地板上拾东西等动作时都需要他人的帮助或者一些特殊器械的协助。最常见的错误是：一条腿伸直而身体的上半身过度弯曲。此动作与躺平身体而扭转腿会很容易发生脱位是一个道理。

2. 在康复过程中，应避免髋关节和下肢受到诸如跑步、跳跃等较大力量的冲击以及过重的活动。

3. 在医生或者理疗师的指导下，髋关节和下肢逐渐适当的增加负重直至完全弃拐，正常行走。

4. 不论平卧还是行走时均不可旋转髋关节，一直保持足尖向前的自然位置。

5. 不要在站立位，平卧位，或坐位时交叉双腿。

6. 尽量避免侧卧位，如果必须这样做，需在两腿之间夹一个枕头。

7. 从椅子上站起来时，首先身体要挪到椅子边缘，把患肢放在前面，让健侧肢体承受身体的大部分重量。

8. 上楼梯时先迈健腿，下楼梯时先迈患腿。

9. 穿平跟低帮的鞋，不要太软。

右股骨干骨折患者的护理

患者，女性，21岁，主因"摔伤致右大腿疼痛、肿胀、活动受限8小时"急诊以"股骨干骨折"收入病房。

一、诊疗过程中的临床护理

（一）入院时

1. 诊疗情况

入院后查体：体温37℃，脉搏88次/min，呼吸19次/min，血压122/84mmHg。患者骑车时不慎摔伤右大腿，即感疼痛、活动受限8小时，来我院急诊室接受X线片检查，常规化验检查，临时制动后，为进一步诊治收入院。患者伤后无昏迷、头疼、头晕、气促、腹痛、恶心、呕吐等症状。患者无不良嗜好，二便正常，生活部分自理。入院后完善各项化验检查，遵医嘱给予低分子肝素钠5 000IU皮下注射每日1次预防血栓。患者为在校大学生，入院后情绪紧张、焦虑，害怕耽误学业，同时，担心此次骨折会对今后生活造成不良影响。

既往史：既往体健。否认高血压、冠心病、糖尿病等慢性疾病。否认肝炎结核等传染病史。否认重大外伤、手术史。否认药物过敏史。

专科查体：患者卧床，右髋未见皮肤损伤，右大腿可见中度肿胀、畸形。触诊：右股骨干压痛可及，叩击痛可及，骨盆分离试验阴性，骨擦音及反常活动因外伤疼痛未查。右下肢肢端皮温温暖，色泽正常，弹性好，毛细血管再充盈时间正常，足背动脉、胫后动脉搏动正常，肢体肌肉牵拉痛阴性，皮肤触觉正常，足趾主动活动正常。

辅助检查：X线示右股骨干骨折，移位轻度。双下肢深静脉彩超示：右下肢深静脉血栓形成。凝血功能检查提示：D-二聚体1 284μg/L。心电图、胸片等检查结果未见明显异常。

> **思维提示**
>
> ［1］患者为大学在校生，面对突发事件的打击，表现为心理应对失效，担心此次骨折会对今后生活造成不良影响，护士应安慰、疏导患者，减轻其紧张、焦虑情绪，消除其不必要的心理负担。
>
> ［2］患者凝血功能检查提示：D-二聚体1 284μg/L。双下肢深静脉彩超示：右下肢深静脉血栓形成。患肢明确血栓形成，应做好相应护理。

2. 护理评估　患者面对突发事件的打击，表现为心理应对失效，同时，担心此次骨折会对今后生活造成不良影响。患者凝血功能检查提示：D-二聚体1 284μg/L。双下肢深静脉彩超示：右下肢深静脉血栓形成，右下肢肿胀明显。

3. 护理思维与实践方案

患者紧张、焦虑情绪,担心此次骨折会对今后生活造成不良影响

↓

心理应对失效

（1）护理目标:患者紧张、焦虑情绪有所缓解。

（2）护理措施

- 护士应给予心理安慰,可通过温暖的话语、悉心的照顾使患者放松心情。同时,有针对性地开导患者,使其减轻不必要的心理负担。
- 在日常护理工作中,通过与患者的沟通,了解患者所需,尽量满足患者的合理需求。
- 向患者讲解疾病相关知识、治疗方案、预后及康复期护理要点等。
- 使患者了解进行手术前需要注意的事项。

凝血功能检查提示:D- 二聚体 1 284μg/L。双下肢深静脉彩超示:右下肢深静脉血栓形成

↓

深下肢静脉血栓的护理

（1）护理目标:患者了解疾病的自我护理方法及治疗方案。

（2）护理措施

- 耐心做好患者及家属的解释工作,消除疑虑,取得合作。
- 嘱患者卧床,保持患肢制动,以免血栓脱落导致危险并发症:肺栓塞的发生。
- 向患者及家属介绍下肢深静脉血栓的治疗方案,使其树立战胜疾病的信心。
- 密切观察肢体肿胀程度、皮肤颜色,皮肤变化情况,疼痛是否加重等。
- 必要时行下肢静脉造影及滤器置入术。

（二）实施手术后

1. 诊疗情况　患者在联合麻醉下行"股骨干骨折带锁髓内钉固定术、下肢静脉造影、滤器植入术",术毕返回病房,生命体征:体温 36.5℃,脉搏 88 次 /min,呼吸 20 次 /min,血压 128/75mmHg。带输液后补液、抗炎治疗,患肢伤口包扎完整,无渗出,足趾血运、活动、感觉均好。滤器植入处伤口加压包扎 24 小时,沙袋压迫 6 小时,伤口无渗出。遵医嘱肌注帕瑞昔布钠 40mg,每 12 小时 1 次。告知患者及家属去枕平卧、禁饮食 6 小时,待麻醉恢复后可适当抬高床头。术后常规补液、抗炎治疗,低分子肝素钠皮下注射预防血栓,嘱患者在非负重状态下主动进行患肢股四头肌收缩练习。术后第 1 日 2PM 患者测体温 37.8℃,未作特殊处理,嘱患者多饮水;4PM 测体温 38.2℃给予化学冰袋物理降温;6PM 测体温 38.1℃给予赖氨匹林 1 支肌注,嘱患者多饮水;8PM 测体温 37.6℃,未作特殊处理;术后第 2 日 6AM 测体温 36.9℃。

✎ 思维提示

［1］患者最高体温达 38.2℃,应做好体温异常的护理。

［2］患者行下肢静脉造影、滤器植入术,应做好术后相应护理。

2. 护理评估　患者行下肢静脉造影、滤器植入术,术后最高体温达 38.2℃。

3. 护理思维与实践方案

术后高热,最高体温达 38.2℃

↓

高热的护理

（1）护理目标:患者体温降至正常范围。

（2）护理措施

- 安慰患者,告知患者何为术后会发热及解决办法,缓解其紧张情绪。
- 监测患者体温变化,并及时做好记录。
- 患者麻醉恢复后,可嘱其多饮温开水,以利体温下降。
- 物理降温:使用化学冰袋物理降温,注意冰袋与皮肤不可直接接触,需垫置干毛巾,以免皮肤受损。
- 遵医嘱使用药物降温治疗。

患者行下肢静脉造影、
滤器植入术
↓
患肢的护理

（1）护理目标：做好患肢术后护理。
（2）护理措施
- 穿刺部位需加压包扎 24 小时，并用沙袋压迫 6 小时。
- 严密观察穿刺部位有无血肿和渗血，保持伤口敷料清洁。
- 一般术后 48 小时取掉敷料。
- 严密观察健侧下肢皮肤温度、色泽以及足背动脉搏动情况，询问有无疼痛和感觉障碍。

（三）出院前

1. 诊疗情况　遵医嘱通知患者出院，向患者讲解术后注意事项，发放"出院患者温馨提示"。指导患者及家属康复期正确的功能锻炼方法，讲解药物使用方法及注意事项。

2. 护理评估　患者出院后，应注意加强患者的功能锻炼，及正确的用药方案。

3. 护理思维与实践方案

术后功能锻炼的具体方法
↓
知识缺乏

（1）护理目标：患者掌握恢复期功能锻炼的具体方法。
（2）护理措施
- 术后疼痛减轻后，即可开始进行股四头肌的等长收缩及踝关节和足部其他小关节活动。
- 帮助活动髌骨，同时嘱其主动做上肢支撑练习，如扩胸、深呼吸、抬起躯干等活动。
- 在床上移动患肢时，用手托住患肢，慢慢移动，禁止患肢直腿抬高活动。
- 协助患者扶拐下地活动，患肢不负重，并注意保护以防跌伤。

患者使用抗凝药物
↓
知识缺乏

（1）护理目标：患者掌握恢复期药物使用的具体方法。
（2）护理措施
- 嘱患者手术后需长期服用抗凝药（至少 3~6 个月），以减少复发的可能。
- 指导患者坚持正确服药，坚持定期复查凝血功能，以调节抗凝药剂量，保证安全和疗效。

二、护理评价

患者年轻女性，骑车时不慎摔倒致伤，入院时，面对突发事件的打击，表现为心理应对失效，同时担心此次骨折会对今后生活造成不良影响。患者凝血功能检查提示：D- 二聚体 1 284μg/L。双下肢深静脉彩超示：右下肢深静脉血栓形成，有明确血栓形成。手术后，患者行下肢静脉造影、滤器植入术，术后高热，最高体温达 38.2℃。护士做好其体温异常及术后护理。出院时，患者应注意加强患肢的功能锻炼及掌握正确的用药方案。

三、经验分享

下肢深静脉血栓形成：深静脉血栓形成（deep vein thrombosis，DVT）是骨科常见的下肢骨折并发症，患者往往因骨折及术后疼痛不敢活动。近年来，发病率在逐年增加，其形成的三大主要因素包括：血液高凝状态、静脉血流滞缓和静脉管壁损伤。多发于下肢，血栓形成后，血栓远端静脉高压，从而引起肢体肿胀、疼痛及浅静脉扩张或曲张等临床表现，严重者还可以影响动脉供血，并使静脉瓣膜受损，遗留永久性的下肢深静脉功能不全，影响生活质量。血栓的蔓延可延静脉血流方向向近心端伸延，如小腿的血栓可以继续延伸至下腔静脉，当血栓完全阻塞静脉主干后，就可以逆行延伸，血栓的碎块还可以脱落，随血流经右心继之栓塞于肺动脉，即并发肺栓塞。

防范措施：患者在骨折早期进行足趾主动的背伸、跖屈活动，股四头肌等长收缩运动，使用间隙充气加压装置或足底静脉泵,促进血液循环。多饮水并做深呼吸及咳嗽等动作,尽可能早期下床活动,必要时遵医嘱使用抗凝药物。

　　一旦发生深静脉血栓,患者应严格卧床休息,患肢制动,并根据医嘱使用抗凝药物或溶栓药物,必要时行下腔静脉滤器植入术,以防止血栓脱落危及生命。

病例 8

髌骨骨折患者的护理

患者,女性,46 岁,主因"左髌骨骨折术后 23 日,伤口红肿、渗液 3 日",门诊以"髌骨骨折术后感染"收入病房。

一、诊疗过程中的临床护理

(一)入院时

1. 诊疗情况

入院后查体:体温 36.5℃,脉搏 68 次 /min,呼吸 18 次 /min,血压 104/56mmHg。患者于 23 日前因摔倒致左髌骨骨折。急诊就诊我院行左髌骨骨折切开复位内固定术,术后 3 日出院,3 周拆线。3 日前伤口裂开并出现红肿、渗液伴有疼痛。现为进一步治疗再次就诊我院,门诊以左髌骨骨折术后感染收住院。患者伤后精神好,小便正常,大便正常,生活部分自理。入院后完善各项化验检查,遵医嘱给予低分子肝素钠 5 000IU 皮下注射每日 1 次预防血栓。患者入院后情绪紧张,表现为对医务人员不信任,对病情不认可。

既往史:既往体健。否认高血压、冠心病、糖尿病、精神疾患、脑血管疾病等慢性病史。否认肝炎、结核等传染病史。否认药物过敏史。无烟、酒等不良嗜好。

专科查体:患者架拐行走,左膝前见一纵行瘢痕长约 10cm,伤口远端裂开长约 4cm 有肉芽生长。视诊:左膝可见轻度肿胀。触诊:左膝部压痛可及,叩击痛可及,骨擦音及反常活动未及。左下肢肢端皮温温暖,色泽正常,弹性好,毛细血管再充盈时间正常,足背动脉、胫后动脉搏动正常,肢体肌肉牵拉痛阴性,皮肤触觉正常,足趾主动活动正常。

辅助检查:X 线示左髌骨骨折术后;心电图、胸片、双下肢深静脉彩超等检查结果未见明显异常。

> **思维提示**
>
> [1]患者为骨折术后伤口感染,心理上存在较大压力,入院后情绪紧张,表现为对医务人员不信任,对病情不认可,护士应主动应对予以相关心理指导。
>
> [2]患者伤口裂开并出现红肿、渗液伴有疼痛,应做好伤口感染的护理。

2. 护理评估 患者为骨折术后伤口感染,心理上存在较大压力,入院后情绪紧张,表现为对医务人员不信任,对病情不认可。患者伤口裂开并出现红肿、渗液伴有疼痛。

3. 护理思维与实践方案

患者情绪紧张,表现为对医务人员不信任,对病情不认可

↓

焦虑

（1）护理目标:患者焦虑情绪有所缓解。

（2）护理措施

- 应主动关心、安慰患者,向其详细讲解有关疾病的相关知识,与其沟通,耐心解答所提出的问题,提高其正确认识疾病和自我护理的能力。
- 使患者了解心理焦虑、紧张等不良情绪可降低人体的抗感染能力,影响人体免疫系统的功能,导致伤口延迟愈合,增加伤口感染机会。而良好的心理状态,可调动自身潜能,有助于伤口愈合。
- 介绍同类疾病治疗成功的病例,增强患者对疾病痊愈的信心。

伤口裂开并出现红肿、渗液伴有疼痛

↓

伤口的护理

（1）护理目标:做好伤口的护理。

（2）护理措施

- 向患者解释伤口红肿、渗液伴有疼痛症状为伤口感染所致,消除患者心中疑虑。
- 对患者伤口进行评估,详细了解病情和伤口感染情况。
- 观察伤口感染程度,伤口的分泌物、渗出物等。

（二）实施手术后

1. **诊疗情况**　患者在神经丛麻醉下行"左髌骨骨折术后感染扩创术、负压引流植入术",术中取 3 份分泌物做分泌物培养 + 鉴定 + 药敏。术毕返回病房,生命体征:体温 36℃,脉搏 96 次 /min,呼吸 20 次 /min,血压 115/70mmHg。带输液后补液、抗炎治疗,患肢伤口行 0.9% 生理盐水持续灌洗,足趾血运、活动、感觉均好。遵医嘱肌注帕瑞昔布钠 40mg,每 12 小时 1 次。告知患者及家属去枕平卧,禁饮食 6 小时,待麻醉恢复后可适当抬高床头。分泌物做分泌物培养 + 鉴定 + 药敏结果回报:表皮葡萄球菌（2 份）、未生长（1 份）。术后常规补液、针对药敏结果选择抗生素抗炎治疗,低分子肝素钠皮下注射预防血栓,嘱患者在非负重状态下主动进行患肢股四头肌收缩练习。

思维提示

[1] 患者术后伤口行 0.9% 生理盐水持续灌洗,应做好相应护理。

[2] 患者行持续灌洗期间,无法下床活动,应注意观察受压部位皮肤情况。

2. **护理评估**　患者术后行 0.9% 生理盐水持续灌洗,同时,此期间由于其无法下床活动,受压部位皮肤情况应作为观察要点。

3. **护理思维与实践方案**

患者术后伤口行 0.9% 生理盐水持续灌洗

↓

伤口灌洗的护理

（1）护理目标:患者伤口灌洗顺利进行。

（2）护理措施

- 向患者做好解释工作,取得其配合。
- 嘱患者在床上活动时注意保护引流管的安全。
- 密切观察患者伤口灌洗情况,如:是否通畅。
- 做好伤口灌洗出入量的记录。
- 如遇特殊情况,及时向医生汇报,给予相应处理。

患者行持续灌洗期间,无法下床活动

↓

有皮肤受损的危险

（1）护理目标:患者卧床期间不发生皮肤损伤。

（2）护理措施

- 嘱患者在保护引流管安全的情况下,在床上适当进行活动,避免发生长期卧床的不良影响。
- 每日定时按摩皮肤受压部位。
- 保持床单位的平整、清洁、干燥、无皱褶、无渣屑。

（三）出院前

1. 诊疗情况　遵医嘱通知患者出院,向患者讲解术后注意事项,发放"出院患者温馨提示"。指导患者及家属康复期正确的功能锻炼方法,讲解药物使用方法及注意事项。患者对能否出院表示怀疑,担心疾病无法彻底治愈,再次出现伤口感染的情况。

> **思维提示**
>
> 患者为骨折术后伤口感染,心理负担较重,对疾病是否能够愈合表示担心。

2. 护理评估　患者为骨折术后伤口感染,心理负担较重,对疾病是否能够愈合表示担心。

3. 护理思维与实践方案

伤口愈合需要
较长时间
↓
心理负担重

{
（1）护理目标:患者能够减轻心理负担。
（2）护理措施
- 安慰患者,给予患者心理疏导。
- 向患者讲解良好的心理状态有利于疾病的转归。
- 做好患者家属的沟通工作,取得其理解、支持,以便出院后患者能够及时得到有效地家庭支持。
- 向患者介绍同类疾病已治愈的患者,帮助患者树立信心。
}

二、护理评价

患者中年女性,入院时为骨折术后伤口感染,心理上存在较大压力,入院后情绪紧张,表现为对医务人员不信任,对病情不认可。患者伤口裂开并出现红肿、渗液伴有疼痛。手术后,伤口行 0.9% 生理盐水持续灌洗,同时,此期间由于其无法下床活动,重点观察受压部位皮肤情况。出院前,患者为骨折术后伤口感染,心理负担较重,对疾病是否能够愈合表示担心。护士应做好其心理护理,保持患者心理健康状态。

三、安全提示

伤口感染后抗生素的使用:伤口感染后抗生素的应用很重要。发现伤口感染后,首先取出伤口分泌物,送检、培养加药物敏感试验的同时,应用广谱抗生素,待获得培养结果后,根据细菌情况选择敏感的抗生素。

对于条件致病菌,如表皮葡萄球菌,抗生素不敏感,不能过分依赖抗生素,伤口的局部治疗起着很重要的作用。

病例 9

胫腓骨骨折患者的护理

患者,男性,26岁,重物挤压致右小腿疼痛、肿胀、活动受限约6小时,急诊以"右胫腓骨骨折"收入病房。

一、诊疗过程中的临床护理

(一)入院时

1. 诊疗情况

入院后查体:体温36.3℃,脉搏88次/min,呼吸20次/min,血压138/72mmHg。患者工作时不慎被重物挤压右小腿。伤后右小腿疼痛、肿胀、活动受限。于当地医院制动后来我院急诊。于急诊室接受X线片检查,常规化验检查,临时制动后,为进一步诊治收入院。患者伤后无昏迷、头疼、头晕、气促、腹痛、恶心、呕吐等症状,小便正常,大便正常,生活部分自理。入院后完善各项化验检查,遵医嘱给予低分子肝素钠5 000IU皮下注射每日1次预防血栓。

既往史:既往2010年2月因骑摩托车摔伤右小腿,于当地医院行钢板内固定术,术后恢复好,骨折愈合。于2011年2月,于当地医院行钢板取出术。否认高血压、冠心病、糖尿病、精神疾患、脑血管疾病等慢性病史。否认肝炎、结核等传染病史。否认药物过敏史。患者吸烟约5年,15支/d,偶尔少量饮酒。

专科查体:患者卧床,右小腿外侧见多处皮肤瘢痕。视诊:右小腿可见中度畸形、肿胀。触诊:右胫腓骨骨干压痛明显,叩击痛明显,骨盆分离试验阴性。骨擦音及反常活动存在。右下肢肢端皮温温暖,色泽正常,弹性好,毛细血管再充盈时间正常,足背动脉、胫后动脉搏动正常,肢体肌肉牵拉痛阴性,皮肤触觉正常,足趾主动活动正常。

辅助检查:X线示右胫腓骨骨折,移位轻度;心电图、胸片、双下肢深静脉彩超等检查结果未见明显异常。

> **思维提示**
>
> [1]患肢伤后给予临时固定,加之患肢肿胀明显,应密切观察患肢情况,警惕骨筋膜室综合征的发生。
>
> [2]患者既往存在外伤引起的手术史,且同为右侧小腿,此次再次因外伤伤及患肢,心理负担较重,担心难以治愈,应重视患者心理变化,做好相应护理。
>
> [3]患者既往5年吸烟史,应重视对患者戒烟的健康宣教。

2. 护理评估 患者主要症状为患肢疼痛、肿胀明显。患者既往存在外伤引起的手术史,且同为右侧小腿,此次再次因外伤伤及患肢,心理负担较重,担心难以治愈。

3. 护理思维与实践方案

患肢肿胀明显 → 有发生骨筋膜室综合征的危险

（1）护理目标：患肢肿胀消退，住院期间不发生骨筋膜室综合征。
（2）护理措施
- 嘱患者抬高患肢，以利消肿。
- 检查患肢临时固定松紧程度是否适宜，如过紧应适当放松，重新固定，防止肢体受压。
- 如患肢肿胀加重，出现严重疼痛时，应引起重视，及时通知医生进行处理。
- 遵医嘱应用药物治疗，如：输注七叶皂苷钠、25% 甘露醇注射液，口服消肿药物等。

患者担心难以治愈 → 知识缺乏 焦虑、抑郁

（1）护理目标：患者树立治愈疾病的信心。
（2）护理措施
- 心理护理：安慰、疏导患者的不良情绪，鼓励患者树立治愈疾患的信心。
- 向患者讲解手术治疗的方法，使其对自身疾患有充分的了解和认识，与患者共同协商具体方案。
- 为患者介绍同类疾病已治愈的病患，相互交流感受、经验，帮助患者树立信心。

患者既往 5 年吸烟史 → 知识缺乏

（1）护理目标：患者住院期间戒烟成功。
（2）护理措施
- 告知患者我院为无烟医院。
- 病房内张贴禁烟的相关标识。
- 健康宣教：向患者讲述吸烟对肺部、心血管等主要脏器的危害。
- 骨折患者戒烟的必要性：因为烟草中的尼古丁会引发肢体末端血管收缩，不利于伤口愈合。

（二）实施手术后

1. 诊疗情况　患者在联合麻醉下行"胫骨骨折闭合复位髓内针内固定术"，术毕返回病房，生命体征：体温 35.2℃，脉搏 88 次 /min，呼吸 20 次 /min，血压 125/75mmHg。带输液后补液、抗炎治疗，患肢伤口包扎完整，有渗血，约 5cm×5cm，足趾血运、活动、感觉均好。遵医嘱肌注帕瑞昔布钠 40mg，每 12 小时 1 次。告知患者及家属去枕平卧、禁饮食 6 小时，待麻醉恢复后可适当抬高床头。术后常规补液、抗炎治疗，低分子肝素钠皮下注射预防血栓，嘱患者在非负重状态下主动进行患肢股四头肌收缩练习。术后第 1 日坐于床边，患者主诉患肢肿胀、不适。术后第 2 日护士准备协助其扶拐下地活动时，患者不配合，害怕引起患肢再次肿胀，提出希望多卧床休息，不愿早期活动。

🖊 **思维提示**

［1］患者伤口敷料有约 5cm×5cm 的渗血，应作为术后护理观察的要点。
［2］术后护士发现患者不愿意配合功能锻炼，护士应判断患者不愿配合的原因，是否与其既往手术经历有关。

2. 护理评估　患者术后伤口敷料有约 5cm×5cm 的渗血。术后第 1 日坐于床边，患者主诉患肢肿胀、不适。术后护士协助患者下床活动时，患者不能配合。

3. 护理思维与实践方案

患者术后伤口敷料有约 5cm×5cm 的渗血 → 有出血和感染的危险

（1）护理目标：患者术后出血得到有效控制，住院期间不发生伤口感染。
（2）护理措施
- 发现患者术后伤口敷料有渗血时，应注意做好渗出范围的标识，以便观察渗出范围的变化。
- 当伤口渗出较多时，应及时通知医生，给予更换敷料，并保持敷料清洁、干燥。

患者术后早期功能锻炼不配合 → 知识缺乏

（1）护理目标：患者能够配合早期功能锻炼。

（2）护理措施

- 心理护理：护士通过与患者进一步沟通了解到,患者由于术后坐床边后感到患肢肿胀、不适,继而担心过早下床活动会影响骨折愈合。加之,患肢曾有过2次手术史,此次为第3次手术,心理负担较大。护士应加强与患者的沟通,及时解除患者心中的疑虑。
- 健康宣教：向患者讲解术后早期功能锻炼对疾病恢复的重要性。
- 同患者一起协商并制定出具体功能锻炼计划,使患者主动参与到术后康复中来。

患肢肿胀 → 不适

（1）护理目标：患肢肿胀减轻。

（2）护理措施

- 告知患者患肢下垂后感到肿胀是正常现象,为恢复期的一个过程,需逐渐适应。
- 嘱患者抬高患肢,以利消肿。
- 遵医嘱应用药物治疗,如：输注七叶皂苷钠、25%甘露醇注射液、口服消肿药物等。
- 嘱患者在非负重状态下主动进行患肢股四头肌收缩练习,改善患肢血液循环,促进消肿。

（三）出院前

1. 诊疗情况　遵医嘱通知患者出院,向患者讲解术后注意事项,发放"出院患者温馨提示"。指导患者及家属康复期正确的功能锻炼方法,讲解药物使用方法及注意事项。

思维提示

　　患者既往的手术经历,使其对术后康复期的注意事项有一定了解。但对出院回家后重返社会有所顾虑,担心再次不慎受伤,因此,应将出院宣教的心理指导作为工作重点。

2. 护理评估　患者既往的手术经历,使其对术后康复期的注意事项有一定了解。应将出院宣教的心理指导作为工作重点。

3. 护理思维与实践方案

患者要重返社会 → 担心

（1）护理目标：患者能够重返社会。

（2）护理措施

- 心理护理：帮助患者树立信心。
- 告知患者活动时注意保护患肢,经过手术治疗已有牢固的内固定,不必过分担心。
- 如出现患肢不适症状,及时就诊。

二、护理评价

　　患者为青年男性,既往有2次手术史,均为右侧患肢。入院时,患者肿胀明显,以预防骨筋膜室综合征的发生和减轻患者较重的心理负担为主。手术后患者伤口敷料有渗血应预防出血的发生,早期活动时患者不能配合,护士应及时找出原因,加以解决。出院前,由于患者既往的手术经历,使其对术后康复期的注意事项有一定了解,因此,将出院宣教的心理指导作为工作重点,帮助患者树立重返社会的信心。

三、安全提示

骨筋膜室综合征的观察：骨筋膜室综合征是肢体骨筋膜间隔区肌肉、神经、血管等组织因急性严重缺血造成的一种早期综合征，是临床常见且较严重的创伤并发症。表现为"5P"征象，包括：①剧烈疼痛（pain），一般止痛剂不能缓解，晚期严重缺血后神经麻痹即可转为无痛。②患肢苍白或发绀（pallor）。③肌肉麻痹（paralysis），患肢进行性肿胀，肌腹处发硬，压痛明显；手指处于屈曲位，主动或被动牵伸手指时，疼痛加剧。④感觉异常（paresthesia），患肢出现套状感觉减退或消失。主要的三条神经（正中神经、尺神经、桡神经）都有可能被累及，但以正中神经和桡神经损伤多见。⑤无脉（pulselessness），桡动脉搏动减弱或消失。

四、经验分享

心理护理：患者为青年男性，既往有 2 次手术史，均为右侧患肢。从入院至出院，无论是手术前担心患肢不能治愈，还是术后不愿配合早期活动，均为其心理原因所致。因此，针对此类患者，应在日常工作中将心理护理作为工作重点。具体方法：①心理疏导，让患者主动倾诉，使心理负担得以释放。②针对问题，及时处理，患者言语中流露的心理问题，护士应及时发现。针对这些心理问题，制订相应的处理方案，并及时解决。③经验交流，为患者介绍同类疾病已治愈的患者，相互交流感受、经验，帮助患者树立信心。

踝关节骨折合并张力性水疱患者的护理

患者,男性,35岁,5小时前工作时不慎摔倒,致左踝疼痛、肿胀、活动受限,急诊以"左踝关节骨折"收住院。

一、诊疗过程中的临床护理

(一)入院时

1. 诊疗情况

入院后查体:体温36℃,脉搏72次/min,呼吸18次/min,血压117/78mmHg。患者入院前5小时,搬运钢管时不慎摔倒,致左踝疼痛、肿胀、活动受限。来我院急诊室接受X线片检查,常规化验检查,临时制动后,为进一步诊治收入院。患者伤后无昏迷、头疼、头晕、气促、腹痛、恶心、呕吐等症状,小便正常,大便正常,生活部分自理。入院后完善各项化验检查,遵医嘱给予低分子肝素钠5 000IU皮下注射每日1次预防血栓。当日晚,患者主诉患肢疼痛,查看患者后发现患肢左踝部出现多个张力性水疱,立即给予抬高患肢,并通知医生。

既往史:既往体健。否认高血压、冠心病、糖尿病、精神疾患、脑血管疾病等慢性病史。否认肝炎、结核等传染病史。否认手术史。否认药物过敏史。患者无烟、酒等不良嗜好。

专科查体:患者卧床,左踝未见皮肤损伤。视诊:左踝可见中度肿胀。触诊:左胫腓骨远端压痛明显,叩击痛明显,骨盆分离试验阴性。骨擦音及反常活动因外伤疼痛未查。左下肢肢端皮温温暖,色泽正常,弹性好,毛细血管再充盈时间正常,足背动脉、胫后动脉搏动正常,肢体肌肉牵拉痛阴性,皮肤触觉正常,足趾主动活动正常。

辅助检查:X线示左踝关节骨折,移位明显,有碎块。关节面粉碎,约3mm;CT:骨折粉碎,关节内移位明显;心电图、胸片、双下肢深静脉彩超等检查结果未见明显异常。

> **思维提示**
>
> [1] 患者主诉疼痛,护士应及时查看患者,判断疼痛的原因,进行疼痛评估,并做好疼痛的护理。
>
> [2] 护士查看患者后发现患肢左踝部出现张力性水疱,立即给予抬高患肢并通知医生,还应做哪些相应处理?

2. 护理评估 患者为中年男性,工作时不慎摔伤,主诉患肢疼痛,同时,患肢出现多个张力性水疱。患者希望尽快手术治疗,消除疼痛。

3. 护理思维与实践方案

踝关节骨折
↓
疼痛
- （1）护理目标：患者疼痛症状有所缓解。
- （2）护理措施：对患者进行疼痛评估
  - 疼痛评分≤4分时，给予心理安慰、调整舒适卧位冰敷治疗等，可按照阶梯镇痛原则自行处理。
  - 疼痛评分>4分时，及时通知主管医生，给予相应处理。
  - 护士为患者做好疼痛教育工作，取得合作，保证有效镇痛。

患肢左踝部肿胀
↓
张力性水疱
- （1）护理目标：张力性水疱减轻。
- （2）护理措施
  - 抬高患肢，使患肢保持高于心脏水平。
  - 使用护踝加压冷疗，1日2次，以减少渗出水疱的形成。
  - 遵医嘱使用消肿药物：七叶皂苷钠。
  - 如水疱直径>2cm，可使用无菌注射器从水疱最低处抽吸出液体，保留水疱表皮，并保持干燥。
  - 指导练习股四头肌、踝泵、足趾活动，促进消肿。

患者希望尽快手术治疗以消除疼痛
↓
知识缺乏
- （1）护理目标：患者理解并接受治疗方案。
- （2）护理措施
  - 心理护理：给予心理安慰。
  - 健康宣教：向患者解释伤后48~72小时为水肿高峰期，常会出现张力性水疱。而出现皮肤水疱是手术的禁忌证。取得患者合作，加强主动功能锻炼，促进消肿。
  - 嘱患者配合治疗张力性水疱，待皮肤条件适宜时再接受手术治疗。
  - 对患者实施有效的疼痛管理。

（二）实施手术后

1. 诊疗情况　患者在联合麻醉下行"踝关节骨折切开复位钢板螺钉内固定术、负压引流植入术"，术毕返回病房，生命体征：体温35℃，脉搏62次/min，呼吸17次/min，血压110/55mmHg。带输液后补液、抗炎治疗，患肢伤口包扎完整，无渗出，足趾血运、活动、感觉均好，引流袋中引出血性液体。遵医嘱肌注帕瑞昔布钠40mg，每12小时1次。告知患者及家属去枕平卧、禁饮食6小时，待麻醉恢复后可适当抬高床头。术后常规补液、抗炎治疗，低分子肝素钠皮下注射预防血栓，嘱患者在非负重状态下主动进行患肢股四头肌收缩练习。术后第1日坐于床边，术后第2日在护士的协助下扶拐下地活动。患者仍术后主诉伤口疼痛。

> **思维提示**
>
> ［1］患者术后伤口疼痛，按常规肌注帕瑞昔布钠40mg，每12小时1次，疼痛症状未缓解，仍主诉疼痛，护士应如何处理？
> ［2］患者术后伤口带引流管，要求护士做好引流管的护理。

2. 护理评估　患者术毕放回病房后带引流管，术后常规肌注帕瑞昔布钠40mg，每12小时1次镇痛后，疼痛症状未缓解，仍主诉疼痛。

3. 护理思维与实践方案

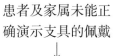

患者踝关节手术
↓
疼痛

（1）护理目标：患肢疼痛症状有所缓解。
（2）护理措施
- 心理护理：安慰患者紧张、焦虑的情绪。
- 对患者进行疼痛评估
  疼痛评分≤4分时，给予心理安慰、调整舒适卧位、听音乐、聊天等；疼痛评分>4分时，及时通知主管医生，给予相应处理。
- 如患者在麻醉恢复期内需禁食水则遵医嘱肌注哌替啶50mg；如患者麻醉已恢复可适当进食后遵医嘱口服弱阿片类镇痛药物。
- 使用药物后应注意是否出现药物不良反应。

患者术后带引流管
↓
引流管失效的风险

（1）护理目标：患者引流管通畅。
（2）护理措施
- 检查引流管的数量并妥善固定。
- 嘱患者翻身或下床活动时注意保护引流管，以防其受压、扭曲、脱落等。
- 保持引流通畅。
- 定时观察引流液的量、颜色及性质。
- 及时倾倒引流液并准确记录。
- 如发生引流管堵塞、脱落或引流量过多等情况，及时通知医生给予处理。

（三）出院前

1. 诊疗情况　遵医嘱通知患者出院，向患者讲解术后注意事项、支具的佩戴方法及使用说明，发放"出院患者温馨提示"。指导患者及家属康复期正确的功能锻炼方法，讲解药物使用方法及注意事项。患者及家属未能正确演示支具的佩戴方法。

> ✎ **思维提示**
>
> ［1］针对患者及家属未能正确演示支具的佩戴方法，护士应做好相关知识的讲解、宣教。
> ［2］患者为工作时致伤应为其回归社会做好心理支持。

2. 护理评估　患者及家属未能正确演示支具的佩戴。
3. 护理思维与实践方案

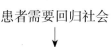

患者及家属未能正确演示支具的佩戴
↓
知识缺乏

（1）护理目标：患者及家属出院前能正确演示支具的佩戴方法。
（2）护理措施
- 评估患者及家属对佩戴支具的基本方法现有知识的了解程度。
- 向患者及家属解释正确佩戴支具对疾病恢复的重要性，使其加以重视。
- 向患者及家属提供相关宣教材料、采用多种讲解方式使其尽快、全面、正确掌握佩戴方法。

患者需要回归社会
↓
缺乏信心

（1）护理目标：患者能够尽早回归社会。
（2）护理措施
- 帮助患者树立重返社会的信心。
- 协助家属帮助患者做好心理支持。
- 向患者介绍既往同类疾病患者的情况，为其树立目标、榜样。

二、护理评价

患者中年男性，为工作中致伤右踝关节。入院时，为患者做好疼痛、患肢张力性水疱、心理方面的护理。实施手术后，做好伤口引流、术后伤口疼痛的护理。出院前，患者及家属未能正确佩戴支具，护士通过强调使用支具对患肢恢复的重要性,使其加以重视并采取有效对策。加强患者重返社会、重返工作岗位的心理支持。

三、安全提示

有引流管脱出、受压、堵塞的危险:患者术后返回病房带有伤口引流管,应检查引流管的数量情况,确保引流管通畅。

四、经验分享

骨折合并张力性水疱患者的护理

1. 心理护理　由于意外伤害造成的发病突然,患者心理压力大,因此,护士应安慰体贴患者,给予耐心细致的解释,解除其恐惧心理与思想负担,能够积极主动地配合治疗。

2. 预防张力性水疱　骨折患者行临时固定后,应严格掌握固定的松紧度,肿胀明显者应及时查看患肢的末端血运,受伤后即刻进行冰敷治疗,抬高患肢以促进血液循环、减轻肿胀。并遵医嘱给予药物治疗,以避免张力性水疱的发生。

3. 张力性水疱的护理　水疱发生初期,可给予松解固定,抬高患肢,加强足的背伸及股四头肌的舒缩活动,肿胀减轻后水疱可自行吸收;水疱直径 >2cm 时,应该抬高患肢,严格无菌技术操作下,用无菌注射器在每个水疱最底部位抽出液体,然后用无菌棉棒轻轻挤压,让泡壁贴于皮肤,避免泡壁大面积的破坏。遵医嘱使用外用药物治疗,防止感染,皮肤严重坏死者应按时换药,外用抗生素湿敷患处可促进愈合。

4. 踝关节位于末梢循环处,此处骨折后疼痛感较重,护士应从患者一入院起就要做好疼痛管理教育工作,使其参与到此项工作中,做到主动汇报疼痛,取得合作和理解,保证镇痛措施的有效性。

跟骨骨折患者的护理

患者,男性,43 岁,高处坠落致右足疼痛、肿胀约 5 日,急诊以"右跟骨骨折"收入病房。

一、诊疗过程中的临床护理

(一)入院时

1. 诊疗情况

入院后查体:体温 36.5℃,脉搏 84 次 /min,呼吸 18 次 /min,血压 112/74mmHg。患者于我院就诊前约五日因坠落致伤。患者从 2 米高处跳下致伤。伤后右足疼痛、肿胀,于当地医院拍片后来我院急诊。于我院急诊接受 CT 检查后,为进一步诊治收入院。患者伤后纳差,无昏迷、头疼、头晕、气促、腹痛、恶心、呕吐等症状,小便正常,大便正常,生活部分自理。入院后完善各项化验检查,遵医嘱给予低分子肝素钠 5 000IU 皮下注射每日 1 次预防血栓。

既往史:既往体健。否认高血压、冠心病、糖尿病、精神疾患、脑血管疾病等慢性病史。否认肝炎、结核等传染病史。否认手术史。否认药物过敏史。患者无烟、酒等不良嗜好。

专科查体:患者卧床,右足未见皮肤损伤。视诊:右足可见轻度肿胀。触诊:右后足压痛明显,叩击痛可及,骨盆分离试验阴性。骨擦音及反常活动因外伤疼痛未查。右下肢肢端皮温温暖,色泽正常,弹性好,毛细血管再充盈时间正常,足背动脉、胫后动脉搏动正常,肢体肌肉牵拉痛阴性,皮肤触觉正常,足趾主动活动正常。

辅助检查:X 线示右跟骨骨折,移位明显,关节面错位;CT:骨折粉碎,关节内移位明显;心电图、胸片、双下肢深静脉彩超等检查结果未见明显异常。

> 🔧 **思维提示**
>
> 〔1〕患者伤后纳差,护士应分析其原因并及时做出相应对策。
> 〔2〕跟骨骨折的患者,患肢肿胀情况应作为日常护理观察的要点。

2. 护理评估 患者表现为伤后纳差,应分析其原因及时给予相应对策,患足疼痛、肿胀,应做好患肢的护理。

3. 护理思维与实践方案

患者跟骨骨折 → 纳差

(1)护理目标:患者能够正常进食,保证营养摄入。
(2)护理措施
- 向患者了解纳差的原因。
- 告知患者骨折患者必须加强营养,以增加人体抵抗力、有利于促进伤口的愈合。
- 向患者介绍可根据自身喜好选择清淡易消化的食物,同时,应多食新鲜的蔬菜、水果等,忌食辛辣、刺激性食物等。
- 告知患者尽可能在床上多活动,适当增加运动量,加强食欲。

（1）护理目标：患肢肿胀消退，皮肤条件适合手术要求。

（2）护理措施

跟骨骨折
血液循环不好
↓
肿胀

- 向患者讲解跟骨主要由松质骨组成，骨折后跟骨周围软组织肿胀明显，消除患者焦虑心理。
- 术前应抬高患肢，跟骨周围局部冰敷治疗。
- 遵医嘱使用药物消肿治疗。
- 如出现张力性水疱，则应及时处理，待皮肤皱褶后再行手术。
- 密切观察足趾颜色、温度、感觉、活动、疼痛，足背动脉搏动情况，以防止骨筋膜室综合征的发生。
- 指导患者练习股四头肌等长收缩及踝泵运动，以利于静脉血流，帮助患肢消肿。帮助患者制订练习计划，并指导、督促其进行有效练习。

（二）实施手术后

1. 诊疗情况　患者在联合麻醉下行"切开复位、钢板螺丝钉内固定术"，术毕返回病房，生命体征：体温 35.1℃，脉搏 72 次 /min，呼吸 17 次 /min，血压 108/58mmHg。带输液后补液、抗炎治疗，患肢伤口包扎完整，有渗血，约 3cm×4cm，足趾血运、活动、感觉均好，肿胀明显。遵医嘱肌注帕瑞昔布钠 40mg，每 12 小时 1 次。告知患者及家属去枕平卧、禁饮食 6 小时，待麻醉恢复后可适当抬高床头。术后常规补液、抗炎治疗，低分子肝素钠皮下注射预防血栓，嘱患者在非负重状态下主动进行患肢股四头肌收缩练习。术后第 1 日坐于床边，术后第 2 日护士准备协助其扶拐下地活动。

🖊 **思维提示**

［1］患者术后伤口有约 3cm×4cm 的渗血，应观察渗血范围的变化。
［2］患肢术后肿胀明显，应作为术后护理观察要点。
［3］术前患者表现为纳差，术后应加强患者饮食的护理指导。

2. 护理评估　患者术后伤口有约 3cm×4cm 的渗血，患肢肿胀明显，应作为术后护理观察要点。同时，术前患者表现为纳差，术后应加强患者饮食的护理指导。

3. 护理思维与实践方案

患者伤口有约
3cm×4cm 的渗血
↓
有感染发生的危险

（1）护理目标：患者住院期间不发生伤口感染。

（2）护理措施

- 密切观察体温变化。
- 保持伤口敷料清洁、干燥。
- 有渗血时标注范围、及时更换，因为血液是细菌的良好培养基，增加伤口感染的机会。
- 遵医嘱术后常规应用抗生素。

患肢术后
↓
肿胀、疼痛

（1）护理目标：患者肿胀消退，疼痛症状有所减轻。

（2）护理措施

- 向患者解释足部肿胀的原因：跟骨主要由松质骨组成，骨折后跟骨周围软组织肿胀明显，以解除患者心中疑虑。
- 遵医嘱及时用脱水消肿药物，抬高患肢，冰敷治疗。
- 密切观察足趾颜色、温度、感觉、活动、疼痛，足背动脉搏动情况，以防止骨筋膜室综合征的发生。
- 加强功能功能锻炼，能速消肿。
- 及时评估患者疼痛情况，给予针对性的有效处理。

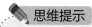

患者足部手术
↓
纳差

（1）护理目标：患者营养摄入满足机体恢复期的需求。
（2）护理措施
- 向患者解释充足的营养摄入对疾病恢复期的重要性。
- 患者卧床时嘱其进食清淡易消化半流质饮食，避免食用牛奶、豆浆等产气食物，以免引起腹胀等不适。
- 患者下床活动后指导其食用高蛋白、高维生素、含粗纤维及含钙量高的食物，如瘦肉、鸡蛋、骨头汤、牛奶、虾米等。

（三）出院前

1. 诊疗情况　遵医嘱通知患者出院，向患者讲解术后注意事项，发放"出院患者温馨提示"。指导患者及家属康复期正确的功能锻炼方法，讲解药物使用方法及注意事项。

思维提示

患者对康复期功能锻炼不重视，护士应采取哪些措施应对？

2. 护理评估　患者对康复期功能锻炼不重视，表示手术是疾病治疗的关键，术后希望静养。
3. 护理思维与实践方案

患者对康复期功能
锻炼不重视
↓
知识缺乏

（1）护理目标：患者出院前能准确掌握康复期功能锻炼。
（2）护理措施
- 对患者讲解康复期功能锻炼对疾病恢复的重要性。
- 向患者讲解、示范患肢功能锻炼的具体方法。
- 通过患者间经验交流互相影响。

二、护理评价

患者从入院到出院，护理上给予了一系列护理方案的实施。入院时，患者表现为伤后纳差，护士分析其原因并及时给予相应对策处理，患足疼痛、肿胀，为保证患肢皮肤达到手术要求，做好患肢肿胀的护理。手术后，患者伤口有约 3cm×4cm 的渗血，患肢肿胀明显，作为术后护理观察要点。同时，术后患者仍表现为纳差，术后加强患者饮食的护理指导。出院前，针对患者对康复期功能锻炼不重视的问题，护士指导患者了解功能锻炼对疾病恢复的重要性及具体方法。

三、安全提示

防止患肢伤口皮肤坏死：跟骨周围软组织血供及弹性较差，术中要将皮瓣翻转，皮瓣血供差，再加上跟骨周围软组织肿胀，皮肤张力高，容易引起坏死。术后应密切观察伤口周围皮肤颜色，如颜色变浅或渗液较多，应及时报告医生。并遵医嘱应用药物治疗。医生对伤口加强换药，必要时行清创植皮处理。

四、经验分享

跟骨骨折早期功能锻炼方法：一般术后麻醉恢复后即指导并鼓励患者做足趾和踝关节的伸屈活动。术后第 1 日开始膝关节及股四头肌功能锻炼，并坐于床边。术后第 2 日开始扶拐患肢不负重行走。待复查时根据骨折愈合情况开始患肢部分负重活动，练习行走，逐步过渡到完全负重行走。功能锻炼要循序渐进，要防止不正确的过度运动。通过积极正确的功能锻炼可以促进血液循环和骨质愈合，防止关节僵硬、肌肉萎缩、骨质疏松。

病例 12

截肢患者的护理

患者,男,54 岁,主诉:重物砸伤致左足、右小腿疼痛、肿胀、活动受限 9 小时。于当地包扎后来我院急诊。于急诊室接受 X 线片检查、CT 检查、常规化验检查、临时制动、紧急对症治疗后急诊行小腿中段截肢术,术后收住院。

一、诊疗过程中的临床护理

(一)入院时

1. 诊疗情况

入院后查体:体温 37.2℃,脉搏 70 次 /min,呼吸 20 次 /min,血压 118/61mmHg,患者于我院急诊就诊前约 11 小时因重物砸伤致伤。被钢板砸伤致左足流血,畸形。伤后患者左足疼痛、肿胀、活动受限。于当地包扎后来我院急诊。于急诊室接受 X 线片检查、CT 检查、常规化验检查、临时制动、紧急对症治疗后急诊行小腿中段截肢术,术后收住院。患者伤后无昏迷、头痛、头晕、气促、腹痛、恶心、呕吐等症状,小便正常,大便尚无。

既往史:既往体健。否认高血压、冠心病、糖尿病、精神疾患、脑血管疾病等慢性病史。否认肝炎、结核等传染病史。否认外伤、手术史。否认输血史。

专科查体:左踝皮肤剥脱伤。左足踝及足背部处广泛皮肤剥脱,可见外露距骨,粉碎骨折及脱位,伤口污染,流血,远端血供丧失、缺血,感觉丧失。骨盆挤压分离试验阴性。右下肢肢端皮肤温暖,色泽正常,弹性好,毛细血管再充盈时间正常,足背动脉搏动正常,肢体肌肉牵拉痛阴性,皮肤痛触觉正常,足趾主动活动力弱。

辅助检查:

X 线片:右胫骨平台骨折,距骨骨折、脱位,移位轻度,有碎块。CT:骨折粉碎,关节内移位明显。

血常规:白细胞总数为 18.2×10^9/L。

> **思维提示**
>
> [1]患者左足出现开放性、粉碎性骨折,且伤口污染严重,局部血运明显减弱,这些都是导致患者截肢的条件,患者失血较多,有发生低血容量性休克的危险,需严密观察生命体征变化,尿量变化,发现休克,及时配合医生进行处理。
>
> [2]患者的两侧肢体均存在创伤,重物砸伤导致的下肢远端骨折,患者疼痛较严重,需对患者进行疼痛评估,并根据评估的结果进行系统性的疼痛护理,从而尽量避免疼痛对患者造成的危害。

2. 护理评估

(1)监测生命体征:体温 37.2℃,脉搏 70 次 /min,呼吸 20 次 /min,血压 118/61mmHg。

(2)检查患者的全身皮肤状况:患者双下肢散在多处皮肤破损,无压疮。

(3)患者的疼痛情况:患者在静卧时右小腿评分为 8 分的钝痛,为持续性。

（4）患者的心理状况：患者对病情表现出悲观、焦虑的情绪,怕本次创伤影响自己的工作和生活。

3. 护理思维与实践方案

患者受伤严重,
为开放性,失血较多
↓
有低血容量休克的危险
{

（1）护理目标：患者不发生低血容量性休克。

（2）护理措施

- 及时观察创面的渗血、渗液量。
- 遵医嘱给予心电监护,吸氧,每15分钟监测1次生命体征,插尿管,监测尿量。
- 注意患者是否出现烦躁、出汗、脉搏细速,尿量减少,出现时及时通知医生,并配合抢救。
- 注意残端伤口渗血情况,为防止血管结扎线脱落或伤口感染而出现残端急性大出血,应在患者床尾准备止血带或大重量沙袋。
- 建立静脉通路,给予患者林格500ml,羟乙基淀粉130/0.4氯化钠注射液500ml。

左足开放性、粉碎性骨折,截肢不可避免,突如其来的打击
↓
患者悲观、绝望
{

（1）护理目标：患者情绪稳定,能积极配合治疗和手术。

（2）护理措施

- 倾听患者讲出内心最强的及所有感受,真诚地表示理解、同情。
- 帮助患者分析病情及事故发生后的心理变化,鼓励患者正视和接受现实,帮助患者消除焦虑、疑虑、抗拒、悲观失望等不良心理情绪。

下肢粉碎性骨折、皮肤剥脱伤
↓
患者入病房时左小腿持续钝痛,运用疼痛数字分级法,评分为8分
{

（1）护理目标：患者疼痛评分<4分。

（2）护理措施

- 评估患者对疼痛的认识,患者认为自己为男性,应该坚强,有疼痛时应该尽量忍着,到完全忍受不了时再向护士报告。
- 护士向患者讲解疼痛对其造成的危害,以及及时控制疼痛的必要性,鼓励患者及时主动报告疼痛。
- 患者疼痛评分为8分,立即通知值班医生,遵医嘱给予哌替啶50mg肌内注射,并对患者进行心理护理,给予右小腿冰敷,1小时后再次进行疼痛评估,评分为3分,患者可安静入睡。次日晨8AM评分为2分。

（二）截肢手术后

1. 诊疗情况

手术当日：体温36.6~37.4℃,脉搏84~96次/min,呼吸18~22次/min,血压125~141/84~90mmHg。患者在全麻下行"左小腿中段截肢术",术毕安返病房,伤口外敷料包扎完整,无渗血,尿管通畅,尿色淡黄、清亮,给予24小时心电监护及吸氧、床旁备止血带或沙袋。告知患者麻醉恢复前需去枕平卧、禁饮食,麻醉恢复后可进行双下肢功能锻炼。术日晚患者伤口敷料有10cm×12cm渗血,患者主诉疼痛,即刻给予疼痛评分,并处理。

术后第1日：体温36.5~37.2℃,脉搏82~94次/min,呼吸18~20次/min,血压112~128/71~83mmHg。伤口敷料渗血未见扩大。

术后第2日：患者双下肢深静脉彩超结果提示右侧腘静脉、小腿肌间静脉血栓。

术后第5日：行滤器置入术。

2. 护理评估

（1）患者的生命体征：体温36.6~37.4℃,脉搏84~96次/min,呼吸18~22次/min,血压125~141/84~90mmHg。

（2）残端出血情况：术日晚患者伤口敷料有10cm×12cm渗血。

（3）肢体残端有无感染征象：未出现红、肿、热、痛等感染的征象。

（4）患肢体位：保持膝关节的伸直位。

（5）患者的疼痛情况：术日晚患者主诉残肢伤口处疼痛，评分为 7 分的钝痛。

（6）患者术后对功能锻炼的了解程度和应用情况：患者不了解术后还需要的功能锻炼，不知道残肢如何进行摆放。

3. 护理思维与实践

手术行小腿中段截肢术
↓
伤口处疼痛、无法入睡

（1）护理目标：患者疼痛评分 <4 分。

（2）护理措施

- 患者表情痛苦，主诉感觉自己的小腿下段和足部还在，但"钻心的疼"，询问原因，向患者解释原因，同时用疼痛数字分级法给予疼痛评分，评分为 7 分。
- 报告医生，遵医嘱给予哌替啶 50mg，肌内注射。
- 1 小时后再次评分为 5 分，遵医嘱给予帕瑞昔布钠 40mg 肌内注射，1 小时后再次评分为 3 分，患者可安静入睡。
- 次日晨 7AM 评分为 2 分，患者体力可恢复。

患者为小腿截肢
↓
患者不知患肢如何摆放，如何进行功能锻炼

（1）护理目标：患者能正确摆放患肢，进行功能锻炼。

（2）护理措施

- 将膝关节置于伸直位，告知患者不要将膝下肢体垂于床沿，防止造成水肿。
- 指导患者假想左足还在，做股四头肌的收缩和舒张运动，收缩 10 秒，放松 10 秒，重复上述动作。10 次为 1 组。每日做 2 组，上下午各 1 次。

伤口敷料有 10cm×12cm 的渗血，未截肢侧肢体散在多处皮肤剥脱伤、擦伤，留置尿管
↓
有感染的危险

（1）护理目标：患者在住院期间不发生伤口感染、泌尿系感染。

（2）护理措施

- 加强伤口护理，伤口渗液多时，随时更换敷料，保持敷料干燥。
- 观察和评估伤口情况，注意伤口有无红肿痛等症状。
- 患者为 54 岁男性，虽未诊断为前列腺增生，但患者主诉平日尿频，与患者交谈，解除患者因害怕麻烦他人而不敢多喝水的顾虑，鼓励患者多饮水，每日 2 500~3 000ml，并及时排尿。
- 保持会阴部清洁，每日会阴护理 2 次，每晚用温开水擦洗会阴部，并告知患者应勤换内裤。

截肢端伤口范围广
↓
有大出血、失血性休克的危险

（1）护理目标：患者不发生大出血、失血性休克。

（2）护理措施

- 患者术后返回病房后，立即给予心电监护、吸氧，术后每 15~30 分钟监测 1 次生命体征，生命体征平稳后，改为 1 小时测量 1 次，观察 4~6 小时后酌情停测。
- 注意残端伤口渗血情况，为防止血管结扎线脱落或伤口感染而出现残端急性大出血，应在患者床尾准备止血带或大重量沙袋。
- 残端伤口敷料必须妥善包扎，固定，避免敷料脱落。如脱落或渗湿，要及时通知医生更换敷料。并严格执行无菌操作，以防止伤口感染。
- 引流管的护理：严格无菌操作，预防逆行感染，保持引流管通畅，观察引流液的量及性质，若术后 2 小时内引流液达 200ml 以上并呈鲜红色，提示有活动性出血的可能，要及时通知医生。

（1）护理目标：患者在住院期间血栓不脱落，且不发生新的血栓。

（2）护理措施

- 嘱患者绝对卧床休息，患肢制动，将患肢抬高 20°~30°，促静脉回流。向患者及家属做好解释和教育工作，取得其配合。
- 注意观察患者患肢的肿胀程度、皮肤温度、颜色、肢端感觉及末梢血运变化。观察有无水肿、静脉怒张及深压痛。
- 必要时测量双下肢周径，如两侧肢体在同一水平面的周径相差 >0.5cm，应立即通知医生，并配合处理。
- 避免在下肢静脉穿刺。
- 在行下腔静脉滤器置入术后，穿刺侧肢体严格制动、持续加压包扎 12 小时。要保持创面敷料的干燥，护士应及时巡视病房，有渗血时，及时通知医生并配合做相应处理。将患肢抬高离床 20~30cm，膝关节处可稍屈曲，注意保暖，禁止按摩患肢，以免血栓脱落造成肺动脉栓塞。护士应向患者及家属交代清楚。
- 密切观察患者生命体征变化，尤其要注意有无呼吸系统症状，如胸闷、呼吸困难、口唇发绀等情况，同时监测血氧饱和度。
- 患肢的护理：观察患肢皮肤温度、皮肤完整性、足背动脉搏动情况，注意肿胀的肢体有无出现皱纹、渗出液是否减少。抬高患肢 20°~30°，促进静脉回流，以减轻患肢肿胀。

彩超结果提示：右侧腘静脉、小腿肌间静脉血栓
↓
有血栓脱落的危险

（三）出院前

1. 诊疗情况　遵医嘱通知患者出院，向患者讲解术后注意事项，发放"出院患者温馨提示"。指导患者及家属康复期正确的功能锻炼方法，讲解药物使用方法及注意事项。

✎ 思维提示

患者不知如何护理患肢残端皮肤和伤口，需对患者进行此方面的健康教育。

---

2. 护理评估　患者不了解如何护理患肢残端皮肤和伤口，向护士询问注意事项。

3. 护理思维与实践方案

出院指导：

（1）保持适当的体重，防止肥胖影响假肢的穿戴。

（2）为防止肌肉萎缩，做患足的训练，即做股四头肌的收缩、舒张运动，假想左足部存在，做跖屈和背伸运动。每次收缩 10 秒，放松 10 秒为 1 组。

（3）拆线后创口的护理：指导患者每日用中性肥皂水清洗患肢，但不能浸泡或在残肢上涂擦油，以免软化残肢的皮肤，也不可擦酒精，因为酒精会使皮肤干裂。在残端进行环形按摩，每日拍打 3 次，每次坚持 15 分钟，防止残端肌肉萎缩，促进血管形成。残肢拆线后的前 3 个月应坚持每日 24 小时使用弹力绷带，使残肢皱缩和定型，防止肢端肿胀，同期进行残肢关节活动度的训练，为假肢的安装打下基础。

（4）残端皮肤护理：每日观察残端的皮肤，注意有无压痛、发红或其他皮肤受到刺激的症状。嘱患者不要在残端上贴胶布，从而避免撕掉时刺激皮肤而造成糜烂。弹力绷带不可过紧，做斜形环绕，直到关节近侧，如果残端使用的压力过大，应在数小时后放松 1 次，重新包扎，包扎时还应注意不能在残肢近端加压，以免远端缺血，引起疼痛、水肿等不适。

（5）定期门诊复查，观察残肢情况，6 个月后安装假肢。

（6）假肢的护理：只要脱掉假肢，就要以弹力绷带包扎假肢，防止肿胀及脂肪沉积；保持皮肤和假肢接受腔的清洁，每日用酒精纱布擦拭假肢接受腔，每日清洗、更换残肢套以保持残肢皮肤健康。

二、护理评价

患者因左足部毁损伤入院,急诊行左小腿中段截肢术,创伤本身及手术都对患者造成很大的心理应激,同时需要面对肢体残缺的现实,这些都需要护士与患者进行良好的沟通,倾听患者的感受,鼓励患者接受现实,配合治疗。该患者的疼痛问题也较突出,护士在进行合理评估的基础上,要配合医生采取最佳的疼痛治疗方案,将患者的疼痛控制在微痛、甚至无痛的范围内。截肢患者术中出血量较大,在术后,也重点观察了患者有无低血容量性休克的症状,并做好抢救的准备。在术后第 2 日,患者在行下肢彩超检查时发现有下肢的血栓,通过采取一系列护理措施,避免了其他部位血栓的发生以及既有血栓的脱落。在出院时,为患者做好残肢护理的宣教,指导患者功能锻炼的方法,以及拐杖、轮椅的使用方法。

三、安全提示

1. 防止下肢深静脉血栓脱落　患者卧床期间,患者由于受伤、手术的原因损伤血管壁,身体活动减少导致血液呈高凝状态。应每日观察患肢的肿胀、疼痛程度,并注意皮肤温度、感觉以及足背动脉的搏动情况。患者在术后第 2 日发生了下肢的血栓,这时应做好患者的宣教工作,做好患肢的制动,在患者滤器置入术后,做好相应的护理。

2. 术后有发生低血容量性休克的危险　术后遵医嘱给予心电监护,每 1 小时监测 1 次血压、脉搏、呼吸、氧饱和度,保证引流的通畅性,正确记录引流量,随时巡视患者,患者出现烦躁、出汗、脉搏细速、尿量减少等血容量不足的症状,或引流液每小时 >100ml,及时汇报医生,并配合处理。

四、经验分享

1. 心理护理　患者术前通常都很紧张、焦虑,并且对术后的生活很悲观针对患者的这种心理,我们除了安慰、鼓励及关心患者外,对患者和家属讲明手术的必要性及预后,且谈话时应尽量避免使用复杂的语言及医学专业名词,以免造成患者及家属的混淆和惊慌。手术方案确定以后,主管护士应协助医生向患者及家属解释手术方法,过程及手术并发症,消除患者的思想顾虑,增强其战胜疾病的信心,使其以良好的心态接受手术。在术后,帮助患者正视现实,树立正确的人生观,同时给他们讲残疾人的事迹,使他们认识到患者失去了肢体,但还可以发挥其他肢体的最大功能,并且是有机会安装假肢,同样可以生活,为社会作贡献,增强自我存在价值,增强其生活的信心。

2. 疼痛的评估与管理　截肢患者术前和术后的疼痛问题均较突出,因而需对患者进行定时和实时的疼痛评估,及时发现患者疼痛的部位、性质、程度、持续时间等,遵医嘱给予患者药物和非药物的疼痛管理,消除疼痛对患者造成的消极影响。

多发骨折患者的护理

患者,男性,29 岁,主诉:车祸致头面部、髋部、四肢多处外伤、出血约 5 小时。伤后患者于急诊室接受 X 线片检查、CT 检查、常规化验检查、紧急对症治疗后,为进一步诊治收入院。

一、诊疗过程中的临床护理

(一)入院时

诊疗情况

入院后查体:体温 36.6℃,脉搏 103 次 /min,呼吸 20 次 /min,血压 120/50mmHg。伤后患者头面部、髋部、四肢多处疼痛,双下肢裂口并出血。来我院急诊后,接受 X 线片检查、CT 检查、常规化验检查、紧急对症治疗后,为进一步诊治收入院。

既往史:否认高血压、冠心病、糖尿病等慢性疾病。否认肝炎结核等传染病史。否认重大外伤、手术史。否认药物过敏史。

专科查体:头面部多处裂伤、肿胀,左腕部裂伤、出血,双下肢皮肤多处裂伤,创面污染,深达骨面,肿胀、畸形明显。左下肢畸形明显,左胫腓骨骨干压痛明显,叩压痛明显,右足压痛(+),左下肢肢端皮肤较对侧温度低,青紫,弹性差,毛细血管再充盈时间延迟,足被动脉搏动微弱,肢体肌肉牵拉痛阴性,皮肤痛触觉较对侧迟钝,阴囊撕裂,睾丸外露。

辅助检查:

X 线片:①骨盆骨折(右骶髂关节分离,左耻骨坐骨支骨折,移位不明显);②双侧胫骨平台骨折、塌陷,左侧胫腓骨骨折,粉碎、移位明显;左踝关节骨折,左跟骨骨折,左掌骨、腕骨骨折。

CT:多发额面骨骨折、颅内积气。

异常化验结果:血常规,红细胞 3.90×10^{12}/L,血红蛋白 117g/L,血细胞比容 33.3%,血小板比积 0.13%,中性粒细胞相对值 87.6%,淋巴细胞相对值 6.3%;凝血功能,凝血酶原时间 16.9s,凝血酶原活动度 49.2%,纤维蛋白原定量 157.4mg/dl,D- 二聚体定量 4 084μg/L。

生化结果:天冬氨酸氨基转移酶 45IU/L,总蛋白 48.5g/L,白蛋白 29.7g/L,肌酐 51μmol/L,钙 1.87mmol/L,磷 0.72mmol/L,钾 3.47mmol/L,碱性磷酸酶 30IU/L,谷氨酰转移酶 5IU/L,肌酸激酶 1 361IU/L,乳酸脱氢酶 358IU/L,肌酸激酶同工酶 28.9ng/L,血糖 7.3mmol/L。

(二)入院后的第 1 次手术

入院后在全麻下行清创缝合、左下肢外固定架胫腓骨固定术、左跗趾关节脱位切开复位克氏针固定术,睾丸固定术,左趾骨跖骨切开复位内固定术,左掌骨骨折切开复位内固定术,腕关节清创缝合术,桡动脉吻合术。

思维提示

［1］患者多处受伤，皮肤完整性被破坏严重，增加了感染的概率，需做好预防感染的措施。

［2］患者所受暴力较剧烈，对患者的影响较大，患者身体多处疼痛，不敢活动，需注意功能锻炼的指导，避免造成关节僵硬和肌肉粘连。

［3］D-二聚体定量 4 084μg/L，远远高出正常的范围，有发生下肢深静脉血栓的危险，需做好预防工作。

［4］患者的血压为 120/50mmHg，可能有血容量不足的危险，需密切观察患者生命体征变化。

1. 护理评估

（1）监测生命体征：体温 37℃、脉搏 100 次 /min、血压 124/53mmHg，呼吸 18 次 /min。

（2）检查患者的肢体活动情况：患者左下肢带外固定架，足趾血运良好，主动屈伸活动存在。右下肢有少量渗血，足趾血运良好，主动屈伸活动存在，有石膏外固定，无压迫症状。

（3）检查患者的全身皮肤状况：患者双睑皮裂伤有少量渗出，面部多处皮裂伤缝合处无渗血，全身多处皮肤有皮擦伤，无压疮。

（4）患者的疼痛情况：患者在静卧时腰部受伤处有评分为 7 分的钝痛，为持续性。

（5）患者的心理状况：患者对病情表现出悲观、焦虑的情绪，不断询问疾病的预后。

2. 护理思维与实施方案

患者身体多处皮擦伤、骨折部位疼痛致活动减少

↓

有感染的危险

（1）护理目标：患者在住院期间不发生压疮、泌尿系感染。

（2）护理措施

- 保持患者床单位的整洁、舒适。
- 患者入院后给予气垫床。
- 翻身前向患者做好充分解释，指导患者放松，并配合深呼吸，采用健侧卧位与平卧位交替卧位，避免患侧卧位。
- 每 2~3 小时更换 1 次卧位，翻身时动作要轻柔。
- 翻身时注意按摩骨隆突部位。
- 正确指导患者进行床上大小便，使用便盆时注意保护臀部皮肤。
- 鼓励患者摄取足够的水分，每日 2 000~3 000ml。
- 鼓励患者在床上进行适当的活动。
- 保持尿管引流通畅，避免导尿管受压、扭曲、阻塞。
- 保持尿道口清洁、每日做会阴护理 2 次。
- 定期更换抗反流尿袋，及时排空集尿袋，妥善固定尿管。
- 及时观察尿液情况，发现血尿、尿液混浊、有结晶，及时处理。
- 翻身时注意防止尿管扭曲、打结。
- 协助患者翻身、拍背，有效呼吸、咳痰。

受伤局部的炎性反应刺激

↓

疼痛

（1）护理目标：患者的疼痛评分 <4 分。

（2）护理措施

- 对患者进行定时和实时的疼痛评估。
- 给予患者心理安慰，并协助患者取适当的体位。
- 通知医生，遵医嘱给予哌替啶 50mg 肌内注射。
- 告知患者出现不良反应及时报告护士，及时予以处理。

患者卧床、全身活动受限
↓
自理能力缺陷
{
（1）护理目标：患者的基本需求均得到满足。
（2）护理措施
- 将患者的食物、水、药物、大小便器均置于患者伸手可取处。
- 保持患者的床单位清洁、舒适。
- 做好皮肤护理、口腔护理。
- 协助患者进食、进水、穿衣、床上擦浴、床上大小便。
- 随时巡视患者，及时发现患者的需要，并给予满足。
}

患者皮擦伤严重，不能随意更换体位、不适应病房环境、担心疾病预后
↓
睡眠型态紊乱
{
（1）护理目标：患者安静入睡。
（2）护理措施
- 评估导致患者睡眠型态紊乱的具体原因（如因疼痛、环境或心理方面问题）。
- 评估患者的睡眠型态，如早醒、入睡困难、易醒、多梦等。
- 对患者进行针对性的心理护理，减轻患者的焦虑恐惧情绪。
- 为患者提供安全、舒适的睡眠环境。
- 及时对患者进行疼痛评估和管理。
- 遵医嘱给予地西泮等促进睡眠的药物。
}

长时间卧床、活动减少、患者因不习惯床上排便而减少进食
↓
便秘
{
（1）护理目标：患者的便秘得以预防或缓解。
（2）护理措施
- 每日早上空腹喝一杯温开水，水温约37℃。
- 保证饮食中纤维素的含量和充足的水分摄入。每日的饮水量在2 000~3 000ml。
- 指导患者在床上进行力所能及的运动。
- 提供隐蔽环境。
- 协助患者采取最佳的排便姿势，便秘的护理措施以合理地利用重力和腹内压。
- 进行适当的腹部按摩，顺结肠走行方向作环行按摩，刺激肠蠕动，帮助排便。
- 协助患者正确使用简易通便法，如使用开塞露等。
- 必要时予以灌肠。
- 养成定时排便的习惯。
}

（三）出院时

1. 诊疗情况　患者目前病情平稳，体温不高，未诉特殊不适，伤口敷料干燥，换药见伤口无红肿及异常分泌物，关节活动度可。术后血常规检查大致正常，X线片结果示复位固定满意。

2. 护理评估

（1）患者是否掌握饮食原则。

（2）患者是否掌握功能锻炼的正确方法。

3. 护理思维与实施方案

出院指导：①继续功能锻炼。2周后鼓励主动活动膝、髋关节，进行患肢直腿抬高锻炼，防止肌肉萎缩、关节僵直。患肢不负重的情况下，主动练习髋关节的屈曲、外展、内收。主要练习臀中肌，以免臀中肌萎缩，造成跛行。术后2~4周，遵医嘱指导患者床上坐起，继续进行髋、膝关节屈伸练习。术后6~8周，可嘱患者扶拐下床行走，患肢部分负重。注意用拐方法指导，防止患者摔伤。②饮食：嘱患者进食高蛋白、高维生素、高纤维素食物，尤其是含钙丰富的食品如牛奶、豆制品。③戒烟：向患者解释戒烟的益处。

二、护理评价

从患者入院到出院,护理上给予了一系列护理方案的实施。入院时了解患者的全身皮肤情况,做好皮肤护理,同时做好疼痛管理,保证患者的睡眠,为患者讲解疾病相关的知识。在入院后,做好呼吸道管理、尿路管理。在术后,适时满足患者的各种生活需要,对患者的伤口、睡眠进行了良好的护理,有效地避免了压疮、肺部感染、下肢深静脉血栓的发生。在出院前,给予患者系统的有关康复、功能锻炼方法的健康指导。

三、安全提示

1. 有皮肤受损的危险　患者多处骨折、皮擦伤,患者因疼痛、担心骨折移位呈现被动体位,因而骶尾部、足跟部等骨隆突部位发生压疮的危险增大,因而应给患者应用气垫床、并定时翻身,做好患者的皮肤护理。

2. 有下肢深静脉血栓形成的危险　患者多处骨折、皮擦伤,患者因疼痛、担心骨折移位呈现被动体位,由于受伤、手术的原因损伤血管壁,身体活动减少导致血液呈高凝状态。应每日观察患肢的肿胀、疼痛程度,并注意皮肤温度、感觉以及足背动脉的搏动情况。密切关注下肢静脉超声结果,并及时给予相应处理。

四、经验分享

1. 心理护理　患者身体多处严重创伤,患者在生理和心理上都经历巨大的痛苦,为手术的成败和疾病的预后担心,患者多存在焦虑、恐惧情绪。作为护士,应主动关心患者,及时询问患者关于疾病有何疑虑,并与医生积极沟通,向患者说明手术治疗的必要性和手术的过程,使者保持最佳的心理状态。

2. 疼痛的评估与管理　对患者进行定时和实时的疼痛评估,及时发现患者的疼痛的部位、性质、程度、持续时间等,遵医嘱给予患者药物和非药物的疼痛管理,消除疼痛对患者造成的消极影响。

病例 14

外固定架患者的护理

患者,男,44 岁,主诉:坠落致左小腿疼痛、肿胀、活动受限约 3 小时,于急诊室接受 X 线片检查、CT 检查,常规化验检查、临时制动、紧急对症治疗后,为进一步诊治收住院。

一、诊疗过程中的临床护理

(一) 入院时

1. 诊疗情况

入院后查体:体温 36.4℃,脉搏 88 次 /min,呼吸 18 次 /min,血压 131/83mmHg,患者于我院急诊就诊前约 3 小时因坠落致伤。患者不慎从高处坠落,伤后患者左小腿出现疼痛、肿胀畸形,并伴有活动性出血,后来我院急诊。于急诊室接受 X 线片检查、CT 检查、常规化验检查、临时制动、紧急对症治疗后,急诊在硬膜外麻醉下行清创缝合、腓骨骨折切开复位内固定术、胫骨骨折闭合复位外固定术,术后收住院,患者伤后无昏迷、头痛、头晕、气促、腹痛、恶心、呕吐等症状,小便正常,大便正常。

既往史:既往体健。否认高血压、冠心病、糖尿病、精神疾患、脑血管疾病等慢性病史。否认肝炎、结核等传染病史。否认外伤、手术史。否认输血史。

专科查体:左小腿皮肤挫伤。左小腿下段内踝处见长约 5cm 的开放伤口,左胫骨下段呈粉碎性骨折,暴露于皮肤外,左小腿可见明显畸形、肿胀。左胫腓骨远端压痛明显,下肢轴向叩击痛明显,骨盆挤压分离试验阴性。骨擦音及反常活动存在。左踝关节因疼痛而活动受限。左下肢肢端皮肤较对侧温度低、苍白、弹性差,毛细血管再充盈时间延迟,足背动脉、胫后动脉较对侧弱,肢体肌肉牵拉痛阴性,皮肤痛触觉较对侧迟钝,足趾主动活动正常。

辅助检查:X 线片示左胫腓骨骨折,移位明显,严重粉碎,关节面粉碎。CT:左胫腓骨远端粉碎性骨折,骨折端波及关节面。血常规,WBC:15.59×10^9/L,中性粒细胞百分比:87.6%,淋巴细胞百分比:6.3%。

> **思维提示**
>
> [1] 患者左小腿有开放性伤口,受伤到手术经历了 3 个小时的时间,有感染的危险,患者在接受手术回到病房后需要密切观察有无感染的征象。
>
> [2] 患者左小腿肿胀明显,考虑到小腿解剖结构的特点,需密切观察左小腿的肿胀情况,警惕骨筋膜室综合征的发生。
>
> [3] 患者为高处坠落伤,胫骨下段粉碎性骨折,加上软组织损伤严重,患者的疼痛较严重,需及时给予评估,并予以处理。

2. 护理评估

(1)患者的生命体征。

(2)密切观察患肢的血液循环、感觉运动、足背动脉、胫后动脉搏动情况。

(3)检查外固定架是否松动。

（4）疼痛的部位、性质、持续时间。

（5）对功能锻炼的了解情况。

3. 护理思维与实施方案

患者询问外固定架护理的知识
↓
知识缺乏

（1）护理目标：外固定架稳固，住院期间针道不发生感染。

（2）护理措施

- 评估患者，了解患者对外固定架护理知识的了解情况。
- 护士定期巡视患者，及时检查外固定架各个螺钉的松紧度，防止骨折移位告知患者不可自行调动外固定架。
- 术后入针处用无菌敷料包扎固定，直至固定针周围有结痂形成。
- 注意观察针孔渗出情况，术后 24~48 小时入针处通常出血，发现入针处敷料渗湿后，及时通知医生，及时更换敷料直至出血停止。
- 渗出物结痂后注意保持针孔周围皮肤的清洁干燥，避免碰触。
- 告知患者在针孔出现红、肿、热、痛及其他不适时及时报告护士。
- 密切观察患肢的血液循环、感觉运动、足背动脉、胫后动脉搏动情况，并注意与健侧的对比。
- 麻醉恢复后开始指导患者进行股四头肌的舒缩练习及踝关节的背伸、跖屈练习，收缩 10 秒，放松 10 秒，交替进行，促进下肢血液循环，防止肌肉萎缩，消除肿胀，每次屈伸缓慢进行，并注意保护外固定架。

胫骨下段粉碎性骨折
↓
疼痛

（1）护理目标：患者疼痛评分 <4 分。

（2）护理措施

- 评估患者对疼痛的认识，患者认为骨折之后的疼痛是正常的，自己能够尽量忍耐的情况下就不会告诉护士。
- 患者护士向患者讲解疼痛对其造成的危害，以及及时控制疼痛的必要性，鼓励患者及时主动报告疼痛。
- 患者术毕返回病房后立即给予帕瑞昔布钠 40mg 肌内注射。
- 患者术日 9PM 评分为 7 分，立即通知值班医生，遵医嘱给予哌替啶 50mg 肌内注射，并对患者进行心理护理，给予左小腿冰敷，1 小时后再次进行疼痛评估，评分为 3 分，患者可安静入睡。次日晨 7AM 评分为 2 分。

患者左小腿有 5cm 的开放伤口，左胫骨下段呈粉碎性骨折，暴露于皮肤外，外固定架固定
↓
有感染的危险

（1）护理目标：住院期间不发生伤口、外固定架针道感染。

（2）护理措施

- 每日观察切口的渗出情况、有无红、肿、热、痛的现象。
- 协助医生进行定期的换药。
- 注意观察针孔的渗出情况，在有渗出时，应用凉白开水每日擦拭 2 次，直至结痂；在无渗出时，应避免碰触，防止污染。
- 保持针孔周围皮肤清洁、干燥。
- 遵医嘱监测血常规和 C 反应蛋白的变化，为感染诊断提供依据。
- 术后每日 3 次测量体温，体温高于 38.5℃时及时通知医生，并嘱患者多饮水，每日 2 500~3 000ml。
- 遵医嘱应用抗生素。

术后第2日，
患者体温38.9℃

↓

出汗、不适

（1）护理目标：患者体温恢复正常。

（2）护理措施

- 保持室内空气新鲜，每日通风2次，室温保持在18~22℃，湿度保持在50%~60%。
- 给予患者心理安慰，告知患者在术后的3日内，由于局部组织的回吸收，体温会在一定范围内上升，因此这时的基础体温就比正常体温高。
- 给予冰袋物理降温，30分钟后复测体温为38.7℃。
- 嘱患者多饮水，每日2 500~3 000ml。
- 遵医嘱肌内注射赖氨匹林900mg，30分钟后复测体温为38.2℃，嘱患者继续多喝水，3小时后复测体温是37.4℃。
- 继续观察有无感染的征象，并及时与医生进行沟通。

（二）出院时

1. 诊疗情况　遵医嘱通知患者出院，向患者讲解术后注意事项，发放"出院患者温馨提示"。指导患者及家属康复期正确的外固定架护理方法和功能锻炼方法，讲解药物使用方法及注意事项。

思维提示

[1]患者担心变换环境会影响其对外固定架的护理，回家之后的生活会影响到外固定架的稳定性，需要对其进行解释说明，并进行心理安慰。

[2]患者对拐杖使用的注意事项不了解，需要对患者进行此方面的健康宣教。

2. 护理评估　患者对出院后能够护理好外固定架缺乏信心，对如何使用拐杖缺乏了解。

3. 护理思维与实践方案

患者询问有关外固定架
的居家护理知识

↓

知识缺乏

（1）护理目标：患者能口述外固定架的居家护理方法。

（2）护理措施

- 嘱患者在针孔处有渗出时，每日用凉白开水擦洗2次，保持清洁干燥，直至结痂。
- 当针孔处干燥结痂无分泌物时，应避免碰触，防止感染。
- 如针孔处出现红、肿、热、痛现象时，不要擅自处理，应及时就医。
- 指导患者不要随意拆卸或松动外固定器，定期复查支架若松动应及时来院调整支架，并定期来院复查拍片观察骨痂生长情况。
- 继续坚持股四头肌和踝泵的功能锻炼，注意动作准确，劳逸适度。
- 饮食指导：指导患者进食高热量、高蛋白、富含钙质、高维生素、易消化食物。

患者对拐杖的使用方法
和注意事项不了解

↓

知识缺乏

（1）护理目标：患者掌握拐杖的使用方法和注意事项。

（2）护理措施

- 告知患者在1个月内患肢免负重，1个月后门诊复查时根据医嘱决定可以负重的时间。
- 根据患者的身高选择拐杖，并协助调节至合适患者的高度。
- 护士亲自演示使用方法或邀请有经验的同类疾病患者演示具体使用方法。

二、护理评价

患者是由于高空坠落伤导致的开放性、粉碎性的Pilon骨折，急诊行清创缝合、腓骨骨折切开复位内固定术、胫骨骨折闭合复位外固定术后收入病房。患者左小腿水肿严重，护理中应注意观察患者有无"5P"

征的出现,同时对患者进行定时和实时的疼痛评估,及时发现患者的疼痛情况,并纠正患者的错误观念,引导患者及时报告疼痛。术后患者出现高热,给予患者物理降温的基础上采取了药物治疗后,患者的体温降到正常。在患者出院时,向患者讲解带外固定架回家的注意事项,并教会患者拐杖的正确使用方法。

三、安全提示

1. 外固定架有移位的危险　护士定期巡视患者,及时检查外固定架各个螺钉的松紧度,防止骨折移位。指导患者不要随意拆卸或松动外固定器,发现松动时及时告知护士,不要擅自处理。

2. 外固定架有感染的危险　每日 3 次测量体温,体温高于 38.5℃时及时通知医生,并嘱患者多饮水,每日 2 500~3 000ml;遵医嘱应用抗生素;注意针孔的渗出情况;保持针孔周围皮肤清洁、干燥。

四、经验分享

(一)骨筋膜室综合征的观察与护理

1. 骨筋膜室综合征的典型症状和体征　临床上通常概括为"5P"征,即疼痛由痛转为无痛、苍白、无脉、麻痹和感觉异常。然而当患者出现"5P"征时已经错过了最佳的治疗时机,因而早期的观察非常重要。

2. 疼痛　疼痛是骨筋膜室综合征最早出现的症状,出现疼痛后要注意区别疼痛的性质和引起疼痛的原因,如持续剧烈疼痛并呈进行性加剧,则预示存在潜在危险,被动牵伸指(趾)时引起局部剧烈疼痛,为肌肉缺血早期临床表现。

3. 肿胀　肿胀的程度要与健侧进行对比,且肿胀的程度与创伤程度、血管分布的部位有关。轻度肿胀时,患肢皮纹未消失,触痛及压痛不明显,几乎不影响肢体活动,可指导并协助抬高患肢 20~30cm,并指导患者进行股四头肌的等长收缩和踝泵运动,以利于静脉血和淋巴液的回流,按医嘱使用七叶皂苷钠、25% 甘露醇等脱水药物,从根本上避免骨筋膜室综合征发生。中度肿胀时,患肢皮纹消失,皮肤发亮,肿胀可波及四肢关节,可影响肢体活动,被动牵伸指(趾)时引起局部剧烈疼痛,此时筋膜室内压力升高,肌肉缺血,在及时通知医生的同时,由石膏固定者拆除石膏,给患者调整体位,视患者末梢循环调整。当患肢末梢呈青紫时可适当抬高患肢 20~30cm,以利于静脉血回流,但时间不可过长,防止供血不足;当患肢末梢呈苍白色时应将肢体平放,以利于供血,同时做好切开减压的术前准备。重度肿胀时导致骨筋膜室内压力持续增高,神经、肌肉缺血进一步加重,触诊时局部严重压痛,可有张力性水疱形成,肿胀可波及四肢关节,受累的肢体变硬而无弹性,肌肉坚硬成条索状,应立即通知医生及时采取措施,此时忌抬高、忌按摩、忌热敷,立即做好切开减压准备。

4. 肢体感觉功能　神经组织对缺血最敏感,感觉纤维出现症状最早,除感知疼痛外,会出现皮肤浅感觉障碍、麻木,但麻木常由于剧痛而被掩盖。麻木、感觉减退或消失均为神经缺血的结果,故应注意观察肢体感觉功能。

5. 皮肤色泽　骨筋膜室内压力增高,压迫动脉时,肢端因缺血可呈苍白色;若压迫静脉致回流受阻,肢端出现淤血性缺血,皮肤呈青紫色;当动静脉均受阻时,患肢可呈苍白、青紫、大理石花纹样变,此时病情极度危险,必须立即切开减压,必要时截肢以抢救生命。

6. 皮肤温度　当骨筋膜室内压持续增高,致血液循环严重障碍时,患肢皮温较健侧低,甚至冰冷。

(二)外固定架的分类

外固定架根据构造的不同,分为单侧半针外固定架、双(单)边式外固定架、四边式外固定架、半环、全环与三角式外固定架。

1. 单侧半针外固定架　钢针仅穿过皮肤一侧及两侧的骨皮质,而不从对面肌肉及皮肤穿出,留在皮外的只有皮进口处的钉尾,皮外的钉部用螺杆固定。主要有 Bastiani 架、Orthofix 架和许氏单边骨外固定架。

2. 双(单)边式骨外固定架　钢针贯穿于骨干,从肢体的另一侧穿出,针的两端分别固定在肢体两端的连杆上(用两根单边式的连杆)。双边式较单边式更为牢固,但仍有抗旋转及抗前屈后伸力之不足。国外的有 Wagner、Charnely、Hoffmann 等固定架,国内的有张启明 2 型。

3. 四边式骨外固定架　四边式较单边式与双边式更为稳定。国外的有 Vidal-Adrey 架,国内的有张启明 3 型。

4. 半环、全环与三角式骨外固定架　都属于多平面固定型,也是多向穿针,是较稳定的一种,不会发生旋转和成角畸形,但结构复杂,安装较烦琐,体积也较大。主要有 Ilizarov 等。

病例 15

骨筋膜室综合征患者的护理

患者,女性,20岁,主诉:机器绞伤致右腕疼痛、肿胀、活动受限7小时,于当地制动后来本院急诊。于急诊接受 X 线片检查、CT 检查,常规化验、临时制动、紧急对症治疗后,为进一步诊治收入院。

一、诊疗过程中的临床护理

(一)入院时

1. 诊疗情况

入院后查体:体温37℃,脉搏80次/min,呼吸20次/min,血压125/75mmHg。患者主诉机器绞伤致右腕疼痛、肿胀、活动受限7小时,于当地制动后来本院急诊。于急诊接受 X 线片检查、CT 检查,常规化验、临时制动、紧急对症治疗后,为进一步诊治收入院。患者伤后无昏迷、头痛、头晕、气促、腹痛、恶心、呕吐等症状,小便正常,大便尚无。

专科查体:患者右手虎口处可见皮肤开放性损伤,鱼际肌肉挤压损伤,右手及腕部见软组织明显肿胀、张力大,右腕部压痛,右腕主动、被动活动受限。右上肢肢端皮肤温暖,色泽正常,弹性差,毛细血管再充盈时间正常,桡动脉搏动正常,肢体肌肉牵拉痛阴性,皮肤痛触觉正常,手指主动活动存在。

辅助检查:X 线示右桡骨远端骨折,移位轻度,有碎块,关节面粉碎,约3.0mm。CT 示骨折粉碎,关节内移位明显。

异常化验结果:WBC 14.12×10^9/L,中性粒细胞相对值85.6%,淋巴细胞相对值11.2%,血糖8.8mmol/L。

患者当日入院后即在全麻下行清创术、桡骨远端切复内固定术、前臂减张术和负压引流置入术,术毕于6PM返回病房,患肢手指血运良好,主动屈伸活动存在,伤口引流管及负压封闭引流(vacuum sealing drainage, VSD)负压引流管均通畅,次日晨共引出血性液体约65ml,VSD 负压吸引共引出血性液体约100ml。术日晚8PM患者主诉疼痛,遵医嘱肌注哌替啶50mg后可间断入睡。

> **思维提示**
>
> [1]患者年龄较小,工作时受伤,右手为优势手,患者担心伤情影响今后的手术,呈现出悲观、焦虑的情绪,需对患者的情绪进行疏导。
>
> [2]患者右前臂疼痛严重,影响患者的睡眠,需采取护理措施,减轻疼痛,促进睡眠。

2. 护理评估

(1)监测生命体征:体温36.4℃、脉搏84次/min、血压124/68mmHg,呼吸18次/min。

(2)检查患者的肢体活动情况:患者患肢手指血运良好,主动屈伸活动存在。

(3)患者的疼痛情况:患者10PM主诉疼痛,评分为7分。

(4)患者的心理状况:患者对病情表现出悲观、焦虑的情绪,不断询问疾病的预后。

3. 护理思维与实施方案

手术后

↓

部分自理能力缺陷

（1）护理目标:满足患者基本生理需求。

（2）护理措施

- 向患者解释手术后常见的合并症,如头痛、恶心、呕吐,并告知应采取的应对措施。
- 患者右侧优势手受伤使部分自理能力缺陷,故应做好患者的生活护理,如协助患者进行床上大小便,整理好床单位,将日常用品置于患者能触及的范围内。
- 协助患者使用左手。

严重创伤造成患者巨大的身心痛苦,患者担心日后手和前臂的功能

↓

恐惧、焦虑

（1）护理目标:患者的焦虑情绪有所缓解。

（2）护理措施

- 给予患者心理安慰。
- 向患者介绍手术成功的病例,增加患者的信心。
- 向患者介绍有关手术的知识,并介绍手术的一般过程。

创伤致神经受损,炎症刺激

↓

疼痛,不能入睡

（1）护理目标:患者的疼痛评分 <4 分。

（2）护理措施

- 患者睡前 10PM 主诉前臂疼痛剧烈,"像撕裂了一样",根本无法入睡,采用数字分级法对患者进行疼痛评估,评分为 7 分。
- 与患者交谈,分散患者的注意力,给予患者心理安慰,并协助患者取适当的体位,遵医嘱临时给予冰敷 30 分钟,遵医嘱肌内注射帕瑞昔布钠 40mg。
- 半小时后再次评分为 5 分。
- 继续给予患者心理安慰,考虑到患者较年轻,允许留陪住一名,给予患者心理安慰。
- 告知患者出现不良反应及时告知护士,及时予以处理。
- 1 小时后患者安静入睡。
- 次日晨 7AM 疼痛评分为 3 分。

疼痛明显、患者不敢活动,患者不了解功能锻炼的意义

↓

有废用综合征的危险

（1）护理目标:患者能够说出功能锻炼的目的、意义;能够演示功能锻炼的方法;在住院期间患者不发生关节僵硬和肌肉萎缩。

（2）护理措施

- 向患者解释功能锻炼的目的、意义和方法。
- 指导患者进行功能锻炼。
- 麻醉作用恢复后可开始锻炼。其旋前动作应由前臂的旋前方肌为主动肌,肱二头肌为辅助肌来完成;旋后动作由旋后肌为主动肌,肱二头肌为辅助肌来完成。每日量力而行,不可强求。
- 功能锻炼须遵循循序渐进、由被动到主动,由易到难,身体能够承受为限。

（二）出院前

1. 诊疗情况　患者目前病情平稳,体温在正常范围内,未诉特殊不适,伤口敷料干燥,换药见伤口无红肿及异常分泌物,关节活动度可,术后血常规检查大致正常,X 线片结果示复位固定满意。

2. 护理评估

（1）患者是否掌握饮食原则。

（2）患者是否掌握功能锻炼的正确方法。

3. 护理思维与实施方案

出院指导:

（1）继续功能锻炼。

（2）饮食嘱患者进食高蛋白、高维生素、高纤维素食物，尤其是含钙丰富的食品如牛奶、豆制品。

二、护理评价

从患者入院到出院，护理上给予了一系列护理方案的实施。入院时了解患者的疼痛情况，做好疼痛管理，保证患者的睡眠，为患者讲解疾病相关的知识，对患者进行有效的心理疏导。在术后，患者优势手受伤，应适时满足患者的各种生活需要，对患者的伤口、睡眠进行了良好的护理。在出院前，给予患者系统的有关康复、功能锻炼方法的健康指导。

三、安全提示

重视负压吸引的术后观察和管理，与医生沟通，确定合理的负压值，并注意观察生物透性薄膜下有无积液，如有积液，提示负压失效，应及时冲洗吸引管解除阻塞。

四、经验分享

1. 心理护理　患者较年轻，且为工作时受伤，经历巨大的痛苦，为手术的成败和疾病的预后担心，患者多存在焦虑、恐惧情绪。作为护士，应主动关心患者，及时询问患者关于疾病有何疑虑，并与医生积极沟通，向患者说明手术治疗的必要性和手术的过程，使患者保持最佳的心理状态。

2. 疼痛的评估与管理　对患者进行定时和实时的疼痛评估，及时发现患者的疼痛的部位、性质、程度、持续时间等，遵医嘱给予患者药物和非药物的疼痛管理，消除疼痛对患者造成的消极影响。

3. VSD 引流的护理

（1）妥善固定，保护创面及局部皮肤的清洁、干燥。

（2）保持局部密闭状态，观察创面呈真空状态，透明材料皱缩为封闭良好，保持持续负压吸引，压力维持在 0.04~0.06MPa，引流不畅时及时通知医生，并配合医生进行处理。

（3）观察引流物的颜色及量，如引流物为鲜红色，1 小时内超过 200ml，提示有活动性出血应终止吸引，立即通知医生。

（4）预防感染

1）保持有效的负压吸引，VSD 专用吸引机负压瓶内的引流液超过 1/2 时应及时倾倒，以防损坏马达。操作时先夹管再分离负压吸引器，防止引流物逆行感染，负压瓶清洁消毒处理后放置 0.1% 含氯消毒液 100ml。

2）使用 VSD 术后 3 日内，每日 4 次监测体温，体温异常应注意监测白细胞计数。

3）保持病室空气新鲜，保持患者床单元整洁、平整、无渣屑。

4）在需要进行管路冲洗时，指导患者或陪护人员尽量不要牵扯、压迫、折叠冲洗管，保持冲洗通畅。护理人员准确记录冲洗液体量、引流液体量和性质。

病例 16

颈椎间盘突出症患者的护理

患者,男性,69岁,主诉:双手麻木伴行走不稳 1 年半,门诊以"颈椎间盘突出症"收入院。

一、诊疗过程中的临床护理

(一)入院时

1. 诊疗情况

入院后查体:体温 36.5℃,脉搏 60 次 /min,呼吸 18 次 /min,血压 125/73mmHg。患者主诉 1 年半前无明显诱因出现行走不稳,双脚"踩棉花"的感觉,伴左右两侧颈部疼痛,伴双手麻木、不伴灵活性下降。曾外用及口服药物治疗,效果不佳。患者觉近半年症状有所加重,来我院门诊就诊,以"颈椎间盘突出症"收入院,患者自发病以来、精神、食欲、睡眠良好,大小便正常,生活自理。

既往史:既往高血压病史 4 年,最高 150/90mmHg,现口服苯磺酸左旋氨氯地平片 1 片每日 1 次,糖尿病 4 年,现口服拜唐苹 1 片每日 3 次,否认冠心病胃炎等慢性病史,否认肝炎、结核等传染病史,否认重大外伤、手术史,否认输血史,否认药物过敏史。

专科查体:站姿正常,Romberg 征(+),单足站立可能,正常步态,足尖行走、足跟行走、单足跳跃可能,直线连足征异常,脊柱畸形无,脊柱叩痛无,骶棘肌痉挛(-),颈椎活动度可,POM(-),Jackson 征(-),Lhermitte 征(-),Neck traction(-),Spurling 征右(-)左(-),手指 10 秒屈伸试验右 12 次、左 12 次,肱二头肌腱反射右(±)、左(±),膝腱反射右(+)、左(±),Hoffmann 征右(+)左(+),双上肢肌力正常,右手、全手左侧拇指及示指麻木,感觉减退。

辅助检查:X 线示颈椎退变,序列可。MRI 示颈椎曲度存在,$C_{3~4}$、$C_{6~7}$ 椎间盘突出。24 小时动态血压:收缩压 105~143mmHg、平均值 122mmHg,舒张压 64~95mmHg、平均值 70mmHg,平均动脉压 111/72mmHg。心电图:大致正常心电图。24 小时动态心电图示窦性心律,心率 45~85 次 /min。

异常化验结果:总胆固醇 5.53mmol/L(<5.20mmol/L)。

> **思维提示**
>
> [1]患者出现疼痛:疼痛部位为左右两侧颈部,需做好疼痛的护理。
> [2]患者出现睡眠型态的紊乱,因疼痛出现入睡困难,失眠,需做好睡眠的护理。
> [3]患者既往有高血压病史,需监督患者定时服药,定时监测血压。
> [4]患者既往糖尿病病史,需嘱患者定时服药并监测血糖。

2. 护理评估 患者主要症状为左右两侧颈部疼痛,患者因疼痛出现失眠、易醒。患者血压维持在 105~143/64~95mmHg。患者多次咨询术前注意事项及康复护理要点,希望能有更多的了解。

3. 护理思维与实施方案

$C_{3\sim4}$、$C_{6\sim7}$ 椎间盘突出
↓
左右两侧颈部疼痛

- （1）护理目标：患者主诉疼痛缓解。
- （2）护理措施
- 给予心理安慰等非药物疼痛管理办法。
- 遵医嘱给予止疼药（曲马多），肌松药（盐酸乙哌立松片，巴氯芬片），必要时给予止疼针（氯诺昔康，注射用帕瑞昔布钠）。用药过程中观察用药效果。

因疼痛出现失眠
入睡困难
↓
睡眠型态紊乱

- （1）护理目标：患者可安静入睡。
- （2）护理措施
- 给予心理安慰并告知睡眠对其康复的重要性。
- 告知患者尽量减少白天睡眠的时间。
- 巡视患者时注意做到"四轻"。
- 必要时遵医嘱给止疼药物缓解疼痛。
- 必要时遵医嘱给予地西泮等药物辅助睡眠。

高血压病史 4 年，血压维持在 105~193/64~95mmHg
↓
有高血压急症的危险

- （1）护理目标：患者住院期间血压控制平稳。
- （2）护理措施
- 监督患者按时服用降压药物，密切监测血压变化。
- 低盐饮食，每日 <6g。
- 嘱患者戒烟戒酒。
- 保持放松平和的心态。
- 如有头痛、烦躁、心悸、恶心、呕吐等不适症状及时通知医生。
- 注意观察降压药物副作用。

患者多次咨询术前注意事项康复期护理要点
↓
知识缺乏

- （1）护理目标：患者知晓治疗方案、预后及康复期护理要点。
- （2）护理措施
- 手术前需要准备的物品（翻身布、颈托等）及术前需做好的准备（如备皮、皮试、灌肠、导尿等）。
- 告知患者术后麻醉清醒前需去枕平卧，禁食水。
- 告知患者尽早下床活动的好处，术后第 1 日佩戴颈托可下床活动。
- 告知患者按照护理级别，护士可以为患者做好护理。
- 为患者讲解术后康复锻炼的方法并发放术后宣传手册。

（二）实施手术后

1. 诊疗情况　手术当日，体温 36~37.1℃，脉搏 68~82 次 /min，血压 126~145/75~81mmHg。患者在全麻下行"颈椎后路减压，椎间盘切除术"，术毕安返病房，伤口外敷料包扎完整，无渗血，四肢感觉活动同术前，尿管通畅，尿液为淡黄色，清亮，引流管通畅血性，给予 24 小时心电监护及吸氧。告知患者麻醉恢复前去枕平卧，禁饮食，麻醉恢复后可轴向翻身，进行四肢功能锻炼。术日晚，患者主诉疼痛难以入睡。术后第 1 日，体温 36.1~36.5℃，脉搏 63~69 次 /min，血压 110~123/63~75mmHg。24~48 小时后护士协助患者佩戴颈托下地活动，同时拔除尿管，并向家属讲解颈托佩戴方法，家属能正确演示佩戴方法。

🖊 **思维提示**

［1］患者有糖尿病病史 4 年，增加了伤口感染的危险，应密切注意患者伤口敷料情况，注意体温变化。

［2］患者主诉疼痛，难以入睡。与术中神经根牵拉及手术切口有关，需做好疼痛护理。

［3］患者麻醉恢复前需去枕平卧，麻醉恢复后可轴向翻身，24~48 小时后可佩戴颈托下地活动，卧床期间患者处于独立移动躯体能力受到限制的状态，应满足患者基本生理需求，并预防压疮的发生。

［4］患者既往糖尿病病史，对伤口愈合不利，且易发生感染，需观察有无伤口感染的发生。

2. 护理评估 患者麻醉恢复前需去枕平卧,禁饮食。术日晚患者主诉疼痛,难以入睡。

3. 护理思维与实施方案

患者麻醉恢复前需去枕
平卧,禁饮食
↓
部分自理能力缺陷

(1)护理目标:满足患者基本生理需求。
(2)护理措施
- 麻醉恢复后,协助患者进食流质饮食,排气前不食牛奶豆浆等产气食物,协助患者饮水。
- 保持尿管通畅,定时巡视,协助患者进行床上大便。
- 为患者整理好床单位,盖好被褥。

患者术后 24 小时内
需卧床
↓
躯体移动障碍有皮肤
受损的危险

(1)护理目标:患者卧床期间协助患者更换体位、不发生皮肤受损(压疮)。
(2)护理措施
- 术前嘱患者准备一块 0.8m×1.5m 的翻身布,术后平铺垫在患者背部,翻身应至少两人操作,禁止床上拖拉患者。
- 协助患者定时翻身:日间每 2 小时轴向翻身一次,夜间每 3 小时轴向翻身一次。
- 保持床铺平整、清洁、干燥、无皱褶、无渣屑。

患者主诉疼痛,难以入睡
↓
睡眠型态紊乱

(1)护理目标:患者疼痛缓解,安静入睡。
(2)护理措施
- 给予心理安慰。
- 提供舒适的环境。
- 巡视患者时注意做到"四轻"。
- 遵医嘱给予止痛药(曲马多、双氯芬酸等)。
- 遵医嘱给予地西泮等药物辅助睡眠。

糖尿病史 4 年
患者留置尿管
↓
有发生感染的危险

(1)护理目标:患者住院期间不发生伤口、泌尿系感染。
(2)护理措施
- 加强伤口护理,若出现伤口渗液多时,随时更换敷料,保持敷料干燥。
- 观察和评估伤口情况,注意伤口有无红肿痛症状。
- 加强尿管护理,每日进行会阴擦洗。
- 嘱患者多饮水,达到冲洗尿道作用。
- 监测体温变化。

术后翻身
24~48 小时后佩戴
颈托下床活动
↓
有发生跌倒、坠床的危险

(1)护理目标:患者在住院期间不发生跌倒、坠床。
(2)护理措施
- 掌握患者的基本情况:年龄、神志、肌力。
- 评估患者发生跌倒、坠床的风险因素,依照跌倒、坠床风险评估标准对患者进行评分。
- 定时巡视患者,固定好病床脚刹、加床档、合理安排陪护。
- 嘱患者穿防滑鞋,保证病房地面干燥、灯光照明良好、病房设施摆放合理。

(三)出院前

1. 诊疗情况 出院前行"颈椎正侧位",血常规检查,护士给予患者及家属出院指导。各项检查无异常后可带药出院。

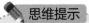 思维提示

护士需向患者及家属做好出院宣教,讲解康复期护理注意事项。

2. 护理评估做好出院时患者心理、药物知识水平及康复期的护理宣教。

3. 护理思维与实施方案

患者及家属对康复期
注意事项不了解
↓
知识缺乏

（1）护理目标：患者及家属出院前能复述康复期注意事项。

（2）护理措施

● 对患者讲解康复期护理对疾病恢复的重要性。

● 告知患者康复期注意事项，主要包括以下几点：

1）手术次日起 14 日后可洗澡。

2）佩戴颈托 2 周。

3）教会患者正确起床方法：先侧卧，用一手撑身体，保持脊柱平直。先坐于床旁，然后再立于床旁。

4）术后 3 个月复查，遵医嘱进行颈部肌肉锻炼。

5）按时服药，注意药物副作用。

6）避免劳累、负重。

7）不适随诊。

● 向患者发放出院指导宣传册。

二、护理评价

患者从入院到出院，实施给予了一系列护理方案。入院时为患者做好疼痛、睡眠型态紊乱、血压的监测及控制，手术后不仅满足了患者术后的基本生理需求，对患者的睡眠、伤口等均进行了良好的护理，避免了术后伤口的感染，有效地避免了跌倒、坠床、压疮的发生。出院前，给予患者系统的知识、术后康复期的护理。在整个疾病期，术后康复尤为重要。

三、安全提示

1. 有发生跌倒、坠床的危险　患者手术后翻身有坠床的危险；24~48 小时后下床活动时有发生跌倒的危险。护士应积极做好预防工作，了解患者一般情况，包括年龄、神志、肌力等。评估患者发生跌倒、坠床的风险因素；定时巡视患者，固定好病床脚刹、加床档、合理安排陪护；嘱患者穿防滑鞋，保证病房地面干燥、灯光照明良好、病房设施摆放合理。

2. 有皮肤受损的危险　患者术后 24 小时内卧床，护士需了解患者皮肤营养状况；定时协助患者翻身；保持床铺平整、清洁、干燥、无皱褶、无渣屑。

3. 药物副作用的观察　患者住院期间需服用降压药物、止痛药物、辅助睡眠药物等，护士需注意观察药物副作用。

四、经验分享

1. 心理护理　因颈椎间盘突出，神经受压，患者左右两侧颈部疼痛 1 年半，进行性加重 6 个月，神经功能的恢复是一个缓慢的过程，护士可告诉患者手术实施后疼痛可能还要持续一段时间，使患者对疾病的康复抱有积极乐观的态度。

2. 术后并发症的观察

（1）椎间隙感染：术后 1~3 日护士应密切观察有无剧烈疼痛或下肢疼痛，活动加剧，不敢翻身并有低热，白细胞增多等。

（2）神经根粘连：如术后出现原疼痛区疼痛加重，有发生神经根粘连的可能，因此，护士应鼓励患者尽早进行双下肢功能锻炼、尽早下床活动。

3. 颈部肌肉锻炼的方法　双手交叉抱住头后部，头用力向后仰，与双手相互抵抗，每次持续 15 秒，20~30 次 /d。

病例 17

颈椎骨折患者的护理

患者，女性，24 岁，主诉：车祸后颈痛伴右上肢麻木 20 余日，门诊以"颈椎骨折脱位"收入院。

一、诊疗过程中的临床护理

（一）入院时

1. 诊疗情况

入院后查体：体温 36.9℃，脉搏 76 次 /min，呼吸 18 次 /min，血压 118/71mmHg。患者主诉 2011-06-11 日晚发生车祸，患者当时即发生昏迷，就诊于当地医院抢救，3 日后恢复意识，随即感到颈痛伴右上肢麻木感，行 X 线和 CT 检查提示颈椎骨折脱位，给予制动、止痛等对症治疗，为进一步诊治来我院门诊就诊，以"颈椎骨折脱位"收入院，患者自发病以来，精神、食欲、睡眠较差，大小便正常，生活部分自理。

既往史：否认冠心病、高血压、糖尿病等慢性病史，否认肝炎、结核等传染病史，否认重大外伤、手术史，否认输血史，否认药物过敏史。

专科查体：站姿无法检查，Romberg 征无法检查。单足站立：右无法检查，左无法检查，卧床，足尖行走：右无法检查，左无法检查，足跟行走：右无法检查，左无法检查，单足跳跃：右无法检查，左无法检查，直线连足征无法检查，脊柱畸形无，脊柱叩痛：下颈椎棘突叩痛，骶棘肌痉挛（−），手指 10 秒屈伸试验右 15 次、左 15 次，直腿抬高试验左（−）70°、右（−）70°，Tight hamstrings 左（−）、右（−），Bonnet 征左（−）、右（−），Kemp 征右无法检查，左无法检查，骨神经牵拉试验（FNST）左（−）、右（−），肱二头腱反射左（+）、右（+），肱三头肌反射左（+）、右（+），膝腱反射左（+）、右（+），跟腱反射左（+）、右（+），Babinski 征左（−）、右（−），Hoffmann 征左（−）、右（−），Wartenberg 征左（−）、右（−），髌阵挛左（−）、右（−），踝阵挛左（−）、右（−），肌力：右侧肱三头肌Ⅳ−，双侧肢体感觉大致对称。

辅助检查：X 线示 C_6 相对于 C_7 向前脱位，C_7 椎体前缘骨折。CT 示 C_7 椎体骨折、C_6 关节突骨折、C_{6-7} 关节脱位。心电图：大致正常心电图。

异常化验结果：D−二聚体 430.0μg/L（0~400.0μg/L）。

> 🖊 **思维提示**
>
> ［1］患者出现疼痛：疼痛部位为颈部，需做好疼痛的护理。
> ［2］患者出现睡眠型态紊乱，因疼痛出现入睡困难，失眠，需做好睡眠的护理。
> ［3］患者自伤后持续卧床治疗，需做好预防下肢深静脉血栓的护理。

2. 护理评估　患者主要症状为颈痛伴右上肢麻木，患者因疼痛出现失眠、易醒。患者多次咨询术前注意事项及康复护理要点，希望能有更多的了解。

3. 护理思维与实施方案

C_7 椎体骨折、
C_6 关节突骨折
$C_{6\sim7}$ 关节脱位
↓
颈部疼痛

（1）护理目标：患者主诉疼痛缓解。
（2）护理措施
- 给予心理安慰。
- 遵医嘱给予止疼药（曲马多）、肌松药（盐酸乙哌立松片、巴氯芬片），必要时给予止疼针（氯诺昔康、注射用帕瑞昔布钠）。用药过程中观察用药效果。

因疼痛出现失眠、
入睡困难
↓
睡眠型态紊乱

（1）护理目标：患者可安静入睡
（2）护理措施
- 给予心理安慰并告知睡眠对其康复的重要性。
- 告知患者尽量减少白天睡眠的时间。
- 巡视患者时注意做到"四轻"。
- 必要时遵医嘱给予止疼药物缓解疼痛。
- 必要时遵医嘱给予地西泮等药物辅助睡眠。

C_7 椎体骨折
C_6 关节突骨折
$C_{6\sim7}$ 关节脱位
↓
有窒息的危险

（1）护理目标：患者卧床期间不发生窒息。
（2）护理措施
- 密切观察体征。
- 密切观察患者主诉。
- 备好呼吸机、开口器、吸引器、气管切开包等抢救物品。

患者颈椎骨折无法自主
床上翻身，需借由护士进行
翻身等活动
↓
有颈部损伤继续
加重的危险

（1）护理目标：患者卧床期间不发生颈部损伤加重。
（2）护理措施
- 应当尽量减少搬动，固定颈部；需要搬动时，要有专人托头部，使头颈随躯干一同滚动或抬起。
- 应尽量避免颈部扭转、过曲或过伸。

患者颈椎骨折需卧床
↓
有肺部感染的危险

（1）护理目标：患者卧床期间不发生肺部感染。
（2）护理措施
- 应鼓励患者咳嗽与深呼吸。
- 应注意定时翻身或拍背；必要时遵医嘱应用雾化吸入或抗生素等药物治疗。

患者颈椎骨折需卧床
↓
躯体移动障碍
有皮肤受损的危险
有便秘的危险
有发生深静脉血栓的危险

（1）护理目标：患者卧床期间不发生皮肤受损（压疮）、便秘以及下肢深静脉血栓。
（2）护理措施
- 术前嘱患者准备一块 $0.8m \times 1.5m$ 的翻身布，术后平铺垫在患者背部，翻身应至少两人操作，禁止床上拖拉患者。
- 协助患者定时轴向翻身：日间每 2h 一次，夜间每 3h 一次。
- 保持床铺平整、清洁、干燥、无褶皱、无渣屑。
- 指导患者进行四肢功能锻炼。
- 术前进行床上排便训练。
- 定时沿脐周顺时针按摩腹部。
- 指导患者食用高纤维食物。
- 少量多次饮水：200~300ml/ 次，1 000~2 000ml/d。
- 合理使用镇静止痛剂和缓泻剂。
- 指导患者进行四肢功能锻炼。
- 为患者穿循序减压弹力袜。
- 定时进行足底静脉泵治疗。
- 必要时遵医嘱应用抗凝剂等药物。

患者多次咨询术前
注意事项
康复期护理要点
　　↓
知识缺乏

{
（1）护理目标：患者知晓治疗方案，预后及康复期护理要点。
（2）护理措施
- 对患者进行手术前要注意的事项进行讲解。
- 发放宣传手册。
- 告知患者术后可能发生的情况，使患者提前做好心理备。
- 告知患者按照护理级别，护士可以为患者做好护理。
- 为患者讲解术后康复锻炼的方法。
}

（二）实施手术后

1. 诊疗情况　手术当日，体温 36.3~37.2℃，脉搏 61~83 次 /min，血压 105~129/65~86mmHg. 患者在全麻下行"颈椎前路减压、椎间盘切除、C_7 椎体次全切除、MESH 植入、钛板内固定术"，术毕安返病房，伤口外敷料包扎完整，无渗血，四肢感觉活动同术前，尿管通畅，尿液为淡黄色，清亮，引流管通畅血性，给予 24 小时心电监护及吸氧。告知患者麻醉恢复前去枕平卧，禁饮食，麻醉恢复后可轴向翻身，进行双下肢功能锻炼。术日晚，患者主诉疼痛难以入睡。术后第 1 日，体温 36.1~36.5℃，脉搏 63~76 次 /min，血压 103~128/65~79mmHg。24~48 小时后护士协助患者佩戴颈托下地活动，同时拔除尿管，并向家属讲解颈托佩戴方法，家属能正确演示佩戴方法。

思维提示

　　［1］患者有留置引流管和尿管，增加了感染的危险，需密切注意患者伤口敷料、引流以及尿管的情况，密切注意生命体征的变化。

　　［2］患者主诉疼痛，难以入睡。与术中神经根牵拉及手术切口有关，需做好疼痛护理。

　　［3］患者麻醉恢复前需去枕平卧，麻醉恢复后可轴向翻身，24~48 小时后可佩戴颈托下地活动。卧床期间患者处于独立移动躯体的能力受到限制的状态，护士需注意满足患者基本生理需求并预防压疮及便秘的发生。

---

2. 护理评估　患者麻醉恢复前需去枕平卧，禁饮食。术日晚患者主诉疼痛，难以入睡。

3. 护理思维与实施方案

患者麻醉恢复前
需去枕平卧
禁饮食
　　↓
部分自理能力缺陷

{
（1）护理目标：满足患者基本生理需求。
（2）护理措施
- 麻醉恢复后，协助患者进食流质饮食，排气前不食牛奶豆浆等产气食物，协助患者饮水。
- 保持尿管通畅，定时巡视，协助患者进行床上大便。
- 为患者整理好床单位，盖好被褥。
}

患者主诉疼痛难以入睡
　　↓
睡眠型态紊乱

{
（1）护理目标：患者疼痛缓解，安静入睡。
（2）护理措施
- 给予心理安慰。
- 提供舒适环境。
- 巡视患者时注意做到"四轻"。
- 遵医嘱给予止疼药（曲马多，双氯芬酸等）。
- 遵医嘱给予地西泮等辅助睡眠。
}

患者术后 24 小时内需卧床
　　↓
有肺部感染的危险

{
（1）护理目标：患者卧床期间不发生肺部感染。
（2）护理措施
- 应鼓励患者咳嗽与深呼吸。
- 应注意定时翻身或拍背；必要时遵医嘱应用雾化吸入或抗生素等药物治疗。
}

患者术后 24 小时内需卧床

↓

躯体移动障碍
有皮肤受损的危险
有便秘的危险

（1）护理目标：患者卧床期间不发生皮肤受损（压疮）、便秘。
（2）护理措施
- 术前嘱患者准备一块 0.8m×1.5m 的翻身布，术后平铺垫在患者背部，翻身应至少两人操作，禁止床上拖拉患者。
- 协助患者定时轴向翻身：日间每 2h/ 次，夜间每 3h/ 次。
- 保持床铺平整、清洁、干燥、无褶皱、无渣屑。
- 术前进行床上排便训练，定时沿脐周顺时针按摩腹部。
- 术后 6 小时患者排气后逐步从流质饮食过渡到正常饮食。
- 少量多次饮水：200~300ml/ 次，1 000~2 000ml/d。
- 合理使用镇静止痛剂和缓泻剂。
- 指导患者进行双下肢股四头肌功能锻炼。

患者留置引流管
患者留置尿管

↓

有发生感染的危险

（1）护理目标：患者住院期间不发生伤口感染、尿路感染。
（2）护理措施
- 加强伤口护理，若出现伤口渗液多时，随时更换敷料，保持敷料干燥。
- 观察和评估伤口情况，注意伤口有无红肿痛症状。
- 严密观察引流管的固定情况，定时记录引流量并观察性状。
- 加强尿管护理，每日进行会阴擦洗。
- 嘱患者多饮水，达到冲洗尿道作用。

患者 C_7 椎体骨折、
C_6 关节突骨折
$C_{6~7}$ 关节脱位

↓

有窒息的危险

（1）护理目标：患者住院期间不发生窒息。
（2）护理措施
- 密切观察患者生命体征。
- 密切观察患者主诉。
- 备好呼吸机、开口器、吸引器、气管切开包等抢救物品。

术后翻身，24~48 小时后
配戴颈托下床活动

↓

有发生跌倒坠床的危险

（1）护理目标：患者在住院期间不发生跌倒坠床。
（2）护理措施
- 掌握患者的基本情况：年龄、神志、肌力。
- 评估患者发生跌倒、坠床的风险因素，依照跌倒坠床风险评估标准给予患者评分。
- 定时巡视患者，固定好病床脚刹，加床档，合理安排陪护。
- 嘱患者穿防滑鞋，保证病房地面干燥，灯光照明良好，病房设施摆设合理。

（三）出院前

1. 诊疗情况　出院前行"颈椎正侧位"，血常规检查，护士给予患者及家属出院指导。各项检查无异常后可带药出院。

✎ **思维提示**

护士需向患者及家属讲解康复期护理注意事项。

---

2. 护理评估　做好出院时患者心理、药物知识水平及康复期的护理宣教。
3. 护理思维与实施方案

（1）护理目标：患者及家属出院前能复述康复期的护理注意事项。

（2）护理措施

- 对患者讲解康复期护理对疾病恢复的重要性。
- 告知康复期注意事项，主要包括以下几点：

1）手术次日起14日后可洗澡。

2）配戴颈托2周。

3）按时服药，注意药物副作用。

4）术后3个月进行复查。

5）遵医嘱行颈项肌锻炼。

6）避免劳累、负重。

7）不适随诊。

- 向患者发放出院指导宣传册。

患者及家属对康复期护理注意事项不了解 → 知识缺乏

二、护理评价

患者从入院到出院，护理上给予了一系列护理方案的实施。入院时为患者做好疼痛、睡眠型态紊乱的护理，血压的检测及控制，手术后不仅满足了患者术后的基本生理需要，对患者的睡眠、伤口等均进行了良好的护理，避免了术后伤口的感染，有效地避免了跌倒、坠床、压疮等并发症的发生。出院前，给予患者系统的知识，术后康复期的护理。在整个发病期，术后康复期护理尤为重要。

三、安全提示

1. 有发生跌倒、坠床的危险　患者手术后翻身有坠床的危险；24~48小时后下床活动时有发生跌倒的危险。护士应积极做好预防工作，了解患者一般情况，包括年龄、神志、肌力等。评估患者发生跌倒、坠床的风险因素；定时巡视患者，固定好病床脚刹、加床档、合理安排陪护；嘱患者穿防滑鞋，保证病房地面干燥，灯光照明良好、病房设施摆放合理。

2. 有皮肤受损的危险　患者术后24小时内卧床，护士需了解患者皮肤营养状况；定时协助患者翻身；保持床铺平整、清洁、干燥、无皱褶、无渣屑。

3. 药物副作用的观察　患者住院期间需服用降压药物、止痛药物、辅助睡眠药物等，需注意观察药物副作用。

四、经验分享

1. 心理护理　因颈椎骨折患者出现颈痛伴右上肢麻木，神经功能的恢复是一个缓慢的过程，护士可告诉患者手术实施后疼痛可能还要持续一段时间，使患者对疾病的康复抱有积极乐观的态度。

2. 术后并发症的观察

（1）椎间隙感染：术后1~3日应密切观察有无颈部剧烈疼痛且活动时加剧，不敢翻身伴有低热，白细胞增多等。

（2）神经根粘连：如术后出现原疼痛区疼痛加重，有发生神经根粘连的可能，因此，护士应鼓励患者尽早进行四肢功能锻炼，尽早下床活动。

3. 颈部肌肉锻炼的方法　双手交叉抱住头后部，头用力向后仰，与双手相互抵抗，每次持续15秒，20~30次/d。

颈椎后纵韧带骨化症患者的护理

患者,女性,49 岁,主诉:间断性颈肩部疼痛 8 个月,渐进性颈部、左上肢麻木 2 个月,门诊以"颈椎后纵韧带骨化症"收入院。

一、诊疗过程中的临床护理

(一)入院时

1. 诊疗情况

入院后查体:体温 36.2℃,脉搏 93 次/min,呼吸 18 次/min,血压 109/72mmHg。患者主诉无明显诱因出现颈肩部疼痛 8 个月,多在劳累后加重,伴双下肢无力,曾于外院就诊,行颈椎拍片,诊断为"颈椎后纵韧带骨化症",行休息、牵引、按摩、口服非甾体抗炎药治疗,治疗有效,近 2 个月出现左上肢放射性疼痛,患者自发病以来精神、食欲良好,因疼痛出现失眠,患者无不良嗜好,大小便正常,体重无明显变化,生活自理。

既往史:3 年前因子宫肌瘤行手术治疗,好转。否认高血压、冠心病、糖尿病等慢性病史。否认肝炎、结核病等传染病史。否认重大外伤史、输血史。

过敏史:对青霉素、庆大霉素过敏。

专科查体:颈椎活动度前屈 – 后伸 25°~30°,左 – 右侧屈 20°~30°,左 – 右旋转 20°~30°。Jackson 征(+),Spurling 征右(–)左(+)。肌力双侧三角肌、肱二头肌、肱三头肌、腕屈肌、腕伸肌、骨间肌 V,皮肤感觉可。

辅助检查:颈椎 CT,颈椎后纵韧带骨化(C$_{2-6}$),MRI,颈椎后纵韧带骨化。

异常化验结果:总胆固醇 5.47mmol/L(<5.20mmol/L),低密度脂蛋白胆固醇 3.27mmol/L(<3.12mmol/L)。

> **思维提示**
>
> [1]患者出现疼痛:疼痛部位为颈、肩部、左上肢。需做好疼痛的护理。
> [2]患者出现睡眠型态紊乱:因疼痛出现失眠,需做好睡眠的护理。

2. 护理评估　患者主要症状为颈、肩、左上肢的疼痛,患者因疼痛出现失眠。患者咨询有关手术的相关注意事项和术后康复要点,希望给予指导说明。

3. 护理思维与实施方案

颈椎(C$_{2-6}$)后纵韧带骨化,从而压迫脊髓及神经根,因疼痛出现失眠

↓

疼痛、睡眠型态紊乱

(1)护理目标:患者疼痛缓解,可安静入睡。

(2)护理措施

- 给予心理安慰。
- 告知患者尽量减少白天睡眠时间。
- 巡视患者时注意"四轻"。
- 必要时遵医嘱给予止痛药(曲马多、双氯芬酸)、肌松药(盐酸乙哌立松片、巴氯芬片),必要时给予止痛针(氯诺昔康、注射用帕瑞昔布钠),用药过程中注意观察用药效果。
- 必要时遵医嘱给予地西泮等药物辅助睡眠。

患者咨询手术的相关注意事项、术后康复要点

↓

知识缺乏

{
（1）护理目标：患者知晓治疗方案、术后康复要点。
（2）护理措施
- 对患者进行手术前后需要的注意事项进行讲解。
- 发放宣传手册。
- 告知患者术前应做的准备以及术后可能发生的情况。
- 告知患者按照护理级别，护士在不同阶段可以为患者做好相应的护理。
- 告知患者讲解术后康复锻炼的方法及相关注意事项。
}

（二）实施手术后

1. 诊疗情况

手术当日，体温 36.1~36.8℃，脉搏 74~86 次/min，呼吸 18~22 次/min，血压 104~124/68~76mmHg。患者在全麻下行"颈后路棘突纵割式椎管扩大、人工骨桥成形术"，术毕安返病房，伤口敷料包扎完整无渗血，四肢感觉活动好，一根引流管及尿管均通畅，引流液为红色、血性，尿液为淡黄色、清亮，遵医嘱给予 24 小时心电监护及吸氧。将患者颈部置于颈椎枕上，头两侧置沙袋，防止患者头部转动。告知患者麻醉恢复前需去枕平卧、禁食水。麻醉恢复后可轴向翻身，注意保护颈部。术日晚患者主诉咽喉疼痛，有痰，伤口疼痛，难以入睡。术后第 1 日，体温 36.6~37.8℃，脉搏 72~80 次/min，呼吸 18~22 次/min，血压 104~135/68~78mmHg。术后第 1 日，遵医嘱给予摇高床头 15°~30°，24~48 小时后指导并协助患者佩戴颈托，搀扶患者在床边坐好，无头晕、恶心反应，面色苍白等体位性低血压反应，在床边站立、行走，同时拔出尿管，并向患者及家属讲解颈托的佩戴方法和注意事项。家属未能正确演示颈托佩戴方法。

> **思维提示**
>
> ［1］患者主诉咽喉疼痛，咳嗽有痰，与术中气管插管对黏膜的损伤有关，需做好呼吸道管理。
>
> ［2］患者主诉伤口疼痛，难以入睡，与术中神经牵拉及手术切口有关，需做好疼痛护理。
>
> ［3］患者 24~48 小时后可佩戴颈托下地活动。卧床期间患者处于独立移动躯体能力受限状态，存在自理能力受限和皮肤完整性受损的危险，护士满足患者基本生理需求并定时协助患者翻身避免压疮发生。

2. 护理评估   患者麻醉恢复前需去枕平卧、禁饮食。患者主诉咽喉疼痛，咳嗽有痰；伤口疼痛，难以入睡。

3. 护理思维与实施方案

患者麻醉恢复前需去枕平卧、禁饮食

↓

部分自理能力缺陷

{
（1）护理目标：满足患者基本生理需求。
（2）护理措施
- 麻醉恢复后，协助患者少量饮温开水，观察无呛咳反应，可多次少量饮温开水，协助患者进食流质饮食，排气前不食牛奶豆制品等产气食物。
- 保持尿管通畅，定时巡视。
- 协助患者进行床上大便。
- 为患者整理好床单位，盖好被褥。
}

患者术后 24 小时内需卧床

↓

躯体移动障碍

{
（1）护理目标：患者卧床期间协助患者更换体位。
（2）护理措施
- 术前嘱患者家属准备四袋食盐交给护士，护士用棉垫将其两两包好，作为沙袋，术后放置患者头部两侧，防止头部转动。用棉垫制作颈椎枕，术后置于患者颈部，嘱患者家属准备一块 0.8m×1.5m 的翻身布，术后平铺垫在患者背部，翻身应至少两人操作，注意保护患者颈部，禁止床上拖拉患者。
- 协助患者定时翻身：日间每 2 小时轴向翻身 1 次，夜间每 3 小时轴向翻身 1 次。
- 保持床铺平整、清洁、干燥、无皱褶、无渣屑。
}

患者主诉咽喉疼痛、咳嗽有痰

↓

组织完整性受损

（1）护理目标：患者咽喉疼痛、咳嗽、咳痰症状缓解。
（2）护理措施
- 密切观察患者呼吸变化和清理呼吸道的能力。
- 观察患者饮水时有无呛咳。
- 定时为患者翻身拍背，帮助有效排痰。
- 遵医嘱给予雾化吸入治疗。
- 遵医嘱给予棕铵合剂等口服药物辅助治疗。

患者主诉疼痛，难以入睡

↓

睡眠型态紊乱

（1）护理目标：患者疼痛缓解，安静入睡。
（2）护理措施
- 给予心理安慰。
- 提供舒适的环境。
- 巡视患者时注意做到"四轻"。
- 遵医嘱给予止痛药（曲马多、双氯芬酸等）。
- 遵医嘱给予地西泮等药物辅助睡眠。

术后翻身、24~48 小时后佩戴颈托下床活动

↓

有发生跌倒、坠床的危险

（1）护理目标：患者在住院期间不发生跌倒、坠床。
（2）护理措施
- 掌握患者的基本情况：年龄、神志、肌力。
- 评估患者发生跌倒、坠床的风险因素，依照跌倒、坠床风险评估标准给予患者评分。
- 定时巡视患者，固定好病床脚刹、加床档、合理安排陪护。
- 嘱患者穿防滑鞋，保证病房地面干燥，灯光照明良好、病房设施摆放合理。

（三）出院前

1. 诊疗情况　出院前行"颈椎正侧位"、血常规检查，护士给予患者及家属出院指导。各项检查无异常后可带药出院。

思维提示

［1］家属未能正确演示颈托佩戴方法，说明患者及家属缺乏正确佩戴颈托的相关知识，护士需在出院前做好患者及家属正确佩戴颈托方法的指导。
［2］患者不了解术后康复期需注意的事项，护士需向患者及家属讲解康复期护理注意事项。

2. 护理评估　做好出院时患者心理、药物知识水平及康复期的护理宣教。
3. 护理思维与实施方案

家属未能正确演示颈托佩戴方法

↓

知识缺乏

（1）护理目标：家属出院前能正确演示颈托佩戴方法。
（2）护理措施
- 评估患者及家属对佩戴颈托的基本方法了解程度。
- 向患者解释正确佩戴颈托的必要性。
- 可提供相关宣传资料以帮助患者及家属尽快学会佩戴方法。

（1）护理目标：患者及家属出院前能复述康复期注意事项。

（2）护理措施

- 对患者讲解康复期护理对疾病恢复的重要性。
- 告知患者康复期注意事项，主要包括以下几点：

患者及家属对康复期
注意事项不了解

↓

知识缺乏

1）手术次日起 14 日后可自行去除伤口敷料，洗澡。

2）佩戴颈托 2~3 个月。

3）教会患者正确起床方法：佩戴好颈托后，先侧卧，再用手撑床坐起，保持脊柱平直。先坐于床旁，然后再站立。

4）术后 3 个月复查，遵医嘱进行颈背肌锻炼，加强颈背肌力量，防止鹅颈畸形（双手交叉抱住头后部，头用力向后仰，与双手向抵抗，每次持续 15 秒，每日 20~30 次）。

5）按时服药，注意药物副作用。

6）避免颈部强烈运动，避免提重物，防止跌伤。

7）如有不适随时就诊。

二、护理评价

患者从入院到出院，实施给予了一系列护理方案。入院时为患者做好疼痛、睡眠型态紊乱的护理，手术后不仅满足了患者术后的基本生理需求，对患者的睡眠、伤口等均进行了良好的护理，避免了术后伤口的感染，有效地避免了跌倒、坠床、压疮的发生。出院前，给予患者系统的知识、术后康复期的护理。在整个发病期，术后康复期护理尤为重要。

三、安全提示

1. 有发生跌倒、坠床的危险　患者手术后翻身有坠床的危险；24~48 小时后下床活动时发生跌倒的危险。护士应积极做好预防工作，了解患者一般情况，包括年龄、神志、肌力等。评估患者发生跌倒、坠床的风险因素；定时巡视患者，固定好病床脚刹、加床档、合理安排陪护；嘱患者穿防滑鞋，保证病房地面干燥，灯光照明良好、病房设施摆放合理。

2. 有皮肤受损的危险　患者术后 24 小时内卧床，护士需了解患者皮肤营养状况；定时协助患者翻身，注意保护患者颈部；保持床铺平整、清洁、干燥、无皱褶、无渣屑。

3. 药物副作用的观察　患者住院期间需服用止痛药物、辅助睡眠药物等，护士需注意观察药物副作用。

四、经验分享

1. 心理护理　因脊髓及神经根受压，患者颈肩部疼痛 8 个月，渐进性颈部、左上肢麻木 2 个月。神经功能的恢复是一个缓慢的过程，护士可告诉患者手术实施后疼痛可能还要持续一段时间，使患者对疾病的康复抱有积极乐观的态度。

2. 术后并发症的观察

（1）神经根牵拉损伤：如术后患者出现上肢不能自行抬高，有发生 C_5 神经损伤的危险。

（2）轴性疼痛：如术后患者平躺或侧卧时无原疼痛区疼痛，佩戴颈托坐起或下地时出现原疼痛区疼痛加重，有发生颈椎不稳定的危险。

3. 颈背肌锻炼的方法　术后 3 个月，颈背肌锻炼，加强颈背肌力量，防止鹅颈畸形。具体方法：双手交叉抱住头后部，头用力向后仰，与双手向抵抗，每次持续 15 秒，每日 20~30 次。

病例 19

脊髓损伤患者的护理

患者,女性,71 岁,主因:摔伤后双上肢活动受限 4 小时,急诊以"脊髓损伤,颈椎病"收入院。

一、诊疗过程中的临床护理

(一)入院时

1. 诊疗情况

入院后查体:体温 37.1℃,脉搏 82 次 /min,呼吸 18 次 /min,血压 130/65mmHg。患者主因 3 小时前从床上坠落,头部着地,双上肢活动受限,来我院急诊就诊,行 MRI,"脊髓损伤,颈椎病",为进一步治疗收入院,自发病来精神欠佳,胸式呼吸消失,大小便功能障碍。

既往史:颈椎病史 12 年,否认高血压、冠心病、糖尿病等慢性病史。否认肝炎、结核等传染病史。否认重大外伤、手术史。否认输血史。否认药物过敏史。

专科查体:颈椎活动轻度受限;前屈后伸活动痛(+);Babinski 征右(+),左(+);Hoffman 征右(+),左(+);双侧胸大肌、三角肌肌力 3 级,双侧肱二、肱三头肌肌力 4 级,双髋屈肌、腕伸肌肌力 3 级;手部远端肌力 0 级;双髂腰肌和髋内收肌肌力 4 级;余下远端肌力右 3 级,左 5 级。

辅助检查:颈椎 CT,颈椎退变,C_{4-5} 椎间关节后方骨赘形成,MRI,C_{3-6} 椎间盘退变、突出,相应节段椎管狭窄,T_2 像脊髓内异常高信号。

异常化验结果:总胆固醇 5.24mmol/L(<5.20mmol/L),低密度脂蛋白胆固醇 3.22mmol/L(<3.12mmol/L),甘油三酯 2.58mmol/L(<1.70mmol/L),丙氨酸氨基转移酶 95IU/L(5~40IU/L),尿酸 493μmol/L,总胆红素 23.2μmol/L(5.1~19.0μmol/L),白细胞计数 10.37×10^9/L($3.97~9.15 \times 10^9$/L),中性粒细胞相对值 88.4%(50.0%~70.0%),淋巴细胞相对值 9.7%(20.0%~40.0%),单核细胞相对值 1.71%(3.0%~10.0%),嗜酸细胞相对值 0.1%(0.5%~5.0%)。

> **思维提示**
>
> [1]患者出现胸式呼吸消失,双上肢活动受限,四肢肌力不同程度减退:呼吸功能障碍,感觉、运动和神经反射不同程度缺失,需立即制动,监测神经功能改变和心脏、呼吸系统变化。
>
> [2]患者出现大小便功能障碍:排尿功能障碍需立即导尿,引流尿液并留置导尿,做好尿路的护理;肠道功能障碍需禁食 3~5 日,必要时胃肠减压、肛门排气,便秘患者给予定时灌肠。
>
> [3]患者脊髓完全损伤存在四肢瘫痪的危险:需给予患者铺气垫床,定时翻身,密切关注骨隆突处是否有皮肤压红等;指导患者深呼吸和有效排痰;维持正常体温,可行物理降温、升温法;防止患者关节屈曲、过伸和过展,定时被动活动。

2. 护理评估 患者主要症状为胸式呼吸消失,四肢肌力不同程度的减退,双上肢感觉活动障碍,大小便功能障碍。

3. 护理思维与实施方案

C₃₋₆椎间盘退变突出,相应节段椎管狭窄胸式呼吸消失,腹式呼吸↓呼吸功能障碍
{
(1)护理目标:维持患者有效呼吸。
(2)护理措施
- 给予患者心电监护监测生命体征。
- 给予氧气吸入。
- 密切观察呼吸情况及氧饱和度变化,注意保暖,防止呼吸道感染。
- 经常变换体位,定时翻身,指导患者深呼吸和有效排痰。
- 定时给予雾化,吸入化痰药物。
- 定时做血气分析。
- 血气结果和临床症状仍不改善,应立即使用呼吸机通气。
}

脊髓功能损伤↓排尿功能障碍、排便功能障碍
{
(1)护理目标:保证二便。
(2)护理措施
- 导尿:立即给予留置导尿。
- 预防泌尿系感染:遵医嘱给予膀胱冲洗及尿路护理。
- 禁食3~5日,必要时胃肠减压,肛门排气。
- 粪便秘结者遵医嘱给予灌肠。
}

(二)实施手术后

1. 诊疗情况

手术当日:体温37.1~37.6℃,脉搏84~92次/min,呼吸20~24次/min,血压118~138/68~86mmHg。患者在全麻下行"颈后路棘突纵割式椎管扩大、人工骨桥成形术",术毕安返病房,伤口敷料包扎完整无渗血,四肢感觉活动同术前,一根引流管及尿管均通畅,引流液为红色、血性,尿液为淡黄色、清亮,遵医嘱给予24小时心电监护及吸氧。将患者颈部置于颈椎枕上,头两侧置沙袋,防止患者头部转动。告知患者麻醉恢复前需去枕平卧、禁食水。麻醉恢复后可轴向翻身,注意保护颈部。术日晚患者主诉咽喉疼痛,有痰,伤口疼痛,难以入睡。术后第1日,体温36.1~36.8℃,脉搏72~86次/min,呼吸18~22次/min,血压104~135/68~78mmHg。术后第2日,遵医嘱给予摇高床头15°~30°,术后第4日,指导并协助患者佩戴颈托,摇高床头>30°坐起,并向患者及家属讲解颈托的佩戴方法和相关注意事项。家属未能正确演示颈托佩戴方法。

思维提示

〔1〕患者主诉咽喉疼痛,咳嗽有痰,与术中气管插管对黏膜的损伤有关,需做好疼痛护理。

〔2〕患者主诉伤口疼痛,难以入睡,与术中神经牵拉及手术切口有关,需做好呼吸道管理。

〔3〕患者卧床期间患者处于独立移动躯体能力受限状态,存在自理能力受限和皮肤完整性受损的危险,护士满足患者基本生理需求并定时协助患者翻身避免压疮发生。

2. 护理评估　患者麻醉恢复前需去枕平卧、禁饮食。患者主诉咽喉疼痛,咳嗽有痰。

3. 护理思维与实施方案

患者麻醉恢复前需去枕平卧、禁饮食↓部分自理能力缺陷
{
(1)护理目标:满足患者基本生理需求。
(2)护理措施
- 麻醉恢复后,协助患者少量饮温开水,观察无呛咳反应,可多次少量饮温开水,协助患者进食流质饮食,排气前不食牛奶、豆制品等产气食物。
- 保持尿管通畅,定时巡视;协助患者进行床上大便。
- 为患者整理好床单位,盖好被褥。
}

患者术后卧床时间较长 → 有压疮的风险

（1）护理目标：患者住院期间不发生压疮。

（2）护理措施

- 术前嘱患者家属准备四袋食盐交给护士，护士用棉垫将其两两包好，作为沙袋，术后放置患者头部两侧，防止头部转动。用棉垫制作颈椎枕，术后置于患者颈部，嘱患者家属准备一块 0.8m×1.5m 的翻身布，术后平铺垫在患者背部，翻身应至少两人操作，注意保护患者颈部，禁止床上拖拉患者。
- 协助患者定时翻身：日间每 2 小时轴向翻身一次，夜间每 3 小时轴向翻身一次。
- 定时被动活动肢体，防止压疮。
- 防止患者关节屈曲、过伸和过展。
- 保持床铺平整、清洁、干燥、无皱褶、无渣屑。

患者脊髓功能受损 → 患者主诉咽喉疼痛、咳嗽有痰 → 组织完整性受损

（1）护理目标：患者咽喉疼痛、咳嗽、咳痰症状等缓解。

（2）护理措施

- 密切观察患者呼吸变化和清理呼吸道的能力。
- 观察患者饮水时有无呛咳。
- 定时为患者翻身拍背，帮助有效排痰。
- 遵医嘱给予雾化吸入治疗。
- 遵医嘱给予棕铵合剂等口服药物辅助治疗。

患者术后卧床 → 有发生坠床的危险

（1）护理目标：患者在住院期间不发生坠床。

（2）护理措施

- 评估患者发生坠床的风险因素，坠床风险评估标准给予患者评分。
- 定时巡视患者，加床档、合理安排陪护。

（三）出院前

1. 诊疗情况　出院前行"颈椎正侧位"、血常规检查，护士给予患者及家属出院指导。各项检查无异常后可带药出院。

📝 **思维提示**

[1] 家属未能正确演示颈托佩戴方法，说明患者及家属缺乏正确佩戴颈托的相关知识，需在出院前做好患者及家属正确佩戴颈托方法的指导。

[2] 患者不了解术后康复期需注意的事项，护士需向患者及家属讲解康复期护理注意事项。

---

2. 护理评估　做好出院时患者心理、药物知识水平及康复期的护理宣教。

3. 护理思维与实施方案

家属未能正确演示颈托佩戴方法 → 知识缺乏

（1）护理目标：家属出院前能正确演示颈托佩戴方法。

（2）护理措施

- 评估患者及家属对佩戴颈托的基本方法了解程度。
- 向患者解释正确佩戴颈托的必要性。
- 可提供相关宣传资料以帮助患者及家属尽快学会佩戴方法。

（1）护理目标：患者及家属出院前能复述康复期注意事项。

（2）护理措施

患者及家属对康复期相关内容和要求不了解 → 知识缺乏

- 对患者讲解康复期护理对疾病恢复的重要性。
- 告知患者康复期相关内容和要求，主要包括以下几点：

1）卧床期：急性脊髓损伤后 2~4 周，患者需卧床或必要的制动，可进行的练习有关节活动练习，关节活动度范围内进行主动或被动活动，每个肢体活动 10 分钟以上，每日至少 1 次。

2）卧床期过渡到轮椅活动期：训练时注意脊柱稳定性的确定和防止患者发生直立性低血压。

3）轮椅活动期：卧床期后 4~8 周，增加坐起训练平衡训练、转移训练、轮椅训练和日常生活活动能力训练等。

4）中后期康复护理：伤后 8 周在巩固和加强早期康复训练效果基础上，对可能恢复步行的患者进行站立和步行训练，对不能恢复步行的患者进行残存肌力和全身的耐力训练。

二、护理评价

患者从入院到出院，实施给予了一系列护理方案。入院时为患者做好密切监测生命体征、防止呼吸功能障碍、排尿排便功能障碍的护理，手术后不仅满足了患者术后的基本生理需求，对患者的睡眠、伤口等均进行了良好的护理，避免了术后伤口的感染，有效地避免了坠床、压疮的发生。出院前，给予患者系统的知识、术后康复期的宣教。在整个疾病期，术后康复尤为重要。

三、安全提示

1. 有发生坠床的危险　患者手术后翻身有坠床的危险。护士应积极做好预防工作。评估患者发生坠床的风险因素；定时巡视患者，加床档、合理安排陪护。

2. 有皮肤受损的危险　患者术前、术后卧床时间较长，护士需了解患者皮肤营养状况；定时协助患者轴向翻身，注意保护患者颈部；保持床铺平整、清洁、干燥、无皱褶、无渣屑。

四、经验分享

心理护理：脊髓损伤患者的功能恢复要有家属的介入，教会家属掌握基本康复知识和技能，说明训练的重要性，防止并发症的发生，为日后患者回归家庭做好准备。心理护理贯穿康复全过程，是康复护理不可或缺的重要部分，强大的心理支持能发掘患者的潜力，提高训练成效。康复过程要由易到难，循序渐进，持之以恒，从被动运动到主动运动，从替代护理到自我护理。

颈髓损伤患者呼吸系统的护理

患者,男性,61 岁,主诉:砸伤致颈部疼痛 4 个月余,加重伴四肢感觉活动障碍 1 个月余,门诊以"颈髓损伤"收入院。

一、诊疗过程中的临床护理

(一)入院时

1. 患者基本情况

入院后查体:体温 36.7℃,脉搏 100 次 /min,呼吸 25 次 /min,血压 134/80mmHg。患者主诉 4 个月前砸伤致颈部疼痛,未予诊治,后症状逐渐加重,20 余日前不能行走。就诊于当地医院,给予拍片示:颈$_7$ 椎体骨折。后为求进一步诊治,我院门诊详询病史,查体,阅片后以"颈髓损伤、颈$_7$ 椎体骨折"收入院。患者自受伤以来精神尚可,无头晕、头痛、胸痛、呼吸困难、恶心、呕吐、腹痛等。

既往史:既往高血压病史 10 余年,规律口服降压药,血压控制可。否认冠心病、糖尿病等慢性疾病、脑血管疾病、精神病史。否认肝炎结核等传染病史。否认重大外伤、手术、输血史。否认药物过敏史。预防接种史不详。其他系统回顾无特殊。

专科查体:颈椎活动轻度受限,双上肢感觉减退,肌力 4 级,双下肢感觉减退,肌力 2 级。反射:双侧肱二、三头肌反射存在,双侧膝腱反射正常,双侧跟腱反射正常。脊柱生理弯曲正常存在,无后突及侧弯畸形,各棘突及棘间无压痛,叩击痛。骨盆挤压及分离试验阴性,胸廓挤压分离试验阴性,躯干自锁骨以下感觉减退,会阴部感觉减退。病理征:双侧 Babinski 征、Kernig 征、Hoffman 征未引出。

辅助检查:颈$_6$ 左侧椎板及双侧椎小关节、颈$_7$ 骨折。颈椎骨质增生,寰枢关节退变。

异常化验结果:双下肢深静脉彩超示右小腿肌间静脉血栓。糖化血红蛋白 6.6%。心电图:窦性心律,完全性右束支传导阻滞。

> **思维提示**
>
> 患者出现胸式呼吸消失:呼吸功能障碍,须立即制动,监测神经功能改变和心脏、呼吸系统变化。

2. 护理评估　评估患者呼吸困难的程度。

3. 护理思维与实施方案

颈₆左侧椎板及双侧椎
小关节、颈₇骨折
胸式呼吸消失
↓
气体交换受损

（1）护理目标：患者能有效呼吸。

（2）护理措施

- 给予患者心电监护监测生命体征。
- 给予氧气吸入。
- 密切观察呼吸情况及氧饱和度变化，注意保暖，防止呼吸道感染。
- 保证颈椎位置。
- 鼓励患者多饮水。
- 定时口腔护理，防止细菌移位。
- 指导患者腹式呼吸、缩唇呼吸、抗阻呼吸、有效咳嗽。
- 定时给予雾化吸入化痰药物。
- 听诊呼吸音。
- 轴线翻身并叩背。
- 必要时查血气分析。
- 血气结果和临床症状仍不改善，应立即使用呼吸机通气。

患者呼吸肌麻痹
分泌物增多
痰液黏稠
↓
清理呼吸道无效

（1）护理目标：肺部不发生感染。

（2）护理措施

- 鼓励患者多饮水。
- 定时口腔护理，防止细菌移位。
- 指导患者腹式呼吸、缩唇呼吸、抗阻呼吸、有效咳嗽。
- 定时给予雾化吸入化痰药物。
- 听诊呼吸音。
- 翻身叩背。
- 腹部冲击排痰。

（二）实施手术后

1. 诊疗情况

手术当日，体温 36.4℃，脉搏 101 次 /min，呼吸 13 次 /min，血压 176/113mmHg。患者在全麻下行颈部椎管狭窄、颈髓损伤前路脊髓减压内固定术，术毕回房，患者神清，给予吸氧心电监护。颈部颈托固定，头两侧置盐袋，防止患者头部转动。伤口敷料包扎完整无渗血，患者诉双手麻木较术前减轻，双下肢感觉活动同术前，留置尿管，引流通畅，尿液为淡黄色、清亮。告知患者如无恶心呕吐可饮少量凉开水。可轴线翻身，注意保护颈部。术日晚患者主诉咽喉疼痛，有痰，伤口疼痛，难以入睡。术后第 1 日指导并协助患者佩戴颈托，遵医嘱给予摇高床头 15°~30°并向患者及家属讲解颈托的佩戴方法和相关注意事项，家属能正确演示颈托佩戴方法。

🖊 **思维提示**

患者呼吸肌麻痹，体位不当可致痰液难以排出，误吸入支气管导致感染，需指导患者深呼吸和有效排痰，预防肺部感染。

2. 护理评估 评估患者咽喉疼痛程度，是否有效咳嗽。

3. 护理思维与实施方案

（1）护理目标：咽喉部疼痛症状缓解，能有效咳痰。

（2）护理措施

- 密切观察患者呼吸变化和清理呼吸道的能力。
- 观察患者饮水时有无呛咳。
- 鼓励患者多饮水。
- 定时口腔护理，防止细菌移位。
- 鼓励患者腹式呼吸、缩唇呼吸、抗阻呼吸、有效咳嗽。
- 定时给予雾化吸入化痰药物。
- 听诊呼吸音。
- 翻身叩背。
- 腹部冲击排痰。

患者主诉咽喉部疼痛
↓
咳嗽有痰
↓
清理呼吸道无效

（三）出院前

1. 诊疗情况　出院前行"颈椎正侧位"拍片、血常规检查，护士给予患者及家属出院指导，各项检查无异常后可回家。

> **思维提示**
>
> 患者及家属不了解术后康复期需注意的事项，护士需向患者及家属讲解康复期呼吸系统护理注意事项。

2. 护理评估　患者康复期相关知识掌握情况。

3. 护理思维与实施方案

患者及家属对康复期内容和要求不了解
↓
知识缺乏

（1）护理目标：患者及家属出院前能复述康复期呼吸系统护理相关知识与注意事项。

（2）护理措施

- 向患者讲解康复期呼吸系统护理对疾病恢复的重要性。
- 告知患者康复期呼吸系统相关内容和要求，主要包括以下几点：

1）多饮水。

2）练习腹式呼吸、缩唇呼吸、抗阻呼吸、有效咳嗽。

3）若不能有效咳痰，家属辅助翻身叩背，腹部冲击排痰。

二、护理评价

患者从入院到出院，对于呼吸系统并发症的预防实施了一系列护理方案。入院时为患者做好密切监测生命体征，应用复合序贯排痰技术防止呼吸功能障碍的护理。手术后即可进水，满足了患者术后的基本生理需求，倾听主诉，缓解不适。出院前，给予患者呼吸系统康复知识的宣教。在整个住院过程，患者没有发生呼吸困难等合并症。

三、安全提示

有肺部感染的危险，故要做好呼吸道的管理，重视患者的咳嗽咳痰，重视患者的呼吸形态的变化，重视血氧饱和度的变化，并随时调整诊疗方案。

四、经验分享

心理护理：脊髓损伤患者的功能恢复要有家属的介入，教会家属掌握基本呼吸系统康复知识及技能，说明训练的重要性，防止肺部并发症的发生，为日后患者回归家庭和社会做好准备。心理护理贯穿康复全过程，是康复护理不可或缺的重要部分，强大的心理支持能发掘患者的潜力，提高训练成效。康复过程要由易到难，循序渐进，持之以恒，从代替护理到自我护理。

病例 21

腰椎间盘突出症患者的护理

患者,女性,62 岁,主诉:腰痛伴左下肢疼痛 1 年,加重 1 个月,门诊以"腰椎间盘突出症"收入院。

一、诊疗过程中的临床护理

(一)入院时

1. 诊疗情况

入院后查体:体温 36.5℃,脉搏 88 次/min,呼吸 22 次/min,血压 153/98mmHg。患者主诉腰痛伴左下肢疼痛 1 年,进行性加重 1 个月,疼痛部位为腰、左臀部、大腿外侧、小腿外侧至足趾。于当地医院就诊,行腰椎 MRI,诊为"腰椎间盘突出症"行休息、牵引、口服非甾体抗炎药治疗效果不明显。1 个月前上述症状加重。患者平时自觉偶有头痛,可忍受,未诊治。患者自发病以来精神、食欲良好、无不良嗜好,大小便正常,生活自理,因疼痛出现失眠、易醒。患者入院后第 2 日行 24 小时动态血压,经内科会诊,诊为"高血压"。遵医嘱给予口服硝苯地平 1 次/d,1 片/次,血压可维持在 115~125/70~80mmHg。

既往史:否认冠心病、糖尿病等慢性疾病。否认肝炎结核等传染病史。否认重大外伤、手术室。否认药物过敏史。

专科查体:直腿抬高试验左(+),右(−);Kemp 征左(+),右(−)。健侧直腿抬高试验左(−)右(−)患者左侧踇长伸肌、趾伸肌肌力Ⅳ级。双下肢感觉对称无减退。

辅助检查:X 线示腰椎序列良好;CT 示 L_5/S_1 椎间盘向左后方突出,压迫 S_1 神经根;MRI 示 L_5/S_1 椎间盘向左后方突出,压迫 S_1 神经根。心电图:大致正常心电图。24 小时动态心电图提示:窦性心律,心率 68~96 次/min。24 小时动态血压:收缩压 125~160mmHg,平均值 148mmHg;舒张压 95~108mmHg,平均值 99mmHg;平均动脉压 151/102mmHg。

异常化验结果:总胆固醇 5.79mmol/L(<5.20mmol/L),高密度脂蛋白胆固醇 2.20mmol/L(1.04~1.55mmol/L)。

> 💬 **思维提示**
>
> [1] 患者出现疼痛:疼痛部位为腰、左臀部、大腿外侧、小腿外侧至足趾。需做好疼痛的护理。
> [2] 患者出现睡眠型态紊乱:因疼痛出现失眠、易醒,需做好睡眠的护理。
> [3] 患者诊断为"高血压",需监督患者按时服药、定时监测血压。

---

2. 护理评估　患者主要症状为腰、左臀部、大腿外侧、小腿外侧至足趾疼痛。患者因疼痛出现失眠、易醒。患者 24 小时动态血压水平较高,维持在 125~160/95~108mmHg。口服美托洛尔后,可维持在 115~125/70~80mmHg。患者多次咨询高血压相关知识、术前注意事项及康复护理要点,希望能有更多的了解。

3. 护理思维与实施方案

L₅/S₁ 椎间盘向左后方突出，
压迫 S₁ 神经根

↓

腰、左臀部、大腿外侧
小腿外侧至足趾疼痛

（1）护理目标：患者疼痛缓解。

（2）护理措施

- 给予心理安慰。
- 遵医嘱给予止痛药（曲马多、双氯芬酸）、肌松药（盐酸乙哌立松片、巴氯芬片），必要时给予止痛针（氯诺昔康、注射用瑞帕昔布钠）。用药过程中要注意观察用药的效果。

因疼痛出现失眠、易醒

↓

睡眠型态紊乱

（1）护理目标：患者可安静入睡。

（2）护理措施

- 给予心理安慰并告知其睡眠对康复的重要性。
- 告知患者尽量减少白天睡眠时间。
- 巡视患者时注意做到"四轻"。
- 必要时遵医嘱给予止痛药物缓解疼痛。
- 必要时遵医嘱给予地西泮等药物辅助睡眠。

24 小时动态血压：血压维持在 125~160/95~108mmHg

↓

有发生高血压急症的危险

（1）护理目标：患者住院期间血压控制平稳。

（2）护理措施

- 监督患者按时服用降压药物，密切监测血压变化。
- 低盐饮食，每日 <6g。
- 嘱患者戒烟酒。
- 保持放松、平和的心态。
- 如有头痛、烦躁、心悸、恶心、呕吐等不适症状及时通知医生。
- 注意观察降压药物副作用。

口服硝苯地平后，血压可维持在 115~125/70~80mmHg

↓

有发生低血压的危险

（1）护理目标：患者住院期间血压控制平稳。

（2）护理措施

- 监督患者按时、按量服用降压药物。
- 密切监测血压变化。
- 如有头晕、头痛、疲劳、脸色苍白、直立性眩晕、四肢冷、心悸、呼吸困难等不适症状及时通知医生。
- 注意观察降压药物副作用。

患者多次咨询高血压相关知识、术前注意事项、康复期护理要点

↓

知识缺乏

（1）护理目标：患者知晓治疗方案、预后及康复期要点。

（2）护理措施

- 对患者进行高血压相关知识的讲解（低盐饮食、戒酒等）。
- 手术前需要准备的物品（翻身布、腰围等）及术前需做好的准备（如备皮、皮试、灌肠、导尿等）。
- 告知患者术后麻醉清醒前需去枕平卧，禁食水。
- 告知患者尽早下床活动的好处，术后第 1 日佩戴腰围可下床活动。
- 告知患者按照护理级别，护士可以为患者做好护理。
- 为患者讲解术后康复锻炼的方法并发放术后宣传手册。

（二）实施手术后

1. 诊疗情况　手术当日，体温 36.6~37.5℃，脉搏 80~96 次 /min，呼吸 18~22 次 /min，血压 131~146/80~92mmHg。患者在全麻下行"腰椎板开窗减压，椎间盘切除术"，术毕安返病房，伤口外敷料包扎完整，无渗血，双下肢感觉活动同术前，尿管通畅，尿液为淡黄色、清亮，给予 24 小时心电监护及低流量吸氧。告知患者麻醉恢复前需去枕平卧，禁饮食，麻醉恢复后可轴向翻身，进行双下肢功能锻炼。术日晚患者伤口敷料有 3cm×4cm 渗血，患者主诉疼痛，难以入睡。术后第 1 日，体温 36.3~37.2℃，脉搏 82~94 次 /min，呼

吸 18~20 次 /min,血压 134~148/82~97mmHg。伤口敷料渗血未见扩大。24~48 小时后护士协助患者佩戴腰围下地活动,同时拔除尿管,并向家属讲解腰围佩戴方法。家属未能正确演示腰围佩戴方法。

> **思维提示**
>
> 　　[1] 患者伤口敷料有 3cm×4cm 渗血,增加了伤口感染的危险。应密切注意患者伤口敷料渗血情况,注意体温变化。
> 　　[2] 患者主诉疼痛,难以入睡。与术中神经根牵拉及手术切口有关,需做好疼痛的护理。
> 　　[3] 患者卧床期间处于独立移动躯体能力受到限制的状态。护士需协助患者满足基本生理需求,并预防压疮的发生。

　　2. 护理评估　患者麻醉恢复前需去枕平卧、禁饮食。术日晚患者伤口敷料 3cm×4cm 渗血,患者主诉疼痛,难以入睡。

　　3. 护理思维与实施方案

患者麻醉恢复前需去枕
平卧、禁饮食
↓
部分自理能力缺陷

（1）护理目标:满足患者基本生理需求。
（2）护理措施
- 麻醉恢复后,协助患者进食流质饮食,排气前不食牛奶豆浆等产气食物,协助患者饮水。
- 保持尿管通畅,定时巡视;协助患者进行床上大便。
- 为患者整理好床单位,盖好被褥。

患者术后 24 小时内需卧床
↓
有压疮的风险

（1）护理目标:患者卧床期间不发生压疮。
（2）护理措施
- 术前嘱患者准备一块 0.8m×1.5m 的翻身布,术后平铺垫在患者背部,翻身应至少两人操作,禁止床上拖拉患者。
- 协助患者定时翻身:日间每 2 小时轴向翻身 1 次,夜间每 3 小时轴向翻身 1 次。
- 保持床铺平整、清洁、干燥、无皱褶、无渣屑。

患者主诉疼痛,难以入睡
↓
睡眠型态紊乱

（1）护理目标:患者疼痛缓解,安静入睡。
（2）护理措施
- 给予心理安慰。
- 提供舒适的环境。
- 巡视患者时注意做到"四轻"。
- 遵医嘱给予止痛药(曲马多、双氯芬酸等)。
- 遵医嘱给予地西泮等药物辅助睡眠。

伤口敷料有 3cm×4cm
渗血患者留置尿管
↓
有发生感染的危险

（1）护理目标:患者住院期间不发生伤口感染。
（2）护理措施
- 加强伤口护理,伤口渗液多时,随时更换敷料,保持敷料干燥。
- 观察和评估伤口情况,注意伤口有无红肿痛等症状。
- 加强尿管护理,每日进行会阴擦洗。
- 嘱患者多饮水,以达到冲洗尿道作用。

术后翻身、24 小时后佩戴腰围下床活动

↓

有发生跌倒、坠床的危险

（1）护理目标：患者在住院期间不发生跌倒、坠床。
（2）护理措施
- 掌握患者的基本情况：年龄、神志、肌力。
- 评估患者发生跌倒、坠床的风险因素，依照跌倒、坠床风险评估标准对患者进行评分。
- 定时巡视患者，固定好病床脚刹、加床档、合理安排陪护。
- 嘱患者穿防滑鞋，保证病房地面干燥，灯光照明良好、病房设施摆放合理。

（三）出院前

1. 诊疗情况　出院前行"腰椎正侧位"、血常规检查，护士给予患者及家属出院指导。各项检查无异常后可带药出院。

> **思维提示**
>
> 　　[1] 家属未能正确演示腰围佩戴方法，说明患者及家属缺乏正确佩戴腰围的相关知识，出院前护士需指导家属能正确佩戴腰围。
> 　　[2] 护士需向患者及家属讲解康复期护理注意事项。

2. 护理评估　做好出院时患者心理、药物知识水平及康复期的护理宣教。
3. 护理思维与实施方案

家属未能正确演示腰围佩戴方法

↓

知识缺乏

（1）护理目标：家属出院前能正确演示腰围佩戴方法。
（2）护理措施
- 评估患者及家属对佩戴腰围的基本方法了解程度。
- 向患者解释正确佩戴腰围的必要性。
- 可提供相关宣传资料以帮助患者及家属尽快学会佩戴方法。

患者及家属对康复期注意事项不了解

↓

知识缺乏

（1）护理目标：患者及家属出院前能复述康复期注意事项。
（2）护理措施
- 对患者讲解康复期护理对疾病恢复的重要性。
- 告知患者康复期注意事项，主要包括以下几点：
1）手术次日起 14 日后可洗澡。
2）佩戴腰围 2 周。
3）教会患者正确起床方法：先侧卧，用一手撑身体，保持脊柱平直。先坐于床旁，然后再立于床旁术后 3 个月复查，遵医嘱进行腰背肌锻炼（小燕飞、床上仰卧抬腿等）；按时服药，注意药物副作用；避免劳累、负重、不宜弯腰拾物，需屈膝下蹲拾物；不适随诊。
- 向患者发放出院指导宣传册。

二、护理评价

　　患者从入院到出院，实施给予了一系列护理方案。入院时为患者做好疼痛、睡眠型态紊乱、血压的监测及控制，手术后不仅满足了患者术后的基本生理需求，对患者的睡眠、伤口等均进行了良好的护理，避免了术后伤口的感染，有效地避免了跌倒、坠床、压疮的发生。出院前，给予患者系统的知识、术后康复期的护理。在整个发病期，术后康复期护理尤为重要。

三、安全提示

　　1. 有发生跌倒、坠床的危险　患者手术后翻身有坠床的危险；24~48 小时后下床活动时有发生跌倒的危险。护士应积极做好预防工作,了解患者一般情况,包括年龄、神志、肌力等。评估患者发生跌倒、坠床的风险因素;定时巡视患者,固定好病床脚刹、加床档、合理安排陪护;嘱患者穿防滑鞋,保证病房地面干燥,灯光照明良好、病房设施摆放合理。

2. 有皮肤受损的危险　患者术后 24 小时内卧床,护士需了解患者皮肤营养状况;定时协助患者翻身;保持床铺平整、清洁、干燥、无皱褶、无渣屑。

3. 药物副作用的观察　患者住院期间需服用降压药物、止痛药物、辅助睡眠药物等,护士需注意观察药物副作用。

四、经验分享

1. 心理护理　因 S_1 神经根受压,患者腰痛伴左下肢疼痛 1 年,进行性加重 1 个月。神经功能的恢复是一个缓慢的过程,护士可告诉患者手术实施后疼痛可能还要持续一段时间,使患者对疾病的康复抱有积极乐观的态度。

2. 术后并发症的观察

(1)椎间隙感染:术后 1~3 日护士应密切观察有无剧烈疼痛或下肢疼痛,伴活动时加剧,不敢翻身伴有低热,白细胞增多等。

(2)神经根粘连:如术后出现原疼痛区疼痛加重,有发生神经根粘连的可能,因此,护士应鼓励患者尽早进行双下肢功能锻炼、尽早下床活动。

3. 腰背肌锻炼的方法　术后 3 个月,先采用飞燕式,再依次五点、四点、三点支撑法,3~4 次 /d,每次10 组。

飞燕式:患者俯卧于床上,去枕,双上肢、双下肢、头胸及腰部用力后伸。

五点式:患者仰卧于床上,去枕屈肘屈膝,腰离开床面,以头、双肘部及背部撑床,支撑起整个身体。

四点式:患者仰卧于床上,头及腰部离开床面,以双手双脚撑床,支撑起整个身体。

三点式:双肘屈曲贴胸,以双脚、头部为三支点撑床。

腰椎滑脱症患者的护理

患者,女性,47 岁,主诉:反复腰腿疼伴右下肢疼痛 6 年,加重伴双下肢疼痛 1 个月,门诊以"腰椎滑脱症"收入院。

一、诊疗过程中的临床护理

(一)入院时

1. 诊疗情况

入院后查体:体温 36.5℃,脉搏 104 次 /min,呼吸 17 次 /min,血压 111/70mmHg。患者主诉 6 年前不慎摔倒,后出现腰腿疼,多在劳累后出现,伴下肢疼痛、无力,为右臀部、大腿外侧、小腿后侧至足底。曾于外院就诊,行腰椎 X 线、腰椎 CT,诊为"腰椎滑脱症",行休息、按摩、口服非甾体抗炎药治疗,治疗有效。此后上述腰腿疼症状间断出现,为进一步治疗来我院门诊,以"腰椎滑脱症"收入院。患者自发病来精神、饮食、睡眠良好,大小便如常,体重无明显变化。

既往史:体健。否认高血压、冠心病、糖尿病等慢性病史。否认肝炎、结核等传染病史。否认重大外伤、手术室。否认输血史。否认药物过敏史。

专科查体:腰椎活动度前屈—后伸 90°~20°,左—右侧屈 20°~20°,左—右旋转 30°~30°。直腿抬高试验(SLR)右(+)70°左(+)70°;Kemp 征右(+),左(−);股神经牵拉试验(FNST)右(−),左(−)。膝腱反射右(+),左(+);跟腱反射右(±),左(±)。Babinski 征右(−),左(−);Hoffmann 征右(−),左(−)。肌力右侧趾伸、跖屈、蹬长伸、蹬长屈 IV+。双下肢感觉正常。

辅助检查:X 线示腰椎生理曲度好,L_4 椎体向前轻度滑脱。CT 未做。MRI:L_{4-5} 小关节增生退变,L_4 椎体向前轻度滑脱,L_{4-5} 椎间盘变性突出,椎管狭窄。

异常化验结果:无。

> **思维提示**
>
> [1]患者出现疼痛:疼痛部位为腰腿部、右臀部、大腿外侧、小腿后侧至足底,需做好疼痛的护理。
>
> [2]患者出现睡眠型态紊乱:因疼痛出现失眠、易醒,需做好睡眠的护理。

2. 护理评估　患者主要症状为腰腿部、右臀部、大腿外侧、小腿后侧至足底疼痛。患者因疼痛出现失眠、易醒。患者术前血压、血糖正常。患者多次咨询术前术后注意事项及康复护理要点,希望对疾病及手术能有更多的了解。

3. 护理思维与实施方案

L₄ 椎体Ⅰ度滑脱，L_{4~5} 椎间盘 变性突出，椎管狭窄
↓
右臀部、大腿外侧、 小腿后侧至足底疼

（1）护理目标：患者疼痛缓解。
（2）护理措施
- 给予心理安慰。
- 遵医嘱给予止痛药（塞来昔布、曲马多）、肌松药（盐酸乙哌立松片、巴氯芬片），必要时给予止痛针（美洛昔康、氯诺昔康）。用药过程中要注意观察用药的效果及药后反应。

因疼痛出现失眠、易醒
↓
睡眠型态紊乱

（1）护理目标：患者可安静入睡。
（2）护理措施
- 给予心理安慰并告知其睡眠对康复的重要性。
- 告知患者尽量减少白天睡眠时间。
- 巡视患者时注意做到"四轻"。
- 必要时遵医嘱给予止痛药物缓解疼痛。
- 必要时遵医嘱给予地西泮等药物辅助睡眠。

患者多次咨询术前术后 注意事项、康复期要点
↓
知识缺乏

（1）护理目标：患者了解治疗方案、预后及康复期要点。
（2）护理措施
- 对患者讲解手术前需要注意的事项。
- 术前协助医生联系支具室为患者选择合适腰围并教会患者如何佩戴及告知注意事项。
- 发放宣传手册。
- 告知患者术后可能发生的情况，使患者提前做好心理准备。
- 告知患者按照护理级别，护士可以为患者做好护理。
- 为患者讲解术后康复锻炼的方法。

（二）实施手术后

1. 诊疗情况

手术当日，体温 36.2~36.8℃，脉搏 108~88 次 /min，呼吸 18~22 次 /min，血压 110~132/72~85mmHg。患者在全麻下行"腰椎板减压、椎间盘切除、椎弓根螺钉内固定、椎间融合器置入、植骨融合术"，术毕安返病房，伤口外敷料包扎完整，无渗血，双下肢感觉活动好，带回一根引流管，引流液为红色血性，尿管通畅，尿液为淡黄色、清亮，给予 24 小时心电监护及吸氧。告知患者麻醉恢复前需去枕平卧、禁饮食，麻醉恢复后可轴向翻身，进行双下肢功能锻炼。术日晚患者主诉疼痛，难以入睡。术后第 1 日，体温 36.5~38.8℃，脉搏 85~110 次 /min，呼吸 18~20 次 /min，血压 122~132/62~88mmHg，伤口敷料无渗血。24~48 小时后协助患者佩戴腰围下地活动，同时拔除尿管。患者术后第 2 日出现引流液的量增多，颜色由血性转为透明清亮液体，出现脑脊液漏的并发症。

思维提示

［1］患者带有引流管及尿管，增加感染的危险。应密切注意患者伤口敷料渗血情况，注意体温变化。

［2］患者主诉疼痛，难以入睡。与术中神经根牵拉及手术切口有关，需做好疼痛护理。

［3］患者体温达到 38.8℃，需遵医嘱给予抗生素治疗，物理降温，并注意体温的变化。

［4］患者麻醉恢复前需去枕平卧，麻醉恢复后可轴向翻身，24~48 小时后可佩戴腰围下地活动。卧床期间患者处于独立移动躯体能力受到限制的状态，可出现自理能力的缺陷。

［5］患者出现脑脊液漏症状，应密切观察引流情况，患者下地活动时需防止跌倒。

2. 护理评估　患者麻醉恢复前需去枕平卧、禁饮食，患者伤口外敷料包扎完整、无渗血，带有一根引流管及尿管，管路通畅。患者主诉疼痛，难以入睡。患者体温 38.8℃。患者引流液增多，颜色由红色转为

透明清亮液体,考虑脑脊液漏的发生。

3. 护理思维与实施方案

患者麻醉恢复前需
去枕平卧、禁饮食
↓
部分自理能力缺陷

（1）护理目标:满足患者基本生理需求。
（2）护理措施
- 麻醉恢复后协助患者进食流质饮食,排气前不食牛奶、鸡蛋、豆浆等产气食物,协助患者饮水。
- 告知患者麻醉恢复后正常服用降压药,不可停服,胰岛素仍需继续皮下注射。
- 保持引流管及尿管通畅,定时巡视。
- 为患者整理好床单位,盖好被褥。

患者术后 24 小时内
需卧床
↓
躯体移动障碍有皮肤
受损的危险

（1）护理目标:患者卧床期间不发生皮肤受损（压疮）。
（2）护理措施
- 术前嘱患者准备一块 1.0m×1.5m 的翻身布,术后平铺垫在患者背部,翻身应至少两人操作,禁止床上拖拉患者。
- 协助患者定时翻身:日间每 2 小时轴向翻身 1 次,夜间每 3 小时轴向翻身 1 次。
- 告知患者可自行活动上下肢,但不可强行扭转腰部
- 密切观察患者双下肢感觉运动情况,并与术前作比较,如有异常应及时通知医生。
- 保持床铺平整、清洁、干燥、无皱褶、无渣屑。

患者主诉疼痛,
难以入睡
↓
睡眠型态紊乱

（1）护理目标:患者疼痛缓解,安静入睡。
（2）护理措施
- 帮助患者一定程度上取舒适体位。
- 告知其睡眠对康复的重要性。
- 提供舒适的环境,巡视患者时注意做到"四轻"。
- 遵医嘱给予止痛药（曲马多、塞来昔布等）。
- 遵医嘱给予地西泮等药物辅助睡眠。

患者带有引流管及
留置尿管
↓
有发生感染的危险

（1）护理目标:患者住院期间不发生伤口感染及尿路感染。
（2）护理措施
- 加强伤口护理,伤口渗液多时,随时更换敷料,保持敷料干燥。
- 观察和评估伤口情况,注意伤口有无红肿痛等症状。
- 加强尿管护理,每日 2 次进行会阴擦洗,患者下床活动后及时拔插尿管。
- 密切观察引流量,若 <50ml 及时通知医生给予拔除。
- 密切观察引流液的性质及总量,以防脑脊液漏的发生。
- 嘱患者多饮水。

患者术后活动减少,
肠蠕动减慢
↓
腹胀

（1）护理目标:腹胀减轻。
（2）护理措施
- 给予患者解释腹胀的原因,与手术全麻及术后肠蠕动减慢有关,消除患者的疑虑心理。
- 可食用流质或半流质饮食,食用易消化的饮食,不要食用油腻的食品及饮用萝卜汤等,少吃牛奶、豆浆、鸡蛋等产气的食品。
- 给予患者按摩腹部,从而促进肠蠕动。
- 必要时遵医嘱给予患者四磨汤或肛管排气、甘油灌肠剂灌肠。
- 鼓励患者撤除心电监护佩戴腰围早期坐起及下床活动,增加活动后从而促进肠蠕动。

患者体温 38.8℃
↓
体温升高

（1）护理目标：患者体温恢复正常。
（2）护理措施
- 给予患者解释体温升高的原因,消除患者的疑虑心理。
- 遵医嘱给予输液治疗,包括抗炎药物、营养神经药物。
- 密切观察体温变化趋势,每日测量 3 次,必要时可随时测量。
- 遵医嘱给予冰袋物理降温,肌注赖氨匹林退烧针。
- 鼓励患者多饮水,加强营养,给予清淡、易消化的饮食。

患者由于手术原因全身虚弱
↓
活动无耐力

（1）护理目标：患者可自行下地行走。
（2）护理措施
- 告知家属逐步恢复患者饮食,由半流食过渡到普食,食用高蛋白、易消化的饮食。
- 保证患者睡眠的时间及质量。
- 术后第一日上午给予患者摇高床头 15°~30°,为下地做准备;下午输完液后给予佩戴腰围,摇高床头 70°,患者倚靠床头坐起。
- 协助患者正确起床下地活动,护士应一直在身旁陪伴。

患者引流液的量增多,颜色为透明清亮,发生脑脊液漏的并发症
↓
有发生跌倒的危险

（1）护理目标：患者在住院期间不发生跌倒。
（2）护理措施
- 掌握患者的基本情况：年龄、神志、肌力。
- 给予患者定时开放引流管,每 6 小时开放 1 次,每次放开 10~15 分钟,引流液的总量维持在 200ml 内。
- 定时巡视患者,询问患者有无头晕症状。
- 正确佩戴腰围,下床活动时在床边应多坐后再活动,应循序渐进。
- 密切观察引流液的颜色、性质及总量。
- 嘱患者穿防滑鞋,保证病房地面干燥,灯光照明良好、病房设施摆放合理。

（三）出院前

1. 诊疗情况 出院前行“腰椎正侧位”、血常规检查,护士给予患者及家属出院指导。各项检查无异常后可带药出院。

思维提示

［1］患者及家属缺乏正确佩戴腰围的相关知识,护士需向患者及家属讲解佩戴腰围的方法,使其出院前能正确佩戴腰围。
［2］护士需向患者及家属讲解康复期护理注意事项。

2. 护理评估 做好出院时患者心理、药物知识水平及康复期的护理宣教。

3. 护理思维与实施方案

家属未能正确演示腰围佩戴方法
↓
知识缺乏

（1）护理目标：家属出院前能正确演示腰围佩戴方法。
（2）护理措施
- 评估患者及家属对佩戴腰围的基本方法了解程度。
- 向患者解释正确佩戴腰围的必要性。
- 可提供相关宣传资料以帮助患者及家属尽快学会佩戴方法。

患者及家属对康复期
注意事项不了解

↓

知识缺乏

（1）护理目标：患者及家属出院前能复述康复期注意事项。
（2）护理措施
- 对患者讲解康复期护理对疾病恢复的重要性。
- 告知患者康复期注意事项，主要包括以下几点：
1）休息 3 个月，腰围保护，适当活动，避免损伤。
2）对症治疗，配合神经营养，适当功能锻炼。
3）保持伤口清洁，术后 2 周可将敷料去除。
4）避免劳累、负重、不宜弯腰拾物，需屈膝下蹲拾物。
5）术后 3 个月复查；如有不适，及时就诊。
- 向患者发放出院指导宣传册。

二、护理评价

患者从入院到出院，护理上给予了一系列护理方案的实施。入院时为患者做好疼痛、睡眠型态紊乱的护理，手术后不仅满足了患者术后的基本生理需求，对患者的睡眠、伤口、尿管等均进行了良好的护理，避免了术后伤口的感染，有效地避免了跌倒、坠床、压疮的发生。出院前，给予患者系统的知识、术后康复期的护理。在整个住院期间，术后的护理及健康宣教尤为重要。

三、安全提示

1. 有发生跌倒的危险　患者手术后发生脑脊液漏症状，从而造成头晕，24~48 小时后下床活动时易发生跌倒的危险，同时与患者术后平躺 24~48 小时后立即下床而发生体位性低血压有关。护士应积极做好预防工作，正确佩戴腰围，了解患者一般情况，包括年龄、神志、肌力等。评估患者发生跌倒、坠床的风险因素；定时巡视患者，固定好病床脚刹、加床档、合理安排陪护；嘱患者下床时不要着急，应循序渐进，穿防滑鞋，保证病房地面干燥，灯光照明良好、病房设施摆放合理。

2. 有皮肤受损的危险　患者术后 24 小时内卧床，护士需了解患者皮肤营养状况；定时协助患者翻身，并按摩皮肤受压部位；保持床铺平整、清洁、干燥、无皱褶、无渣屑，早期鼓励患者下床活动。

3. 有发生感染的危险　应注意观察患者的伤口情况，及时拔除引流管及尿管，给予抗生素治疗，每日 3 次监测体温。

4. 药物副作用的观察　患者住院期间需服用降压药物、止痛药物、辅助睡眠药物等，护士需注意观察药物副作用。

四、经验分享

1. 心理护理　因神经根受压，患者腰痛伴下肢疼痛麻木 10 年。神经功能的恢复是一个缓慢的过程，护士可告诉患者手术实施后疼痛可能还要持续一段时间，使患者对疾病的康复抱有积极乐观的态度。

2. 术后并发症的观察

（1）椎间隙感染：术后 1~3 日护士应密切观察有无腰部剧烈疼痛或下肢疼痛，活动加剧，不敢翻身并有低热，白细胞增多等。

（2）神经根粘连：如术后出现原疼痛区疼痛加重，有发生神经根粘连的可能，因此，护士应鼓励患者尽早进行双下肢功能锻炼、尽早下床活动。

（3）减压综合征：脊髓及神经压迫解除后，局部过度充血水肿，造成其功能障碍，个别人形成永久性损害。其机制复杂，有的学者认为与"钙过载""氧自由基"有关。因此，护士应该密切观察患者双下肢的活动感觉的情况，若出现障碍应考虑有减压综合征的发生。

（4）脑脊液漏：脑脊液漏由于硬脊膜损伤引起，如果术中修补，大多数均愈合。脑脊液漏可引起患者头痛，影响伤口愈合，增加感染概率，延长住院卧床时间。个别人可形成假性蛛网膜囊肿，造成慢性腰痛，持续性头痛和神经根症状。因此，护士应密切观察引流液的性质和量。若引流量增多并且引流液由血性变为透明清亮的液体,伤口敷料渗液有无色或淡红色,并且患者出现疼痛、头晕、无力等症状时,应考虑有脑脊液漏的发生。

3. 患者正确起床方法 手术返回病房24小时内密切观察患者双下肢的感觉运动情况,评估患者的肌力情况,并与术前作对比。患者麻醉恢复后指导并监督患者练习直腿抬高(身体平卧,两腿伸直,医护人员用手将患者的下肢抬起,不断提高抬腿高度,并教会患者自己掌握抬腿方法,进行主动练习,2~3组/d,5~10次/组,双腿交替进行),屈伸膝关节,足背、趾屈等功能锻炼,以防神经根粘连。术后第1日上午给予患者摇高床头15°~30°,为下午下地做准备,下午输完液后给予患者佩戴腰围,摇高床头70°,患者倚靠床头坐起。如果患者无头晕、不适主诉后将患者取侧卧位,双腿自床上挪到床下,嘱患者双臂交替撑床慢慢坐起,坐起后不可急于下地,床边坐15~30分钟,无头晕、不适主诉后继而床边站立,然后床周行走,最后屋内行走直至走廊行走,按此顺序逐步进行,以患者不感觉累为原则。在全过程中护士都应在身边指导与观察,防止发生体位性低血压。并告知患者下地时应该穿跟脚的平底鞋,下地后行走或大小便时腰不宜用力,腿用力。在刚开始阶段应少走慢走,逐步适应,量力而行,以不疲劳为度,运动量酌情递增。

4. 出院指导

(1)告知患者佩戴腰围3个月,并且强调其佩戴的注意事项。

(2)嘱患者3个月后来复查决定是否可以撤腰围且交代复查相关事项。

(3)患者外带药物,交代用法、用量、副作用等。

(4)告知患者3个月内避免负重,避免腰部承重过大、长久站立或保持同一坐姿,避免腰部扭曲的动作,如弯腰、旋转等,下蹲时一定保持腰部是平的,屈髋屈膝蹲下。

(5)患者出院后活动仍受一定限制,告知家属及时协助以满足其需要,但要逐渐从患者角色过渡,逐步恢复正常生活,家属应给予心理支持。

(6)嘱患者继续每日锻炼下地行走并告知家属在行走时一定要陪伴,原则为循序渐进,量力而行,以不感到疲劳为宜。

(7)避免坐长途汽车、坐软椅、开车、体力劳动等。

(8)出院使用腰围后,仍不可急于做腰背肌锻炼,以防止或减轻腰肌的萎缩。锻炼的时间应术后3个月复查时询问医生可否进行,并且应在医生指导下逐渐加强腰背肌锻炼。

(9)告知患者加强腹肌的练习:床上仰卧抬脚,空中蹬车活动。

(10)加强营养,增强机体免疫力,防止局部及全身感染,预防感冒。

病例 23

腰椎骨折患者的护理

患者,男性,70 岁,主因:不慎摔伤后腰背痛 2 日,门诊以"腰椎骨折"收入院。

一、诊疗过程中的临床护理

(一)入院时

1. 诊疗情况

入院后查体:体温 36.8℃,脉搏 78 次/min,呼吸 20 次/min,血压 135/88mmHg。患者 2 日前不慎摔伤后腰背部疼痛,活动受限,于当地医院制动后来我院就诊,患者自发病以来精神、食欲良好、无不良嗜好,大小便正常,生活部分自理。

既往史:糖尿病病史 11 年,口服二甲双胍控制血糖,空腹快速血糖维持在 5.0~8.0mmol/L,餐后 2 小时快速血糖维持在 9.0~12.0mmol/L。否认冠心病、高血压等其他慢性疾病。否认肝炎结核等传染病病史。否认重大外伤、手术史。否认药物过敏史。

专科查体:站姿无法检查;直腿抬高试验左 70°,右 70°;双下肢感觉活动对称无减退。

辅助检查:CT 示 L_1 上缘压缩骨折;MRI 示 L_1 上缘压缩骨折。心电图:大致正常心电图。

异常化验检查:血糖 12.1mmol/L(正常值 3.9~6.1mmol/L),糖化血清蛋白 0.340mmol/L(正常值 0.122~0.236mmol/L),D-3 羟丁酸 0.07mmol/L(正常值 0.03~0.30mmol/L),糖化血红蛋白 9.2%(正常值 4.8%~6.0%)。

> **思维提示**
>
> [1]患者摔伤后需卧床制动,活动受限,需做好生活护理。
> [2]患者年龄较大,且需卧床,需注意避免发生压疮。
> [3]患者既往有糖尿病病史,需为患者提供糖尿病饮食,嘱患者按时服药、定时监测血糖。

2. 护理评估 患者 70 岁,身高 173cm,体重 58kg。摔伤后需卧床制动,活动受限,不能自行床上翻身。患者侧卧位时脊柱处于扭曲、旋转状态。患者既往糖尿病病史 11 年,口服二甲双胍控制血糖,空腹快速血糖维持在 5.0~8.0mmol/L,餐后 2 小时快速血糖维持在 9.0~12.0mmol/L。

3. 护理思维与实施方案

患者摔伤后需卧床制动,
活动受限
↓
躯体移动障碍部分自理
能力缺陷

(1)护理目标:患者基本生理需求得到满足。
(2)护理措施
● 协助患者进食水。
● 协助患者床上大小便。
● 协助患者做好六洁(头发、口腔、皮肤、会阴、指甲、床单位)。

患者卧床,年龄较大,不能自行翻身

↓

有发生压疮的危险

（1）护理目标:患者住院期间不发生压疮。

（2）护理措施

- 采用压疮危险评估表对患者发生压疮的危险程度进行评估。
- 嘱患者准备一块 0.8m×1.5m 的翻身布,平铺垫在患者背部,翻身应至少两人操作,禁止床上拖拉患者。
- 协助患者定时翻身:日间每 2 小时轴向翻身 1 次,夜间每 3 小时轴向翻身 1 次。
- 保持床铺平整、清洁、干燥、无皱褶、无渣屑。
- 给予气垫床护理。

患者既往有糖尿病病史口服二甲双胍降糖

↓

有发生低血糖的危险

（1）护理目标:患者住院期间不发生低血糖症状。

（2）护理措施

- 嘱患者按时按量服用降血糖药物。
- 密切监测血糖变化。
- 对患者进行饮食指导并给予患者糖尿病饮食。
- 如发生头晕、心慌、气短、盗汗等低血糖症状时应及时摄入食物。
- 注意观察降糖药物副作用。

患者卧位时脊柱处于扭曲状态,并缺乏疾病相关知识

↓

知识缺乏

（1）护理目标:使患者了解疾病相关知识。

（2）护理措施

- 对患者讲解血糖控制对手术的重要性。
- 手术前需要准备的物品(翻身布、胸腰骶支具)。
- 因手术在局麻下进行且患者年龄较大,术前每日需进行俯卧位练习,保证俯卧位时间能达到 30 分钟~1 小时,以便保证手术卧位。
- 告知患者手术在局麻下进行,不必禁食水、不需灌肠、导尿。
- 告知患者尽早下床活动的好处,术后第 1 日佩戴支具下床活动。

（二）实施手术后

1. 诊疗情况　手术当日,体温 36.2~37.6℃,脉搏 82~94 次/min,呼吸 16~22 次/min,血压 121~136/76~85mmHg。患者在局麻下行"球囊扩张椎体后凸成形术",术毕安返病房,伤口外敷料包扎完整,无渗血,双下肢感觉活动好,给予 24 小时心电监护及低流量吸氧。术后第 1 日,体温 35.8~37.4℃,脉搏 72~90 次/min,呼吸 18~22 次/min,血压 128~138/80~92mmHg。24 小时后护士协助患者佩戴胸腰骶支具下地活动。

> **思维提示**
>
> ［1］患者 24 小时内需卧床。卧床期间患者躯体移动受限,部分自理能力缺陷,需满足患者基本生理需求。
>
> ［2］患者 24 小时后可佩戴支具下地活动,需避免发生跌倒。

2. 护理评估　患者 24 小时内需卧床,需协助患者满足基本生理需求。24 小时后可佩戴支具下地活动,有发生跌倒的危险。

3. 护理思维与实施方案

患者术后 24 小时
内需卧床

↓

躯体移动障碍
部分自理能力缺陷

（1）护理目标：满足患者基本生理需求。
（2）护理措施
- 协助患者进食水。
- 协助患者床上大小便。
- 协助患者做好六洁（头发、口腔、皮肤、会阴、指甲、床单位）。
- 协助患者定时翻身：日间每 2 小时轴向翻身 1 次，夜间每 3 小时轴向翻身 1 次。
- 保持床铺平整、清洁、干燥、无皱褶、无渣屑。

术后翻身、24 小时后
佩戴支具下床活动

↓

有发生跌倒、
坠床的危险

（1）护理目标：患者在住院期间不发生跌倒、坠床。
（2）护理措施
- 掌握患者的基本情况：年龄、神志、肌力等。
- 评估患者发生跌倒、坠床的风险因素，依照跌倒、坠床风险评估标准对患者进行评分。
- 定时巡视患者，固定好病床脚刹、加床档、合理安排陪护。
- 嘱患者穿防滑鞋，保证病房地面干燥，灯光照明良好病房设施摆放合理。

（三）出院前

1. 诊疗情况　出院前行"腰椎正侧位"、血常规检查，护士给予患者及家属出院指导。各项检查无异常后可带药出院。

🖊 **思维提示**

[1] 护士向患者及家属讲解佩戴胸腰骶支具的方法。家属未能正确演示支具佩戴方法，说明患者及家属缺乏正确佩戴支具的相关知识，需在出院前使家属能正确佩戴支具。

[2] 护士需向患者及家属讲解康复期护理注意事项。

---

2. 护理评估　做好出院时患者心理、药物知识水平及康复期的护理宣教。
3. 护理思维与实施方案

家属未能正确演示胸腰骶
支具佩戴方法

↓

知识缺乏

（1）护理目标：家属出院前能正确演示支具佩戴方法。
（2）护理措施
- 评估患者及家属对佩戴支具方法的了解程度。
- 向患者解释正确佩戴支具的必要性。
- 可提供相关宣传资料以帮助患者及家属尽快学会佩戴方法。

患者及家属对康复期
注意事项不了解

↓

知识缺乏

（1）护理目标：患者及家属出院前能掌握康复期注意事项。
（2）护理措施
- 对患者讲解康复期护理对疾病恢复的重要性。
- 告知患者康复期注意事项，主要包括以下几点：
1）手术次日起 14 日后可洗澡。
2）佩戴支具 3 个月。
3）教会患者正确起床方法：先侧卧，用一手起撑身体，保持脊柱平直。先坐于床旁，然后再立于床旁。
4）术后 3 个月复查，遵医嘱进行腰背肌锻炼（小燕飞、床上仰卧抬腿等）。
5）避免劳累、负重、不宜弯腰拾物，需屈膝下蹲拾物。
6）按时服药，注意药物副作用。
7）不适随诊。
- 向患者发放出院指导宣传册。

二、护理评价

患者从入院到出院,实施了一系列护理方案。入院时患者需卧床限制活动,不能自行翻身,部分自理能力缺陷,护理上满足患者的基本生理需求,协助床上大小便等,有效地预防了压疮的发生,并为患者做好血糖的监测及控制,手术后不仅满足了患者术后的基本生理需求,还有效地避免了跌倒、坠床。出院前,向患者讲解术后康复期护理注意事项。在整个发病期,术前满足患者的基本生理需求及术后康复期护理尤为重要。

三、安全提示

1. 有皮肤受损的危险　患者术前需卧床,护士需了解患者皮肤营养状况;定时协助患者翻身;保持床铺平整、清洁、干燥、无皱褶、无渣屑。

2. 有发生跌倒、坠床的危险　患者手术后翻身有坠床的危险;24 小时下床活动时有发生跌倒的危险。护士应积极做好预防工作,了解患者一般情况,包括年龄、神志、肌力等。评估患者发生跌倒、坠床的风险因素;定时巡视患者,固定好病床脚刹、加床档、合理安排陪护;嘱患者穿防滑鞋,保证病房地面干燥,灯光照明良好、病房设施摆放合理。

3. 药物副作用的观察　患者住院期间需服用降糖药物,护士需注意观察药物副作用。

四、经验分享

腰背肌锻炼的方法:术后 3 个月,先采用飞燕式,再依次五点、四点、三点支撑法,3~4 次 /d,每次10 组。

飞燕式:患者俯卧于床上,去枕,双上肢、双下肢、头胸及腰部用力后伸。

五点式:患者仰卧于床上,去枕屈肘屈膝,腰离开床面,以头、双肘部及背部撑床,支撑起整个身体。

四点式:患者仰卧于床上,头及腰部离开床面,以双手双脚撑床,支撑起整个身体。

三点式:双肘屈曲贴胸,以双脚、头部为三支点撑床。

脊柱侧弯患者的护理

患者,男性,10 岁,发现腰背部畸形 1 个月,门诊以"特发性脊柱侧弯"收入院。

一、诊疗过程中的临床护理

(一)入院时

1. 诊疗情况

入院后查体:体温 36.9℃,脉搏 98 次/min,呼吸 24 次/min,血压 125/76mmHg。患者 1 月前无明显诱因发现胸腰段呈 S 形侧弯,肋骨旋转畸形,伴背部异常毛发,不伴牛奶咖啡斑。不伴腰痛、大小便功能障碍、间歇性跛行、憋气、心悸、劳累后呼吸困难,就诊于我院,以"特发性脊柱侧弯"收入院。患者自发病以来精神、食欲良好、无不良嗜好,大小便正常,生活自理。

既往史:既往体健。否认冠心病、高血压等其他慢性疾病。否认肝炎、结核等传染病病史。否认重大外伤、手术史。否认药物过敏史。

专科查体:站姿正常;脊柱畸形右肩高于左肩,胸腰椎呈 S 形弯曲,弯腰后可见剃刀背,脊柱无叩击痛。

辅助检查:X 线正位示胸腰椎呈 S 形侧弯,下弯为主弯,凸向左侧,顶椎为 L_1,上下端椎为 T_{11}、L_4,Cobb 角为 65.5°;上弯凸向右侧,上下端椎分别为 T_6、T_{10},Cobb 角为 56.9°。左侧 Bending:下弯 Cobb 角为 42.4°,较正位像纠正 23.1°,上弯 Cobb 角为 56.7°,较正位像无明显变化。右侧 Bending 像上弯 Cobb 角为 49.7°,较正位像纠正 8°。侧位像:胸腰段后凸成角,Cobb 角 39.7°。心电图:大致正常心电图。超声心动:各房室内径大致正常,室壁厚度正常,主动脉及肺动脉内径均正常。血流现象未见明显异常。肺功能:最大自主通气量(maximal voluntary ventilation, MVV)实测/预计比 103%,肺功能通气基本正常,肺容量测定正常。肌电图:神经功能未见异常。胸椎 CT 平扫+三维重建:脊柱侧弯,椎体未见发育分解不良及椎体发育不全。颈椎 MRI 平扫:脊髓内未见异常。胸椎 MRI 平扫:脊髓内未见异常。

异常化验结果:未见异常。

> **思维提示**
>
> 患者由于严重的外观畸形可能出现心理上的负面情绪,需做好心理护理。

2. 护理评估 患者由于严重的外观畸形可能出现心理上的巨大压力及负面情绪。患者性格内向,沉默寡言,主诉对手术治疗担心、恐惧。

3. 护理思维与实施方案

患者性格内向,沉默寡言、严重的外观畸形

↓

焦虑、恐惧

{

（1）护理目标:减轻患者焦虑、恐惧程度。

（2）护理措施

- 评估患者及家属对患者所患疾病的反应,采取的态度,接受和应对能力。
- 耐心倾听患者及家属的诉说,理解、同情其感受。
- 给予患者温馨的护理（温馨的笑脸、温馨的护理、关爱的眼神等）。
- 给予患者生活上的帮助和照顾。
- 告知患者及家属术前需要做的准备（备皮、灌肠、导尿）,告诉患者及家属手术方式为全麻,术后第 2 日佩戴胸腰骶支具下床活动,使其对疾病的治疗护理过程有全面的了解。
- 为患者及家属讲解本病的治疗效果及预后,使其对疾病有正确的认识。

（二）实施手术后

1. 诊疗情况　手术当日,体温 36.6~37.5℃,脉搏 80~96 次 /min,呼吸 18~22 次 /min,血压 131~146/80~92mmHg。患者在全麻下行"胸椎板减压、经椎弓根截骨、侧弯矫正、椎弓根螺钉内固定、植骨融合术",术毕安返病房,伤口外敷料包扎完整,无渗血,双下肢感觉活动对称无减弱,尿管通畅,尿液为淡黄色、清亮,给予 24 小时心电监护及低流量吸氧。告知患者麻醉恢复前需去枕平卧、禁食、水,麻醉恢复后可轴向翻身,进行双下肢功能锻炼。术日晚患者主诉疼痛,难以忍受。24~48 小时后护士协助患者佩戴胸腰骶支具下床活动,同时拔除尿管,并向家属讲解胸腰骶支具佩戴方法。

思维提示

　　[1]患者麻醉恢复前需去枕平卧,麻醉恢复后可轴向翻身,24~48 小时后可佩戴支具下床活动。卧床期间患者躯体移动受限,部分自理能力缺陷,护士需协助患者满足基本生理需求。

　　[2]患者主诉疼痛,难以忍受。可能与手术切口及术中神经根牵拉有关,需做好疼痛的护理。

　　[3]患者留置尿管 24~48 小时,有发生泌尿系感染的危险。

---

2. 护理评估　患者麻醉恢复前需去枕平卧、禁食、水。术日晚主诉疼痛,难以入睡。

3. 护理思维与实施方案

患者术后 48 小时内需卧床

↓

躯体移动障碍部分自理能力缺陷

{

（1）护理目标:满足患者基本生理需求。

（2）护理措施

- 协助患者进食、水。
- 保持尿管通畅,定时巡视;协助患者进行床上大便。
- 术前嘱患者准备一块 0.8m×1.5m 的翻身布,术后平铺垫在患者背部,翻身应至少两人操作,禁止床上拖拉患者。
- 协助患者定时翻身:日间每 2 小时轴向翻身 1 次,夜间每 3 小时轴向翻身 1 次。
- 保持床铺平整、清洁、干燥、无皱褶、无渣屑。
- 为患者整理好床单位,盖好被褥。

患者主诉疼痛,难以忍受

↓

疼痛

{

（1）护理目标:患者疼痛缓解。

（2）护理措施

- 给予心理安慰。
- 遵医嘱给予止痛药（曲马多、双氯芬酸）、肌松药（盐酸乙哌立松片、巴氯芬片）,必要时给予止痛针（氯诺昔康、注射用帕瑞昔布钠）。用药过程中要注意观察用药的效果。
- 音乐疗法,放松心情,分散注意力。

患者留置尿管 24~48 小时
↓
有发生泌尿系感染的危险
{
（1）护理目标：患者住院期间不发生泌尿系感染。
（2）护理措施
● 给予患者更换抗反流尿袋，保持尿管通畅。
● 加强会阴护理，每日进行会阴擦洗。
● 嘱患者多饮水，以达到冲洗尿道的作用。
● 观察尿液颜色、性质及尿量。
● 每日监测患者生命体征。
}

术后翻身、24~48 小时后
佩戴支具下床活动
↓
有发生跌倒、坠床的危险
{
（1）护理目标：患者在住院期间不发生跌倒、坠床。
（2）护理措施
● 掌握患者的基本情况：年龄、神志、肌力等。
● 评估患者发生跌倒、坠床的风险因素，依照跌倒、坠床风险评估标准给予患者评分。
● 定时巡视患者，固定好病床脚刹、加床档、合理安排陪护。
● 嘱患者穿防滑鞋，保证病房地面干燥、灯光照明良好、病房设施摆放合理。
}

（三）出院前

1. 诊疗情况　出院前行"胸腰椎正侧位"、血常规检查，护士给予患者及家属出院指导。各项检查无异常后可带药出院。

✎ **思维提示**

护士需向患者及家属讲解出院指导，主要包括：佩戴胸腰骶支具的方法、佩戴时间、康复期功能锻炼注意事项、术后复查时间、日常生活保健知识等。

---

2. 护理评估　做好出院时患者心理及康复期的护理宣教。家属未能正确演示胸腰骶支具佩戴方法。
3. 护理思维与实施方案

家属未能正确演示胸腰骶
支具佩戴方法
↓
知识缺乏
{
（1）护理目标：家属出院前正确演示胸腰骶支具佩戴方法。
（2）护理措施
● 评估患者及家属对佩戴支具的基本方法了解程度。
● 向患者解释正确佩戴支具的必要性。
● 提供相关宣传资料以帮助患者及家属尽快学会佩戴方法。
}

患者及家属对康复期注意
事项不了解
↓
知识缺乏
{
（1）护理目标：患者及家属出院前能掌握康复期注意事项。
（2）护理措施
● 对患者讲解康复期护理对疾病恢复的重要性。
● 告知患者康复期注意事项，主要包括以下几点：
1）手术次日起 14 日后可洗澡。
2）佩戴支具 3 个月。
3）术后 3 个月复查，遵医嘱进行腰背肌锻炼（小燕飞、床上仰卧抬腿等）。
4）教会患者正确起床方法：先侧卧，用一手起撑身体，保持脊柱平直。先坐于床旁，然后再立于床旁。
5）避免劳累、负重、不宜弯腰拾物，严禁扭转身体，需屈膝下蹲拾物。
6）不适随诊。
● 向患者发放日常生活保健宣传册。
}

二、护理评价

患者从入院到出院,实施系统的护理措施。入院时积极与患者及家属进行沟通,了解患者的心理状态,为患者做好了心理护理,手术后不仅满足了患者术后的基本生理需求,对患者的尿管、伤口等均进行了良好的护理,避免了泌尿系感染,又有效地避免了跌倒、坠床的发生。出院前,向患者讲解术后康复期的护理。在整个发病期,术前心理护理及术后康复期护理尤为重要。

三、安全提示

有发生跌倒、坠床的危险:患者手术后翻身时有坠床的危险;24~48 小时后下床活动时有发生跌倒的危险。护士应积极做好预防工作,了解患者一般情况,包括年龄、神志、肌力等。评估患者发生跌倒、坠床的风险因素;定时巡视患者,固定好病床脚刹、加床档、合理安排陪护;嘱患者穿防滑鞋,保证病房地面干燥,灯光照明良好、病房设施摆放合理。

四、经验分享

1. 心理护理　患者由于严重的外观畸形可能出现心理上的负面情绪。患者会不满自己外形所带来的缺陷,与同龄人、正常人相比,身体的缺陷会使他们陷入深深的自卑感。对于疾病的认识不够或不能接受,以及对疾病的恐惧感会使得患者陷入巨大的压力。因此,护士在对患者的护理当中,心理护理显得尤为重要,护士应积极与患者进行沟通,评估患者及家属对患者所患疾病的反应,采取的态度,接受和应对能力。给予患者温馨的护理(温馨的笑脸、温馨的护理、关爱的眼神等)和生活上的帮助、照顾,并认真为患者及家属讲解疾病相关知识、治疗效果及预后,使其对疾病有正确的认识,从而对疾病的康复抱有积极乐观的态度。

2. 腰背肌锻炼的方法　术后 3 个月,先采用飞燕式,再依次五点、四点、三点支撑法,3~4 次 /d,每次 10 组。

飞燕式:患者俯卧于床上,去枕,双上肢、双下肢、头胸及腰部用力后伸。

五点式:患者仰卧于床上,去枕屈肘屈膝,腰离开床面,以头、双肘部及背部撑床,支撑起整个身体。

四点式:患者仰卧于床上,头及腰部离开床面,以双手双脚撑床,支撑起整个身体。

三点式:双肘屈曲贴胸,以双脚、头部为三支点撑床。

3. 日常生活保健

(1)教会患者及家属正确起床方法:先侧卧,用一手撑身体,保持脊柱平直。先坐于床旁,然后再立于床旁,以防直立性低血压。

(2)告知患者日常生活应保持正确的站、坐、卧姿。站、卧位时应保持脊柱生理弯曲,翻身时应轴向翻身,坐位时应背部紧靠椅背。日常学习中,背包应以双肩背带书包为宜,调整课桌和座椅的高度,保持端坐学习。

(3)告知家属应定期观察患者双侧背部是否等高,如发现双侧背部不等高,及时到医院就诊。

(4)免体育活动半年至 1 年,禁止剧烈运动,避免过度劳累。

病例 25

髋关节骨性关节炎关节置换患者的护理

患者,女性,54 岁,主诉:左髋关节疼痛 15 年,加重伴活动受限 5 年,门诊以 "髋关节骨性关节炎" 收入院。

一、诊疗过程中的临床护理

(一)入院时

1. 诊疗情况

入院后查体:体温 36℃,脉搏 75 次/min,呼吸 18 次/min,血压 120/80mmHg。患者主诉左髋关节疼痛 15 年,加重伴活动受限 5 年,患者 15 年前无明显诱因出现左髋关节疼痛,与活动相关,休息可缓解,有夜间痛,有活动受限,行口服药,理疗,按摩治疗,症状逐渐缓解。5 年前疼痛加重,伴活动受限,下蹲,上下楼困难步行小于 200 米。到我院门诊就诊,门诊诊为髋关节骨性关节炎(左),为进一步诊治收入。患者自发病以来精神、食欲良好、因疼痛出现失眠。患者无不良嗜好,大小便正常,生活自理。

既往史:既往高血压病史 7 年。遵医嘱按时服用硝苯地平缓释片,血压维持在 140~150/90~100mmHg。否认冠心病、糖尿病等慢性疾病。否认肝炎结核等传染病史。否认外伤、手术及输血史。否认胃肠道、肝胆系疾病史。否认阿司匹林及其他抗凝药用药史。否认药物过敏史。

专科查体:跛行入病房,骨盆向左倾斜,左髋关节无畸形,未见切口瘢痕,关节红肿,左髋关节腹股沟压痛(+),纵向叩击痛(+),明显活动受限。左侧 4 字征(+)左侧 Thomas 征(-),左侧 Trendelenburg 征(-),Allis 征(-),左侧 Ober 征(+),双下肢未见水肿,无感觉减退,双侧足背动脉搏动可触及。

辅助检查:X 线示左髋臼发育浅宽,股骨头包容性差,关节间隙有狭窄,股骨头形状不圆,髋臼及股骨头负重区可见囊性变,Shenton 线不连接。24 小时动态血压:收缩压 101~152mmHg,平均值 113mmHg;舒张压 87~100mmHg,平均值 83mmHg;平均动脉压 134/92mmHg。心电图:大致正常心电图。24 小时动态心电图提示:窦性心律,有时不齐,R-R 间期 1~56 秒,房性早搏,2 次/23 小时,成对房早 1 次/23 小时,伴室内差异性传导,心率变异指标正常。心率 68~96 次/min。

异常化验结果:谷丙转氨酶 85mmol/L(0~40mmol/L),谷草转氨酶 59mmol/L(0~40mmol/L)。

> **思维提示**
>
> [1] 患者出现疼痛:疼痛部位为左髋。需做好疼痛的护理。
> [2] 患者出现睡眠型态紊乱:因疼痛出现失眠、易醒,需做好睡眠的护理。
> [3] 患者既往有高血压病史,需监督患者定时服药、定时监测血压。

2. 护理评估 患者主要症状为左髋疼痛。患者因疼痛出现失眠、易醒。患者血压维持在 140~150/90~100mmHg。患者多次咨询术前注意事项及康复护理要点,希望能有更多的了解。

3. 护理思维与实施方案

左髋关节疼痛
↓
跛行

（1）护理目标：患者主诉疼痛缓解。
（2）护理措施
- 给予心理安慰。
- 遵医嘱给予止痛药（曲马多、氨酚羟考酮），必要时给予止痛针（氯诺昔康、注射用帕瑞昔布钠）。用药过程中要注意观察用药的效果。

因疼痛出现失眠、易醒
↓
睡眠形型态紊乱

（1）护理目标：患者可安静入睡。
（2）护理措施
- 给予心理安慰并告知其睡眠对康复的重要性。
- 告知患者尽量减少白天睡眠时间。
- 巡视患者时注意做到"四轻"。
- 必要时遵医嘱给予止痛药物缓解疼痛。
- 必要时遵医嘱给予地西泮等药物辅助睡眠。

高血压病史 7 年，血压维持在 134~150/90~100mmHg
↓
有发生高血压急症的危险

（1）护理目标：患者住院期间血压控制平稳。
（2）护理措施
- 监督患者按时服用降压药物，密切监测血压变化。
- 低盐饮食，每日 <6g。
- 嘱患者戒烟酒。
- 保持放松、平和的心态。
- 如有头痛、烦躁、心悸、恶心、呕吐等不适症状及通知医生。
- 注意观察降压药物副作用。

患者多次咨询术前注意事项、康复期要点
↓
知识缺乏

（1）护理目标：患者知晓治疗方案、预后及康复期要点。
（2）护理措施
- 对患者进行手术前需要注意的事项进行讲解。
- 购买术后所需用品。
- 告知患者术后可能发生的情况，使患者提前做好心理准备。
- 告知患者按照护理级别，护士可以为患者做好护理。
- 为患者讲解术后康复锻炼的方法。

（二）实施手术后

1. **诊疗情况**　手术当日，体温 36.6~37.2℃，脉搏 80~92 次 /min，呼吸 18~20 次 /min，血压 135~151/83~94mmHg。患者在全麻下行"人工全髋关节置换术（左）"，术毕安返病房，伤口外敷料包扎完整，无渗血，双下肢感觉活动同术前，尿管及引流管通畅，尿液为淡黄色、清亮，给予 24 小时心电监护及吸氧。告知患者麻醉恢复前需去枕平卧、禁饮食，麻醉恢复后患肢保持外展中立位，进行双下肢股四头肌功能锻炼。术日晚患者伤口敷料有 2cm×2cm 渗血，患者主诉疼痛，难以入睡。术后第 1 日，体温 36.9~37.5℃，脉搏 85~98 次 /min，呼吸 18~20 次 /min，血压 137~143/81~92mmHg。伤口敷料渗血未见扩大。24 小时后护士协助患者进行气压式血液循环驱动器，48 小时拔除尿管，并向家属讲解患肢一定要保持外展中立位，防止脱位，学会正确使用拐。

> **思维提示**
>
> ［1］患者主诉疼痛，难以入睡，与手术切口有关。
>
> ［2］患者麻醉恢复前需去枕平卧，拔除引流后可在保护下下地行走。卧床期间患者处于独立移动躯体能力受到限制的状态。不仅出现自理能力的缺陷，还面临着发生褥疮的危险。
>
> ［3］患者术后患肢需保持外展中立位，防止脱位。

2. 护理评估　患者麻醉恢复前需去枕平卧、禁饮食。术日晚患者伤口敷料 2cm×2cm 渗血,患者主诉疼痛,难以入睡。

3. 护理思维与实施方案

患者麻醉恢复前需去枕平卧、禁饮食
↓
部分自理能力缺陷

（1）护理目标:满足患者基本生理需求。
（2）护理措施
- 麻醉恢复后,协助患者进食流质饮食,排气前不食牛奶、豆浆等产气食物,协助患者饮水。
- 保持尿管通畅,定时巡视;协助患者进行床上大便。
- 为患者整理好床单位,盖好被褥。

患者术后 24 小时内需卧床
↓
有压疮的风险

（1）护理目标:患者卧床期间不发生皮肤受损(压疮)。
（2）护理措施
- 术前嘱患者练习在床上大小便。
- 协助患者定时翻身:日间每日翻身 2 次,及时观察患者皮肤情况躯体移动障碍有皮肤受损危险。
- 定时按摩皮肤受压部有皮肤受损的危险。
- 保持床铺平整、清洁、干燥、无皱褶、无渣屑。

患者主诉疼痛,难以入睡
↓
睡眠型态紊乱

（1）护理目标:患者疼痛缓解,安静入睡。
（2）护理措施
- 给予心理安慰。
- 提供舒适的环境。
- 巡视患者时注意做到"四轻"。
- 遵医嘱给予止痛药(曲马多、哌替啶等)。
- 遵医嘱给予地西泮等药物辅助睡眠。

伤口敷料有 2cm×2cm 渗血,患者留置尿管
↓
有伤口及尿路感染风险

（1）护理目标:患者住院期间不发生伤口感染及尿路感染。
（2）护理措施
- 加强伤口护理,伤口渗液多时,随时更换敷料,保持敷料干燥。
- 观察和评估伤口情况,注意伤口有无红肿痛等症状,有发生感染的危险。
- 加强尿管护理,每日进行会阴擦洗。
- 嘱患者多饮水,以达到冲洗尿道作用。

术后保持外展中立位,扶拐
↓
有发生跌倒、坠床的危险

（1）护理目标:患者在住院期间不发生跌倒、坠床。
（2）护理措施
- 掌握患者的基本情况:年龄、神志、肌力。
- 评估患者发生跌倒、坠床的风险因素,依照跌倒、坠床风险评估标准给予患者评分。
- 定时巡视患者,固定好病床脚刹、加床档、合理安排陪护。
- 嘱患者穿防滑鞋,保证病房地面干燥、灯光照明良好、病房设施摆放合理。

（三）出院前

1. 诊疗情况　出院前行患者行复查 X 线及双下肢深静脉彩超回报,未见下肢静脉血栓,护士给予患者及家属出院指导。各项检查无异常后可带药出院。

2. 护理评估　做好出院时患者心理、药物知识水平及康复期的护理宣教。

思维提示

［1］护士向患者及家属讲解拐的方法。让患者及家属了解如何使用拐。

［2］护士向患者及家属讲解康复期护理注意事项。

3. 护理思维与实施方案

家属未能正确演示拐的使用
↓
知识缺乏

（1）护理目标：家属出院前能正确使用双拐。

（2）护理措施

- 评估患者及家属对拐的基本使用方法了解程度。
- 向患者解释使用拐的必要性。
- 可提供相关宣传资料以帮助患者及家属尽快学会拐使用方法。

患者及家属对康复期
注意事项不了解
↓
知识缺乏

（1）护理目标：患者及家属出院前能复述康复期注意事项。

（2）护理措施

- 对患者讲解康复期护理对疾病恢复的重要性。
- 告知患者康复期注意事项，主要包括以下几点：

1）手术次日起 14 日后可洗澡。

2）扶拐 3 个月。

3）按时服药，注意药物副作用。

4）术后 3 个月复查，遵医嘱进行股四头肌功能锻炼，避免劳累、负重、不能弯腰拾物，不能坐矮凳子，患肢保持外展中立位，不能下蹲，不能跷二郎腿，不能侧卧。

5）不适随诊。

二、护理评价

患者从入院到出院，护理上给予了一系列护理方案的实施。入院时为患者做好疼痛、睡眠型态紊乱、血压的监测及控制，手术后不仅满足了患者术后的基本生理需求，对患者的睡眠、伤口等均进行了良好的护理，避免了术后伤口的感染，有效地避免了跌倒、坠床、压疮的发生。出院前，给予患者系统的知识、术后康复期的护理。在整个发病期，术后康复期护理尤为重要。

三、安全提示

1. 有发生跌倒、坠床的危险　患者手术后翻身有坠床的危险；24 小时下床活动时发生跌倒的危险。护士应积极做好预防工作，了解患者一般情况，包括年龄、神志、肌力等。评估患者发生跌倒、坠床的风险因素；定时巡视患者，固定好病床脚刹、加床档、合理安排陪护；嘱患者穿防滑鞋，保证病房地面干燥，灯光照明良好、病房设施摆放合理。

2. 有皮肤受损的危险　患者术后 3~5 日卧床，护士需了解患者皮肤营养状况；定时协助患者翻身，并按摩皮肤受压部位；保持床铺平整、清洁、干燥、无皱褶、无渣屑。

3. 药物副作用的观察　患者住院期间需服用降压药物、止痛药物、辅助睡眠药物等，护士需注意观察药物副作用。

四、经验分享

1. 心理护理　因患者左髋关节疼痛 15 年，加重伴活动受限 5 年。护士可告诉患者手术实施后疼痛可能还要持续一段时间，使患者对疾病的康复抱有积极乐观的态度。

2. 术后并发症的观察

（1）感染：感染是髋关节置换术后最严重的并发症，其发生率为 1%~6%，可导致关节置换术失败。为防止感染，一般术前预防性应用抗生素，术后也要合理使用抗生素。保持切口外敷料清洁、干燥，患者的切口引流接引流袋，注意保持引流通畅，每日倒引流液，一般术后 1~2 日拔除引流。

（2）深静脉血栓形成（deep vein thrombosis，DVT）：髋关节置换术后血液黏滞性增加、血流相对缓滞、血管内膜损伤，是 DVT 的三个条件。术后应用低分子肝素或口服利伐沙班，应用气压式血液循环驱动器，促进血液循环，防止 DVT 发生。

（3）肺栓塞：肺栓塞是人工髋关节置换术后常见并发症，其发病率为 39%~74%，发生致命肺栓塞的概率是 0.19%~3.4%，是引起猝死的常见原因之一。其发生原因是由于术前下肢活动减少，手术创伤大，出血量多，可激活全身凝血系统，使血液凝固性增高；术后疼痛，长时间的被动体位以及组织水肿压迫深静脉，使静脉血液回流缓慢故易发生下肢静脉血栓形成。深静脉血栓形成的临床表现：一般发生于术后 2~8 日，因静脉回流障碍导致患肢肿胀、疼痛，皮肤颜色发红，甚至浅静脉充盈曲张，严重者可因栓子脱落并发肺栓塞而危及生命。

（4）髋关节脱位：脱位发生的原因除与关节类型、手术入路、假体安放角度有关外，与护理的关系极为密切。髋关节脱位是全髋关节成形术（total hip arthroplasty，THA）失败的四大并发症之一，对患者精神和身体打击很大，其发生率为 0.6%~7.0%。发生原因与术后搬动、下床时过伸、外旋髋关节引发，或翻身时患髋内收、内旋、下蹲、改变体位坐位变站位时引起。因此，术后要保持外展中立位。

3. 下肢肌肉锻炼方法

（1）髋关节的功能锻炼直腿抬高及股四头肌等长收缩锻炼。方法：直腿抬高患肢保持 3~5 秒，重复做，直到感到疲惫，每日练习做，同时练习绷腿运动，每日 2~3 组，每组 20~30 次。

（2）早期活动早期的坐、立、行走的锻炼。

（3）扶拐行走 3 个月，患肢免负重。上下楼梯行走上下楼梯时，患者需要他人的帮助及扶手的支持，每次只能上下一层楼梯，切记"上用健肢，下用患肢"。

股骨头缺血性坏死行坦棒植入术患者的护理

患者,女性,31 岁,主诉:左髋关节疼痛 2 年,加重伴活动受限 1 年,门诊以"股骨头缺血性坏死"收入院。

一、诊疗过程中的临床护理

(一)入院时

1. 诊疗情况

入院后查体:体温 37.0℃,脉搏 78 次 /min,呼吸 22 次 /min,血压 123/80mmHg。患者 2 年前无明显诱因出现左髋关节疼痛,与活动相关,休息后可缓解,有夜间痛,有活动受限,症状逐渐进展。1 年前疼痛加重,伴活动受限,下蹲、上下楼困难,步行小于 50 米。自发病以来,疼痛使患者无法入睡,患者无不良嗜好,大小便正常,生活部分自理。

既往史:否认冠心病、糖尿病等慢性疾病。否认肝炎结核等传染病史。否认重大外伤、手术室。否认药物过敏史。

专科查体:跛行入病房,盆骨无倾斜,双髋关节无畸形,未见切口瘢痕、红肿,右髋关节腹股沟区压痛(－)、叩击痛(－),明显活动受限。双侧"4"字征(＋),双侧 Thomas 征(－),双侧 Trendelenburg 征(－),Allis 征(－),双下肢未见水肿,无感觉减退,双侧足背动脉搏动可触及。

辅助检查:X 线提示左股骨头明显塌陷、变形,髋臼发育未见明显异常,关节间隙轻度狭窄。

异常化验结果:无。

> **思维提示**
>
> ［1］患者出现疼痛:疼痛部位为左髋关节。需做好患者疼痛的护理。
> ［2］患者出现睡眠型态紊乱:因疼痛出现失眠、易醒,需做好睡眠的护理。

2. 护理评估 患者主要症状为左髋关节疼痛,疼痛导致睡眠型态紊乱。关节活动受限,导致躯体移动障碍。

3. 护理思维与实施方案

股骨头明显塌陷变形
↓
髋关节疼痛
- (1)护理目标:患者疼痛缓解。
- (2)护理措施
  - 给予心理安慰。
  - 遵医嘱给予止痛药(曲马多),随时观察患者的用药效果。

因疼痛出现失眠、易醒
↓
睡眠型态紊乱
- (1)护理目标:患者可安静入睡。
- (2)护理措施
  - 给予心理安慰并告知其睡眠对康复的重要性。
  - 告知患者尽量减少白天睡眠时间。
  - 巡视患者时注意做到"四轻"。
  - 必要时遵医嘱给予止痛药物缓解疼痛。
  - 必要时遵医嘱给予地西泮等药物辅助睡眠。

（二）实施手术后

1. 诊疗情况　手术当日,体温 36.6~37.5℃,脉搏 84~90 次/min,呼吸 18~22 次/min,血压 129~130/83~92mmHg。患者在全麻下行"左髋关节坦棒植入术",术毕后安返病房,伤口敷料包扎完好无渗血,给予外展中立位,足趾感觉活动恢复,带回有输液,有一根尿管通畅。遵医嘱持续心电监护及吸氧。告知患者麻醉恢复前需去枕平卧、禁饮食,麻醉恢复后嘱患者进行股四头肌锻炼。术日晚患者主诉疼痛明显,难以入睡,遵医嘱给予哌替啶50mg,异丙嗪25mg肌内注射,后患者可以安静入睡。术后第1日,体温37.1~37.8℃,脉搏 82~94 次/min,呼吸 18~20 次/min,血压 134~148/82~97mmHg。嘱患者继续股四头肌锻炼。遵医嘱给予患者使用弹力袜及足底泵防血栓治疗。定时给予患者翻身,生命体征平稳,停止心电监护及吸氧。患者髋关节保持外展中立位,卧床。术后第2日,遵医嘱拔除患者尿管,嘱患者多饮水。

> **思维提示**
>
> [1]患者手术后皮肤有手术伤口,有感染的风险。应密切注意患者伤口敷料渗血情况,注意体温变化,并且定时检测患者血常规。
>
> [2]患者主诉疼痛,难以入睡,与手术切口有关。
>
> [3]患者保持外展中立位,卧床期间患者处于独立移动躯体能力受到限制的状态。不仅出现自理能力的缺陷,还面临着发生压疮的风险。
>
> [4]潜在并发症:有发生深静脉血栓的风险。

2. 护理评估　患者术后卧床,患肢外展中立位。手术创口增加感染的风险。数日患者主诉疼痛,难以入睡。

3. 护理思维与实施方案

患者术后卧床,患肢外展中立位 → 皮肤完整性受损的风险
- （1）护理目标:患者在出院前不发生压疮。
- （2）护理措施
- 评估患者发生压疮的风险因素,依照压疮风险评估标准给予患者评分。
- 协助患者定时翻身:每2小时翻身1次。
- 定时按摩皮肤受压部位,在骨凸隆处垫软枕。
- 给予患者使用气垫床。
- 保持床铺平整、清洁、干燥、无皱褶、无渣屑。

手术创伤 → 有感染的风险
- （1）护理目标:患者住院期间不发生伤口感染。
- （2）护理措施
- 加强伤口护理,伤口渗液多时,随时更换敷料,保持敷料干燥。
- 观察和评估伤口情况,注意伤口有无红肿痛等症。
- 定时监测患者血常规及体温的变化。
- 严格执行无菌操作。
- 遵医嘱给予抗菌药物预防性治疗。

潜在并发症 → 发生深静脉血栓的风险
- （1）护理目标:患者在住院期间不发生深静脉血栓。
- （2）护理措施
- 给予患者使用抗血栓梯度压力袜。
- 每日给予患者使用气压式血液循环驱动器。
- 定时监测患肢动脉彩超。

（三）出院前

1. 诊疗情况　出院前行"髋关节正侧位""深静脉彩超"、血常规检查,护士给予患者及家属出院指导。各项检查无异常后可带药出院。

思维提示

[1] 护士向患者及家属讲解拐杖使用的方法。

[2] 护士向患者及家属讲解康复期护理注意事项。

2. 护理评估　做好出院时患者康复期的护理宣教。

3. 护理思维与实施方案

患者不能正确的
使用双拐
↓
知识缺乏

（1）护理目标：家属出院前能正确使用拐杖。

（2）护理措施

- 评估患者对双拐使用的基本方法了解程度。
- 向患者解释正确使用双拐的必要性并教会患者正确的使用双拐。
- 可提供相关宣传资料以帮助患者及家属尽快学会使用双拐。

患者及家属对康复期
注意事项不了解
↓
知识缺乏

（1）护理目标：患者及家属出院前能复述出康复期注意事项。

（2）护理措施

- 对患者讲解康复期护理对疾病恢复的重要性。
- 告知患者康复期注意事项，主要包括以下几点：

1）术后 3 个月复查。

2）避免劳累、负重，外出使用拐杖。

3）伤口处如若出现红肿，疼痛的症状，及时就诊。

4）向患者发放出院指导宣传册。

二、护理评价

患者从入院到出院，护理上给予了一系列护理方案的实施。入院时为患者做好疼痛、睡眠型态紊乱、血压的监测及控制，手术后对手术伤口进行了良好的护理，避免了术后伤口的感染，有效地避免压疮的发生以及深静脉血栓形成。出院前，给予患者系统的知识、术后康复期的护理。在整个发病期，术后康复期护理尤为重要。

三、安全提示

1. 有皮肤受损的危险　患者术后卧床，患肢外展中立位，护士需了解患者皮肤营养状况；定时协助患者翻身，并按摩皮肤受压部位；保持床铺平整、清洁、干燥、无皱褶、无渣屑。

2. 有跌倒的危险　患者遵医嘱可以下床活动后会有跌倒的危险。护士应该积极做好预防工作，嘱患者穿防滑鞋，保证病房地面干燥，灯光照明良好，病房设施摆放合理，教会患者正确使用双拐。

四、经验分享

1. 心理护理　患者因术后伤口发生感染，伤口红肿，破溃流脓窦道形成，患者情绪焦虑低落。此过程中，护士应该告知患者的预后情况，使患者对疾病的康复抱有积极乐观的态度。

2. 术后并发症的观察　深静脉血栓形成，大多数深静脉血栓形成是无症状的，少数患者会发生有症状的深静脉血栓，如若患肢出现肿胀、发硬、疼痛，下肢局部皮肤出现青紫色，皮温降低，或双下肢、臀部、下腹和外生殖器出现水肿的症状时，嘱患者制动、卧床，进一步治疗。

髋关节翻修术患者的护理

患者,男性,54岁,主诉:右髋关节置换术后疼痛9年,加重伴活动受限2年,门诊以"右髋关节置换术后"为进一步治疗,门诊收入院。

一、诊疗过程中的临床护理

(一)入院时

1. 诊疗情况

入院后查体:体温36.5℃,脉搏69次/min,呼吸18次/min,血压145/85mmHg。患者9年前因股骨胫骨折空心钉内固定术后股骨头坏死行右侧人工股骨头置换术,术后出现右髋关节疼痛,与活动相关,休息可缓解,无夜间痛,有活动受限,行口服药物治疗。症状逐渐进展。2年前疼痛加重,伴活动受限,下蹲、上下楼困难,步行小于20米。患者自发病以来精神、食欲良好、因疼痛出现失眠、易醒。患者无不良嗜好,大小便正常,生活自理。

既往史:既往高血压病史7年。遵医嘱按时服用贝那普利,厄贝沙坦氢氯噻嗪片,血压维持在135~145/80~90mmHg。否认冠心病、糖尿病等慢性疾病。否认肝炎、结核等传染病史。否认胃肠道、肝胆系疾病史。否认阿司匹林及其他抗凝药用药史。有输血史,有青霉素、磺胺过敏史。

专科查体:跛行入病房,骨盆向右倾斜,右髋关节短缩,屈曲畸形,未见切口瘢痕,关节红肿,无皮肤破溃,皮温不高。右髋关节大粗隆区有压痛,纵向叩击痛,双下肢未见水肿,无感觉减退,双侧足背动脉搏动可触及。

辅助检查:X线示右髋关节髋臼骨缺损,股骨假体松动,下沉。24小时动态血压:收缩压98~142mmHg,平均值118mmHg;舒张压79~95mmHg,平均值86mmHg;平均动脉压134/92mmHg。心电图:大致正常心电图。24小时动态心电图提示:窦性心律,心率68~96次/min。

> **思维提示**
>
> [1]患者出现疼痛:疼痛部位为髋关节,与活动相关,需做好疼痛的护理。
>
> [2]患者既往有高血压病史,需监督患者定时服药、定时监测血压。

2. 护理评估 患者主要症状髋关节活动性疼痛。患者血压维持在135~145/80~90mmHg。患者多次咨询术前注意事项及康复护理要点,希望能有更多的了解。

3. 护理思维与实施方案

髋关节髋臼骨缺损,股骨假体松动,下沉 → 髋关节活动性疼痛

(1)护理目标:患者疼痛缓解。

(2)护理措施

- 给予心理安慰。
- 遵医嘱给予止痛药(曲马多),用药过程中要注意观察用药的效果。
- 嘱患者适量活动,以免疼痛加剧。

高血压病史 7 年,血压维持在 135~145/80~90mmHg

↓

有发生高血压急症的风险

（1）护理目标:患者住院期间血压控制平稳。
（2）护理措施
- 监督患者按时服用降压药物,密切监测血压变化。
- 低盐饮食,每日 <6g。
- 嘱患者戒烟酒。
- 保持放松、平和的心态。
- 如头痛烦躁、心悸、恶心呕吐等不适症状及时通知医生。
- 注意观察降压药物副作用。

患者多次咨询术前注意事项、康复期护理要点

↓

知识缺乏

（1）护理目标:患者知晓治疗方案、预后及康复期要点。
（2）护理措施
- 对患者进行手术前需要注意的事项进行讲解。
- 发放宣传手册。
- 告知患者术后可能发生的情况,使患者做好心理准备。
- 告知患者按照护理级别,护士可以为患者做好护理。
- 为患者讲解术后康复锻炼的方法。

（二）实施手术后

1. 诊疗情况　手术当日,体温 36.3~37.1℃,脉搏 80~91 次 /min,呼吸 18~22 次 /min,血压 126~145/80~92mmHg。患者在全麻下行"左髋关节翻修术",术毕安返病房,伤口外敷料包扎完整,无渗血,患肢保持外展中立位,足趾血运感觉活动好,引流管通畅,引流液为血性液体。尿管通畅,尿液为淡黄色、清亮,给予持续心电监护及吸氧。告知患者麻醉恢复前需去枕平卧、禁饮食。术日晚患者主诉疼痛,难以入睡。术后第 1 日,体温 36.9~37.5℃,脉搏 82~94 次 /min,呼吸 18~20 次 /min,血压 132~141/82~93mmHg。伤口引流约 220ml。

🔧 **思维提示**

[1] 患者行髋关节翻修手术,应保持正确体位,并注意观察患肢血运。

[2] 患者主诉疼痛,难以入睡,与手术切口有关。

[3] 患者麻醉恢复前需去枕平卧,麻醉恢复后可坐位,拔除引流后可根据医嘱保护下下地行走。卧床期间患者处于独立移动躯体能力受到限制的状态,不仅出现自理能力的缺陷,还面临着发生压疮的危险。

2. 护理评估　患者麻醉恢复前需去枕平卧、禁饮食。术日晚患者主诉疼痛,难以入睡。

3. 护理思维与实施方案

患者麻醉恢复前需去枕平卧、禁饮食

↓

部分自理能力缺陷

（1）护理目标:满足患者基本生理需求。
（2）护理措施
- 麻醉恢复后,协助患者进食流质饮食,排气前不食牛奶、豆浆等产气食物,协助患者饮水。
- 保持尿管通畅,定时巡视;协助患者进行床上大便。
- 为患者整理好床单位,盖好被褥。

患者术后 24 小时内需卧床

↓

躯体移动障碍有皮肤受损的风险

（1）护理目标:患者卧床期间不发生皮肤受损（压疮）。
（2）护理措施
- 协助患者定时翻身。
- 定时按摩皮肤受压部位。
- 保持床铺平整、清洁、干燥、无皱褶、无渣屑。

患者主诉疼痛,难以入睡
↓
睡眠型态紊乱

（1）护理目标:患者疼痛缓解,安静入睡。

（2）护理措施

- 给予心理安慰。
- 提供舒适的环境。
- 巡视患者时注意做到"四轻"。
- 遵医嘱给予止痛药（曲马多、氨酚羟考酮等）。
- 遵医嘱给予地西泮等药物辅助睡眠。
- 引流管护理措施:加强引流管护理,观察、记录伤口引流量,伤口引流较多时予以更换伤口敷料。

患者留置尿管
↓
有尿路感染的危险

（1）护理目标:患者住院期间不发生尿路感染。

（2）护理措施

- 加强尿管护理,每日进行会阴擦洗。
- 嘱患者多饮水,以达到冲洗尿道作用。

术后翻身、拔引流后扶拐下床活动
↓
有发生跌倒、坠床的危险

（1）护理目标:患者在住院期间不发生脱位、跌倒、坠床。

（2）护理措施

- 掌握患者的基本情况:年龄、神志、肌力。
- 评估患者发生脱位、跌倒、坠床的风险因素,依照脱位、跌倒、坠床风险评估标准给予患者评分。
- 定时巡视患者,固定好病床脚刹、加床档、合理安排陪护。
- 嘱患者穿防滑鞋,保证病房地面干燥、灯光照明良好、病房设施摆放合理。

（三）出院前

1. 诊疗情况　出院前行"髋关节正侧位"、血常规检查,护士给予患者及家属出院指导。各项检查无异常后可带药出院。

> **思维提示**
>
> 　［1］护士向患者及家属讲解预防髋关节脱位的方法。
>
> 　［2］护士向患者及家属讲解康复期护理注意事项。

2. 护理评估　做好出院时患者心理、药物知识水平及康复期的护理宣教。

3. 护理思维与实施方案

患者及家属对康复期注意事项不了解
↓
知识缺乏

（1）护理目标:患者及家属出院前能复述康复期注意事项。

（2）护理措施

- 对患者讲解康复期护理对疾病恢复的重要性。
- 告知患者康复期注意事项,主要包括以下几点:

1）手术次日起 14 日拆线,术后 3 个月复查,不适随诊。

2）患肢避免负重或部分负重 3 个月。

3）康复早期应遵循 90° 原则;日常生活中避免:即盘腿、侧卧、跷二郎腿。

4）禁止高处跳落,以免假体撞击而松动。

5）避免摔跤或外伤,预防感冒和其他部位的急性感染,以防止关节感染。

6）按时服药,注意药物副作用。

- 向患者发放出院指导宣传册。

二、护理评价

患者从入院到出院,护理上给予了一系列护理方案的实施。入院时为患者做好疼痛、睡眠型态紊乱、血压的监测及控制,手术后不仅满足了患者术后的基本生理需求,对患者的睡眠、伤口等均进行了良好的护理,避免了术后伤口的感染,有效地避免了脱位、跌倒、坠床、压疮的发生。出院前,给予患者系统的知识、术后康复期的护理。在整个发病期,术后康复期护理尤为重要。

三、安全提示

1. 有发生脱位、跌倒、坠床的危险　患者手术后翻身有脱位、坠床的危险;24 小时下床活动时发生跌倒的危险。护士应积极做好预防工作,了解患者一般情况,包括年龄、神志、肌力等。评估患者发生脱位、跌倒、坠床的风险因素;定时巡视患者,固定好病床脚刹、加床档、合理安排陪护;嘱患者穿防滑鞋,保证病房地面干燥,灯光照明良好、病房设施摆放合理。

2. 有皮肤受损的危险　患者术后 24 小时内卧床,护士需了解患者皮肤营养状况;定时协助患者翻身,并按摩皮肤受压部位;保持床铺平整、清洁、干燥、无皱褶、无渣屑。

3. 药物副作用的观察　患者住院期间需服用降压药物、止痛药物、辅助睡眠药物等,护士需注意观察药物副作用。

四、经验分享

1. 心理护理　由于患者行关节再置换手术,患者及家属对手术费用昂贵及预后是否良好会产生焦虑,护士应详细向患者及家属解释手术的必要性、方法及术后功能锻炼的注意事项。

2. 术后并发症的观察

(1)感染:术后出现体温持续升高,全身发抖;髋关节周围或大腿疼痛;皮肤发亮肿胀,皮肤颜色发红,局部皮肤温度稍高这些情况,应及时通知医生。注意观察伤口渗血情况,及时更换敷料,保持伤口敷料清洁干燥。常规合理应用抗生素。

(2)下肢深静脉血栓形成:我科采用术后 12 小时皮下注射达肝素钠注射液,连续给药 7~10 日。抗血栓压力带或气压泵物理治疗。

(3)脱位:脱位并不常见,常在术后即刻或 10~12 周发生。发生髋关节脱位时常伴有沉闷的声音,接着疼痛增加,髋关节不能活动或活动时疼痛加剧。保持正确的体位,避免髋关节过度内收和屈曲。搬动患者及抬起臀部时,应将髋关节整体水平托起;翻身时要注意轴向翻身。

(4)患肢肿胀:肿胀的发生可能与手术有关,护士指导患者进行足趾屈伸运动,配合口服或静脉给消肿药物,可使肿胀尽快消退。护士应告知患者不要过多恐惧,通过锻炼可以尽快消肿。

(5)神经血管损伤:术后密切观察肢端血运、感觉、活动及足背动脉搏动。认真听取患者主诉。必要时给予口服甲钴胺片或者肌注维生素 B_{12}。

(6)皮肤、呼吸、泌尿系统并发症的发生:定时给予患者翻身按摩,指导患者深呼吸及有效排痰,同时要鼓励患者多饮水。

(7)假体松动:是人工关节置换远期并发症,患者主要表现为下肢疼痛、休息时缓解,负重时加重。

强直性脊柱炎行全髋关节置换术患者的护理

患者,男性,22岁,主诉:双髋关节疼痛7年,加重伴活动受限3年,门诊以"强直性脊柱炎"为进一步治疗,门诊收入院。

一、诊疗过程中的临床护理

(一)入院时

1. 诊疗情况

入院后查体:体温36.5℃,脉搏78次/min,呼吸19次/min,血压120/80mmHg。患者7年前因强直性脊柱炎出现右髋关节疼痛,与活动不相关,休息不可缓解,有夜间痛,有活动受限,4年前左髋出现同样症状,后双髋关节症状逐渐加重。1年前双髋关节出现僵直并逐渐融合。患者自发病以来精神、食欲良好、因疼痛出现失眠、易醒。患者无不良嗜好,大小便正常,生活自理。

既往史:既往否认糖尿病、高血压、冠心病等慢性疾病。否认肝炎、结核等传染病史。否认胃肠道、肝胆系疾病史。否认阿司匹林及其他抗凝药用药史。无输血史,无药物过敏史。

专科查体:拄双拐入病房,骨盆无倾斜,双髋关节屈曲畸形,未见切口瘢痕、关节红肿,无皮肤破溃,皮温不高。左髋关节大粗隆区有压痛,无纵向叩击痛,明显活动受限,双下肢未见水肿,无感觉减退,双侧足背动脉搏动可触及。

辅助检查:X线示双髋关节间隙消失,关节融合。24小时动态血压及24小时动态心电图结果均大致正常。

> **思维提示**
>
> [1]患者出现疼痛:疼痛部位为髋关节,与活动相关,需做好疼痛的护理。
> [2]患者出现睡眠型态紊乱:因疼痛出现失眠、易醒,需做好睡眠的护理。

2. 护理评估 患者主要症状为右髋关节疼痛。患者因疼痛出现失眠、易醒。患者多次咨询术前注意事项及康复护理要点,希望能有更多的了解。

3. 护理思维与实施方案

左髋关节轻度骨质疏松 → 髋关节活动性疼痛

(1)护理目标:患者疼痛缓解。
(2)护理措施
- 给予心理安慰。
- 遵医嘱给予止痛药(曲马多、塞来昔布),用药过程中要注意观察用药的效果。

因疼痛出现失眠、易醒 → 睡眠型态紊乱

(1)护理目标:患者可安静入睡。
(2)护理措施
- 给予心理安慰并告知其睡眠对康复的重要性。
- 告知患者尽量减少白天睡眠时间。
- 巡视患者时注意做到"四轻"。
- 必要时给予安定药物辅助睡眠。

患者多次咨询术前
注意事项、康复期
要点

↓

知识缺乏

（1）护理目标：患者知晓治疗方案、预后及康复期要点。
（2）护理措施
- 为患者讲解手术前需要注意的事项。
- 发放宣传手册。
- 告知患者术后可能发生的情况，使患者做好心理准备。
- 告知患者按照护理级别，护士可以为患者做好护理。
- 为患者讲解术后康复锻炼的方法。

（二）实施手术后

1. 诊疗情况 手术当日，体温 36.1~36.8℃，脉搏 72~78 次/min，呼吸 18~23 次/min，血压 137~140/75~88mmHg。患者在全麻下行"双髋关节置换术"，术毕安返病房，伤口外敷料包扎完整，无渗血，患肢保持外展中立位，足趾血运感觉活动好，引流管通畅，引流液为血性液体。尿管通畅，尿液为淡黄色、清亮，给予持续心电监护及吸氧。告知患者麻醉恢复前需去枕平卧、禁饮食。术日晚患者主诉疼痛，难以入睡。术后第1日，体温 36.8~37.9℃，脉搏 75~89 次/min，呼吸 18~23 次/min，血压 122~138/79~85mmHg。伤口引流约 480ml。

思维提示

［1］患者行髋关节置换手术，应保持正确体位，并注意观察患肢血运。

［2］患者主诉疼痛，难以入睡，与手术切口有关。

［3］患者麻醉恢复前需去枕平卧，麻醉恢复后可坐位，拔除引流后可根据医嘱保护下下地行走。卧床期间患者处于独立移动躯体能力受到限制的状态。不仅出现自理能力的缺陷，还面临着发生压疮的危险。

2. 护理评估 患者麻醉恢复前需去枕平卧、禁饮食。术日晚患者主诉疼痛，难以入睡。

3. 护理思维与实施方案

患者麻醉恢复前需
去枕平卧、禁饮食

↓

部分自理能力缺陷

（1）护理目标：满足患者基本生理需求。
（2）护理措施
- 麻醉恢复后，协助患者进食流质饮食，排气前不食牛奶豆浆等产气食物，协助患者饮水。
- 保持尿管通畅，定时巡视；协助患者进行床上大便。
- 为患者整理好床单位，盖好被褥。

患者术后 24 小时
内需卧床

↓

有压疮的风险

（1）护理目标：患者卧床期间不发生皮肤受损（压疮）。
（2）护理措施
- 协助患者定时翻身。
- 定时按摩皮肤受压部位，骶尾部垫气圈。
- 保持床铺平整、清洁、干燥、无皱褶、无渣屑。

有皮肤受损的危险
患者主诉疼痛，难
以入睡

↓

睡眠型态紊乱

（1）护理目标：患者疼痛缓解，安静入睡。
（2）护理措施
- 给予心理安慰。
- 提供舒适的环境。
- 巡视患者时注意做到"四轻"。
- 遵医嘱给予止痛药（曲马多、氨酚羟考酮等）。
- 遵医嘱给予地西泮等药物辅助睡眠。
- 引流管护理措施：加强引流管护理，观察、记录伤口引流量，伤口引流较多时予以更换伤口敷料。

患者留置尿管

↓

有尿路感染的危险

（1）护理目标：患者住院期间不发生尿路感染。

（2）护理措施

- 加强尿管护理，每日进行会阴擦洗。
- 嘱患者多饮水，以达到冲洗尿道作用。

术后翻身、拔引流后扶拐
下床活动

↓

有发生跌倒、坠床的危险

（1）护理目标：患者在住院期间不发生脱位、跌倒、坠床。

（2）护理措施

- 掌握患者的基本情况：年龄、神志、肌力。
- 评估患者发生脱位、跌倒、坠床的风险因素，依照脱位、跌倒、坠床风险评估标准给予患者评分。
- 定时巡视患者，固定好病床脚刹、加床档，合理安排陪护。
- 嘱患者穿防滑鞋，保证病房地面干燥、灯光照明良好、病房设施摆放合理。

（三）出院前

1. 诊疗情况　出院前行"髋关节正侧位"、血常规检查，护士给予患者及家属出院指导。各项检查无异常后可带药出院。

思维提示

［1］护士向患者及家属讲解预防髋关节脱位的方法。

［2］护士向患者及家属讲解康复期护理注意事项。

---

2. 护理评估　做好出院时患者心理、药物知识水平及康复期的护理宣教。

3. 护理思维与实施方案

患者及家属对康复期
注意事项不了解

↓

知识缺乏

（1）护理目标：患者及家属出院前能复述康复期注意事项。

（2）护理措施

- 对患者讲解康复期护理对疾病恢复的重要性。
- 告知患者康复期注意事项，主要包括以下几点：

1）手术次日起14日拆线，术后3个月复查，不适随诊。

2）患肢避免负重或部分负重3个月。

3）康复早期应遵循90°原则；日常生活中避免：即盘腿、侧卧、跷二郎腿。

4）禁止高处跳落，以免假体撞击而松动。

5）避免摔跤或外伤，预防感冒和其他部位的急性感染，以防止关节感染。

6）按时服药，注意药物副作用。

- 向患者发放出院指导宣传册。

二、护理评价

患者从入院到出院，护理上给予了一系列护理方案的实施。入院时为患者做好疼痛、睡眠型态紊乱、血压的监测及控制，手术后不仅满足了患者术后的基本生理需求，对患者的睡眠、伤口等均进行了良好的护理，避免了术后伤口的感染，有效地避免了脱位、跌倒、坠床、压疮的发生。出院前，给予患者系统的知识、术后康复期的护理。在整个发病期，术后康复期护理尤为重要。

三、安全提示

1. 有发生脱位、跌倒、坠床的危险　患者手术后翻身有脱位、坠床的危险；24小时下床活动时发生跌倒的危险。护士应积极做好预防工作,了解患者一般情况,包括年龄、神志、肌力等。评估患者发生脱位、跌倒、坠床的风险因素;定时巡视患者,固定好病床脚刹、加床档、合理安排陪护;嘱患者穿防滑鞋,保证病房地面干燥,灯光照明良好、病房设施摆放合理。

2. 有皮肤受损的危险　患者术后 24 小时内卧床,护士需了解患者皮肤营养状况;定时协助患者翻身,并按摩皮肤受压部位;保持床铺平整、清洁、干燥、无皱褶、无渣屑。

3. 药物副作用的观察　患者住院期间需服用降压药物、止痛药物、辅助睡眠药物等,护士需注意观察药物副作用。

四、经验分享

1. 心理护理　由于患者行关节再置换手术,患者及家属对手术费用昂贵及预后是否良好会产生焦虑,护士应详细向患者及家属解释手术的必要性、方法及术后功能锻炼的注意事项。

2. 术后并发症的观察

(1)感染:术后出现体温持续升高,全身发抖;髋关节周围或大腿疼痛;皮肤发亮肿胀,皮肤颜色发红,局部皮肤温度稍高这些情况,应及时通知医生。注意观察伤口渗血情况,及时更换敷料,保持伤口敷料清洁干燥。常规合理应用抗生素。

(2)下肢深静脉血栓形成:我科采用术后 12 小时皮下注射达肝素钠注射液,连续给药 7~10 日。抗血栓压力带或气压泵物理治疗。

(3)脱位:脱位并不常见,常在术后即刻或 10~12 周发生。发生髋关节脱位时常伴有沉闷的声音,接着疼痛增加,髋关节不能活动或活动时疼痛加剧。保持正确的体位,避免髋关节过度内收和屈曲。搬动患者及抬起臀部时,应将髋关节整体水平托起;翻身时要注意轴向翻身。

(4)患肢肿胀:肿胀的发生可能与手术有关,护士指导患者进行足趾屈伸运动,配合口服或静脉给消肿药物,可使肿胀尽快消退。护士应告知患者不要过多恐惧,通过锻炼可以尽快消肿。

(5)神经血管损伤:术后密切观察肢端血运、感觉、活动及足背动脉搏动。认真听取患者主诉。必要时给予口服甲钴胺片或者肌注维生素 B_{12}。

(6)皮肤、呼吸、泌尿系统并发症的发生:定时给予患者翻身按摩,指导患者深呼吸及有效排痰,同时要鼓励患者多饮水。

(7)假体松动:是人工关节置换远期并发症,患者主要表现为下肢疼痛、休息时缓解,负重时加重。

类风湿性关节炎髋关节置换术患者的护理

患者,男性,21岁,主诉:左髋关节疼痛5年,加重伴活动受限1年,门诊以"髋关节类风湿性关节炎"为进一步治疗,门诊收入院。

一、诊疗过程中的临床护理

(一)入院时

1. 诊疗情况

入院后查体:体温36.5℃,脉搏80次/min,17次/min,血压120/70mmHg。患者5年前无明显诱因出现左髋关节疼痛,与活动相关,休息可缓解,无夜间痛,有活动受限,行口服药物治疗。症状逐渐进展。1年前疼痛加重,伴活动受限,下蹲、上下楼困难,步行小于1 000米。患者自发病以来精神、食欲良好、因疼痛出现失眠、易醒。患者无不良嗜好,大小便正常,生活自理。

既往史:既往否认高血压、糖尿病、冠心病等慢性疾病。否认肝炎结核等传染病史。否认胃肠道、肝胆系疾病史。否认阿司匹林及其他抗凝药用药史。无输血史,无药物过敏史。

专科查体:跛行入病房,骨盆向左倾斜,左髋关节短缩、屈曲畸形,未见切口瘢痕、关节红肿,无皮肤破溃,皮温不高。左髋关节大粗隆区有压痛,无纵向叩击痛,明显活动受限,双下肢未见水肿,无感觉减退,双侧足背动脉搏动可触及。

辅助检查:X线示左髋关节轻度骨质疏松,关节间隙均匀狭窄,关节面不平整,头内未见囊性变,髋臼发育未见异常。24小时动态血压及24小时动态心电图结果均大致正常。

> **思维提示**
>
> 〔1〕患者出现疼痛:疼痛部位为髋关节,与活动相关,需做好疼痛的护理。
> 〔2〕患者既往有糖尿病病史,需监督患者定时注射胰岛素、定时监测血糖。

2. 护理评估　患者主要症状髋关节活动性疼痛。患者多次咨询术前注意事项及康复护理要点,希望能有更多的了解。

3. 护理思维与实施方案

左髋关节轻度骨质疏松　　(1)护理目标:患者疼痛缓解。
　关节间隙均匀狭窄　　　　(2)护理措施
　　　　↓　　　　　　　　　● 给予心理安慰。
　髋关节活动性疼痛　　　　● 遵医嘱给予止痛药(曲马多),用药过程中要注意观察用药的效果。

因疼痛出现失眠、易醒
↓
睡眠型态紊乱

（1）护理目标：患者可安静入睡。
（2）护理措施
- 给予心理安慰并告知其睡眠对康复的重要性。
- 告知患者尽量减少白天睡眠时间。
- 巡视患者时注意做到"四轻"。
- 必要时给予安定药物辅助睡眠。

患者多次咨询术前注意
事项、康复期要点
↓
知识缺乏

（1）护理目标：患者知晓治疗方案、预后及康复期要点。
（2）护理措施
- 对患者进行手术前需要注意的事项进行讲解。
- 发放宣传手册。
- 告知患者术后可能发生的情况，使患者做好心理准备。
- 告知患者按照护理级别，护士可以为患者做好护理。
- 为患者讲解术后康复锻炼的方法。

（二）实施手术后

1. 诊疗情况　手术当日，体温 36.4~36.7℃，脉搏 75~88 次 /min，呼吸 17~22 次 /min，血压 115~128/72~83mmHg。患者在全麻下行"左髋关节置换术"，术毕安返病房，伤口外敷料包扎完整，无渗血，患肢保持外展中立位，足趾血运感觉活动好，引流管通畅，引流液为血性液体。尿管通畅，尿液为淡黄色、清亮，给予持续心电监护及吸氧。告知患者麻醉恢复前需去枕平卧、禁饮食。术日晚患者主诉疼痛，难以入睡。术后第 1 日，体温 36.0~37.9℃，脉搏 74~95 次 /min，呼吸 17~25 次 /min，血压 121~134/75~80mmHg。伤口引流约 150ml。

> **思维提示**
>
> ［1］患者行髋关节置换手术，应保持正确体位，并注意观察患肢血运。
> ［2］患者主诉疼痛，难以入睡，与手术切口有关。
> ［3］患者麻醉恢复前需去枕平卧，麻醉恢复后可坐位，拔除引流后可根据医嘱保护下下地行走。卧床期间患者处于独立移动躯体能力受到限制的状态，不仅出现自理能力的缺陷，还面临着发生压疮的危险。

2. 护理评估　患者麻醉恢复前需去枕平卧、禁饮食。术日晚患者主诉疼痛，难以入睡。

3. 护理思维与实施方案

患者麻醉恢复前需
去枕平卧、禁饮食
↓
部分自理能力缺陷

（1）护理目标：满足患者基本生理需求。
（2）护理措施
- 麻醉恢复后，协助患者进食流质饮食，排气前不食牛奶、豆浆等产气食物，协助患者饮水。
- 保持尿管通畅，定时巡视；协助患者进行床上大便。
- 为患者整理好床单位，盖好被褥。

患者术后 24 小时内需卧床
↓
躯体移动障碍
有皮肤受损的危险

（1）护理目标：患者卧床期间不发生皮肤受损（压疮）。
（2）护理措施
- 协助患者定时翻身。
- 定时按摩皮肤受压部位。
- 保持床铺平整、清洁、干燥、无皱褶、无渣屑。

患者主诉疼痛，难以入睡

↓

睡眠型态紊乱

（1）护理目标：患者疼痛缓解，安静入睡。

（2）护理措施

- 给予心理安慰。
- 提供舒适的环境。
- 巡视患者时注意做到"四轻"。
- 遵医嘱给予止痛药（曲马多、氨酚羟考酮等）。
- 遵医嘱给予地西泮等药物辅助睡眠。
- 引流管护理措施：加强引流管护理，观察、记录伤口引流量，伤口引流较多时予以更换伤口敷料。

患者留置尿管

↓

有感染的危险

（1）护理目标：患者住院期间不发生尿路感染。

（2）护理措施

- 加强尿管护理，每日进行会阴擦洗。
- 嘱患者多饮水，以达到冲洗尿道作用。

术后翻身、拔引流后扶拐下床活动

↓

有发生跌倒、坠床的危险

（1）护理目标：患者在住院期间不发生脱位、跌倒、坠床。

（2）护理措施

- 掌握患者的基本情况：年龄、神志、肌力。
- 评估患者发生脱位、跌倒、坠床的风险因素，依照脱位、跌倒、坠床风险评估标准给予患者评分。
- 定时巡视患者，固定好病床脚刹、加床档、合理安排陪护。
- 嘱患者穿防滑鞋，保证病房地面干燥、灯光照明良好、病房设施摆放合理。

（三）出院前

1. 诊疗情况　出院前行"髋关节正侧位"、血常规检查，护士给予患者及家属出院指导。各项检查无异常后可带药出院。

📝 **思维提示**

　　［1］护士向患者及家属讲解预防髋关节脱位的方法。

　　［2］护士向患者及家属讲解康复期护理注意事项。

---

2. 护理评估　做好出院时患者心理、药物知识水平及康复期的护理宣教。

3. 护理思维与实施方案

患者及家属对康复期注意事项不了解

↓

知识缺乏

（1）护理目标：患者及家属出院前能复述康复期注意事项。

（2）护理措施

- 对患者讲解康复期护理对疾病恢复的重要性。
- 告知患者康复期注意事项，主要包括以下几点：

1）手术次日起 14 日拆线，术后 3 个月复查，不适随诊。

2）患肢避免负重或部分负重 3 个月。

3）康复早期应遵循 90° 原则；日常生活中避免：即盘腿、侧卧、跷二郎腿。

4）禁止高处跳落，以免假体撞击而松动。

5）避免摔跤或外伤，预防感冒和其他部位的急性感染，以防止关节感染。

6）按时服药，注意药物副作用。

- 向患者发放出院指导宣传册。

二、护理评价

患者从入院到出院,护理上给予了一系列护理方案的实施。入院时为患者做好疼痛、睡眠型态紊乱、血压的监测及控制,手术后不仅满足了患者术后的基本生理需求,对患者的睡眠、伤口等均进行了良好的护理,避免了术后伤口的感染,有效地避免了脱位、跌倒、坠床、压疮的发生。出院前,给予患者系统的疾病相关的健康教育,告知患者术后康复尤为重要。

三、安全提示

1. 有发生脱位、跌倒、坠床的危险　患者手术后翻身有脱位、坠床的危险;24 小时下床活动时发生跌倒的危险。护士应积极做好预防工作,了解患者一般情况,包括年龄、神志、肌力等。评估患者发生脱位、跌倒、坠床的风险因素;定时巡视患者,固定好病床脚刹、加床档、合理安排陪护;嘱患者穿防滑鞋,保证病房地面干燥、灯光照明良好、病房设施摆放合理。

2. 有皮肤受损的危险　患者术后 24 小时内卧床,护士需了解患者皮肤营养状况;定时协助患者翻身,并按摩皮肤受压部位;保持床铺平整、清洁、干燥、无皱褶、无渣屑。

3. 药物副作用的观察:患者住院期间需服用降压药物、止痛药物、辅助睡眠药物等,护士需注意观察药物副作用。

四、经验分享

1. 心理护理　由于患者行关节再置换手术,患者及家属对手术费用昂贵及预后是否良好会产生焦虑,护士应详细向患者及家属解释手术的必要性、方法,及术后功能锻炼的注意事项。

2. 术后并发症的观察

(1)感染:术后出现体温持续升高,全身发抖;髋关节周围或大腿疼痛;皮肤发亮肿胀,皮肤颜色发红,局部皮肤温度稍高这些情况,应及时通知医生。注意观察伤口渗血情况,及时更换敷料,保持伤口敷料清洁干燥。常规合理应用抗生素。

(2)下肢深静脉血栓形成:我科采用术后 12 小时皮下注射达肝素钠注射液,连续给药 7~10 日。抗血栓压力带或气压泵物理治疗。

(3)脱位:脱位并不常见,常在术后即刻或 10~12 周发生。发生髋关节脱位时常伴有沉闷的声音,接着疼痛增加,髋关节不能活动或活动时疼痛加剧。保持正确的体位,避免髋关节过度内收和屈曲。搬动患者及抬起臀部时,应将髋关节整体水平托起;翻身时要注意轴向翻身。

(4)患肢肿胀:肿胀的发生可能与手术有关,护士指导患者进行足趾屈伸运动,配合口服或静脉给消肿药物,可使肿胀尽快消退。护士应告知患者不要过多恐惧,通过锻炼可以尽快消肿。

(5)神经血管损伤:术后密切观察肢端血运、感觉、活动及足背动脉搏动。认真听取患者主诉。必要时给予口服甲钴胺片或者肌注维生素 B_{12}。

(6)皮肤、呼吸、泌尿系统并发症的发生:定时给予患者翻身按摩,指导患者深呼吸及有效排痰,同时要鼓励患者多饮水。

(7)假体松动:是人工关节置换远期并发症,患者主要表现为下肢疼痛、休息时缓解,负重时加重。

人工全膝关节置换术患者的护理

患者,女性,72 岁,主诉:因双膝关节疼痛 13 年,加重伴活动受限 6 个月,门诊以双膝骨性关节炎收入院。

一、诊疗过程中的临床护理

(一)入院时

1. 诊疗情况

入院后查体:体温 36.8℃,脉搏 88 次 /min,呼吸 22 次 /min,血压 130/80mmHg。患者跛行入病房,双膝关节屈曲畸形,主诉 13 年前无明显诱因出现双膝关节疼痛,与活动有关系,休息后可缓解,无夜间痛,有活动受限,行口服药治疗。6 个月前由于外伤疼痛加重,伴活动受限,下蹲,上下楼困难,步行小于 100 米,以右侧为重。到我院就诊,门诊诊为膝关节骨性关节炎(双),为进一步诊治门诊收入院。

既往史:否认高血压,糖尿病,冠心病史。否认肝、结核等传染病史。否认胃肠道,肝胆系疾病史。否认阿司匹林及其他抗凝药用药史。否认药物过敏史。

专科查体:跛行入病房,双膝关节屈曲畸形,未见切口瘢痕,双膝关节周围皮肤无发红,轻度肿胀,双膝关节内侧关节间隙髌骨内侧缘压痛(+),明显活动受限。双下肢未见水肿,无感觉减退,双侧足背动脉搏动可触及(表 1-1,表 1-2)。

表 1-1 膝关节测量

部位	屈曲度数 /°	伸直度数 /°	髌上 10cm 周径 /cm	髌下 10cm 周径 /cm	膝间距 /cm	踝间距 /cm
左膝	95	−10	40	30	10	1
右膝	85	−10	40	30		

表 1-2 膝关节特殊检查

部位	浮髌试验	Lachman 征	前抽屉试验	后抽屉试验	内翻应力试验	外翻应力试验	过屈试验	过伸试验	Mcmurry 试验
左膝	−	−	−	−	−	−	+	+	−
右膝	−	−	−	−	−	−	+	+	−

辅助检查:X 线示双膝关节内翻畸形,膝关节内侧关节间隙狭窄,软骨下骨硬化,关节周缘及髌骨上下极可见大量骨赘形成,髌骨关节面欠平整。心电图:为大致正常心电图。24 小时动态心电图:窦性心律,心率 59~96 次 /min,24 小时动态血压:收缩压 62~137mmHg,平均值 98mmHg,舒张压 66~85mmHg,平均值 68mmHg,平均动脉压 128/61mmHg。

思维提示

［1］患者出现疼痛,疼痛的部位为双膝关节伴活动受限,下蹲、上下楼困难等。需做好疼痛的护理。

［2］患者为老年患者,听力减弱,记忆力减退,遵医行为较差。需做好心理护理。

2. 护理评估　患者主要症状为双膝关节疼痛伴活动受限,下蹲上下楼困难,步行小于 100 米。患者因疼痛,陌生的环境,接踵而来的术前检查等,患者出现了入睡困难,失眠。患者及家属多次咨询术前注意事项和康复护理要点,希望能有更多的了解。

3. 护理思维与实施方案

膝关节内侧关节间隙狭窄,软骨下骨硬化,关节周缘及髌骨大量骨赘形成

↓

双膝关节疼痛

（1）护理目标:患者疼痛缓解。

（2）护理措施:给予心理安慰。

- 遵医嘱给予止疼药(塞来昔布,曲马多)用药过程中要观察用药的效果。

患者因疼痛和环境的改变及接踵而来的各项术前检查,患者出现了入睡困难和失眠

↓

睡眠型态紊乱

（1）护理目标:患者可安静入睡。

（2）护理措施

- 给予心理安慰并告知其睡眠对康复的重要性。
- 主动讲解手术的目的,注意事项和成功案例。
- 告知患者尽量减少白天睡眠时间。
- 巡视患者时要做到"四轻"。
- 必要时遵医嘱给予止痛药物缓解疼痛。
- 必要时遵医嘱给予地西泮药物辅助睡眠。

患者为老年患者,记忆力减退,掌握知识能力有限,遵医行为较差,患者多次咨询术前注意事项,康复期要点

↓

知识缺乏者

（1）护理目标:患者知晓治疗方案,预后及康复期要点。

（2）护理措施

- 发放宣传手册。
- 对患者手术前需要注意的事项进行耐心讲解。
- 告知患者可能发生的情况,使患者提前做好心理准备。
- 告知患者按照护理级别,护士可以为做好护理。
- 耐心为患者讲解术后康复锻炼的方法。

（二）实施手术后

1. 诊疗情况　手术当日,体温 36~37 ℃,脉搏 69~93 次 /min,呼吸 18~22 次 /min,血压 103~137/59~72mmHg。患者在联合麻醉下行右侧人工全膝关节置换术,术毕安返病房,伤口有一根引流管及尿管均通畅,伤口包扎完整无渗血,患肢足趾感觉活动好,尿液为淡黄色,清亮,持续心电监测及低流量吸氧。告知患者麻醉恢复前需去枕平卧,禁饮食,麻醉恢复后可取半卧位,进行双下肢功能锻炼。术日晚患者主诉伤口疼痛,入睡困难,当晚患者伤口有约 5cm×5cm 渗血。术后第 1 日,体温 36.6~37.5℃,脉搏 73~95 次 /min,呼吸 18~22 次 /min,血压 112~135/68~75mmHg。患者伤口渗血未见扩大。术后第 1 日遵医嘱拔除尿管,同时协助患者进行 CPM 机(膝关节活动器)练习,向患者和家属讲解术后康复训练的重要性。

思维提示

［1］患者伤口有引流管要固定稳妥,避免引流管曲折、脱落或逆向感染。患者伤口有 5cm×5cm 渗血,增加了伤口感染的风险,应密切注意伤口敷料渗血的情况,注意体温变化。

［2］患者伤口疼痛,入睡困难,是由于手术伤口张力增大所致。

［3］患者麻醉恢复前需去枕平卧,卧床期间患者处于独立移动躯体能力受到限制的状态,不仅出现自理能力的缺陷,还面临着发生压疮的危险。

2. 护理评估　患者麻醉恢复前需去枕平卧,禁饮食。术日晚患者伤口有一根引流管,伤口敷料有 5cm×5cm 渗血,患者伤口疼痛,入睡困难。

3. 护理思维与实施方案

患者麻醉恢复前需去枕平卧禁饮食
↓
部分自理能力缺陷

(1)护理目标:满足患者基本生理需求。
(2)护理措施
- 麻醉恢复后,协助患者进食流质饮食,排气前不喝牛奶、豆浆等产气食物,协助患者饮水。
- 保持尿管通畅,定时巡视,协助患者进行床上大小。
- 为患者整理好床单位,盖好被褥。

患者术后需卧床
↓
躯体移动障碍,有皮肤受损的风险

(1)护理目标:患者卧床期间不发生皮肤压疮。
(2)护理措施
- 当日每隔 2 小时将手伸入患者背部、骶尾部按摩,防止压疮。
- 保持床铺平整,清洁,干燥,无皱褶,无渣屑。

患者主诉疼痛,入睡困难
↓
睡眠型态紊乱

(1)护理目标:患者疼痛缓解,能安静入睡。
(2)护理措施
- 给予心理安慰。
- 提供舒适的环境。
- 巡视患者时做到"四轻"。
- 遵医嘱给予止痛药物。
- 遵医嘱给予地西泮药物辅助睡眠。

患者伤口有一根引流管,伤口敷料有 5cm×5cm 渗血,患者留置尿管
↓
有发生感染的风险

(1)护理目标:患者住院期间不发生感染。
(2)护理措施
- 加强伤口护理,伤口渗液多时,随时更换敷料,保持敷料干燥。
- 伤口引流管要固定稳妥,并低于伤口平面,避免引流管曲折脱落或逆向感染加强尿管护理,每日进行会阴擦洗,嘱患者多饮水,以达到冲洗尿道的作用。

患者为老年患者,术后并发症对功能恢复影响大
↓
有发生并发症的风险

(1)护理目标:减少术后并发症的发生。
(2)护理措施
- 鼓励和指导患者做有效深呼吸及咳嗽,可预防坠积性肺炎。
- 术后合理使用抗生素,有预防感染的发生。
- 低分子抗凝药物,能有效预防下肢静脉血栓的发生。
- 鼓励患者早期活动,进行股四头肌和小腿肌肉的舒缩锻炼,应用足底静脉泵,遵医嘱。

术后第 3 日患者使用助步器保护性下地活动
↓
有发生跌倒坠床的风险

(1)护理目标:患者在住院期间不发生跌倒坠床。
(2)护理措施
- 掌握患者的基本情况;年龄,神志,肌力。
- 评估患者发生跌倒坠床的风险因素,依照跌倒坠床风险评估标准给予患者评分。
- 定时巡视患者,固定好病床脚刹,加床档,合理安排陪护。
- 嘱患者穿防滑鞋,保证病房地面干燥,灯光照明良好。
- 病房设施摆放合理。

患者髋关节置换术后卧床、疼痛

↓

有关节僵硬的风险

（1）护理目标：患者疼痛缓解，早期开始膝关节主动活动、被动活动，恢复膝关节功能。

（2）护理措施

- 患者初次锻炼时恐惧疼痛，我们要耐心解释，安慰鼓励患者，提高患者对康复训练的认识。
- CPM机练习训练量由小到大，循序渐进，在一周内膝关节活动范围达到90°。
- 患者可做起按压膝关节，将腿伸直放在床上，软枕垫于足跟处，双手放在膝盖上方，轻轻下压，使腿伸直，至患者可以忍受疼痛的程度为止。
- 遵医嘱给予止痛药物（曲马多，塞来昔布）。

（三）出院前

1. 诊疗情况　出院前行"膝关节正侧位"、血常规检查，护士给予患者及家属出院指导。各项检查无异常后可带药出院。

> ✏ **思维提示**
>
> 　　[1] 护士向患者及家属讲解膝关节功能锻炼的方法。家属未能对康复训练正确认识，说明患者及家属缺乏正确的早期功能锻炼的相关知识，需在出院前使家属能掌握膝关节锻炼的方法。
> 　　[2] 护士向患者及家属讲解康复期护理注意事项。

2. 护理评估　做好出院时患者心理、药物知识水平及康复期的护理宣教。

3. 护理思维与实施方案

家属未能正确认识膝关节早期功能锻炼的重要性

↓

知识缺乏

（1）护理目标：家属出院前能正确掌握膝关节锻炼的方法。

（2）护理措施

- 评估患者及家属对膝关节康复锻炼的认识程度。
- 向患者及家属解释康复训练的必要性。
- 可提供相关宣传资料以帮助患者及家属尽快学会膝关节功能锻炼的方法。

患者及家属对康复期注意事项不了解

↓

知识缺乏

（1）护理目标：患者及家属出院前能复述康复期注意事项。

（2）护理措施

- 向患者讲解康复期护理对疾病恢复的重要性。
- 告知患者康复期护理的注意事项。

1）手术次日起14日伤口拆线。

2）按时服药，注意药物副作用。

3）继续进行下肢的功能锻炼，避免劳累，禁止剧烈运动，如踢毽子，盘腿席地而坐不利于关节的活动。不适随诊，术后3个月门诊复查。

- 向患者发放出院指导手册。

二、护理评价

　　患者从入院到出院，护理上给予了一系列护理方案的实施。入院时为患者做好疼痛、睡眠型态紊乱、血压的监测及控制，手术后不仅满足了患者术后的基本生理需求，对患者的睡眠、伤口等均进行了良好的护理，避免了术后伤口的感染，有效地避免了跌倒、坠床、压疮的发生。出院前，给予患者系统的知识、术后康复期的护理。在整个发病期,术后康复期护理尤为重要。

三、安全提示

1. 有发生跌倒、坠床的危险　患者手术后翻身有坠床的危险;24 小时下床活动时发生跌倒的危险。护士应积极做好预防工作,了解患者一般情况,包括年龄、神志、肌力等。评估患者发生跌倒、坠床的风险因素;定时巡视患者,固定好病床脚刹、加床档、合理安排陪护;嘱患者穿防滑鞋,保证病房地面干燥,灯光照明良好、病房设施摆放合理。

2. 有皮肤受损的危险　患者术后 24 小时内卧床,护士需了解患者皮肤营养状况;定时协助患者翻身,并按摩皮肤受压部位;保持床铺平整、清洁、干燥、无皱褶、无渣屑。

3. 药物副作用的观察　患者住院期间需服用降压药物、止痛药物、辅助睡眠药物等,护士需注意观察药物副作用。

四、经验分享

1. 心理护理　因患者活动锻炼时恐惧疼痛,我们要耐心解释,安慰鼓励患者,消除其紧张恐惧等不良因素,提高患者对康复训练的认识。

2. 术后并发症的观察

（1）预防感染:防治感染是手术成功的关键,因此保持敷料清洁干燥,若有污染及时更换。抗生素使用时现用现配。严密观察体温和伤口疼痛情况。留置尿管期间多饮水,定期尿管护理。定期室内通风。

（2）预防深静脉血栓形成:鼓励患者早期足趾的主动活动,多做深呼吸咳嗽的运动,尽可能早期离床,下肢穿加压弹力袜。

3. 正确的功能锻炼　原则是早期开始、循序渐进、被动活动和主动活动相结合。术后 1 日疼痛缓解后,指导患者练习踝关节伸屈活动,减轻肿胀。第 2 日即进行股四头肌等长收缩。股四头肌训练方法:绷紧股四头肌维持 5~10 秒后放松然后反复进行。术后 1 周内由每日 100 次逐渐增加到每日 500 次。术后第 3 日开始被动与主动膝关节练习。被动锻炼:将患肢置于膝关节持续性被动锻炼器上,进行屈膝练习。每日 2 次,每次 1 小时。从 0°~30° 开始逐渐增加度数,一周之内增至 90°。主动锻炼:患者平卧,做直腿抬高运动。即将健肢放在患肢的足下,协助患肢完成抬腿动作,抬高持续几秒后再放下,反复做,直到患肢能独立抬起。术后第 5 日,协助患者双腿移至床旁,小腿下垂,靠重力作用练习膝关节屈曲度。术后 3~5 日可开始步行短距离锻炼。

病例 31

膝外翻患者的护理

患者,女性,44 岁,主诉:右膝关节疼痛 3 年,加重 1 个月,门诊以"膝外翻"收入院。

一、诊疗过程中的临床护理

(一)入院时

1. 诊疗情况

入院后查体:体温 36.5℃,脉搏 76 次/min,呼吸 18 次/min,血压 125/78mmHg。患者主诉右膝关节疼痛 3 年,进行性加重 1 个月,步行小于 1 000 米。于当地医院就诊,行针灸治疗、口服非甾体抗炎药治疗效果不明显。1 个月前上述症状加重。患者自发病以来精神、食欲良好,因疼痛出现失眠、易醒。患者无不良嗜好,大小便正常,生活自理。

既往史:患者 17 岁因跳高摔倒致右膝关节疼痛,活动受限,休息 1 个月自愈,可行走活动。既往否认高血压、冠心病、糖尿病等慢性疾病。否认肝炎结核等传染病史。否认重大外伤、手术室。否认药物过敏史。

专科查体:步行入病房,右膝关节外翻畸形,未见切口瘢痕,右膝关节周围皮肤无发红,无肿胀,右膝关节内侧关节间隙、外侧关节间隙压痛(-),无活动受限。双下肢未见水肿,无感觉减退,双侧足背动脉搏动可触及。

辅助检查:X 线示双膝关节外翻畸形,以右侧明显,膝关节间隙无明显狭窄。

异常化验结果:无。

> **思维提示**
>
> [1]患者出现疼痛:疼痛与活动相关,休息可缓解。需做好疼痛的护理。
> [2]患者出现睡眠型态紊乱:因疼痛出现失眠、易醒,需做好睡眠的护理。

2. 护理评估 患者主要症状为活动后疼痛加重。患者因疼痛出现失眠、易醒。患者多次咨询术前注意事项及康复护理要点,希望能有更多的了解。

3. 护理思维与实施方案

膝关节外翻畸形
↓
膝关节疼痛,活动后加重

(1)护理目标:患者疼痛缓解。
(2)护理措施
- 给予心理安慰;遵医嘱给予患者口服消炎止痛药物(如曲马多,洛索洛芬钠片),用药过程中注意观察药物疗效,每日做疼痛评估。
- 适当减少活动。

因疼痛出现失眠、易醒
↓
睡眠型态紊乱

（1）护理目标：患者可安静入睡。
（2）护理措施
● 给予心理安慰并告知其睡眠对康复的重要性。
● 告知患者尽量减少白天睡眠时间。
● 巡视患者时注意做到"四轻"。
● 必要时遵医嘱给予止痛药物缓解疼痛。
● 必要时遵医嘱给予地西泮等药物辅助睡眠。

患者多次咨询术前注意
事项、康复期要点
↓
知识缺乏（特定的）

（1）护理目标：患者知晓治疗方案、预后及康复期要点。
（2）护理措施
● 对患者进行手术前需要注意的事项进行讲解。
● 发放宣传手册。
● 告知患者术后可能发生的情况，使患者提前做好心理准备。
● 告知患者按照护理级别，护士可以为患者做好护理。

患者未能正确演示拐杖的
使用方法
↓
知识缺乏（特定的）

（1）护理目标：术前患者前能正确演示拐杖的使用方法。
（2）护理措施
● 评估患者及家属对拐杖使用的基本方法了解程度。
● 向患者解释正确使用拐杖的必要性。
● 可提供相关宣传资料以帮助患者尽快学会扶拐。

（二）实施手术后

1. 诊疗情况　手术当日，晨测体温 36.3℃，脉搏 80 次 /min，呼吸 18 次 /min，血压 135/83mmHg。患者在联合麻醉下行"左侧股骨髁上截骨术"，术毕安返病房，伤口外敷料包扎完整，无渗血，双下肢感觉活动好，有一根引流管及尿管均通畅，尿液为淡黄色、清亮，给予 24 小时心电监护及吸氧。告知患者麻醉恢复前需去枕平卧、禁饮食 6 小时，术日晚患者伤口敷料有 5cm×7cm 渗血，患者主诉疼痛，难以入睡。术后第 1 日，体温 36.3~37.2℃，脉搏 82~94 次 /min，呼吸 18~20 次 /min，血压 125~135/80~85mmHg。伤口敷料渗血未见扩大。24 小时后护士指导患者等长肌收缩练习，同时拔除尿管。

🖊 **思维提示**

〔1〕皮肤完整性受损，与手术有关。

〔2〕患者伤口敷料有 5cm×7cm 渗血，增加了伤口感染的危险。应密切注意患者伤口敷料渗血情况，注意体温变化。

〔3〕患者主诉疼痛，难以入睡。与术中截骨及手术切口有关。

〔4〕患者麻醉恢复前需去枕平卧，卧床期间患者处于独立移动躯体的能力受到限制的状态。不仅出现自理能力的缺陷，还面临着发生褥疮的危险。另外，伤口引流 24~48 小时拔除，拔除以前要注意保持引流管通常，并防止脱出。

---

2. 护理评估　患者麻醉恢复前需去枕平卧、禁饮食。术日晚患者伤口敷料 5cm×7cm 渗血，患者主诉疼痛，难以入睡。

3. 护理思维与实施方案

患者麻醉恢复前需去枕
平卧、禁饮食
↓
部分自理能力缺陷

（1）护理目标：满足患者基本生理需求。
（2）护理措施
● 麻醉恢复后，协助患者进食流质饮食，排气前不食牛奶、豆浆等产气食物，协助患者饮水。
● 保持尿管通畅，定时巡视；协助患者进行床上大便。
● 为患者整理好床单位，盖好被褥。

患者术后 24 小时内需卧床

↓

躯体移动障碍
有皮肤受损的危险

- （1）护理目标：患者卧床期间不发生皮肤受损（压疮）。
- （2）护理措施
- 根据压疮的评估条件对患者全身情况进行评估
- 协助患者定时翻身：日间每 2 小时翻身 1 次，夜间每 3 小时翻身 1 次。
- 定时按摩皮肤受压部位。
- 保持床铺平整、清洁、干燥、无皱褶、无渣屑。

患者主诉疼痛，难以入睡

↓

睡眠型态紊乱

- （1）护理目标：患者疼痛缓解，能安静入睡。
- （2）护理措施
- 给予心理安慰。
- 提供舒适的环境。
- 巡视患者时注意做到"四轻"。
- 遵医嘱给予止痛药（曲马多、双氯芬酸等）。
- 遵医嘱给予地西泮等药物辅助睡眠。

伤口敷料有 5cm×7cm 渗血
患者留置尿管

↓

有发生感染的危险

- （1）护理目标：患者住院期间不发生伤口感染及尿路感染。
- （2）护理措施
- 加强伤口护理，伤口渗液多时，随时更换敷料，保持敷料干燥。
- 观察和评估伤口情况，注意伤口有无红肿痛等症状。
- 加强尿管护理，每日进行会阴擦洗。
- 嘱患者多饮水，以达到冲洗尿道作用。

术后翻身、24 小时后挂拐
下床活动

↓

有发生跌倒、坠床的危险

- （1）护理目标：患者在住院期间不发生跌倒、坠床。
- （2）护理措施
- 掌握患者的基本情况：年龄、神志、肌力。
- 评估患者发生跌倒、坠床的风险因素，依照跌倒、坠床风险评估标准给予患者评分。
- 定时巡视患者，固定好病床脚刹、加床档、合理安排护。
- 嘱患者穿防滑鞋，保证病房地面干燥，灯光照明良好的病房设施摆放合理。
- 教会患者正确使用拐杖。

（三）出院前

1. 诊疗情况　出院前复查 X 线片，双下肢全长片，继续功能锻炼。术后恢复顺利，无发热，无明显伤口疼痛，伤口干燥，无红肿，愈合良好。未拆线保护下下地行走。术后复查完善无异常。护士给予患者及家属出院指导。

> ✎ 思维提示
>
> 　　[1] 护士向患者及家属讲解下床活动具体方法。家属未能正确演示，说明患者及家属缺乏正确下床活动的相关知识，需在出院前使家属能掌握正确下床活动方法。
> 　　[2] 护士向患者及家属讲解康复期护理注意事项。

2. 护理评估　做好出院时患者心理、药物知识水平及康复期的护理宣教。
3. 护理思维与实施方案

患者及家属对康复期注意事项不了解 → 知识缺乏

（1）护理目标：患者及家属出院前能复述康复期注意事项。

（2）护理措施

- 对患者讲解康复期护理对疾病恢复的重要性。
- 告知患者康复期注意事项，主要包括以下几点：

1）手术次日起 14 日后可拆线。

2）术后 6 周患肢可部分负重。

3）按时服药，注意药物副作用。

4）术后 3 个月复查，截骨完全愈合后可完全负重。

5）避免劳累，不适随诊。

- 向患者发放出院指导宣传册。

二、护理评价

患者从入院到出院，护理上给予了一系列护理方案的实施。入院时为患者做好疼痛、睡眠型态紊乱的监测及控制，手术后不仅满足了患者术后的基本生理需求，对患者的睡眠、伤口等均进行了良好的护理，避免了术后伤口的感染，有效地避免了跌倒、坠床、压疮的发生。出院前，给予患者系统的知识、术后围手术期的护理。在整个患病入院治疗中，术后围手术期护理尤为重要。

三、安全提示

1. 有发生跌倒、坠床的危险　患者手术后翻身有坠床的危险；24 小时下床活动时发生跌倒的危险。护士应积极做好预防工作，了解患者一般情况，包括年龄、神志、肌力等。评估患者发生跌倒、坠床的风险因素；定时巡视患者，固定好病床脚刹、加床档、合理安排陪护；正确使用拐杖；嘱患者穿防滑鞋，保证病房地面干燥，灯光照明良好、病房设施摆放合理。

2. 有皮肤受损的危险　患者术后 24 小时内卧床，护士需了解患者皮肤营养状况；定时协助患者翻身，并按摩皮肤受压部位；保持床铺平整、清洁、干燥、无皱褶、无渣屑。

3. 药物副作用的观察　患者住院期间需服用止痛药物、辅助睡眠药物，以及术后应用抗菌素等，护士需注意观察药物副作用。

四、经验分享

1. 心理护理　术前评估患者的心理状态，了解存在的心理问题。术前心理准备，使患者了解手术和麻醉的相关知识，解除患者焦虑及恐惧心理，使患者对疾病的康复抱有积极乐观的态度，变被动接受为主动配合，从而不仅使手术得以顺利实施，而且还能减轻患者的痛苦，促进术后康复。

2. 术后并发症的观察

（1）过度矫正及矫正不足：术后 24 小时卧床，活动及翻身时护士应动作轻柔，出院前复查 X 线片及下肢全长片。

（2）感染：术后观察伤口渗血情况，并记录 24 小时引流量，如渗血较多及时汇报医生进行处理。另外还要观察患者体温变化，及观察伤口周围有无红肿热痛等情况发生。

（3）血管神经损伤：术后护士应严密观察患肢足趾感觉活动，足背动脉搏动情况，及观察患者的疼痛情况，发现异常及时汇报医生。

病例 32

膝关节内游离体患者的护理

患者,女性,64岁,主诉:右膝关节绞锁20年,加重半年,为进一步治疗由门诊以"膝关节游离体"收入院。

一、诊疗过程中的临床护理

（一）入院时

1. 诊疗情况

入院后查体:体温36℃,脉搏66次/min,呼吸18次/min,血压115/80mmHg。患者主诉20年前无明显诱因出现右膝关节绞锁,与活动相关,休息可缓解,无夜间痛,有活动受限,行口服药治疗效果不佳,症状逐渐进展,半年疼痛加重,伴活动受限,下蹲、上下楼梯困难。患者自发病以来精神、食欲良好、因疼痛出现失眠、易醒。患者无不良嗜好,大小便正常,生活自理。

既往史:既往糖尿病15年,未规律服药治疗,血糖随机化验8~11mmol/L,否认高血压、冠心病等慢性病史,否认肝炎、结核等传染病史,否认胃肠道、肝胆系统疾病史,否认阿司匹林及其他抗凝药用药史,否认外伤、手术史、输血史,否认药物过敏史。

专科查体:直步行入病房,双膝关节内翻畸形,未见切口瘢痕,双膝关节周围皮肤无发红,轻度肿胀,双膝关节压痛(−);右膝明显活动受限。双大腿内侧均可见直径约10cm瘢痕,右侧新鲜,左侧陈旧。双下肢未见水肿,无感觉减退,双侧足背动脉搏动可触及。

辅助检查:X线示右膝关节内翻畸形,膝关节内侧关节间隙狭窄,软骨下骨硬化,关节周缘及髌骨上下极可见少量骨赘形成,髌骨关节面欠平整,周围可见数块游离高密度影,双下肢彩超未见异常。24小时动态血压:收缩压98~142mmHg,平均值118mmHg;舒张压79~95mmHg,平均值86mmHg;平均动脉压134/92mmHg。心电图:大致正常心电图。24小时动态心电图提示:窦性心律,心率68~96次/min。

异常化验结果:D−二聚体定量541μg/L(0~400μg/L)。

> **思维提示**
>
> ［1］患者出现疼痛:疼痛部位为膝关节周围。需做好疼痛的护理。
>
> ［2］患者出现睡眠型态紊乱:因疼痛出现失眠、易醒,需做好睡眠的护理。
>
> ［3］患者既往有糖尿病病史,需监督患者定时服药、定时监测血糖。

2. 护理评估　患者主要症状为右膝关节绞锁,休息可缓解,疼痛但无夜间痛,伴活动受限,下蹲、上下楼梯困难,行口服药治疗效果不佳,症状逐渐进展。疼痛部位为膝关节。血压115/80mmHg。糖尿病15年,血糖控制于随机化验8~11mmol/L。患者多次咨询术前注意事项及康复护理要点,希望能有更多的了解。

3. 护理思维与实施方案

膝关节退行性病变致关节周围骨赘形成关节绞索

↓

膝关节疼痛

- （1）护理目标：患者疼痛缓解。
- （2）护理措施
- 给予心理安慰。
- 遵医嘱给予止痛药（塞来昔布、曲马多、双氯芬酸）必要时给予止痛针（氯诺昔康、注射用帕瑞昔布钠）。用药过程中要注意观察用药的效果。

因疼痛出现失眠、易醒

↓

睡眠型态紊乱

- （1）护理目标：患者可安静入睡。
- （2）护理措施：提供安静环境。
- 给予心理安慰并告知其睡眠对康复的重要性。
- 告知患者尽量减少白天睡眠时间。
- 巡视患者时注意做到"四轻"。
- 必要时遵医嘱给予止痛药物缓解疼痛。
- 必要时遵医嘱给予地西泮等药物辅助睡眠。

糖尿病病史 15 年，血糖维持在 8~11mmol/L

↓

有发生跌倒的危险

- （1）护理目标：患者住院期间血糖控制平稳。
- （2）护理措施
- 监督患者按时服用降糖药物，密切监测血糖变化。
- 严格控制进食量，每日主食 <200~500g 食盐 <6g；少量多餐。
- 保持放松、平和的心态。
- 如有头痛、烦躁、心悸、恶心、呕吐等不适症状及时通知医生。
- 注意观察降糖药物副作用。

患者多次咨询术前注意事项、康复期要点

↓

知识缺乏

- （1）护理目标：患者知晓治疗方案、预后及康复期要点。
- （2）护理措施
- 对患者手术前需要注意的事项进行讲解。
- 发放宣传手册。
- 告知患者术后可能发生的情况，使患者提前做好心理准备。
- 告知患者按照护理级别，护士可以为患者做好护理。
- 为患者讲解术后康复锻炼的方法。

（二）实施手术后

1. 诊疗情况　手术当日，体温 36.6~37.5 ℃，脉搏 80~96 次 /min，呼吸 18~22 次 /min，血压 131~146/80~92mmHg。患者在腰麻下行"关节镜下游离体取出术"，术毕安返病房，伤口外敷料包扎完整，无渗血，双下肢感觉活动正常，尿管通畅，尿液为淡黄色、清亮，给予 24 小时心电监护及吸氧。告知患者麻醉恢复前需去枕平卧、禁饮食 6 小时，麻醉恢复后可采取坐位，进行双下肢功能锻炼。术日晚患者伤口敷料无渗血，患者主诉疼痛，难以入睡给予哌替啶皮下注射后好转。术后第 1 日，体温 36.3~37.2℃，脉搏 82~94 次 /min，呼吸 18~20 次 /min，血压 134~148/82~97mmHg。伤口敷料包扎完整无渗血。24 小时后护士协助患者下地活动，同时拔除尿管，并向家属讲解下床活动注意事项。家属未能正确演示下床活动方法。

> 🖊 **思维提示**
>
> ［1］患者伤口敷料包扎完整无渗血，表示无伤口感染的危险。但应继续密切注意患者伤口敷料渗血情况，注意体温变化。
>
> ［2］患者主诉疼痛，难以入睡。与手术切口有关。
>
> ［3］患者麻醉恢复前需去枕平卧，麻醉恢复后可采取坐位，24 小时后可下地活动。卧床期间患者处于独立移动躯体能力受到限制的状态。不仅出现自理能力的缺陷，还面临着发生压疮的危险。

2. 护理评估　患者麻醉恢复前需去枕平卧、禁饮食6小时。术日晚患者伤口敷料包扎完整无渗血，患者主诉疼痛，难以入睡。

3. 护理思维与实施方案

患者麻醉恢复前需去枕平卧、禁饮食
↓
部分自理能力缺陷

（1）护理目标：满足患者基本生理需求。
（2）护理措施
- 麻醉恢复后，协助患者进食流质饮食，排气前不能进食牛奶、豆浆等产气食物，协助患者饮水。
- 保持尿管通畅，定时巡视；协助患者进行床上大便。
- 为患者整理好床单位，盖好被褥。

患者术后24小时内需卧床
↓
躯体移动障碍
有皮肤受损的危险

（1）护理目标：患者卧床期间不发生皮肤受损（压疮）。
（2）护理措施
- 术前嘱患者进行床上主动翻身练习。
- 协助患者定时翻身：麻醉恢复后协助患者进行第1次翻身。
- 定时按摩皮肤受压部位。
- 保持床铺平整、清洁、干燥、无皱褶、无渣屑。

患者主诉疼痛，难以入睡
↓
睡眠型态紊乱

（1）护理目标：患者疼痛缓解，能安静入睡。
（2）护理措施
- 给予心理安慰。
- 提供舒适的环境。
- 巡视患者时注意做到"四轻"。
- 遵医嘱给予止痛药（塞来昔布、曲马多、双氯芬酸等）。
- 遵医嘱给予地西泮等药物辅助睡眠。

患者有伤口敷料
有留置尿管
↓
有发生感染的危险

（1）护理目标：患者住院期间不发生伤口感染及尿路感染。
（2）护理措施
- 加强伤口护理，伤口渗液多时，随时更换敷料，保持敷料干燥。
- 观察和评估伤口情况，注意伤口有无红肿痛等症状。
- 加强尿管护理，每日进行会阴擦拭。
- 嘱患者多饮水，以达到冲洗尿道作用。

术后卧床24小时后下床活动
↓
有发生跌倒、坠床的危险

（1）护理目标：患者在住院期间不发生跌倒、坠床。
（2）护理措施
- 掌握患者的基本情况：年龄、神志、肌力。
- 评估患者发生跌倒、坠床的风险因素，依照跌倒、坠床风险评估标准给予患者评分。
- 定时巡视患者，固定好病床脚刹、加床档、合理安排陪护。
- 嘱患者穿防滑鞋，保证病房地面干燥、灯光照明良好、病房设施摆放合理。

（三）出院前

1. 诊疗情况　出院前行"膝关节正侧位" X 线检查、血常规检查，护士给予患者及家属出院指导。各项检查无异常后可出院。

✏️ **思维提示**

［1］护士向患者及家属讲解下床活动具体方法。家属未能正确演示，说明患者及家属缺乏正确下床活动的相关知识，需在出院前使家属能掌握正确下床活动方法。

［2］护士向患者及家属讲解康复期护理注意事项。

2. 护理评估　做好出院时患者心理、糖尿病相关知识及康复期的护理宣教。

3. 护理思维与实施方案

家属未能正确演示下床
活动方法
↓
知识缺乏

（1）护理目标：家属出院前能正确演示下床活动方法。
（2）护理措施
- 评估患者及家属对下床活动的基本方法了解程度。
- 向患者解释正确下床活动的必要性。
- 可提供相关宣传资料以帮助患者及家属尽快学会下床活动的技巧。

患者及家属对康复期
注意事项不了解
↓
知识缺乏

（1）护理目标：患者及家属出院前能复述康复期注意事项。
（2）护理措施
- 对患者讲解康复期护理对疾病恢复的重要性。
- 告知患者康复期注意事项，主要包括以下几点：
1）手术次日起14日后可拆线。
2）循序渐进下床活动，量力而行。
3）按时服降糖药，注意药物副作用，随时监测血糖。
4）术后3个月门诊复查，遵医嘱进行膝关节肌力练习（股四头肌等长收缩、直腿抬高等）；
5）避免劳累、负重，需注意保护膝关节。
6）不适随诊。
- 向患者发放出院指导宣传册。

二、护理评价

患者从入院到出院，护理上给予了一系列护理方案的实施。入院时为患者做好疼痛、睡眠型态紊乱、血糖的监测及控制，手术后不仅满足了患者术后的基本生理需求，对患者的睡眠、伤口等均进行了良好的护理，避免了术后伤口的感染，有效地避免了跌倒、坠床、压疮的发生。出院前，给予患者系统的知识、术后康复期的护理。在整个发病期，术后康复期护理尤为重要。

三、安全提示

1. 有发生跌倒、坠床的危险　患者手术后过度活动有坠床的危险；24小时下床活动时发生跌倒的危险。护士应积极做好预防工作，了解患者一般情况，包括年龄、神志、肌力等。评估患者发生跌倒、坠床的风险因素；定时巡视患者，固定好病床脚刹、加床档、合理安排陪护；嘱患者穿防滑鞋，保证病房地面干燥，灯光照明良好、病房设施摆放合理。

2. 有皮肤受损的危险　患者术后24小时内卧床，护士需了解患者皮肤营养状况；定时协助患者翻身，并按摩皮肤受压部位；保持床铺平整、清洁、干燥、无皱褶、无渣屑。

3. 药物副作用的观察　患者住院期间需服用降糖药物、止痛药物、辅助睡眠药物等，护士需注意观察药物副作用。

四、经验分享

1. 心理护理　因膝关节进行性退变致关节周围骨赘形成关节绞锁，患者膝关节疼痛并绞锁，活动受限，疼痛进行性加重半年，下蹲、上下楼梯困难。膝关节功能的恢复是一个缓慢的过程，护士可告诉患者手术实施后疼痛可能还要持续一段时间，使患者对疾病的康复抱有积极乐观的态度。

2. 术后并发症的观察
（1）膝关节感染：术后1~3日护士应密切观察体温增高、有无伤口渗液，白细胞增多等。
（2）膝关节僵直：如术后出现膝关节活动受限，疼痛加重，有发生关节僵直的可能，因此，护士应鼓励患者尽早进行膝关节功能锻炼、尽早下床活动。

3. 膝关节肌力锻炼的方法

（1）股四头肌练习：股四头肌等长收缩，100~200 次 /d，劳逸结合。

（2）直腿抬高练习：患者平卧位，将患肢主动抬高离开床面至少 30cm。

（3）屈膝练习

1）平卧位练习法：患者仰卧位，双手交叉紧抱患肢大腿后侧，用力将患肢向胸部靠拢，小腿自然下垂大于 90°。

2）床边坐位练习法：患者床边坐位，双下肢下垂，健肢置于患肢之上，健肢向后方用力压，使膝关节活动度大于 90°。

（4）下床活动练习：第一次下床活动应在床周围进行，避免跌倒，之后可量力而行。下床活动时要使用助行器或拐杖。

4. 严格控制进食量，每日主食 <200~500g 食盐 <6g；少量多餐；饮食治疗是糖尿病患者最基本的治疗方法，预防糖尿病要注意"3 个防止和 3 个增加"：防止总热量摄入过高，防止脂肪比例过高，防止膳食纤维比例过低；增加鱼类的摄入，增加谷物特别是粗粮的摄入，增加高纤维食物的摄入，最终达到降低膳食热量的目的。

病例 33

踝关节融合患者的护理

患者,女性,56岁,主因"双踝关节疼痛3年,左侧加重伴活动受限1年余。"门诊收入院。

一、诊疗过程中的临床护理

(一)入院时

1. 诊疗情况

入院后查体: 体温36℃,脉搏70次/min,呼吸22次/min,血压120/82mmHg。患者3年前无明显诱因出现双踝关节疼痛,与活动相关,休息可缓解,无夜间痛,有活动受限,行口服药、外用中药、按摩治疗。症状逐渐进展。1年前疼痛加重,伴活动受限,下蹲、上下楼困难,步行小于1 000米。患者自发病以来精神、食欲良好,因疼痛出现失眠、易醒。患者无不良嗜好,大小便正常,生活自理。

既往史: 糖尿病3年,口服拜唐苹,二甲双胍治疗。否认冠心病、高血压等慢性疾病。否认肝炎结核等传染病史。否认重大外伤、手术史。否认药物过敏史。

专科查体: 跛行入病房,双踝关节无畸形,未见切口瘢痕,双踝关节周围皮肤无发红,无肿胀,双膝关节踝内侧压痛(+),明显活动受限。双下肢未见水肿,无感觉减退,双侧足背动脉搏动可触及。

辅助检查: X线示双踝关节间隙明显狭窄,左侧明显,有骨赘增生。24小时动态血压:收缩压98~132mmHg,平均值118mmHg;舒张压69~85mmHg,平均值86mmHg;平均动脉压134/82mmHg。心电图:大致正常心电图。24小时动态心电图提示:窦性心律,心率68~96次/min。

异常化验结果: 血糖12.1mmol/L(3.9~6.1mmol/L);高密度脂蛋白胆固醇1.96mmol/L(1.04~1.55mmol/L)。

> **思维提示**
>
> [1]患者出现疼痛:疼痛部位为踝关节,与活动相关,需做好疼痛的护理。
>
> [2]患者既往有糖尿病病史,需监督患者定时服药、定时监测血糖。

2. 护理评估　患者主要症状踝关节活动性疼痛。患者空腹血糖维持在7.8~8.5mmol/L。患者多次咨询术前注意事项及康复护理要点,希望能有更多的了解。

3. 护理思维与实施方案

踝关节关节间隙明显狭窄,有骨赘增生

↓

踝关节活动性疼痛

(1)护理目标:患者疼痛缓解。

(2)护理措施

- 给予心理安慰。
- 遵医嘱给予止痛药(曲马多),用药过程中要注意观察用药的效果。
- 嘱患者适量活动,以免疼痛加剧。

糖尿病史 3 年,空腹血糖维持在 7.8~8.5mmol/L
↓
有发生低血糖的危险

（1）护理目标:患者住院期间血糖控制平稳。
（2）护理措施
- 监督患者按时服用降糖药物,密切监测血糖变化。
- 糖尿病饮食。
- 如有头晕、恶心、大汗等不适症状及时通知医生。
- 注意观察降糖药物副作用。

患者多次咨询术前注意事项、康复期要点
↓
知识缺乏

（1）护理目标:患者知晓治疗方案、预后及康复期要点。
（2）护理措施
- 对患者手术前需要注意的事项进行讲解。
- 发放宣传手册。
- 告知患者术后可能发生的情况,使患者做好心理准备。
- 告知患者按照护理级别,护士可以为患者做好护理。
- 为患者讲解术后康复锻炼的方法。

（二）实施手术后

1. 诊疗情况   手术当日,体温 36.6~37.5℃,脉搏 80~96 次 /min,呼吸 18~22 次 /min,血压 131/80mmHg。患者在麻下行 "左踝关节融合术",术毕安返病房,伤口外敷料包扎完整,无渗血,有短腿石膏托固定,患肢感觉活动好,予以抬高。引流管通畅,引流液为血性液体。尿管通畅,尿液为淡黄色、清亮,给予持续心电监护及吸氧。告知患者麻醉恢复前需去枕平卧、禁饮食。术日晚患者主诉疼痛,难以入睡。术后第 1 日,体温 36.3~37.8℃,脉搏 82~94 次 /min,呼吸 16~20 次 /min,血压 134~148/82~97mmHg。伤口引流约 400ml。

思维提示

［1］患者伤口有短腿石膏托固定,注意观察患肢血运及石膏形态。

［2］患者主诉疼痛,难以入睡。与手术切口有关。

［3］患者麻醉恢复前需去枕平卧,麻醉恢复后可坐位,拔除引流后可在保护下下地行走。卧床期间患者处于独立移动躯体能力受到限制的状态。不仅出现自理能力的缺陷,还面临着发生压疮的危险。

2. 护理评估   患者麻醉恢复前需去枕平卧、禁饮食。术日晚患者主诉疼痛,难以入睡。患肢有短腿石膏托固定。

3. 护理思维与实施方案

患者麻醉恢复前需去枕平卧、禁饮食
↓
部分自理能力缺陷

（1）护理目标:满足患者基本生理需求。
（2）护理措施
- 麻醉恢复后,协助患者进食流质饮食,排气前不食牛奶豆浆等产气食物,协助患者饮水。
- 保持尿管通畅,定时巡视;协助患者进行床上大便。
- 为患者整理好床单位,盖好被褥。

患者术后 24 小时内需卧床
↓
躯体移动障碍
有皮肤受损的危险

（1）护理目标:患者卧床期间不发生皮肤受损（压疮）。
（2）护理措施
- 协助患者定时翻身。
- 定时按摩皮肤受压部位。
- 保持床铺平整、清洁、干燥、无皱褶、无渣屑。

患者主诉疼痛,难以入睡
↓
睡眠型态紊乱

（1）护理目标:患者疼痛缓解,能安静入睡。
（2）护理措施
- 给予心理安慰。
- 提供舒适的环境。
- 巡视患者时注意做到"四轻"。
- 遵医嘱给予止痛药(曲马多、氨酚羟考酮等);
- 遵医嘱给予地西泮等药物辅助睡眠。

患肢短腿石膏托固定,
有引流管
↓
有发生肿胀
缺血性坏死的危险

（1）护理目标:患者住院期间不发生缺血性坏死。
（2）护理措施
- 观察和评估石膏情况,注意石膏未干之前不得挤压。
- 观察患肢足趾血运和感觉活动;抬高患肢。
- 指导患者进行石膏内足趾屈伸活动。
- 加强引流管护理,记录引流量,伤口引流较多时予以更换石膏。

患者留置尿管
↓
有感染的危险

（1）护理目标:患者住院期间不发生尿路感染。
（2）护理措施
- 加强尿管护理,每日进行会阴擦洗。
- 嘱患者多饮水,以达到冲洗尿道作用。

术后翻身、扶拐下床活动
↓
有发生跌倒、坠床的危险

（1）护理目标:患者在住院期间不发生跌倒、坠床。
（2）护理措施
- 掌握患者的基本情况:年龄、神志、肌力。
- 评估患者发生跌倒、坠床的风险因素,依照跌倒、坠床风险评估标准给予患者评分。
- 定时巡视患者,固定好病床脚刹、加床档、合理安排陪护。
- 嘱患者穿防滑鞋,保证病房地面干燥,灯光照明良好、病房设施摆放合理。

（三）出院前

1. 诊疗情况 出院前行"踝关节正侧位"、血常规检查,护士给予患者及家属出院指导。各项检查无异常后可带药出院。

📝 **思维提示**

［1］护士向患者及家属讲解拐杖的使用方法。
［2］护士向患者及家属讲解康复期护理注意事项。

---

2. 护理评估 做好出院时患者心理、药物知识水平及康复期的护理宣教。
3. 护理思维与实施方案

患者及家属对康复期注意事项
不了解
↓
知识缺乏

（1）护理目标：患者及家属出院前能复述康复期注意事项。

（2）护理措施：

- 对患者讲解康复期护理对疾病恢复的重要性。
- 告知患者康复期注意事项，主要包括以下几点：

1）手术次日起 14 日拆线，拆石膏。

2）患肢避免负重 3 个月，扶拐行走。

3）3 个月后行负重下蹲，足趾站立运动。

4）按时服药，注意药物副作用。

5）术后 3 个月复查。

6）避免劳累，不适随诊。

- 向患者发放出院指导宣传册。

二、护理评价

患者从入院到出院，护理上给予了一系列护理方案的实施。入院时为患者做好疼痛、睡眠型态紊乱、血糖的监测及控制，手术后不仅满足了患者术后的基本生理需求，对患者的睡眠、伤口等均进行了良好的护理，避免了术后伤口的感染，有效地避免了跌倒、坠床、压疮的发生。出院前，给予患者系统的知识、术后康复期的护理。在整个发病期，术后康复期护理尤为重要。

三、安全提示

1. 有发生跌倒、坠床的危险　患者手术后翻身有坠床的危险；下床活动时发生跌倒的危险。护士应积极做好预防工作，了解患者一般情况，包括年龄、神志、肌力等。评估患者发生跌倒、坠床的风险因素；定时巡视患者，固定好病床脚刹、加床档、合理安排陪护；嘱患者穿防滑鞋，保证病房地面干燥，灯光照明良好、病房设施摆放合理。

2. 有皮肤受损的危险　患者术后 24 小时内卧床，护士需了解患者皮肤营养状况；定时协助患者翻身，并按摩皮肤受压部位；保持床铺平整、清洁、干燥、无皱褶、无渣屑。

3. 药物副作用的观察　患者住院期间需服用降糖药物、止痛药物、辅助睡眠药物等，护士需注意观察药物副作用。

四、经验分享

1. 心理护理　由于行踝关节融合术，踝关节的功能受限，患者及家属对手术预后是否良好会产生焦虑，护士应详细向患者及家属解释手术可缓解疼痛，患者可以用膝关节及跖趾关节活动代偿，及术后功能锻炼的注意事项。

2. 术后并发症的观察　骨折不愈合，如患者术后出现持续异常疼痛，应及时拍 X 线检查，护士应指导患者活动时注意保护患肢，适量运动。

踝关节置换术患者的护理

患者,男性,72 岁,主诉:左踝关节疼痛 10 年余,加重伴活动受限 2 年,门诊以 "踝关节骨性关节炎" 收入院。

一、诊疗过程中的临床护理

(一)入院时

1. 诊疗情况

入院后查体:体温 36.5℃,脉搏 88 次/min,呼吸 22 次/min,血压 143/88mmHg。10 年前无明显诱因出现左踝关节疼痛,与活动相关,休息可缓解,无夜间痛,无活动受限,行理疗、小针刀、针灸等治疗。症状逐渐进展。2 年前疼痛加重,伴活动受限,下蹲、上下楼困难。患者自发病以来精神、食欲良好、因疼痛出现失眠、易醒。患者无不良嗜好,大小便正常,生活自理。

既往史:既往高血压病史 5 年。遵医嘱按时服用硝苯地平缓释片,血压维持在 135~145/80~90mmHg。否认冠心病、糖尿病等慢性疾病。否认肝炎结核等传染病史。否认重大外伤、手术室。否认药物过敏史。

专科查体:左踝关节肿大,无皮肤破溃,无发红,皮温不高。踝关节线处有压痛,无反常活动。双下肢无感觉异常。

辅助检查:X 线示左踝关节关节间隙明显狭窄,关节周缘可见大量骨赘形成,关节面欠平整。24 小时动态血压:收缩压 98~142mmHg,平均值 118mmHg;舒张压 79~95mmHg,平均值 86mmHg;平均动脉压 134/92mmHg。心电图:大致正常心电图。24 小时动态心电图提示:窦性心律,心率 68~96 次/min。

> **思维提示**
>
> [1] 患者出现疼痛:疼痛部位为踝关节,与活动相关,需做好疼痛的护理。
> [2] 患者既往有高血压病史,需监督患者定时服药、定时监测血压。

2. 护理评估 患者主要症状踝关节活动性疼痛。患者血压维持在 135~145/80~90mmHg。患者多次咨询术前注意事项及康复护理要点,希望能有更多的了解。

3. 护理思维与实施方案

踝关节关节间隙明显狭窄,
关节面欠平整
↓
踝关节活动性疼痛

(1) 护理目标:患者疼痛缓解。
(2) 护理措施
- 给予心理安慰。
- 遵医嘱给予止痛药(曲马多),用药过程中要注意观察用药的效果。
- 嘱患者适量活动,以免疼痛加剧。

高血压病史 5 年,血压维持在 135~145/80~90mmHg
↓
有发生高血压急症的危险

（1）护理目标:患者住院期间血压控制平稳。
（2）护理措施
- 监督患者按时服用降压药物,密切监测血压变化。
- 低盐饮食,每日 <6g。
- 嘱患者戒烟酒。
- 保持放松、平和的心态。
- 如头痛烦躁、心悸、恶心呕吐等不适症状及时通知医生。
- 注意观察降压药物副作用。

患者多次咨询术前注意事项、康复期要点
↓
知识缺乏

（1）护理目标:患者知晓治疗方案、预后及康复期要点。
（2）护理措施
- 对患者手术前需要注意的事项进行讲解。
- 发放宣传手册。
- 告知患者术后可能发生的情况,使患者做好心理准备。
- 告知患者按照护理级别,护士可以为患者做好护理。
- 为患者讲解术后康复锻炼的方法。

（二）实施手术后

1. 诊疗情况　手术当日,体温 36.6~37.5℃,脉搏 80~96 次 /min,呼吸 18~22 次 /min,血压 131~146/80~92mmHg 患者在麻下行"左踝关节置换术",术毕安返病房,伤口外敷料包扎完整,无渗血,有短腿石膏托固定,患肢感觉活动好,予以抬高。引流管通畅,引流液为血性液体。尿管通畅,尿液为淡黄色、清亮,给予持续心电监护及吸氧。告知患者麻醉恢复前需去枕平卧、禁饮食。术日晚患者主诉疼痛,难以入睡。术后第 1 日,体温 36.3~37.2℃,脉搏 82~94 次 /min,呼吸 18~20 次 /min,血压 134~148/82~97mmHg。伤口引流约 200ml。

思维提示

[1] 患者伤口有短腿石膏托固定,注意观察患肢血运及石膏形态。

[2] 患者主诉疼痛,难以入睡。与手术切口有关。

[3] 患者麻醉恢复前需去枕平卧,麻醉恢复后可坐位,拔除引流后可保护下下地行走。卧床期间患者处于独立移动躯体能力受到限制的状态。不仅出现自理能力的缺陷,还面临着发生压疮的危险。

2. 护理评估　患者麻醉恢复前需去枕平卧、禁饮食。术日晚患者主诉疼痛,难以入睡。患肢有短腿石膏托固定。

3. 护理思维与实施方案

患者麻醉恢复前需去枕平卧、禁饮食
↓
部分自理能力缺陷

（1）护理目标:满足患者基本生理需求。
（2）护理措施
- 麻醉恢复后,协助患者进食流质饮食,排气前不食牛奶豆浆等产气食物,协助患者饮水。
- 保持尿管通畅,定时巡视;协助患者进行床上大便。
- 为患者整理好床单位,盖好被褥。

患者术后 24 小时内需卧床
↓
躯体移动障
有皮肤受损的危险

（1）护理目标:患者卧床期间不发生皮肤受损（压疮）。
（2）护理措施
- 协助患者定时翻身。
- 定时按摩皮肤受压部位。
- 保持床铺平整、清洁、干燥、无皱褶、无渣屑。

患者主诉疼痛,难以入睡
↓
睡眠型态紊乱
{
（1）护理目标:患者疼痛缓解,能安静入睡。
（2）护理措施
- 给予心理安慰。
- 提供舒适的环境。
- 巡视患者时注意做到"四轻"。
- 遵医嘱给予止痛药（曲马多、氨酚羟考酮等）。
- 遵医嘱给予地西泮等药物辅助睡眠。
}

患肢短腿石膏托固定,有引流管
↓
有发生肿胀
缺血性坏死的危险
{
（1）护理目标:患者住院期间不发生缺血性坏死。
（2）护理措施
- 观察和评估石膏情况,注意石膏未干之前不得挤压。
- 观察患肢足趾血运和感觉活动;抬高患肢。
- 指导患者进行石膏内足趾屈伸活动。
- 加强引流管护理,伤口引流较多时予以更换石膏。
}

患者留置尿管
↓
有感染的危险
{
（1）护理目标:患者住院期间不发生尿路感染。
（2）护理措施
- 加强尿管护理,每日进行会阴擦洗。
- 嘱患者多饮水,以达到冲洗尿道作用。
}

术后翻身、扶拐下床活动
↓
有发生跌倒、坠床的危险
{
（1）护理目标:患者在住院期间不发生跌倒、坠床。
（2）护理措施
- 掌握患者的基本情况:年龄、神志、肌力。
- 评估患者发生跌倒、坠床的风险因素,依照跌倒、坠床风险评估标准给予患者评分。
- 定时巡视患者,固定好病床脚刹、加床档、合理安排陪护。
- 嘱患者穿防滑鞋,保证病房地面干燥、灯光照明良好、病房设施摆放合理。
}

（三）出院前

1. 诊疗情况　出院前行"踝关节正侧位"、血常规检查,护士给予患者及家属出院指导。各项检查无异常后可带药出院。

思维提示

［1］护士向患者及家属讲解石膏护理的方法。
［2］护士向患者及家属讲解康复期护理注意事项。

---

2. 护理评估　做好出院时患者心理、药物知识水平及康复期的护理宣教。
3. 护理思维与实施方案

（1）护理目标：患者及家属出院前能复述康复期注意事项。

（2）护理措施

- 对患者讲解康复期护理对疾病恢复的重要性。
- 告知患者康复期注意事项，主要包括以下几点：

1）手术次日起 14 日拆线，拆石膏。

2）患肢避免负重 2 周。

3）遵医嘱行负重下蹲，足趾站立运动。

4）按时服药，注意药物副作用。

5）术后 3 个月复查。

6）避免劳累，不适随诊。

- 向患者发放出院指导宣传册。

（左侧标注：患者及家属对康复期注意事项不了解　→　知识缺乏）

二、护理评价

患者从入院到出院，护理上给予了一系列护理方案的实施。入院时为患者做好疼痛、睡眠型态紊乱、血压的监测及控制，手术后不仅满足了患者术后的基本生理需求，对患者的睡眠、伤口等均进行了良好的护理，避免了术后伤口的感染，有效地避免了跌倒、坠床、压疮的发生。出院前，给予患者系统的知识、术后康复期的护理。在整个发病期，术后康复期护理尤为重要。

三、安全提示

1. 有发生跌倒、坠床的危险　患者手术后翻身有坠床的危险；24 小时下床活动时发生跌倒的危险。护士应积极做好预防工作，了解患者一般情况，包括年龄、神志、肌力等。评估患者发生跌倒、坠床的风险因素；定时巡视患者，固定好病床脚刹、加床档、合理安排陪护；嘱患者穿防滑鞋，保证病房地面干燥，灯光照明良好、病房设施摆放合理。

2. 有皮肤受损的危险　患者术后 24 小时内卧床，护士需了解患者皮肤营养状况；定时协助患者翻身，并按摩皮肤受压部位；保持床铺平整、清洁、干燥、无皱褶、无渣屑。

3. 药物副作用的观察　患者住院期间需服用降压药物、止痛药物、辅助睡眠药物等，护士需注意观察药物副作用。

四、经验分享

1. 心理护理　由于行关节置换术，患者及家属对手术费用昂贵及预后是否良好会产生焦虑，护士应详细向患者及家属解释手术的必要性、方法及术后功能锻炼的注意事项。

2. 术后并发症的观察

（1）患肢肿胀：肿胀的发生可能与手术有关，术后用气垫将患肢抬高，高于心脏，同时护士指导患者进行足趾屈伸运动，配合口服或静脉给消肿药物，可使肿胀尽快消退。护士应告知患者不要过多恐惧，通过锻炼可以尽快消肿。

（2）关节僵直：关节僵直的发生与患者不配合锻炼有关。术后由于疼痛等原因，患者拒绝活动。护士应耐心指导患者进行功能锻炼，及早恢复关节功能。

马蹄足患者的护理

患者,女性,55岁,主诉:左踝关节疼痛45年,加重伴活动受限2年余。门诊以"马蹄内翻足(左)"收入院。

一、诊疗过程中的临床护理

(一)入院时

1. 诊疗情况

入院后查体:体温36.5℃,脉搏85次/min,呼吸20次/min,血压140/85mmHg。患者45年前踝关节外伤致出现左踝关节疼痛,与活动相关,休息可缓解,无夜间痛,有活动受限,行口服药、外用中药、理疗治疗。症状逐渐进展。2年前疼痛加重,伴活动受限,下蹲、上下楼困难,步行小于200m。患者自发病以来精神、食欲良好、因疼痛出现失眠、易醒。患者无不良嗜好,大小便正常,生活自理。

既往史:糖尿病3年,口服拜唐苹,二甲双胍治疗。否认冠心病、高血压等慢性疾病。否认肝炎、结核等传染病史。否认重大外伤、手术史。否认药物过敏史。

专科查体:跛行入病房,左足呈马蹄内翻足畸形,踝关节活动受限,足趾活动可。未见切口瘢痕,左踝关节周围皮肤无发红,无肿胀,明显活动受限。双下肢未见水肿,无感觉减退,双侧足背动脉搏动可触及。

辅助检查:X线示胫距关节半脱位,内存间隙变窄,外侧间隙变宽。足内翻,距骨囊性变。24小时动态血压:收缩压98~132mmHg,平均值118mmHg;舒张压69~85mmHg,平均值86mmHg;平均动脉压134/82mmHg。心电图:大致正常心电图。24小时动态心电图提示:窦性心律,心率68~96次/min。

异常化验结果:血糖11.9mmol/L(3.9~6.1mmol/L);高密度脂蛋白胆固醇2.04mmol/L(1.04~1.55mmol/L)。

> **思维提示**
>
> [1]患者出现疼痛:疼痛部位为踝关节,与活动相关,需做好疼痛的护理。
> [2]患者既往有糖尿病病史,需监督患者定时服药、定时监测血糖。

2. 护理评估 患者主要症状踝关节活动性疼痛。患者空腹血糖维持在6.2~8.7mmol/L。患者多次咨询术前注意事项及康复护理要点,希望能有更多的了解。

3. 护理思维与实施方案

胫距关节半脱位,内存间隙变窄,外侧间隙变宽,距骨囊性变 → 踝关节活动性疼痛

(1)护理目标:患者疼痛缓解。
(2)护理措施
- 给予心理安慰。
- 遵医嘱给予止痛药(曲马多),用药过程中要注意观察用药的效果。
- 嘱患者适量活动,以免疼痛加剧。

糖尿病史 5 年,空腹血糖维持在 6.2~8.7mmol/L

↓

有发生低血糖的危险

（1）护理目标:患者住院期间血糖控制平稳。
（2）护理措施
- 监督患者按时服用降糖药物,密切监测血糖变化。
- 糖尿病饮食。
- 如有头晕、恶心、大汗等不适症状及时通知医生。
- 注意观察降糖药物副作用。

患者多次咨询术前注意事项、康复期要点

↓

知识缺乏

（1）护理目标:患者知晓治疗方案、预后及康复期要点。
（2）护理措施
- 对患者手术前需要注意的事项进行讲解。
- 发放宣传手册。
- 告知患者术后可能发生的情况,使患者做好心理准备。
- 告知患者按照护理级别,护士可以为患者做好护理。
- 为患者讲解术后康复锻炼的方法。

（二）实施手术后

1. 诊疗情况　手术当日,体温 36.6~37.1℃,脉搏 75~90 次 /min,呼吸 18~22 次 /min,血压 130/80mmHg。患者在联合麻下行"左足三关节融合,肌腱移位术",术毕安返病房,伤口外敷料包扎完整,有渗血,为血性液体。有石膏托固定,患肢感觉活动好,予以抬高。尿管通畅,尿液为淡黄色、清亮,给予持续心电监护及吸氧。告知患者麻醉恢复前需去枕平卧、禁饮食。术日晚患者主诉疼痛,难以入睡。术后第 1 日,体温 37.3~38.1 ℃,脉搏 82~98 次 /min,呼吸 16~20 次 /min,血压 126~145/78~91mmHg。伤口渗出量约 300ml。

> **🖊 思维提示**
>
> ［1］患者伤口有石膏托固定,注意观察患肢血运及石膏形态。
> ［2］患者主诉疼痛,难以入睡。与手术切口有关。
> ［3］患者麻醉恢复前需去枕平卧,麻醉恢复后可坐位,拔除引流后可保护下下地行走。卧床期间患者处于独立移动躯体的能力受到限制的状态。不仅出现自理能力的缺陷,还面临着发生褥疮的危险。

2. 护理评估　患者麻醉恢复前需去枕平卧、禁饮食。术日晚患者主诉疼痛,难以入睡。患肢有短腿石膏托固定。

3. 护理思维与实施方案

患者麻醉恢复前需去枕平卧、禁饮食

↓

部分自理能力缺陷

（1）护理目标:满足患者基本生理需求。
（2）护理措施
- 麻醉恢复后,协助患者进食流质饮食,排气前不食牛奶、豆浆等产气食物,协助患者饮水。
- 保持尿管通畅,定时巡视;协助患者进行床上大便。
- 为患者整理好床单位,盖好被褥。

患者术后 24 小时内需卧床

↓

躯体移动障碍
有皮肤受损的危险

（1）护理目标:患者卧床期间不发生皮肤受损（压疮）。
（2）护理措施
- 协助患者定时翻身。
- 定时按摩皮肤受压部位。
- 保持床铺平整、清洁、干燥、无皱褶、无渣屑。

患者主诉疼痛,难以入睡
↓
睡眠型态紊乱

（1）护理目标:患者疼痛缓解,能安静入睡。
（2）护理措施
- 给予心理安慰。
- 提供舒适的环境。
- 巡视患者时注意做到"四轻"。
- 遵医嘱给予止痛药(曲马多、氨酚羟考酮等)。
- 遵医嘱给予地西泮等药物辅助睡眠。

患肢短腿石膏托固定
渗血观察
↓
有发生肿胀
缺血性坏死的危险

（1）护理目标:患者住院期间不发生缺血性坏死。
（2）护理措施
- 观察和评估石膏情况,注意石膏未干之前不得挤压。
- 观察患肢足趾血运和感觉活动;抬高患肢。
- 指导患者进行石膏内足趾屈伸活动。
- 观察患肢渗血情况,伤口渗血较多时予以敷料包扎。

患者留置尿管
↓
有感染的危险

（1）护理目标:患者住院期间不发生尿路感染
（2）护理措施
- 加强尿管护理,每日进行会阴擦洗。
- 嘱患者多饮水,以达到冲洗尿道作用。

术后翻身、扶拐下床活动
↓
有发生跌倒、
坠床的危险

（1）护理目标:患者在住院期间不发生跌倒、坠床。
（2）护理措施
- 掌握患者的基本情况:年龄、神志、肌力。
- 评估患者发生跌倒、坠床的风险因素,依照跌倒、坠床风险评估标准给予患者评分。
- 定时巡视患者,固定好病床脚刹、加床档、合理安排陪护。
- 嘱患者穿防滑鞋,保证病房地面干燥,灯光照明良好、病房设施摆放合理。

（三）出院前

1. 诊疗情况　出院前行"踝关节正侧位"、血常规检查,护士给予患者及家属出院指导。各项检查无异常后可带药出院。

思维提示
［1］护士向患者及家属讲解石膏护理的方法。
［2］护士向患者及家属讲解康复期护理注意事项。

2. 护理评估　做好出院时患者心理、药物知识水平及康复期的护理宣教。
3. 护理思维与实施方案

（1）护理目标：患者及家属出院前能复述康复期注意事项。

（2）护理措施

患者及家属对康复期注意事项不了解

↓

知识缺乏

- 对患者讲解康复期护理对疾病恢复的重要性。
- 告知患者康复期注意事项，主要包括以下几点：
1）手术次日起 14 日拆线，3 个月拆石膏。
2）患肢避免负重 3 个月。
3）遵医嘱行负重下蹲，足趾站立运动。
4）按时服药，注意药物副作用。
5）术后 3 个月复查。
6）避免劳累，不适随诊。
- 向患者讲解有关疾病知识，发放出院指导宣传册。

二、护理评价

患者从入院到出院，护理上给予了一系列护理方案的实施。入院时为患者做好疼痛、睡眠型态紊乱、血糖的监测及控制，手术后不仅满足了患者术后的基本生理需求，对患者的睡眠、伤口等均进行了良好的护理，避免了术后伤口的感染，有效地避免了跌倒、坠床、压疮的发生。出院前，给予患者系统的知识、术后康复期的护理。在整个发病期，术后康复期护理尤为重要。

三、安全提示

1. 有发生跌倒、坠床的危险 患者手术后翻身有坠床的危险；下床活动时发生跌倒的危险。护士应积极做好预防工作，了解患者一般情况，包括年龄、神志、肌力等。评估患者发生跌倒、坠床的风险因素；定时巡视患者，固定好病床脚刹、加床档、合理安排陪护；嘱患者穿防滑鞋，保证病房地面干燥、灯光照明良好、病房设施摆放合理。

2. 有皮肤受损的危险 患者术后 24 小时内卧床，护士需了解患者皮肤营养状况；定时协助患者翻身，并按摩皮肤受压部位；保持床铺平整、清洁、干燥、无皱褶、无渣屑。

3. 药物副作用的观察 患者住院期间需服用降糖药物、止痛药物、辅助睡眠药物等，护士需注意观察药物副作用。

4. 有感染的危险 患者术后伤口渗血较多，注意观察，无菌敷料加压包扎。

四、经验分享

1. 心理护理 由于患者行三关节融合，肌腱移位术，患者及家属对手术预后是否良好会产生焦虑，护士应详细向患者及家属解释手术的必要性、方法及术后功能锻炼的注意事项。

2. 术后并发症的观察

（1）感染：术后出现体温持续升高，全身发抖；皮肤发亮肿胀，皮肤颜色发红，局部皮肤温度稍高这些情况，应及时通知医生。注意观察伤口渗血情况，保持伤口敷料清洁干燥。常规合理应用抗生素。

（2）患肢肿胀：肿胀的发生可能与手术有关，护士指导患者进行足趾屈伸运动，配合口服或静脉给消肿药物，可使肿胀尽快消退。护士应告知患者不要过多恐惧，通过锻炼可以尽快消肿。

（3）伤口愈合不良。

（4）截骨不愈合。

（5）畸形复发。

右足第一跖趾骨性关节炎患者的护理

患者,女性,60岁,主诉:右足第一跖趾关节疼痛12年,加重伴活动受限1个月,门诊以"右足第一跖趾骨性关节炎"收入院。

一、诊疗过程中的临床护理

(一)入院时

1. 诊疗情况

入院后查体:体温36.2℃,脉搏80次/min,呼吸20次/min,血压168/80mmHg。患者主诉12年前无明显诱因出现右足拇趾跖趾关节疼痛,与活动相关,休息可缓解,无夜间痛,无活动受限,行口服药、外用中药治疗。症状逐渐进展。1个月前疼痛加重,蔓延至右足2、3跖趾关节,伴活动受限,步行小于500米。到我院门诊就诊,诊为"右拇趾跖趾关节骨关节炎"。患者神志清楚,语言表达流利,查体合作。自发病以来患者精神、食欲良好、自诉入睡困难、易醒。患者无不良嗜好,大小便正常,生活自理。

既往史:既往高血压病史2年,未长期服药。否认冠心病、糖尿病等慢性疾病。否认肝炎、结核等传染病史。否认胃肠道、肝胆系疾病史,否认阿司匹林及其他抗凝药用药史,于37年前因车祸致左小腿离断,在北京协和医院行断肢再植术,手术顺利,现能跛行。15年前行左侧乳腺癌手术治疗,未复发。否认药物过敏史。

专科查体:右足拇趾跖趾关节肿胀,压痛外侧明显,第2、3跖趾关节跖面也有压痛,拇趾跖趾关节运动受限,拇趾甲轻度嵌甲,甲下红白反应好,感觉无异常。左小腿中段离断再植术后表现,左踝轻度下垂畸形,左踝及足趾活动障碍,左足感觉减退明显,甲下红白反应可。

辅助检查:X线示右足拇趾跖趾关节间隙狭窄,软骨下骨局部硬化,关节周缘可见少量骨赘形成。24小时动态血压:收缩压102~172mmHg,平均值137mmHg;舒张压74~90mmHg,平均值82mmHg;平均动脉压142/98mmHg。心电图:大致正常心电图。24小时动态心电图提示:窦性心律,心率73~96次/min。

异常化验结果:总胆固醇6.31mmol/L(<5.20mmol/L);高密度脂蛋白胆固醇1.62mmol/L(1.04~1.55mmol/L);低密度脂蛋白胆固醇3.51mmol/L(<3.12mmol/L)。

> **思维提示**
>
> [1]患者出现疼痛:疼痛部位为右足拇趾跖趾关节,第2、3跖趾关节跖面也有压痛。需做好疼痛的护理。
>
> [2]患者出现睡眠型态紊乱:因疼痛出现失眠、易醒,需做好睡眠的护理。
>
> [3]患者既往有高血压病史:需监督患者定时服药、定时监测血压。

2. 护理评估 患者跖趾关节无明显发热、麻木。主要症状为右足拇趾跖趾关节,第2、3跖趾关节跖面也有压痛。患者因疼痛出现失眠、易醒。患者血压维持在102~172/74~90mmHg。患者多次咨询术前注意事项及康复护理要点,希望能有更多的了解。

3. 护理思维与实施方案

右足姆趾跖趾关节间隙狭窄,软骨下骨局部硬化
↓
右足姆趾跖趾关节,第2、3跖趾关节跖面也有压痛

（1）护理目标:患者疼痛缓解。
（2）护理措施
- 给予心理干预,放松疗法。
- 给予药物干预,遵医嘱给予阿片类止痛药、自控式止痛泵缓解疼痛;必要时给予止痛针（哌替啶50mg);用药过程中要注意观察用药的效果。

因疼痛出现失眠、易醒
↓
睡眠型态紊乱

（1）护理目标:患者可安静入睡。
（2）护理措施
- 给予心理安慰并告知其睡眠对康复的重要性。
- 告知患者尽量减少白天睡眠时间。
- 巡视患者时注意做到"四轻"。
- 必要时遵医嘱给予止痛药物缓解疼痛。
- 必要时遵医嘱给予地西泮等药物辅助睡眠。

高血压病史2年,血压维持在102~172/74~90mmHg
↓
有发生高血压急症的危险

（1）护理目标:患者住院期间血压控制平稳。
（2）护理措施
- 监督患者按时服用降压药物,密切监测血压变化。
- 低盐饮食,每日<6g。
- 保持放松、平和的心态。
- 如有头痛、烦躁、心悸、恶心、呕吐等不适症状及时通知医生。
- 注意观察降压药物副作用。

患者多次咨询术前注意事项、康复期要点
↓
知识缺乏

（1）护理目标:患者了解对该病的治疗方案、预后及康复期要点等。
（2）护理措施
- 告知此手术较其他术式所存在的优势。
- 对患者手术前需要注意的事项进行讲解。
- 告知患者术后可能发生的情况,使患者提前做好心理准备。
- 为患者讲解术后康复锻炼的方法及重要性。

（二）实施手术后

1. 诊疗情况　手术当日,体温36℃,脉搏76次/min,呼吸18次/min,血压126/82mmHg。患者在腰麻下行"右侧人工跖趾关节置换术",术毕安返病房,给予24小时心电监护及吸氧。伤口外敷料包扎完整,无渗血,有留置导尿且通畅,尿液为淡黄色、清亮。双下肢给予抬高,足趾感觉活动好。告知患者麻醉恢复前需去枕平卧,禁饮食、水6小时,麻醉恢复后可进行双下肢功能锻炼。术日晚患者主诉伤口疼痛,难以入睡,必要时遵医嘱给予镇痛药。术后第1日,体温36.5~37.6℃,脉搏76~92次/min,呼吸16~20次/min,血压134~148/72~91mmHg。伤口外敷料清洁,24小时后护士协助患者床上进行功能锻炼,同时拔除尿管。

✏️ **思维提示**

［1］患者麻醉恢复前需去枕平卧,麻醉恢复后可坐位。卧床期间患者处于独立移动躯体能力受到限制的状态,不仅出现自理能力的缺陷,还面临着发生压疮的危险。

［2］注意观察患者足趾的肤色、皮温、感觉和有无运动障碍。

［3］应密切注意患者伤口敷料渗血情况,注意体温变化。

［4］患者主诉疼痛,难以入睡。与手术切口有关。

［5］指导患者进行患肢的功能锻炼。

2. 护理评估 患者麻醉恢复前需去枕平卧、禁饮食。患肢伤口包扎完整。

3. 护理思维与实施方案

患者麻醉恢复前需去枕平卧、禁饮食
↓
部分自理能力缺陷

（1）护理目标：满足患者基本生理需求。
（2）护理措施
- 麻醉后可在术后 6 小时进食，协助患者进食流质饮食，排气前不食牛奶、豆浆等产气食物，协助患者饮水。
- 保持尿管通畅，定时巡视；协助患者进行床上大便。

患者术后 24 小时内需卧床
↓
躯体移动障碍
有皮肤受损的危险

（1）护理目标：患者卧床期间不发生皮肤受损（压疮）。
（2）护理措施
- 协助患者定时翻身：日间每 2 小时轴向翻身 1 次，夜间每 3 小时轴向翻身 1 次。
- 定时按摩皮肤受压部位，必要时局部悬空减压。
- 保持床铺平整、清洁、干燥、无皱褶、无渣屑，以避免摩擦、潮湿及排泄物刺激。

伤口敷料的观察
患者留置尿管
↓
有发生感染的危险

（1）护理目标：患者住院期间不发生伤口感染的发生及尿路感染。
（2）护理措施
- 加强伤口护理，术后 3 日伤口换药，检查有无红、肿、热、痛症状。换药时，应严格遵守无菌操作规程。
- 遵医嘱合理的应用抗生素治疗。
- 加强尿管护理，每日进行会阴擦洗。嘱患者多饮水，以达到冲洗尿道作用。
- 注意观察患者体温变化，如有异常及时做好相应检查。

患足跖趾关节置换术后
↓
有血液循环障碍的危险

（1）护理目标：患者下肢血液回流良好，无肿胀发生。
（2）护理措施
- 给予患肢抬高 10~15cm，有利于血液回流，减轻肿胀。
- 注意观察患足血液循环，如肤色、皮温、感觉和有无运动障碍及肢体是否肿胀。出现症状及时处理。
- 嘱患者尽早恢复患肢功能锻炼，以促进血液回流，有利于消肿。

术后患者肢体制动
↓
关节和肢体功能丧失的危险

（1）护理目标：患者恢复足部功能。
（2）护理措施
- 掌握患者的基本情况：年龄、神志、肌力，协助其进行功能锻炼。
- 术后麻醉恢复后行肌力锻炼，包括股四头肌、臀大肌等长肌肉运动。同时锻炼踝关节背伸、跖趾关节屈伸活动。
- 1 周后可下地行走，嘱患者穿防滑鞋，保证病房地面干燥，灯光照明良好、病房设施摆放合理。

（三）出院前

1. 诊疗情况 出院前行"双足正侧位"、血常规检查。患者目前病情平稳，体温不高，未诉伤口明显疼痛，伤口敷料干燥，换药见伤口无红肿及异常分泌物，尚未拆线，X 线片显示假体位置满意。护士给予患者及家属出院指导。各项检查无异常后可出院。

📝 **思维提示**

［1］护士向患者及家属讲解出院后注意事项。

［2］护士向患者及家属讲解康复期护理注意事项。

2. 护理评估　经过治疗和护理,患者病情好转,护理人员应对其进行一系列的出院指导。做好出院时患者心理、生理及康复期的护理宣教。

3. 护理思维与实施方案

家属未能了解
出院后注意事项
↓
知识缺乏

（1）护理目标:患者及家属知晓出院注意事项。
（2）护理措施
- 指导患者办理出院手续。
- 向患者讲解出院后的生活护理及心理护理。
- 指导患者遵医嘱按时治疗或定期复查。

患者及家属对康复期
注意事项不了解
↓
知识缺乏

（1）护理目标:患者及家属出院前能复述康复期注意事项。
（2）护理措施
- 对患者讲解康复期护理对疾病恢复的重要性。
- 告知患者康复期注意事项,主要包括以下几点:
1）手术次日起 14 日后拆线。
2）嘱患者继续行床上股四头肌、踝关节、跖趾关节的功能锻炼。
3）术后 3 个月复查,如有不适随时就诊。
4）避免劳累、负重,6 个月内不允许穿窄鞋或高跟鞋。
5）防止过早剧烈活动,造成关节不稳定,导致脱位或假体断裂。

二、护理评价

患者从入院到出院,护理上给予了一系列护理方案的实施。入院时为患者做好疼痛、睡眠型态紊乱、血压的监测及控制,手术后不仅满足了患者术后的基本生理需求,对患者的睡眠、伤口等均进行了良好的护理,避免了术后伤口的感染,有效地避免了跌倒、坠床、压疮的发生。出院前,给予患者系统的知识、术后康复期的护理。在整个发病期,术后康复期护理尤为重要。

三、安全提示

1. 有发生跌倒、坠床的危险　患者手术后翻身有坠床的危险;一周后下床活动时发生跌倒的危险。护士应积极做好预防工作,了解患者一般情况,包括年龄、神志、肌力等。评估患者发生跌倒、坠床的风险因素;定时巡视患者,固定好病床脚刹、加床档、合理安排陪护;嘱患者穿防滑鞋,保证病房地面干燥,灯光照明良好、病房设施摆放合理。

2. 有皮肤受损的危险　患者术后 24 小时内卧床,护士需了解患者皮肤营养状况;定时协助患者翻身,并按摩皮肤受压部位;保持床铺平整、清洁、干燥、无皱褶、无渣屑。

3. 药物副作用的观察　患者住院期间需服用降压药物、止痛药物、辅助睡眠药物等,护士需注意观察药物副作用。

四、经验分享

1. 心理护理　护士与患者建立良好的护患关系,实现有效的沟通。针对患者年龄、职业、生活、智力等因素,全面的评估患者的心理状况,正确的引导并及时纠正不良的心理反应。通过交流,增强患者对手术治疗的信心,使患者以最佳的身心状态面对手术。

2. 术后护理

（1）患足血液循环的观察:此项护理是最基本,最重要的内容之一。肢体缺血的早期表现为患肢疼痛、肿胀、肢端麻木。检查时可发现患肢张力增高,触压痛明显,被动牵拉足趾时疼痛加剧。出现症状及时处理,予以松解外敷料,并将患肢抬高 10~15cm。因此,护士应鼓励患者尽早进行双下肢功能锻炼、尽早下床活动。

（2）预防感染：①遵医嘱合理应用抗生素治疗。②观察患者体温变化。③补充一些高蛋白饮食，以增强机体的抵抗力。④定时观察伤口有无红、肿、热、痛症状，换药时严格执行无菌操作规程。

（3）患肢功能锻炼的方法：术后指导患者及时恢复功能锻炼，以主动活动为主，主动的肌肉收缩和关节活动可以改善和增加局部血液循环，增强肌肉力量，恢复关节和肢体功能。

病例 37

臀肌挛缩患者的护理

患者,男性,23 岁,主诉:双髋关节活动受限 22 年,下蹲困难,加重 4 年。门诊以"臀肌挛缩症"收入院。

一、诊疗过程中的临床护理

(一)入院时

1. 诊疗情况

入院后查体:体温 37℃,脉搏 78 次/min,呼吸 18 次/min,血压 110/70mmHg。患者 22 年前因长期臀部肌内注射青霉素等药物后出现双臀部肌肉萎缩,发育较正常人缓慢,并逐渐出现活动受限,下蹲困难,不能跷二郎腿,跑步姿势异常,伴跑步后易劳累。期间未到其他医院就诊,未做任何保守治疗及手术治疗,近四年来加重。患者自发病以来精神、食欲良好,患者无不良嗜好,大小便正常,生活自理。

既往史:否认高血压、冠心病、糖尿病等慢性疾病。否认肝炎、结核等传染病史。否认重大外伤、手术史。否认药物过敏史。

专科查体:步行入病房,骨盆无倾斜,双髋关节外展、外旋畸形,双侧臀部明显凹陷,无正常的饱满外观,瘢痕挛缩外观,双髋关节腹股沟区、臀区、大粗隆区压痛(-),纵向叩击痛(-),明显活动受限。双侧"4"征(+),双侧直腿抬高受限,中立位屈髋 70°,外展外旋双髋后方屈髋超过 90°。双下肢未见水肿,无感觉减退,双侧足背动脉搏动可触及。

辅助检查:X 线示双髋关节未见发育异常。心电图:大致正常心电图。

2. 护理评估 患者主要症状双臀部肌肉萎缩,发育较正常人缓慢,并逐渐出现活动受限,下蹲困难,不能跷二郎腿,跑步姿势异常,伴跑步后易劳累。患者多次咨询术前注意事项及康复护理要点,希望能有更多的了解。

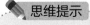
思维提示

患者出现焦虑,因活动受限及影响美观,护士应做好心理护理。

3. 护理思维与实施方案

患者多次咨询术前注意事项、康复期要点
↓
知识缺乏

(1)护理目标:患者知晓治疗方案、预后及康复期要点。
(2)护理措施
- 对患者手术前需要注意的事项进行讲解。
- 对患者进行有关疾病知识的讲解。
- 告知患者术后可能发生的情况,使患者做好心理准备。
- 告知患者按照护理级别,护士可以为患者做好护理。
- 为患者讲解术后康复锻炼的方法。

（二）实施手术后

1. 诊疗情况 手术当日,体温 36.1~36.8℃,脉搏 68~83 次 /min,呼吸 18~22 次 /min,血压 115/ 75mmHg。患者在联合麻下行"臀肌挛缩松解术",术毕安返病房,伤口外敷料包扎完整,无渗血,有两根引流管通畅,患肢感觉活动好,予以双腿交叉体位摆放。尿管通畅,尿液为淡黄色、清亮。告知患者麻醉恢复前需去枕平卧、禁饮食。术日晚患者主诉疼痛,难以入睡。术后第 1 日,体温 37.3~37.8℃,脉搏 76~88 次 /min,呼吸 16~20 次 /min,血压 102~126/65~74mmHg。伤口渗出量约左侧 170ml,右侧 150ml。

> **思维提示**
>
> 　　[1]患者主诉疼痛,难以入睡。与手术切口有关。
> 　　[2]患者麻醉恢复前需去枕平卧,麻醉恢复后可坐位,拔除引流后可在保护下下地行走。卧床期间患者处于独立移动躯体能力受到限制的状态。不仅出现自理能力的缺陷,还面临着发生压疮的危险。

2. 护理评估 患者麻醉恢复前需去枕平卧、禁饮食。术日晚患者主诉疼痛,难以入睡。

3. 护理思维与实施方案

患者麻醉恢复前需去枕平卧、禁饮食

↓

部分自理能力缺陷

（1）护理目标:满足患者基本生理需求。
（2）护理措施
- 麻醉恢复后,协助患者进食流质饮食,排气前不食牛奶、豆浆等产气食物,协助患者饮水。
- 保持尿管通畅,定时巡视;协助患者进行床上大便。
- 为患者整理好床单位,盖好被褥。

患者术后 24 小时内需卧床躯体移动障碍

↓

有皮肤受损的危险

（1）护理目标:患者卧床期间不发生皮肤受损（压疮）。
（2）护理措施
- 协助患者定时翻身。
- 定时按摩皮肤受压部位。
- 保持床铺平整、清洁、干燥、无皱褶、无渣屑。

患者主诉疼痛,难以入睡

↓

睡眠型态紊乱

（1）护理目标:患者疼痛缓解,能安静入睡。
（2）护理措施
- 给予心理安慰。
- 提供舒适的环境。
- 巡视患者时注意做到"四轻"。
- 遵医嘱给予止痛药（曲马多、氨酚羟考酮等）。
- 遵医嘱给予地西泮等药物辅助睡眠。
引流管护理措施:加强引流管护理,观察、记录伤口引流量,伤口引流较多时予以更换伤口敷料。

患者留置尿管

↓

有感染的危险

（1）护理目标:患者住院期间不发生尿路感染。
（2）护理措施
- 加强尿管护理,每日进行会阴擦洗。
- 嘱患者多饮水,以达到冲洗尿道作用。

术后翻身、扶拐下床活动　→　有发生跌倒、坠床的危险

（1）护理目标：患者在住院期间不发生跌倒、坠床。
（2）护理措施
- 掌握患者的基本情况：年龄、神志、肌力。
- 评估患者发生跌倒、坠床的风险因素，依照跌倒、坠床风险评估标准给予患者评分。
- 定时巡视患者，固定好病床脚刹、加床档、合理安排陪护。
- 嘱患者穿防滑鞋，保证病房地面干燥，灯光照明良好、病房设施摆放合理。

（三）出院前

1. 诊疗情况　出院前护士给予患者及家属出院指导。各项检查无异常后可带药出院。

思维提示

［1］护士向患者及家属讲解康复期功能锻炼的方法。
［2］护士向患者及家属讲解康复期护理注意事项。

2. 护理评估　做好出院时患者心理、药物知识水平及康复期的护理宣教。
3. 护理思维与实施方案

患者及家属对康复期注意事项不了解　→　知识缺乏

（1）护理目标：患者及家属出院前能复述康复期注意事项。
（2）护理措施
- 对患者讲解康复期护理对疾病恢复的重要性。
- 告知患者康复期注意事项，主要包括以下几点：
1）手术次日起14日拆线。
2）术后3个月复查。
3）避免劳累，不适随诊。
4）继续加强臀部肌肉的锻炼。
"并膝下蹲"练习，"交叉步"练习，"跷二郎腿"练习，"直线上下楼梯"练习。
- 向患者讲解有关疾病知识，发放出院指导宣传册。

二、护理评价

患者从入院到出院，护理上给予了一系列护理方案的实施。入院时为患者术前宣教，手术后不仅满足了患者术后的基本生理需求，对患者的睡眠、伤口等均进行了良好的护理，避免了术后伤口的感染，有效地避免了跌倒、坠床、压疮的发生。出院前，给予患者系统的知识、术后康复期的护理。在整个发病期，术后康复期护理尤为重要。

三、安全提示

1. 有发生跌倒、坠床的危险　患者手术后翻身有坠床的危险；下床活动时发生跌倒的危险。护士应积极做好预防工作，了解患者一般情况，包括年龄、神志、肌力等。评估患者发生跌倒、坠床的风险因素；定时巡视患者，固定好病床脚刹、加床档、合理安排陪护；嘱患者穿防滑鞋，保证病房地面干燥，灯光照明良好、病房设施摆放合理。

2. 有皮肤受损的危险　患者术后24小时内卧床，护士需了解患者皮肤营养状况；定时协助患者翻身，并按摩皮肤受压部位；保持床铺平整、清洁、干燥、无皱褶、无渣屑。

3. 有感染的危险　患者术后伤口渗血较多，注意观察，无菌敷料加压包扎。

四、经验分享

1. 心理护理　由于患者行臀肌挛缩松解术，患者及家属对手术预后是否良好会产生焦虑，护士应详

细向患者及家属解释手术的必要性、方法及术后功能锻炼的注意事项。

2. 术后并发症的观察

（1）感染：术后出现体温持续升高，全身发抖；皮肤发亮肿胀，皮肤颜色发红，局部皮肤温度稍高这些情况，应及时通知医生。注意观察伤口渗血情况，保持伤口敷料清洁干燥。常规合理应用抗生素。

（2）血肿：血胀的发生可能与引流不畅有关，护士应密切观察渗血，引流情况。

（3）坐骨神经损伤：严密观察患肢血运和感觉活动情况。

病例 38

斜颈患者的护理

患者,女性,14 岁,主诉:颈部右倾左斜伴颈部活动受限 14 年,门诊诊断为"斜颈(右)"收入院。

一、诊疗过程中的临床护理

(一)入院时

1. 诊疗情况

入院后查体:体温 36.5℃,脉搏 66 次 /min,呼吸 20 次 /min,血压 110/60mmHg。踝阵挛,Hoffmann 征,Babinski 征未引出。

既往史:体健。否认冠心病、糖尿病等慢性疾病。否认肝炎、结核等传染病史。否认重大外伤、手术史。否认药物过敏史。

专科检查:步行入病房。右侧颈部见陈旧手术瘢痕,颈部呈右倾左斜畸形,面部稍畸形。周围皮肤无发红,无肿胀,皮下可触及痉挛条索带,局部无明显压痛,轻度活动受限。

辅助检查:无。

异常化验结果:无。

> **思维提示**
>
> [1] 患者出现焦虑:影响美观和日常生活,需做好焦虑的护理。
> [2] 患者出现睡眠型态紊乱:因焦虑,担心手术出现失眠、易醒,需做好睡眠的护理。

2. 护理评估　患者主要症状颈部歪斜,影响日常生活和美观,肌肉痉挛引起的颈部不适和疼痛致使患者出现失眠、易醒等睡眠型态紊乱,患者多次咨询术前注意事项及康复护理要点,希望能有更多的了解。

3. 护理思维及实施方案

颈部肌肉痉挛
↓
疼痛
{
(1)护理目标:患者疼痛缓解。
(2)护理措施
● 给予心理安慰。
● 指导患者练习颈肌放松和颈部肌肉热敷及进行颈部按摩的方法缓解疼痛遵医嘱给予止痛药(曲马多、氨酚羟考酮)。
}

担心手术出现失眠、易醒
↓
睡眠型态紊乱
{
(1)护理目标:患者可安静入睡。
(2)护理措施
● 给予心理安慰并告知其睡眠对康复的重要性。
● 告知患者尽量减少白天睡眠时间。
● 巡视患者时注意做到"四轻"。
}

患者沉默寡言,不愿交谈
↓
焦虑
{
（1）护理目标:患者能够描述自己的焦虑和应对形态。
（2）护理措施
- 耐心、细致、热情地给患者讲解该病并非不治之症。
- 主动介绍手术的方法和效果。
- 鼓励互相交流,使其消除对手术的恐惧感与不信任感。
- 提供生活上的方便,减轻患者的后顾之忧。
}

（二）实施手术后

1. 诊疗情况　手术当日,体温 36.6~37.5℃,脉搏 80~96 次 /min,呼吸 18~22 次 /min,血压 131~ 146/80~ 92mmHg。患者在全麻下行 "斜颈胸锁乳突肌松解术",术毕安返病房,伤口外敷料包扎完整,无渗血,双上肢感觉活动同术前,尿管通畅,尿液为淡黄色、清亮,给予 24 小时心电监护及吸氧。术后协助患者将头置于正中位,为防止头不自主向患侧偏斜,可在患侧头垫一沙袋或软枕以固定头位。告知患者麻醉恢复前需去枕平卧、禁饮食,麻醉恢复后可轴向翻身,进行双上肢功能锻炼。术日晚患者伤口敷料有 3cm×4cm 渗血,患者主诉疼痛,难以入睡。术后第 1 日,体温 36.3: ~37.2℃,脉搏 82~94 次 /min,呼吸 18~20 次 /min,血压 134~148/82~97mmHg。伤口敷料渗血未见扩大。24 小时后护士协助患者床上活动活动,同时拔除尿管。

2. 护理评估　患者麻醉恢复前需去枕平卧、禁饮食。患者主诉疼痛,难以入睡。

🖉 **思维提示**

［1］患者麻醉恢复前需去枕平卧,麻醉恢复后可坐位。卧床期间患者处于独立移动躯体能力受到限制的状态,不仅出现自理能力的缺陷,还面临着发生压疮的危险。

［2］注意观察患者手指的肤色、皮温、感觉和有无运动障碍。

［3］应密切注意患者伤口敷料渗血情况,注意体温变化。

［4］患者主诉疼痛,难以入睡。与手术切口有关。

---

3. 护理思维与实施方案

患者麻醉恢复前需去枕平卧、禁饮食
↓
部分自理能力缺陷
{
（1）护理目标:满足患者基本生理需求。
（2）护理措施
- 麻醉恢复后,协助患者进食流质饮食,排气前不食牛奶、豆浆等产气食物,协助患者饮水。
- 保持尿管通畅,定时巡视;协助患者进行床上大便。
- 为患者整理好床单位,盖好被褥。
}

患者术后 1~2 日内需卧床
↓
躯体移动障碍
{
（1）护理目标:患者卧床期间不发生皮肤受损（压疮）。
（2）护理措施
- 术前嘱患者练习在床上大小便。
- 协助患者定时翻身:日间每日翻身 2 次,及时观察患者皮肤情况,躯体移动障碍有皮肤受损危险。
- 定时按摩皮肤受压部,有皮肤受损的危险。
- 保持床铺平整、清洁、干燥、无皱褶、无渣屑。
}

患者主诉疼痛,难以入睡
↓
睡眠型态紊乱

（1）护理目标:患者疼痛缓解,能安静入睡。
（2）护理措施
- 给予心理安慰。
- 提供舒适的环境。
- 巡视患者时注意做到"四轻"。
- 遵医嘱给予止痛药(曲马多、哌替啶等)。
- 遵医嘱给予地西泮等药物辅助睡眠。

患者术后易出现眩晕
↓
有发生跌倒、坠床的危险

（1）护理目标:患者在住院期间不发生跌倒、坠床。
（2）护理措施
- 掌握患者的基本情况:年龄、神志、肌力。
- 评估患者发生跌倒、坠床的风险因素,依照跌倒、坠床风险评估标准给予患者评分。
- 定时巡视患者,固定好病床脚刹、加床档、合理安排陪护。
- 嘱患者穿防滑鞋,保证病房地面干燥,灯光照明良好、病房设施摆放合理。

（三）出院前

> **思维提示**
>
> ［1］护士向患者及家属讲解术后易出现眩晕,可能是低颅压或者前庭神经刺激所致。
> ［2］护士向患者及家属讲解康复期护理注意事项。

二、护理评价

患者从入院到出院,护理上给予了一系列护理方案的实施。入院时为患者做好疼痛、睡眠型态紊乱、血压的监测及控制,手术后不仅满足了患者术后的基本生理需求,对患者的睡眠、伤口等均进行了良好的护理,避免了术后伤口的感染,有效地避免了跌倒、坠床、压疮的发生。出院前,给予患者系统的知识、术后康复期的护理。在整个发病期,术后康复期护理尤为重要。

三、安全提示

1. 有发生跌倒、坠床的危险　患者手术后翻身有坠床的危险;24 小时下床活动时发生跌倒的危险。护士应积极做好预防工作,了解患者一般情况,包括年龄、神志、肌力等。评估患者发生跌倒、坠床的风险因素;定时巡视患者,固定好病床脚刹、加床档、合理安排陪护;嘱患者穿防滑鞋,保证病房地面干燥,灯光照明良好、病房设施摆放合理。

2. 有皮肤受损的危险　患者术后 24 小时内卧床,护士需了解患者皮肤营养状况;定时协助患者翻身,并按摩皮肤受压部位;保持床铺平整、清洁、干燥、无皱褶、无渣屑。

3. 药物副作用的观察　患者住院期间需服用止痛药物、辅助睡眠药物等,护士需注意观察药物副作用。

四、经验分享

1. 呼吸道管理　保持呼吸道通畅,术后常规 24 小时内鼻导管给氧,氧流量 2~4L/min,鼓励患者深呼吸,及时排除呼吸道分泌物。密切观察呼吸动度、频率。监测血氧饱和度。一旦发现异常,立即查明原因,对症治疗。

2. 引流管护理　保持引流管通畅,防止引流管曲折、堵塞、受压。密切观察并详细记录引流量、颜色、性质。如出现引流不畅应检查引流管有无折叠受压等,必要时报告医生及时处理。引流管拔除后密切观察伤口有无渗出,如有应立即通知医生缝合。

3. 疼痛护理 观察疼痛性质、部位,并与手术前对比,每30分钟观察记录1次,以后按病情变化逐渐延长观察记录的时间。红外线照射伤口1h/d。疼痛剧烈者在排除颅内出血的情况下,可给予口服罗通定,肌内注射曲马多、布桂嗪以缓解疼痛,同时安慰体贴患者,在精神上给予支持。

4. 饮食及口腔护理 患者患病期间,由于精神压力重,饮食量减少,加之手术创伤使机体对能量、蛋白质的需求明显增加,增加营养是不可忽视的问题,否则影响组织的修复。应鼓励患者多进食,术后第1日可给予高蛋白、高热量、高维生素的软食,以增加营养,增强抵抗力,避免进食辛辣等刺激性食物及暴饮暴食,以免加重或诱发疼痛。多吃蔬菜和水果,以促进肠蠕动,保持大便通畅。做好口腔护理,指导患者进食后漱口,保持口腔清洁,防止口腔感染。

5. 早期锻炼 鼓励患者尽早纠正头颈姿势,主动或被动地将头置于正中位,一般术后协助患者将头置于正中位,为防止头不自主向患侧偏斜,可在患侧垫一沙袋或软枕以固定头部位置。

肘关节置换术患者的护理

患者,男性,26 岁,主诉:1 年前因不慎摔伤致左肘部肿胀畸形,活动受限。门诊以"肘关节骨性关节炎"收入院。

一、诊疗过程中的临床护理

(一) 入院时

1. 诊疗情况

入院后查体: 体温 36.5℃,脉搏 88 次 /min,呼吸 22 次 /min,血压 143/88mmHg。因左肘关节骨折固定术后关节强直 1 年于 2011 年 6 月 10 日入院。患者 1 年前因不慎摔伤致左肘部肿胀畸形,活动受限。在当地医院诊断为"左肱骨髁、左尺骨鹰嘴严重粉碎骨折",行切复内固定治疗。6 个月后于伸肘位完全强直也不能屈曲,严重影响日常生活,因患者年轻,且未婚,要求最大限度恢复肘关节功能,来院要求进一步治疗。

专科查体: 全身一般情况良好,左肘关节掌侧见一长 7cm×1cm 手术瘢痕,背侧见一 10cm×1cm 手术瘢痕。左上臂、前臂肌肉轻度萎缩,左肘关节伸直位完全强直,前臂旋转 5°。左尺骨鹰嘴处轻压痛,可触及克氏针头。左手指感觉、运动正常。

辅助检查: X 线片示左肘关节骨性融合。

> 🖊 **思维提示**
>
> [1] 患者出现疼痛:疼痛部位为左肘关节置换处伤口。需做好疼痛的护理。
> [2] 患者出现睡眠型态紊乱:因疼痛出现失眠、易醒,需做好睡眠的护理。
> [3] 患者出现焦虑:担忧术后功能恢复,需做好焦虑护理。

2. 护理评估 患者主要症状颈部歪斜,影响日常生活和美观,肌肉痉挛引起的颈部不适和疼痛致使患者出现失眠、易醒等睡眠型态紊乱,患者多次咨询术前注意事项及康复护理要点,希望能有更多的了解。

3. 护理思维及实施方案

左肘关节痉挛
↓
疼痛
　　(1) 护理目标:患者疼痛缓解。
　　(2) 护理措施
　　● 给予心理安慰。
　　● 遵医嘱给予止痛药(曲马多、氨酚羟考酮),必要时给予止痛针(氯诺昔康、注射用帕瑞昔布钠)。用药过程中要注意观察用药的效果。

出现失眠、易醒
↓
睡眠型态紊乱
　　(1) 护理目标:患者可安静入睡。
　　(2) 护理措施
　　● 给予心理安慰并告知其睡眠对康复的重要性。
　　● 告知患者尽量减少白天睡眠时间。
　　● 巡视患者时注意做到"四轻"。

担心手术效果
↓
焦虑

（1）护理目标：患者能够描述自己的焦虑和应对态度。
（2）护理措施
- 耐心、细致、热情地给患者讲解该病的常识。
- 主动介绍手术的方法和效果。
- 鼓励互相交流，使其消除对手术的恐惧感与不信任感。
- 提供生活上的方便，减轻患者的后顾之忧。

（二）实施手术后

1. 诊疗情况　手术当日，体温 36.9~37.6℃，脉搏 82~96 次/min，呼吸 18~20 次/min，血压 121~135/69~88mmHg。患者在全麻下行"人工肘关节置换术（左）"，术毕安返病房，伤口外敷料包扎完整，无渗血，双上肢感觉活动同术前，尿管及引流管通畅，尿液为淡黄色、清亮，给予 24 小时心电监护及吸氧。告知患者麻醉恢复前需去枕平卧、禁饮食。术日晚患者伤口敷料有 2cm×1cm 渗血，患者主诉疼痛，难以入睡。

思维提示

［1］患者出现疼痛，与手术有关，适当给予止疼药物，保证患者休息。
［2］患者伤口敷料有 2cm×1cm 渗血，应密切注意患者伤口敷料渗血情况，注意体温变化。

2. 护理评估　患者麻醉恢复前需去枕平卧、禁饮食。术日晚患者伤口敷料 2cm×1cm 渗血，患者主诉疼痛，难以入睡。

3. 护理思维与实施方案

患者麻醉恢复前需去枕平卧、禁饮食
↓
部分自理能力缺陷

（1）护理目标：满足患者基本生理需求。
（2）护理措施
- 麻醉恢复后，协助患者进食流质饮食，排气前不食牛奶、豆浆等产气食物，协助患者饮水。
- 保持尿管通畅，定时巡视；协助患者进行床上大便。
- 为患者整理好床单位，盖好被褥。

患者术后 24 小时内需卧床
↓
躯体移动障碍

（1）护理目标：患者卧床期间不发生皮肤受损。
（2）护理措施
- 术前嘱患者练习在床上大小便。
- 协助患者定时翻身：日间每日翻身 2 次，及时观察患者皮肤情况，躯体移动障碍有皮肤受损危险
- 定时按摩皮肤受压部有皮肤受损的危险。
- 保持床铺平整、清洁、干燥、无皱褶、无渣屑。

患者主诉疼痛，难以入睡
↓
睡眠型态紊乱

（1）护理目标：患者疼痛缓解，能安静入睡。
（2）护理措施
- 给予心理安慰。
- 提供舒适的环境。
- 巡视患者时注意做到"四轻"。
- 遵医嘱给予止痛药（曲马多、哌替啶等）；
- 遵医嘱给予地西泮等药物辅助睡眠。

伤口敷料有 2cm×2cm 渗血
患者留置尿管

↓

有发生感染的危险

（1）护理目标：患者住院期间不发生伤口感染及尿路感染。
（2）护理措施
- 加强伤口护理，伤口渗液多时，随时更换敷料，保持敷料干燥。
- 观察和评估伤口情况，注意伤口有无红肿痛等症状。
- 加强尿管护理，每日进行会阴擦洗。
- 嘱患者多饮水，以达到冲洗尿道作用。

（三）出院前

1. 诊疗情况　护士给予患者及家属出院指导。各项检查无异常后可带药出院。

> 🖊 **思维提示**
> 护士向患者及家属讲解康复期护理注意事项。

2. 护理评估　做好出院时患者心理、药物知识水平及康复期的护理宣教。
3. 护理思维与实施方案

患者及家属对康复期注意
事项不了解

↓

知识缺乏

（1）护理目标：患者及家属出院前能复述康复期注意事项。
（2）护理措施
- 对患者讲解康复期护理对疾病恢复的重要性。
- 告知患者康复期注意事项，主要包括以下几点：
1）肘关节正常有 145° 的屈伸范围，前臂可旋前 80° 及旋后 85°。
2）术后第 1 个月患肢少用。
3）术后 6 周内不能提或端任何比一杯茶（约 250g）重的物品。
4）4 周后弃颈腕吊带。
5）6 周后练习日常操作如吃饭、穿衣、扣纽扣等。
6）术后 3 个月、6 个月、1 年门诊复查或电话随访。

二、护理评价

患者从入院到出院，护理上给予了一系列护理方案的实施。入院时为患者做好疼痛、睡眠型态紊乱、焦虑的护理，手术后不仅满足了患者术后的基本生理需求，对患者的睡眠、伤口等均进行了良好的护理，避免了术后伤口的感染，有效地避免了跌倒、坠床、压疮的发生。出院前，给予患者系统的知识、术后康复期的护理。在整个发病期，术后康复期护理尤为重要。

三、安全提示

1. 有发生跌倒、坠床的危险　患者手术后翻身有坠床的危险；24 小时下床活动时发生跌倒的危险。护士应积极做好预防工作，了解患者一般情况，包括年龄、神志、肌力等。评估患者发生跌倒、坠床的风险因素；定时巡视患者，固定好病床脚刹、加床档、合理安排陪护；嘱患者穿防滑鞋，保证病房地面干燥，灯光照明良好、病房设施摆放合理。

2. 有皮肤受损的危险：患者术后 1 日卧床，护士需了解患者皮肤营养状况；定时协助患者翻身，并按摩皮肤受压部位；保持床铺平整、清洁、干燥、无皱褶、无渣屑。

四、经验分享

1. 体位护理　术后平卧 6 小时即可下地活动，肘关节屈曲 40° ~90°，处于功能位，用颈腕悬吊带固定于胸前，防止脱位，尤其在夜间睡眠时应避免不良体位，支具保护。

2. 疼痛护理　术后常规静脉止痛 1~2 日，1~2 日后改用塞来昔布口服止痛药物应用 2 周。止痛的效果良好，无感觉迟钝、呼吸抑制、排尿困难、恶心、呕吐、过敏反应副作用等。尤其是康复训练前半小时就给予止痛药，以减轻训练时的疼痛不适，提高患者对康复训练的依从性。

3. 并发症观察及创口护理　全肘置换术后最常见的是尺神经损伤，最严重的是感染，其他并发症有松动、磨损和不稳定（半脱位或脱位）。因此术后密切观察生命体征变化、局部创口、肢端血液循环及皮肤感觉、手指运动、肿胀程度及全身情况，每 4 小时评估 1 次。若术后立即出现尺神经运动功能减退且不能确定神经的状态，应立即进行神经探查；若属神经支配区的感觉减退，特别是不完全性的感觉减退，可进行观察，多自行恢复或使用促神经生长药，不需要手术探查。一旦发现创口红肿热痛加剧及体温超过38.5℃，及时报告医生处理。

病例 40

前交叉韧带损伤进行重建手术患者的护理

患者,男性,27 岁,主诉:左膝扭伤后疼痛、活动受限 2 个月,门诊以"前交叉韧带损伤"收入院。

一、诊疗过程中的临床护理

(一)入院时

1. 诊疗情况

入院后查体:体温 36℃,脉搏 70 次 /min,呼吸 18 次 /min,血压 142/90mmHg。患者主诉 2 个月前打篮球时扭伤左膝,致左膝关节剧烈疼痛、不能站立,活动受限。在当地医院检查治疗,X 线片检查:未见骨折。MRI 检查:左膝前交叉韧带损伤。经保守治疗后疼痛缓解,上下楼梯仍有疼痛,关节不稳。患者自发病以来神志清、精神可、无昏迷或意识丧失,无不良嗜好,大小便正常,生活部分自理,因患肢疼痛、肿胀出现失眠、易醒。因左膝关节剧烈疼痛、活动受限影响患者的工作和生活,患者对本病相关知识不了解,担心患肢恢复情况和费用问题,曾多次询问相关知识。

既往史:患者否认肝炎、结核等传染病史,否认高血压、糖尿病、冠心病史,否认胃肠道、肝胆系疾病史,否认阿司匹林及非甾体抗炎药用药史,否认其他外伤、手术史,否认输血史,否认药物过敏史。

专科查体:左膝关节无畸形、肿胀不明显,活动度 0°~170°。浮髌试验(－),髌骨研磨试验(－),髌骨外推试验(＋),外推恐惧试验(－);Lachman 试验(＋),轴移试验(－),终末点(硬性);后抽屉试验(－),终末点(硬性);内翻应力试验 0° 位(＋),30° 位(＋);内、外侧关节间隙压痛,McMurry 试验(＋)。

辅助检查:MRI 示左膝前交叉韧带损伤。心电图:大致正常心电图。

异常化验结果:总胆固醇 5.62mmol/L(<5.20mmol/L)。

> **思维提示**
>
> [1]患者出现疼痛:疼痛部位为左膝关节,需做好疼痛的护理。
>
> [2]患者因疼痛出现失眠、易醒,出现睡眠型态紊乱,需做好睡眠的护理。
>
> [3]患者因患肢活动受限,需辅助患者做好生活护理,定时按摩皮肤受压部位,保持床铺平整、清洁、干燥、无皱褶、无渣屑。
>
> [4]患者出现焦虑情绪:因担心患肢手术方法、预后情况和费用问题而焦虑,对相关疾病知识不了解,需做好心理护理及相关知识宣教。
>
> [5]患者患肢活动受限,有发生废用综合征的危险,术前应教会患者股四头肌力量锻炼(直腿抬高)和踝泵锻炼的方法,并监督患者进行锻炼,以维持患肢肌肉力量防止过度萎缩,为术后功能锻炼做好准备。手术最好在患膝活动度达到健侧水平时进行,以利于术后膝关节功能的恢复。

2. 护理评估　患者主要症状为左膝关节疼痛,活动受限。患者因疼痛出现失眠、易醒。患者因患肢剧烈疼痛、活动受限,正值壮年因担心患肢不能恢复影响工作生活,多次咨询相关知识、术前注意事项及康复护理要点,担心手术费用过高,希望能有更多的了解。

3. 护理思维与实施方案

左膝前交叉韧带断裂
↓
疼痛

（1）护理目标：患者疼痛缓解。
（2）护理措施
- 评估患者疼痛的程度。
- 给予心理安慰，充分理解患者的感受。
- 告知患者尽量避免引起疼痛的姿势。
- 抬高患肢以助消除肿胀，减轻疼痛。
- 协助物理治疗，以减轻疼痛。
- 遵医嘱给予止痛药（曲马多），必要时给予止痛针（氯诺昔康、注射用帕瑞昔布钠）。
- 用药过程中要注意观察用药的效果。

膝关节疼痛、活动受限
↓
躯体活动障碍

（1）护理目标：患者住院期间基本生活需求得到满足。
（2）护理措施
- 评估患者自理能力受限的程度。
- 辅助患者进行患肢的活动。
- 为患者提供舒适的环境。
- 经常巡视患者，提供患者需要的帮助，协助患者大小便。
- 为避免术后尿潴留及不习惯床上排便，术前应教会患者床上排便和使用便器的方法。
- 将常用物品放置患者易取位置，必要时使用呼叫器。

膝关节疼痛、活动受限
↓
有废用综合征的危险

（1）护理目标：住院期间患者不发生废用综合征。
（2）护理措施
- 评估患者患肢运动能力。
- 在病情允许情况下鼓励患者进行可能完成的功能锻炼。
- 协助患者进行被动的功能锻炼。
- 告知患者及家属功能锻炼的重要性。

患者多次询问术后患肢
如何恢复
↓
焦虑

（1）护理目标：患者住院期间减轻焦虑程度。
（2）护理措施
- 评估患者的焦虑情况，根据患者需要进行指导。
- 对患者进行心理安慰（耐心，细致地讲解手术方式、必要性、注意事项和费用）。
- 向患者讲解自体肌腱是取自健侧肢体的腘绳肌肌腱，优点是自身无排斥反应，缺点是健侧肢体肌力会相应减弱；异体肌腱的优点是不会影响健侧肢体的肌力，缺点是会有排斥反应。
- 告知患者术后早期康复锻炼对膝关节恢复正常功能的重要性。
- 向患者介绍成功病例，使患者对术后患肢功能恢复产生信心。

患者多次咨询术前注意事项及康复期要点

↓

知识缺乏

（1）护理目标：患者知晓治疗方案、预后及康复期要点。

（2）护理措施

- 评估患者的知识水平，根据患者需要进行指导。
- 手术前需要准备的物品（膝关节支具、拐杖等）及术前需做好的准备（如备皮、皮试等）。
- 告知患者术后6小时需去枕平卧，禁食水。
- 告知患者佩戴膝关节支具的重要性，术后第1日佩戴膝关节支具可下床活动。
- 告知患者术后可以进行踝泵的练习及股四头肌的锻炼。
- 为患者讲解术后康复锻炼的方法并发放术后宣传手册。

因疼痛出现失眠、易醒

↓

睡眠型态紊乱

（1）护理目标：患者可安静入睡。

（2）护理措施

- 给予心理安慰并告知其睡眠对康复的重要性。
- 告知患者尽量减少白天睡眠时间。
- 巡视患者时注意做到"四轻"。
- 必要时遵医嘱给予止痛药物缓解疼痛。
- 必要时遵医嘱给予地西泮等药物辅助睡眠。

（二）实施手术后

1. 诊疗情况　手术当日，体温35.8~37.5℃，脉搏68~84次/min，呼吸18~22次/min，血压135/87mmHg。患者在联合麻醉下行"关节镜下前交叉韧带重建术、关节镜下滑膜部分切除术，使用同种异体肌腱作为移植物"，术毕患者清醒返回病房，伤口外敷料包扎完整，无渗血，伤口放置引流管，引流管通畅，引出为血性液体，患肢伤口给予冰袋冰敷，三角木板和气垫抬高患肢，使之高于心脏水平。告知患者术后6小时需去枕平卧、禁饮食，6小时后可以进食清淡、易消化饮食。术后可能出现肢体肿胀，需要定时观察患肢的肿胀情况和肢体远端血运、活动情况，预防因肢体肿胀、敷料包扎过紧而影响肢体远端血运和神经损伤，必要时可以松开敷料。术后给予输液抗炎治疗，地塞米松5mg静脉入壶。麻醉恢复后护士指导患者进行股四头肌功能锻炼、踝泵的练习，告知患者可以进行直腿抬高和踝泵锻炼。术日晚患者伤口敷料无渗血，患者主诉疼痛，难以入睡。

术后第1日晨伤口引流管引出115ml血性液体，伤口敷料无渗血。体温35.5~36.8℃，脉搏60~88次/min，呼吸18~20次/min。术后第1日给予患者输液抗炎治疗，地塞米松5mg静脉入壶。护士协助患者佩戴膝关节支具并挂拐下地活动，引流袋固定在低于患肢伤口的位置，并向家属讲解膝关节支具佩戴方法。患者未能正确演示挂拐的方法。家属未能正确演示膝关节支具佩戴方法。

思维提示

［1］患者使用异体肌腱植入术，需密切注意体温变化，给予相应处理。

［2］应密切观察患者伤口敷料渗血情况及引流量，注意体温变化。伤口引流如每小时出血量大于100ml应及时通知医生。保持引流管通畅，防止压迫打折，加强巡视，及时放出引流液并记录引流液的量、颜色和性质。患肢伤口给予冰袋冰敷，减轻疼痛，减少渗血。患者返回病房6小时需去枕平卧，禁食水，密切观察患者是否出现麻醉反应，预防出现呕吐后引起窒息。

［3］严密观察病情，预防并发症。观察敷料包扎松紧适宜，以及患肢的血运、皮肤温度、神经感觉、踝及足趾活动情况、患肢足背动脉搏动及小腿张力（肿胀）情况。

［4］患者返回病房6小时需去枕平卧，禁食水，6小时后进行患肢功能锻炼。

［5］患者术中使用同种异体肌腱作为移植物，需预防排斥反应。

［6］患者主诉伤口疼痛，难以入睡，有效的镇痛可使患者早期从事康复锻炼和活动，利于早期康复，需做好疼痛的护理。

［7］指导患者进行患肢的功能锻炼,维持患肢肌肉力量防止过度萎缩,术前康复锻炼的内容包括股四头肌力量锻炼(直腿抬高)和踝泵锻炼。

［8］患者下地活动时伤口引流袋应低于患肢伤口,防止血液倒流。引流管低于50ml可拔除。大于400ml应及时通知医生。

［9］术后第1日可佩戴膝关节支具下地活动,并告知患者拄拐的使用方法和注意事项,防止摔倒。

2. 护理评估 患者术后6小时需去枕平卧、禁饮食。给予抬高患肢,高于心脏水平。患肢给予持续冰敷,减轻术后疼痛和肿胀,冰敷时需注意观察患肢皮肤,温度,预防冻伤皮肤。术后可能出现肢体肿胀,需要定时观察患肢的肿胀情况和肢体远端血运、活动情况,预防因肢体肿胀、敷料包扎过紧而影响肢体远端血运和神经损伤,必要时可以松开敷料。患者术后体温升高,需密切观察体温情况,必要时给予物理降温。患者伤口敷料包扎张力不高,伤口无渗血,引流管通畅,术后第1日引流量115ml,注意观察生命体征。患者主诉疼痛,难以入睡。指导患者在支具保护下可以进行直腿抬高和踝泵锻炼。

3. 护理思维与实施方案

手术创伤 ↓ 膝关节疼痛

(1)护理目标:患者疼痛缓解。
(2)护理措施
- 评估患者疼痛的部位、程度和时间,首先除是否为并发症所致。
- 给予心理安慰,充分理解患者的感受。
- 告知患者尽量避免引起疼痛的姿势。
- 抬高患肢,给予冰袋冰敷患侧膝关节,缓解局部肿胀。
- 活动足趾及踝关节,促进静脉回流,减轻下肢水肿。
- 遵医嘱给予止痛药(曲马多),必要时给予止痛针(氯诺昔康、注射用帕瑞昔布钠或哌替啶)。
- 使用连续性镇痛泵,定时定量静脉均匀地注入镇痛剂;用药过程中要注意观察用药的效果。

患者主诉疼痛,难以入睡 ↓ 睡眠型态紊乱

(1)护理目标:患者疼痛缓解,能安静入睡。
(2)护理措施
- 给予心理安慰。
- 提供舒适的环境。
- 巡视患者时注意做到"四轻"。
- 对患肢进行冰敷,以减轻疼痛。
- 遵医嘱给予止痛药(曲马多、双氯芬酸等)。
- 遵医嘱给予地西泮等药物辅助睡眠。

异体肌腱移植 ↓ 有排斥反应的风险

(1)护理目标:患者术后不发生排斥反应。
(2)护理措施
- 注意观察患肢有无红肿、热、痛症状出现。
- 遵医嘱术后给予消炎,抗过敏药物(地塞米松)预防。
- 向患者介绍成功病例,使患肢了解手术的成熟性。
- 定期复查血常规。

关节手术
↓
有合并症的风险

（1）护理目标：患者住院期间不发生关节积液、关节血肿等合并症。

（2）护理措施

- 观察敷料包扎松紧适宜，以及患肢的血运，皮肤温度、神经感觉、踝及足趾活动情况、患肢足背动脉搏动及小腿张力（肿胀）情况。
- 如肢端颜色苍白、发绀、麻木，应引起重视，及时通知医生处理。
- 如关节腔积液仅膝关节处肿胀感，疼痛不明显，无明显全身症状，一般术后4~8小时出现，为滑膜刺激后反应。
- 如膝关节张力大，肿胀明显，剧烈疼痛，患者拒绝患肢活动，如发现应立即协助医生进行膝关节抽液。
- 定期复查血常规。

患者术后6小时需去枕平卧禁饮食
↓
部分自理能力缺陷

（1）护理目标：满足患者基本生理需求。

（2）护理措施

- 麻醉恢复后，协助患者进食流质饮食，排气前不食牛奶、豆浆等产气食物，协助患者饮水。
- 保持尿管通畅，定时巡视；协助患者进行床上大便。
- 为患者整理好床单位，盖好被褥。

患者术后当日需卧床
↓
躯体移动障碍
有皮肤受损的危险

（1）护理目标：患者卧床期间不发生皮肤受损（压疮）。

（2）护理措施

- 定时观察患肢足趾血运活动情况，足背动脉搏动情况。
- 指导患者进行患肢股四头肌等长收缩运动，直腿抬高运动。
- 观察佩戴支具是否舒适，定时按摩皮肤受压部位。
- 保持床铺平整、清洁、干燥、无皱褶、无渣屑。

伤口引流管术后第1日未能拔除
↓
有发生感染的危险

（1）护理目标：患者住院期间不发生伤口感染。

（2）护理措施

- 密切观察伤口引流情况，如术后24小时内超过400ml及时通知医生给予相应处理。
- 伤口引流如每小时出血量大于100ml应及时通知医生。
- 术后24小时低于50ml应通知医生给予拔除。
- 告知患者下床活动时先将引流袋妥善固定，防止管道受压、打折或脱出，引流袋位置应低于伤口，防止血液倒流。
- 密切观察引流液的颜色、性状并准确记录引流量。

术后进行功能锻炼、术后第1日佩戴膝关节支具下床活动
↓
有发生跌倒、坠床的危险

（1）护理目标：患者在住院期间不发生跌倒、坠床。

（2）护理措施

- 掌握患者的基本情况：年龄、神志、肌力。
- 评估患者发生跌倒、坠床的风险因素，依照跌倒、坠床风险评估标准给予患者评分。
- 定时巡视患者，固定好病床脚刹、加床档、合理安排陪护。
- 嘱患者穿防滑鞋，保证病房地面干燥，灯光照明良好、病房设施摆放合理。
- 告知患者挂拐的方法、注意事项。

因担心患肢术后功能恢复
↓
焦虑

（1）护理目标：患者住院期间减轻焦虑程度。
（2）护理措施
- 评估患者的焦虑情况，根据患者需要进行指导。
- 对患者进行心理安慰（术后康复的注意事项）。
- 告知患者术后可以进行踝泵的练习及股四头肌的锻炼。
- 告知患者术后早期康复锻炼对膝关节恢复正常功能的重要性。
- 向患者介绍成功病例，使患者对术后患肢功能恢复产生信心。

患者多次询问术后恢复相
关知识，患者未能正确用拐
↓
知识缺乏

（1）护理目标：患者知晓预后及康复期要点。
（2）护理措施
- 评估患者的知识水平，根据患者需要进行指导。
- 告知患者术后膝关节功能锻炼计划并发放宣传手册。
- 告知患者术后麻醉清醒前需去枕平卧，禁食水。
- 告知患者正确用拐的方法，指导患者正确使用。
- 告知患者术后患者可以进行踝泵的练习及股四头肌的锻炼。
- 告知患者按照护理级别，护士可以为患者做好护理。
- 向患者讲解正确使用支具方法。

（三）出院前

1. 诊疗情况　出院前行"膝关节 CT 平扫 + 三维重建"，护士给予患者及家属出院指导。各项检查无异常后可带药出院。

📝 **思维提示**

［1］护士向患者及家属讲解佩戴膝关节支具的方法。家属未能正确演示膝关节支具佩戴方法，说明患者及家属缺乏正确佩戴膝关节支具的相关知识，需在出院前使家属能正确佩戴膝关节支具。

［2］对于手术治疗的患者，康复锻炼是围手术期护理工作的重点，护士向患者及家属讲解康复期护理注意事项，并告知其康复训练应循序渐进。

2. 护理评估　做好出院时患者心理、药物知识水平及康复期的护理宣教。

3. 护理思维与实施方案

家属未能正确演示支具
佩戴方法
↓
知识缺乏

（1）护理目标：家属出院前能正确演示支具佩戴方法。
（2）护理措施
- 评估患者及家属对佩戴支具的基本方法了解程度。
- 向患者解释正确佩戴支具的必要性。
- 可提供相关宣传资料以帮助患者及家属尽快学会佩戴方法。

患者及家属对康复期注意
事项不了解
↓
知识缺乏

（1）护理目标：患者及家属出院前能复述康复期注意事项。
（2）护理措施
- 对患者讲解康复期护理对疾病恢复的重要性。
- 告知患者康复期注意事项，主要包括以下几点：
1）手术次日起 14 日后可洗澡。
2）佩戴支具。
3）术后 14 日拆线。
4）术后 1 个月复查，遵医嘱进行功能锻炼；避免劳累、负重。
5）不适随诊。
- 向患者发放出院指导宣传册。

二、护理评价

患者从入院到出院,护理上给予了一系列护理方案的实施。入院时为患者做好疼痛的监测及控制,术前给予患者心理疏导,解除患者顾虑,以良好的心态接受手术,手术后不仅满足了患者术后的基本生理需求,对患者的伤口等进行了良好的护理,避免了术后伤口的感染,有效地避免了跌倒、坠床、压疮的发生。出院前,给予患者系统的知识、术后康复期的护理。在整个疾病期,术后康复尤为重要。

三、安全提示

1. 有发生跌倒、坠床的危险 术后第 1 日下床活动时发生跌倒的危险。护士应积极做好预防工作,了解患者一般情况,包括年龄、神志、肌力等。评估患者发生跌倒、坠床的风险因素;定时巡视患者,固定好病床脚刹、加床档、合理安排陪护;嘱患者穿防滑鞋,保证病房地面干燥、灯光照明良好、病房设施摆放合理。指导患者正确使用拐杖,防止摔倒。

2. 有皮肤受损的危险 患者术后当日卧床,护士需了解患者皮肤营养状况;指导患者进行床上功能锻炼,并按摩皮肤受压部位,观察支具佩戴是否舒适;保持床铺平整、清洁、干燥、无皱褶、无渣屑。

3. 药物副作用的观察 患者住院期间使用止痛药、消炎物等,护士需注意观察药物副作用。

四、经验分享

1. 心理护理 患者对手术知识缺乏了解,担心手术效果和害怕术后切口疼痛,护士对患者宣教相关手术知识、术后效果,使患者对疾病的康复抱有积极乐观的态度。

2. 术后并发症的观察及护理

(1)预防血栓的方法:可使用抗凝药物,但会增加出血的危险。告知患者尽可能早期下床活动,适当抬高患肢。抗血栓梯度压力带。

(2)形成血栓的处理:术后患肢出现剧烈肿胀疼痛者,遵医嘱复查凝血因子,下肢深静脉彩超。确诊血栓后遵医嘱给予皮下注射低分子肝素钠注射液,改善微循环,抗凝治疗观察有无口腔黏膜改变,皮下有无出血情况。

3. 术后康复训练 术后第 1~2 日指导患者行患肢股四头肌收缩及足背伸趾屈活动。术后第 3 日开始指导患者进行直腿抬高练习和腘绳肌肌力训练,以加强膝关节的稳定性。直腿抬高时先用力使足趾屈,即腓肠肌收缩,防止胫骨髁前移牵拉移植肌腱。腘绳肌肌力训练可限制胫骨前移,减少交叉韧带的应力,训练方法为患者仰卧位,在膝屈曲 45° ~60° 的范围内进行,协助人员在患者足跟处适当用力,阻止患者屈膝,而患者尽量屈膝,每日 2 次,每次 3 分钟。配合行 CPM 功能锻炼,CPM 运动一般从 30° 开始,逐日递增角度,每日 2 次,每次 30 分钟,一般要求术后 2 周屈膝角度达到 90°,术后 2 周行终末伸膝锻炼,在出院前教会患者。方法:在患膝下垫枕,使膝关节屈曲约 30°,然后让患者足跟抬离床面,使患膝关节伸直,每日 3~4 次,每次 5 分钟。以后可逐渐负重练习,在患肢踝关节处放 1kg 沙袋,然后按上述方法练习,以增强肌力,这是需要克服阻力的训练。

4. 术后 4 周时可屈膝至 90°,患者术后应动静结合,不能过急过度运动膝关节导致拉松或拉脱骨块,或因疼痛阻碍了锻炼而导致关节粘连和肌肉萎缩,第 8 周屈伸膝关节可至 120°,12 周可至正常活动度。功能锻炼循序渐进,逐步加大活动范围。

半月板全切术后半月板移植手术患者的护理

患者,男性,45 岁,主诉:右膝关节疼痛,伴活动受限 7 年余,门诊以"膝外侧半月板缺损"收入院。

一、诊疗过程中的临床护理

(一)入院时

1. 诊疗情况

入院后查体:体温 36.5℃,脉搏 76 次/min,呼吸 18 次/min,血压 130/80mmHg。患者主诉 7 年前开始出现右膝关节疼痛,轻度活动受限,但症状不严重,6 年前踢足球时扭伤右膝,即出现右膝肿痛,活动受限。在北京丰台医院就诊,行外侧半月板部分切除术,后感膝关节不稳,跑步时明显,1 年前在北京大学第三医院行右膝前交叉韧带重建术,为求进一步治疗来我院就诊,因"膝外侧半月板缺损"收入院。

既往史:否认肝炎、结核等传染病史。否认冠心病、糖尿病、高血压史等。否认胃肠道、肝胆系疾病史,否认阿司匹林及非甾体抗炎药用药史,7 年前行外侧半月板部分切除术,1 年前在北医三院行右前交叉韧带重建术,否认其他外伤史,否认输血史,否认药敏史。

专科查体:直腿抬高试验左(+),右(-);Kemp 征左(+),右(-);健侧直腿抬高实验左(-)右(-);患者左侧足踇长伸肌、趾伸肌肌力 4 级;双下肢感觉对称无减退。

辅助检查:右膝无明显疼痛、肿胀、压痛、畸形,膝活动度 0°~125°。浮髌试验(-),髌骨研磨试验(-),髌骨外推试验(-),外推恐惧试验(-);Lachman 试验(-),轴移试验(-),终末点(硬性);后抽屉试验(-),终末点(硬性);内翻应力、外翻应力试验 0° 位(-),30° 位(-);外侧关节间隙压痛,McMurry 试验(+)。

2. 护理评估 患者主要症状为右膝关节疼痛,伴活动受限 7 年余。患者入院后主诉因环境改变、担心手术及膝关节疼痛影响睡眠。

> **思维提示**
>
> [1]患者出现疼痛:患者术前疼痛多与活动相关,为单关节间隙疼痛,运动后肿胀明显,休息后缓解,患者感觉膝关节不稳,患者存在睡眠型态紊乱,护士需做好疼痛及睡眠的护理。
>
> [2]患者对半月板移植成功与否表示担心,护士需做好宣教,消除患者顾虑。

3. 护理思维与实施方案

半月板缺损导致膝关节退变和疼痛,引起失眠易醒

↓

睡眠型态紊乱

(1)护理目标:患者疼痛缓解,可安静入睡。

(2)护理措施

- 给予心理安慰并告知其睡眠对康复的重要性;告知患者尽量减少白天睡眠时间。
- 巡视患者时注意做到"四轻"。
- 必要时遵医嘱给予止痛药物缓解疼痛。
- 必要时遵医嘱给予地西泮等药物辅助睡眠。

患者多次咨询异体半月板安全性,排斥反应及移植手术相关知识、术前注意事项

↓

知识缺乏

（1）护理目标:患者知晓治疗方案、康复锻炼要点。

（2）护理措施

- 为患者进行半月板移植手术相关知识的宣教讲解手术成功案例。
- 手术前需要准备的物品（双拐、支具、气垫等）及术前需做好的准备（如备皮、皮试）。
- 告知患者术后麻醉清醒前需去枕平卧,禁食水。
- 告知患者按照护理级别,护士可以为患者做好护理。
- 术前教会患者一系列锻炼方法,如股四头肌等长收缩,被动活动髌骨,踝关节的屈伸,直腿抬高等,以利于术后的康复。

（二）实施手术后

1. 诊疗情况　手术当日,体温 36.3~37.3℃,脉搏 80~95 次 /min,呼吸 18~22 次 /min,血压 120~130/70~90mmHg。患者在腰麻下行"右膝异体半月板移植术",术毕安返病房,伤口外敷料包扎完整,无渗血,引流通畅,足趾血运正常,患肢伤口给予冰敷,患肢给予抬高,遵医嘱输液抗炎治疗,地塞米松小壶抗过敏治疗。告知患者需去枕平卧禁食水 6 小时。术日晚患者主诉伤口疼痛,难以入睡口服止痛药曲马多后缓解。术后第 1 日,体温 36.8~37.7℃,脉搏 82~94 次 /min,呼吸 18~20 次 /min,血压 118~131/70~90mmHg。伤口敷料无渗血。术后 24 小时后护士协助患者佩戴支具使用拐杖下床活动,拔除引流管,加压包扎伤口 48 小时,并向家属讲解支具佩戴方法。

思维提示

［1］应密切注意患者伤口敷料渗血情况、膝关节肿胀情况、足背动脉搏动情况、足趾血运情况、肌张力情况,注意患者体温变化。

［2］患者主诉伤口疼痛,难以入睡,有效的镇痛可使患者早期从事康复锻炼和活动,利于早期康复,需做好疼痛的护理。

［3］患者下床时需用拐杖,护士应指导患者如何用拐杖,且用拐杖前,首先应将拐杖调整至正确高度,具体方法是:将拐杖立于体侧,拐杖的顶端距离腋窝 3~5cm（避免架拐时体重压于拐杖顶端伤及腋窝内各血管、神经）,手臂自然下垂,扶手高度位于腕横纹（即手掌和前臂交界处）。此时,前臂屈、伸腕肌群同时用力保持腕关节中立位（避免腕关节于背伸位承重伤及三角软骨盘）,再由上肢各部肌群共同发力将身体撑起以实现支持作用。患者采用双拐,同健侧肢体,共"三点"支撑体重,患肢悬空,完成步行过程。

［4］患者术后需使用支具制动患肢,护士应指导患者使用支具。护士站在患者患侧与患腿平齐的位置,患者穿贴身裤子或用衬垫平整包裹身体,患者平躺或坐位,患肢伸直抬离床面 10~20cm,打开捆绑带将患肢放在支具内,束紧固定尼龙扣带。

---

2. 护理评估　患者麻醉恢复前需去枕平卧、禁饮食。术日晚患者主诉疼痛,难以入睡,口服止痛药曲马多后缓解。

3. 护理思维与实施方案

患者麻醉恢复前需去枕平卧、禁食水 6 小时

↓

部分自理能力缺陷

（1）护理目标:满足患者基本生理需求。

（2）护理措施

- 麻醉恢复后,协助患者进食流质饮食,排气前不食牛奶、豆浆等产气食物,协助患者饮水。
- 定时巡视;协助患者进行床上大小便。
- 为患者整理好床单位,盖好被褥。

患者术后 24 小时内需卧床

↓

有皮肤受损的危险

（1）护理目标：患者卧床期间不发生皮肤受损（压疮）。
（2）护理措施
- 协助患者侧卧位或卧位。
- 定时按摩皮肤受压部位。
- 保持床铺平整、清洁、干燥、无皱褶、无渣屑。

患者主诉疼痛，难以入睡

↓

睡眠型态紊乱

（1）护理目标：患者疼痛缓解，能安静入睡。
（2）护理措施
- 给予心理安慰。
- 提供舒适的环境。
- 巡视患者时注意做到"四轻"。
- 遵医嘱给予止痛药（曲马多、双氯芬酸林等）。
- 遵医嘱给予地西泮等药物辅助睡眠。

伤口处有敷料及引流管

↓

有发生感染的危险

（1）护理目标：伤口敷料包扎完好，引流管管路通畅，不发生伤口感染。
（2）护理措施
- 加强伤口护理，伤口有渗液时，观察渗血面积，量多时随时更换敷料，保持敷料干燥，引流管管路通畅，记引流量。
- 观察和评估伤口情况，注意伤口有无红肿痛等症状。

术后翻身、24 小时后佩戴支具拄拐下床活动

↓

有发生跌倒、坠床的危险

（1）护理目标：患者在住院期间不发生跌倒、坠床。
（2）护理措施
- 掌握患者的基本情况：年龄、神志、肌力。
- 评估患者发生跌倒、坠床的风险因素，依照跌倒、坠床风险评估标准给予患者评分。
- 定时巡视患者，固定好病床脚刹、加床档、合理安排陪护。
- 嘱患者穿防滑鞋，保证病房地面干燥，灯光照明良好、病房设施摆放合理。

（三）出院前

1. 诊疗情况　患者出院前，护理人员进行宣教指导，告知患者术后定时回院复查，检查患者功能锻炼的情况，并指导下一步锻炼计划。康复计划需在经治医师和治疗师指导下执行，根据患者复查时锻炼的情况适当调整。

✏️ **思维提示**

　　［1］术后康复锻炼：正确的功能锻炼对于半月板移植术后功能的康复能够起到重要作用，术前护理人员教会患者一系列锻炼方法，如股四头肌等长收缩、被动活动髌骨、踝关节的屈伸、直腿抬高等以利于术后的康复，护士协助其进行康复锻炼，耐心解释，得到患者的信任和配合。
　　［2］观查患者体温变化，患者主诉伤口疼痛，膝关节肿胀。与术后关节内积血、积液有关。

2. 护理评估　做好出院时患者心理、药物知识水平及康复锻炼的指导宣教。

✏️ **思维提示**

　　［1］疼痛的护理：康复锻炼中存在的疼痛是不可避免的，如疼痛在练习停止半小时内可减弱或消失，则不会对组织造成损伤，应尽力坚持。锻炼后根据疼痛程度可服止痛剂，并及时做冰敷处理。
　　［2］护士向患者及家属讲解康复期护理注意事项，告知患者进行早期功能锻炼的重要性，消除顾虑。

3. 护理思维与实施方案

术后康复锻炼

↓

疼痛

{
（1）护理目标：患者在住院期间以及出院后都能够进行正确有效功能锻炼。
（2）护理措施
- 护士给予协助使患者能按照医生和康复师的安排，进行正确有效的术后功能康复锻炼。
- 给予心理安慰，告知患者循序渐进不要气馁。在每次锻炼后立即冰敷20~60分钟以减轻疼痛。
}

患者及家属对康复锻炼
步骤掌握不牢固

↓

知识缺乏

{
（1）护理目标：患者及家属出院前能复述演示各个阶段康复锻炼内容及注意事项。
（2）护理措施
- 对患者讲解正确康复锻炼对膝关节恢复的重要性。
- 告知患者康复锻炼的注意事项，主要包括以下几点：练习中，切口疼痛和肿胀，及时安慰患者并给予止痛剂、冰敷、抬高患肢和弹力绷带加压包扎治疗，肿胀突然加重时，应调整练习，减少活动量。
（3）不适随诊。
- 向患者发放运动损伤科出院指导。
}

二、护理评价

患者从入院到出院，护理上给予了一系列护理方案的实施。入院时为患者做入院评估及宣教、告知各项规章制度，手术后不仅满足了患者术后的基本生理需求，对患者的伤口，引流管，术后疼痛干预，术后康复锻炼指导等均进行了良好的护理，避免了术后伤口的感染，有效地避免了跌倒、坠床、压疮的发生。出院前，给予患者系统的知识、术后康复期的护理。在整个治疗过程中，术后康复锻炼指导尤为重要。

三、安全提示

1. 有发生跌倒、坠床的危险　患者手术后翻身有坠床的危险；24小时下床活动时发生跌倒的危险。护士应积极做好预防工作，了解患者一般情况，包括年龄、神志、肌力等。评估患者发生跌倒、坠床的风险因素；定时巡视患者，固定好病床脚刹、加床档、合理安排陪护；嘱患者穿防滑鞋，保证病房地面干燥，灯光照明良好、病房设施摆放合理。

2. 有皮肤受损的危险　患者术后24小时内卧床，护士需了解患者皮肤营养状况；定时协助患者翻身，并按摩皮肤受压部位；保持床铺平整、清洁、干燥、无皱褶、无渣屑。

3. 体温升高　住院期间及出院后应密切观察体温变化，38.2℃以上需及时就诊。

四、经验分享

1. 术前宣教和功能指导　正确的功能锻炼对于半月板移植术后功能的康复能够起到重要作用，术前护理人员教会患者一系列锻炼方法，如股四头肌等长收缩，被动活动髌骨，踝关节的屈伸，直腿抬高等，以利于术后的康复，护士协助其进行康复锻炼，护士耐心解释得到患者的信任和配合，应鼓励患者尽早进行双下肢功能锻炼、教会患者使用拐杖尽早下床活动。

2. 术后康复锻炼的方法　患者要完全按照医生和康复师的安排，进行术后功能康复锻炼，尤其是术后对于患者肢体负重的要求，一定要严格遵守；而且，患者应当接受一些运动方面的建议，以保护他们的"投资"，即手术植入的异体半月板。

（1）术后佩戴膝关节支具，保护膝关节，支具佩戴的时间为6周。

（2）术后第1日开始进行股四头肌和腘绳肌力量的锻炼，主要是直腿抬高锻炼。

（3）术后第2~3日开始使用CPM（辅助膝关节持续被动活动）进行膝关节屈曲锻炼。

（4）术后 1 周内达到膝关节完全伸直（与对侧膝关节相同），术后 4 周内屈膝角度要求在 0° ~90° 的范围。

（5）术后第 1 周内可以开始扶双拐下地行走，但要求佩戴膝关节支具保护，而且患侧肢体完全不负重；术后第 4 周可以开始患肢部分负重，负重的程度以患者能耐受的程度为准；完全负重（脱离拐杖）要到术后第 6 周。

（6）术后 2~3 个月时，患侧膝关节应当恢复到完全的屈伸膝活动范围，可以开始逐渐的进行慢跑、跳跃、骑脚踏车的康复训练，6 个月后可以开始逐步进行体育活动直至恢复正常的活动（跑步、下蹲、侧方滑步、交叉步等）。

（7）术后 1~2 周可以从事长时间坐的工作，术后 3 个月可以开始进行正常工作。

病例 42

髌骨脱位患者的护理

患者,女性,18岁,主诉:左膝关节脱位5个月。患者5个月前下楼梯时感左膝脱位,当时感疼痛,活动受限。自行恢复后来我院就诊,诊为左髌骨脱位,予以支具固定治疗。20日前于我院复查,保守治疗不佳,建议手术治疗。20日前下楼时右髌骨出现脱位,自行复位。为进一步治疗,以"髌骨脱位"收入我院。

一、诊疗过程中的临床护理

(一)入院时

1. 诊疗情况

入院后查体:体温36.5℃,脉搏80次/min,呼吸18次/min,血压126/65mmHg。患者主诉:左膝关节脱位5个月,当时感疼痛,活动受限。自行恢复后来我院就诊,诊为左髌骨脱位,予以支具固定治疗。20日前于我院复查,保守治疗不佳,建议手术治疗。20日前下楼时右髌骨出现脱位,自行复位。为进一步治疗,收入我院。患者自发病以来精神、食欲正常、无不良嗜好,大小便正常,生活可以部分自理。患者入院后第2日行心电图、胸片、抽血查生化、免疫、凝血、血尿常规。

既往史:否认冠心病、糖尿病等慢性疾病。否认肝炎、结核等传染病史。否认重大外伤、手术室。否认药物过敏史。

专科查体:双膝无明显疼痛、肿胀、膝活动度正常。浮髌试验(−),髌骨研磨试验(−),髌骨外推试验(＋),外推恐惧试验(−)。

辅助检查:X线示双侧髌骨关节形态异常;胸片检查未见异常;心电图示正常心电图。

异常化验结果:无。凝血组合:未见异常,凝血酶原时间(prothrombin time, PT)1.5s;活化部分凝血活酶时间(activated partial thromboplastin time, APTT)25.8s;纤维蛋白原(fibrinogen, FIB)367mg/dl;D−二聚体45μg/L;纤维蛋白降解产物(fibrin degradation product, FDP)1.1μg/ml。

> **思维提示**
>
> [1]患者对手术方式(TT−TG测量结果24mm考虑截骨手术),术后恢复的问题表示担心,出现焦虑,需做好心理护理。
>
> [2]患者出现睡眠型态紊乱:因环境改变出现入睡困难、易醒,需睡眠的护理。
>
> [3]患者不了解髌骨脱位的病因及术后康复,需认真向患者进行心理护理。

2. 护理评估　患者主要为双侧髌骨脱位后自行复位,担心预后恢复问题出现焦虑。患者因环境改变出现入睡困难、易醒出现睡眠型态紊乱。患者多次咨询髌骨脱位的相关知识、术前、术后的注意事项及康复护理要点,希望能有更多的了解。

3. 护理思维与实施方案

担心截骨手术预后
↓
焦虑

（1）护理目标：患者焦虑减轻。
（2）护理措施
- 向患者做好入院宣教。
- 向患者宣教关于髌骨脱位的病因、手术方式术后如何进行功能锻炼。
- 介绍以前手术患者的情况，并告知术后患者再发生髌骨脱位。
- 向患者介绍功能锻炼的重要性。
- 告知患者只要按照正确的方法进行功能锻炼，一定可以有很好的预后。

因环境的改变出现入睡
困难、易醒
↓
睡眠型态紊乱

（1）护理目标：患者可安静入睡。
（2）护理措施
- 给予心理安慰并告知其睡眠对康复的重要性。
- 告知患者尽量减少白天睡眠时间。
- 巡视患者时注意做到"四轻"。
- 向患者详细介绍病区和医院的环境，让患者尽快熟悉环境。

患者多次咨询髌骨脱位的
相关知识、术前注意事项、
康复方法
↓
知识缺乏

（1）护理目标：患者知晓治疗方案、预后及康复期要点。
（2）护理措施
- 手术前需要准备的物品（气垫、支具等）及术前需做好的准备（如备皮、皮试等）。
- 告知患者术后麻醉清醒前需去枕平卧，禁食水。
- 告知患者尽早下床活动的好处，术后第 1 日可以拄拐、佩戴支具下床活动。
- 告知患者按照护理级别，护士可以为患者做好护理。
- 为患者讲解术后康复锻炼的方法并发放术后宣传手册。

（二）实施手术后

1. 诊疗情况　手术当日，体温 36.6~37.5℃，脉搏 80~96 次 /min，呼吸 18~22 次 /min，血压 131~146/80~92mmHg。患者在联合麻醉下行"电视下左膝滑膜部分切除、髌外侧支持带松解、内侧股骨髌骨韧带重建、胫骨结节内移截骨、游离体取出术"，术毕安返病房，伤口外敷料包扎完整，无渗血，患肢感觉活动正常，足背动脉可触及，带回一根引流，引流通畅，给予妥善固定。告知患者麻醉恢复前需去枕平卧、禁饮食，麻醉恢复后可翻身，进行功能锻炼。术日晚患者伤口敷料无渗血，引流通畅，患者主诉疼痛，难以入睡。术后第 1 日，体温 36.4~36.9℃，脉搏 76~88 次 /min，呼吸 16~20 次 /min。伤口敷料未见渗血。24 小时后护士协助患者拄拐下地活动，下地时必须佩戴支具。患者引流量为 110ml。继续保留引流至第 2 日，第 2 日引流量为 30ml，给予术区换药、拔除引流。并向家属讲解支具佩戴方法。家属未能正确演示支具佩戴方法。

思维提示

［1］患者伤口敷料无渗血，带回伤口引流，伤口引流增加了感染的危险。应密切注意患者伤口情况，观察引流物的性质、颜色及引流量，注意体温变化。

［2］患者术后卧床，活动量减少，容易发生深静脉血栓，需鼓励患者术后第 2 日下床活动，防止跌倒。

［3］患者麻醉恢复前需去枕平卧，麻醉恢复后可翻身或坐起，卧床期间患者不仅出现自理能力的缺陷，还面临着发生压疮的危险，需协助患者进行生活护理，定时按摩皮肤受压部位。

［4］患者主诉伤口疼痛，难以入睡，有效的镇痛可使患者早期从事康复锻炼和活动，利于早期康复，需做好疼痛的护理。

［5］患者术后下地需佩戴支具，患肢避免负重，需拄双拐，有可能发生跌倒、坠床，也可以造成患者躯体活动障碍。

［6］患者担心胫骨截骨后会出现胫骨骨折，术后不敢锻炼，产生焦虑。

2. 护理评估 患者麻醉恢复前需去枕平卧、禁饮食。术日晚患者伤口敷料包扎完整无渗血,带回引流,引流通畅。患者主诉疼痛,难以入睡。

3. 护理思维与实施方案

虽伤口无渗血,24 小时引流量 110ml,但存在潜在出血
↓
有出血的危险

（1）护理目标:保证伤口敷料及引流管管理到位。
（2）护理措施
- 加强伤口护理,伤口如果出现渗血、渗液多时,应及时通知医生,对伤口进行加压包扎。
- 观察和评估伤口情况,注意伤口有无红肿痛等症状。
- 加强引流管的护理,注意观察引流的性质和量。

术后留置引流
↓
有发生感染的危险

（1）护理目标:患者住院期间不发生伤口感染。
（2）护理措施
- 加强伤口护理,伤口如果出现渗血、渗液多时,应及时通知医生,对伤口进行加压包扎。
- 观察和评估伤口情况,注意伤口有无红肿痛等症状。
- 加强引流管的护理,注意观察引流的性质和量。

术后患者伤口疼痛,不敢下地,活动减少
↓
有深静脉血栓形成的危险

（1）护理目标:患者住院期间不发生深静脉血栓。
（2）护理措施
- 手术当日麻醉恢复后,指导患者进行足底泵的锻炼。
- 术后第 1 日指导患者进行直腿抬高和股四头肌及腓肠肌的等长收缩锻炼。
- 饮食应以清淡少盐、富含维生素、选择高纤维、高蛋白、低脂肪低糖食物。
- 指导患者术后第 1 日拄拐下地活动。
- 使用弹力袜。
- 术后使用足底泵。

患者麻醉恢复前需去枕平卧、禁饮食
↓
部分自理能力缺陷

（1）护理目标:满足患者基本生理需求。
（2）护理措施
- 麻醉恢复后,协助患者进食,告知患者排气前不食牛奶、豆浆等产气食物,不食大鱼大肉或刺激性强的食物,协助患者饮水。
- 保持引流管通畅,定时巡视。
- 协助患者进行床上大、小便。
- 为患者整理好床单位,盖好被褥。

患者术后去枕平卧 6 小时
↓
有皮肤受损的危险

（1）护理目标:患者卧床期间不发生皮肤受损（压疮）。
（2）护理措施
- 术前嘱患者准备气垫,术后气垫放在患肢的腿下,足跟部必须悬空,防止足跟部受压。
- 定时按摩皮肤受压部位。
- 保持床铺平整、清洁、干燥、无皱褶、无渣屑。

患者主诉疼痛,难以入睡
↓
睡眠型态紊乱

（1）护理目标:患者疼痛缓解,安静入睡。
（2）护理措施
- 给予心理安慰。
- 提供舒适的环境。
- 巡视患者时注意做到"四轻"。
- 遵医嘱给予止痛药（曲马多、双氯芬酸等）。
- 伤口局部给予冰敷,以减少出血、减轻肿胀、减轻疼痛。

术后佩戴支具,挂拐

下床活动

↓

有发生跌倒、坠床的危险

- （1）护理目标:患者在住院期间不发生跌倒、坠床。
- （2）护理措施
- 掌握患者的基本情况:年龄、神志、肌力。
- 评估患者发生跌倒、坠床的风险因素,依照跌倒、坠床风险评估标准给予患者评分。
- 定时巡视患者,固定好病床脚刹、加床档、合理安排陪护。
- 嘱患者穿防滑鞋,保证病房地面干燥,灯光照明良好、病房设施摆放合理。
- 指导患者正确使用双拐,下地时间根据自身情况进行调节;初次下地时一定要有人在患者身旁保护。

患肢有支具固定,活动受限

↓

躯体活动障碍

- （1）护理目标:患者住院期间基本生活需求得到满足。
- （2）护理措施
- 评估患者自理能力受限的程度。
- 辅助患者进行患肢的活动。
- 为患者提供舒适的环境。
- 经常巡视患者,提供患者需要的帮助,协助患者大小便。
- 将常用物品放置患者易取位置,必要时使用呼叫器。

患者担心胫骨截骨后,功能锻炼可能造成截骨处骨折

↓

焦虑

- （1）护理目标:减轻患者焦虑。
- （2）护理措施
- 评估患者焦虑的原因,根据原因向患者进行心理指导。
- 向患者说明术后功能锻炼的意义。
- 要求患者在早期练习膝关节屈曲时,必须采取"闭链式"屈膝练习。
- 告知患者手术后只要严格按照正确方法进行功能锻炼,不会出现截骨处的骨折。

（三）出院前

1. 诊疗情况　护士给予患者及家属出院指导。各项检查无异常后可出院。

🖊 **思维提示**

　　[1]护士向患者及家属讲解佩戴支具的方法。家属未能正确演示支具佩戴方法,说明患者及家属缺乏正确佩戴支具的相关知识,需在出院前使家属能正确佩戴支具。

　　[2]护士向患者及家属讲解康复期护理注意事项,告知患者进行早期功能锻炼的重要性,消除顾虑。

---

2. 护理评估　做好出院时患者心理、药物知识水平及康复期的护理宣教。
3. 护理思维与实施方案

家属未能正确演示支具佩戴方法

↓

知识缺乏

- （1）护理目标:家属出院前能正确演示支具佩戴方法。
- （2）护理措施
- 评估患者及家属对佩戴支具的基本方法了解程度。
- 向患者解释正确佩戴支具的必要性。
- 可提供相关宣传资料以帮助患者及家属尽快学会佩戴方法。

（1）护理目标：患者及家属出院前能复述康复期注意事项。

（2）护理措施

- 对患者讲解康复期护理对疾病恢复的重要性。
- 告知患者康复期注意事项，主要包括以下几点：

1）手术次日起 14 日后可拆线。

2）遵医嘱佩戴支具，早期免负重。

3）术后 1 个月复查，遵医嘱进行股四头肌、踝泵和直腿抬高锻炼以及膝关节活动度的锻炼。

4）不适随诊。

- 向患者发放出院指导宣传册。

患者及家属对康复期注意事项不了解 → 知识缺乏

二、护理评价

患者从入院到出院，护理上给予了一系列护理方案的实施。入院时为患者做好焦虑、睡眠型态紊乱、知识缺乏的护理，手术后不仅满足了患者术后的基本生理需求，对患者的睡眠、伤口等均进行了良好的护理，避免了术后伤口的感染，有效地避免了跌倒、坠床、压疮的发生。出院前，给予患者系统的本疾病知识、术后康复期的护理。在整个治疗过程中，术后康复期护理尤为重要。

三、安全提示

1. 有发生跌倒、坠床的危险　患者手术后翻身有坠床的危险；第 2 日下床活动时发生跌倒的危险。护士应积极做好预防工作，了解患者一般情况，包括年龄、神志、肌力等。评估患者发生跌倒、坠床的风险因素；定时巡视患者，固定好病床脚刹、加床档、合理安排陪护；嘱患者穿防滑鞋，保证病房地面干燥，灯光照明良好、病房设施摆放合理。

2. 有皮肤受损的危险　患者术后 6 小时内卧床，护士需了解患者皮肤营养状况；并按摩皮肤受压部位；保持床铺平整、清洁、干燥、无皱褶、无渣屑。

3. 药物副作用的观察　患者住院期间需服用止痛药物、术后应用抗生素药物等，护士需注意观察药物副作用。

四、经验分享

1. 心理护理　因患者出现左髌骨脱位时间较长，其间又出现右侧髌骨脱位，患者年龄较年轻，担心术后不能达到理想效果而出现焦虑。护士可以告知患者髌骨脱位的原因，去除病因后，不会再出现脱位情况。只要按照医生和康复师指导的功能锻炼进行锻炼，恢复后不会留下后遗症。而且生活和运动都不会受到影响，使患者对疾病康复抱有一个积极乐观的态度。减轻其焦虑症状。

2. 术后并发症的观察

（1）伤口感染：术后 1~3 日护士应密切观察术区情况，引流固定的情况及引流的量和性质。

（2）下肢血栓的形成：术后给予使用足底泵，早期鼓励患者早期下地活动，加快血流防止血栓形成。

3. 膝关节锻炼的方法

（1）直腿抬高：伸膝后保持膝关节伸直，抬高至足跟离开床面 10~15cm 处，保持 30~60s/ 次。每日 3 组，每组 20~30 次。

（2）踝关节主动屈伸锻炼（踝泵）：踝关节用力、缓慢、全范围的跖屈、背伸活动，可促进血液循环，消除肿胀，对防止出现下肢深静脉血栓有重要意义。每日 2 小时 1 次。每次 1~2 组，每组 20 个。

（3）活动髌骨：用手将髌骨上、下、内、推动，禁止向外推动，每日 4 次。每次 1~2 组，每组 3 个方向，每组 15 个。4 周后可以向外推动髌骨，每日 4 次。每次 1~2 组，每组 4 个方向，每组 15 个。

（4）等长收缩：股四头肌、腘绳肌等长收缩练习。

（5）膝关节活动度锻炼：要求患侧膝关节能够被动伸直到 0°，屈膝角度小于 90°。可以采用以下几种方法,锻炼的原则是被动的闭链的屈膝锻炼。

（6）仰卧位闭链屈膝锻炼:要求屈膝过程中足跟不能离开床面,在床面上活动,称为"闭链"。也可采用足跟沿墙壁下滑锻炼代替;或可以坐在椅子上,健侧足辅助患侧进行屈膝锻炼。每日4次,每次约1小时。

未进行胫骨截骨内移的患者4周后患肢可以部分负重,6周后患肢可以完全负重;而进行胫骨截骨内移的患者则要到6周后患肢才可以进行部分负重,8周后患肢可以完全负重。

髋臼股骨撞击症患者的护理

患者,女性,40 岁,主诉:右髋内侧、外侧疼痛,肿胀,活动受限 5 个月,门诊以"股骨髋臼撞击症(右),髋臼盂唇损伤(右)"收入院。

一、诊疗过程中的临床护理

(一)入院时

1. 诊疗情况

入院后查体:体温 36.5℃,脉搏 88 次 /min,呼吸 20 次 /min,血压 149/97mmHg。患者于就诊前约 5 个月因运动损伤致右髋疼痛、肿胀、活动受限。自行休息后不见好转,于当地医院拍 X 线片检查后拟诊断"髋关节滑囊炎",给予抗炎止痛药物外敷治疗,稍有缓解,但每有过度活动后,复又出现不适,髋关节时有疼痛,后来我院,为进一步诊治收住院。患者自发病以来精神、食欲良好、无不良嗜好,大小便正常,生活不能自理。患者入院后第 2 日行 24 小时动态血压,经内科会诊,诊为"高血压"。遵医嘱给予口服硝苯地平 1 次 /d,1 片 / 次,并每日 2 次测量血压,血压可维持在 123~145/81~92mmHg。

既往史:否认肝炎、结核等传染病史,否认高血压、冠心病、糖尿病史,否认胃肠道、肝胆系疾病史,否认阿司匹林及非甾体抗炎药用药史,否认其他外伤、手术史,否认输血史,否认药敏史。

专科查体:扶行入病房,骨盆无倾斜,双髋关节无畸形,未见切口瘢痕、关节红肿,右髋关节腹股沟区、臀区压痛(+),纵向叩击痛(-),轻度活动受限。右侧"4"字征(+),右侧 Thomas 征(-),右侧 Trendelenburg 征(-),Allis 征(-),右侧 Ober 征(-),前方撞击试验阳性。双下肢未见水肿,无感觉减退,双侧足背动脉搏动可触及。

辅助检查:X 线片示右髋关节外上缘增生性改变,股骨头颈部上缘增生性改变。心电图:大致正常心电图。24 小时动态心电图提示窦性心律,心率 72~96 次 /min。24 小时动态血压:收缩压 129~163mmHg,平均值 147mmHg;舒张压 95~104mmHg,平均值 98mmHg;平均动脉压 153/101mmHg。

异常化验结果:总胆固醇 5.37mmol/L(<5.20mmol/L),高密度脂蛋白胆固醇 2.31mmol/L(1.04~1.55mmol/L)。

> **思维提示**
> [1]患者出现疼痛:疼痛部位为右髋关节,需做好疼痛的护理。
> [2]患者因髋关节疼痛,洗漱、如厕需有人陪护,需协助患者做好生活护理。
> [3]患者诊为"高血压",需监督患者按时服药、定时监测血压。

2. 护理评估　患者主要症状为右髋关节疼痛,并影响患者洗漱,如厕等日常生活。患者 24 小时动态血压水平较高,维持在 129~163/95~104mmHg。口服硝苯地平后,可维持在 123~145/81~92mmHg。患者多次咨询高血压相关知识、对手术影响、术前注意事项及康复护理要点,希望能有更多的了解。

3. 护理思维与实施方案

由于髋臼与股骨头颈结合处
的异常接触,髋臼盂唇损伤
↓
疼痛

（1）护理目标:患者疼痛缓解。
（2）护理措施
- 给予心理安慰,多与患者沟通,向患者介绍一些治疗成功的病例。
- 必要时遵医嘱给予口服止痛药(曲马多),告知患者用药注意事项,用药过程中注意观察药物疗效,及有关不良反应。

因疼痛自行洗漱、如厕困难
↓
部分自理能力缺陷

（1）护理目标:满足患者基本生理需求。
（2）护理措施
- 定时巡视病房,协助患者洗漱,如厕。
- 主动询问患者是否需要帮助。
- 多与患者沟通,解除心理压力。

24 小时动态血压监测显示
血压在 129~163/95~104mmHg
↓
有发生高血压急症的危险

（1）护理目标:患者住院期间血压控制平稳。
（2）护理措施
- 监督患者按时服用降压药物,密切监测血压变化。
- 低盐饮食,每日 <6g。
- 嘱患者戒烟酒。
- 保持放松、平和的心态。
- 如有头痛、烦躁、心悸、恶心、呕吐等不适症状及时通知医生。
- 注意观察降压药物副作用。

患者多次咨询高血压相关知识、对手术影响,术前注意事项及康复要点
↓
知识缺乏

（1）护理目标:患者知晓治疗方案、预后及康复期要点。
（2）护理措施
- 对患者进行高血压相关知识的讲解(低盐饮食、戒烟酒、保持心情舒畅,注意休息等）。
- 为患者做好术前准备,如备皮,皮试,在右侧肢体做标记。
- 告知患者术后回病房 6 小时内需去枕平卧,禁食水。
- 指导患者正确用拐,并演示方法。
- 告知患者按照护理级别,护士可以为患者做好护理。
- 为患者讲解术后康复锻炼的方法

（二）实施手术后

1. 诊疗情况　手术当日,体温 36.1~37.2℃,脉搏 82~96 次 /min,呼吸 18~22 次 /min,血压 134~142/88~98mmHg 患者在全麻下行"关节镜下髋臼和股骨头颈结合部骨成形手术,髋臼盂唇损伤修补手术",术毕返回病房,患侧伤口给予冰袋冰敷,伤口外敷料包扎完整,无渗血,双下肢感觉活动未恢复,带回尿管通畅,尿液为淡黄色、色清,遵医嘱给予持续心电监护。告知患者术后 6 小时内需去枕平卧、禁饮食,麻醉恢复后可进行双下肢功能锻炼。手术当日患者主诉会阴部疼痛,伤口疼痛,难以入睡。术后第 1 日,体温 36.7~37.2℃,脉搏 88~94 次 /min,呼吸 18~22 次 /min,血压 129~146mmHg/84~99mmHg。手术后第 1 日护士遵医嘱去除心电监护,同时拔除尿管,指导患者患肢免负重拄拐下地,并向家属及患者讲解功能锻炼方法。

思维提示

［1］患者有留置导尿管,应密切注意引流出尿液量和颜色,进行会阴冲洗,防止尿路感染。

［2］患者主诉伤口疼痛,难以入睡,有效的镇痛可使患者早期从事康复锻炼和活动,利于早期康复,需做好疼痛的护理。

［3］患者因术中牵引压迫引起会阴部疼痛,需观察会阴是否肿胀,并做好相应护理措施。

［4］患者术后 6 小时内去枕平卧,卧床期间患者处于独立移动躯体能力受到限制的状态,自理能力的缺陷。面临着发生压疮的危险。

2. 护理评估　患者有留置导尿管,主诉会阴部及手术伤口疼痛,难以入睡。回病房 6 小时内需去枕平卧位。

3. 护理思维与实施方案

患者术后 6 小时内需去枕平卧,手术当日需卧床
↓
有皮肤受损的危险

（1）护理目标:患者卧床期间不发生皮肤受损（压疮）。
（2）护理措施
- 手术后 6 小时协助患者在疾病许可范围内更换体位。
- 定时按摩皮肤受压部位,如骶尾部、肩胛部、足跟等。
- 保持皮肤清洁干燥,保持床铺平整、清洁、干燥、无皱褶、无渣屑。
- 鼓励患者麻醉恢复后早期进行功能锻炼。

患者手术当日需卧床,躯体移动障碍
↓
部分自理能力缺陷

（1）护理目标:满足患者基本生理需求。
（2）护理措施
- 手术 6 小时后,协助患者进食,排气前不食牛奶、豆浆等产气食物,协助患者饮水。
- 保持尿管通畅,定时巡视,并注意观察引出尿液量、颜色。
- 为患者整理好床单位,盖好被褥。
- 协助患者摆放好患侧肢体位置,注意保持功能位。

患者髋部手术伤口
↓
疼痛

（1）护理目标:患者疼痛缓解,能安静入睡。
（2）护理措施
- 给予心理安慰。
- 提供舒适的环境。
- 遵医嘱给予止痛药（曲马多、氯诺昔康）。

患者留置尿管
↓
有发生泌尿系感染的危险

（1）护理目标:患者住院期间不发生尿路感染。
（2）护理措施
- 定时巡视病房,保持尿管通畅,及时倾倒尿液,注意防止逆行感染。
- 加强尿管护理,定时进行会阴冲洗。
- 告知患者多饮水,以达到冲洗尿道的作用。

患者会阴部肿胀、疼痛
↓
舒适的改变

（1）护理目标:会阴部肿胀消退,疼痛缓解。
（2）护理措施
- 保持会阴部清洁,及时清理分泌物。
- 遵医嘱必要时使用硫酸镁湿敷。
- 密切观察患者体温变化,及时与医生沟通。

（三）出院前

1. 诊疗情况　出院前行血常规检查,护士给予患者及家属出院指导。各项检查无异常后可出院。

> **思维提示**
>
> [1] 护士向患者及家属强调正确用拐方法,注意事项。
> [2] 护士向患者及家属讲解康复期护理,功能锻炼注意事项。

2. 护理评估　做好出院时患者康复期的护理宣教,讲解功能锻炼注意事项。

3. 护理思维与实施方案

　（1）护理目标：患者及家属出院前能复述康复期要点,功能锻炼注意事项。

患者及家属对康复期及功能锻炼注意事项不了解

↓

知识缺乏

　（2）护理措施
* 对患者讲解康复期护理对疾病恢复的重要性。
* 告知患者手术后 14 日伤口拆线,手术后 1 个月复查。
* 告知患者遵医嘱进行功能锻炼,注意保持地面清洁干燥,穿防滑鞋,防止跌倒。
* 向患者发放出院指导宣传册。
* 不适随诊。

二、护理评价

　　患者在整个住院过程中,护理上给予了一系列护理方案的实施。入院时为患者做好疼痛、血压的监测及控制,并协助患者洗漱、如厕等日常基础护理。手术后不仅满足了患者基本生理需求,并为患者缓解疼痛,使患者可安静入睡。尤其对患者会阴部进行护理,消除会阴部肿胀,防止尿路感染。住院期间有效地避免了跌倒、坠床、压疮的发生。出院前,给予患者系统的知识、术后康复期的护理。

三、安全提示

　　1. 有发生跌倒、坠床的危险　患者手术后有坠床的危险;术后第 1 日下床活动时有发生跌倒的危险。护士应积极做好预防工作,了解患者一般情况,包括年龄、神志、肌力等。评估患者发生跌倒、坠床的风险因素;定时巡视患者,固定好病床脚刹、加床档、合理安排陪护;嘱患者穿防滑鞋,保证病房地面干燥,灯光照明良好、病房设施摆放合理。

　　2. 有皮肤受损的危险　患者术后当日卧床,护士需了解患者皮肤营养状况;定时协助患者更换体位,并按摩皮肤受压部位;保持床铺平整、清洁、干燥、无皱褶、无渣屑。

　　3. 药物副作用的观察　患者住院期间需服用降压药物、止痛药物、静脉输入消炎药物等,护士需注意观察药物副作用。

四、经验分享

　　1. 会阴部护理
　（1）每日用温开水冲洗外阴部,要注意自前向后冲洗,让水流向肛门处,每次大便后最好加洗 1 次。
　（2）尽量保持会阴部清洁及干燥。
　（3）若会阴有明显水肿,可用硫酸镁溶液湿敷,每日 1~2 次,每次 20~30 分钟,可加快水肿的消除。
　（4）有留置尿管的患者,应注意保持尿管通畅,定时倾倒尿液,注意防止逆行感染,每日为患者彻底清洁插管部位。在处理尿道前后必须认真洗手,防止交叉感染。鼓励患者多饮水,以达到冲洗尿道作用。
　　2. 术后并发症的观察　下肢深静脉血栓:如术后出现下肢肿胀,疼痛,多为坠痛或胀痛,浅静脉曲张,应密切观察,有发生下肢深静脉血栓可能。护理措施:
　（1）鼓励患者早期进行功能锻炼,术后第 1 日即开始床上肌肉力量练习;遵医嘱进行被动屈髋活动练习。
　（2）饮食护理,进食粗纤维低脂含丰富维生素饮食,保持大便通畅。该类患者术后因伤口疼痛,不愿意下床活动害怕床上大小便及入厕,容易出现便秘。故要加强饮食及二便护理。
　（3）避免下肢输液。
　（4）遵医嘱给予患者足底泵治疗。
　（5）密切观察患肢周径及颜色变化,如出现下肢静脉血栓征象,绝对卧床休息,包括在床上大小便,患肢禁止热敷、按摩,以免血栓脱落。抬高患肢高于心脏水平 20~30cm,促进静脉回流,膝关节微屈,下垫宽大软枕。给予心理护理,必要时给予镇痛药物。

（6）肺动脉栓塞是下肢深静脉血栓形成最严重的并发症,患者如果出现胸痛、心悸、呼吸困难及咯血等症状,立即给予平卧,避免做深呼吸、咳嗽、剧烈翻动活动。报告医生,并给予持续心电监护,高浓度氧气吸入,密切观察生命体征及血氧饱和度的变化,积极配合抢救。

3. 功能锻炼的方法

（1）术后 1~7 日:术后第 1 日指导患者进行静息状态下股四头肌功能锻炼,60 次 /d,分早中晚三组进行。术后第 1 日患者可扶拐下地,但患侧下肢应避免负重。指导患者进行仰卧臀部外展训练,患者平卧床上,保持膝部伸直,将腿部外展。30min/ 次,3 次 /d。

（2）术后 8 日至术后 14 日:臀部弯曲训练,护士指导患者站在椅子或桌子旁边,训练带套在患侧腿踝部,另一脚踩住训练带另一端。抬起患侧腿,直至大腿与地面平行。略微弯曲另一条腿,训练时应挺直腰部,10min/ 次,3 次 /d。

（3）术后 3 周以上:单侧平衡训练,患侧腿单腿站立,训练带套于该侧腿上,进行微蹲训练,可变化训练带位置以改变负重情况。患者还可进行滑冰跨步训练,将训练带系于双踝,训练时模仿溜冰时的跨步动作向斜前方迈步。

肩关节置换术患者的护理

患者,女性,70岁,主诉:左肩关节摔伤后肿痛、活动受限2日,门诊以"肱骨近端骨折伴脱位"收入院。

一、诊疗过程中的临床护理

(一)入院时

1. 诊疗情况

入院后查体:体温36.9℃,脉搏67次/min,呼吸20次/min,血压150/80mmHg。患者,老年女性,急性面容。主诉2日前行走时不慎摔倒,当即感左肩肿痛,活动受限,无头昏、肢体麻木无力等症状,在当地医院拍片后行简单固定后,为进一步治疗转来我院。门诊以左肱骨近端骨折半脱位收入我院。患者自发病以来精神、食欲良好、无不良嗜好,大小便正常,生活自理,因疼痛出现不易入睡、易醒。患者入院后第1日行24小时动态血压及心电图,经内科会诊,诊为"高血压"。遵医嘱继续口服硝苯地平1次/d,1片/次,血压可维持在125~139/81~90mmHg。

既往史:否认肝炎、结核等传染病史,有高血压病史多年,自行服药控制,无冠心病、糖尿病史,否认胃肠道、肝胆系疾病史,否认阿司匹林用药史,否认重大外伤、手术史,否认输血史,否认药物过敏史。

专科查体:左肩一度肿胀,皮下青紫,肩关节盂空虚,局部肿胀及叩痛阳性,左肩活动明显受限,被动活动疼痛拒查,左手感觉活动血运好。

辅助检查:X线示左肱骨近端骨折伴脱位,心电图:大致正常心电图。24小时动态心电图提示:窦性心律,心率60~102次/min。24小时动态血压:收缩压119~158mmHg,平均值135mmHg;舒张压81~101mmHg,平均值89mmHg;平均动脉压142/87mmHg。下肢深静脉彩超:未见异常。

异常化验结果:D-二聚体405mg/L。

> 🖊 **思维提示**
>
> [1]患者出现疼痛:疼痛部位为左肩关节。需做好疼痛的护理。
> [2]患者因疼痛出现失眠、易醒,出现睡眠型态紊乱,需做好睡眠的护理。
> [3]患者诊为"高血压",需监督患者按时服药、定时监测血压。
> [4]患者左肩关节活动受限,生活自理能力下降,需满足患者基本生理需求。
> [5]患者D-二聚体高于正常,年龄较大,需警惕深静脉血栓的发生。
> [6]患者入院前有摔倒史且行动困难,年龄偏大,根据患者入院摔伤评估,属轻度危险,需警惕患者入院后摔伤。
> [7]患者患肢屈肘90°颈腕吊带制动,需警惕颈部及腋下皮肤受损。

2. 护理评估 患者主要症状为左肩关节疼痛活动受限。患者因疼痛出现失眠、易醒。患者24小时动态血压水平较高,维持在119~158/81~101mmHg。口服拜新同后,可维持在125~139/81~90mmHg。患者多次咨询高血压相关知识、术前注意事项及康复护理要点,希望能有更多的了解。

3. 护理思维与实施方案

左肩关节摔伤,活动障碍
↓
左肩关节疼痛,活动受限

    (1)护理目标:患者疼痛缓解。
    (2)护理措施
- 给予心理安慰。
- 遵医嘱给予止痛药(曲马多),用药过程中要注意观察用药的效果。
- 患肢屈90°,应用颈腕吊带制动。

因疼痛出现失眠、易醒
↓
睡眠型态紊乱

    (1)护理目标:患者可安静入睡。
    (2)护理措施
- 给予心理安慰并告知其睡眠对康复的重要性。
- 告知患者尽量减少白天睡眠时间。
- 巡视患者时注意做到"四轻"。
- 必要时遵医嘱给予止痛药物缓解疼痛。
- 必要时遵医嘱给予地西泮等药物辅助睡眠。

24小时动态血压监测显示血压在119~158/81~101mmHg
↓
有发生高血压急症的危险

    (1)护理目标:患者住院期间血压控制平稳。
    (2)护理措施
- 监督患者按时服用降压药物,密切监测血压变化。
- 低盐饮食,每日<6g。
- 嘱患者戒烟酒。
- 保持放松、平和的心态。
- 如有头痛、烦躁、心悸、恶心、呕吐等不适症状及时通知医生。
- 注意观察降压药物副作用。

口服硝苯地平后,血压可维持在125~139/81~90mmHg
↓
有发生低血压的危险

    (1)护理目标:患者住院期间血压控制平稳。
    (2)护理措施
- 监督患者按时、按量服用降压药物。
- 密切监测血压变化。
- 如有头晕、头痛、疲劳、脸色苍白、直立性眩晕、四肢冷、心悸、呼吸困难等不适症状及时通知医生。
- 注意观察降压药物副作用。

D-二聚体高于正常
↓
有发生深静脉血栓的危险

    (1)护理目标:患者不发生深静脉血栓。
    (2)护理措施
- 鼓励患者下地活动。
- 告知患者下床活动的必要性,遵医嘱使用足底静脉泵。
- 密切观察患者,做好术前高危因素筛查。

患者患肢90°制动,应用颈腕吊带制动
↓
有发生颈部腋下皮肤受损的危险

    (1)护理目标:患者不发生皮肤受损。
    (2)护理措施
- 在患者颈部受压部位垫吸汗纱布手绢。
- 及时调整吊带松紧,在维持患肢屈肘90°的情况下,不可过紧。
- 患肢腋下保持干燥,清洗后涂爽身粉,垫吸汗手绢,如手绢被汗液浸湿需及时更换。

患者入院前有摔伤史
年龄偏大

↓

有发生跌倒的危险

（1）护理目标：患者不发生院内跌倒。

（2）护理措施

- 协助患者下地活动，嘱患者穿防滑鞋。
- 保证地面干燥、灯光照明良好、病房设施摆放合理。
- 评估患者发生跌倒、坠床的风险因素，依照跌倒、坠床风险评估标准给予患者评分。
- 定时巡视患者，固定好病床脚刹、加床档。

患者患肢活动受限

↓

生活自理能力下降

（1）护理目标：满足患者基本生理需求。

（2）护理措施

- 协助患者下地活动。
- 将患者生活必需品放置在其可触及的地方。
- 主动询问患者是否需要帮助。
- 主动协助患者喝水、吃饭、如厕等，做好生活护理。

患者多次咨询高血压相关知识、术前注意事项、康复期要点

↓

知识缺乏

（1）护理目标：患者知晓治疗方案、预后及康复期要点。

（2）护理措施

- 对患者进行高血压相关知识的讲解（低盐饮食、戒烟酒等）。
- 手术前需要准备的物品及术前需做好的准备（如备皮、皮试等）。
- 告知患者术后麻醉清醒前需去枕平卧，禁食水。
- 告知患者尽早下床活动的好处，术后第 1 日佩戴外展包可下床活动。
- 告知患者按照护理级别，护士可以为患者做好护理。
- 为患者讲解术后康复锻炼的方法并发放术后宣传手册。

（二）实施手术后

1. 诊疗情况　手术当日，体温 36.2~37.9℃，脉搏 64~96 次 /min，呼吸 18~242 次 /min，血压 131~146/80~92mmHg 患者在全麻下行 "左肩人工关节置换术"，术毕安返病房，伤口外敷料包扎完整，无渗血，伤口给予冰敷，留置引流管一根且通畅，患肢给予外展包制动，左上肢感觉活动同术前，留置尿管通畅，尿液为淡黄色、清亮，给予 24 小时心电监护及吸氧。告知患者麻醉恢复前需去枕平卧、禁饮食，麻醉恢复后可半卧位，进行左上肢掌指关节锻炼。术日晚患者伤口敷料无渗血，患者主诉疼痛，难以入睡。术后第 1 日，体温 36.3~37.2℃，脉搏 82~94 次 /min，呼吸 18~20 次 /min，血压 134~148/82~97mmHg。伤口引流通畅，引流出 290ml 血性液体。24 小时后护士协助患者下地活动，同时拔除尿管，并向家属讲解外展包佩戴方法。家属未能正确演示佩戴方法。

> 🖋 **思维提示**
>
> ［1］患者因术中神经根牵拉及手术切口引起伤口疼痛，难以入睡，有效的镇痛可使患者早期从事康复锻炼和活动，利于早期康复，需做好疼痛的护理。
>
> ［2］患者患肢伤口给予冰敷，如使用不当会发生冻伤，应密切注意观察患者有无冻伤症状，及时更换冰袋并防止冰袋破裂。
>
> ［3］患者伤口引流较多，增加了伤口感染及血容量不足的危险。应密切注意患者伤口出血情况，注意体温变化。
>
> ［4］患者手术时间长且属于大型手术，术前检查 D- 二聚体高于正常，年龄偏大，需警惕深静脉血栓及肺栓塞的发生。
>
> ［5］患者麻醉恢复前需去枕平卧，麻醉恢复后可半卧位，24 小时后可下地活动。卧床期间患者处于独立移动躯体能力受到限制的状态。不仅出现自理能力的缺陷，还面临着发生压疮的危险，需满足患者基本生活需要，并做好皮肤护理防止压疮发生。

2. 护理评估 患者麻醉恢复前需去枕平卧、禁饮食。术日晚患者伤口敷料 3cm×4cm 渗血,患者主诉疼痛,难以入睡。

3. 护理思维与实施方案

左肩关节置换手术后,患者主诉伤口疼痛难以入睡
↓
疼痛,睡眠型态紊乱

（1）护理目标:患者疼痛缓解,安静入睡。
（2）护理措施
- 给予心理安慰。
- 提供舒适的环境。
- 必要时遵医嘱给予止痛药(曲马多等),用药过程中要注意观察用药的效果。
- 患肢抬高及冰敷。
- 巡视患者时注意做到"四轻"。
- 遵医嘱给予地西泮等药物辅助睡眠。

患者麻醉恢复前需去枕平卧、禁饮食
↓
部分自理能力缺陷

（1）护理目标:满足患者基本生理需求。
（2）护理措施
- 麻醉恢复后,协助患者进食流质饮食,排气前不食牛奶、豆浆等产气食物,协助患者饮水。
- 保持尿管通畅,定时巡视;协助患者进行床上大便。
- 为患者整理好床单位,盖好被褥。

患者留置尿管,伤口留置引流
↓
有发生感染的危险

（1）护理目标:患者住院期间不发生感染。
（2）护理措施
- 加强伤口护理,保持敷料干燥。
- 观察和评估伤口情况,注意伤口有无红肿痛等症状。
- 加强尿管护理,每日进行会阴擦洗。
- 嘱患者多饮水,以达到冲洗尿道作用。

伤口引流 290ml
↓
有发生血容量不足的危险

（1）护理目标:患者不发生休克。
（2）护理措施
- 观察和评估伤口出血情况,必要时遵医嘱输血。
- 注意观察患者生命体征变化。
- 嘱患者多食用补血食物。

患者行肩关节置换
↓
有发生肱骨头脱出的危险

（1）护理目标:患者不发生肱骨头脱出。
（2）护理措施
- 术后保持患肢外展中立位。
- 注意观察患者患肢位置,保持患肢的清洁干燥,约束品直接接触皮肤处,可中间垫薄纯棉布,以免引起皮肤不适,如有异常及时通知医生。
- 告知患者及家属使用外展包的重要性及使用方法,叮嘱其需 24 小时保持患肢外展中立位。

患者 D- 二聚体高于正常,手术较大
↓
有发生深静脉血栓、肺栓塞的危险

（1）护理目标:患者不发生下肢深静脉血栓及肺栓塞。
（2）护理措施
- 注意观察患者生命体征变化。
- 注意观察患者血氧及呼吸变化,如有异常及时通知医生。
- 嘱患者早期活动,使用足底静脉泵。

患者术后24小时内需卧床
↓
躯体移动障碍,有皮肤
受损的危险

（1）护理目标:患者卧床期间不发生皮肤受损（压疮）。
（2）护理措施
- 协助患者定时翻身。
- 定时按摩皮肤受压部位。
- 保持床铺平整、清洁、干燥、无皱褶、无渣屑。

患者术后患肢外展包制动
↓
有皮肤受损的危险

（1）护理目标:患者不发生皮肤受损。
（2）护理措施
- 外展包松紧度适宜。
- 外展包与皮肤接触部位垫纯棉软布,患肢保持干燥。
- 主动评估患者是否有不适症状,及时处理。

伤口留置引流,
患者留置尿管
↓
有发生管道滑脱的危险

（1）护理目标:患者未发生管道滑脱。
（2）护理措施
- 加强管道护理,保持管道通畅。
- 观察和评估管道情况,注意固定牢固。
- 告知患者及家属下床时应将引流袋或尿袋固定好。

术后翻身、24小时后
下床活动
↓
有发生跌倒、坠床的危险

（1）护理目标:患者在住院期间不发生跌倒、坠床。
（2）护理措施
- 掌握患者的基本情况:年龄、神志。
- 评估患者发生跌倒、坠床的风险因素,依照跌倒、坠床风险评估标准给予患者评分。
- 定时巡视患者,固定好病床脚刹、加床档、合理安排陪护。
- 嘱患者穿防滑鞋,保证病房地面干燥、灯光照明良好、病房设施摆放合理。

患者伤口使用化学冰袋
↓
有皮肤冻伤的危险

（1）护理目标:患者不发生皮肤冻伤。
（2）护理措施
- 术后正确使用冰袋,不可直接接触皮肤。
- 注意观察患者患肢,如有异常及时通知医生。
- 告知患者及家属使用化学冰袋的重要性。

（三）出院前

1. 诊疗情况 出院前行"左肩关节正侧位"、血常规检查,护士给予患者及家属出院指导。各项检查无异常后可带药出院。

思维提示

[1] 护士向患者及家属讲解佩戴外展包的方法。家属未能正确演示外展包佩戴方法,说明患者及家属缺乏正确佩戴外展包的相关知识,需在出院前使家属能正确佩戴外展包。

[2] 对于手术治疗的患者,康复锻炼是围手术期护理工作的重点,护士向患者及家属讲解康复期护理注意事项,并告知其康复训练应循序渐进。

---

2. 护理评估 做好出院时患者心理、药物知识水平及康复期的护理宣教。

3. 护理思维与实施方案

家属未能正确演示外展包
佩戴方法
↓
知识缺乏

- （1）护理目标：家属能正确演示外展包佩戴方法。
- （2）护理措施
  - 评估患者及家属对佩戴外展包的基本方法了解程度。
  - 向患者解释正确佩戴外展包的必要性。
  - 可提供相关宣传资料以帮助患者及家属尽快学会佩戴方法。

患者及家属对康复期
注意事项不了解
↓
知识缺乏

- （1）护理目标：患者及家属出院前能复述康复期注意事项。
- （2）护理措施
  - 对患者讲解康复期护理对疾病恢复的重要性。
  - 告知患者康复期注意事项，主要包括以下几点：
  - 1）手术次日起 14 日后可洗澡。
  - 2）佩戴外展包时间需遵医嘱。
  - 3）术后定期复查，遵医嘱进行患肢锻炼。
  - 4）按时服药，注意药物副作用。
  - 5）避免劳累，负重。
  - 6）不适随诊。
  - 7）尤其要注意预防深静脉血栓及肺栓塞的发生。
  - 向患者发放出院指导宣传册。

二、护理评价

患者从入院到出院，护理上给予了一系列护理方案的实施。入院时为患者做好疼痛、睡眠型态紊乱、血压的监测及控制，手术后不仅满足了患者术后的基本生理需求，对患者的睡眠、伤口等均进行了良好的护理，避免了术后伤口的感染，预防了血容量不足、下肢深静脉血栓形成及肺栓塞，有效地避免了跌倒、坠床、压疮的发生。出院前，给予患者系统的知识、术后康复期的护理。在整个发病期，术后康复期护理尤为重要。

三、安全提示

1. 有发生跌倒、坠床的危险　患者手术后翻身有坠床的危险；24 小时下床活动时发生跌倒的危险。护士应积极做好预防工作，了解患者一般情况，包括年龄、神志等。评估患者发生跌倒、坠床的风险因素；定时巡视患者，固定好病床脚刹、加床档、合理安排陪护；嘱患者穿防滑鞋，保证病房地面干燥，灯光照明良好、病房设施摆放合理。

2. 有皮肤受损的危险　患者需长期患肢制动，术后 24 小时内卧床，护士需了解患者皮肤营养状况；定时协助患者翻身，并按摩皮肤受压部位；保持床铺平整、清洁、干燥、无皱褶、无渣屑。

3. 药物副作用的观察　患者住院期间需服用降压药物、止痛药物、辅助睡眠药物等，护士需注意观察药物副作用。

四、经验分享

1. 心理护理　患者手术后可因疼痛而惧怕患肢功能锻炼，或因急于恢复正常肩关节功能而造成锻炼过度，护士可告诉患者手术实施后功能锻炼对肩关节恢复正常功能的必要性，锻炼是一个循序渐进的过程，不可急于求成，使患者对疾病的康复抱有积极乐观的态度。

2. 术后并发症的观察

（1）肩关节伤口感染：术后 1~3 日护士应密切观察有无伤口红肿热痛，伤口异常渗液，并有高热，白细胞增多等。

（2）神经损伤：如术后出现患肢手指麻木，感觉活动障碍，有发生神经损伤的可能，因此，护士应鼓励患者尽早进行手指屈伸活动。

（3）血管损伤：如患者患肢手指毛细血管充盈不良，皮肤颜色发白，有发生血管损伤的危险，护士应及时通知医生。

（4）患肢血液回流障碍：如患者患肢肿胀且手指皮肤发紫，有发生血液回流障碍的危险，护士应观察患者患肢包扎是否过紧，同时抬高患肢，并通知医生。

3. 肱骨近端骨折锻炼的方法

（1）第一阶段（术后第 3~6 周）：以肩关节被动活动为主，肩关节运动后冷敷 1 小时（减轻肿胀及疼痛），需告知患者冷敷注意事项。

1）相邻关节的训练（术后 1 日即可开始）：由肢体远端到近端进行训练，包括手、腕、前臂的主动活动及肘关节的屈曲和伸直，20 次为 1 组，上、下午各练习 1 组。

2）被动前屈上举：去枕仰卧，患臂放于体侧，健侧手扶患肢肘部。在患肢不用力的情况下，由健侧手用力使患肢尽可能上举达最大角度，并在该角度维持 2 分钟。（当前屈到一定角度出现疼痛或遇到阻力时停留）重复 4 次为 1 组，上、下午各练习 1 组。

3）被动外旋：患者平卧，患侧肘关节屈曲 90° 并紧贴在体侧。健侧手用一根木棒顶住患侧手掌。在维持患侧肘关节紧贴体侧的同时，尽力向外推患侧手，达到最大限度时同样维持 2 分钟。重复 4 次为 1 组，上、下午各练习 1 组。

4）钟摆练习：患者弯腰躯干与地面平行，患肢下垂，放松、悬垂与躯干成 90° 以健侧手扶住患侧手腕。由健侧手用力推拉患侧前臂，做顺时针或逆时针划圈运动，使患侧肘关节在所能达到的最大的活动范围内划圈。划 10 圈为 1 组，上、下午各练习 1 组。

（2）第二阶段（术后 7~12 周）：X 线示骨折端有明确骨痂形成，根据愈合程度去掉制动，训练以肩关节主动活动为主，鼓励患者应用患侧手参与日常生活活动，如洗脸、刷牙、梳头、洗澡、如厕等。

1）体前内收：患者站立位，健侧手扶患侧肘关节。健侧手用力使患侧上肢抬平后，将患侧肘关节尽力拉向胸前，越贴近胸前越好。在最贴近胸部的位置维持 2 分钟。

2）后部肩袖肌肉的等长收缩练习：患者站在墙边，患侧肘关节屈曲 90°。保持肘部紧贴身体。手顶墙，做使患侧前臂外旋的动作。

3）前部肩袖肌肉的等长收缩练习：患者站立位，患侧肘关节屈曲 90°。保持肘关节紧贴身体。患侧手顶住健侧手做使前臂内旋的动作。健侧手同时用力，使患侧手不能将其推动。

4）注意：肌肉的等长收缩练习即锻炼时，肢体不应有运动而仅仅是在对抗下用力即可。以下所有的等长肌力锻炼均是在没有肢体的任何运动的前提下，要求是每次均要用力，但同时又不能有肢体的运动。

（3）第三阶段（术后 12 周）：后以抗阻训练为主，继续牵拉训练（强度增加），增加运动量和运动持续时间，鼓励患者参与日常生活活动，参加体育运动，舒适度以内，可进行任何活动，但应避免接触性运动，最佳运动有游泳、打乒乓球等。

1）关节活动范围锻炼：患者坐在桌边，以患侧靠近桌子，患侧手扶在桌上。患者逐渐弯腰，同时使患侧手在桌面上尽量伸向远方。在达到最大程度时维持 2 分钟。或患者以患侧靠近，身体侧面对墙站立。患肢抬高，手扶在墙上。使身体尽量贴近墙面，手尽量伸向上方。在达到最大程度时维持 2 分钟。

2）抗阻前屈上举：患者站立位，患侧手握大约 500g 的重物，肘部伸直，上肢向前方抬起至最大限度，维持 2 分钟。

3）抗阻内旋：在墙上固定一个滑轮，其高度大约与患者站立时肘关节高度平齐。穿过滑轮坠一个约 500g 的重物，患侧肘部屈曲 90°，并使其紧贴身体，手握住绳子的尾端，用力使患侧前臂旋向体前，拉起重物。

4）抗阻外旋：健侧靠近墙而患侧上肢远离墙壁。患侧肘部仍屈曲 90°，并使其紧贴身体。患侧手握绳子的尾端，用力使患侧前臂旋向身体外侧。

5）抗阻后伸：患者面对墙壁站立，患侧手拉住绳子尾端，用力向后拉绳子，使重物被拉起。

6）抗阻前屈：患者背对墙站立，患侧手拉住绳子尾端，用力向前拉绳子。

注意：告知患者在肌力训练时，应注意正确掌握运动量和训练节律，在无痛范围内锻炼，在训练中应注意调动患者的积极性，肌肉力量练习应练习至肌肉有酸胀疲劳感为宜，充分休息后再进行下一组，肌肉力量的提高是恢复关节稳定性的关键因素，应当坚持锻炼。

病例 45

肩袖损伤患者的护理

患者,男性,53 岁,主诉:右肩关节疼痛活动受限 3 个月,门诊以"肩袖损伤"收入院。

一、诊疗过程中的临床护理

(一)入院时

1. 诊疗情况

入院后查体:体温 36.2℃,脉搏 80 次/min,呼吸 20 次/min,血压 151/104mmHg。患者主诉右肩疼痛,活动受限 3 个月,疼痛部位为右肩部。于空军总医院就诊,行 X 线片及 MRI,诊为"右肩袖损伤"。患者自发病以来精神、食欲良好、无不良嗜好,大小便正常,生活自理。患者患有高血压,未予以处理。患者入院后第 2 日行 24 小时动态血压,经内科会诊,诊为"高血压"。遵医嘱给予口服硝苯地平 1 次/d,1 片/次,血压可维持在 125~155/70~90mmHg。

既往史:患者糖尿病 4 年余,未予以正规服药,空腹血糖控制在 6.0mmol/L 左右。否认冠心病等慢性疾病。否认肝炎、结核等传染病史。否认重大外伤、手术室。否认药物过敏史。

专科查体:患者右肩疼痛,活动受限,大结节压痛明显,主动活动前屈上举 60°,体侧外旋 10°,体侧内旋 L_5,被动活动前屈上举 100°,体侧外旋 45°,体侧内旋 L_3,Neer 征(+),Hawkins 征(+)Jobe 征(+)Lagtest(+),Emptycan(+),Lift-off(−),Bear-hug(−)。

辅助检查:X 线示未见明显骨折征象,右肩关节退变;MRI 示肩袖损伤。心电图:大致正常心电图。24 小时动态血压:收缩压 93~157mmHg,平均值 129mmHg;舒张压 57~99mmHg,平均值 81mmHg;平均动脉压 69/118mmHg。

异常化验结果:活化部分凝血活酶时间 21.7s(23.5~34.3s),总胆红素 24.2mmol/L(5.1~19.0mmol/L),谷氨酰转肽酶 86IU/L(7~50IU/L),血糖 7.1mmol/L(3.9~6.1mmol/L)。

> **思维提示**
>
> [1]患者出现疼痛:疼痛部位为右肩部。需做好疼痛的护理。
>
> [2]患者诊为"高血压",需监督患者按时服药、定时监测血压。
>
> [3]患者诊为"糖尿病",定时监测血糖,三餐前 30 分钟注射胰岛素,以防低血糖的发生。
>
> [4]患者右肩关节活动受限,生活自理能力下降,需满足患者基本生理需求。

2. 护理评估 患者主要症状为肩部疼痛,活动受限。患者血糖高,多次询问糖尿病是否影响术后伤口的愈合。肩关节镜术后功能锻炼的要点。患者血压高,希望能有更多高血压的知识。

3. 护理思维与实施方案

肩部外展活动频繁时,由于冈上肌穿过肩峰下和肱骨头上的狭小间隙,容易受到挤压,摩擦而损伤

↓

肩部疼痛

（1）护理目标：患者疼痛缓解。
（2）护理措施
- 给予心理安慰。
- 遵医嘱给予止痛药（曲马多,塞来昔布）。
- 必要时给予止痛针（氯诺昔康、注射用帕瑞昔布钠）。
- 用药过程中要注意观察用药的效果。

24 小时动态血压监测显示血压在 125~160/95~108mmHg

↓

有发生高血压急症的危险

（1）护理目标：患者住院期间血压控制平稳。
（2）护理措施
- 监督患者按时服用降压药物,密切监测血压变化。
- 低盐饮食,每日 <6g。
- 嘱患者戒烟酒。
- 保持放松、平和的心态。
- 如有头痛、烦躁、心悸、恶心、呕吐等不适症状及时通知医生。
- 注意观察降压药物副作用。

口服硝苯地平后,血压可维持在 115~125/70~80mmHg

↓

有发生低血压的危险

（1）护理目标：患者住院期间血压控制平稳。
（2）护理措施
- 监督患者按时、按量服用降压药物。
- 密切监测血压变化。
- 如有头晕、头痛、疲劳、脸色苍白、直立性眩晕、四肢冷、心悸、呼吸困难等不适症状及时通知医生。
- 注意观察降压药物副作用。

空腹和三餐前注射胰岛素

↓

有发生低血糖的危险

（1）护理目标：患者住院期间血糖控制平稳。
（2）护理措施
- 空腹和三餐前 30 分钟遵医嘱皮下注射胰岛素。
- 密切监测患者空腹和三餐后 2 小时血糖数值。
- 如有头晕、出虚汗、心慌等不适症状时及时通知医生。
- 告知患者随身携带糖果或巧克力。

患者患肢活动受限

↓

生活自理能力下降

（1）护理目标：满足患者基本生理需求。
（2）护理措施
- 为患者提供舒适的环境。
- 将患者生活必需品放置在其可触及的地方。
- 主动询问患者是否需要帮助。
- 主动协助患者喝水,吃饭,如厕等,做好生活护理。

患者多次咨询高血压相关知识、术前注意事项、康复期要点

↓

知识缺乏

（1）护理目标：患者知晓治疗方案、预后及康复期要点。
（2）护理措施
- 对患者进行高血压相关知识的讲解（低盐饮食、戒烟酒等）。
- 手术前需要准备的物品（颈腕吊带）及术前需做好的准备（如备皮、皮试,患肢做标记等）。
- 告知患者术后麻醉清醒前需去枕平卧,禁食水。
- 告知患者尽早下床活动的好处。
- 告知患者按照护理级别,护士可以为患者做好护理。
- 为患者讲解术后康复锻炼的方法并发放术后宣传手册。

（二）实施手术后

1. 诊疗情况　手术当日,体温 36.6~37.5℃,脉搏 80~96 次/min,呼吸 18~22 次/min,血压 123~156/84~99mmHg。患者在全麻和臂丛阻滞麻醉下行"肩袖损伤修补术",术毕安返病房,伤口外敷料包扎完整,无渗血,双手指血运正常,患肢感觉活动稍差,告知患者术后 6 小时前需去枕平卧、禁饮食,麻醉恢复后可进行双上肢功能锻炼。术日晚患者伤口敷料有 5cm×8cm 渗血,患者主诉疼痛,难以入睡。术后第 1 日,体温 36.8~37.4℃,脉搏 82~94 次/min,呼吸 18~20 次/min,血压 123~146/76~100mmHg。伤口敷料渗血未见扩大。术后第 1 日护士协助患者佩戴颈腕吊带下地活动,并向家属讲解颈腕吊带佩戴方法。家属能正确演示颈腕吊带佩戴方法。

思维提示

［1］患者主诉伤口疼痛,难以入睡,有效的镇痛可使患者早期从事康复锻炼和活动,利于早期康复,需做好疼痛的护理。

［2］患者伤口敷料有 5cm×8cm 渗血,增加了伤口感染的危险。应密切注意患者伤口敷料渗血情况,注意体温变化。

［3］患者术后返回病房,应注意观察患肢皮肤温度,桡动脉搏动情况,末梢神经感觉,由于术后患者在麻醉恢复前需平卧,严防深静脉血栓的发生。

［4］患者麻醉恢复前需去枕平卧,麻醉恢复后可半卧位,24 小时后可下地活动。卧床期间患者处于独立移动躯体能力受到限制的状态。不仅出现自理能力的缺陷,还面临着发生压疮的危险,需满足患者基本生活需要,并做好皮肤护理防止压疮发生。

［5］患者患肢伤口给予冰敷,正确使用冰袋,防止冻伤。

---

2. 护理评估　患者麻醉恢复前需去枕平卧、禁饮食。术日晚患者伤口敷料 5cm×8cm 渗血,患者主诉疼痛,难以入睡。

3. 护理思维与实施方案

患者麻醉恢复前需去枕平卧、禁饮食 → 部分自理能力缺陷
- （1）护理目标:满足患者基本生理需求。
- （2）护理措施
  - 麻醉恢复后,协助患者进食流质饮食,排气前不食鸡蛋,牛奶豆浆等产气食物,协助患者饮水。
  - 定时巡视病房;协助患者进行床上小大便。
  - 为患者整理好床单位,盖好被褥。

患者主诉疼痛,难以入睡 → 睡眠型态紊乱
- （1）护理目标:患者疼痛缓解,能安静入睡。
- （2）护理措施
  - 给予心理安慰。
  - 提供舒适的环境。
  - 巡视患者时注意做到"四轻"。
  - 遵医嘱给予止痛药（曲马多、哌替啶等）。
  - 遵医嘱给予地西泮等药物辅助睡眠。

伤口敷料有 5cm×8cm 渗血 → 有发生感染的危险
- （1）护理目标:患者住院期间不发生伤口感染。
- （2）护理措施
  - 加强伤口护理,伤口渗液多时,随时更换敷料,保持敷料干燥。
  - 观察和评估伤口情况,注意伤口有无红肿痛等症状。

患者术后麻醉恢复前需
平卧,患肢制动
↓
有发生深静脉血栓的危险

（1）护理目标:患者住院期间避免深静脉血栓形成。
（2）护理措施
- 评估患肢及双下肢感觉,血运,皮肤温度情况。
- 经常巡视患者,注意观察患肢及双下肢是否肿胀,伴有剧烈疼痛。
- 借助辅助检查确认是否有血栓发生（下肢深静脉彩超检查、D-二聚体检查）。
- 给予物理治疗（足底静脉泵）辅助患肢被动活动。
- 必要时应用抗凝药物预防血栓发生,并注意观察副作用。

术后第1日早晨可在协助
下,下床活动
↓
有发生跌倒、坠床的危险

（1）护理目标:患者在住院期间不发生跌倒、坠床。
（2）护理措施
- 掌握患者的基本情况:年龄、神志、肌力。
- 评估患者发生跌倒、坠床的风险因素,依照跌倒、坠床风险评估标准给予患者评分。
- 定时巡视患者,固定好病床脚刹、加床档、合理安排陪护。
- 嘱患者穿防滑鞋,保证病房地面干燥,灯光照明良好、病房设施摆放合理。

患者伤口使用化学冰袋
↓
有皮肤冻伤的危险

（1）护理目标:患者不发生皮肤冻伤。
（2）护理措施
- 术后正确使用冰袋,不可直接接触皮肤。
- 注意观察患者患肢,如有异常及时通知医生。
- 告知患者及家属使用化学冰袋的重要性。

（三）出院前

1. 诊疗情况　出院前行"肩关节正（胸片位）/冈上肌出口位/改良腋位"检查,护士给予患者及家属出院指导。各项检查无异常后可带药出院。

✏️ **思维提示**

［1］护士向患者及家属讲解术后控制血压和血糖的必要性。合理膳食,保持良好的精神状态。

［2］对于手术治疗的患者,康复锻炼是围手术期护理工作的重点,护士向患者及家属讲解康复期护理注意事项,并告知其康复训练应循序渐进。

---

2. 护理评估　做好出院时患者心理、药物知识水平及康复期的护理宣教。
3. 护理思维与实施方案

患者和家属未能认识到
术后仍要控制血糖、血压
↓
知识缺乏

（1）护理目标:患者和家属出院前认识到控制血压的重要性。
（2）护理措施
- 合理膳食,保持良好的精神状态。
- 定期检测血压和血糖,防止低血压和低血糖的发生。
- 按时服药,注意药物副作用。

　（1）护理目标：患者及家属出院前能复述康复期注意事项。

　（2）护理措施

- 对患者讲解康复期护理对疾病恢复的重要性。
- 告知患者康复期注意事项，主要包括以下几点：

患者及家属对康复期
注意事项不了解
↓
知识缺乏

1）手术次日起 14 日拆线后可洗澡。

2）佩戴颈腕吊带 3 周（遵医嘱）。

3）术后 3 周复查，遵医嘱进行锻炼（握拳、屈肘等）。

4）避免劳累、患肢免负重。

5）不适随诊。

- 向患者发放出院指导宣传册。

二、护理评价

患者从入院到出院，护理上给予了一系列护理方案的实施。入院时为患者做好疼痛、血糖、血压的监测及控制，手术后不仅满足了患者术后的基本生理需求，对患者的睡眠、伤口等均进行了良好的护理，避免了术后伤口的感染，有效地避免了跌倒、坠床、压疮的发生。出院前，给予患者系统的知识、术后康复期的护理。在整个发病期，术后康复期护理尤为重要。

三、安全提示

1. 有发生跌倒、坠床的危险　患者手术后翻身有坠床的危险；术后第 1 日下床活动时易发生跌倒的危险。护士应积极做好预防工作，了解患者一般情况，包括年龄、神志、肌力等。评估患者发生跌倒、坠床的风险因素；定时巡视患者，固定好病床脚刹、加床档、合理安排陪护；嘱患者穿防滑鞋，保证病房地面干燥，灯光照明良好、病房设施摆放合理。

2. 有皮肤受损的危险　患者术后 6 小时内卧床，护士需了解患者皮肤营养状况；定时协助患者翻身，并按摩皮肤受压部位；保持床铺平整、清洁、干燥、无皱褶、无渣屑。

3. 药物副作用的观察　患者住院期间需服用降压药物、止痛药物、辅助睡眠药物等，护士需须注意观察药物副作用。

四、经验分享

1. 心理护理　因肩部外展活动频繁时，由于冈上肌穿过肩峰下和肱骨头上的狭小间隙，容易受到挤压、摩擦而损伤引起疼痛。神经功能的恢复是一个缓慢的过程，护士可告诉患者手术实施后疼痛可能还要持续一段时间，使患者对疾病的康复抱有积极乐观的态度。

2. 疼痛护理　因为肩袖损伤的患者，不是做完手术后患肢的功能就可以恢复，而是需要一段时间的功能锻炼。功能锻炼对于患者的疼痛要比手术的疼痛还要难忍。我们会在患者做完康复后，给予患者物理冰袋放在肩部。遵医嘱给予患者止痛药物（曲马多），必要时肌内注射帕瑞昔布钠或是哌替啶。

3. 肩关节锻炼的方法

（1）第一阶段（术后 0~6 周）：此阶段患者需佩戴颈腕带吊带制动。

1）掌屈背伸：患肢腕关节缓慢背伸至极限，然后缓慢屈曲至极限，一伸一屈为 1 下，每次运动 12~36 下，每日 2~3 次。

2）抓空增力：患肢五指伸直并张开，再用力握拳。每次 12~36 下，每日 2~3 次。

3）左右摆掌：患肢五指伸直，手掌向尺侧、桡侧来回摆动。一来一回为 1 下。每次 12~36 下，每日 2~3 次。

术后 2~6 周，开始进行下列运动。

1）托手屈肘：健手扶持患肢前臂，逐渐屈曲肘关节。每次 12~36 下，每日 3~5 次。

2）肘部屈伸：用健手握住患肢腕部，协助患肢进行伸肘屈肘活动。一伸一屈为 1 下，每次 12~36 下，每日 3~5 次。患肩制动。

（2）第 2 阶段（6~12 周）：此阶段患者摘除吊带但所有的训练均保持在肩关节平面以下，患者可进行下列运动。

1）屈肘展肩：以上臂为转动轴，前臂沿水平位尽量内收和外展。一收一展为 1 下，每次 12~36 下，每日 3~5 次。

2）内收探肩：患肢屈肘，用健肢付托患肢肘部，使患肢内收，患侧手尽量探摸健侧肩部，并逐渐向后探摸健侧肩胛部，还原复位后重复上述动作。每次 12~36 下，每日 3~5 次。

3）后伸探肩：两手向后背，健手托患肢，协助患肢内旋屈肘摸背、使患臂尽量向健侧肩胛部探摸，然后复原。每次 12~36 下，每日 3~5 次。

4）上肢回旋：患肢以肩关节为圆心，做顺时针方向和逆时针方向交替画圆。每次 12~36 下，每日 3~5 次。

5）外展指路：患肢伸直向前抬起呈水平位，外展 90° 后复原。每次 12~36 下，每日 3~5 次。

6）手指爬墙：面墙站立，患侧手扶墙面，手指向上攀爬，循序渐进。每次 10~20 个往返，每日 3~5 次。

（3）第 3 阶段（术后 12 周以后）：可以进行抗阻力练习，抗阻力练习和牵伸练习一直持续至术后 1 年，使肌力达到最大获得最佳疗效。在前述阶段功能锻炼的基础上，进行抗阻力锻炼，增加肩部各方向的主动、被动训练强度。

1）爬墙梯锻炼：采用高约 3m 的人字梯，在充分固定底架的基础上，双手抓牢扶梯逐级往上爬，人字梯从低度斜坡到陡立，以增加肩部力量，每日一次。

2）哑铃锻炼：患肢持 2~3kg 的行肩关节外展、上举练习。可以随着音乐的节奏进行锻炼。8 节为一组，每日 1 次或 2 次。

3）两臂做划船动作或游泳运动，用弹力带进行抗阻力运动。

重锤或弹力计练习：应用提拉重锤或用弹簧拉力计以练习肩部的力量。上、下午各 1 次。以上力量练习每周 3 次。持续至术后 1 年。

病例 46

肩关节脱位患者的护理

患者,男性,48 岁,主诉:双侧肩关节反复脱位 20 余年,门诊以"双侧肩关节复发性脱位"收入院。

一、诊疗过程中的临床护理

(一)入院时

1. 诊疗情况

入院后查体:体温 36.5℃,脉搏 80 次/min,呼吸 18 次/min,血压 120/80mmHg。患者主诉于 20 年余年前无外伤致双侧肩关节交替脱位、活动受限,在当地医院诊断为肩关节脱位,无法自行复位,未作固定,之后双侧交替反复脱位,常发生于打羽毛球或打乒乓球挥拍时。今来我院,门诊拟"双侧肩关节复发性脱位"收治,起病以来,精神、食欲、睡眠可,二便正常。

既往史:否认肝炎、结核等传染病史,否认高血压、冠心病、糖尿病史,否认胃肠道、肝胆系列病史,否认阿司匹林及非甾类消炎药用药史,否认其他外伤、手术史。否认输血史,否认药物过敏史。

专科查体:患者双侧肩无明显畸形,无明显压痛,Crank 试验(+),Fulcrum 试验(-)。右肩关节活动度:前屈上举 170°,体侧外旋 80°,体侧内旋 T_8 水平。左侧肩关节活动度:前屈上举 120°,体侧外旋 20°,体侧内旋 L_3 水平;双侧肌力基本正常。肢端感觉、血运好。

辅助检查:X 线片未见明显骨折征象。MRI:左肩袖损伤征象。心电图:大致正常心电图。

异常化验结果:尿血红素 50/μL、空腹血糖 6.3mmol/L、活化部分凝血活酶时间 21.6 秒、白细胞计数 12.22×10^9/L、中性粒细胞相对值 84.1%。

> **思维提示**
>
> [1] 患者因环境不适出现失眠、易醒造成睡眠型态紊乱,需做好睡眠的护理。
>
> [2] 患者入院时空腹血糖为 6.3mmol/L,高于正常水平,需监督患者注意饮食,适当增加室内运动量,定时监测血糖。
>
> [3] 患者双肩关节活动受限,生活自理能力下降,满足患者基本生理需求。
>
> [4] 患者患肢屈肘 90°颈腕吊带制动,需警惕颈部及腋下皮肤受损。

2. 护理评估　患者主要症状为双侧肩关节活动受限。患者因环境改变出现失眠、易醒。患者入院时否认高血压、冠心病、糖尿病史,但术前检查显示患者 24 小时动态血压水平较高,维持在 125~160mmHg/95~108mmHg。口服美托洛尔后,可维持在 115~125mmHg/70~80mmHg。患者空腹血糖 6.3mmol/L,定时监测血糖。患者得知检查结果后多次咨询高血压、高血糖相关知识、术前注意事项及康复护理要点,希望能有更多的了解。

3. 护理思维与实施方案

因环境不适出现失眠、易醒

↓

睡眠型态紊乱

- （1）护理目标：患者可安静入睡。
- （2）护理措施
- 给予心理安慰并告知其睡眠对康复的重要性。
- 告知患者尽量减少白天睡眠时间。
- 巡视患者时注意做到"四轻"。
- 保持病房环境干净、整洁、经常通风。

空腹血糖：6.3mmol/L

↓

有发生糖尿病的危险

- （1）护理目标：患者住院期间血糖控制平稳。
- （2）护理措施
- 告知患者注意饮食及多活动，密切监测血糖变化。
- 糖尿病饮食。
- 嘱患者戒烟酒。
- 保持放松、平和的心态。
- 如血糖偏高及时通知医生。

饮食不当（少食或不食）

↓

有发生低血糖的危险

- （1）护理目标：患者住院期间血糖控制平稳。
- （2）护理措施
- 告知发生低血糖的不良后果及会出现的相关症状。
- 学会正确饮食。
- 密切监测血糖变化。
- 加强巡视。
- 如有心慌、出汗、头晕等不适症状及时通知医生。

患者多次咨询高血糖的相关知识、术前注意事项、康复期要点

↓

知识缺乏

- （1）护理目标：患者能掌握疾病相关知识。
- （2）护理措施
- 对患者进行高血糖及低血糖相关知识的讲解（低糖饮食、饭后多运动等）；在控制血糖的同时注意低血糖的发生。
- 手术前需要准备的物品（吊带、化学冰袋、看护垫）及术前需做好的准备（如备皮、皮试等）。
- 告知患者术后麻醉清醒前需去枕平卧，禁食水。
- 告知患者尽早下床活动的好处，术后第 1 日佩戴吊带方可下床活动。
- 告知患者按照护理级别，护士可以为患者做好护理。
- 为患者讲解术后康复锻炼的方法并发放术后宣传手册。

患者患肢活动受限

↓

生活自理能力下降

- （1）护理目标：满足患者基本生理需求。
- （2）护理措施
- 协助患者下地活动。
- 将患者生活必需品放置在其可触及的地方。
- 主动询问患者是否需要帮助。
- 主动协助患者喝水、吃饭、如厕等，做好生活护理。

患者患肢 90° 制动，应用颈腕吊带制动

↓

有发生颈部腋下皮肤受损的危险

- （1）护理目标：患者不发生皮肤受损。
- （2）护理措施
- 在患者颈部受压部位垫吸汗纱布手绢。
- 及时调整吊带松紧，在维持患肢屈肘 90° 的情况下，不可过紧。
- 患肢腋下保持干燥，清洗后涂爽身粉，垫吸汗手绢。

（二）实施手术后

1. 诊疗情况　手术当日,体温 36.6~37.5℃,脉搏 80~96 次 /min,呼吸 18~22 次 /min,血压 131~146mmHg/80~92mmHg。患者在全麻下行"肩关节镜下不稳定重建术",术毕安返病房,伤口外敷料包扎完整,无渗血,患肢手指血运正常,患肢给予吊带制动。告知患者术后需去枕平卧、禁饮食 6 小时,6 小时后方可缓慢做起至半卧位,进行左上肢掌指关节锻炼,手术当日不可下地活动,不可进食刺激及产气的食物。患者主诉疼痛,难以入睡。术后第 1 日,体温 36.3~37.2℃,脉搏 82~94 次 /min,呼吸 18~20 次 /min。24 小时后护士协助患者佩戴好吊带后下地活动。并告知家属吊带正确的佩戴方法,家属未能正确佩戴。

> ✏ **思维提示**
>
> 　　[1] 患者主诉伤口疼痛,难以入睡,有效的镇痛可使患者早期从事康复锻炼和活动,利于早期康复,需做好疼痛的护理。
>
> 　　[2] 患者术后需去枕平卧 6 小时并给予患肢吊带制动,麻醉恢复后可向健侧翻身并可缓慢坐起,24 小时后可佩戴吊带下地活动。卧床期间处于独立移动躯体能力受到限制的状态不,仅出现自理能力的缺陷,还面临着发生压疮的危险,需满足患者基本生活需要,并做好皮肤护理防止压疮发生。
>
> 　　[3] 患者因长时间仰卧位引起腰部疼痛不适,可在腰下垫软枕,按摩腰部。
>
> 　　[4] 患者患肢伤口给予冰敷,如使用不当会发生冻伤,应正确使用化学冰袋并注意观察。
>
> 　　[5] 患者 24 小时后可佩戴吊带下地活动,初次下地时可能发生体位性低血压、跌倒,需做好预防,协助患者下地。

2. 护理评估　患者麻醉恢复前需去枕平卧、禁饮食。患者主诉疼痛,难以入睡。

3. 护理思维与实施方案

患者主诉疼痛,难以入睡
↓
睡眠型态紊乱

（1）护理目标:患者疼痛缓解,能安静入睡。
（2）护理措施
- 给予心理安慰。
- 提供舒适的环境。
- 巡视患者时注意做到"四轻"。
- 遵医嘱给予止痛药（曲马多、哌替啶等）。
- 遵医嘱给予地西泮等药物辅助睡眠。

患者术后 6 小时需去枕平卧、禁饮食
↓
部分自理能力缺陷

（1）护理目标:满足患者基本生理需求。
（2）护理措施
- 麻醉恢复后,协助患者进食流质饮食,排气前不食鸡蛋、牛奶、豆浆等产气食物,协助患者饮水。
- 为患者整理好床单位,盖好被褥。

患者术后 24 小时内需卧床,躯体移动障碍
↓
有皮肤受损的危险

（1）护理目标:患者卧床期间不发生皮肤受损（压疮）。
（2）护理措施
- 协助患者定时翻身。
- 定时按摩皮肤受压部位。
- 保持床铺平整、清洁、干燥、无皱褶、无渣屑。

患者术后 6 小时内去枕平卧
↓
腰部不适

（1）护理目标:患者卧床期间减轻腰部不适。
（2）护理措施
- 术前嘱患者准备一块放置腰下的物品（一般为毛巾卷或软垫）,大小适中,术后放置患者腰部。
- 保持床铺平整、清洁、干燥、无皱褶、无渣屑。
- 告知患者家属多揉患者腰部。

患者伤口使用化学冰袋
↓
有皮肤冻伤的危险
{
（1）护理目标：患者不发生皮肤冻伤。
（2）护理措施
- 术后正确使用冰袋，不可直接接触皮肤。
- 注意观察患者患肢，如有异常及时通知医生。
- 告知患者及家属使用化学冰袋的重要性。
}

术后翻身及初次下床活动
↓
有发生跌倒、坠床的危险
{
（1）护理目标：患者在住院期间不发生跌倒、坠床。
（2）护理措施
- 掌握患者的基本情况：年龄、神志。
- 评估患者发生跌倒、坠床的风险因素，依照跌倒、坠床风险评估标准给予患者评分。
- 嘱患者做到下床前三个"30秒"。
- 定时巡视患者，固定好病床脚刹、加床档、合理安排陪护。
- 嘱患者穿防滑鞋，保证病房地面干燥、灯光照明良好、病房设施摆放合理。
}

（三）出院前

1. 诊疗情况　出院前行"右肩关节正（胸片位）侧 / 改良腋位"，护士给予患者及家属出院指导。各项检查无异常后可带药出院。

思维提示

［1］护士向患者及家属讲解佩戴吊带的方法。家属未能正确演示吊带佩戴方法。

［2］对于手术治疗的患者，康复锻炼是围手术期护理工作的重点，护士向患者及家属讲解康复期护理注意事项，并告知其康复训练应循序渐进。

---

2. 护理评估　做好出院时患者心理、药物知识水平及康复期的护理宣教。

3. 护理思维与实施方案

家属未能正确演示吊带佩戴方法
↓
知识缺乏
{
（1）护理目标：家属能正确演示吊带佩戴方法。
（2）护理措施
- 评估患者及家属对佩戴吊带的基本方法了解程度。
- 向患者解释正确佩戴吊带的必要性。
- 可提供相关宣传资料以帮助患者及家属尽快学会佩戴方法。
}

患者及家属对康复期注意事项不了解
↓
知识缺乏
{
（1）护理目标：患者及家属出院前能复述康复期注意事项。
（2）护理措施
- 对患者讲解康复期护理对疾病恢复的重要性。
- 告知患者康复期注意事项，主要包括以下几点：
1）手术次日起14日拆线后可洗澡。
2）佩戴颈腕吊带遵医嘱。
3）术后3周复查，遵医嘱进行锻炼（握拳、屈肘等）。
4）避免劳累、患肢免负重。
5）不适随诊。
- 向患者发放出院指导宣传册。
}

二、护理评价

患者从入院到出院，护理上给予了一系列护理方案的实施。入院时为患者做好疼痛、睡眠型态紊乱、血糖的监测及控制,手术后不仅满足了患者术后的基本生理需求,对患者的睡眠等均进行了良好的护理,改善了睡眠型态,有效地避免了跌倒、坠床、腰疼的发生。出院前,给予患者系统的知识、术后康复期的护理。在整个发病期,术后康复期护理尤为重要。

三、安全提示

1. 有发生跌倒、坠床的危险　患者手术 6 小时后翻身有坠床的危险;24 小时下床活动时发生跌倒的危险。护士应积极做好预防工作,了解患者一般情况,包括年龄、神志、肌力等。评估患者发生跌倒、坠床的风险因素;定时巡视患者,固定好病床脚刹、加床档、合理安排陪护;嘱患者穿防滑鞋,保证病房地面干燥、灯光照明良好、病房设施摆放合理并嘱患者做到下床前三个"30 秒"。

2. 有腰部疼痛的危　患者术后 6 小时内卧床,护士需了解患者腰部疼痛的状况;帮助患者垫软垫定时协助患者按揉腰部;保持床铺平整、清洁、干燥、无皱褶、无渣屑。

3. 血糖的观察　患者住院期间需监测并控制血糖、防止患者因降血糖心切而少食或不食而引发低血糖,护士应多观察、勤告知、多巡视。

4. 有皮肤受损的危险　患者需长期患肢制动,术后 24 小时内卧床,护士需了解患者皮肤营养状况;定时协助患者翻身,并按摩皮肤受压部位;保持床铺平整、清洁、干燥、无皱褶、无渣屑。

5. 药物副作用的观察　患者住院期间需服用辅助睡眠药物,护士需注意观察药物副作用。

四、经验分享

1. 心理护理　患者手术后可因疼痛而惧怕患肢功能锻炼,或因急于恢复正常肩关节功能而造成锻炼过度,护士可告诉患者手术实施后功能锻炼对肩关节恢复正常功能的必要性,锻炼是一个循序渐进的过程,不可急于求成,使患者对疾病的康复抱有积极乐观的态度。

2. 术后并发症的观察

(1)肩关节伤口感染:术后 1~3 日护士应密切观察有无伤口红肿热痛,伤口异常渗液,并有高热,白细胞增多等。

(2)神经损伤:如术后出现患肢手指麻木,感觉活动障碍,有发生神经损伤的可能,因此,护士应鼓励患者尽早进行手指屈伸活动。

(3)血管损伤:如患者患肢手指毛细血管充盈不良,皮肤颜色发白,有发生血管损伤的危险,护士应及时通知医生。

(4)患肢血液回流障碍:如患者患肢肿胀且手指皮肤发紫,有发生血液回流障碍的危险,护士应观察患者患肢包扎是否过紧,同时抬高患肢,并通知医生。

3. 肩关节脱位锻炼的方法

(1)第一阶段(术后 6~8 周):以肩关节被动活动为主,肩关节运动后冷敷 1 小时(减轻肿胀及疼痛),需告知患者冷敷注意事项。

1)相邻关节的训练(术后第 1 日即可开始):由肢体远端到近端进行训练,包括手、腕、前臂的主动活动及肘关节的屈曲和伸直,20 次为 1 组,上、下午各练习 1 组。

2)被动前屈上举:去枕仰卧,患臂放于体侧,健侧手扶患肢肘部。在患肢不用力的情况下,由健侧手用力使患肢尽可能上举达最大角度,并在该角度维持 2 分钟。(当前屈到一定角度出现疼痛或遇到阻力时停留)重复 4 次为 1 组,上、下午各练习 1 组。

3)被动外旋:患者平卧,患侧肘关节屈曲 90° 并紧贴在体侧。健侧手用一根木棒顶住患侧手掌。在维持患侧肘关节紧贴体侧的同时,尽力向外推患侧手,达到最大限度时同样维持 2 分钟。重复 4 次为 1 组,上、下午各练习 1 组。

4)钟摆练习:患者弯腰躯干与地面平行,患肢下垂,放松、悬垂与躯干成 90° 以健侧手扶住患侧手腕。由健侧手用力推拉患侧前臂,做顺时针或逆时针划圈运动,使患侧肘关节在所能达到的最大的活动范围内划圈。划 10 圈为 1 组,上、下午各练习 1 组。

（2）第二阶段（术后 8~12 周）：X 线示骨折端有明确骨痂形成，根据愈合程度去掉制动，训练以肩关节主动活动为主，鼓励患者应用患侧手参与日常生活活动，如洗脸、刷牙、梳头、洗澡、如厕等。

1）体前内收：患者站立位，健侧手扶患侧肘关节。健侧手用力使患侧上肢抬平后，将患侧肘关节尽力拉向胸前，越贴近胸前越好。在最贴近胸部的位置维持 2 分钟。

2）后部肩袖肌肉的等长收缩练习：患者站在墙边，患侧肘关节屈曲 90°。保持肘部紧贴身体。手顶墙，做使患侧前臂外旋的动作。

3）前部肩袖肌肉的等长收缩练习：患者站立位，患侧肘关节屈曲 90°。保持肘关节紧贴身体。患侧手顶住健侧手做使前臂内旋的动作。健侧手同时用力，使患侧手不能将其推动。

注意：肌肉的等长收缩练习即锻炼时，肢体不应有运动而仅仅是在对抗下用力即可。以下所有的等长肌力锻炼均是在没有肢体的任何运动的前提下，要求是每次均要用力，但同时又不能有肢体的运动。

（3）第三阶段（术后 12 周）：以抗阻训练为主，继续牵拉训练（强度增加），增加运动量和运动持续时间，鼓励患者参与日常生活活动，参加体育运动，舒适度以内，可进行任何活动，但应避免接触性运动，最佳运动有游泳、打乒乓球等。

1）关节活动范围锻炼：患者坐在桌边，以患侧靠近桌子，患侧手扶在桌上。患者逐渐弯腰，同时使患侧手在桌面上尽量伸向远方。在达到最大程度时维持 2 分钟。或患者以患侧靠近，身体侧面对墙站立。患肢抬高，手扶在墙上。使身体尽量贴近墙面，手尽量伸向上方。在达到最大程度时维持 2 分钟。

2）抗阻前屈上举：患者站立位，患侧手握大约 500g 的重物，肘部伸直，上肢向前方抬起至最大限度，维持 2 分钟。

3）抗阻内旋：在墙上固定一个滑轮，其高度大约与患者站立时肘关节高度平齐。穿过滑轮坠一个约 500g 的重物，患侧肘部屈曲 90°，并使其紧贴身体，手握住绳子的尾端，用力使患侧前臂旋向体前，拉起重物。

4）抗阻外旋：健侧靠近墙而患侧上肢远离墙壁。患侧肘部仍屈曲 90°，并使其紧贴身体。患侧手握绳子的尾端，用力使患侧前臂旋向身体外侧。

5）抗阻后伸：患者面对墙壁站立，患侧手拉住绳子尾端，用力向后拉绳子，使重物被拉起。

6）抗阻前屈：患者背对墙站立，患侧手拉住绳子尾端，用力向前拉绳子。

注意：告知患者在肌力训练时，应注意正确掌握运动量和训练节律，在无痛范围内锻炼，在训练中应注意调动患者的积极性，肌肉力量练习应练习至肌肉有酸胀疲劳感为宜，充分休息后再进行下一组，肌肉力量的提高是恢复关节稳定性的关键因素，应当坚持锻炼。

病例 47

关节镜下肘关节松解患者的护理

患者,男性,33 岁,主诉:机器牵拉后右肘关节活动受限 7 个月,门诊以"右肘关节僵硬"收入院。

一、诊疗过程中的临床护理

(一)入院时

1. 诊疗情况

入院后查体: 体温 36.5℃,脉搏 90 次 /min,呼吸 18 次 /min,血压 109/79mmHg。患者主诉于 7 个月前,机器牵拉伤致右肘关节疼痛、畸形、活动受限,于外院行手法复位石膏外固定,45 日后拆除石膏出现右肘关节活动受限,经自行功能锻炼,症状未见明显好转,现就诊于本院门诊,为进一步诊治收入院。患者自发病以来精神、食欲良好、无不良嗜好,大小便正常,生活自理。

既往史: 否认冠心病、糖尿病等慢性疾病。否认肝炎、结核等传染病史。否认重大外伤、手术室。否认药物过敏史。

专科查体: 右肘关节屈曲畸形,屈伸活动受限,活动范围 45°~90°。

辅助检查: X 线片示右肘关节关节间隙略窄,边缘骨赘形成,关节间隙可见骨密度增高影。各项化验检查结果未见明显异常。

> **思维提示**
> [1]患者出现疼痛:疼痛部位为右肘关节,需做好疼痛的护理。
> [2]患者多次咨询疾病相关知识、术前注意事项、康复期护理要点,需为患者讲解相关知识。
> [3]患者右肘关节活动受限,生活自理能力下降,满足患者基本生理需求。

2. 护理评估　患者主要症状为右肘关节疼痛,活动受限。患者多次咨询疾病相关知识、术前注意事项及康复护理要点,希望能有更多的了解。

3. 护理思维与实施方案

右肘关节拉伤,活动障碍
↓
右肘关节疼痛,活动受限

（1）护理目标:患者疼痛缓解。
（2）护理措施
- 给予心理安慰。
- 遵医嘱给予止痛药（曲马多,塞来昔布）。
- 必要时给予止痛针（氯诺昔康、注射用帕瑞昔布钠）。
- 用药过程中要注意观察用药的效果。

患者多次咨询疾病相关知识、术前注意事项、康复期要点

↓

知识缺乏

（1）护理目标：患者知晓治疗方案、预后及康复期要点。
（2）护理措施
- 对患者进行疾病相关知识的讲解（手术目的、方法、关节镜手术的优势）。
- 术前需做好的准备（如备皮、皮试等）。
- 告知患者术后麻醉清醒前需去枕平卧，禁食水。
- 告知患者尽早下床活动的好处。
- 告知患者按照护理级别，护士可以为患者做好护理。
- 为患者讲解术后康复锻炼的方法并发放术后宣传手册。

患肢活动受限

↓

生活自理能力下降

（1）护理目标：满足患者基本生理需求。
（2）护理措施
- 为患者提供舒适的环境。
- 将患者生活必需品放置在其可触及的地方。
- 主动询问患者是否需要帮助。
- 主动协助患者喝水，吃饭，如厕等，做好生活护理。

（二）实施手术后

1. 诊疗情况　手术当日，体温 36.1~37℃，脉搏 72~80 次/min，呼吸 18~20 次/min，血压 120~140/70~80mmHg。患者在全麻下行"肘关节松解术"，术毕安返病房，患肢有石膏制动，伤口无渗血，患肢手指感觉活动正常，伤口给予冰敷，有留置引流管，引流通畅，术后第 1 日引流量为 70ml，继续保留引流管，第 2 日引流量为 75ml，第 3 日引流量为 25ml，给予拔除引流，患肢给予抬高，遵医嘱给予心电监护及吸氧。告知患者麻醉恢复前需去枕平卧、禁饮食，麻醉恢复后可进行患肢功能锻炼，注意保持石膏的清洁、干燥。患者主诉疼痛，难以入睡。术后第 1 日，体温 36.8~37℃，脉搏 76~84 次/min，呼吸 18~20 次/min，血压 105~130/75~85mmHg。术后麻醉恢复后护士协助患者床上坐起，并告知患者及家属注意保护石膏。术后第 2 日给予拆除石膏患肢换药，换药后改用支具固定患肢。

> **思维提示**
>
> [1]患者主诉伤口疼痛，难以入睡，有效的镇痛可使患者早期从事康复锻炼和活动，利于早期康复，需做好疼痛的护理。
> [2]患者麻醉恢复前需去枕平卧，麻醉恢复后可枕枕头，摇床，坐起，术后第 1 日可下地活动。患者手术当日需在床上大小便，出现自理能力的缺陷，需满足患者基本生活需要。
> [3]患肢石膏制动，有发生压疮的危险，应做好石膏护理，密切观察患肢皮肤情况。
> [4]患者伤口敷料无渗血，有留置引流管，增加了伤口感染的危险。应密切注意患者伤口情况，注意体温变化。
> [5]神经血管损伤，肘关节处神经血管丰富，容易受到牵拉和损伤。应密切观察手指血运及桡动脉搏动情况。
> [6]患者患肢伤口给予冰敷，正确使用冰袋，防止冻伤。

2. 护理评估　患者麻醉恢复前需去枕平卧、禁饮食。患者主诉疼痛，难以入睡。
3. 护理思维与实施方案

患者麻醉恢复前需去枕
平卧、禁饮食

↓

部分自理能力缺陷

{
（1）护理目标：满足患者基本生理需求。

（2）护理措施

- 麻醉恢复后，协助患者进食流质饮食，排气前不食鸡蛋、牛奶、豆浆等产气食物，协助患者进食、饮水，满足患者基本生理需要。
- 定时巡视病房；协助患者进行床上小大便。
- 为患者整理好床单位，盖好被褥。
}

患者患肢石膏制动

↓

躯体移动障碍，有皮肤
受损的危险

{
（1）护理目标：患者患肢石膏制动期间不发生压疮。

（2）护理措施

- 协助患者移动患肢，注意石膏护理，定时按摩石膏边缘，严密观察患肢手指血运情况，手指感觉情况，如有异常及时通知医生。
- 协助患者定时翻身。
- 定时按摩皮肤受压部位。
- 保持床铺平整、清洁、干燥、无皱褶、无渣屑。
}

患者主诉疼痛，难以入睡

↓

睡眠型态紊乱

{
（1）护理目标：患者疼痛缓解，安静入睡。

（2）护理措施

- 给予心理安慰。
- 提供舒适的环境。
- 巡视患者时注意做到"四轻"。
- 遵医嘱给予止痛药（曲马多、哌替啶等）。
- 遵医嘱给予地西泮等药物辅助睡眠。
}

伤口留置引流

↓

有发生感染的危险

{
（1）护理目标：患者住院期间不发生伤口感染。

（2）护理措施

- 观察和评估伤口情况，注意伤口有无红肿痛等症状。
- 加强伤口护理，伤口渗液多时，随时更换敷料，保持敷料干燥。
- 妥善固定引流管，观察引流量及性质。
- 告知患者及家属下床时应将引流袋固定好。
}

肘关节处神经血管丰富

↓

有神经血管损伤的危险

{
（1）护理目标：患者住院期间避免血管神经损伤的发生。

（2）护理措施

- 严密观察患者患肢的桡动脉搏动、手指的感觉、腕关节活动情况。
- 抬高患肢，超过心脏水平，以帮助消肿。
- 借助辅助检查确认是否有神经血管损伤的发生（可行 CT 动脉造检查）。
}

术后第 1 日早晨可在协助
下下床活动

↓

有发生跌倒、坠床的危险

{
（1）护理目标：患者在住院期间不发生跌倒、坠床。

（2）护理措施

- 掌握患者的基本情况：年龄、神志。
- 评估患者发生跌倒、坠床的风险因素，依照跌倒、坠床风险评估标准给予患者评分。
- 定时巡视患者，固定好病床脚刹、加床档、合理安排陪护。
- 嘱患者穿防滑鞋，保证病房地面干燥、灯光照明良好、病房设施摆放合理。
}

患者患肢持续使用
化学冰袋

↓

有皮肤冻伤的危险

{
（1）护理目标：患者不发生皮肤冻伤。

（2）护理措施

- 术后正确使用冰袋，不可直接接触皮肤。
- 注意观察患者患肢，如有异常及时通知医生。
- 告知患者及家属使用化学冰袋的重要性。
}

（三）出院前

1. 诊疗情况　出院前行"肘关节正侧位"X 线检查,护士给予患者及家属出院指导。各项检查无异常后可出院。

> 🖊 **思维提示**
>
> ［1］护士向患者及家属讲解佩戴支具的方法。家属未能正确演示支具佩戴方法,说明患者及家属缺乏正确佩戴支具的相关知识,需在出院前使家属能正确佩戴支具。
>
> ［2］对于手术治疗的患者,康复锻炼是围手术期护理工作的重点,护士向患者及家属讲解康复期护理注意事项。

2. 护理评估　做好出院时患者心理及康复期的护理宣教。

3. 护理思维与实施方案

家属未能正确演示支具
佩戴方法
↓
知识缺乏

（1）护理目标:家属能正确演示支具佩戴方法。
（2）护理措施
- 评估患者及家属对佩戴支具的基本方法了解程度。
- 向患者解释正确佩戴支具的必要性。
- 可提供相关宣传资料以帮助患者及家属尽快学会佩戴方法。

患者及家属对康复期
注意事项不了解
↓
知识缺乏

（1）护理目标:患者及家属出院前能复述康复期注意事项。
（2）护理措施
- 对患者讲解康复期护理对疾病恢复的重要性。
- 告知患者康复期注意事项,主要包括以下几点:
1）手术次日起 14 日拆线后可洗澡。
2）佩戴支具时间遵医嘱。
3）术后 3 周复查,遵医嘱进行肘关节屈伸锻炼。
4）遵医嘱佩戴支具。
5）不适随诊。
- 向患者发放出院指导宣传册。

二、护理评价

患者从入院到出院,护理上给予了一系列护理方案的实施。入院时为患者做好心理护理、疾病相关知识的宣教,不仅满足了患者术后的基本生理需求,对患者术后疼痛、睡眠型态紊乱等均进行了良好的护理,有效地避免了压疮的发生。出院前,给予患者系统的知识、术后康复期的护理。在整个发病期,术后康复期护理尤为重要。

三、安全提示

1. 注意石膏、支具的护理　术后保持石膏的清洁、干燥。注意观察患肢的血运及感觉活动。石膏边缘给予定时按摩,注意倾听患者主诉,避免石膏内压疮产生。佩戴支具后,观察支具的松紧度,有无不适,如有不适及时通知支具室,进行支具的调整。

2. 有皮肤受损的危险　患者术后麻醉恢复前需卧床,护士需了解患者皮肤营养状况;定时协助患者翻身,并按摩皮肤受压部位;保持床铺平整、清洁、干燥、无皱褶、无渣屑。患者术后锻炼患肢容易肿胀,注意支具的松紧度,以免压迫皮肤。

3. 术区冰敷时的观察　注意观察局部皮肤情况,避免冻伤。

四、经验分享

1. 心理护理　患者右肘关节活动受限 7 个月致右肘僵硬。康复锻炼是一个漫长的过程,护士可告诉患者康复锻炼后疼痛可能还要持续一段时间,使患者对疾病的康复抱有积极乐观的态度。

2. 术后并发症的观察　潜在的皮肤完整性受损(压疮):注意做好石膏的护理,石膏边缘给予定时按摩,注意倾听患者的主诉,如石膏过紧及时通知医生给予处理。注意观察患肢手指的血运、感觉活动。

3. 术后给予化学冰袋持续冰敷,减轻疼痛、减轻患肢肿胀。使用冰袋时注意避免冻伤。

4. 屈肘困难功能锻炼

1)夜间:最大屈肘位(应保证不会因肘关节疼痛而影响睡眠)睡前如出现红肿热痛等症状可冷敷 15 分钟,否则可热敷。

2)8~9AM:摘除支具,局部热敷 15 分钟(如出现红肿热痛等症状可冷敷),同时主动活动患肢,服用止痛、防止异位骨化药物。

3)9~12AM:被动伸屈活动,如佩戴支具则需调整在最大伸肘位(出现轻度疼痛或不适为最佳)。

4)12AM~1PM:摘除支具,局部热敷 15 分钟(如出现红肿热痛等症状可冷敷),同时主动活动患肢,服用止痛、防止异位骨化药物。

5)1~5PM:被动伸屈活动,如佩戴支具则需调整在最大屈肘位(出现轻度疼痛或不适为最佳)。

6)5~6PM:摘除支具,局部热敷 15 分钟,同时主动活动患肢,服用止痛、防止异位骨化药物。

7)6~9PM:被动伸屈活动,如佩戴支具则需调整在最大伸肘位。

持续 4 周。

5. 伸肘困难功能锻炼

1)夜间:最大伸肘位(应保证不会因肘关节疼痛而影响睡眠)睡前如出现红肿热痛等症状可冷敷 15 分钟,否则可热敷。

2)8~9AM:摘除支具,局部热敷 15 分钟(如出现红肿热痛等症状可冷敷),同时主动活动患肢,服用止痛、防止异位骨化药物。

3)9~12AM:被动伸屈活动,如佩戴支具则需调整在最大屈肘位(出现轻度疼痛或不适为最佳)。

4)12AM~1PM:摘除支具,局部热敷 15 分钟(如出现红肿热痛等症状可冷敷),同时主动活动患肢,服用止痛、防止异位骨化药物。

5)1~5PM:被动伸屈活动,如佩戴支具则需调整在最大伸肘位(出现轻度疼痛或不适为最佳)。

6)5~6PM:摘除支具,局部热敷 15 分钟,同时主动活动患肢,服用止痛、防止异位骨化药物。

7)6~9PM:被动伸屈活动,如佩戴支具则需调整在最大屈肘位。

持续 4 周。

病例 48

踝关节韧带损伤患者的护理

患者,女性,17 岁,主诉:左踝内侧,外侧疼痛肿胀,不稳感,活动受限 5 年,门诊以"左距腓前韧带损伤"收入院。

一、诊疗过程中的临床护理

(一)入院时

1. 诊疗情况

入院后查体:体温 36.5 ℃,脉搏 84 次 /min,呼吸 20 次 /min,血压 125/74mmHg,身高 162cm,体重 80kg。患者主诉于就诊前 5 年因摔倒致左踝疼痛,肿胀,不稳感,活动受限,当时未进行治疗,现疼痛加剧,于当地医院拍片后,转至我院,为进一步治疗门诊收住院,诊断:左距腓前韧带损伤。患者自发病以来精神、食欲良好、无不良嗜好,大小便正常,生活自理,患肢因疼痛致活动受限。

既往史:否认肝炎、结核等传染病史,否认高血压、冠心病、糖尿病史,否认胃肠道、肝胆系疾病史,否认阿司匹林用药史,否认重大外伤、手术史,否认输血史,否认药物过敏史。

专科查体:患者走路不稳,左踝未见明显损伤,无破溃及窦道,触及踝关节内外侧有压痛,背屈 0°,跖屈 45°,内外翻疼痛,抽屉试验阳性,足背动脉搏动存在,感觉正常。

辅助检查:X 线未见明显骨折征象。MRI:距腓前韧带高信号影。双下肢深静脉彩超:未见异常。

异常化验结果:无。

> **思维提示**
>
> [1]患者出现疼痛:疼痛部位为左踝关节。需做好疼痛的护理。
>
> [2]患者左踝关节活动受限,走路不稳,根据患者入院摔伤评估,属轻度危险,需警惕患者入院后摔伤并做好相应措施。
>
> [3]患者患肢因疼痛致活动受限,惧怕下床活动,身高 162cm,体重 80kg,体重指数大于 30,需警惕深静脉血栓的发生,观察患者下肢是否肿胀、疼痛,做好预防措施。
>
> [4]患者患肢因疼痛致活动受限,躯体移动障碍,身高 162cm,体重 80kg,体重指数大于 30,局部皮肤长期受压,需警惕压疮的发生,做好皮肤护理。

2. 护理评估　患者主要症状为左踝关节活动受限,行走时有不稳感,且因疼痛惧怕下床活动。患者多次咨询术前注意事项及康复护理要点,希望能有更多的了解。

3. 护理思维与实施方案

左踝关节行走时疼痛
↓
右踝关节疼痛,活动受限

- （1）护理目标:患者疼痛缓解。
- （2）护理措施
  - 给予心理安慰。
  - 遵医嘱给予止痛药(曲马多,塞来昔布)。
  - 用药过程中要注意观察用药的效果

患者惧怕下床,体重
指数大于 30
↓
有发生深静脉血栓的危险

- （1）护理目标:患者不发生深静脉血栓。
- （2）护理措施
  - 鼓励患者下地活动。
  - 告知患者下床活动的必要性,遵医嘱使用足底静脉泵。
  - 密切观察患者,做好术前高危因素筛查。

患者体重指数大于 30,
较少下床活动
↓
躯体移动障碍,有皮肤
受损的危险

- （1）护理目标:患者卧床期间不发生皮肤受损(压疮)。
- （2）护理措施
  - 协助患者定时翻身。
  - 定时按摩皮肤受压部位。
  - 保持床铺平整、清洁、干燥、无皱褶、无渣屑。

患者行走时有不稳感
↓
有发生跌倒的危险

- （1）护理目标:住院期间患者不发生跌倒。
- （2）护理措施
  - 协助患者下地活动,嘱患者穿防滑鞋。
  - 保证地面干燥,灯光照明良好、病房设施摆放合理。
  - 评估患者发生跌倒、坠床的风险因素,依照跌倒、坠床风险评估标准给予患者评分。
  - 定时巡视患者,固定好病床脚刹、加床档、合理安排陪护。

患肢活动受限
↓
生活自理能力下降

- （1）护理目标:满足患者基本生理需求。
- （2）护理措施
  - 协助患者下地活动。
  - 将患者生活必需品放置在其可触及的地方。
  - 主动询问患者是否需要帮助。
  - 主动协助患者如厕等,做好生活护理。

患者多次咨询手术
注意事项
↓
知识缺乏

- （1）护理目标:患者知晓治疗方案、预后及康复期要点。
- （2）护理措施
  - 手术前需要准备的物品及术前需做好的准备(如备皮、皮试等)。
  - 告知患者术后麻醉清醒前需去枕平卧,禁食水。
  - 告知患者按照护理级别,护士可以为患者做好护理。
  - 为患者讲解术后康复锻炼的方法并发放术后宣传手册。

（二）实施手术后

1. 诊疗情况　手术当日,体温 36.9℃,脉搏 71~88 次 /min,呼吸 18~24 次 /min,血压 121/76mmHg。患者在联合麻醉下行"关节镜下骨赘切除,踝关节韧带重建,自体肌腱游离移植术",术毕安返病房,伤口无渗血,伤口给予冰敷。患肢给予石膏制动,左下肢感觉活动同术前,告知患者麻醉恢复前需去枕平卧、禁饮食,麻醉恢复后可进行左下肢足趾活动,患肢给予抬高,高于心脏水平。术日晚患者伤口无渗血,患者主诉疼痛,难以入睡。术后第 1 日,体温 36.3℃,脉搏 82 次 /min 呼吸 18 次 /min,血压 119/71mmHg。患肢石膏给予拆除,使用短腿支具制动,患肢继续抬高,伤口持续冰敷。24 小时后护士协助患者下地活动,向患者讲解支具佩戴方法。患者未能正确演示佩戴方法。

思维提示

［1］患者主诉伤口疼痛,难以入睡,有效的镇痛可使患者早期从事康复锻炼和活动,利于早期康复,需做好疼痛的护理。

［2］患者患肢伤口给予冰敷,如使用不当会发生冻伤,应正确使用化学冰袋并注意观察。

［3］患者手术时间长且术前因活动受限,较少下床活动,需警惕深静脉血栓及肺栓塞的发生。

［4］患者麻醉恢复前需去枕平卧,麻醉恢复后可半卧位,24小时后可下地活动。卧床期间患者处于独立移动躯体能力受到限制的状态,且患者体重指数大于30,身体局部皮肤长期受压,不仅出现自理能力的缺陷,还面临着发生压疮的危险,需满足患者基本生活需要,并做好皮肤护理防止压疮发生。

［5］患者患肢踝关节处组织疏松,容易发生水肿,且使用石膏制动,有发生骨筋膜室综合征的危险,注意观察患肢皮温、血运、皮肤颜色等情况,发现异常及时通知医生。

［6］患者患肢术后需长期使用石膏或支具,有发生局部皮肤压疮的危险,注意观察患肢石膏/支具内皮肤情况,定时按摩受压皮肤。

2. 护理评估　患者麻醉恢复前需去枕平卧、禁饮食。患者主诉疼痛,难以入睡。患肢使用石膏或支具制动。

3. 护理思维与实施方案

患者麻醉恢复前需去枕平卧、禁饮食
↓
部分自理能力缺陷

（1）护理目标:满足患者基本生理需求。
（2）护理措施
- 麻醉恢复后,协助患者进食流质饮食,排气前不食鸡蛋,牛奶豆浆等产气食物,协助患者饮水。
- 协助患者进行床上小大便。
- 为患者整理好床单位,盖好被褥。

踝关节处手术切口,患者主诉伤口疼痛难以入睡
↓
疼痛,睡眠型态紊乱

（1）护理目标:患者疼痛缓解,安静入睡。
（2）护理措施
- 给予心理安慰。
- 提供舒适的环境。
- 必要时遵医嘱给予止痛药（曲马多等）,用药过程中要注意观察用药的效果。
- 患肢抬高及冰敷。
- 巡视患者时注意做到"四轻"。
- 遵医嘱给予地西泮等药物辅助睡眠。

患者伤口使用化学冰袋
↓
有皮肤冻伤的危险

（1）护理目标:患者不发生皮肤冻伤。
（2）护理措施
- 术后正确使用冰袋,不可直接接触皮肤。
- 注意观察患者患肢,如有异常及时通知医生。
- 告知患者及家属使用化学冰袋的重要性及使用方法。

术后翻身、下床活动
↓
有发生跌倒、坠床的危险

（1）护理目标:患者在住院期间不发生跌倒、坠床。
（2）护理措施
- 掌握患者的基本情况。
- 评估患者发生跌倒、坠床的风险因素,依照跌倒、坠床风险评估标准给予患者评分。
- 定时巡视患者,固定好病床脚刹、加床档、合理安排陪护。
- 嘱患者穿防滑鞋,保证病房地面干燥,灯光照明良好、病房设施摆放合理。

患者术后 24 小时内需
卧床,体重指数大于 30
↓
局部皮肤长期受压
有皮肤受损的危险

（1）护理目标:患者卧床期间不发生皮肤受损（压疮）。
（2）护理措施
- 协助患者定时翻身。
- 定时按摩皮肤受压部位。
- 保持床铺平整、清洁、干燥、无皱褶、无渣屑。

使用支具及石膏制动
↓
有发生局部皮肤
压疮的危险

（1）护理目标:患者住院期间不发生局部皮肤压疮。
（2）护理措施
- 观察和评估局部皮肤受压情况。
- 注意观察患者石膏是否过紧。
- 加强石膏护理。

患者较少下床活动,
体重高于正常
↓
有发生深静脉血栓的危险

（1）护理目标:患者不发生深静脉血栓。
（2）护理措施
- 注意观察患者生命体征变化。
- 注意观察患者呼吸变化,如有异常及时通知医生。
- 嘱患者早期活动,必要时使用足底静脉泵。

踝关节组织疏松
↓
有发生水肿的危险

（1）护理目标:患者住院期间不发生水肿。
（2）护理措施
- 加强患肢护理,保持患肢高于心脏水平。
- 鼓励患者早期患肢组织活动。
- 给予患者冰敷。
- 告知患者及家属抬高患肢的必要性,取得配合。

患肢石膏制动,肿胀
↓
有发生骨筋膜室综合征
的危险

（1）护理目标:患者住院期间不发生骨筋膜室综合征。
（2）护理措施
- 加强患肢护理,保持患肢高于心脏水平。
- 观察和评估患肢皮肤情况。
- 如发现异常及时通知医生给予减压。

（三）出院前

1. 诊疗情况　出院前行 "左踝关节三维 CT",护士给予患者及家属出院指导。

✏️ **思维提示**

［1］护士向患者及家属讲解佩戴支具的方法,均未能正确演示支具佩戴方法,说明患者及家属缺乏正确佩戴支具的相关知识,需在出院前使患者及家属能正确佩戴支具。

［2］对于手术治疗的患者,康复锻炼是围手术期护理工作的重点,护士向患者及家属讲解康复期护理注意事项,鼓励患者坚持锻炼。

2. 护理评估　做好出院时患者心理及康复期的护理宣教。

3. 护理思维与实施方案

患者及家属未能正确演示
支具佩戴方法
↓
知识缺乏

（1）护理目标:患者及家属能正确演示支具佩戴方法。
（2）护理措施
- 评估患者及家属对佩戴支具的基本方法了解程度。
- 向患者解释正确佩戴支具的必要性。
- 可提供相关宣传资料以帮助患者及家属尽快学会佩戴方法。

患者及家属对康复期
注意事项不了解
↓
知识缺乏

（1）护理目标：患者及家属出院前能复述康复期注意事项。
（2）护理措施
- 对患者讲解康复期护理对疾病恢复的重要性。
- 告知患者康复期注意事项，主要包括以下几点：
1）手术次日起 14 日拆线后可洗澡。
2）佩戴支具时间遵医嘱。
3）术后定期复查，遵医嘱进行患肢锻炼。
4）避免劳累、患肢早期不可负重。
5）不适随诊。
- 向患者发放出院指导宣传册。

二、护理评价

患者从入院到出院，护理上给予了一系列护理方案的实施。入院时为患者做好疼痛的护理，遵医嘱做好深静脉血栓形成的高危因素的筛查及预防工作，协助患者下床活动，减少局部皮肤长期受压，避免了压疮的发生。手术后不仅满足了患者术后的基本生理需求，对患者的睡眠、伤口等均进行了良好的护理，避免了术后患肢的水肿，预防了局部皮肤受损、深静脉血栓形成，有效地避免了跌倒、坠床、压疮的发生。出院前，给予患者系统的知识、术后康复期的护理。

三、安全提示

1. 有发生跌倒、坠床的危险　患者手术后翻身有坠床的危险；下床活动时发生跌倒的危险。护士应积极做好预防工作，了解患者一般情况，包括年龄、神志等。评估患者发生跌倒、坠床的风险因素；定时巡视患者，固定好病床脚刹、加床档、合理安排陪护；嘱患者穿防滑鞋，保证病房地面干燥，灯光照明良好、病房设施摆放合理。

2. 有皮肤受损的危险　患者需长期患肢制动，术后 24 小时内卧床，身高 162cm，体重 80kg。护士需了解患者皮肤营养状况；定时协助患者翻身，并按摩皮肤受压部位；注意观察支具的松紧度，可在容易受压的部位垫棉布手绢，保持床铺平整、清洁、干燥、无皱褶、无渣屑。

3. 有压疮的危险　患者体重指数大于 30，躯体活动受限，部分皮肤长期受压，（如骶尾、足跟等）护士需及时观察皮肤受压情况，并按摩受压部位，鼓励患者下床活动，必要时使用防压疮床垫。

四、经验分享

1. 心理护理　患者手术后可因急于恢复正常踝关节功能而提早锻炼，或因惧怕疼痛而推迟锻炼时间，护士可告诉患者手术实施后功能锻炼对踝关节恢复正常功能的必要性，但是锻炼是一个循序渐进的过程，不可急于求成，使患者对疾病的康复抱有积极乐观的态度。

2. 术后并发症的观察

（1）患肢血液回流障碍：如患者患肢肿胀且足趾皮肤发紫，有发生血液回流障碍的危险，护士应观察患者患肢包扎是否过紧，同时抬高患肢，并通知医生。

（2）骨筋膜室综合征：如患者患肢皮肤变白，皮温变凉，足背动脉搏动变弱，患肢肿胀异常明显，患者疼痛难忍，护士应及时通知医生。

（3）神经受损：患者如感觉患肢麻木，活动受限，有神经受损的危险，护士应早期鼓励患者抬高患肢的同时活动足趾。

（4）皮肤压疮：患者部分皮肤长期受压，（如骶尾、足跟等），如局部皮肤发红，有发生压疮的危险，护士需及时观察皮肤受压情况，并按摩受压部位，鼓励患者下床活动，必要时使用防压疮床垫。

3. 踝关节韧带损伤锻炼的方法

（1）第一阶段（术后第 1 日～4 周）：以相邻关节的训练活动为主，即足趾活动，需佩戴支具，患肢踝关节免负重。

（2）第二阶段（术后 5~6 周）：摘除支具，锻炼关节活动度，训练以踝关节被动活动为主，即被动背屈、跖屈、内翻、外翻训练，需达到健侧角度。该阶段踝关节需部分负重：

1）第 5 周使用双拐下地活动，负重力量为体重的 1/3。

2）第 6 周使用单拐下地活动，负重力量为体重的 1/2。

3）告知患者计算好负重力量后，使用健康称测量力量即可。

（3）第三阶段（术后 7 周后）：以主动活动训练为主，即被动背屈、跖屈、内翻、外翻训练，8 周后逐渐增加力量训练。

1）第 7 周患肢可完全负重，进行主动活动训练。

2）第 8 周进行力量训练，及患肢单足（健肢不可触地）提踵训练，3 组 /d，10 次（逐渐增加）/ 组，5s/ 次。

术后 3 个月后开始进行慢跑训练，术后 6 个月后恢复正常训练。

膝关节盘状软骨损伤患儿的护理

患儿,男孩,9岁,患儿家属陈述:患儿右膝反复疼痛6年,肿胀2个月,门诊以"右膝外侧盘状软骨损伤"收入院。

一、诊疗过程中的临床护理

(一)入院时

1. 诊疗情况

入院后查体:体温36.5℃,脉搏90次/min,呼吸22次/min,血压107/66mmHg。患儿家属陈述患儿6年前不明原因感右膝关节疼痛,不影响日常生活,未予治疗。两年前感膝关节弹响,弹响时伴短暂不适,弹响常发生于突然站立时,无交锁。2个月前疼痛加重,右膝肿胀,患儿自发病以来,精神,食欲良好,无不良嗜好,大小便正常,生活可部分自理。

既往史:否认高血压、冠心病、糖尿病史。否认肝炎、结核等传染病史。否认胃肠道、肝胆系疾病史,否认其他外伤,手术史,否认输血史,否认药敏史。

专科查体:右膝无明显肿胀,膝活动度0°~140°。浮髌试验(-),髌骨研磨试验(-),髌骨外推试验(-),外推恐惧试验(-),Lachman试验(-),轴移试验(-),终末点(硬性);后抽屉试验(-),终末点(硬性);内翻应力、外翻应力试验0°位(-),30°位(-);外侧关节间隙压痛,McMurry试验(+)。

辅助检查:MRI示右膝外侧盘状软骨损伤。

各项化验结果均正常。

> **思维提示**
>
> [1]患儿出现疼痛:疼痛部位为膝关节,需做好疼痛的护理。
>
> [2]患儿对生活环境及各种治疗表现出紧张不安情绪,出现恐惧,需做好个性化心理护理,缓解患儿恐惧心理。
>
> [3]患儿因疼痛,恐惧及睡眠环境改变出现易醒,造成睡眠型态紊乱,需做好睡眠的护理。
>
> [4]患儿因年龄小,膝关节疼痛肿胀,造成自理能力缺陷,需做好生活护理。
>
> [5]患儿年龄小自制自理能力差,有发生跌倒,坠床的危险,需做好安全教育及护理。
>
> [6]患儿家属多次咨询盘状软骨损伤的相关知识、术前、术后的注意事项,护士应向其详细讲解注意事项使其配合。

2. 护理评估　患儿主要症状为膝关节肿胀疼痛。因疼痛及睡眠环境改变出现、易醒。患儿年龄尚小,自制自理能力较差同时生活环境及各种治疗表现出紧张不安情绪,患儿家属多次咨询盘状软骨损伤的相关知识、术前、术后的注意事项及康复护理要点,希望能有更多的了解。

3. 护理思维与实施方案

外侧关节间隙压痛
McMurry 试验（＋）

↓

疼痛

（1）护理目标：患儿疼痛缓解。

（2）护理措施

- 给予心理安慰，并积极性强化，尽可能多地给予表扬，利用语言和多种感觉（如视、触觉）对儿童解释疼痛的原因。
- 情感支持：如父母陪伴，护士经常去病房看患儿，使患儿不独处。
- 放松法：让患儿进行深呼吸，听音乐。
- 分散注意力：阅读漫画，书报，看儿童电视节目，想有趣的事。
- 年龄尚小必要时遵医嘱给予止痛药，用药过程中要注意观察用药的效果及不良反应。

因疼痛刺激，生活环境改变，焦虑不安

↓

恐惧

（1）护理目标：患儿恐惧感减轻，能配合各种治疗及手术。

（2）护理措施

- 减轻患儿的不安与紧张：应用简单易懂的言辞或其他方式向患儿介绍医院的情况和生活制度，介绍同室的患者与之熟悉。
- 体贴关怀：一面护理一面亲切交谈减少患儿陌生感和疑虑。
- 个性心理护理：应向患儿的父母询问患儿的生活习惯和性格，根据患儿特点满足他们的合理要求。
- 做好解释说服工作：热情耐心地向他们讲治疗的重要性和必要性。
- 示范作用：利用榜样做示范，使患儿受到鼓励，对于患儿勇敢的举动及时给予表扬。
- 减轻患儿家属的焦虑：耐心解释可能造成病情变化的原因，说明目前的护理措施及治疗方案鼓励家长提出疑问，认真解答疑问。
- 情感支持：1 名家属陪同。保证患儿爱与归属的需要，以消除患儿因环境改变而出现的紧张情绪。

因疼痛，恐惧，睡眠环境改变出现，易醒

↓

睡眠型态紊乱

（1）护理目标：患儿可安静入睡。

（2）护理措施

- 白天与患儿多沟通，拉近距离，减少患儿对环境的陌生感。
- 给予心理安慰并告知其睡眠对康复的重要性。
- 告知患儿及家属尽量减少患儿白天睡眠时间。
- 巡视患儿时注意做到"四轻"。
- 情感支持：1 名家属陪同，减少对睡眠环境的不适应。

年龄尚小，生活环境改变

↓

部分自理能力缺陷

（1）护理目标：满足患儿基本生理需求。

（2）护理措施

- 白天与患儿多沟通，主动询问有无生理需要呼叫器放在容易够的地方。
- 定时巡视；协助患儿洗漱，饮食，饮水。
- 为患儿整理好床单位，盖好被褥。

年龄尚小，自制自理能力差

↓

有发生跌倒、坠床的危险
有皮肤冻伤的危险

（1）护理目标：患儿在住院期间不发生跌倒、坠床及皮肤冻伤。

（2）护理措施

- 掌握患儿的基本情况：年龄、神志、肌力。
- 评估患儿发生跌倒、坠床的风险因素，依照跌倒、坠床风险评估标准给予患儿评分。
- 定时巡视患儿，固定好病床脚刹、加床档、安排 1 名家属陪护。
- 嘱患儿穿防滑鞋，保证病房地面干燥，灯光照明良好，病房设施摆放合理。

患儿家属多次咨询盘状软骨损伤的相关知识、术前注意事项、康复期要点

↓

知识缺乏

> （1）护理目标：患儿家属知晓治疗方案、预后及康复期要点。
> （2）护理措施
> - 对患儿及家属进行盘状软骨损伤相关知识的讲解。
> - 手术前需要准备的物品（支具，双拐等）及术前需做好的准备（如备皮、皮试，患肢做标记等）。
> - 告知患儿术后麻醉清醒前需去枕平卧，禁食水。
> - 告知患儿尽早下床活动的好处；术后第1日可以拄拐、佩戴支具下床活动。
> - 告知患儿家属按照护理级别，护士可以为患儿做好护理。
> - 为患儿家属讲解术后康复锻炼的方法并发放术后宣传手册。

（二）实施手术后

1. 诊疗情况　手术当日，体温 36.6~37.5℃，脉搏 90~108 次 /min，呼吸 18~22 次 /min，血压 96~108/67~75mmHg。患儿在联合麻醉下行"右膝盘状软骨成形术半月板修复缝合术"（一般情况下，小儿盘状软骨损伤只做盘状软骨成形术，此病例较特殊），术毕安返病房，伤口外敷料包扎完整，无渗血，双下肢感觉活动良好。足趾血运正常，足背动脉搏动同术前，带回一根引流，引流通畅，给予妥善固定。告知患儿家属麻醉恢复前需去枕平卧、禁饮食，麻醉恢复后可垫枕、翻身、饮水、饮食，避免辛辣油腻刺激性食物。可进行双下肢功能锻炼。术日晚患儿伤口敷料有 3cm×4cm 渗血，引流通畅，患儿主诉疼痛，难以入睡。术后第1日，体温 36.3~37.2℃，脉搏 82~94 次 /min，呼吸 18~20 次 /min，血压 134~148/82~97mmHg。伤口敷料渗血未见扩大，患儿引流量为 45ml，给予术区换药、拔除引流管加压包扎，24 小时后护士协助患儿佩戴支具下地活动（只做盘状软骨成形术的患儿不需佩戴支具），并向家属讲解支具佩戴方法及双拐的使用方法。

> 🖊 **思维提示**
>
> 　［1］患儿伤口敷料有 3cm×4cm 渗血，增加了伤口感染的危险。应密切注意患儿伤口敷料渗血情况，注意体温变化。
>
> 　［2］患儿主诉伤口疼痛，难以入睡，有效的镇痛可使患者早期从事康复锻炼和活动，利于早期康复，需做好疼痛的护理。
>
> 　［3］患儿麻醉恢复前需去枕平卧，卧床期间患儿处于独立移动躯体能力受到限制的状态。不仅出现自理能力的缺陷，还面临着发生压疮的危险，需满足患儿基本生活需要，并做好皮肤护理防止压疮发生。

2. 护理评估

患儿麻醉恢复前需去枕平卧、禁饮食。术日晚患儿伤口敷料 3cm×4cm 渗血，患儿主诉疼痛，难以入睡。

3. 护理思维与实施方案

患儿麻醉恢复前需去枕平卧、禁饮食

↓

部分自理能力缺陷

> （1）护理目标：满足患儿基本生理需求。
> （2）护理措施
> - 麻醉恢复后，协助患儿进食流质饮食，排气前不食鸡蛋，牛奶豆浆等产气食物，协助患儿饮水。
> - 保持引流管通畅，定时巡视。
> - 协助患儿进行床上小大便。
> - 为患儿整理好床单位，盖好被褥。

患肢疼痛患儿拒绝躯体移动,处于被动体位

↓

躯体移动障碍
有皮肤受损的危险

（1）护理目标:患儿卧床期间不发生皮肤受损（压疮）。
（2）护理措施
- 术前嘱患儿家属准备一气垫,患肢有支具保护,气垫垫于支具下,悬空后脚跟。
- 麻醉恢复后主动活动患肢。
- 定时按摩皮肤受压部位。
- 保持床铺平整、清洁、干燥、无皱褶、无渣屑。

患儿主诉疼痛,难以入睡

↓

睡眠型态紊乱

（1）护理目标:患儿疼痛缓解,能安静入睡。
（2）护理措施
- 给予心理安慰。
- 提供舒适的环境;1 名家属陪同,保证患儿爱与归属的需要。
- 巡视患儿时注意做到"四轻"。
- 年龄尚小,必要时遵医嘱给予止痛药物,注意观察药物效果及不良反应。

伤口敷料有 3cm×4cm 渗血,伤口有引流管

↓

有发生感染的危险

（1）护理目标:患儿住院期间不发生伤口感染。
（2）护理措施
- 加强伤口护理,伤口渗液多时,随时更换敷料,保持敷料干燥。
- 加强引流管护理,保持引流管通畅,注意观察引流液的颜色性质及引流量。
- 观察和评估伤口情况,注意伤口有无红肿痛等症状。

年龄尚小协作能力差,术后疼痛

↓

有发生跌倒、坠床的危险

（1）护理目标:患儿在住院期间不发生跌倒、坠床。
（2）护理措施
- 掌握患儿的基本情况:年龄、神志,肌力。
- 评估患儿发生跌倒、坠床的风险因素,依照跌倒、坠床风险评估标准给予患儿评分。
- 定时巡视患儿,固定好病床脚刹、加床档、合理安排陪护。
- 嘱患儿穿防滑鞋,保证病房地面干燥,灯光照明良好,病房设施摆放合理。

（三）出院前

1. 诊疗情况　出院前护士给予患儿及家属出院指导。各项检查无异常后可出院。

✎ 思维提示

［1］护士向患儿及家属讲解佩戴支具的方法及如何拄拐的相关知识。
［2］护士向患儿及家属讲解康复期护理注意事项。

---

2. 护理评估　做好出院时患儿心理、康复期的护理宣教。

3. 护理思维与实施方案

患儿家属对康复期注意事项不了解

↓

知识缺乏

（1）护理目标:家属出院前能复述康复期注意事项。
（2）护理措施
- 对患儿及家属讲解康复期护理对疾病恢复的重要性。
- 告知患儿及家属康复期注意事项,主要包括以下几点:
1）手术次日起 14 日拆线后可洗澡。
2）术后 1 个月复查,遵医嘱进行锻炼。
3）患肢早期免负重。
4）不适随诊。
- 向患儿及家属发放出院指导宣传册。

二、护理评价

患儿从入院到出院，护理上给予了一系列护理方案的实施。入院时为患儿做好疼痛、恐惧、睡眠型态紊乱的护理，手术后不仅满足了患儿术后的基本生理需求，对患儿的睡眠、伤口等均进行了良好的护理，避免了术后伤口的感染，有效地避免了跌倒、坠床、压疮的发生。出院前，给予患儿家属系统的知识、术后康复期的护理。在整个发病期，术后康复期护理尤为重要。

三、安全提示

1. 有发生跌倒、坠床的危险　患儿年龄尚小，由于儿童好动的特点，只要不痛就会自动使用肢体，平衡能力较差，协作能力欠缺，很容易发生跌倒坠床，护士应积极做好预防工作，了解患儿一般情况，包括年龄、神志、肌力等。评估患儿发生跌倒、坠床的风险因素；定时巡视患儿，固定好病床脚刹、加床档、合理安排陪护；嘱患儿穿防滑鞋，保证病房地面干燥，灯光照明良好、病房设施摆放合理。

2. 有皮肤受损的危险　患儿术后 6 小时内卧床，小儿皮肤娇嫩，容易发生破溃，护士需了解患儿皮肤营养状况；定时协助患儿翻身，并按摩皮肤受压部位；保持床铺平整、清洁、干燥、无皱褶、无渣屑。

3. 药物副作用的观察　患儿住院期间需静脉输入抗炎药物，儿童对药物较敏感，护士需注意观察药物副作用。严格控制患儿用药量，做好三查七对，要求监护人的确认。

四、经验分享

1. 皮肤护理　小儿皮肤娇嫩，容易发生破溃而引起感染，且一旦感染极易扩散。注意全身皮肤的清洁卫生，压疮的预防。

2. 心理护理　恐惧反应是住院儿童突出的心理现象，是患儿接受治疗过程中的严重心理障碍，护士应弄清恐惧产生的原因，针对不同的心理反应进行有的放矢的心理护理。早期由于疼痛、恐惧，自我保护表现非常强烈；加之独生子女的自我娇惯心理和父母的过度溺爱呵护，使早期锻炼难以进行，因此，在锻炼前应加强沟通，取得患儿及家长的信赖和配合，锻炼时应具备极大的耐心、爱心，注意循序渐进。必要时遵医嘱配合使用镇痛药物，尽量减轻锻炼时的痛苦，争取初次锻炼成功，相对减轻患儿及家长心理上的压力。同时根据儿童的特点在锻炼形式上注意趣味性、娱乐性，寓锻炼于游戏中，可借助部分玩具，使患儿乐意接受膝关节锻炼的方法。

3. 锻炼方法

（1）直腿抬高：伸膝后保持膝关节伸直，抬高至足跟离开床面 10~15cm 处，保持 30~60s/ 次。每日 3 组，20~30 次 / 组。

（2）踝关节主动屈伸锻炼（踝泵）：踝关节用力、缓慢、全范围的跖曲、背伸活动，可促进血液循环，消除肿胀。每日 2 小时 1 次。每次 1~2 组，每组 20 个。

（3）等长收缩：股四头肌、腘绳肌等长收缩练习。

病例 50

断肢再植患者的护理

患者,男性,28岁,主因"左前臂挤压伤离断3小时",急诊以"肢体离断伤(左,前臂,完全)"收入院。

一、诊疗过程中的临床护理

(一)入院时

诊疗情况

入院后查体:体温37℃,脉搏90次/min,呼吸18次/min,血压130/60mmHg。患者于3小时前因施工不慎被裁纸机将左前臂击伤,致左前臂离断,当时流血不止,被他人给予加压包扎止血,远端简单包扎后速被送急诊,伤后患者无昏迷史。患者神志清楚,二便正常。

既往史:既往体健,无遗传性病史,否认肝炎、结核等传染病史,否认重大外伤、手术室,否认药物过敏史。

专科检查:左前臂远端1/3以远完全离断,创缘较整齐,近端伤口皮缘有挫伤,可见断端肌肉、骨折端外露,有明显活动性出血,断端血污重。离断远端色苍白,皮温低,无弹性,远端完整,创缘较整齐,伤口皮缘有挫伤,断端血污重。

辅助检查:X线示左前臂远端1/3缺如。

(二)实施手术后

1. 诊疗情况　手术当日,体温36.9~38.5℃,脉搏92~108次/min,呼吸20~24次/min,血压112~139/65~84mmHg。患者在急诊臂丛麻醉下行"左前臂清创,短缩再植术,尺桡骨骨折外固定架术,负压引流置入术",术毕收入病房,患者神志清楚,患肢伤口敷料包扎完好,无渗血,患肢外固定架固定牢固,再植患肢颜色正常,毛细血管反应灵敏,皮温正常。VSD负压引流通畅,可引出血性液体。患者有一留置尿管,尿色清,引流通畅。嘱患者去枕平卧、禁食水6小时,给予患肢抬高制动,加床档保护。遵医嘱给予抗感染、扩血管、抗血栓等对症治疗。嘱患者术后需绝对卧床7~10日,卧床期间需床上大小便。术日晚患者主诉疼痛,入睡困难。遵医嘱给予患者哌替啶50mg,异丙嗪25mg肌注,半小时后患者可间断入睡。术后第1日,体温37~38.6℃,脉搏88~96次/min,呼吸22~24次/min,血压108~136/67~86mmHg。伤口敷料包扎完好,有较多渗血,及时通知医生,协助医生换药。再植患肢颜色正常、红润,毛细血管反应灵敏,皮温正常。

> **思维提示**
>
> [1]患者断肢再植伤口,伤口敷料有较多渗血,体温最高38.5℃,有感染的危险,应密切注意观察患者伤口情况,注意体温变化。
>
> [2]患者主诉疼痛,难以入睡,与手术切口有关,需做好患者疼痛的护理。
>
> [3]患者卧床期间生活自理能力受到限制,需满足患者的基本需求。
>
> [4]患者卧床期间肠蠕动减慢,易造成便秘。
>
> [5]患者术后需长期卧床休息,有发生压疮的危险,做好预防压疮的护理。

2. 护理评估　患者术后需卧床 7~10 日；再植患肢颜色正常，毛细血管反应、血运好，皮温正常，患肢轻微肿胀；患肢有外固定架固定，VSD 负压引流通畅，尿管引流通畅，尿色清；患者体温较高；患者主诉疼痛，入睡困难，并担心预后情况。

3. 护理思维与实施方案

患者主诉担心预后情况
↓
焦虑

（1）护理目标：患者焦虑状况减轻。
（2）护理措施
- 评估患者产生焦虑的原因及程度。
- 观察患者精神状态及表情的变化。
- 鼓励患者积极配合治疗。
- 倾听患者主诉，并表示理解。
- 鼓励患者多与室友交流沟通。
- 保持病房空气新鲜，保持适宜温湿度。
- 告知家属，支持并安慰患者。
- 讲述手术成功的病例来鼓励患者。
- 评估患者焦虑程度进行对比。

再植患肢有手术伤口
主诉伤口疼痛
↓
疼痛

（1）护理目标：患者疼痛缓解。
（2）护理措施
- 评估患者疼痛的原因，部位，性质，给予心理安慰。
- 向患者解释术后疼痛的必然性，可能持续的时间。
- 协助患者取适宜舒适体位。
- 遵医嘱给予患者口服或肌注止疼药物。
- 若有其他情况导致的疼痛，及时通知医生，给予处理。
- 医疗护理操作时动作轻柔，尽量集中进行。
- 定时巡视，观察患者伤口疼痛变化。

患者再植患肢
↓
有发生坏死的危险

（1）护理目标：预防坏死。
（2）护理措施
- 密切观察再植患肢的血运、颜色、皮温、毛细血管反应等情况。
- 用治疗巾固定再植患肢，预防患肢不自主活动。
- 加床档保护患肢。
- 给予患肢垫软枕，取舒适位，防止肿胀影响血运。
- 遵医嘱给予患者静脉输入扩血管药物治疗。
- 遵医嘱给予持续烤灯照射，给予患肢保暖。
- 及时与医生沟通，及时处理紧急情况。

患者再植患肢有手术伤口
↓
有出血的危险

（1）护理目标：患者在住院期间无出血征象，或及时向医生报告出血征象。
（2）护理措施
- 用治疗巾固定再植患肢，预防患肢不自主活动，预防出血。
- 嘱患者平卧 7~10 日，协助患者床上大小便；加床档保护患肢。
- 遵医嘱给予患者输入止血药物进行预防。
- 定时巡视，观察患者伤口情况。
- 若有出血情况，及时通知医生，给予处理。

患者有手术伤口
留置尿管
体温 38.5℃
↓
有发生感染的危险
{
（1）护理目标：患者住院期间不出现伤口感染、尿路感染或全身感染。

（2）护理措施

● 加强伤口护理，伤口渗液多时，随时通知医生，协助及时换药。

● 每日记 VSD 引流量，保持 VSD 负压引流通畅，有异议及时通知医生给予处理。

● 与医生沟通，尽早拔除尿管，嘱患者多饮水。

● 密切观察患者体温变化，以作参考。

● 遵医嘱观察血象的变化。

● 遵医嘱给予患者静脉输入抗生素治疗。

● 严格执行无菌操作技术。

● 每日清洁床单位，并减少探视。
}

患者需绝对卧床 7~10 日
↓
有皮肤受损的危险
{
（1）护理目标：患者卧床期间不发生皮肤受损。

（2）护理措施

● 每 2 小时协助患者翻一次身，避免受压。

● 在患者骨隆突处垫气垫或给予患者垫气垫床。

● 保持床铺平整、清洁、干燥、无皱褶、无渣屑。

● 翻身、更换床单、衣裤时，抬起患者身体。

● 便盆使用得当，轻放轻撤。

● 保持臀部皮肤干燥。

● 在患者骨隆突处贴防压疮贴，预防压疮发生。

● 鼓励患者加强营养，增强身体免疫力。
}

患者需卧床 7~10 日
↓
部分自理能力缺陷
{
（1）护理目标：患者基本生理需求得到满足。

（2）护理措施

● 定时巡视，认真听取患者主诉，及时处理。

● 协助患者进食水、洗漱、擦背、洗头等生理需求。

● 协助患者进行床上大便。

● 为患者整理好床单位，盖好被褥。

● 将呼叫器放于枕边，便于患者使用。

● 及时更换已污染的被服、衣裤。
}

患者需绝对卧床 7~10 日
↓
有便秘的危险
{
（1）护理目标：患者住院期间不发生便秘。

（2）护理措施

● 每日评估患者大便性状、颜色。

● 嘱患者多食粗纤维食物，蔬菜，水果。

● 嘱患者多饮水。

● 协助患者顺时针按摩腹部。

● 必要时遵医嘱给予服用促肠蠕动药物。
}

患者需绝对卧床 7~10 日
↓
有废用综合征的危险
{
（1）护理目标：患者住院期间少出现或不出现废用综合征。

（2）护理措施

● 评估患者患肢运动能力。

● 在病情允许情况下鼓励患者进行可能完成的功能锻炼。

● 协助患者进行被动的功能锻炼。

● 告知患者及家属功能锻炼的重要性。

● 鼓励患者健侧和下肢主动锻炼。
}

（三）出院前

1. 诊疗情况　患者出院前行"左前臂正侧位"拍片检查,护士给予患者出院指导。各项检查无异常后可带药出院。

> **思维提示**
>
> [1] 患者主动询问外固定架的护理及注意事项。
> [2] 患者及家属询问出院后的注意事项。

2. 护理评估　做好出院时患者心理、药物及康复期的护理宣教。

3. 护理思维与实施方案

患者询问外固定架的护理及注意事项
↓
知识缺乏

（1）护理目标:出院时患者能正确说出如何护理外固定架及注意事项。
（2）护理措施
- 嘱患者勿用任何液体刺激外固定架针道处。
- 嘱患者保持患肢干燥清洁,有渗液、渗血及时到医院换药。
- 嘱患者外固定架有松动及时找医生处理。
- 嘱患者保护患肢外架避免碰撞。
- 嘱患肢勿负重。
- 嘱患者外架固定 3 个月,不适随诊。

二、护理评价

患者从入院到出院,护理上给予了一系列护理方案的实施。患者因机械致伤,较严重,急诊手术后收入病房。入病房后护士做好焦虑、疼痛的护理,不仅满足了患者的基本生理需求,对患者伤口进行了良好的护理,避免了术后伤口的出血,有效地预防了压疮、便秘等症状。出院前,给予患者系统的知识、术后康复期的护理。在整个发病期,再植患肢的护理尤为重要。

三、安全提示

1. 再植患肢的血运情况　密切观察再植患肢的颜色、血运、毛细血管反应、皮温等情况;一旦发生异常,及时通知医生,给予处理。

2. 持续烤灯照射的观察　密切观察烤灯照射的副作用,防止烫伤患肢。若照射患肢出现水疱,及时通知医生,停止照射。

3. 药物副作用的观察　患者住院期间须输入抗生素药物治疗、止痛药物、扩血管药物等,护士需注意观察药物副作用,若出现过敏、牙龈出血或出鼻血、腹痛等症状,通知医生,改量或停药。

四、经验分享

1. 心理护理　患者较年轻,担心手术的预后,担心再植患肢的成活。因此护士应做好患者焦虑的护理。

2. 术后并发症的观察及护理　预防血栓的方法:可使用抗凝药物,但会增加出血的危险。告知患者尽可能早期下床活动,适当抬高患肢。指导患者抗血栓梯度压力带的使用。

3. 出院后患者需练习再植患肢的活动　手指屈曲保持 10 秒,伸直保持 10 秒,每日做 50 组。患肢勿负重。

病例 51

跟甲瓣患者的护理

患者,男性,16 岁,主因"右手拇指近节缺损 5 个月,左手功能严重受限,残端麻木",门诊以"拇指缺损(右,近节基底)"收入院。

一、诊疗过程中的临床护理

(一)入院时

1. 诊疗情况

入院后查体:体温 36.5℃,脉搏 76 次 /min,呼吸 22 次 /min,血压 125/75mmHg。

患者 5 个月前电锯伤致左手拇指近节处离断,在医院就诊行"清创,残端修整术"治疗。5 个月来感左手功能严重受限,持物困难,残端麻木,不适。患者近一个月无寒战,无胸闷、气短,无咳嗽、咳痰,饮食睡眠及二便正常。

既往史:既往体健,无遗传性病史,否认肝炎、结核等传染病史,否认药物过敏史,承认 5 个月前有手术史。患者吸烟 2 年,1 支 /d,无饮酒史。

专科检查:左手拇指近节基底处缺如,残端可见陈旧创口瘢痕,局部轻压痛,无肿胀,皮色及皮温正常,残端皮肤感觉存在,掌指关节屈伸活动及第一掌骨内收活动存在。

辅助检查:手功能,左手拇指近节缺损,活动度变小,功能缺失。下肢血管彩超及左足踝部血管造影结果示:左足背、趾总、趾固有动脉及穿支可见。心电图及胸片检查均正常。

> **思维提示**
>
> [1]患者左手功能受限,持物困难,需协助患者做好生活护理。
>
> [2]患者有吸烟史 2 年,烟草中的尼古丁可导致患指的血管痉挛、收缩,影响患指血运,需嘱患者及家属在住院期间戒烟。
>
> [3]患者较年轻,较在意自己的形象,需做好患者的心理护理。

2. 护理评估　患者左手近节缺损,残端可见陈旧创口瘢痕,拇指功能受限,有 2 年的吸烟史。患者主诉拇指缺损影响形象,并担心手术预后情况。

3. 护理思维与实施方案

（1）护理目标：手术前患者焦虑状况减轻。

（2）护理措施

主诉担心预后情况
↓
焦虑

- 评估患者产生焦虑的原因及程度。
- 观察患者精神状态及表情的变化。
- 向患者解释手术方式、术后情况,并鼓励其积极配合治疗。
- 倾听患者主诉,并表示理解。
- 鼓励患者多与室友交流沟通。
- 保持病房空气新鲜,保持适宜温湿度。
- 告知家属,支持并安慰患者。
- 讲述手术成功的病例来鼓励患者。

（1）护理目标：患者能说出吸烟对手术预后的影响,能主动戒烟。

（2）护理措施

患者有 2 年的吸烟史
↓
知识缺乏

- 向患者介绍吸烟对伤口愈合的影响。
- 向患者解释戒烟的重要性。
- 嘱患者可以嚼口香糖来代替吸烟。
- 每日提醒患者,监督其勿吸烟。
- 嘱其家属勿带烟进病房。

（1）护理目标：患者能接受自己的形象,并鼓励积极配合治疗。

（2）护理措施

主诉拇指缺如影响形象
↓
自我形象紊乱

- 向患者解释此时形象是暂时的。
- 告知家属,支持并安慰患者。
- 讲述手术成功的病例来鼓励患者。
- 鼓励患者积极配合医生治疗。

（二）实施手术后

1. 诊疗情况　手术当日,体温 36.8~37.8℃,脉搏 80~96 次 /min,呼吸 18~22 次 /min,血压 122~139/69~96mmHg。患者在全麻下行 "左足蹈甲瓣游离移植再造拇指,取髂骨植骨,钢板螺丝钉内固定术,大腿取皮植皮术",术毕安返病房,患者神志清楚,伤口敷料包扎完好,无渗血,左手有石膏托外固定,蹈甲瓣颜色红润,血运正常,毛细血管反应灵敏,皮温正常,足部活动正常,取髂骨处加压包扎,无渗血。嘱患者需去枕平卧,禁食水 6 小时,给予 6 小时心电监护及吸氧。遵医嘱给予蹈甲瓣持续烤灯照射,给予抬高制动,嘱其绝对卧床 7~10 日,卧床期间床上大小便。遵医嘱给予抗感染、抗凝、扩血管、补液治疗。密切观察患者病情变化。术日晚患者主诉疼痛,入睡困难。遵医嘱,给予患者哌替啶 50mg,异丙嗪 25mg 肌注,半小时后患者可间断入睡。术后第 1 日,患者生命体征平稳,体温 36.9~38.2℃,脉搏 88~96 次 /min,呼吸 20~22 次 /min,血压 112~136/72~85mmHg。伤口外敷料包扎完好,无渗血,轻度疼痛,患肢轻度肿胀,蹈甲瓣颜色正常,毛细血管反应灵敏,石膏托固定良好。烤灯持续照射中。

> ✎ **思维提示**
>
> [1]患者蹈甲瓣伤口,有坏死及感染的危险,应密切观察蹈甲瓣的血运情况。
>
> [2]患者主诉疼痛,难以入睡。与手术切口有关。
>
> [3]患者有蹈甲瓣、足部供区伤口、取髂骨处三处伤口,有出血的危险,需做好观察及护理。
>
> [4]患者卧床期间生活自理能力受到限制,需满足患者的基本需求。
>
> [5]患者卧床期间肠蠕动减慢,易造成便秘。
>
> [6]患者需长期卧床休息,有发生压疮的危险,做好预防压疮的护理。

2. 护理评估　患者术后需卧床 7~10 日;踇甲瓣患肢颜色正常,毛细血管反应、血运好,皮温正常,患肢轻微肿胀;取髂骨处无渗血,给予加压包扎;患者体温较高;患者主诉疼痛,入睡困难;患者及家属询问石膏及烤灯的注意事项。

3. 护理思维与实施方案

踇甲瓣、足部踇趾、取髂骨处有手术伤口患者主诉疼痛 → 疼痛

（1）护理目标:患者疼痛缓解。
（2）护理措施
- 评估患者疼痛的原因,部位,性质,给予心理安慰。
- 向患者解释术后疼痛的必然性,可能持续的时间。
- 协助患者取适宜舒适体位。
- 遵医嘱给予患者口服或肌注止疼药物。
- 若有其他情况导致的疼痛,及时通知医生,给予处理。
- 医疗护理操作时动作轻柔,尽量集中进行。
- 定时巡视,观察患者伤口疼痛变化。

患者踇甲瓣 → 有发生坏死的危险

（1）护理目标:护理到位,预防坏死。
（2）护理措施
- 密切观察踇甲瓣的血运、颜色、皮温、毛细血管反应等情况。
- 用治疗巾固定踇甲瓣患肢,预防患肢不自主活动。
- 加床档保护患肢。
- 给予患肢垫软枕,取舒适位,防止肿胀影响血运。
- 遵医嘱给予患者静脉输入扩血管药物治疗。
- 遵医嘱给予持续烤灯照射,给予患肢保暖。
- 及时与医生沟通,及时处理紧急情况。

踇甲瓣、足部踇趾、取髂骨处有手术伤口 → 有出血的危险

（1）护理目标:患者在住院期间无出血征象,或及时向医生报告出血征象。
（2）护理措施
- 给予取髂骨处沙袋加压包扎。
- 嘱患者平卧 7~10 日,取髂骨侧下肢制动,协助患者床上大小便。
- 用治疗巾固定踇甲瓣患肢,预防患肢不自主活动,预防出血。
- 加床档保护患肢。
- 遵医嘱给予患者输入止血药物进行预防。
- 定时巡视,观察患者伤口情况。
- 若有出血情况,及时通知医生,给予处理。

患者有手术伤口体温 38.2℃ → 有发生感染的危险

（1）护理目标:患者住院期间不出现伤口化脓、咳嗽等感染症状。
（2）护理措施
- 加强伤口护理,伤口渗液多时,随时通知医生,协助及时换药。
- 密切观察患者体温变化,以作参考。
- 遵医嘱观察血象的变化。
- 遵医嘱给予患者静脉输入抗生素治疗。
- 嘱患者多饮水。
- 严格执行无菌操作技术。
- 每日清洁床单位,并减少探视。

患者需绝对卧床 7~10 日
↓
有皮肤受损的危险

（1）护理目标:患者卧床期间不发生皮肤受损。
（2）护理措施
- 每 2 小时协助患者翻一次身,避免受压。
- 在患者骨隆突处垫气垫或给予患者垫气垫床。
- 保持床铺平整、清洁、干燥、无皱褶、无渣屑。
- 翻身、更换床单、衣裤时,抬起患者身体。
- 便盆使用得当,轻放轻撤。
- 保持臀部皮肤干燥。
- 在患者骨隆突处贴防压疮贴,预防压疮发生。
- 鼓励患者加强营养,增强身体免疫力。

患者需卧床 7~10 日
有一侧肢体手术
↓
部分自理能力缺陷

（1）护理目标:患者基本生理需求得到满足。
（2）护理措施
- 定时巡视,认真听取患者主诉,及时处理。
- 协助患者进食水、洗漱、擦背,洗头等生理需求。
- 协助患者进行床上大便。
- 为患者整理好床单位,盖好被褥。
- 将呼叫器放于枕边,便于患者使用。
- 及时更换已污染的被服、衣裤。

患者需绝对卧床
↓
有便秘的危险

（1）护理目标:患者住院期间不发生便秘。
（2）护理措施
- 每日评估患者大便性状、颜色。
- 嘱患者多食粗纤维食物,蔬菜,水果。
- 嘱患者多饮水。
- 协助患者顺时针按摩腹部。
- 必要时遵医嘱给予服用促肠蠕动药物。

患者需绝对卧床 7~10 日
↓
有废用综合征的危险

（1）护理目标:患者住院期间不出现废用综合征。
（2）护理措施
- 评估患者患肢运动能力。
- 在病情允许情况下鼓励患者进行可能完成的功能锻炼。
- 协助患者进行被动的功能锻炼。
- 告知患者及家属功能锻炼的重要性。
- 鼓励患者健侧和下肢主动锻炼。

患者及家属询问石膏及
烤灯护理及注意事项
↓
知识缺乏

（1）护理目标:患者及家属能正确说出石膏及烤灯的注意事项。
（2）护理措施
- 主动询问患肢的石膏松紧情况,过紧或过松及时通知医生进行处理。
- 嘱患者保持患肢石膏干燥清洁。
- 给予患肢抬高制动,预防患肢肿胀。
- 保持烤灯与跨甲瓣患肢垂直距离 40~60cm。
- 密切观察烤灯照射的副作用,及时处理。

（三）出院前

1. 诊疗情况 患者出院前行"左手正侧位"拍片检查,护士给予患者出院指导。各项检查无异常后可带药出院。

思维提示

患者询问出院后患肢的护理及注意事项。

2. 护理评估　做好出院时患者心理、药物及康复期的护理宣教。

3. 护理思维与实施方案

患者及家属询问出院后的
注意事项
↓
知识缺乏

（1）护理目标：出院时患者能正确说出患肢的注意事项。

（2）护理措施

- 预防患肢伤口感染。
- 嘱患者保持患肢干燥清洁,有渗液、渗血及时到医院换药。
- 嘱患者术后 2 周拆线。
- 嘱患者术后 1 个月复查。
- 嘱患肢勿负重。
- 嘱患者石膏外固定 4 周,不适随诊。

二、护理评价

患者从入院到出院,护理上给予了一系列护理方案的实施。入院时为患者做好焦虑、知识缺乏、自我形象紊乱的护理,手术后不仅满足了患者的基本生理需求,对患者伤口进行了良好的护理,避免了术后伤口的出血及感染,有效地缓解了疼痛等症状,避免了患者出现便秘、皮肤完整性受损。出院前,给予患者系统的知识、术后康复期的护理。在整个发病期,跆甲瓣护理尤为重要。

三、安全提示

1. 跆甲瓣的血运情况　密切观察跆甲瓣的颜色、血运、毛细血管反应、皮温等情况;一旦发生异常,及时通知医生,给予处理。

2. 持续烤灯照射的观察　密切观察烤灯照射的副作用,防止烫伤患肢。若照射患肢出现水疱,及时通知医生,停止照射。

3. 药物副作用的观察　患者住院期间需输入抗生素药物治疗、止痛药物、扩血管药物等,护士需注意观察药物副作用,若出现过敏、牙龈出血或出鼻血、腹痛等症状,通知医生,改量或停药。

四、经验分享

1. 心理护理　患者较年轻,担心手术的预后,担心跆甲瓣的成活。因此护士应做好患者焦虑的护理。

2. 跆甲瓣血运的观察　需与健侧相比较,有异常及时通知医生进行处理。

病例 52

急诊手外伤患者的护理

患者,女性,18岁,主因"右示指机器压伤4小时",急诊收入院。

一、诊疗过程中的临床护理

(一)入院时

1. 诊疗情况

入院后查体:体温36.7℃,脉搏85次/min,呼吸18次/min。血压114/77mmHg。患者于4小时前右示指被机器压伤,示指离断仅掌侧肌腱相连,患指苍白出血,疼痛,来我院急诊就诊,拍X线片显示右示指近端骨折,在急诊手术室臂丛麻醉下行右示指清创再植术,术后收入病房。自发病以来,精神紧张,担心术后手指能否成活,饮食可,无寒战,有留置尿管,色清,通畅。

既往史:患者既往体健。否认高血压、冠心病、糖尿病等慢性疾病。否认肝炎结核等传染病史。否认重大外伤、手术室。否认药物过敏史。

专科查体:右示指自近节指骨近端距掌指关节约2cm处离断,仅屈指肌腱相连,指骨外露,近侧指间关节面外露脱位,部分缺损约0.5cm×1cm,断指苍白无血运,创面不整齐,远断端可见双侧指神经及指动脉从创面抽出约4cm。

辅助检查:心电图,大致正常心电图;胸部平片,心肺膈未见明显异常;右手X线片回报右示指近节指骨骨折,近指间关节脱位。

> **思维提示**
>
> [1]患者出现疼痛:患者因机器致伤右示指造成患指出血、疼痛,需注意观察患者疼痛程度,对患者生活质量的影响。
>
> [2]焦虑:此次受伤为意外事件,患者为年轻女性,因伤情较重,担心再植手指能否成活及受伤手指手术后是否会影响美观或导致功能丧失,需注意观察患者情绪变化,及时给予患者心理疏导,帮助患者建立恢复健康的信心。

2. 护理评估　患者于4小时前右示指被机器压伤,示指离断仅掌侧肌腱相连,患指苍白出血,疼痛,来我院急诊就诊,拍X线片显示右示指近端骨折,在急诊手术室臂丛麻醉下行右示指清创再植术,术后收入病房。自发病以来,精神紧张,担心术后手指能否成活导致残疾。

3. 护理思维与实施方案

（1）护理目标：1 小时内患者主诉疼痛减轻；3 日内患者主诉疼痛缓解舒
　　适感提高。

患者有手术伤口
患者主诉疼痛
↓
疼痛

（2）护理措施
- 评估患者疼痛的原因,部位,性质,持续时间。
- 告诉患者术后疼痛的必然性及可能持续的时间。
- 定时巡视病房,耐心倾听患者的主诉并给予适当的关心向患者介绍有
  关疼痛的知识及克制疼痛的经验。
- 必要时遵医嘱给予止痛药(氨酚羟考酮,哌替啶)。
- 操作时注意做到"四轻"。
- 保持病室安静,整洁,温度适宜,空气清新,光线柔和。

患者担心手指是否
能够成活
↓
焦虑

（1）护理目标：患者住院期间焦虑情绪减轻,表现为情绪稳定。
（2）护理措施
- 评估焦虑程度,并进行分级。
- 入院后向患者做以下宣教：疾病的相关知识及成功病例；有关手术的相
  关知识；术前准备的内容及注意事项；术后需要注意的相关内容。
- 保持放松、平和的心态。

（二）入院后观察期

1. 诊疗情况　手术当日,体温 36.6~37.5℃,脉搏 84~104 次/min,呼吸 18~22 次/min,血压 121~135/62~74mmHg。患者在急诊手术室臂丛麻醉下行"右示指清创,再植术",术毕安返病房,伤口外敷料包扎完整,无渗血,患指颜色红润,毛细血管反应正常,患肢有石膏托外固定,有留置尿管,通畅色清。告知患者术后需绝对卧床,患肢制动 7~10 日,绝对禁烟,患肢给予抬高,有烤灯持续照射,术日晚患者主诉伤口疼痛。术后第 1 日,体温 36.3~37.2℃,脉搏 82~94 次/min,呼吸 18~20 次/min,血压 112~125/65~77mmHg。24 小时后护士拔除尿管,患者可自行排尿术后向患者及家属讲解术后注意事项。术后 3 日患者主诉未解大便,术后第 8 日遵医嘱协助患者摇床坐起后患者主诉头晕,出虚汗。

> 🖊 **思维提示**
>
> 　　[1]患者主诉伤口疼痛,难以入睡,护士需注意观察患者疼痛程度及对睡眠的影响,及时给予止疼药物,必要时给予辅助睡眠药物,以减轻手术给患者带来的不适。
>
> 　　[2]患者术后需绝对卧床,患肢制动 7~10 天,卧床期间患者处于独立移动躯体能力受到限制的状态。不仅出现自理能力的缺陷,还面临着发生压疮的危险,护士需按时巡视病房,及时发现并满足患者的基本生活需要,注意保持床单位清洁,平整,观察受压部位皮肤情况,定时给予患者受压部位进行按摩,防止患者发生皮肤破损。
>
> 　　[3]患者卧床时间长,进食量减少,肠蠕动减慢,容易发生便秘,护士需按时记录患者排便情况,倾听患者主诉,给予患者饮食指导,教会患者腹部按摩法,必要时遵医嘱给予患者口服缓泻药物,防止便秘发生。
>
> 　　[4]患者因长期卧床,摇床坐起后出现头晕,出虚汗症状,护士在协助患者摇床坐起时需要注意在床旁保护患者安全,并给予患者心理护理及健康宣教,告诉患者循序渐进,帮助患者逐渐适应下床活动。

2. 护理评估　患者术后需绝对卧床,患肢制动 7~10 日,绝对禁烟,患肢给予抬高,有烤灯持续照射,术日晚患者主诉疼痛。

3. 护理思维与实施方案

患者主诉伤口疼痛

↓

疼痛

（1）护理目标：1 小时内患者主诉疼痛减轻；3 日内患者主诉疼痛缓解舒适感提高。

（2）护理措施

- 评估患者疼痛的原因，部位，性质，持续时间。
- 告诉患者术后疼痛的必然性及可能持续的时间。
- 定时巡视病房，耐心倾听患者的主诉并给予适当的关心向患者介绍有关疼痛的知识及克制疼痛的经验。
- 必要时遵医嘱给予止痛药（氨酚羟考酮，哌替啶）。
- 操作时注意做到"四轻"。
- 保持病室安静，整洁，温度适宜，空气清新，光线柔和。

患者需绝对卧床 7~10 日
需卧床输液治疗

↓

部分自理能力缺陷

（1）护理目标：患者卧床期间基本生活需要得到满足。

（2）护理措施

- 评估患者目前身体状况及自理程度。
- 定时巡视；了解患者需要。
- 将日常用品放置于患者易于拿取的位置。
- 协助患者打饭，进食，洗漱。
- 及时帮助患者取送大小便器，便后及时倾倒，并开窗通风。
- 保持床单位整洁，及时更换污染的被服及衣物。
- 保持室内空气清新，定时开窗通风，保持病室内安静。

患者需绝对卧床 7~10 日
骶尾部及全身骨突处易受压

↓

有皮肤完整性受损的危险

（1）护理目标：患者卧床期间皮肤完好无破损。

（2）护理措施

- 评估患者全身皮肤状况及皮肤受压程度。
- 全身骨突处定时按摩，病情允许时可活动身体其他部位。
- 保持床铺平整、清洁、干燥、无皱褶、无渣屑。
- 给患者进行有关防止压疮的健康宣教，指导患者增加饮食营养。
- 必要时给予患者使用气垫床。

患者需绝对卧床
肠蠕动减慢
患者主诉 3 日未解大便并
有腹胀感，排便困难

↓

便秘

（1）护理目标：1 小时内患者排便 1 次，主诉舒适感提高；3 日内患者主诉排便状况改善，无不适感。

（2）护理措施

- 评估患者便秘的原因、程度及平日排便情况。
- 给予患者进行腹部环状按摩。
- 告诉患者多食粗纤维食物。
- 告诉患者每日必须保证一定的饮水量，至少每日 2 000ml 以上，并可饮蜂蜜水。
- 排便时协助患者坐上便盆，使患者保持舒适体位。
- 排便后及时倾倒，开窗通风。
- 必要时遵医嘱给予患者通便药物，如开塞露。

患者摇床坐起后主诉
头晕出虚汗
↓
活动无耐力

（1）护理目标：①日内患者摇床30°坐起后无头晕出虚汗等不适感；②3日内患者下床站立及行走100米后无头晕，下肢无力等不适感。

（2）护理措施

- 评估患者活动无耐力的程度。
- 向患者解释引起不适的原因。
- 将床头摇起30°等待患者适应坐位后再下床站立及行走，初次活动必须有人从旁保护。
- 循序渐进，逐渐增加活动量。
- 告诉患者卧床期间如何进行股四头肌锻炼。
- 如下床活动时出现头晕，下肢无力等不适，应立即卧床或就地休息。
- 注意加强饮食营养。

（三）出院前

1. 诊疗情况　出院前行"右示指正侧位"拍片检查、血常规检查，护士给予患者及家属出院指导。各项检查无异常后可带药出院。

思维提示

[1] 患者家属未能正确演示颈腕吊带佩戴方法，说明患者家属缺乏正确佩戴颈腕吊带的相关知识，护士需向患者及家属讲解佩戴颈腕吊带的方法及正确的佩戴颈腕吊带的必要性，保证在出院前使家属能正确佩戴。

[2] 患者出院前对术后康复期的注意事项不了解，护士需向家属讲解康复期护理注意事项。

[3] 尼古丁对再植手指的成活会造成很大影响，患者身边同事及家人吸烟者较多，护士在健康宣教方面应对此项着重强调。

2. 护理评估　做好出院时患者心理、药物知识水平及康复期的护理宣教。

3. 护理思维与实施方案

家属向护士询问颈腕吊带
的佩戴方法
↓
知识缺乏

（1）护理目标：家属出院前能正确演示颈腕吊带的佩戴方法。

（2）护理措施

- 评估患者及家属对佩戴颈腕吊带的基本方法了解程度。
- 向患者解释正确佩戴颈腕吊带的必要性。
- 可提供相关宣传资料以帮助患者及家属尽快学会佩戴方法。

患者家属对康复期
注意事项不了解
↓
知识缺乏

（1）护理目标：患者家属出院前能复述康复期注意事项。

（2）护理措施

- 评估患者家属对手术后患肢功能恢复程度的接受程度。
- 对患者家属讲解康复期护理对疾病恢复的重要性。
- 告知患者家属康复期注意事项，主要包括以下几点：

1）手术次日起14日拆线。

2）出院2周后门诊复查。

3）按时服药，注意药物副作用。

4）患肢保暖，注意禁烟。

5）患肢避免劳累、负重，不适随诊。

- 向患者家属发放出院指导宣传册。

二、护理评价

患者从入院到出院,护理上给予了一系列护理方案的实施。入院时为患者做好疼痛、焦虑状况的监测,手术后不仅满足了患者术后的基本生理需求,对患者患肢、皮肤、排便等进行了良好的护理,避免了术后伤口的感染,有效地避免了跌倒、压疮的发生。出院前,给予患者系统的知识、术后康复期的护理。在整个发病期,术后康复期护理尤为重要。

三、安全提示

1. 有发生跌倒的危险　患者手术后翻身有坠床的危险;术后患者卧床7日,第8日下床活动时易发生跌倒的危险。护士应积极做好预防工作,了解患者一般情况,包括年龄、神志、肌力等。评估患者发生跌倒的风险因素;定时巡视患者,固定好病床脚刹、加床档、合理安排陪护;嘱患者穿防滑鞋,保证病房地面干燥,灯光照明良好,病房设施摆放合理。

2. 有皮肤受损的危险　患者术后绝对卧床,护士需了解患者皮肤营养状况;定时协助患者翻身,并按摩皮肤受压部位;保持床铺平整、清洁、干燥、无皱褶、无渣屑。

3. 药物副作用的观察　患者住院期间需服用抗炎、消肿、止痛药物等,护士需注意观察药物副作用。

4. 再植患指的血运情况　密切观察再植患指的颜色、血运、毛细血管反应、皮温等情况;一旦发生异常,及时通知医生,给予处理。

5. 持续烤灯照射的观察　密切观察烤灯照射的副作用,防止烫伤患肢。若照射患肢出现水疱,及时通知医生,停止照射。

四、经验分享

1. 心理护理　心理康复对机体功能康复起着积极作用。断指再植术后患者多因受伤后精神紧张,情绪波动大。因为患者一旦受伤,会产生方方面面的想法,例如,再植指体是否成活,是否能恢复其功能,在治疗上疑虑,对环境不适应以及对医护人员不了解,经济问题等均可产生紧张、焦虑、忧郁、恐惧等不良情绪,而且家属等周围人群的不良情绪也会刺激患者,由于情绪的波动变化,使血管收缩的五羟色胺和儿茶酚胺一类物质分泌增多,使吻合的血管发生痉挛,或者形成血栓,另外焦虑,恐惧心理,精神压力很大,患者精神紧张等因素可造成细胞表面电荷减少,抗凝血活力下降,极易在血管损伤或吻合处形成血栓,易导致再植手术失败。针对以上问题,对其进行健康教育,根据患者特定的健康问题和存在影响健康的不良因素进行分析,进行正确的心理导向,主动将手术成功的案例介绍给患者。科室的环境,加之护士的熟练操作,医护人员周到的服务,使患者在短时间内解除紧张、焦虑、恐惧等不良心理反应,保持平常健康的心境,防止血管痉挛,使再植手术后顺利恢复,帮助患者树立战胜疾病的信心,使患者的心情处于最佳状态。

2. 术后局部观察与护理

(1)若患指皮肤温度低于健侧 3~4℃,且皮肤颜色变为苍白、张力低、毛细血管反应慢或消失,提示动脉痉挛或栓塞。所以断指再植术后患者应安排在室内温度 25~28℃、湿度为 50%~60% 的房间内,局部用 60~100W 烤灯照射,但注意烤灯应距患肢 30~50cm,防止烫伤,这样既可保温,又利于血液循环的观察,避免遇冷刺激而引起血管痉挛。室内每日湿式擦地 2 次,以保持室内湿度。同时也应对患者进行宣教,使患者能配合并适应其环境,以促进术后恢复。

(2)断指再植术后常应用抗炎、抗凝、抗痉挛药物治疗,根据不同患者选择有效的抗生素,常规使用低分子右旋糖酐静脉输液,罂粟碱肌注治疗,使用抗凝药物期间,应密切观察局部或全身出现反应,定时监测凝血酶原活动度及凝血酶原时间,如出现头痛、恶心、呕吐、皮疹应立即停用,低分子右旋糖酐的滴注速度不宜太快,使其能在体内持续起作用。

3. 功能康复指导　断指再植术后患者应抬高患肢于心脏水平,以利静脉回流,于 2 周开始在医生的指导下作循序渐进的保护性被动功能锻炼,3 周开始结合主动功能锻炼,逐渐增大活动量,要求患者用伤手做捏、握、抓的锻炼,以防止关节僵硬和肌腱粘连。

取髂骨植骨患者的护理

患者,男性,38 岁,主因"右手示指骨髓炎术后 4 个月,屈曲活动受限",门诊以"骨髓炎术后(右手,示指)"收入院。

一、诊疗过程中的临床护理

(一)入院时

1. 诊疗情况

入院后查体:体温 36.2℃,脉搏 78 次 /min,呼吸 18 次 /min,血压 111/68mmHg。患者于 4 个月前不慎被花盆划伤右手示指,患者既往行清创术治疗 2 次,末次手术时间为 4 个月前。术后患指屈曲运动受限,患指指端血运好。患者精神佳,食欲好,二便正常,生活基本自理。

既往史:既往体健,无遗传性病史,否认肝炎、结核等传染病史,否认药物过敏史。患者有吸烟史 20 年,20 支 /d;饮酒 20 年,50ml/d。

专科检查:右手示指近节背侧见约 3cm 手术瘢痕,示指屈曲运动障碍,指端感觉、血运好,示指侧弯畸形。

辅助检查:心电图为正常心电图;胸片、血液检查均正常。

> 🖊 **思维提示**
>
> [1]患者有吸烟史、饮酒史均 20 年,烟草中的尼古丁可导致患指的血管痉挛,收缩,影响患指血运,需嘱患者及家属在住院期间戒烟、戒酒。
> [2]患者右手示指活动受限,需协助患者做好生活护理。

2. 护理评估　患者右手示指屈曲活动受限,示指侧弯畸形,示指近节背侧有约 3cm 手术瘢痕。患者有 20 年的吸烟、饮酒史。患者主诉担心手术预后情况。

3. 护理思维与实施方案

患者主诉担心预后情况
↓
焦虑

(1)护理目标:手术前患者主诉焦虑状况减轻。
(2)护理措施
- 评估患者产生焦虑的原因及程度。
- 观察患者精神状态及表情的变化。
- 向患者解释手术方式、术后情况,并鼓励其积极配合治疗。
- 倾听患者主诉,并表示理解。
- 鼓励患者多与室友交流沟通。
- 保持病房空气新鲜,保持适宜温湿度。
- 告知家属,支持并安慰患者。
- 讲述手术成功的病例来鼓励患者。
- 评估患者焦虑程度进行对比。

患者有 20 年的吸烟饮酒史　→　知识缺乏

（1）护理目标：患者能说出吸烟饮酒对手术预后的影响，自行戒烟戒酒。

（2）护理措施
- 向患者介绍吸烟对伤口愈合的影响。
- 向患者介绍饮酒对伤口的影响。
- 向患者解释戒烟戒酒的重要性。
- 嘱患者可以嚼口香糖来代替吸烟。
- 每日提醒患者，监督其勿吸烟饮酒。
- 嘱其家属勿带烟酒进病房。

（二）实施手术后

1. 诊疗情况　手术当日，体温 36.3~37.1℃，脉搏 78~90 次/min，呼吸 18~20 次/min，血压 115~142/72~83mmHg。患者在臂丛麻醉下行"右手示指指骨融合，示指陈旧切复内固定，取髂骨植骨术"，术毕安返病房，患者神志清，伤口外敷料包扎完好，患指血运，颜色正常，患指及取髂骨处无渗血，取髂骨处加压包扎。给予患者患肢抬高制动，平于或略高于心脏，取舒适位。嘱患者可进食饮水，平卧 2~3 日，减少取髂骨侧患肢的活动。卧床期间需床上大小便。术日晚患者主诉疼痛，入睡困难。遵医嘱，给予患者哌替啶 50mg，异丙嗪 25mg 肌注，半小时后患者可间断入睡。术后第 1 日，体温 36.7~37.5℃，脉搏 80~92 次/min，呼吸 18~20 次/min，血压 123~142/68~82mmHg。患肢伤口敷料包扎完好，患指及取髂骨处无渗血，患指指端血运好，感觉可。

> **思维提示**
>
> ［1］患者有示指、取髂骨处两处伤口，有出血的危险，需做好观察及护理。
> ［2］患者主诉伤口疼痛，给予疼痛护理。
> ［3］患者因疼痛导致入睡困难。
> ［4］患者因病情需要卧床 2~3 日，协助患者做好基础护理。

2. 护理评估　患者术后需卧床 2~3 日；患者主诉疼痛，入睡困难；患者右手示指，左侧髂骨处有手术伤口。

3. 护理思维与实施方案

右手示指及髂骨处有手术伤口　→　有出血的危险

（1）护理目标：患者在住院期间无出血征象，或及时向医生报告出血征象。

（2）护理措施
- 给予取髂骨处沙袋加压包扎。
- 嘱患者平卧 2~3 日，取髂骨侧下肢制动，协助患者床上大小便。
- 遵医嘱给予患者输入止血药物进行预防。
- 定时巡视，观察患者伤口情况。
- 若有出血情况，及时通知医生，给予处理。

右手示指及髂骨处手术伤口患者主诉疼痛　→　疼痛

（1）护理目标：患者疼痛缓解。

（2）护理措施
- 评估患者疼痛的原因、部位、性质，给予心理安慰。
- 向患者解释术后疼痛的必然性，可能持续的时间。
- 遵医嘱给予患者口服或肌注止疼药物，并注意观察药物副作用。
- 定时巡视，若有其他情况导致的疼痛，及时通知医生，给予处理。
- 协助患者取适宜舒适体位，给予患肢抬高制动，预防患肢肿胀。
- 遵医嘱给予物理冷敷，减轻疼痛。
- 医疗护理操作时动作轻柔，尽量集中进行。

患者主诉疼痛
入睡困难
↓
睡眠型态紊乱

（1）护理目标：患者可安静入睡。
（2）护理措施
- 采取措施减轻疼痛。
- 巡视患者时注意做到"四轻"。
- 告知患者尽量减少白天睡眠时间。
- 创造良好的术后休养环境，保持室内整洁、安静、光线柔和。
- 嘱其家属留一陪住。
- 必要时给予患者助睡眠药物。

患者需卧床 2~3 日
↓
部分自理能力缺陷

（1）护理目标：患者基本生理需求得到满足。
（2）护理措施
- 定时巡视，认真听取患者主诉，及时处理。
- 协助患者进食水、打饭、洗漱、擦背，洗头等生理需求。
- 协助患者如厕需求。
- 输液治疗时定时巡视。
- 为患者整理好床单位，盖好被褥。
- 将呼叫器放于枕边，便于患者使用。
- 及时更换已污染的被服、衣裤。

（三）出院前

1. 诊疗情况 患者出院前行"右手正侧位"拍片检查，护士给予患者出院指导。各项检查无异常后可带药出院。

🖊 **思维提示**

［1］患者主动咨询出院后注意事项。
［2］患者询问办理出院手续流程。

---

2. 护理评估 做好出院时患者心理、药物知识水平及康复期的护理宣教。
3. 护理思维与实施方案

患者询问出院后护理的
注意事项
↓
知识缺乏

（1）护理目标：出院时患者能正确说出注意事项。
（2）护理措施
- 嘱患者术后 2 周拆线。
- 嘱患者术后 4 周复查。
- 嘱患者保持患肢敷料干燥清洁。
- 嘱患者石膏外固定 4 周。
- 向患者介绍如何复印病历。
- 嘱按时服药，注意药物副作用。
- 嘱患肢及下肢勿负重 1 个月。
- 向患者发放出院指导宣传册，不适随诊。

二、护理评价

患者从入院到出院，护理上给予了一系列护理方案的实施。入院时为患者做好焦虑、知识缺乏的护理，手术后不仅满足了患者的基本生理需求，对患者伤口进行了良好的护理，避免了术后伤口的出血，有效地缓解了疼痛、失眠等症状。出院前，给予患者系统的知识、术后康复期的护理。在整个发病期，术后康复期护理尤为重要。

三、安全提示

1. 患肢的出血情况　密切观察患者右手及左侧取髂骨处的渗血情况；一旦发生，及时通知医生，给予处理。

2. 药物副作用的观察　患者住院期间须使用抗生素、止痛药等药物进行治疗，护士需注意观察药物副作用。

四、经验分享

1. 心理护理　患者有手术史，较担心这次手术的预后。因此护士应做好患者焦虑的护理。

2. 患者取髂骨处术后应给予加压包扎，防止出血。密切观察此处的渗血情况。48 小时后可协助医生换药。嘱患者尽量减少取髂骨侧下肢的活动，避免负重。

病例 54

腹部皮瓣患者的护理

患者,女性,11 岁,主因"右腕部畸形,活动受限 7 年",门诊以"右手不稳定瘢痕"收入院。

一、诊疗过程中的临床护理

(一)入院时

1. 诊疗情况

入院后查体: 体温 36.2℃,脉搏 80 次 /min,呼吸 18 次 /min,血压 120/60mmHg。患者出生时发现右上肢毛细血管瘤,于外院行同位素治疗,8 年前右上肢出现黑色斑片并逐渐加重,7 年前右腕部及手部出现皮肤破溃,破溃后形成硬性痂皮,痂皮反复脱落结痂,右腕部活动逐渐受限。患者精神、食欲良好,二便正常,生活自理。

既往史: 既往体健,无遗传性病史,否认肝炎、结核等传染病史,否认重大外伤、手术史,否认药物过敏史。

专科检查: 右手背、前臂、上臂背侧可见大片样瘢痕,皮肤色素沉着,右肘、腕关节屈曲畸形,第二掌指关节伸直畸形,右上肢无压痛、叩击痛,皮肤感觉略差,两点辨别觉为 6mm,右肘关节伸 60°、屈曲 120°,右腕关节屈曲 30°固定,不能主动伸直及屈曲。第二掌指关节 0°位固定,不能主动屈曲。拇指活动受限,不能对掌。余各指间关节、掌指关节活动尚可,桡动脉搏动可触及。

辅助检查: 心电图、胸片检查无异常,腕关节正侧位 X 线,右上肢血管造影。

> **思维提示**
>
> [1]患者皮肤破溃处及造影穿刺处易出血、感染,需做好伤口护理。
>
> [2]患者出现睡眠型态紊乱:因环境改变出现失眠,需做好睡眠的护理。
>
> [3]患者右手活动受限及造影后需平卧制动 24 小时,需做好患者的生活护理。

2. 护理评估 患者主要症状为右腕部及手部出现皮肤破溃,破溃后形成硬性痂皮,痂皮反复脱落结痂,易造成伤口出血,感染。患者因环境改变出现失眠症状。患者及其家长多次咨询术前注意事项及康复护理要点,希望能有更多的了解。

3. 护理思维与实施方案

右腕部及手部出现皮肤破溃造影穿刺处伤口

↓

有出血的危险

(1)护理目标:减少患者伤口出血的发生。

(2)护理措施

- 给予造影穿刺处沙袋加压包扎。
- 嘱患者平卧,下肢制动 24 小时,协助患者床上大小便。
- 协助医生给予患者皮肤破溃处换药,包扎。
- 嘱患者避免摩擦皮肤破溃、结痂处。
- 每 2 小时观察一次伤口渗血情况。
- 若有出血情况,及时通知医生,给予处理。

（1）护理目标：患者可安静入睡。

（2）护理措施

因环境改变出现失眠
↓
睡眠型态紊乱

- 给予心理安慰并告知其睡眠对康复的重要性。
- 给予患者介绍病房环境，减少陌生感。
- 告知患者尽量减少白天睡眠时间。
- 创造良好的术后休养环境，保持室内整洁、安静、光线柔和。
- 巡视患者时注意做到"四轻"。
- 嘱其家属留一陪住。
- 必要时给予患者助睡眠药物。

（1）护理目标：患者知晓治疗方案、预后及康复期注意事项。

（2）护理措施

患者及家长多次咨询
术前、康复期注意事项
↓
知识缺乏

- 对患者及其家长进行手术前需要注意的事项进行讲解。
- 发放宣传手册。
- 告知患者及其家长术后可能发生的情况，使患者提前做好心理准备。
- 告知患者按照护理级别，护士可以为患者做好护理。
- 为患者讲解术后康复锻炼的方法。

（二）实施手术后

1. 诊疗情况

（1）第 1 次手术当日，体温 35.8~37.1℃，脉搏 80~96 次 /min，呼吸 18~20 次 /min，血压 106~128/65~76mmHg。患者在全麻下行"右腕部瘢痕切除，腕部关节松解，腹部皮瓣转移修复术"术毕安返病房，患者神志清，伤口外敷料包扎完整，腹部皮瓣有腹带包裹，无渗血，给予 6 小时心电监护及吸氧。告知其家长患者需去枕平卧、禁饮食 6 小时，给予患者患肢下垫软枕，抬高患肢，取舒适位，预防皮瓣蒂部扭转。嘱患者术后需绝对卧床 3~5 日，卧床期间需床上大小便。术日晚患者主诉疼痛，入睡困难。遵医嘱，给予患者哌替啶 25mg，异丙嗪 12mg 肌注，半小时后患者可间断入睡。术后第 1 日，体温 36~36.9℃，脉搏 80~92 次 /min，呼吸 18~20 次 /min，血压 98~126/62~76mmHg。伤口敷料包扎完好，无渗血。医生换药见：腹部皮瓣血运良好，颜色正常，蒂部无扭转，蒂部植皮区有少量渗出，协助医生换药，包扎。

（2）第 2 次手术当日，体温 36.2~37.3℃，脉搏 88~96 次 /min，呼吸 20~22 次 /min，血压 98~125/66~78mmHg。患者在全麻下行"腹部皮瓣断蒂术"，术毕安返病房，患者神志清，右手及腹部伤口敷料包扎完好，无渗血。给予 6 小时心电监护及吸氧。告知其家长患者需去枕平卧、禁饮食 6 小时，给予患者患肢下垫软枕，抬高患肢，取舒适位。术日晚患者主诉疼痛，入睡困难。遵医嘱，给予患者哌替啶 25mg，异丙嗪 12mg 肌注，半小时后患者可间断入睡。术后第 1 日，体温 36~37.5℃，脉搏 84~96 次 /min，呼吸 22~24 次 /min，血压 102~118/60~74mmHg。患者伤口包扎完整，无渗血。

✎ 思维提示

［1］患者腹部皮瓣伤口，增加了感染的危险。应密切注意患者伤口敷料渗血情况，注意体温变化。

［2］患者主诉疼痛，难以入睡。与手术切口有关。

［3］患者卧床期间生活自理能力受到限制，不仅出现自理能力的缺陷，还面临着发生压疮的危险。

［4］患者卧床期间肠蠕动减慢，易造成便秘。

---

2. 护理评估　患者术后需卧床 3~5 日；患者腹部皮瓣伤口有少量渗出；患者主诉疼痛，入睡困难。

3. 护理思维与实施方案

患者腹部皮瓣
↓
有发生坏死的危险

（1）护理目标：不因护理因素发生皮瓣坏死。
（2）护理措施
- 密切观察腹部皮瓣的血运、颜色、皮温、毛细血管反应等情况。
- 给予腹部皮瓣腹带外包扎，预防皮瓣蒂部扭转。
- 保持皮瓣处干燥。
- 给予患肢垫软枕，取舒适位，防止牵拉皮瓣。
- 遵医嘱给予患者静脉输入扩血管药物治疗。
- 及时与医生沟通，及时处理紧急情况。

患者有手术伤口
腹部皮瓣处有渗出
↓
有发生感染的危险

（1）护理目标：患者住院期间没有伤口感染。
（2）护理措施
- 加强伤口护理，伤口渗液多时，随时通知医生，协助及时换药。
- 每日打开腹带，观察和评估伤口情况，注意伤口有无红肿痛等症状。
- 若腹带被血渍污染，及时更换清洁腹带。
- 保持皮瓣处干燥，必要时可用风扇吹。
- 密切观察患者体温变化，以作参考。
- 遵医嘱给予患者静脉输入抗生素治疗。
- 严格执行无菌操作技术。
- 每日清洁床单位，并减少探视。

患者需绝对卧床 3~5 日
患肢制动
↓
部分自理能力缺陷

（1）护理目标：患者基本生理需求得到满足。
（2）护理措施
- 定时巡视，认真听取患者不适主诉，及时处理。
- 协助患者进食水、洗漱、擦背、洗头等生理需求。
- 协助患者进行床上大便。
- 为患者整理好床单位，盖好被褥。
- 将呼叫器放于枕边，便于患者使用。
- 及时更换已污染的被服、衣裤。

患者需绝对卧床 3~5 日
↓
有皮肤受损的危险

（1）护理目标：患者卧床期间不发生皮肤受损。
（2）护理措施
- 每 2 小时协助患者翻一次身，避免受压。
- 在患者骨隆突处垫气垫或给予患者垫气垫床。
- 保持床铺平整、清洁、干燥、无皱褶、无渣屑。
- 便盆使用得当，轻放轻撤。
- 保持臀部皮肤干燥。
- 在患者骨隆突处贴防压疮贴，预防压疮发生。
- 鼓励患者加强营养，增强身体免疫力。

患者需绝对卧床 3~5 日
↓
有便秘的危险

（1）护理目标：患者住院期间不发生便秘。
（2）护理措施
- 嘱患者多食粗纤维食物，蔬菜，水果。
- 嘱患者多饮水。
- 每日询问患者大便性状、颜色。
- 必要时遵医嘱给予服用促肠蠕动药物。

患者需绝对卧床 3~5 日

↓

有废用综合征的危险

{
（1）护理目标：患者住院期间不发生废用综合征。
（2）护理措施
- 评估患者患肢运动能力。
- 在病情允许情况下鼓励患者进行可能完成的功能锻炼。
- 协助患者进行被动的功能锻炼。
- 告知患者及家属功能锻炼的重要性。
- 鼓励患者健侧和下肢主动锻炼。
}

（三）出院前

1. 诊疗情况　患者出院前行"右腕部正侧位"、血常规检查,护士给予患者及家属出院指导。各项检查无异常后可带药出院。

📝 **思维提示**

[1] 患者及家属询问患肢康复锻炼的方法及重要性。
[2] 患者家属询问如何办理出院手续及注意事项,需向患者及家属讲解。

2. 护理评估　做好出院时患者心理、药物知识水平及康复期的护理宣教。
3. 护理思维与实施方案

患者及家属对康复训练注意事项不了解

↓

知识缺乏

{
（1）护理目标：患者出院前能正确做出康复训练的内容。
（2）护理措施
- 对患者讲解康复训练对疾病恢复的重要性。
- 告知患者康复训练,主要包括以下几点：
1）练习右肘关节屈伸运动。
2）练习右肩关节活动。
3）练习右手做爬墙运动。
4）向患者提供宣传册。
}

患者询问出院后的注意事项

↓

知识缺乏

{
（1）护理目标：出院时患者能正确说出注意事项。
（2）护理措施
- 嘱患者术后 2 周拆线。
- 嘱患者术后 4 周复查。
- 嘱患者保持患肢敷料干燥清洁。
- 嘱患者石膏外固定 4 周。
- 向患者介绍如何复印病历。
- 嘱按时服药,注意药物副作用。
- 嘱患者患肢继续功能锻炼。
- 向患者发放出院指导宣传册,不适随诊。
}

二、护理评价

患者从入院到出院,护理上给予了一系列护理方案的实施。入院时为患者做好伤口出血、睡眠型态紊乱、知识缺乏的护理,手术后不仅满足了患者的基本生理需求,对患者伤口进行了良好的护理,避免了术后伤口的感染,有效地避免了便秘、压疮的发生。出院前,给予患者系统的知识、术后康复期的护理。在整个发病期,术后康复期护理尤为重要。

三、安全提示

1. 皮瓣的观察　密切观察腹部皮瓣的血运、颜色、毛细血管反应、皮温等,保持皮瓣干燥,给予皮瓣腹带外包扎,防止皮瓣扭转。

2. 药物副作用的观察　患者住院期间须输入抗生素、止痛药等药物进行治疗,护士需注意观察药物副作用。

3. 有皮肤受损的危险　患者术后5日内绝对卧床,护士需了解患者皮肤营养状况;定时协助患者翻身,并给予骨隆突处垫气垫或睡气垫床护理;保持床铺平整、清洁、干燥、无皱褶、无渣屑。

四、经验分享

1. 心理护理　患者是年龄较小的女孩,对手术是否疼痛较在意,护士应向其解释麻醉情况,缓解其心理负担;患者做皮瓣手术住院时间较长,其家长担心术后恢复情况,护士需用成功的病例鼓励患者及家属,使其对疾病的康复抱有积极乐观的态度。

2. 断蒂后患肢的锻炼方法　术后第1日,开始患肢的锻炼。肘关节屈曲、伸直;肩关节外展、内收、旋转;患肢从脑后做抓对侧耳朵运动;患肢做爬墙运动,直至患肢能上举180°。

病例 55

肌腱粘连松解患者的护理

患者,男性,45岁,主诉"双手电击伤2年10个月",门诊以"双手电击伤术后"收入院。

一、诊疗过程中的临床护理

(一)入院时

1. 诊疗情况

入院后查体:体温36.5℃,脉搏76次/min,呼吸18次/min,血压127/81mmHg。患者2年10个月前在工作中双手电击伤,伤后在外院就诊,给予腹部皮瓣覆盖创面。后转入我院,先后行左手腹部皮瓣移植术、异体肌腱移植重建屈指、肌腱松解术;右手腹部皮瓣移植、异体肌腱移位重建屈指、虎口开大术。现为行进一步治疗门诊入院。患者自受伤以来精神、食欲良好、睡眠良好。无不良嗜好,大小便正常,双手屈腕屈指畸形活动受限,屈无力,腕部部分感觉丧失,影响日常劳动工作。患者受伤后行多次手术,心理压力较大,担心手术效果。

既往史:患者既往体健。否认高血压、冠心病、糖尿病等慢性疾病。否认肝炎、结核等传染病史。否认重大外伤、手术室。否认药物过敏史。

专科查体:双手屈腕屈指畸形,腕部以远掌侧感觉丧失,左前臂皮瓣、虎口区皮瓣血运良好,手指、手腕主被动活动受限,屈无力,前臂可触及屈肌腱收缩,伸肌力V级。

辅助检查:心电图,大致正常心电图。胸部平片示心肺膈未见异常。

> **思维提示**
>
> [1]患者出现部分生活自理能力缺陷:因双手屈腕屈指畸形活动受限,影响日常劳动工作。需加强巡视及时做好生活护理。
>
> [2]患者出现焦虑:因双手屈腕屈指畸形活动受限,屈无力腕部部分感觉丧失,影响日常劳动工作,患者受伤后行多次手术,心理压力较大,担心手术效果,护士需与患者及时沟通了解患者情绪变化,做好心理护理。

2. 护理评估 患者主要症状双手屈腕屈指畸形活动受限,屈无力腕部部分感觉丧失,影响日常劳动工作,有无助感。

3. 护理思维与实施方案

因双手活动受限
影响生活和工作
↓
部分生活自理能力缺陷

(1)护理目标:患者住院期间基本生活需要得到满足。
(2)护理措施
- 评估患者目前身体状况及自理程度。
- 协助患者进食饮水。
- 协助患者完成基本生活需求,将患者日常用品放置于患者易于拿取的位置。
- 为患者整理好床单位,盖好被褥。

双手活动受限
多次手术
↓
焦虑

（1）护理目标：患者住院期间焦虑情绪缓解。

（2）护理措施

- 评估焦虑程度，并进行分级。
- 鼓励患者表达，多与其交流，帮助其树立信心。
- 提供安全和舒适的环境，减少环境刺激。
- 教给患者缓解焦虑的方法。例如：深呼吸、听音乐、运动等。
- 及时向患者解释病情及相关的治疗。

（二）实施手术后

1. 诊疗情况　手术当日，体温 36.6~37℃，脉搏 72~88 次 /min，呼吸 18~22 次 /min，血压 111~126/70~92mmHg。患者在臂丛＋静脉全麻下行"屈指肌腱松解、桡侧腕屈肌腱延长术"，术毕安返病房，患者神志清楚，伤口外敷料包扎完整，无渗血，患肢有一负压引流球，内为血性液体约 5ml，告知患麻醉恢复前需去枕平卧、禁饮食，麻醉恢复后患肢可进行功能锻炼，进食水。术日患者主诉疼痛，难以入睡。术后第 1 日，体温 36.8~37.6℃，脉搏 80~92 次 /min，呼吸 18~20 次 /min，血压 117~140/66~80mmHg。24 小时伤口引流量为 90ml 血性液。24 小时后护士协助患者妥善固定好引流管佩戴颈腕吊带下地活动，并向家属讲解颈腕吊带佩戴方法。家属向护士询问佩戴吊带的注意事项。

> **思维提示**
>
> ［1］患者伤口有一引流球，应密切注意患者伤口引流渗血情况，注意体温变化。
>
> ［2］患者主诉疼痛，难以入睡，护士需注意观察患者疼痛程度及对睡眠的影响，及时给予止疼药物，必要时给予辅助睡眠药物，以减轻手术给患者带来的不适。
>
> ［3］患者麻醉恢复前需去枕平卧，麻醉恢复后可进行患肢手指活动，可佩戴颈腕吊带下地活动。术后患者一侧患肢处于活动能力受到限制的状态并需要卧床输液治疗。出现部分生活自理能力的缺陷，护士需加强巡视，及时发现并满足患者的生活需要。

2. 护理评估　患者麻醉恢复前需去枕平卧、禁饮食；患者主诉疼痛，难以入睡。

3. 护理思维与实施方案

患肢活动受限
患者需卧床输液治疗
↓
部分生活自理能力缺陷

（1）护理目标：患者住院期间基本生活需要得到满足。

（2）护理措施

- 评估患者目前身体状况及自理程度。
- 定时巡视；了解患者需要。
- 协助患者进食饮水。
- 协助患者打饭，进食，洗漱。
- 协助患者完成基本生活需求，将患者日常用品放置于患者易于拿取的位置。
- 及时帮助患者取送大小便器，便后及时倾倒并开窗通风。
- 保持床单位整洁，及时更换污染的被服及衣物。
- 保持室内空气清新，定时开窗通风，保持病室内安静。

患者主诉伤口疼痛
↓
疼痛

（1）护理目标：1 小时内患者主诉疼痛减轻；3 日内患者主诉疼痛缓解舒适感提高。

（2）护理措施

- 评估患者疼痛的原因，部位，性质，持续时间。
- 告诉患者术后疼痛的必然性及可能持续的时间。
- 定时巡视病房，耐心倾听患者的主诉并给予适当的关心。
- 必要时遵医嘱给予止痛药（氨酚羟考酮，哌替啶）。
- 操作时注意做到"四轻"。
- 保持病室安静，整洁，温度适宜，空气清新，光线柔和。

（1）护理目标：患者主诉疼痛缓解，夜间可连续睡眠 6 小时。

（2）护理措施

患者主诉伤口疼痛
入睡困难

↓

睡眠型态紊乱

- 评估患者夜间睡眠情况及影响睡眠的因素。
- 告诉患者术后疼痛的必然性及可能持续的时间。
- 必要时遵医嘱给予止痛药（氨酚羟考酮，哌替啶）。
- 创造良好的睡眠环境，保持室内安静及适宜的温湿度。
- 必要时遵医嘱给予地西泮等药物辅助睡眠。
- 限制白天睡眠时间，最多不超过 2 小时。
- 尽量在患者睡眠时把干扰减到最少，如避免不必要地叫醒患者吃药，测量生命体征。

（三）出院前

1. 诊疗情况　出院前行伤口换药拔除引流管，护士给予患者及家属出院指导。各项检查无异常后可带药出院。

2. 护理评估　做好出院时患者心理、药物知识水平及康复期的护理宣教。

思维提示

［1］患者及家属不能完全说出康复期护理注意事项，需在患者出院前完善出院宣教。

［2］护士向患者及家属讲解颈腕吊带时患者家属向护士询问其注意事项，需在出院前使家属能正确佩戴颈腕吊带。

［3］术后康复锻炼对患者的手部功能恢复起着重要作用，护士在术后对患者进行有针对性的健康宣教，使患者有信心克服困难，配合医生进行正确有效的功能锻炼，使手功能最大限度地得到恢复。

---

3. 护理思维与实施方案

患者对康复期注意事项
不了解

↓

知识缺乏

（1）护理目标：患者及家属出院前能复述康复期注意事项；住院期间患者可正确进行功能锻炼。

（2）护理措施

- 对患者讲解康复期护理对疾病恢复的重要性。
- 告知患者康复期注意事项，主要包括以下几点：

1）手术次日起 14 日后拆线。

2）按时服药，注意药物副作用。

3）术后 1 个月复查，遵医嘱进行患肢手指屈伸功能锻炼。

4）避免劳累、负重。

5）不适随诊。

家属询问颈腕吊带的
佩戴方法及注意事项

↓

知识缺乏

（1）护理目标：家属出院前能正确演示颈腕吊带的佩戴方法并知晓注意事项。

（2）护理措施

- 评估患者及家属对佩戴颈腕吊带的基本方法了解程度。
- 向患者解释正确佩戴颈腕吊带的必要性。
- 可提供相关宣传资料以帮助患者及家属尽快学会佩戴方法。

术后康复锻炼

↓

疼痛

（1）护理目标：患者在住院期间以及出院后都能够进行正确有效的功能锻炼。

（2）护理措施

- 护士给予协助使患者能按照医生和康复师的要求进行正确有效的术后功能康复锻炼。
- 给予心理安慰，告知患者不要气馁，要循序渐进，劳逸结合。

二、护理评价

患者从入院到出院,护理上给予了一系列护理方案的实施。入院时为患者做好心理、疼痛、睡眠型态紊乱的监测及控制,手术后不仅满足了患者术后的基本生理需求,对患者的睡眠、伤口等均进行了良好的护理,避免了术后伤口的感染;出院前,给予患者系统的疾病相关知识及术后康复注意事项的健康教育,告知患者在整个疾病期,术后康复尤为重要。

三、经验分享

1. 心理护理　手部神经纤维分布十分丰富,手外伤后患者多因疼痛而拒绝行功能锻炼,影响了肌腱活动,最终导致肌腱粘连而影响疗效。护士应向患者讲明功能锻炼的重要性,根据患者情况制订康复计划并及时与患者沟通,鼓励患者进行正确的功能锻炼,针对患者的心理特点,有针对性地进行解释,使之消除思想顾虑,树立战胜疾病的信心。重点强调手术只是治疗过程的一部分,术后应在医护人员的指导下进行正确有效的功能锻炼,才能获得满意效果。

2. 观察出血及血运情况　注意观察伤口出血情况,对包扎敷料的渗血范围用笔做标记,通过观察渗血范围扩大的速度,敷料被血浸湿的程度来判定伤口出血情况,伤口出血过多、过快应及时通知医生给予处理。注意观察患肢血液循环的情况,注意指腹张力、温度、毛细血管反应,发现异常及时处理。

3. 功能锻炼　肌腱松解后,早期功能锻炼是防止再粘连的必要措施。术后早期应进行积极的功能锻炼,能增强肌力,增加肌肉的协调作用,恢复手部功能的灵活性,防止肌腱粘连。有研究显示,将胶原纤维成熟期与未成熟期进行比较,未成熟期较脆弱、可溶解、方向不一致、排列紊乱。而成熟期时,强韧、不可溶解、方向一致、排列规则。所以应力作用有利于胶原纤维重建塑型,减少瘢痕形成和粘连产生,这是早期功能锻炼的组织学基础。术后24~48小时后,由主治医生指导,责任护士配合进行手指主被动屈曲锻炼,锻炼时去除多层敷料,单层敷料包扎下进行功能锻炼,让各指间关节能得到充分范围的活动,每个指间关节做最大力量的主动屈曲,并在此基础上辅以被动的加强,最后使患者坚持2分钟,然后进行最大力量的伸直,并在此基础上辅以被动加强,坚持2分钟。同时辅助运用物理治疗,一般为每日2次,每次半小时。若肿胀程度较重,可以增加1次。注意观察患者反应,耐心纠正训练中不成功的动作,对每一细微进步给予肯定,以增强患者的信心。

4. 疼痛护理　为患者创造舒适的休息环境,根据患者的疼痛程度遵医嘱应用止疼药物治疗,以利患者休息,并及时评估疼痛的改善程度。

5. 安全护理　术后鼓励患者下床活动,进行安全宣教,嘱患者起床活动时,用颈腕吊带悬吊患肢,可以减轻疼痛,同时注意避免体位性低血压及滑倒等意外事故的发生。

病例 56

尺神经炎患者的护理

患者,男性,42 岁,主诉"右手尺侧一指半麻木 3 个月",门诊以"右尺神经炎"收入院。

一、诊疗过程中的临床护理

（一）入院时

1. 诊疗情况

入院后查体:体温 36.5℃,脉搏 70 次 /min,呼吸 16 次 /min,血压 120/88mmHg。患者主诉 3 个月前无明显诱因患者出现右手尺侧一指半麻木疼痛,以夜间麻木明显,活动后症状可减轻,未行任何治疗,患者症状逐渐加重,抓持东西无力。曾于当地医院就诊,诊为"右尺神经炎"未行任何治疗,门诊给予查体后,以"右尺神经炎"收入院治疗。患者自发病以来精神、食欲良好、因手指麻木疼痛出现失眠、易醒,无不良嗜好,大小便正常,生活自理。

既往史:患者既往体健。否认高血压、冠心病、糖尿病等慢性疾病。否认肝炎、结核等传染病史。否认重大外伤、手术室。否认药物过敏史。

专科查体:右手内在肌较健侧萎缩,右肘尺神经沟处叩击痛,并前臂及右尺侧放射,右肘内侧 Horner 征阳性,右手尺侧一指半麻木感,右手夹纸试验阳性,右前臂尺侧浅感觉较健侧减退,右手拇指内收,外展、对掌功能正常,示中环小指屈曲、伸直活动正常,右手指端血运正常。

辅助检查:心电图,大致正常心电图;胸部平片示心肺膈未见异常;肌电图,右尺神经不全,传导功能受阻,符合神经炎肌电图表现。

> 思维提示
>
> ［1］患者出现睡眠型态紊乱:因疼痛出现失眠、易醒,需做好睡眠的护理。
> ［2］患者出现焦虑:因手指抓持东西无力影响日常劳动工作,需做好心理护理。

2. 护理评估　患者主要症状右手尺侧一指半麻木疼痛,以夜间麻木明显,活动后症状可减轻,患者症状逐渐加重,抓持东西无力。因夜间麻木明显出现失眠、易醒,劳动能力减弱。

3. 护理思维与实施方案

因麻木疼痛出现失眠、易醒
↓
睡眠型态紊乱

（1）护理目标:患者可安静入睡。
（2）护理措施
- 评估患者夜间睡眠情况及影响睡眠的因素。
- 给予心理安慰并告知其睡眠对康复的重要性。
- 告知患者尽量减少白天睡眠时间。
- 巡视患者时注意做到"四轻"。
- 必要时遵医嘱给予止痛药物缓解疼痛。
- 必要时遵医嘱给予地西泮等药物辅助睡眠。

患者劳动能力减弱
↓
焦虑
{
（1）护理目标：患者住院期间焦虑情绪减轻,表现为情绪稳定。
（2）护理措施
- 评估焦虑程度,并进行分级。
- 入院后向患者做以下宣教:
  1）疾病的相关知识及成功病例。
  2）有关手术的相关知识。
  3）术前准备的内容及注意事项。
  4）术后需要注意的相关内容。
- 保持放松、平和的心态。
}

（二）实施手术后

1. **诊疗情况**　手术当日,体温 36.6~37℃,脉搏 72~88 次 /min,呼吸 18~22 次 /min,血压 111~126/70~92mmHg。患者在臂丛 + 静脉全麻麻下行"尺神经松解前移术",术毕安返病房,患者神清合作,伤口外敷料包扎完整,无渗血,患肢有石膏托外固定,患肢固定于肘关节屈曲 90° 位,患肢有一负压引流球,内为血性液体约 5ml,告知患麻醉恢复前需去枕平卧、禁饮食,麻醉恢复后患肢可进行功能锻炼,进食水。术日患者主诉疼痛,难以入睡。术后第 1 日,体温 36.8~37.6℃,脉搏 80~92 次 /min,呼吸 18~20 次 /min,血压 117~140/66~80mmHg。24 小时伤口引流量为 75ml 血性液。24 小时后护士协助患者妥善固定好引流管佩戴吊带下地活动,并向家属讲解颈腕吊带佩戴方法。家属向护士询问佩戴吊带的注意事项。

> **思维提示**
>
> ［1］患者伤口有一引流球,应密切注意患者伤口引流渗血情况,注意体温变化。
>
> ［2］患者主诉疼痛,难以入睡,护士需注意观察患者疼痛程度及对睡眠的影响,及时给予止疼药物,必要时给予辅助睡眠药物,以减轻手术给患者带来的不适。
>
> ［3］患者麻醉恢复前需去枕平卧,麻醉恢复后可进行患肢手指活动,可佩戴颈腕吊带下地活动。术后患者一侧患肢处于活动能力受到限制的状态并需要卧床输液治疗。出现部分生活自理能力的缺陷,护士需加强巡视,及时发现并满足患者的生活需要。

2. **护理评估**　患者麻醉恢复前需去枕平卧、禁饮食；患者主诉疼痛,难以入睡。

3. **护理思维与实施方案**

患肢活动受限
患者需卧床输液治疗
↓
部分生活自理
能力缺陷
{
（1）护理目标：患者住院期间基本生活需要得到满足。
（2）护理措施
- 评估患者目前身体状况及自理程度。
- 定时巡视；了解患者需要。
- 协助患者进食饮水。
- 协助患者打饭,进食,洗漱。
- 协助患者完成基本生活需求,将患者日常用品放置于患者易于拿取的位置。
- 及时帮助患者取送大小便器,便后及时倾倒并开窗通风。
- 保持床单位整洁,及时更换污染的被服及衣物。
- 保持室内空气清新,定时开窗通风,保持病室内安静。
}

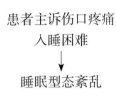

患者主诉伤口疼痛
↓
疼痛

（1）护理目标：1 小时内患者主诉疼痛减轻；3 日内患者主诉疼痛缓解舒适感提高。

（2）护理措施

- 评估患者疼痛的原因、部位、性质、持续时间。
- 告诉患者术后疼痛的必然性及可能持续的时间。
- 定时巡视病房，耐心倾听患者的主诉并给予适当的关心。
- 必要时遵医嘱给予止痛药（氨酚羟考酮，哌替啶）。
- 操作时注意做到"四轻"。
- 保持病室安静，整洁，温度适宜，空气清新，光线柔和。

患者主诉伤口疼痛
入睡困难
↓
睡眠型态紊乱

（1）护理目标：患者主诉疼痛缓解，夜间可连续睡眠 6 小时。

（2）护理措施

- 评估患者夜间睡眠情况及影响睡眠的因素。
- 告诉患者术后疼痛的必然性及可能持续的时间。
- 必要时遵医嘱给予止痛药（氨酚羟考酮，哌替啶）。
- 创造良好的睡眠环境，保持室内安静及适宜的温湿度。
- 必要时遵医嘱给予地西泮等药物辅助睡眠。
- 限制白天睡眠时间，最多不超过 2 小时。
- 尽量在患者睡眠时把干扰减到最少，如避免不必要地叫醒患者吃药，测量生命体征。

（三）出院前

1. 诊疗情况　出院前行伤口换药拔除引流管，护士给予患者及家属出院指导。各项检查无异常后可带药出院。

思维提示

［1］患者及家属不能完全说出康复期护理注意事项，需在患者出院前完善出院宣教。

［2］护士向患者及家属讲解颈腕吊带时患者家属向护士询问其注意事项，需在出院前使家属能正确佩戴颈腕吊带。

［3］术后康复锻炼对患者的手部功能恢复起着重要作用，护士在术后对患者进行有针对性的健康宣教，使患者有信心克服困难，配合医生进行正确有效的功能锻炼，使手功能最大限度地得到恢复。

---

2. 护理评估　做好出院时患者心理、药物知识水平及康复期的护理宣教。

3. 护理思维与实施方案

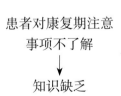

患者对康复期注意
事项不了解
↓
知识缺乏

（1）护理目标：患者及家属出院前能复述康复期注意事项；住院期间患者可正确进行功能锻炼。

（2）护理措施

- 对患者讲解康复期护理对疾病恢复的重要性。
- 告知患者康复期注意事项，主要包括以下几点：

1）手术次日起 14 日后拆线。

2）术后患肢保持屈肘 90°，石膏托固定 3 周。

3）按时服药，注意药物副作用。

4）术后 1 个月复查，遵医嘱进行患肢手指屈伸功能锻炼。

5）避免劳累、负重。

6）不适随诊。

家属询问颈腕吊带的佩戴方法
及注意事项

↓

知识缺乏

（1）护理目标：家属出院前能正确演示颈腕吊带的佩戴方法及知晓注意事项。

（2）护理措施

- 评估患者及家属对佩戴颈腕吊带的基本方法了解程度。
- 向患者解释正确佩戴颈腕吊带的必要性。
- 可提供相关宣传资料以帮助患者及家属尽快学会佩戴方法。

二、护理评价

患者从入院到出院，护理上给予了一系列护理方案的实施。入院时为患者做好心理、疼痛、睡眠型态紊乱的监测及控制，手术后不仅满足了患者术后的基本生理需求，对患者的睡眠、伤口等均进行了良好的护理，避免了术后伤口的感染；出院前，给予患者系统的疾病相关知识及康复训练重要性的健康教育。

三、经验分享

1. 心理护理 因尺神经受到嵌压，患者出现右手尺侧一指半麻木疼痛，以夜间麻木明显，活动后症状可减轻，抓持东西无力。神经功能的恢复是一个缓慢的过程，护士可告诉患者手术实施后疼痛可能还要持续一段时间，使患者对疾病的康复抱有积极乐观的态度。

2. 术后并发症的观察 伤口感染：术后密切观察患肢肿胀情况，皮温、颜色及感觉，引流管是否通畅，若有苍白、剧烈疼痛，体温过高，有可能伤口感染所致。因此，护士应严格无菌操作，遵医嘱按时输入抗生素治疗。

3. 尺神经炎患者术后功能锻炼

（1）第一阶段（术后第1日至石膏拆除前的3周内）：此阶段锻炼的目的是促进患肢血液循环及手指肌力恢复，防止废用性骨质疏松、关节僵硬、肌肉萎缩。方法：术后第1日开始进行每日3次的患肢手指主动、被动活动及转腕、转肩运动。第1日每个关节的锻炼不少于2分钟，锻炼总时间在10分钟左右，此后根据患者具体情况逐渐增加锻炼量；同时进行每日3次，每次10~15分钟石膏固定部位肌肉的等长舒缩活动。

（2）第二阶段：锻炼的目的是促进肘关节功能及手指感觉、运动的恢复。方法：拆除石膏后第1日先开始每日3~4次，每次3~5分钟肘关节小范围内缓慢屈伸运动，并逐渐加大活动范围和时间，至术后6周过渡到肘关节全范围活动。同时开始进行手部精细活动训练，如捡豆子、系扣、穿针等，但要注意进行手部锻炼时，持续屈肘时间不要超过5分钟。

（3）第三阶段：为石膏拆除3周后至术后4个月的时间内。此阶段锻炼的目的是逐渐恢复肘关节和手指的日常活动能力。具体方法：在肘关节的全范围活动的基础上开始逐渐进行一些患肢的负重锻炼。刚开始的几日内可以让患者手握500g左右物体（如一瓶矿泉水）进行每日3次，每次5~10分钟的患肢肘关节运动，以后逐日加量，至术后4个月基本恢复患肢日常活动。同时，此阶段继续手部精细功能锻炼，以促进手指功能及手部畸形的康复。

胸腔出口综合征患者的护理

患者,女性,30岁,主诉:左侧颈肩部疼痛伴上肢沉重无力感7个月余。门诊以"胸腔出口综合征(左)"收入院。

一、诊疗过程中临床护理

(一)入院时

1. 诊疗情况

入院后查体:体温36℃,脉搏80次/分,血压118/70mmHg。患者主诉入院前7个月余,自觉在一次洗澡吹空调后左肩部疼痛不适,下午及夜间不适症状自觉加重且间断性发作,休息后无缓解。在当地医院予以诊治,给予膏药贴敷及热敷理疗、口服药物等保守治疗,未见明显好转,后又出现左颈肩部疼痛不适伴有左上肢无力、疲劳,但手指未见明显麻木,为求进一步治疗入住我科。患者自发病以来精神、食欲较差,大小便正常,生活部分自理。无不良嗜好。

既往史:否认冠心病、糖尿病等慢性疾病。否认肝炎、结核等传染病史。否认重大外伤、手术史。否认药物过敏史。

专科查体:左斜方肌上侧肌支可触及肌肉硬结,肌肉收缩尚可,屈肘及肩上举活动无力、疲劳,腕关节主被动活动正常,手指活动正常,左上肢未见明显麻木,叩击颈部三角斜肌间隙远端有麻木及异样感,颈椎棘突及椎旁无明显压痛,Adson(斜角肌压迫)试验阴性,Wright(过度外展)试验阳性,Roos(上臂外展)试验阳性,左上肢有沉重感,桡动脉波动正常。

辅助检查:颈椎MRI示颈椎反曲。臂丛MRI:双侧臂丛走行区未见明显异常信号,颈椎曲度欠佳,$C_{4,5}$及$C_{5,6}$椎间盘轻度突出。胸部透视:左膈神经运动传导功能正常,双侧膈肌活动好。骨肌肉软组织疾病/肿瘤及周围大血管彩超:左侧颈根部锁骨下动脉局限变细。

异常化验结果:无。

> **思维提示**
>
> [1]患者出现左颈肩部疼痛不适伴有左上肢无力疲劳:在巡视病房时需及时发现并满足患者基本生活需求。
>
> [2]患者出现焦虑:因患者担心自己病情及术后恢复情况,是否影响未来正常生活及工作,需及时做好患者的心理疏导工作。
>
> [3]患者多次强调既往体健,不理解此次发病原因,护士需注意及时做好心理疏导。
>
> [4]患者Wright(过度外展)试验阳性,Roos(上臂外展)试验阳性骨肌肉软组织疾病/肿瘤及周围大血管彩超:左侧颈根部锁骨下动脉局限变细,进一步确诊此病。

2. 护理评估 患者主要症状为左肩部疼痛不适,下午及夜间不适症状自觉加重且间断性发作,休息后无缓解。患者多次咨询术前注意事项及术后左上肢功能恢复的情况,希望对此能有更多的了解。该病恢复周期长,患者及家属心理负担沉重。经过一系列常规术前检查后,择期拟行"臂丛神经探查、第一肋骨切除术"。

3. 护理思维与实施方案

屈肘及肩上举活动无力、疲劳 → **部分自理能力缺陷**

（1）护理目标：满足患者在住院期间基本生活需求。

（2）护理措施

- 评估患者精神状态、日常生活的自理能力。
- 给予患者心理安慰。
- 做好晨晚间的护理，需要时协助患者沐浴、更衣、如厕等生活护理。
- 协助并指导患者进行有针对性的功能锻炼，防止关节僵硬和肌肉废用性萎缩，同时也为术后神经的恢复创造条件。锻炼方法类似蛙泳动作：手臂上伸，肩关节略内旋，两臂分开成 40° ~45°，两臂分别向侧、下、后方屈臂划圆动作，注意肘关节要屈成 90°，这个角度能利用胸背部大肌肉群。每日早中晚各 3 次，每次做 3 组，每组做 30 个。

患者担心病情及术后效果 精神、食欲较差 → **焦虑**

（1）护理目标：患者在 1 周之内精神状态好转，食欲恢复正常。

（2）护理措施

- 通过焦虑自评量表（SAS）帮助患者自评其焦虑程度。
- 对患者抱以同情关怀的态度加强沟通，了解其焦虑的原因。
- 认真进行术前教育、介绍此次手术的目的、方法及术后的护理重点，做好患者的思想工作，解除其对手术的顾虑，树立战胜疾病的信心，以积极的心态接受手术治疗。
- 鼓励患者与类似疾病治疗效果较好的患者进行交流沟通，增强患者信心。
- 给予心理安慰并告知患者饮食营养对健康恢复的重要性。
- 充分发挥支持系统的作用，感受到来自家属的鼓励支持与家庭温暖；另外，听轻音乐，散步，看电视等，会转移对病情的注意力。

左颈肩部疼痛不适伴有左上肢无力疲劳感 左侧颈根部锁骨下动脉局限变细 → **活动无耐力**

（1）护理目标：在住院期间患者能够保持最佳活动水平。

（2）护理措施

- 评估患者患肢肌肉力量。
- 给予患者安全事项的指导，使患者及其家属意识到因患肢乏力容易造成意外伤害，尤其提醒患者，不要提重物，以免因肌肉无力造成重物坠落引起的砸伤。还应协助患者吃饭时摆好舒适体位，将饭摆到患者面前。
- 适度活动，按照循序渐进原则活动。
- 经常巡视病房，满足患者基本需求，将经常使用的日常生活用品放在患者容易拿取的地方。
- 对患者应注意保暖，但对患肢使用暖水袋或洗澡时严格控制水温。
- 衣服应柔软宽松以减少功能锻炼时衣物对患肢活动阻力的增大。

患者咨询患此病原因 术前及术后注意事项 → **知识缺乏**

（1）护理目标：患者 1 周内能说出此病发病原因及手术前后的注意事项。

（2）护理措施

- 评估患者知识缺乏的程度及患者的接受能力、社会文化因素、患者的配合程度有无五官的感觉缺陷。
- 耐心地向患者解释此次手术术前及术后的注意事项。
- 解释手术前后准备工作的全部过程、理由以及必要性。
- 告知患者及其家属术后可能发生的并发症，让其知道如有必要或有指征时可能被安置在重症监护室，使患者及家属做好心理准备。
- 简单解释医院各项规章制度及病房探视制度。
- 对术前术后的功能锻炼方法做床边指导。

[1] 患者会出现由于自理能力部分丧失而产生依赖性及不良的自我概念的情况,护士需鼓励患者自我护理。

[2] 患者出现肢体感觉缺乏,在洗澡过程中,护士应指导患者多擦洗患肢,保持患肢清洁。鼓励患者洗澡用温水擦洗可促进全身血液循环,解除疲劳,使全身肌肉松弛。

[3] 患者出现不配合功能锻炼的情况:护士应注意使患者意识到如果不配合或不参与,将对术后并发症易感,以鼓励患者积极参与教学活动,且在巡视病房的时候监督患者进行功能锻炼。

（二）实施手术后

1. 诊疗情况　手术当日,体温 36.5~37℃,脉搏 80~90 次 /min,呼吸 16~22 次 /min,血压 110/76mmHg。患者在全麻下行"臂丛神经探查松解、第一肋骨切除术",术毕安返病房,患者神志清楚,呼之可应,有一条留置引流管,通畅,引出为血性液。给予 6 小时心电监护及持续低流量吸氧,告知患者及家属需去枕平卧、禁饮食 6 小时,6 小时后可以下地。术日晚术区伤口敷料包扎完好无渗血,患者主诉伤口疼痛,难以入睡。术后第 1 日,体温 37~37.4℃,脉搏 80~94 次 /min,呼吸 16~20 次 /min,血压 120~136/76~70mmHg,经皮血氧饱和度（SPO_2）99%~100%。6 小时后护士搀扶患者下地活动,3 日后拔除引流管。

[1] 患者术后出现伤口疼痛,难以入睡的情况,护士需注意患者疼痛护理。

[2] 患者伤口敷料虽包扎完好无渗血,但仍要密切注意患者伤口敷料是否渗血,如有异常立即通知主管医生。

[3] 护士需注意患者引流管的管路护理。

[4] 患者术后可能会发生并发症如气胸。护士需密切倾听患者主诉有无呼吸困难及胸闷等症状,如有异常立即通知主管医生。

2. 护理评估　患者术后麻醉恢复前给予持续心电监护,需去枕平卧位、禁饮食。术后伤口处有一条留置引流管通畅,术日晚患者主诉伤口疼痛难以入睡。

3. 护理思维与实施方案

（1）护理目标:患者术后 1 小时疼痛缓解,夜间可安静入睡。

（2）护理措施

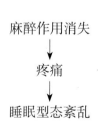

麻醉作用消失
↓
疼痛
↓
睡眠型态紊乱

- 评估患者疼痛程度。要求患者在感觉最好时,采取镇痛措施后和感觉最差时分别进行评估。
- 告知患者术后伤口疼痛是由于术后皮肤牵拉,麻醉作用消失,是正常的生理反应,消除患者的疑虑。
- 告知患者忍受疼痛会影响术后功能锻炼、神经的生长、延迟伤口愈合、影响机体免疫、改变应激反应及自主神经系统功能状态,使外周和中枢神经系统产生永久性改变,促使其积极配合药物治疗。
- 告知患者伤口疼痛时,护士会遵医嘱给予止痛片（氨酚羟考酮、曲马多）口服或者肌注哌替啶来缓解疼痛。并告知所用止疼药物的治疗作用,消除患者及家属对止痛药物副作用的顾虑。提醒患者注射后卧床一段时间,待无头痛头晕乏力等症状时,方可下床活动。另外,嘱咐患者止痛药最好在饭后半小时服用,否则长时间空腹服用会损害胃黏膜。
- 患者疼痛时转移患者注意力:家属可陪其聊天、听轻音乐等。
- 提供舒适的睡眠环境:温湿度适宜,夜间护理操作时若非必须,可只开床头灯。
- 巡视患者时注意做到"四轻"。
- 遵医嘱给予地西泮等药物辅助睡眠。

患者麻醉恢复前需
去枕平卧、禁饮食
↓
部分自理能力缺陷

（1）护理目标：满足患者基本生活需求。

（2）护理措施

- 评估患者精神状态、日常生活的自理能力。
- 麻醉恢复后，协助患者进食流质饮食，避免辛辣刺激食物，协助患者多饮水。
- 协助患者床上大小便。
- 为患者整理好床单位，盖好被褥。
- 定期观察伤口包扎处与皮肤接触情况，防止皮肤出现瘙痒、皮疹等不良反应，及时通知医生做好对症处理。
- 定时巡视病房，满足患者日常生活需求，床头放置呼叫器。

伤口敷料有留置引流管
↓
有发生感染的危险

（1）护理目标：患者不发生伤口感染。

（2）护理措施

- 评估发生感染的危险因素。
- 遵医嘱给予术后抗炎治疗。
- 定时观察和评估伤口情况，加强伤口护理，伤口若有渗液时，观察渗液颜色、气味、渗液面积有无继续扩大，并且通知值班医生随时更换敷料，保持敷料干燥；注意伤口有无红肿热痛等症状。
- 嘱患者进食以粗纤维、高蛋白、高能量饮食为主。
- 每日定时整理床单位，保证床单位的干净整洁。
- 每日记录 24 小时引流量，并观察其颜色性状，而且引流管要妥善固定，防止脱出、压折、血块堵塞，要保持其通畅，严禁牵拉引流管（尤其在更换床单和协助患者更换体位时）。
- 告知患者，下地活动时将引流管置于低于伤口平面处并固定，防止引流液逆行感染。
- 定时观察引流球负压是否持续存在，引流球有无漏气，连接是否紧密，若有异常立即通知主管医生。

手术行"第一肋骨
切除术"
↓
潜在并发症：气胸

（1）护理目标：患者术后 1 周内不发生气胸。

（2）护理措施

- 评估患者呼吸功能：观察呼吸幅度、频率等。
- 注意倾听患者主诉有无呼吸困难、胸闷等症状，如有异常及时通知主管医生。
- 维持正常呼吸功能：给予持续低流量吸氧、保持呼吸道通畅。
- 患者麻醉恢复后给予半坐卧位：增加心排出量，促进肺扩张。

锁骨上 8cm 横行切口
↓
自我形象紊乱

（1）护理目标：患者接受自己的外表。

（2）护理措施

- 鼓励患者表达自己感受，护士应予以理解。
- 鼓励患者的家属同伴探视患者，多让患者多接触家人、朋友，建立自信。
- 多让患者与治疗效果好的患者接触，分享积极的方面。

思维提示

［1］患者出现疼痛，护士需注意疼痛的护理。

［2］患者吸氧时，询问患者鼻腔是否干燥，并注意鼻导管是否脱出。若鼻腔干燥，可在患者床头安放加湿器，或用一杯温开水放到口鼻处，让蒸汽湿润鼻腔等。

［3］术后护士需注意观察患者有无缺氧症状：口唇、甲床颜色等；观察患肢手指活动、桡动脉搏动是否同术前。

（三）出院前

1. 诊疗情况　出院前行胸部透视、血常规检查,护士给予患者及家属出院指导。各项检查无异常后可带药出院。

2. 护理评估　做好出院时患者心理、药物知识水平及康复期的护理宣教。

3. 护理思维与实施方案

患者及家属对康复期
注意事项不了解
↓
知识缺乏

（1）护理目标:患者及家属出院前能复述康复期注意事项。

（2）护理措施

- 评估患者及家属对手术后患肢功能恢复的知识缺乏程度及接受能力。
- 对患者讲解康复期护理对疾病恢复的重要性。
- 告知患者康复期注意事项,主要包括以下几点:

1）手术次日起 14 日拆线;出院 1 个月后门诊复查。

2）按时服药,注意药物副作用。

3）患肢避免劳累、负重,不适随诊。

- 向患者发放出院指导宣传册。

二、护理评价

患者从入院到出院,护理上给予了一系列护理方案的实施。入院时已为患者做好焦虑、自理能力等评估,手术后不仅满足了患者术后的基本生理需求,对患者的睡眠、伤口等均进行了良好的护理,避免了术后伤口的感染,有效地避免了气胸等并发症、引流管脱出。出院前,给予患者系统的知识、术后康复期的护理。在整个发病期,术后康复期护理的功能锻炼尤为重要。

三、安全提示

1. 有受伤的危险　左侧颈肩部疼痛伴上肢沉重无力感,患者有可能会被物品砸伤等意外伤害,护士应积极做好预防工作,了解患者一般情况,包括年龄、神志、肌力等。评估患者受伤的危险因素;定时巡视患者,及时询问患者有无喝水或洗漱等生理需求;告知患者有任何需求及时向护士反映,护士会随叫随到。

2. 药物副作用的观察　患者住院期间需服用止痛药物、辅助睡眠药物等,护士需注意观察药物副作用。

3. 潜在并发症　气胸:术后护士需注意观察患者呼吸情况。

四、经验分享

1. 心理护理　本病好发于 20~40 岁女性之间。此年龄阶段女性肩部活动量明显减少,肌肉收缩力量减弱,上肢下垂后对臂丛神经在第一肋骨表面的牵拉力量加大,造成臂丛神经下干在第 1 肋骨处受压,而出现临床症状。因此,中青年女性手麻、乏力应首先考虑本病。由于患者病程长,且术前因误诊或进行保守治疗效果差,因此,患者难免有恐惧、紧张、焦虑等情绪,或者对手术及后有顾虑。故术前应针对患者的病情,施行手术的必要性、危险性,可能发生的并发症,术后恢复过程和预后,以及清醒状态下施行因体位造成的不适等,予以耐心解释,取得信任和配合,使患者能以积极的心态接受手术和术后治疗。值得重视的是,术后 2 日内患者自觉症状明显缓解、肌力增强、感觉恢复。但由于手术导致的创伤反应,术后局部出现水肿,因而在创伤反应阶段,患者对手术疗效产生怀疑,出现焦虑、消极情绪。另外,患者术后还需进行肩带肌肉锻炼所以再次向患者阐明术后症状出现反复的原因,充分调动其主观能动性,配合整个治疗过程顺利进行显得异常重要。我们要对患者进行系统指导并鼓励其要树立信心,使患者对疾病的恢复程度抱有积极乐观的态度。

2. 术后并发症的观察

（1）伤口感染:术后 1~3 日护士应密切观察伤口是否剧烈疼痛且进行性加重,伤口渗血处颜色、气味、有无进行性活动性出血,血常规检查白细胞是否增多等。

（2）气胸：术后6小时护士应密切观察患者呼吸情况，注意倾听患者主诉有无呼吸困难、胸闷等症状。

3. 康复护理　拆线前每日进行手指按摩，以增强关节活动度，防止肌肉萎缩和关节强直，幅度应小，次数应少。但患肢肩关节要制动，拆线后开始有意识地进行患肢功能锻炼，循序渐进，功能锻炼方法同术前。持续时间至少半年。

4. 出院指导　防治胸腔出口综合征，避免用肩扛重的东西，因这样会压迫锁骨，且增加在胸出口上的压力。也可以做一些简单的练习使肩部肌肉强壮。每日各做2组，每组10次。

（1）脖子伸展：左手放在后脑勺上，右手放在背后。用左手将头部向左肩靠，右边脖子有牵拉感为止，坚持5秒。换手再向相反的方向练习。

（2）肩关节活动训练：耸肩，然后向后、向下运动，类似肩关节做圆弧形运动。

病例 58

腕管综合征患者的护理

患者,女性,50 岁,主诉:双手麻木无力 2 年。门诊以"双手腕管综合征"收入院。

一、诊疗过程中临床护理

(一)入院时

1. 诊疗情况

入院后查体:体温 36℃,脉搏 78 次 / 分,血压 120/75mmHg。患者主诉 2 年前无明显诱因出现双手桡侧 3 个半手指麻木伴手指屈曲无力,曾在外院理疗无效后且症状自行加重。患者自发病以来精神、食欲较差,大小便正常,生活部分自理。无不良嗜好。

既往史:否认冠心病、糖尿病等慢性疾病。否认肝炎、结核等传染病史。否认重大外伤、手术史。否认药物过敏史,既往史。

专科查体:双手无畸形,鱼际处肌肉轻度萎缩,感觉麻木,拇外展屈曲内收肌力 5 级,各指屈曲肌力 5 级,桡侧 3 个半手指麻木,末梢血运正常,双腕叩击试验阳性,屈曲握拳试验阳性。

辅助检查:胸部 X 线示肺心膈未见明显异常。

异常化验结果:无。

> **思维提示**
>
> [1]患者出现部分自理能力缺陷的情况:护士需及时发现并满足患者基本生活需求,并且提示患者防止烫伤,避免冷热刺激。
>
> [2]患者出现焦虑不安的情况:护士需及时做好患者的心理疏导工作。
>
> [3]腕管综合征诊断依据:患者双手桡侧 3 个半手指麻木伴手指屈曲无力,双腕叩击试验阳性,屈曲握拳试验阳性,提示左上臂丛神经损伤。

2. 护理评估 患者主要症状为双手桡侧 3 个半手指麻木伴手指屈曲无力且进行性加重。患者多次咨询术前注意事项及术后双手灵活度功能等是否能恢复到正常,希望对此能有更多的了解。该病是种可预防性疾病,术后应预防该病复发。经过一系列常规术前检查后,择期拟行"双手腕管切开减压术"。

3. 护理思维与实施方案

双手桡侧 3 个半手指屈曲无力且进行性加重
↓
部分自理能力缺陷

(1)护理目标:满足患者基本生活需求。

(2)护理措施

- 评估患者精神状态、日常活动的自理能力。
- 给予患者心理安慰。
- 将呼叫器放置于患者触手可及的地方,并经常巡视病房。
- 做好晨晚间的护理,需要时协助患者沐浴、更衣、如厕等。
- 协助并指导患者进行有针对性的功能锻炼,防止关节僵硬和肌肉废用性萎缩,同时也为术后神经的恢复创造条件。锻炼方法:各手指关节有节律屈伸,可每日 5 次,每次 10 组,每组 10 个。

患者担心病情及术后效果
精神、食欲较差
↓
焦虑

（1）护理目标：患者在 1 周之内精神状态好转，食欲恢复正常。

（2）护理措施

- 通过焦虑自评量表（SAS）帮助患者自评其焦虑程度。
- 对患者抱以同情关怀的态度加强沟通，了解其焦虑的原因。
- 认真进行术前教育、介绍此次手术的目的、方法及术后的护理重点，做好患者的思想工作，解除其对手术的顾虑，树立战胜疾病的信心，以积极的心态接受手术治疗。
- 鼓励患者与类似疾病治疗效果较好的患者进行交流沟通，增强患者信心。
- 给予心理安慰并告知患者饮食营养对健康恢复的重要性。
- 充分发挥支持系统的作用，感受到来自家属的鼓励支持与家庭温暖；另外，听轻音乐，散步，看电视等，会转移对病情的注意力。

双手桡侧 3 个半手指麻木伴手指屈曲无力
↓
有皮肤完整性受损的危险

（1）护理目标：在住院期间保证患者的皮肤不受到意外损伤。

（2）护理措施

- 评估患者发生意外伤害的危险因素。
- 给予患者安全事项的指导，使患者及其家属意识到因患肢感觉障碍容易造成意外伤害如烫伤、皮肤破溃等。
- 经常巡视病房，满足患者基本需求如：倒水、热饭等。
- 在床头醒目地方及浴室卫生间等地放置安全提示牌：防烫伤、防滑倒。
- 对患者应注意保暖，但对患肢不能使用暖水袋，洗澡时注意水温。
- 衣服应柔软宽松以减少对皮肤的刺激，避免搔抓重压以防止皮肤损伤及感染。

患者多次咨询术前及术后注意事项
↓
知识缺乏

（1）护理目标：患者能说出腕管切开减压术的术前及术后注意事项。

（2）护理措施

- 评估患者知识缺乏的程度及患者的接受能力、社会文化因素、患者的配合程度有无五官的感觉缺陷。
- 解释手术前后准备工作的全部过程、理由以及必要性及注意事项。
- 告知患者及其家属术后可能发生的并发症，使患者及家属做好心理准备。
- 简单解释医院各项规章制度及病房探视制度。
- 为患者讲述术后功能锻炼的方法做床边指导。

（二）实施手术后

1. 诊疗情况　手术当日，体温 36~37.1℃，脉搏 80~98 次 /min，呼吸 18~26 次 /min，血压 122/84mmHg。患者在双臂丛麻醉麻下行"双手腕管切开减压术"，术毕安返病房，患者神志清楚，呼之可应；伤口外敷料包扎完整，无渗血，双手伤口处各有一条留置引流通畅，为血性液。术后用气垫分别将患肢垫高于心脏平面，观察患肢末梢血液循环良好，术日晚患者主诉疼痛，难以入睡。术后第 1 日，体温 36.3~37.2℃，脉搏 82~94 次 /min，呼吸 18~20 次 /min，血压 134~148/82~97mmHg，SP：96%~100%。术后护士搀扶患者下地活动，并向家属讲解术后注意事项。

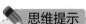 思维提示

　　［1］患者出现伤口疼痛强烈，难以入睡的情况，与手部神经末梢丰富有关：护士需注意患者的无痛护理。

　　［2］患者出现部分自理能力缺陷的情况：患者自理能力部分丧失会产生依赖性及不良的自我概念，护士应鼓励患者自我护理，同时协助患者进行日常生活护理。

　　［3］肢体感觉缺乏的患者，在洗澡过程中，指导患者多擦洗患肢，保持患肢清洁又促进运动。鼓励患者洗澡用温水擦洗可促进全身血液循环，解除疲劳，使全身肌肉松弛。

　　［4］注意引流管的护理，防止出现术后伤口感染等并发症。

2. 护理评估　患者术后若无不适主诉即可下地活动。术后引流管固定良好、通畅,术日晚患者主诉伤口疼痛难以入睡。

3. 护理思维与实施方案

麻醉作用消失

↓

疼痛

↓

睡眠型态紊乱

（1）护理目标:患者疼痛缓解,夜间可安静入睡。

（2）护理措施

- 评估患者疼痛程度,要求患者在感觉最好时,采取镇痛措施后和感觉最差时分别进行评估。
- 告知患者术后伤口疼痛是由于术后皮肤牵拉,麻醉作用消失,是种正常的生理反应,消除患者的疑虑。
- 告知患者忍受疼痛会影响术后功能锻炼、神经的生长、延迟伤口愈合、影响机体免疫、改变应激反应及自主神经系统功能状态,使外周和中枢神经系统产生永久性改变,促使其积极配合药物治疗。
- 告知患者伤口疼痛时,护士会遵医嘱给予止痛片（氨酚羟考酮、曲马多）口服或者肌注哌替啶来缓解疼痛。并告知所用止疼药物的治疗作用,消除患者及家属对止痛药物副作用的顾虑。提醒患者注射后卧床一段时间,待无头痛头晕乏力等症状时,方可下床活动。另外,嘱咐患者止痛药最好在饭后半小时服用,否则长时间空腹服用会损害胃黏膜。
- 患者疼痛时转移患者注意力:家属可陪其聊天、听轻音乐等。
- 提供舒适的睡眠环境:温湿度适宜,夜间护理操作时若非必须,可只开床头灯。
- 巡视患者时注意做到"四轻"。
- 遵医嘱给予地西泮等药物辅助睡眠。

患肢麻醉未恢复、双手伤口处有敷料包扎

↓

部分自理能力缺陷

（1）护理目标:满足患者基本生活需求。

（2）护理措施

- 评估患者自理能力缺陷的程度。
- 术后满足患者基本生活需求:如帮助患者进食、饮水、如厕、沐浴、更衣等。
- 定期观察患肢伤口敷料包扎松紧度,患肢血运情况。
- 为患者整理好床单位,盖好被褥。
- 将呼叫器放置于患者触手可及的地方,并经常巡视病房。
- 告知患者平躺时抬高患肢,有利于静脉回流,减轻肿胀和疼痛;下地活动时,将患肢用手臂吊带抬高至胸部水平,切勿将患肢下垂或摆动。

伤口有留置引流管

↓

有发生感染的危险

（1）护理目标:患者不发生伤口感染。

（2）护理措施

- 评估发生感染的危险因素。
- 遵医嘱给予术后抗炎治疗。
- 定时观察和评估伤口情况,加强伤口护理,伤口若有渗液时,观察渗液颜色、气味、渗液面积有无继续扩大,并且通知值班医生随时更换敷料,保持敷料干燥;注意伤口有无红肿热痛等症状。
- 嘱患者进食以粗纤维、高蛋白、高能量饮食为主。
- 每日定时整理床单位,保证床单位的干净整洁。
- 每日记录24小时引流量,并观察其颜色性状,而且引流管要妥善固定,防止脱出、压折、血块堵塞,要保持其通畅,严禁牵拉引流管（尤其在更换床单和协助患者更换体位时）。
- 告知患者,下地活动时将引流管置于低于伤口平面处并固定,防止引流液逆行感染。
- 定时观察引流球负压是否持续存在,引流球有无漏气,连接是否紧密,若有异常立即通知主管医生。

> **思维提示**
>
> ［1］患者疼痛时需做好患者的疼痛护理。
>
> ［2］患者家属有吸烟的情况,告知患者主动与被动吸烟会影响神经恢复,劝诫家属在外面抽完烟后不要立刻接触患者,防止烟味刺激患者伤口,影响神经恢复。
>
> ［3］定时观察患肢外敷料包扎松紧度、末梢血液循环情况。患者伤口敷料虽包扎完好无渗血。但仍要密切注意患者伤口敷料是否渗血,如有异常立即通知主管医生。

（三）出院前

1. 诊疗情况　出院前行血常规检查,护士给予患者及家属出院指导。各项检查无异常后可带药出院。

2. 护理评估　做好出院时患者心理、药物知识水平及康复期的护理宣教。

> **思维提示**
>
> ［1］患者及家属未能正确复述腕管综合征的预防。
>
> ［2］患者及家属询问期护理注意事项。

3. 护理思维与实施方案

家属未能正确复述
此病预防知识
↓
知识缺乏

（1）护理目标:家属出院前能正确复述此病的预防。
（2）护理措施
- 评估患者及家属对此病发病原因的了解度。
- 向患者解释此病好发原因。
- 可提供相关宣传资料以帮助患者及家属尽快掌握此病发病原因。
- 告知患者坚持服用营养神经药物。

患者及家属对康复期
注意事项不了解
↓
知识缺乏

（1）护理目标:患者及家属出院前能复述康复期注意事项。
（2）护理措施
- 评估患者及家属对手术后患肢功能恢复的知识缺乏程度及接受力。
- 对患者讲解康复期护理对疾病恢复的重要性。
- 告知患者康复期注意事项,主要包括以下几点:
  1) 手术次日起 14 日拆线后可洗澡。
  2) 出院 3 日再次伤口换药;出院 2 周后门诊复查,并建议到理疗科就诊。
  3) 按时服药,注意药物副作用。
  4) 保持患肢功能锻炼。
  5) 患肢避免劳累、负重,不适随诊。
- 向患者发放出院指导宣传册。

二、护理评价

患者从入院到出院,护理上给予了一系列护理方案的实施。入院时已为患者做好焦虑、自理能力等评估,手术后不仅满足了患者术后的基本生理需求,对患者的睡眠、伤口等均进行了良好的护理,避免了术后伤口的感染,有效地避免了烫伤等意外伤害、引流管脱出、伤口感染的发生。出院前,给予患者系统的知识、术后康复期的护理。在整个发病期,术后康复期护理的功能锻炼和预防尤为重要。

三、安全提示

1. 有皮肤受损的危险　双手桡侧 3 个半手指麻木伴手指屈曲无力且进行性加重,患者有可能会发生烫伤等意外伤害,护士应积极做好预防工作,了解患者一般情况,包括年龄、神志、肌力等。评估发生烫伤的风险因素;定时巡视患者,及时询问患者有无喝水或洗漱等生理需求;告知患者有任何需求及时向护士反映,护士会随叫随到。又因患肢对外界压力感觉不敏感,定期协助患者被动活动,鼓励患者主动活动,避免皮肤长期受压,保持床铺平整、清洁、干燥、无皱褶、无渣屑,尤其是患肢处。

2. 药物副作用的观察　患者住院期间需服用止痛药物、辅助睡眠药物等,护士需注意观察药物副作用。

3. 知识缺乏　告知患者术后预防此病的正确方法。

四、经验分享

1. 心理护理　患者手术前多次强调既往体健,不理解此次发病原因。告知患者此病好发的高危人群:本病好发于女性尤其是更年期妇女。在特殊职业中的发生率可达 17%~61%。多以重复性手部运动,特别是抓握性手部运动者多见,如:木工、充气钻工人,由于手腕关节长时间处于紧张状态不能自然伸展,或腕部的重复活动导致劳损,会导致腕管内组织发炎、肿胀,从而压迫腕管中的正中神经,使神经传导受损,而出现一系列的神经压迫症状。告知患者手术是一种常规的治疗手段,术前保持患者身心处于良好状态准备迎接手术治疗。主动及时地与患者交流沟通,缓解患者紧张情绪,用通俗易懂的语言讲解疾病的相关知识,术前准备的目的以及手术的必要性和安全性。说明手术的大概过程和配合手术的注意事项,从而减轻患者的恐惧、焦虑情绪,保持充足的睡眠,提高机体的抵抗力我们要对患者进行系统指导并鼓励其要树立信心,使患者对疾病的恢复程度抱有积极乐观的态度。

2. 术后并发症的观察　伤口感染:术后 1~3 日护士应密切观察伤口是否剧烈疼痛且进行性加重,伤口渗血处颜色、气味、有无进行性活动性出血,血常规检查白细胞是否增多等。

3. 康复护理　术后麻醉恢复后即可进行手指有节律的屈伸,可促进静脉和淋巴回流,减轻肿胀,防止关节僵直,护士可以协助患者制订每日锻炼计划,按计划有规律循序渐进地进行手指屈伸活动。

4. 出院指导　嘱患者保持良好的心态,一定要向患者反复强调功能锻炼对今后的功能恢复至关重要,不要间断锻炼,以及叮嘱患者要正确使用腕关节,预防腕管综合征的发生,同时长期服用营养神经药物。

多组神经移位治疗全臂丛神经根性撕脱伤患儿的护理

患儿,男性,2岁,家属叙述:车祸后右上肢感觉及功能障碍2个月。门诊以"右臂丛神经损伤"收入院。

一、诊疗过程中临床护理

(一)入院时

1. 诊疗情况

入院后查体:体温36℃,脉搏110次/min,呼吸26次/min。患儿因车祸后右上肢感觉及运动功能障碍,在外院保守治疗后,近2个月上臂外侧上段感觉有所恢复,可做耸肩动作,但仍有右上肢肩肘腕手感觉及运动功能障碍,为做进一步治疗就诊于我院,以"右臂丛神经撕脱伤"收入我科;患儿自住院以来因不能与父母同住,精神、食欲差,无不良嗜好,大小便正常。

既往史:否认冠心病、糖尿病等慢性疾病。否认肝炎、结核等传染病史。否认重大外伤、手术史。否认药物过敏史。患儿1年前曾患肺炎,现已治愈。

专科查体:右上肢呈旋前畸形,三角肌轻度萎缩,肌力0级,双肩能耸肩,右侧斜方肌肌力4级,肩关节外展0°,冈上冈下肌肌力0级,胸大小肌无收缩肌力0级,背阔肌肌力0级,大小菱形肌肌力0级,前锯肌肌力0级,右肘关节不能屈肘,肱二头肌肌力0级,不能伸肘,肱三头肌肌力0级,腕关节不能屈伸,肌力为0级,不能伸屈指,健侧屈指时患侧中指可屈曲,肌力3+,上臂前外侧感觉缺失。

辅助检查:臂丛MRI示右侧臂丛 $C_{5\sim8}$ 和 T_1 节前根性撕脱($C_{5\sim7}$ 完全, C_8 和 T_1 不全)。

膈肌透视:右膈神经运动传导功能正常,双侧膈肌活动好。

肌电图检查:右侧臂丛神经完全性损伤;根性孔内节前撕脱。

颈椎CT:提示右侧臂丛神经根性损伤,右侧椎管内神经束膜囊肿。

手功能评定:提示右侧臂丛神经根性损伤。

异常化验结果:无。

> **思维提示**
>
> [1]患儿1年前曾患肺炎,注意观察患儿肺炎是否痊愈,有无后遗症。
> [2]有受伤的危险:特别注意其安全护理。
> [3]右臂丛神经全撕脱伤诊断依据:专科查体及辅助检查确定诊断。

2. 护理评估 患儿主要症状为右上肢感觉及运动功能障碍。保守治疗后,上臂外侧上段感觉有所恢复,可做耸肩动作。但仍有右上肢肩肘腕手感觉及运动功能障碍,患儿家属多次咨询术前注意事项、术后右上肢感觉及运动功能的情况,希望对此能有更多的了解。该病恢复周期长,患儿家属心理负担沉重。经过一系列常规术前检查后,择期拟行"全臂丛神经探查、椎管内神经探查、健侧 C$_7$ 神经移位、膈神经移位、副神经移位于肩胛上神经、腓肠神经移位"术。

3. 护理思维与实施方案

护理对象

（1）患儿

右上肢肩肘腕手部感觉及运动功能障碍 ↓ 完全自理缺陷	（1）护理目标:满足患儿住院期间的基本生活需求。 （2）护理措施 ● 评估患儿自理能力缺陷的程度（根据此年龄阶段儿童动作、语言和适应能力发育过程）。 ● 尽可能满足患儿住院前的爱好及生活习惯,并耐心讲解院内的生活安排及介绍周围环境,使其对陌生环境有所了解,减少焦虑情绪。 ● 因患儿处于幼儿期,语言表达、理解能力低于成人,护士需及时发现并满足患儿基本生活需求,固定护士对幼儿进行全面的、连续的护理,加强关心爱护,使其得到母爱的替代。 ● 鼓励患儿自行穿衣、如厕等,必要时协助,对患儿的自理行为给予夸奖、奖励。培养其自我照顾的意识及能力。 ● 协助患儿进食,与家长沟通,了解患儿饮食结构及喜好,并联系营养师尽量满足患儿的喜好。 ● 经常更换患儿被褥及床单,定期为患儿擦浴或沐浴。 ● 协助患儿进行有针对性的功能锻炼,防止关节僵硬和肌肉废用性萎缩,同时也为术后神经的恢复创造条件。锻炼方法:每日 3 次被动活动肩关节,尽量使肩关节外展、外举、外旋、内旋达到正常,使被动屈肘达 120°,伸肘达 0° 每次至少半小时。
患儿不能同时见到父母与父母分离时哭闹不止 ↓ 分离性焦虑	（1）护理目标:患儿精神状态好,食欲正常。 （2）护理措施 ● 评估患儿焦虑程度。 ● 促进了解:向患儿父母询问患儿的心理及有关情况,以利于根据患儿的特点进行身心护理,同时还能使家长体会到医护人员对患儿的关心、负责,增强其信任感,以解除父母的疑虑,密切护患关系。同时患儿刚到医院时处于陌生环境,缺乏安全感,加上语言表达能力有限,患肢活动受限会产生孤独及反抗情绪,会害怕治疗操作和医护人员,此时更要注意与患儿有效沟通,给予患儿安全感。 ● 患儿出现焦虑,护士在与患儿交流时应用简单能理解的词语,观察其表情、动作,允许患儿表达悲伤等不愉快心情,理解患儿哭闹的行为,耐心陪伴患儿。 ● 要理解儿童的恐惧并给以解释,给患儿提供机会,观察其他患儿是如何成功应对可怕事物。 ● 减少分离:允许增加患儿家属探视时间,尽可能多陪患儿。 ● 减少控制感的丧失:努力取得患儿的合作,增加患儿自由活动的时间,安排好治疗和护理的日程计划,尽量维持患儿日常的生活作息,鼓励患儿的独立性,支持患儿做自己可以完成的活动,促进其控制感。 ● 固定护士照顾患儿:尽可能让固定的护士照顾患儿,以增加其亲密感,以及为患儿提供全面、连续、完整的身心护理。在初次接触患儿的时候应在父母在场情况下,不仅增加患儿信任感及安全感,也能增强患儿家属的信任感。 ● 给患儿提供表达恐惧的机会和学习如何健康地发泄愤怒和悲哀:如游戏疗法。 ● 告诉患儿,在他手术时家长在什么地方等候,减少患儿恐惧感。

右上肢肩肘腕手部感觉运动功能障碍患儿处于幼儿期

↓

有受伤的危险

（1）护理目标：在住院期间患儿不出现意外受伤。
（2）护理措施
- 评估导致患儿受伤的危险因素。
- 护士提高对患儿意外损伤的警惕性。
- 病区环境：防止患儿行走时跌倒，地面保持整洁干燥，移开暂时不需要的器械，尽量减少障碍物。
- 注意幼儿玩具的致险因素。
- 培养患儿初步树立安全意识，告知哪些东西是危险的。
- 教育幼儿在游戏过程中了解安全要点，明白什么是危险并说明防范措施。
- 衣服应柔软宽松以减少对皮肤的刺激，避免搔抓重压以防止皮肤损伤及感染。
- 防止患儿烫伤，将暖壶、水杯等放到远离患儿的地方，无人进入配膳室时要锁门等。

膈神经移位

↓

有低效性呼吸型态的危险

（1）护理目标：患儿术前1周内充分做好呼吸功能锻炼及各项呼吸功能检查，为手术做好呼吸道准备。
（2）护理措施
- 评估患儿呼吸功能。
- 呼吸功能锻炼：常规做深呼吸训练，预防肺部感染，为后期手术做准备。术前应指导患儿每日进行深呼吸练习，多咳嗽，每日进行吹气球、吹瓶训练，可以在2次深呼吸间稍微间隔一会儿，以防吸气过度，造成头昏（通过深吸气锻炼，刺激膈神经，从而达到肱二头肌支配之肌皮神经功能恢复，为术后锻炼肱二头肌随呼吸运动而收缩做准备）。开始时每日早中晚各训练3次，5组/次，每组锻炼30~50下。
- 肺功能的检查：术前常规作胸部透视检查，观察膈肌有无抬高，并排除肺部疾病、肋骨骨折以及胸腔广泛粘连，避免膈神经移位术后对呼吸功能影响。

（2）患儿家属

患儿家属多次咨询术前及术后注意事项

↓

知识缺乏

（1）护理目标：患儿家属1周内能说出此次手术的术前及术后注意事项。
（2）护理措施
- 评估患儿父母知识缺乏的程度及接受能力。
- 耐心地向患儿解释此次手术术前及术后的注意事项。
- 解释手术前后准备工作的全部过程、理由以及必要性。
- 告知患儿及其家属术后可能发生的并发症，让其知道如有必要或有指征时可能被安置在重症监护室，使患儿及家属做好心理准备。
- 告知患儿家属如何正确佩戴使用支具，并提前试戴使患儿适应使用支具。
- 为患儿家属讲述术后功能锻炼的必要性及方法。简单解释医院各项规章制度及病房探视制度，已取得家属配合。

探视制度限制家属探视时间

↓

焦虑

（1）护理目标：消除患儿家属焦虑症状。
（2）护理措施
- 通过焦虑自评量表（SAS）帮助患儿家属自评其焦虑程度。
- 对患儿家属抱以同情关怀的态度加强沟通与信任，共同探讨其焦虑的原因。
- 给予心理安慰并告知家属情绪及态度对患儿的影响。
- 认真进行术前教育、介绍此次手术的目的、方法及术后的护理重点，做好患儿家属的思想工作，解除其对手术的顾虑，树立战胜疾病的信心，以积极的心态接受手术治疗。
- 鼓励患儿家属与类似疾病治疗效果较好的患儿进行交流沟通，增强患儿信心。
- 患儿父母出现焦虑，因父母担心患儿病情及术后恢复情况，需及时做好患儿父母的心理疏导工作。因为神经恢复是一个漫长的过程，患儿年龄小，对患儿家庭造成沉重心理负担，术前要做好家属的心理护理，消除顾虑。同情理解家属并取得其配合。

［1］患儿出现分离性焦虑的情况：护士需注意及时做好患儿的心理护理。

［2］家庭对患儿住院的反应强烈：护士需做好患儿家庭的护理，减少其焦虑程度。

［3］在功能锻炼时要以称赞和鼓励为主，在护理幼儿期儿童时应为小儿提供自己做决定的机会并对其能力加以赞赏。

［4］呼吸功能锻炼：Huckabay 等学者提出儿科患者中参加吹瓶比未参加者有明显呼吸运动增加。故让患儿把吹瓶训练当做游戏来鼓励患儿进行呼吸功能锻炼。

（二）实施手术后

1. 诊疗情况　手术当日，体温 36~37.0℃，脉搏 140~148 次 /min，呼吸 26~30 次 /min，血压 100/74mmHg。患儿在全麻下行"全臂丛神经探查、椎管内神经探查、健侧 C7 神经移位、膈神经移位、副神经移位、腓肠神经移位"术，术毕安返病房，患儿神志清楚，呼之可应；伤口外敷料包扎完整，无渗血；头臂外固定头部偏向患侧，内收上肢于体侧，外固定架佩戴良好，将前臂外固定架抬高，防止压迫胸部影响呼吸；右下肢留置引流通畅，引出为血性液；脑脊液引流通畅，引出为血性液；留置尿管通畅，尿液为淡黄色、清亮；给予 24 小时心电监护及持续低流量吸氧。告知患儿及家属需去枕平卧、禁饮食 6 小时。术后 6 小时给予尿管夹毕训练，术日晚患儿哭闹不止且主诉伤口疼痛，难以入睡。

术后第 1 日，体温 37~37.2℃，脉搏 160~170 次 /min，呼吸 26~30 次 /min，血压 96~100/60~70mmHg，SP：96%~100%。患儿呕吐多次，均为胃内容物；脑脊液引流通畅为带血性液，约为 250ml；下肢伤口引流通畅约为 2ml。遵医嘱给予脑脊液引流管夹毕训练，每 4 小时开放一次；24 小时后遵医嘱停止心电监护及吸氧。术后第 2 日，患儿一般情况好，无不适主诉，伤口外敷料包扎完好无渗血，伤口无红肿热痛，脑脊液引流通畅为清亮液，约为 90ml，遵医嘱给予化验血清生化检查，结果示：K+ 3.4mmol/L，Na+ 130mmol/L，Cl- 94mmol/L，同时拔除下肢伤口引流管及尿管。并向家属讲解头臂外固定架使用方法及术后其他注意事项。

2. 护理评估　患儿术后有持续心电监护及吸氧，麻醉恢复前需去枕平卧位、禁饮食。术后有头臂固定架及腹带固定，引流管及尿管通畅，且主诉伤口疼痛难以入睡。

［1］患儿夜间哭闹不止，主诉伤口疼痛，难以入睡，注意患儿无痛管理。

［2］患儿出现完全自理能力缺陷的情况：此时，护士需要满足患儿生理、心理等各方面需求。

［3］术后头颈胸肢体支架固定 4 周，避免头部剧烈运动，否则易造成膈神经吻合口断裂，过度牵拉移植神经张力增加，致手术失败。

［4］注意头臂外固定架的护理；拔出引流管尤其是脑脊液引流管和尿管前的管路护理。

［5］患儿一侧膈神经移位，可能会影响呼吸功能，患儿有呼吸功能减弱的危险，需做好呼吸功能的监测，且告知患儿家属心电监护仪的作用，护士会 24 小时记录监护仪的数据，有异常会及时发现，减少患儿家属的忧虑。

［6］若患儿无脑脊液引流即单纯腓肠神经移植术，若无不适主诉，术后第 2 日即可下地活动，但应注意循序渐进的原则。

3. 护理思维与实施方案

麻醉作用消失
↓
疼痛
↓
睡眠型态紊乱

（1）护理目标：患儿疼痛缓解,夜间可安静入睡。

（2）护理措施

- 评估儿童经受疼痛情况：可以让患儿指出疼痛部位,测定最差和最佳时的疼痛强度;可用笑脸评估生动形象地评估患儿疼痛程度。
- 告知患儿家属术后伤口疼痛是由于术后皮肤牵拉,麻醉作用消失是种正常的生理反应,消除患儿家属的疑虑。
- 告知患儿家属疼痛会影响术后功能锻炼、神经的生长、延迟伤口愈合、影响机体免疫、改变应激反应及自主神经系统功能状态,使外周和中枢神经系统产生永久性改变。告知患儿家属伤口疼痛时,护士会遵医嘱给予肌注哌替啶来缓解疼痛。并告知所用止疼药物的治疗作用,消除患儿家属对止痛药物副作用的顾虑。为幼儿进行疼痛性操作时用适合于患儿年龄和发展水平的方法来说明操作过程。在操作时尽量减少疼痛,并转移患儿注意力。
- 遵医嘱给予哌替啶后,密切观察患儿呼吸情况幼儿根据 1mg/kg 注射。注射后向家属解释药物的副作用如嗜睡状态。
- 患儿疼痛时转移注意力：家属可陪其玩最喜欢的玩具、给患儿讲故事等。
- 提供舒适的睡眠环境：温湿度适宜,夜间护理操作时若非必须,可只开床头灯。
- 巡视患儿时注意做到"四轻"。
- 减少睡眠时受损伤的可能性：①必要时使用床档;②把床放低;③提供适当安全指导;④提供夜间照明灯;⑤保证管道有足够长度可以翻身(如静脉输液管)。

患儿麻醉恢复前需去枕平卧、禁饮食
↓
完全自理能力缺陷

（1）护理目标：满足患儿基本生活需求。

（2）护理措施

- 评估此年龄阶段儿童动作、语言和适应能力发育过程。评估每个患儿从事自理活动的能力。
- 麻醉恢复后,协助患儿进食流质饮食,避免辛辣刺激食物,协助患儿多饮水。
- 在给予心电监护期间,护士整理好各种线路、管路。
- 患儿麻醉恢复后可以枕枕头,拔除脑脊液引流后可以下床活动。
- 为患儿整理好床单位,盖好被褥。
- 定期观察外固定架与皮肤接触情况,防止皮肤出现瘙痒、皮疹等不良反应,及时通知医生做好对症处理。

脑脊液引流管
伤口引流管
留置尿管
↓
有发生感染的危险

（1）护理目标：患儿在住院期间不发生伤口感染,管路逆行感染。

（2）护理措施

- 评估患儿的发生感染的危险因素。
- 定时监测生命体征。
- 定时观察和评估伤口情况,加强伤口护理,伤口渗液多时,观察渗液颜色、气味、渗液面积有无继续扩大,并且通知值班医生随时更换敷料,保持敷料干燥;注意伤口有无红肿热痛等症状。
- 注意伤口引流管、脑脊液引流管护理。
- 加强尿管护理,每日进行会阴擦洗。保持尿管通畅,定时巡视;麻醉恢复后进行尿管夹毕训练,为拔除尿管做好准备,协助患儿进行床上大便;给予患儿多饮水,以达到冲洗尿道作用。
- 给予患儿进食以高营养、高蛋白、高能量饮食为主。
- 每日定时整理床单位,保证床单位的干净整洁。
- 遵医嘱给予术后抗炎治疗。

单侧膈神经移位
↓
可能会影响呼吸运动
↓
有低效性呼吸型态的危险

（1）护理目标：患儿术后 6 小时内呼吸功能正常。

（2）护理措施

● 评估患儿术后呼吸功能：观察呼吸幅度、频率、监测血氧等。并且，每 2 小时监测 1 次呼吸和血压。

● 术后 6 小时给予患儿持续低流量吸氧 1L/min，吸氧时注意鼻导管是否脱出。为防止患儿鼻腔干燥可在患儿床头安放加湿器。

● 呼吸功能锻炼：告知患儿家属术后继续呼吸功能训练的重要性，每日指导患儿进行深呼吸运动，同术前。

● 告知患儿家属膈神经移位切断后，对肺功能有部分影响，但 1 年后，由于副神经和肋间神经代偿，其损害可得到改善，同时国内已有研究可以证明单纯膈神经移位术对呼吸功能无明显影响，打消患儿家属疑虑。

● 遵医嘱给予患儿抗炎治疗，注意防寒保暖，防止小儿肺炎的发生。

患儿多次呕吐
↓
有误吸的危险

（1）护理目标：患儿术后不发生误吸。

（2）护理措施

● 评估患儿发生误吸的危险因素。

● 观察病情：注意呕吐的性质是否为喷射性、持续性、间歇性；呕吐物性质；呕吐时是否所伴随发热、腹痛等症状；有无精神状态的改变。

● 术后常规给予吸氧，监测血氧饱和度，严密观察呼吸频率节律和深浅度变化及面色、口唇、甲床的变化，保持呼吸道通畅。

● 预防窒息：幼儿呕吐时，应使患儿保持侧卧位以免误吸，应注意及时清理口腔呕吐物，保持呼吸道通畅。

● 保证患儿水分摄入充足，环境温湿度适宜，防止痰液黏稠，必要时遵医嘱给予祛痰药或雾化吸入。

● 若发生误吸，按照应急预案流程处理。

呕吐、脑脊液引流
↓
有电解质紊乱危险

（1）护理目标：患儿术后不发生电解质紊乱。

（2）护理措施

● 评估发生电解质紊乱发生因素。

● 消除或减少诱因。

● 维持体液平衡：多饮水，给予患儿喜欢的易消化食物并且根据血液生化监测值遵医嘱给予静脉补液：①建立静脉通路，保证液体按计划输入；②按照先盐后糖、先晶后胶、先快后慢、见尿补钾的原则；③每小时记录输液量，根据病情调整输液速度 20~40 滴/min。

● 脑脊液引流管未拔出时，密切观察心率、心律、血压变化及呕吐情况。

● 待患儿停止呕吐可以正常进食后或拔除脑脊液引流管后就可适当减少或停止补液。

● 脑脊液成分有 K^+、Na^+、Cl^- 离子，当有脑脊液引流时，K^+、Na^+、Cl^- 离子也随之流出，会造成患儿电解质紊乱，故脑脊液引流未拔除时要监测血清生化 K^+、Na^+、Cl^- 值，若低于正常值要适度补液，注意补液速度。

📎 思维提示

　　[1] 患儿疼痛时，需做好患儿的疼痛护理。

　　[2] 患儿家属有吸烟的情况，护士需告知家属被动吸烟会影响神经恢复，劝诫家属在病房外面抽完烟后不要立刻接触患儿，防止烟味刺激患儿伤口，影响神经恢复。

　　[3] 向家属解释引流管的重要性及注意事项，减轻家属对引流管的恐惧与焦虑。

　　[4] 患儿术后体温维持在 37~37.2℃，给予患儿物理降温即可，并注意室内环境安静，温湿度适宜，通风良好，要勤擦浴，每 2 个小时测 1 次体温，还应注意患儿伤口情况是否良好，更要防止肺炎发生。

（三）出院前

1. 诊疗情况　出院前行胸部透视、血常规检查,护士给予患儿家属出院指导。各项检查无异常后可带药出院。

2. 护理评估　出院前教会患儿家属外固定架的使用及护理,做好患儿的康复指导及患儿家属健康教育工作。

思维提示

　　[1]患儿家属未能正确演示外固定架佩戴方法,说明患儿家属缺乏正确佩戴外固定架的相关知识,护士向患者及家属讲解佩戴外固定架的方法及正确佩戴外固定架的必要性,保证在出院前使家属能正确佩戴。

　　[2]护士向患儿家属讲解康复期护理注意事项,告知患儿家属被动吸烟对神经恢复的危害性并告诫患儿家属吸烟后不要立即接触患儿,防止影响神经再生功能。

---

3. 护理思维与实施方案

家属未能正确演示外固定架的使用方法
↓
知识缺乏

（1）护理目标:家属出院前能正确演示外固定架使用方法。
（2）护理措施
- 评估家属对使用外固定架的基本方法了解度。
- 向患儿家属解释正确佩戴外固定架的必要性。
- 可提供相关宣传资料以帮助患儿及家属尽快学会佩戴方法。
- 出院当日让家属演示为患儿佩戴臂丛神经外固定架,护士检查是否正确。
- 告知患儿坚持佩戴外固定架 4~6 周,因为神经生长是一个缓慢的过程。在 4~6 周卸下外固定架后方可进行主动功能锻炼后。

患儿家属对康复期注意事项不了解
↓
知识缺乏

（1）护理目标:患儿家属出院前能复述康复期注意事项。
（2）护理措施
- 评估患儿家属对手术后患肢功能恢复程度的接受程度。
- 对患儿家属讲解康复期护理对疾病恢复的重要性。
- 告知患儿家属康复期注意事项,主要包括以下几点:
1）手术次日起 14 日拆线后可洗澡。
2）出院 1 个月后门诊复查。
3）保持外固定架固定良好,并遵医嘱进行关节功能锻炼。
4）患肢避免劳累、负重,不适随诊。
- 向患儿家属发放出院指导宣传册。

二、护理评价

　　患儿从入院到出院,护理上给予了一系列护理方案的实施。在整个住院期间满足了患儿基本生理、心理需求,保证患儿安全,避免了摔倒等意外伤害;入院时为患儿及患儿家属分别做好分离性焦虑、知识缺乏的评估及护理干预;手术后对患儿的睡眠、伤口等均进行了良好的护理,避免了术后伤口感染,引流管脱出、尿道逆行感染,有效地避免了呼吸道并发症、电解质紊乱的发生;术后康复期护理的功能锻炼尤为重要,出院前给予患儿家属康复指导及健康教育。以整体护理观念为指导,做好患儿及家属的心理护理,减少疾病及手术带来的应激反应,结合社会因素,使患儿最大限度达到生理、心理、社会功能的全面康复。

三、安全提示

1. 有受伤的危险

（1）患儿正处于对新鲜事物好奇阶段，喜欢奔跑蹦跳等运动，常会使其受伤，适当为患儿安排空旷处玩耍，还要使患儿不离开陪护者视线；病房内物品摆放合理有序，危险物品如水壶等放在患儿触及不到的地方；入睡时需加床档，专人陪护。

（2）因为右上肢感觉及运动功能障碍，患儿处于幼儿期，有可能会发生烫伤等意外伤害，护士应积极做好预防工作，了解患儿一般情况，包括年龄、神志、肌力、语言表达、理解能力等，耐心与其沟通，使其初步形成安全意识，及时发现并满足患儿基本生活需求，适当为患儿安排空旷处玩耍，还要使患儿不离开陪护者视线。

（3）患儿因为右上肢感觉及运动功能障碍，患肢对外界压力感觉不敏感，定期协助患儿被动活动，鼓励患儿主动活动，避免皮肤长期受压，保持床铺平整、清洁、干燥、无皱褶、无渣屑，尤其是患肢处。

2. 药物护理　患儿术后前 3 日根据需要肌注止痛药物，静脉点滴消炎药物等，护士需注意观察患儿用药情况及药物副作用；保管好药物，避免患儿误食。

3. 患儿术后有呼吸功能减弱的危险

（1）膈神经移位术后，一侧膈肌抬高，有时会出现呼吸代偿不充分，影响呼吸功能，术后一定要密切注意患儿呼吸情况，护士要特别监测患儿血氧饱和度、心率有无突然加快，注意胸部健侧和患侧随着呼吸运动的起伏是否对称，还要观察患儿口唇、甲床颜色等。由于幼儿有气道直径较小的特点增加了阻塞危险，尤其要注意防止患儿窒息（潮气量、呼吸频率、呼吸末二氧化碳分压、脉搏血氧饱和度是临床来检测呼吸功能变化的可靠指标）。

（2）患儿住院期间，术前积极进行呼吸功能锻炼，术后护士需注意观察患儿呼吸情况。因为小儿胸廓短、桶状、肋骨呈平位，膈肌也较成人相对为高，胸腔小，肺相对小，若同时切断膈神经和肋间神经会造成呼吸困难，故确定手术方案时不能选膈神经和肋间神经同时移植。又因膈神经支配膈肌，术中行膈神经移位尤其是 10 岁以下患儿可能会影响呼吸功能，需注意术前呼吸功能锻炼，完善肺功能检查，术后密切注意呼吸状况。

4. 窒息　患儿术后因麻醉反应出现呕吐，护士应密切观察患儿口唇颜色等，另外，禁止给患儿玩易导致窒息的玩具，防止患儿发生窒息。

四、经验分享

1. 疼痛护理　体温、脉搏、呼吸、血压是我们已知的四个基本生命体征，疼痛现被列为第五个生命体征，在临床护理工作中，医护人员应该转变观念提高认识，制度化、规范化、科学化的镇痛，阻止急性疼痛转化为慢性疼痛，据研究，慢性疼痛中有 20% 是由于手术造成，消除疼痛是患者的基本权利为最新理念，把按需止痛、按时给药、个体化给药、多模式镇痛、预防性提前镇痛为基本原则。

2. 心理护理

（1）患儿住院期间与父母短期分离，在一般情况下反应比学龄期儿童强烈。在住院期间，迫切希望得到父母的照顾与安慰。父母不在身边，会感到孤独无依、恐惧。对父母进行有关各年龄期患儿的正常恐惧表现并进行正确的积极应对方法的教育。

（2）家长对患儿住院最初反应往往是否认，不相信自己孩子会出现如此严重的健康问题。继而会感到内疚，认为是自己过失而使幼儿生病，尤其是照顾不周引起的健康问题。护士应能理解患儿家庭的各种反应，提供有关知识和信息，不仅帮助患儿家属更好的应对和处理这些危机，还能使护患关系密切。

（3）告知患儿家属副神经移位于肩胛上神经是神经移位的最佳选择，因为肩胛上神经支配的冈上、下肌是肩关节外展的"启动肌"，又是上举的主要肌肉和上臂外旋的关键肌肉。大量临床资料证明副神经移位后对肩部功能无明显影响；健侧 C_7 神经移位对健侧上肢无功能影响，也为患肢的神经修复提供了丰富的神经纤维；膈神经在治疗臂丛神经节前损伤或根性撕脱伤是目前的主要手段，且有明显优越性，这与膈神经具有较强的自发电活动及有较多粗大运动神经纤维有关。告知患儿家属神经功能的恢复是一个缓慢的过程,由于神经平均每日生长约 1mm,对多组神经移位术的患儿,术后大概 6 个月才可以恢复有效的屈肘运动,因此需要长时间的功能锻炼来配合。我们要对患儿家属进行系统指导并鼓励其要树立信心,使家属对患儿的疾病恢复程度抱有积极乐观的态度。腓肠神经在小腿后侧,位置表浅,相对恒定,可利用的长度较长,术后感觉丧失区小易于恢复约在术后 3~6 个月感觉障碍区逐渐缩小直至消失,是较为理想的神经供体。

3. 术后并发症的观察

(1)伤口感染:术后 1~3 日护士应监测患儿体温变化,密切观察患儿伤口是否剧烈疼痛且进行性加重,伤口渗血处颜色、气味、有无进行性活动性出血,血常规检查白细胞是否增多等。

(2)呼吸功能衰竭:术后注意观察患儿是否出现气急、鼻翼扇动、上唇发绀及呼吸困难等三凹征。因此,护士应注意术前鼓励并监督患儿进行呼吸功能锻炼。遵医嘱积极应用有效的抗生素及祛痰剂防治呼吸道感染,鼓励咳痰、雾化吸入、间歇给氧都是有效的防治措施。呼吸困难并发症的防治:①对 10 岁以下儿童,由于呼吸道发育不全或呼吸道功能不良者,不应同时进行膈神经与肋间神经两组移位术,以免加重术后呼吸困难;②儿童膈肌是主要呼吸肌,即使是单组膈神经移位也应注意对呼吸功能监测。

(3)颅内感染:护士应随时观察并记录脑脊液的颜色、量及性状,注意翻身搬动时要夹毕引流管防止逆流,夹管后密切观察患儿有无头痛呕吐等颅内压增高的症状,发现异常及时通知主管医生。

4. 康复护理

(1)特殊功能训练:膈神经是主管呼吸的神经,移位到主管屈肘功能的神经上去,功能训练很重要,指导患儿每日继续进行深呼吸运动,方法同术前。

(2)一般功能锻炼:除进行特殊功能训练外,佩戴外固定架期间还应每日进行手指按摩,以增强关节活动度,防止肌肉萎缩和关节强直。但幅度应小,次数应少。在 4~6 周去除外固定架后(神经每日增长 1mm,一般 4~6 周后神经已完全愈合)开始有意识的屈肘动作,指导患儿用健侧肢体抬高患肢,用力行屈指及屈腕关节活动,循序渐进,当出现肌肉收缩时,逐渐屈曲手指及腕关节而带动屈曲肘关节的活动,每日早中晚各 3 次,每次做 3 组,并不断在水平位做屈肘动作。观察神经恢复征象:重建屈肘或肩外展术后8 个月做深呼吸运动时,一般可见肱二头肌收缩或逐渐有肩外展动作而重建屈肘功能,一般术后 12 个月才出现屈指,这些征象提示神经已生长到肌肉内,继续功能锻炼。期间应加强对患儿练习活动的督促指导,及时视患儿的锻炼感觉调整运动量。鼓励患儿长期坚持肢体的被动功能训练。

5. 引流管护理

(1)患肢引流球护理:①每日记录 24 小时引流量,并观察其颜色性状,而且引流管要妥善固定,防止脱出、压折、血块堵塞,要保持其通畅,严禁牵拉引流管(尤其在更换床单和协助患儿更换体位时)。②告知患儿家属,下地活动时将引流管置于低于伤口平面处并固定,防止引流液逆行感染。③定时观察引流球负压是否持续存在,引流球有无漏气,连接是否紧密,若有异常立即通知主管医生。

(2)脑脊液引流管护理:①使用引流袋而不是使用带负压的引流球,若由于负压吸引引流过快过多,可使颅内压骤然降低,导致意外发生,所以应将引流袋适当放高于侧脑室平面约为 10cm。②保持引流通畅,引流管不可受压、扭曲、成角、折叠,应适当限制患儿头部活动,活动及翻身应避免牵拉引流管。注意观察引流管是否通畅,若引流管内不断有脑脊液流出,管内的液面随患儿呼吸、脉搏上下波动,而波动多表明引流液通畅;若引流管内无脑脊液流出,应通知主管医生予以查明原因。③观察并记录脑脊液的颜色、量及性状,正常脑脊液无色透明,无沉淀,术后 1~2 日脑脊液可略呈血性,以后转为橙黄色。若脑脊液中有大量血液,或血性脑脊液的颜色逐渐加深,常提示有脑室内出血,需紧急手术止血。④严格遵守无菌操作原则,每日定时更换引流袋时,应先夹闭引流管以免管内脑脊液逆流,注意严格执行无菌操作技术。⑤患儿脑脊液未拔除时,告知患儿家属尽量不要下床活动,以免引起引流管脱落或颅内压骤然降低引起意外。⑥拔管,拔管前一日应试行抬高引流袋或夹闭引流管 24 小时,以了解脑脊液循环是否通畅,有否颅内压升高表现。拔管时先夹闭引流管防止液体逆流入脑室引起感染。拔管后,密切注意有无脑脊液漏出。

(3)脑脊液护理:因正常脑脊液每日分泌 400~500ml,故每日引流量不超过 500ml 为宜,小儿不超过

300ml；引流时间一般不宜超过 5~7 日，时间过长有可能发生颅内感染。感染后的脑脊液浑浊，呈毛玻璃或有絮状物，患儿有颅内感染的全身及局部表现。故应密切观察脑脊液性状、透明度、有无沉淀等。另外，脑脊液中含钾、钠、氯等电解质离子，未拔除引流管之前应注意监测血清钾、钠、氯离子值，若低于正常值要注意补液，补液时速度不宜过快。患儿呕吐时要注意是否为喷射状呕吐，防止颅内高压。翻身搬动时要夹毕脑脊液引流管防止逆流，夹管后密切观察患儿有无头痛呕吐等颅内压增高的症状，发现异常及时通知主管医生。

6. 出院指导　一定要向患儿家属反复强调功能锻炼对今后的功能恢复至关重要，叮嘱患儿家属不要对患儿间断锻炼，功能锻炼的幅度要逐步增加，并自我观察神经恢复征。一般术后 4~6 个月开始有肱二头肌收缩，术后 6~12 个月肌力恢复可达 3 级。因此，要帮助患儿功能锻炼，直到屈肘达 90° 以上能完成日常的工作活动。另外，患儿 1 年前曾患肺炎，注意其是否痊愈或复发，嘱家属定时带患儿到医院复诊，妥善保护患肢，注意防寒保暖，如有不适及时就诊，如有其他不良反应，应及时到医院进行处理。

病例 60

膈神经移位治疗臂丛神经损伤患者的护理

患者,男性,32岁,主诉:左肩摔伤后致左肩不能外展上举3个半月。门诊以"左上干节前根性臂丛神经撕脱伤"收入院。

一、诊疗过程中临床护理

(一)入院时

1. 诊疗情况

入院后查体:体温36℃,脉搏78次/min,血压120/75mmHg。患者主诉3个半月前饮酒后骑摩托车摔倒,当时旁人诉患者伤后自行站起并请旁人送当地医院就诊,但事后患者主诉不能完全回忆当时受伤情形。于当地医院就诊时,左肩不能外展外旋,左肘不能主动屈曲,口服甲钴胺治疗1个月余,左肩肘症状仍无改善,左肩不能外展外旋,左肘不能主动屈曲,左上臂肌肉萎缩及左肩部感觉消失,左上臂及前臂外侧感觉减退伴麻木。左腕和各指活动感觉好。患者自发病以来精神、食欲较差,大小便正常,生活部分自理。有烟酒嗜好。

既往史:否认冠心病、糖尿病等慢性疾病。否认肝炎、结核等传染病史。否认重大外伤、手术史。否认药物过敏史。

专科查体:左肩不能外展外旋,左肘不能主动屈曲,左上臂及前臂外侧感觉减退伴麻木。左上臂肌肉:三角肌、冈上肌、冈下肌、肱二头肌萎缩,左上臂周长较健侧短4.5cm。

辅助检查:臂丛MRI示左侧臂丛$C_{5~7}$节前根性撕脱;左上臂丛神经损伤,根性孔内受损;$C_{5~6}$中度受损;$C_{7~8}$、T_1不全受损。

胸部透视:左膈神经运动传导功能正常,双侧膈肌活动好。

肌电图检查:$C_{5~6}$中度受损;$C_{7~8}$、T_1不全受损。

异常化验结果:无。

> **思维提示**
>
> [1]对于手术治疗患者,围手术期的功能锻炼是护理工作重点。
>
> [2]患者术后会有呼吸功能减弱的危险:因膈神经支配膈肌,术中行膈神经移位会影响呼吸功能,需注意术前呼吸功能锻炼,完善肺功能检查。
>
> [3]左上臂丛神经损伤诊断依据:患者外伤后左肩关节不能外展外旋,左肘不能主动屈曲,左上臂肌肉萎缩,左肩部感觉消失左上臂及前臂外侧感觉减退伴麻木,三角肌、冈上肌、冈下肌、肱二头肌萎缩,左上臂周长较健侧短4.5cm。辅助检查提示左上臂丛神经损伤。

2. 护理评估 患者主要症状为左上肢不能外展外旋,左肘不能屈曲。口服甲钴胺治疗一个月余,左肩肘症状仍无改善,左上臂肌肉萎缩及左肩部感觉消失,左上臂及前臂外侧感觉减退伴麻木。患者多次咨询术前注意事项及术后左上肢功能恢复的情况,希望对此能有更多的了解。该病恢复周期长,患者及家属心理负担沉重。经过一系列常规术前检查后,择期拟行"臂丛神经探查、膈神经移位于肩胛上神经、尺神经束支移位于肌皮神经、正中神经束支移位于腋神经术"。

　　3. 护理思维与实施方案

左肩不能外展外旋左肘
不能屈曲
↓
部分自理能力缺陷

（1）护理目标：满足患者基本生活需求。
（2）护理措施
- 评估患者精神状态、从事日常活动的自理能力等。
- 给予患者心理安慰。
- 将呼叫器放置于患者触手可及的地方，并经常巡视病房。
- 做好晨晚间的护理，需要时协助患者沐浴、更衣、如厕等。
- 协助并指导患者进行有针对性的功能锻炼，防止关节僵硬和肌肉废用性萎缩，同时也为术后神经的恢复创造条件。锻炼方法：每日 3 次被动活动肩关节，尽量使肩关节外展、外举、外旋、内旋达到正常，使被动屈肘达 120°，伸肘达 0° 每次至少半小时。

患者担心病情及术后效果
精神、食欲较差
↓
焦虑

（1）护理目标：患者精神状态好转，食欲恢复正常。
（2）护理措施
- 通过焦虑自评量表（SAS）帮助患者自评其焦虑程度。
- 对患者抱以同情关怀的态度加强沟通，了解其焦虑的原因。
- 认真进行术前教育、介绍此次手术的目的、方法及术后的护理重点，做好患者的思想工作，解除其对手术的顾虑，树立战胜疾病的信心，以积极的心态接受手术治疗。
- 鼓励患者与类似疾病治疗效果较好的患者进行交流沟通，增强患者信心。
- 给予心理安慰并告知患者饮食营养对健康恢复的重要性。
- 充分发挥支持系统的作用，感受到来自家属的鼓励支持与家庭温暖；另外，听轻音乐，散步，看电视等，会转移对病情的注意力。

左上臂肌肉萎缩及左肩部
感觉消失
前臂外侧感觉减退伴麻木
↓
有皮肤完整性受损的危险

（1）护理目标：保持患者的皮肤完整性。
（2）护理措施
- 评估患者发生皮肤完整性受损的危险因素。
- 给予患者安全事项的指导，使患者及其家属意识到因患肢感觉障碍容易造成意外伤害如烫伤、皮肤破溃等。
- 经常巡视病房，满足患者基本需求如：倒水、热饭等。
- 在床头醒目地方及浴室卫生间等地放置安全提示牌：防烫伤、防滑倒。
- 对患者应注意保暖，但对患肢不能使用暖水袋，洗澡时注意水温。
- 衣服应柔软宽松以减少对皮肤的刺激，避免搔抓重压以防止皮肤损伤及感染。

膈神经移位后影响
呼吸运动
↓
有低效性呼吸型态的危险

（1）护理目标：协助患者做好呼吸功能锻炼及各项呼吸功能检查。
（2）护理措施
- 评估患者呼吸功能。
- 呼吸功能锻炼：常规做深呼吸训练，预防肺部感染，为后期手术做准备。术前应指导患者每日进行深呼吸练习，多咳嗽，每日进行吹气球、吹瓶训练，可以在 2 次深呼吸间稍微间隔一会儿，以防吸气过度，造成头昏（通过深吸气锻炼，刺激膈神经，从而达到肱二头肌支配之肌皮神经功能恢复，为术后锻炼肱二头肌随呼吸运动而收缩作准备）。开始时每日早中晚各训练 3 次，5 组 / 次，每组锻炼 30~50 下。
- 肺功能的检查：术前常规作胸部透视检查，观察膈肌有无抬高，并排除肺部疾病、肋骨骨折以及胸腔广泛粘连，避免膈神经移位术后对呼吸功能影响。

（1）护理目标：患者术前能说出膈神经移位术的术前及术后注意事项。

（2）护理措施

患者多次咨询术前及术后注意事项 → 知识缺乏

- 评估患者知识缺乏的程度及患者的接受能力、社会文化因素、患者的配合程度有无五官的感觉缺陷。
- 解释手术前后准备工作的全部过程、理由以及必要性及注意事项。
- 告知患者及其家属术后可能发生的并发症，让其知道如有必要或有指征时可能被安置在重症监护室，使患者及家属做好心理准备。
- 简单解释医院各项规章制度及病房探视制度。
- 告知患者及其家属如何正确佩戴使用支具，并提前试戴使患者适应使用支具。
- 为患者讲述术后功能锻炼的方法做床边指导。

（二）实施手术后

1. 诊疗情况　手术当日体温 36~37.1℃，脉搏 80~98 次 /min，呼吸 18~26 次 /min，血压 122/84mmHg。患者在全麻下行"臂丛神经探查、膈神经移位于肩胛上神经、尺神经束支移位于肌皮神经、正中神经束支移位于腋神经术"，术毕安返病房，患者神志清楚，呼之可应；伤口外敷料包扎完整，无渗血，头臂外固定架佩戴良好，将前臂外固定架抬高，防止压迫胸部影响呼吸；腹带固定良好，保持平整，包扎松紧适度；留置引流通畅，引出为血性液，有留置尿管通畅，尿液为淡黄色、清亮，给予 24 小时心电监护及持续低流量吸氧。告知患者及家属需去枕平卧、禁饮食 6 小时，6 小时后给予半坐卧位，将床头摇起 30°~45°，并且进行呼吸功能锻炼有利于排痰。术日晚患者伤口敷料有 3cm×4cm 渗血且主诉疼痛，难以入睡。术后第 1 日，体温 36.3~37.2℃，脉搏 82~94 次 /min，呼吸 18~20 次 /min，血压 134~148/82~97mmHg。SP：96%~100%。伤口敷料渗血未见扩大。24 小时后护士搀扶患者下地活动，同时拔除尿管，停止心电监护及吸氧，并向家属讲解头臂外固定架使用方法，3 日后拔除引流管。遵医嘱长期肌内注射鼠神经生长因子（恩经复）。

2. 护理评估　患者术后有持续心电监护及吸氧，麻醉恢复前需去枕平卧位、禁饮食。术后有头臂固定架及腹带固定，引流管及尿管通畅，术日晚患肢伤口敷料有 3cm×4cm 渗血，且主诉伤口疼痛难以入睡。

3. 护理思维与实施方案

（1）护理目标：患者术后疼痛缓解，夜间可安静入睡。

（2）护理措施

麻醉作用消失肌注营养神经药物 → 疼痛 → 睡眠型态紊乱

- 通过面部表情量表评估患者疼痛程度。
- 告知患者术后伤口疼痛是由于术后皮肤牵拉，麻醉作用消失，是种正常的生理反应，消除患者的疑虑。
- 告知患者忍受疼痛会影响术后功能锻炼、神经的生长、延迟伤口愈合、影响机体免疫、改变应激反应及自主神经系统功能状态，使外周和中枢神经系统产生永久性改变，促使其积极配合药物治疗。
- 告知患者伤口疼痛时，护士会遵医嘱给予止痛片（氨酚羟考酮、曲马多）口服或者肌注哌替啶来缓解疼痛。并告知所用止疼药物的治疗作用，消除患者及家属对止痛药物副作用的顾虑。提醒患者注射后卧床一段时间，待无头痛头晕乏力等症状时，方可下床活动。另外，嘱咐患者止痛药最好在饭后半个小时服用，否则长时间空腹服用会损害胃黏膜。
- 患者疼痛时转移患者注意力：家属可陪其聊天、听轻音乐等。
- 提供舒适的睡眠环境：温湿度适宜，夜间护理操作时若非必须，可只开床头灯。
- 巡视患者时注意做到"四轻"。
- 遵医嘱给予地西泮等药物辅助睡眠。

（1）护理目标：住院期间满足患者基本生活需求。

（2）护理措施

- 评估患者自理能力缺陷的程度。
- 麻醉恢复后，协助患者进食流质饮食，避免辛辣刺激食物，协助患者多饮水。
- 在给予心电监护期间，患者坐起时，护士整理好各种线路、管路。（完全补偿系统：术后 24 小时内；患者自理能力完全不能满足治疗性自理需要）。
- 患者麻醉恢复后可以协助患者坐起，24 小时后可以下床活动（部分补偿系统：患者术后 24 小时后自理能力部分满足治疗性自理需要）。
- 为患者整理好床单位，盖好被褥。
- 告知患者腹带固定目的：减轻腹部伤口张力缓解疼痛、辅助腹肌收缩，促进伤口愈合，使患者予以理解配合。包扎时松紧适宜。以伸进一个手指为宜。保持腹带压力恒定，面料干净整洁，若被渗出液、血液污染应及时更换。
- 定期观察腹带与皮肤接触情况，防止皮肤出现瘙痒、皮疹等不良反应，及时通知医生做好对症处理。

患者麻醉恢复前需去枕平卧、禁饮食
↓
部分自理能力缺陷

（1）护理目标：患者住院期间不发生伤口感染及尿路感染。

（2）护理措施

- 评估患儿的发生感染的危险因素。
- 定时监测生命体征。
- 定时观察和评估伤口情况，加强伤口护理，伤口渗液多时，观察渗液颜色、气味、渗液面积有无继续扩大，并且通知值班医生随时更换敷料，保持敷料干燥；注意伤口有无红肿热痛等症状。
- 每日记录 24 小时引流量，并观察其颜色性状，而且引流管要妥善固定，防止脱出、压折、血块堵塞，要保持其通畅，严禁牵拉引流管（尤其在更换床单和协助患者更换体位时）。
- 告知患者，下地活动时将引流管置于低于伤口平面处并固定，防止引流液逆行感染。
- 定时观察引流球负压是否持续存在，引流球有无漏气，连接是否紧密，若有异常立即通知主管医生。
- 加强尿管护理，每日进行会阴擦洗。保持尿管通畅，定时巡视；麻醉恢复后进行尿管夹毕训练，为拔除尿管做好准备，协助患者进行床上大便；给予患者多饮水，以达到冲洗尿道作用。
- 嘱患者进食以粗纤维、高蛋白、高能量饮食为主。
- 每日定时整理床单位，保证床单位的干净整洁。
- 遵医嘱给予术后抗炎治疗。

伤口敷料有 3cm×4cm 渗血
伤口引流管
留置尿管
↓
有发生感染的危险

单侧膈神经移位后会影响呼吸运动

↓

有低效性呼吸型态的危险

（1）护理目标：患者术后不出现呼吸抑制。

（2）护理措施

- 评估患者术后呼吸功能：观察呼吸幅度、频率、监测血氧等。
- 呼吸功能锻炼：告知患者术后继续呼吸功能训练的重要性，每日指导患者进行深呼吸运动，同术前。
- 膈神经移位术后，一侧膈肌抬高，有时会出现呼吸代偿不充分，影响呼吸功能，术后一定要密切注意患者呼吸情况，护士要特别监测患者血氧饱和度、心率有无突然加快，注意胸部健侧和患侧随着呼吸运动的起伏是否对称，还要观察患者口唇、甲床颜色等（潮气量、呼吸频率、呼吸末二氧化碳分压、脉搏血氧饱和度是临床来检测呼吸功能变化的可靠指标）。
- 患者一侧膈神经移位，可能影响呼吸功能，需做好呼吸功能的监护，麻醉恢复后，可摇起床头约 30°~45°，保持利于排痰的体位。
- 告知患者膈神经移位切断后，对肺功能有部分影响，但 1 年后，由于副神经和肋间神经代偿，其损害可得到改善，同时国内已有研究可以证明单纯膈神经移位术对呼吸功能无明显影响，打消患者疑虑。

腹部伤口疼痛

↓

有清理呼吸道无效的危险

（1）护理目标：患者住院期间不发生窒息。

（2）护理措施

- 术后常规给予吸氧，监测血氧饱和度，严密观察呼吸频率节律和深浅度变化及面色、口唇、甲床的变化，保持呼吸道通畅。
- 鼓励患者不能惧怕伤口疼痛，多作深呼吸，患者麻醉恢复后，可抬高床头约 30°~45°，保持利于排痰的体位。
- 指导患者用有效的方法进行咳嗽：

1）让患者尽量坐高一些，慢慢进行深呼吸，最好用膈肌呼吸；屏住呼吸 3~5 秒，然后通过口，慢慢的呼气而且尽可能呼尽，第 2 次吸气末，屏住呼吸然后用力从胸部咳出。

2）必要时给予止痛药，告知患者等药物发挥疗效后 0.5~1 小时可做呼吸训练。

- 患者实施最有效咳嗽促进痰液排出，防止肺部感染。
- 保证患者水分摄入充足，环境温湿度适宜。
- 必要时遵医嘱给予镇咳祛痰药或者雾化吸入（深吸浅呼）。

患者及家属术后多次询问护士各项操作及各种管路作用

↓

知识缺乏

（1）护理目标：患者与家属了解各项护理操作目的。

（2）护理措施

- 评估患者及家属的知识缺乏程度，理解能力等。
- 告知患者各种管路作用及护理要点。
- 告知患者主动与被动吸烟会影响神经恢复，劝诫家属在外面抽完烟后不要立刻接触患者，防止烟味刺激患者伤口，影响神经恢复。

✏️ **思维提示**

［1］患者术后 6 小时内出现疼痛，护士应注意患者疼痛护理。

［2］患者术后呼吸功能可能会受到影响，护士应密切注意观察呼吸活动。

［3］患者吸氧时，询问患者鼻腔是否干燥，并注意鼻导管是否拖出。若鼻腔干燥，可在患者床头安放加湿器，或用一杯温开水放到口鼻处，让蒸汽湿润鼻腔等。

［4］急性期采用完全补偿系统，术后 24 小时内患者卧床，自理能力完全不能满足。治疗性自理需要，一切生活护理均由护士提供。恢复期先采用部分补偿系统，患者术后 24 小时后自理能力部分满足治疗性自理需要，护士提供部分帮助，保证医嘱的正确执行。恢复后期采用支持教育系统，补充患者康复期的相关知识，对患者进行健康宣教。

（三）出院前

1. 诊疗情况　出院前行胸部透视、血常规检查，护士给予患者及家属出院指导。各项检查无异常后可带药出院。

2. 护理评估　做好出院时患者心理、药物知识水平及康复期的护理宣教。

> **思维提示**
>
> ［1］家属未能正确演示外固定架佩戴方法，说明患者及家属缺乏正确佩戴外固定架的相关知识，护士向患者及家属讲解佩戴外固定架的方法及正确的佩戴外固定架的必要性，保证在出院前使家属能正确佩戴。
>
> ［2］护士向患者及家属讲解康复期护理注意事项。
>
> ［3］告知患者主动与被动吸烟和饮酒对神经恢复的危害性并告诫患者戒烟戒酒。

3. 护理思维与实施方案

家属未能正确演示外固定架的使用方法 → 知识缺乏

（1）护理目标：家属出院前能正确演示外固定架使用方法。

（2）护理措施

- 评估家属对使用外固定架的基本方法了解度。
- 向患儿家属解释正确佩戴外固定架的必要性。
- 可提供相关宣传资料以帮助患者及家属尽快学会佩戴方法。
- 出院当日让家属演示为患者佩戴臂丛神经外固定架，护士检查是否正确。
- 告知患者坚持佩戴外固定架4~6周，因为神经生长是一个缓慢的过程。在4~6周卸下外固定架后方可进行主动功能锻炼后。

患者及家属对康复期注意事项不了解 → 知识缺乏

（1）护理目标：患者及家属出院前能复述康复期注意事项。

（2）护理措施

- 评估患者及家属对手术后患肢功能恢复的知识缺乏程度及接受力。
- 对患者讲解康复期护理对疾病恢复的重要性。
- 告知患者康复期注意事项，主要包括以下几点：

1）手术次日起14日拆线后可洗澡。

2）出院3日再次伤口换药；出院1个月后门诊复查；并建议到理疗科就诊。

3）按时服药，注意药物副作用，保持外固定架固定良好，并遵医嘱进行腕关节功能锻炼。

4）患肢避免劳累、负重，不适随诊。

- 向患者家属发放出院指导宣传册。

二、护理评价

患者从入院到出院，护理上给予了一系列护理方案的实施。在整个护理过程中将 Orem 的自理理论与护理程序有机地结合起来，评估患者自理能力及自理缺陷，以帮助患者更好地达到自理、回归社会、提高生活质量。入院时已为患者做好焦虑、自理能力等评估，手术后不仅满足了患者术后的基本生理需求，对患者的睡眠、伤口等均进行了良好的护理，避免了术后伤口的感染引流管脱出、尿道逆行感染的发生，有效地避免了烫伤等意外伤害、呼吸道并发症。出院前，给予患者系统的知识、术后康复期的护理及健康教育。

三、安全提示

1. 有皮肤受损的危险　因为左上臂及前臂外侧感觉减退伴麻木，皮肤对温度感觉减退，患者有可能会发生烫伤等意外伤害，护士应积极做好预防工作，了解患者一般情况，包括年龄、神志、肌力等。评估发生烫伤的风险因素;定时巡视患者,及时询问患者有无喝水或洗漱等生理需求;告知患者有任何需求及时向护士反映,护士会随叫随到,另外,患肢对外界压力感觉不敏感,定期协助患者被动活动,鼓励患者主动活动,避免皮肤长期受压,保持床铺平整、清洁、干燥、无皱褶、无渣屑,尤其是患肢处。

2. 药物副作用的观察　患者住院期间需服用止痛药物、辅助睡眠药物等,护士需注意观察药物副作用。

3. 有呼吸功能减弱的危险　者住院期间,术前积极进行呼吸功能锻炼,术后护士需注意观察患者呼吸情况。

4. 知识缺乏　①告知家属不能在病房里抽烟,避免引起火灾。②护士协助患者下地活动时,嘱咐患者术后应以循序渐进的原则下床活动,防止用力过猛造成体位性低血压。

四、经验分享

1. 心理护理　告知患者一侧膈神经移位对肺功能有一定影响,但尚不致引起明显的临床症状,而且随机体代偿作用,一年后可有所恢复。告知患者膈神经在治疗臂丛神经节前损伤或根性撕脱伤是目前的主要手段,且有明显优越性,这与膈神经具有较强的自发电活动及有较多粗大运动神经纤维有关。告知患者神经功能的恢复是一个缓慢的过程,由于神经平均每日生长约1mm,对膈神经移位术的患者,要恢复有效的屈肘运动需要长时间的功能锻炼来配合。我们要对患者进行系统指导并鼓励其要树立信心,使患者对疾病的恢复程度抱有积极乐观的态度。

2. 术后并发症的观察

(1)伤口感染:术后1~3日护士应密切观察伤口是否剧烈疼痛且进行性加重,伤口渗血处颜色、气味、有无进行性活动性出血,血常规检查白细胞是否增多等。

(2)呼吸功能衰竭:术后注意观察患者是否出现气急、鼻翼扇动、上唇发绀及呼吸困难等三凹征。因此,护士应注意术前鼓励并监督患者进行呼吸功能能锻炼。遵医嘱积极应用有效的抗生素及祛痰剂防治呼吸道感染,鼓励咳痰、雾化吸入、间歇给氧都是有效的防治措施。

3. 注射鼠神经生长因子注意事项

适应证:用于治疗正己烷中毒性周围神经病,通过促进神经损伤恢复发挥作用。一般成人注射1支/次,每日1次,用2ml灭菌注射用水溶解后肌内注射。4周为一疗程,根据病情轻重缓急可遵医嘱多疗程连续给药。

1)遵守注射原则、严格执行查对制度。

2)运用无痛注射技术。此药物用药后常见注射部位疼痛或注射侧下肢疼痛(发生率分别为85%和29%),一般不需特别处理。个别症状较重者,口服镇静剂即可缓解。可定期更换注射部位来减轻疼痛,也可促进药物吸收。

3)禁忌:此药物有促进神经细胞生长、发育的作用,建议孕妇及哺乳期妇女慎用。

4. 康复护理

(1)特殊功能训练:膈神经是主管呼吸的神经,移位到主管屈肘功能的神经上去,功能训练很重要,指导患者每日继续进行深呼吸运动,方法同术前。

(2)一般功能锻炼:除进行特殊功能训练外,佩戴外固定架期间还应每日进行手指按摩,以增强关节活动度,防止肌肉萎缩和关节强直。但幅度应小,次数应少。在4~6周去除外固定架后(神经每日增长1mm,一般4~6周后神经已完全愈合)开始有意识的屈肘动作,指导患者用健侧肢体抬高患肢低于30°,防止过度牵拉神经吻合口,用力行屈指及屈腕关节活动,循序渐进,当出现肌肉收缩时,逐渐屈曲手指及腕关节而带动屈曲肘关节的活动,每日早中晚各3次,每次做3组,并不断在水平位做屈肘动作。

(3)观察神经恢复征象:重建屈肘或肩外展术后8个月做深呼吸运动时,一般可见肱二头肌收缩或逐渐有肩外展动作而重建屈肘功能,一般术后12个月才出现屈指,这些征象提示神经已生长到肌肉内,继续功能锻炼。期间,应加强对患者练习活动的督促指导,及时视患者的锻炼感觉调整运动量。鼓励患者长期坚持肢体的被动功能训练。臂丛损伤后肢体运动恢复一般在1年以后,我们指导患者在术后1周开始在佩戴支具的情况下,进行上肢关节可控制性的活动,按摩肢体防止水肿;术后 4~6 周去除支具后每日开始主动屈肘运动,并一直坚持下去。

5. 出院指导　嘱患者保持良好的心态,一定要向患者反复强调功能锻炼对今后的功能恢复至关重要,叮嘱患者不要间断锻炼,功能锻炼的幅度要逐步增加,并自我观察神经恢复征象,同时长期服用营养神经药物。一般术后 4~6 个月开始有肱二头肌收缩,术后 6~12 个月肌力恢复可达 3 级。因此,要教会患者功能锻炼方法且要加强功能锻炼,直到屈肘达 90°以上能完成日常的工作活动。嘱患者定时到医院复诊,妥善保护患肢,注意防寒保暖,如有不适及时就诊。如有其他不良反应,应及时到医院进行处理。长期服用营养神经药物,促进神经再生。

病例 61

腰骶丛神经探查松解治疗腰骶丛
神经损伤患者的护理

患者,男性,51 岁,主诉:砸伤后下肢运动及感觉障碍 8 个半月。门诊以"右骶丛神经损伤"收入院。

一、诊疗过程中临床护理

(一)入院时

1. 诊疗情况

入院后查体:体温 36℃,脉搏 78 次 / 分,血压 110/75mmHg。患者主诉 8 个月前因塌方致伤于当地医院就诊查体拍片诊断为"骨盆骨折、双侧血气胸、右侧第 2、8 肋骨骨折、右股骨大粗隆骨折、右肾挫伤、右坐骨神经损伤,曾于当地行胸腔闭式引流术,右侧下肢经保守治疗后感觉及运动功能仍无恢复,行走时需辅助拐杖;就诊于我科继续治疗;入院时主诉:大便排出干硬成形便,小便无力。患者有刺激性神经痛,长期口服止痛药。诊断为:腰骶丛神经损伤。患者自发病以来精神、食欲较好,生活部分自理。硅沉着病病史 4 年,乙肝病史 5 年。吸烟 35 年无戒断史,已戒酒 5 年。

既往史:否认冠心病、糖尿病等慢性疾病。否认药物过敏史、家族遗传史。

专科查体:患者呈痛苦面容,右下肢呈跨域步态,双下肢屈髋,活动度正常,双侧髂腰肌肌力 5 级,双侧伸膝活动度正常,双侧股四头肌肌力 5 级;右侧臀大肌肌力 5– 级,左侧 5 级;右侧臀中肌肌力 5– 级,左侧 5 级;右侧腓肠肌肌力 4 级,左侧 5 级;右侧股二头肌肌力 4+ 级,左侧 5 级;股二头肌肌张力右侧小于左侧;右侧胫前肌肌力 5– 级,左侧 5 级;左侧趾长伸肌、跗长伸肌肌力 3 级,右侧 0 级;左侧趾屈伸肌、跗长伸肌 5 级,右侧 5– 级;右足外翻肌力 4– 级,内翻肌力 4+ 级;左足内外翻肌力 5 级;骶$_{1,2}$ 感觉支配区感觉减退 S2,右侧肛周感觉减退,右侧睾丸及阴囊感觉减退 S2,足背动脉搏动有力。右侧跟腱反射消失,左侧正常;右下肢肌肉较对侧萎缩,右侧 35cm,左侧 38cm,膝上周径 10cm 膝下 12cm,右侧 27cm,左侧 30cm。

辅助检查:下肢肌力检查,臀下神经支配臀大肌肌力 5 级;闭孔神经后支前支各支配的大收肌前部、股薄肌、长收肌、短收肌 5 级,股神经支配股四头肌肌力 5 级;胫神经支配腓肠肌肌力 4 级,趾长屈肌、跗长屈肌 5– 级,股二头肌短头和腓总神经支配股二头肌长头肌力 4+ 级;腓浅神经支配的腓骨长肌和腓骨短肌 4 级,腓深神经支配的胫骨前肌 5–,趾长伸肌 3 级,跗长伸肌 0 级。

(肌萎缩:正常 –,轻度 +,中度 ++,重度 +++;肌张力:正常 0,减弱 –,亢进 +)

下肢感觉检查:右侧腓肠外侧皮神经支配区域 S2;腓深神经支配区域 S1;骶神经后支支配区域 S1;股后皮神经、腓肠神经支配区域 S2。

骶丛 CTM+ 骶骨三维重建:L$_{1-3}$ 水平硬膜囊形态完整,骶丛神经根显示尚可,骨盆多发骨折后改变。

胸部透视:心肺膈未见明显异常。

肌电图检查:右下肢肌 L$_4$~S$_1$ 椎旁肌神经源性受损;左下肢肌 L$_4$~S$_1$ 椎旁肌神经源性受损。

肺功能检查:阻碍性通气功能障碍。

异常化验结果:无。

> **思维提示**
>
> 　　[1] 患者出现感觉运动障碍,护士需增强生活护理,注意安全护理。
> 　　[2] 患者出现慢性疼痛,护士需做好疼痛管理,提高患者舒适度。
> 　　[3] 患者未出现明显的呼吸道症状,其呼吸功能障碍易被忽视,充分做好呼吸道准备,严防术后出现呼吸道并发症。
> 　　[4] 患者长期受疾病困扰,重视心理护理,增强患者对康复的信心,促进其积极配合治疗护理。
> 　　[5] 腰骶丛神经损伤诊断依据:下肢运动感觉活动障碍,专科查体即可确诊。

　　2. 护理评估　　患者主要症状为砸伤后下肢感觉活动障碍,呈跨域步态,行走时需辅助拐杖;且主诉患肢长期疼痛,自行口服止痛药;常出现心悸、出汗、警觉性增高等自主神经功能亢进症状;患者多次咨询术前注意事项及术后右下肢功能恢复的情况,希望对此能有更多的了解。该病恢复周期长,患者及家属心理负担沉重。经过一系列常规术前检查后,择期拟行"腰骶丛神经根椎管内神经探查、腓肠神经移植、盆腔内骶丛神经探查松解、坐骨神经探查"术。

　　3. 护理思维与实施方案

下肢运动感觉障碍
右下肢呈跨域步态
↓
部分自理能力缺陷

　　(1) 护理目标:患者基本生活需求得到满足。
　　(2) 护理措施
- 评估患者精神状态、从事日常活动的自理能力。
- 做好晨晚间的护理,需要时协助患者沐浴、更衣、如厕等;将常用物品放于患者触手可及的地方。
- 将呼叫器放置于患者触手可及的地方,并加强巡视,及时发现并满足患者合理需求。
- 协助并指导患者进行有针对性的功能锻炼,防止关节僵同时也为术后神经的恢复创造条件。锻炼方法:空中脚踏车运动,每日 3 次,每次 5 组,每组 20 下,按照循序渐进原则。

患者呈痛苦面容且主诉
疼痛超过 6 个月
↓
慢性疼痛

　　(1) 护理目标:患者疼痛减轻,日常活动有所增加。
　　(2) 护理措施
- 评估患者疼痛程度及疼痛对患者日常生活的影响。
- 讲授疼痛的危害及止痛药的用法、用量及注意事项。
- 给予心理安慰,采用积极心理暗示,增强康复信心。
- 指导患者进行放松训练,呼吸行为训练。
- 强调运动的重要性,根据病情及其喜好与患者共同制订活动计划,转移注意力。
- 遵医嘱给予止痛药物,注意观察药效及不良反应。

患者有硅沉着病病史、且
肺功能检查为阻碍性通气
功能障碍
↓
气体交换受损

　　(1) 护理目标:患者住院期间能维持最佳气体交换。
　　(2) 护理措施
- 评估阻碍气体交换的诱因。
- 观察患者呼吸运动情况及意识状态。
- 监测生命体征。
- 指导患者呼吸功能锻炼,深呼吸、有效咳嗽。
- 告知患者戒烟的重要性并劝其戒烟。
- 严防感冒,避免呼吸道感染。
- 完善肺功能的检查。

患者担心自己病情及术后功能恢复状况
↓
焦虑

（1）护理目标：患者1周内焦虑程度减轻。

（2）护理措施

- 过焦虑自评量表（SAS）评估患者焦虑程度。
- 对患者抱以同情关怀的态度加强沟通，了解其焦虑因。
- 满足患者对信息的需求，耐心解释、积极倾听、恰当的保证，建立信任的护患关系。
- 帮助患者进行认知重建及焦虑控制训练。
- 保持医护一致性，防止医源性不良影响。
- 鼓励患者与类似疾病治疗效果较好的患者进行交流沟通，增强患者信心。
- 充分发挥支持系统的作用，使患者感受到来自家属鼓励支持与家庭温暖。
- 必要时遵医嘱给予抗焦虑药物。

下肢运动感觉障碍
↓
有皮肤完整性受损的危险

（1）护理目标：在住院期间保持患者的皮肤完整性。

（2）护理措施

- 评估患者发生皮肤完整性受损的危险因素。
- 提高安全意识，使患者及其家属意识到因患肢感觉障碍易造成意外伤害如烫伤、皮肤破溃等。
- 给予安全指导，注意保暖，但对患肢不能使用暖水袋，避免用患肢试水温。衣服应柔软宽松以减少对皮肤的刺激，避免搔抓重压以防止皮肤损伤及感染。
- 经常巡视病房，及时发现并满足患者基本需求。
- 护理服务标识的应用，在床头醒目地方及浴室卫生间等地放置安全提示牌：防烫伤、防滑倒。

下肢呈跨域步态，需借助拐杖行走
↓
有摔倒的危险

（1）护理目标：患者住院期间不发生摔倒。

（2）护理措施

- 评估患者发生摔倒的危险因素。
- 提高患者安全意识、增强其应对能力。
- 制订应急预案并定期组织护理人员演练。
- 环境管理：病房走廊、厕所地面保持整洁、干燥、安有扶手，在厕所处放置呼叫器，使患者有安全感。
- 物品管理：病室、走廊物品摆放整齐、合理有序，患者洗澡时在洗澡间提供安全措施，如椅子、凳子、防滑踏板或橡皮垫，墙上安装扶手。
- 指导患者正确使用拐杖。
- 应用护理服务标识。

大便干硬难解
↓
便秘

（1）护理目标：患者住院期间大便正常。

（2）护理措施

- 评估患者导致便秘的原因、排便形态、排便习惯等。
- 经常询问患者发生排便情况，并强调养成规律排便习惯。
- 进行健康教育，告知患者预防便秘的重要性。
- 维持患者认为舒适的最佳体位。
- 顺时针按摩腹部，促进肠蠕动。
- 饮食疗法：多食富含纤维素的食物，向患者介绍富含纤维素的食物，每日需要约800g的蔬菜和水果维持正常的肠道活动。
- 保证足够液体入量，鼓励每日至少摄入2 000ml液体。
- 鼓励患者在能力范围内适量运动，以促进正常排便和每日正常尿量。
- 必要时，遵医嘱给予甘油灌肠剂灌肠。

S_1椎旁肌神经源性受损
↓
排尿障碍

（1）护理目标：患者排尿形态正常。

（2）护理措施
- 评估排尿困难的原因。
- 观察尿液颜色、气味、量等。
- 压迫下腹部、听流水声音等物理方法的应用。
- 嘱患者多饮水，养成定时排尿的习惯。
- 必要时，可遵医嘱给予留置导尿。

思维提示

[1] 对患者的生活护理要适度，根据 Orem 自理理论，此阶段护士提供部分帮助，尊重患者，维护其我概念，使其恢复自信，提高适应能力。

[2] 止疼药的护理：个性化护理，服药半小时后观察患者止痛效果及间隔多久疼痛又开始加剧，指导患者对服药前后的疼痛程度进行分级比较，同时动员家属对患者的疼痛做出最佳反应。

[3] 为增强膀胱控制力，术前尽可能不使用留置导尿管。

[4] 吸烟影响神经生长及药物作用，指导患者戒烟。

（二）实施手术后

1. 诊疗情况　手术当日，体温 36~37.1℃，脉搏 80~110 次 /min，呼吸 18~26 次 /min，血压 132/86mmHg。患者在全麻下行"腰骶丛神经根椎管内神经探查、腓肠神经移植、盆腔内骶丛神经探查松解、坐骨神经探查"术，术毕安返病房，患者神志清楚，呼之可应；伤口外敷料包扎完整，无渗血；腹带固定良好，保持平整，包扎松紧适度；右髂部有一条引流球通畅引出为血性液；脑脊液引流通畅，引出为血性液，至术后第 1 日晨 6 时脑脊液引流约为 300ml；留置尿管通畅，尿液为淡黄色、清亮；给予 24 小时心电监护及持续低流量吸氧。术毕带回悬浮红细胞 6U 继续由病房输入；告知患者及家属需去枕平卧、禁饮食 6 小时。术日晚患者主诉伤口疼痛，头痛，难以入睡，遵医嘱已给予脑脊液引流暂时夹毕，并向家属讲解术后其他注意事项。术后第 1 日，体温 37~37.2℃，脉搏 78~100 次 /min，呼吸 18~20 次 /min，血压 97~118/70~90mmHg，SP 96%~100%。患者精神食欲弱，脑脊液引流通畅为带血性液，约为 250ml 遵医嘱给予脑脊液引流管夹毕，每 2 小时开放 1 次；下肢伤口引流通畅约为 50ml；患者呕吐 1 次，为胃内容物，24 小时后遵医嘱停止心电监护及吸氧，患者主诉头痛严重，经神经外科会诊考虑为"脑脊液漏"。遵医嘱逐步抬高脑脊液引流袋高度，术后第 2 日，患者一般情况好，无不适主诉，伤口外敷料包扎完好无渗血，伤口无红肿热痛，脑脊液引流通畅为清亮液，约为 50ml，遵医嘱给予化验血清生化检查，结果示 K^+3.3mmol/L。术后第 3 日患者一般情况好，无不适主诉，伤口外敷料包扎完好无渗血，伤口无红肿热痛，搀扶患者坐起于床边，遵医嘱予以检查血常规：Hb70g/L，血清生化检查，结果示 K^+3.3mmol/L。患者于术后第 6 日拔出伤口引流管及脑脊液引流管。

2. 护理评估　患者术后有持续心电监护及吸氧，术后带回病房悬浮红细胞继续输入，术后第 1 日有头痛、呕吐等症状。麻醉恢复前需去枕平卧位、禁饮食。术后引流管及尿管通畅，且脑脊液引流管定时夹毕。

思维提示

[1] 术后护理工作重点在于监测生命体征，密切观察病情变化。

[2] 纠正电解质紊乱及贫血。

[3] 注重各引流管的护理。

[4] 警惕患者发生呼吸困难等并发症：积极应用有效的抗生素及祛痰剂防治呼吸道感染，鼓励咳痰，蒸汽吸入，间歇给氧都是有效的防治措施。

3. 护理思维与实施方案

术后组织损伤
主诉伤口疼痛
↓
疼痛

（1）护理目标：患者疼痛缓解，不影响正常休息。

（2）护理措施

- 评估疼痛的性质、程度、部位。
- 观察伤口情况，患者神态、精神状况。
- 监测生命体征。
- 心理支持：做好解释工作，告知患者术后伤口疼痛是由于术后皮肤牵拉，麻醉作用消失，是种正常的生理反应，消除患者的疑虑。患者忍受疼痛会影响术后功能锻炼、神经的生长、延迟伤口愈合、影响机体免疫、改变应激反应及自主神经系统功能状态，使外周和中枢神经系统产生永久性改变。
- 环境管理：提供舒适的环境，温湿度适宜，夜间护理操作时若非必须，可只开床头灯，巡视患者时注意做"四轻"。
- 积极心理暗示、转移注意力，如听轻音乐、聊天等。
- 遵医嘱给予止疼药。遵医嘱给予哌替啶后，密切观察患者呼吸情况。注射后向家属解释药物的副作用如嗜睡、呕吐、头晕等，如下床活动防止摔倒。

患者麻醉恢复前需
去枕平卧、禁饮食
↓
部分自理能力缺陷

（1）护理目标：住院期间满足患者基本生活需求。

（2）护理措施

- 评估患者自理能力缺陷的程度。
- 麻醉恢复后，协助患者进食流质饮食，避免辛辣刺激食物，协助患者多饮水。
- 在给予心电监护期间，患者坐起时，护士整理好各种线路、管路。
- 患者麻醉恢复后可以协助患者坐起，24小时后可以下床活动。
- 为患者整理好床单位，盖好被褥。
- 告知患者腹带固定目的：减轻腹部伤口张力缓解疼痛、辅助腹肌收缩促进伤口愈合，使患者予以理解配合。包扎时松紧适宜。以伸进一个手指为宜。保持腹带压力恒定，面料干净整洁，若被渗出液、血液污染应及时更换。
- 定期观察腹带与皮肤接触情况，防止皮肤出现瘙痒、皮疹等不良反应，及时通知医生做好对症处理。

脑脊液引流管
尿管、伤口引流管
Hb：70g/L
↓
有发生感染的危险

（1）护理目标：患者住院期间不发生伤口感染及尿路感染。

（2）护理措施

- 评估易感因素。
- 定时监测生命体征及化验结果。
- 定时观察和评估伤口情况，加强伤口护理，伤口渗液多时，观察渗液颜色、气味、渗液面积有无继续扩大，并且通知值班医生随时更换敷料，保持敷料干燥；注意伤口有无红肿热痛等症状。
- 严格无菌操作，加强伤口引流管的护理。
- 加强尿管护理，每日进行会阴擦洗。严格遵守无菌技术每日更换导尿管，保持尿管通畅，定时巡视。麻醉恢复后进行尿管夹毕训练，为拔除尿管做好准备，协助患者进行床上大便；给予患者多饮水，以达到冲洗尿道作用。
- 告知患者，下地活动时将引流管置于低于伤口平面处并固定，防止引流液逆行感染。
- 定时观察引流球负压是否持续存在，引流球有无漏气，连接是否紧密，若有异常立即通知主管医生。

脑脊液引流管
尿管、伤口引流管
Hb：70g/L
↓
有发生感染的危险

- 由于术后患者免疫功能低下，应注意患者防寒保暖，避免肺部感染，患者可以进食后给予患者高热量高蛋白饮食。
- 营养支持，以高营养、高蛋白、高能量饮食为主。
- 每日定时整理床单位，保证床单位的干净整洁。
- 遵医嘱给予输血治疗。
- 遵医嘱给予术后抗炎治疗。

患者术后第 1 日
呕吐 1 次
↓
有窒息的危险

（1）护理目标：患者不发生窒息。
（2）护理措施
- 评估患者发生窒息的危险因素。
- 观察病情：注意呕吐的性质是否为喷射性、持续性、间歇性；呕吐物性质；呕吐时是否所伴随发热、腹痛等症状；有无精神状态的改变。
- 术后常规给予吸氧，监测血氧饱和度，严密观察呼吸频率节律和深浅度变化及面色、口唇甲床的变化，保持呼吸道通畅。
- 预防窒息：应使患者保持侧卧位以免误吸，应注意及时清理口腔呕吐物，保持呼吸道通畅。
- 保证患者水分摄入充足，环境温湿度适宜，防止痰液黏稠，必要时遵医嘱给予祛痰药或雾化吸入。

呕吐、脑脊液引流
K⁺：3.3mmol/L
↓
有电解质紊乱危险

（1）护理目标：患者电解质紊乱好转。
（2）护理措施
- 评估发生电解质紊乱发生因素。
- 消除或减少诱因。
- 脑脊液引流管拔除前，密切注意血液中钾、钠，监测生命体征、观察患者有无口渴、恶心、呕吐、四肢麻木、无力、意识障碍等症状；记录 24 小时尿量。
- 维持体液平衡：多饮水，给予患者喜欢的易消化食物并且根据血液生化监测值遵医嘱给予静脉补液：①建立静脉通路，保证液体按计划输入；②按照先盐后糖、先晶后胶、先快后慢、见尿补钾的原则；③每小时记录输液量，根据病情调整输液速度 20~40 滴 / 分。
- 待患者停止呕吐可以正常进食后或拔除脑脊液引流管后就可适当减少或停止补液。
- 指导患者多吃香芹菜、香蕉、柚子、葡萄、枣等富含钾离子的食物。
- 脑脊液成分有 K^+、Na^+、Cl^- 离子，当有脑脊液引流时，K^+、Na^+、Cl^- 离子也随之流出，会造成患儿电解质紊乱，故脑脊液引流未拔除时要监测血清生化 K^+、Na^+、Cl^- 值，若低于正常值要适度补液，注意补液速度。

🔧 **思维提示**

[1]注意做好患者的疼痛护理。

[2]告知患者被动吸烟会影响神经恢复，劝诫家属在外面抽完烟后不要立刻接触患者，防止烟味刺激患者伤口，影响神经恢复。

[3]术后 6 小时给予患者持续低流量吸氧 2~3L/min，吸氧时注意鼻导管是否脱出。为防止患者鼻腔干燥可在患者床头安放加湿器。

[4]患者出现电解质紊乱，护士遵医嘱给予补液时需注意补液先后顺序、速度等。

（三）出院前

1. 诊疗情况　出院前行胸部透视、血常规检查。

下肢肌力检查：臀下神经支配臀大肌肌力 5- 级；闭孔神经后支前支各支配的大收肌前部、肌薄肌、长收肌、短收肌 5 级，股神经支配股四头肌肌力 5 级；胫神经支配腓肠肌肌力 4 级，趾长屈肌、姆长屈肌 5- 级，股二头肌短头和腓总神经支配股二头肌长头肌力 4+ 级；腓浅神经支配的腓骨长肌和腓骨短肌 4+ 级，腓深神经支配的胫骨前肌 5-，趾长伸肌 4 级，姆长伸肌 3+ 级。（肌萎缩：正常 -，轻度 +，中度 ++，重度 +++；肌张力：正常 0，减弱 -，亢进 +）

下肢感觉检查：右侧腓肠外侧皮神经支配区域、腓浅神经支配区域、腓深神经支配区域、腓肠神经支配区域 S2；股后皮神经支配区域 S2。

护士给予患者及家属各项出院指导。各项检查无异常后可带药出院。

2. 护理评估　做好出院时患者心理、药物知识水平及康复期的护理宣教。

思维提示

［1］患者未能正确演示拐杖使用方法，说明患者及家属缺乏正确使用拐杖的相关知识，护士向患者及家属讲解正确使用拐杖的方法及必要性，保证在出院前使患者能正确使用拐杖。

［2］患者及家属询问康复期护理注意事项。

［3］告知患者及家属被动吸烟对神经恢复的危害性，并告诫家属吸烟后不要立即接触患者，防止影响神经再生功能。

［4］告知患者借助拐杖行走时注意患者的安全。

［5］指导患者遵医安全、规律用药。

---

3. 护理思维与实施方案

患者未能正确使用拐杖 → 知识缺乏

（1）护理目标：患者出院前能正确使用拐杖。

（2）护理措施

- 评估患者及家属对正确使用拐杖的基本方法了解程度。
- 向患者解释正确使用拐杖的必要性。
- 可提供相关宣传资料以帮助患者及家属尽快学会拐杖正确的使用方法。
- 出院当日让患者演示正确使用拐杖行走，护士检查是否正确。
- 告知患者双下肢继续功能锻炼。

患者及家属询问康复期注意事项 → 知识缺乏

（1）护理目标：患者及家属出院前能复述康复期注意事项。

（2）护理措施

- 评估患者及家属对手术后患肢功能恢复程度的接受程度。
- 对患者讲解康复期护理对疾病恢复的重要性。
- 告知患者康复期注意事项，主要包括以下几点：

1）手术次日起 14 日拆线后可洗澡。

2）出院 3 日再次伤口换药；出院 2 周后门诊复查，并建议到理疗科就诊。

3）按时服药，注意药物副作用。

4）不适随诊。

- 向患者发放出院指导宣传册。

二、护理评价

从入院到出院，将整体护理观念渗透到整个护理方案的实施中。入院时为患者做好焦虑、自理能力等评估并给予积极护理干预；手术后积极纠正贫血与电解质紊乱，对患者的睡眠、伤口、引流等均进行了有效的护理,有效避免了呼吸道并发症;出院前,给予患者系统的知识及技术指导;在整个住院期间及时发现并满足患者生理、心理、社会需求,注重安全护理和疼痛管理,鼓励患者自我照顾,提高其适应能力,为重返社会做好准备。

三、安全提示

1. 有受伤的危险

(1)因为患者呈痛苦面容,右下肢呈跨域步态,需借助拐杖行走,患者有可能会发生摔倒等意外伤害,护士应积极做好预防工作,了解患者一般情况,包括年龄、神志、肌力等。评估发生摔倒的风险因素;定时巡视患者,及时询问患者有无喝水或洗漱等生理需求;告知患者有任何需求及时向护士反映,护士会随叫随到。

(2)患者因为右下肢呈跨域步态,需借助拐杖行走,右侧下肢感觉及运动功能减退,患肢对外界压力感觉不敏感,定期协助患者被动活动,鼓励患者主动活动,鼓励患者在有家属保护下借助拐杖行走,加强患肢肌肉力量,防止神经肌肉出现废用性萎缩。

2. 药物护理　患者住院期间需服用止痛药物、辅助睡眠药物等,护士需注意观察药物副作用。

3. 有呼吸功能减弱的危险　患者住院期间,术前积极进行呼吸功能锻炼,术后护士需注意观察患者呼吸情况。

4. 知识缺乏　①告知家属不能在病房里抽烟,避免引起火灾。②教会患者正确使用拐杖。

四、经验分享

1. 循证护理

(1)可利用的最适宜的护理研究依据:熟练掌握并应用护理程序、工作流程及应急预案。

(2)护理人员的个人技能和临床经验:随访调查、收集资料、积累经验、熟练操作。

(3)患者的实际情况、价值观和愿望:加强沟通、个性化护理。

2. 心理护理　神经功能的恢复是一个缓慢的过程,由于神经按照每日 1mm 进行生长,因此治疗周期长,需要长时间的功能锻炼来配合。对患者进行系统指导并鼓励其要树立信心,使患者对疾病的恢复程度抱有积极乐观的态度。

3. 健康教育　讲解疼痛的危害、吸烟的危害、功能锻炼的重要性及方法,增加患者的护理依从性,促进康复。

(1)在入院评估过程中,了解患者对健康教育知识的需求。

(2)根据患者的个体需求,制订健康教育计划,确定时间、内容、教育方式及目标。

(3)实施健康教育计划,对有关疾病知识、辅助检查、相关治疗、饮食、运动、用药护理等进行指导。

(4)对实施健康教育计划的效果进行评价(用观察法、提问法、面谈法、问卷法等)。

4. 术后康复

(1)卧床期:脑脊液引流拔除前,卧床休息,腹带固定,促进伤口愈合,增加营养,调整精神状态。

(2)恢复早期:遵医嘱屈髋屈膝锻炼,床边活动,拐杖助行或他人辅助,循序渐进,以未感疲劳为宜。

(3)恢复后期:注意疼痛与活动间的关系,遵医嘱屈髋屈膝锻炼,长期坚持,以达到完全自理。

5. 术后并发症的观察

(1)伤口感染:术后 1~3 日护士应密切观察伤口是否剧烈疼痛且进行性加重,伤口渗血处颜色、气味、有无进行性活动性出血,血常规检查白细胞是否增多等。

(2)呼吸道并发症:术后注意观察患者是否出现气急、鼻翼扇动、上唇发绀及呼吸困难等三凹征。因此,护士应注意术前鼓励并监督患者进行呼吸功能锻炼。遵医嘱积极应用有效的抗生素及祛痰剂防治呼吸道感染,鼓励咳痰,雾化吸入,间歇给氧都是有效的防治措施。

(3)输血反应:患者术后遵医嘱输注大量悬浮红细胞,密切注意患者输血过程中或输血后有无发热、皮肤瘙痒、荨麻疹、呼吸困难、血红蛋白尿等症状,如出现上述症状立即停止输血,通知主管医生给予对症治疗。

病例 62

手部先天畸形患儿的护理

患儿,女性,2岁,主诉"右手多指畸形两年余",门诊以"右手复拇畸形"收入院。

一、诊疗过程中的临床护理

(一)入院时

1. 诊疗情况

入院后查体: 体温36.5℃,脉搏102次/min,呼吸18次/min。患儿出生后,父母发现右手多指畸形。为求手术治疗来我院,由门诊以"右手复拇畸形"收入院治疗。患儿自发病以来精神、睡眠、食欲良好、无不良嗜好,大小便正常,生活部分自理。

既往史: 患儿既往体健。否认高血压、冠心病、糖尿病等慢性疾病,否认肝炎、结核等传染病史,否认重大外伤、手术史,否认药物过敏史。患儿自入院后精神、食欲良好、由于进入陌生环境,睡眠质量不佳,难入睡,易醒,大小便正常,生活全部依赖父母。患儿父母自患儿入院后,精神紧张,总是询问手术时间及术前注意事项,担心术后恢复情况。

专科查体: 右手桡侧多指畸形,右手第一掌骨桡侧复生两节短小指骨。甲床及指甲完整,末端血运好,感觉同余各指。无自主活动。

辅助检查: 心电图,大致正常心电图。胸部平片示心肺膈未见明显异常。

        双手X线片:右手第一掌骨桡侧复生两节短小指骨。

异常化验结果: 无。

> **思维提示**
>
> [1]完全自理能力缺陷:因患儿处于幼儿期,语言表达、理解能力低于成人,护士需及时发现并满足患儿基本生活需求。护士在与患儿交流时应用简单能理解的词语,允许患儿表达悲伤等不愉快心情。
>
> [2]睡眠型态紊乱:患儿初入陌生环境,适应力差,病房内儿童患者较多环境吵闹,护士需加强对病房环境的管理,做好患儿的睡眠护理。
>
> [3]焦虑:患儿父母出现焦虑,因父母担心患儿是否能及时手术及术后恢复情况,需及时做好患儿父母的心理疏导工作。因为患儿年龄小,术后外观的改变及功能恢复情况对患儿家庭造成一定心理负担,术前要做好家属的心理护理,消除顾虑。
>
> [4]有受伤的危险:患儿正处于对新鲜事物好奇阶段,喜欢奔跑蹦跳等运动,但常会使其受伤,护士应加强巡视,消除安全隐患,适当为患儿安排空旷处玩耍,还要使患儿不离开陪护者视线,床旁加床档,防止坠床的发生。

2. 护理评估　患儿右手多指畸形两年余,未行任何治疗。患儿年龄偏小,其语言能力及理解能力差,恐惧感强,进入陌生环境,睡眠质量不佳,难入睡,易醒。患儿家属多次询问手术时间,术前注意事项及术后手指外观及功能恢复情况,希望对此能有更多的了解。患儿年幼生活需家长协助。

3. 护理思维与实施方案

（1）患儿

患儿年幼,生活不能自理
↓
自理能力缺陷

（1）护理目标:患儿住院期间基本生活需要得到满足。

（2）护理措施
- 评估此年龄阶段儿童动作、语言和适应能力发育过程。
- 评估每个患儿从事自理活动的能力。
- 满足患儿基本生理需求。尽量固定护士对幼儿进行全面的、连续的护理,加强关心爱护,使其得到母爱的替代。
- 协助患儿进食,与家长沟通,了解患儿饮食结构及喜好,并联系营养师尽量满足患儿的喜好。
- 经常更换患儿被褥及床单,定期为患儿擦浴或沐浴。
- 协助患儿进食,与家长沟通,了解患儿饮食结构及喜好,并联系营养师尽量满足患儿的饮食需求。
- 尽可能满足患儿住院前的爱好及生活习惯,并耐心讲解医院内的生活安排及介绍周围环境,使其对陌生环境有所了解,减少焦虑情绪。

因进入陌生环境,环境吵闹,睡眠质量不佳,难入睡,易醒
↓
睡眠型态紊乱

（1）护理目标:患儿住院期间夜间可安静入睡。

（2）护理措施
- 评估患儿夜间睡眠情况及影响睡眠的因素。
- 告知患儿家长尽量减少患儿白天睡眠时间。
- 帮助患儿理解夜晚的意义帮助患儿准备就寝,使患儿逐渐从活动状态转变到上床睡觉,不要让患儿睡前做兴奋的事情或游戏。
- 为患儿介绍同病房的病友,再次介绍病房环境。
- 保持病房的安静,整洁。

患儿处于幼儿期
↓
有受伤的危险

（1）护理目标:在住院期间保证患儿不受到意外伤害。

（2）护理措施
- 评估患儿受伤的危险因素。
- 提高护士对患儿意外损伤的警惕性。
- 病区环境:防止患儿行走时跌倒,地面保持整洁、干燥,移开暂时不需要的器械,尽量减少障碍物。
- 患儿在床上活动时,予以床档保护,防止坠床。
- 注意幼儿玩具的致险因素。
- 培养患儿初步树立安全意识,告知哪些东西是危险的。
- 教育幼儿在游戏过程中了解安全要点,明白什么是危险并说明防范措施。
- 衣服应柔软宽松以减少对皮肤的刺激,避免搔抓重压以防止皮肤损伤及感染。

（2）患儿家属

患儿家长多次询问手术时间术前及术后注意事项
↓
知识缺乏

（1）护理目标:患儿家属能说出此次手术术前及术后注意事项。

（2）护理措施
- 评估患儿父母知识缺乏的程度及患儿的接受能力、社会文化因素、患儿的配合程度有无五官的感觉缺陷。
- 耐心地向患儿解释此次手术术前及术后的注意事项。
- 解释手术前后准备工作的全部过程、理由以及必要性。
- 简单解释医院各项规章制度及病房探视制度。
- 告知患儿家属如何正确佩戴使用颈腕吊带。
- 为患儿家属讲述术后患儿患肢功能锻炼的方法。

患儿家属担心患儿手指出现外观异常,并对患儿生长发育过程中心理造成一定影响

↓

焦虑

（1）护理目标:减轻患儿家属焦虑情绪。

（2）护理措施

- 通过焦虑自评量表（SAS）帮助患儿家属自评其焦虑程度。
- 对患儿家属抱以同情关怀的态度加强沟通,了解其焦虑的原因。
- 认真进行术前教育、介绍此次手术的目的、方法及术后的护理重点,做好患儿家属的思想工作,解除其对手术的顾虑,树立战胜疾病的信心,以积极的心态接受手术治疗。
- 鼓励患儿家属与类似疾病治疗效果较好的患儿进行交流沟通,增强患儿信心。
- 给予心理安慰并告知患儿家属情绪及态度对患儿的影响。

（二）实施手术后

1. 诊疗情况　手术当日,体温 36.6~37.6℃,脉搏 102~120 次 /min,呼吸 18~22 次 /min。患儿在全麻下行"右拇多指切除术",术毕安返病房,患儿神志清楚,呼之可应;伤口外敷料包扎完整,无渗血,右患肢有石膏托外固定,患肢手指颜色红润,毛细血管反应正常,告知患儿家长患儿麻醉恢复前需去枕平卧、禁饮食 6 小时,麻醉恢复后患儿可进食半流质饮食,患肢佩戴颈腕吊带正常下床活动。术日患儿哭闹严重,主诉伤口疼痛,夜间睡眠差。术后第 1 日,体温 37.3~38.6℃,脉搏 104~132 次 /min,呼吸 20~22 次 /min。

> **思维提示**
>
> ［1］患儿夜间哭闹不止,主诉伤口疼痛,难以入睡,与手术切口有关:通过脸谱等对疼痛进行评估,采用个体化、多模式、超前的镇痛方案以及积极与患儿沟通教育达到缓解、减轻术后疼痛,可给予患儿预防用药,联合用药,告知患儿家属疼痛的危害,可遵医嘱肌注哌替啶有效控制疼痛,且告知所用药物的一般治疗效果,消除患儿家属对止痛药物副作用的顾虑。
>
> ［2］患儿出现完全自理能力缺陷:与术后麻醉恢复前需去枕平卧位、患肢有石膏托外固定、伤口疼痛等有关。此时,要满足患儿生理、心理等各方面需求。
>
> ［3］患儿正处于幼儿期,手术后免疫能力低下,增加了伤口感染的危险。应密切注意患者伤口敷料有无渗血情况,若有渗血观察渗出的血液颜色、渗出面积是否继续扩大。另外还应注意防寒保暖,遵医嘱应用抗生素,防止呼吸道感染。
>
> ［4］患儿体温 37.3~38.6℃,与患儿哭闹、饮水少有关,需注意体温检测并给予对症处理。
>
> ［5］患儿患肢有石膏托固定,应注意患儿石膏固定的松紧情况,与皮肤接触部位情况的观察。

2. 护理评估　患儿麻醉恢复前需去枕平卧、禁饮食。术后患肢有石膏托外固定,术后当日晚测体温38.6℃,患儿术后当日晚哭闹严重,主诉疼痛,难以入睡。

3. 护理思维与实施方案

患儿麻醉恢复前需去枕平卧、禁饮食

↓

完全自理能力缺陷

（1）护理目标:住院期间患儿基本生活需求得到满足。

（2）护理措施

- 评估此年龄阶段儿童动作、语言和适应能力发育过程。
- 评估每个患儿从事自理活动的能力。
- 麻醉恢复后,协助患儿进食流质饮食,避免辛辣刺激食物,协助患儿多饮水。
- 为患儿整理好床单位,盖好被褥。
- 定时巡视保证各种管路的通畅。
- 定期观察石膏托与皮肤接触情况,防止皮肤出现瘙痒、皮疹等不良反应,及时通知医生做好对症处理。

（1）护理目标：患儿疼痛缓解,夜间可安静入睡。

（2）护理措施

- 评估患儿经受疼痛情况:可以让患儿指出疼痛部位,测定最差和最佳时的疼痛强度。
- 告知患儿家属术后伤口疼痛是由于术后皮肤牵拉麻醉作用消失是种正常的生理反应,消除患儿家属疑虑。
- 告知患儿家属疼痛会影响术后功能锻炼、神经的生长、延迟伤口愈合、影响机体免疫、改变应激反应及自主神经系统功能状态,使外周和中枢神经系统产生永久性改变。
- 告知患儿家属伤口疼痛时,护士会遵医嘱给予肌注哌替啶来缓解疼痛。并告知所用止疼药物的治疗作用,消除患儿家属对止痛药物副作用的顾虑。
- 为幼儿进行疼痛性操作时用适合于患儿年龄和发展水平的方法来说明操作过程。在操作时尽量减少疼痛,并转移患儿注意力。
- 患儿疼痛时转移注意力:家属可陪其玩最喜欢的玩具、给患儿讲故事等。
- 提供舒适的睡眠环境:温湿度适宜,夜间护理操作时若非必须,可只开床头灯。
- 巡视患儿时注意做到"四轻"。
- 减少睡眠时受损伤的可能性:

1）必要时使用床档；

2）把床放低；

3）提供适当安全指导；

4）提供夜间照明灯；

5）保证管道有足够长度可以翻身(如静脉输液管)。

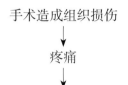

手术造成组织损伤

↓

疼痛

↓

睡眠型态紊乱

（1）护理目标:患儿 2 日内体温降至正常范围。

（2）护理措施

- 每 4 小时测量体温、脉搏、呼吸,并记录。
- 保持室内空气清新,每日通风 2 次,每次 15~30 分钟,并注意保暖。
- 鼓励患儿多饮水或选择喜欢的饮料,每日 >1 000ml。
- 出汗后及时给予患儿更换衣服,注意保暖。
- 物理降温后半小时测量体温并记录于体温单上。
- 遵医嘱给予抗生素,退热剂。
- 向患儿家长讲解体温升高的原因并指导家长使用冰袋。

术后测体温 38.6℃

↓

体温过高

（1）护理目标:患儿住院期间皮肤完整无破损。

（2）护理措施

- 评估患儿全身皮肤情况及石膏出皮肤受压程度。
- 患肢抬高,观察石膏有无松动,石膏内有无渗血。
- 搬动患儿患肢时注意平托保护,防止石膏折裂。
- 告诉患儿家长如何帮助患儿进行患肢功能锻炼。
- 保持床单位清洁干燥无皱褶。

术后患肢有石膏托外固定

↓

有皮肤完整性受损的危险

（三）出院前

1. 诊疗情况　出院前行"右手正侧位片"、伤口换药,护士给予患儿及家属出院指导。各项检查无异常后可带药出院。

> **思维提示**
>
> ［1］患儿家属不能完全说出康复期护理注意事项,需在患者出院前完善出院宣教。
>
> ［2］患儿家属询问颈腕吊带时患者家属向护士询问其注意事项,需在出院前使家属能正确佩戴颈腕吊带。

2. 护理评估　做好出院时患儿心理、药物知识及康复期的健康宣教。

3. 护理思维与实施方案

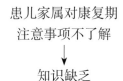

家属向护士询问颈腕吊带的佩戴方法 → 知识缺乏

（1）护理目标:家属出院前能正确演示颈腕吊带的佩戴方法。
（2）护理措施
- 评估患儿及家属对佩戴颈腕吊带的基本方法了解程度。
- 向患儿解释正确佩戴颈腕吊带的必要性。
- 可提供相关宣传资料以帮助患儿及家属尽快学会佩戴方法。

患儿家属对康复期注意事项不了解 → 知识缺乏

（1）护理目标:患儿家属出院前能复述康复期注意事项。
（2）护理措施
- 评估患儿家属对手术后患肢功能恢复程度的接受程度。
- 对患儿家属讲解康复期护理对疾病恢复的重要性。
- 告知患儿家属康复期注意事项,主要包括以下几点:
1）手术次日起 14 日拆线后可洗澡。
2）出院 4 周后门诊复查。
3）按时服药,注意药物副作用。
4）保持石膏固定良好,并遵医嘱进行患肢功能锻炼。
5）患肢避免劳累、负重,不适随诊。
6）告知患儿家属注意保持患儿患肢清洁干燥。
- 向患儿家属发放出院指导宣传册。

二、护理评价

患儿从入院到出院,护理上给予了一系列护理方案的实施。入院时已为患儿做好睡眠型态,安全,生活自理能力等方面的评估,并为患儿家属做好焦虑、知识缺乏等评估,手术后不仅满足了患儿术后的基本生理需求,对患儿的睡眠、伤口等均进行了良好的护理,避免了术后伤口的感染及相关并发症的发生,有效地避免了摔倒等意外伤害的发生。出院前,给予患儿家属系统的知识、术后康复期的护理。在整个发病期,术后康复期护理的功能锻炼尤为重要。

三、安全提示

1. 有受伤的危险　因为患儿年幼,感知及运动能力发育不完善,患儿有可能会发生摔伤,烫伤等意外伤害,护士应积极做好预防工作,了解患儿一般情况,包括年龄、神志、肌力等。因患儿处于幼儿期,语言表达、理解能力低于成人,护士需及时发现并满足患儿基本生活需求。护士在与患儿交流时应用简单能理解的词语,允许患儿表达悲伤等不愉快心情。

2. 药物副作用的观察　患儿住院期间需肌注止痛药物、术后抗生素等,护士需注意观察药物副作用。

四、经验分享

1. 心理护理　由于该疾病表现为明显的功能及外在形态的畸形,患儿家长承受着巨大的心理压力。同时,手部先天性畸形的变异很大,种类很多,组织结构复杂,而且常常合并其他部位的畸形,家长多未接受过有关的医学知识教育,缺乏对疾病的认识。此外,患儿年龄小,其手术前后的护理工作繁杂且重要,需要家长全力配合。为了达到提高护理质量以保障患儿手术成功的目的,需要护士对患儿家长通过语言、书面等方面做耐心细致的宣传教育工作。

2. 术后并发症的观察

(1)伤口感染:术后 1~3 日护士应密切观察伤口是否剧烈疼痛且进行性加重,伤口渗血处颜色、气味、有无进行性活动性出血,血常规检查白细胞是否增多等。

(2)石膏护理:术后注意观察患肢指端血运,搬动患肢时注意用手掌平托保护,防止断裂,用潮湿毛巾清洁石膏,卧床时患肢抬高 15°~30°,注意观察石膏内有无渗血。

3. 出院指导　术后固定是保证手术成功的重要因素,术后康复锻炼是指解除内外固定后,需医生指导及家属密切配合,指导患儿进行功能锻炼。嘱患儿定时到医院复诊,妥善保护患肢,注意防寒保暖,如有不适及时就诊。如有其他不良反应,应及时到医院进行处理。

病例 63

Poland 综合征患儿的护理

患儿,男性,4 岁,主诉"发现右胸、右手发育不良 47 个月",门诊以"Poland 综合征"收入院。

一、诊疗过程中的临床护理

(一)入院时

1. 诊疗情况

入院后查体: 体温 36.1℃,脉搏 108 次 /min,呼吸 18 次 /min。患儿出生时,发现右侧胸部、右手发育不良,右侧胸肌小,右侧胸壁薄并且相对左侧凹陷,右侧上肢稍短、右手偏斜、右拇指活动度稍受限,无明显活动障碍。出生以来上述症状逐渐明显。为求进一步治疗来我院,由门诊以"Poland 综合征"收入院治疗。患儿自住院以来因不能同时见到父母,由于进入陌生环境,睡眠质量不佳,难入睡,易醒,精神紧张、食欲较好,大小便正常,生活全部依赖父母。

既往史: 患儿既往体健。否认高血压、冠心病、糖尿病等慢性疾病。否认肝炎、结核等传染病史。否认重大外伤、手术室。否认药物过敏史。

专科查体: 患儿右侧胸部薄并且相对左侧凹陷,右侧胸壁、胸骨、肋骨、鱼际肌发育不良,右侧胸肌明显小,右侧上肢稍短,右手向尺侧偏斜,右拇指内收、屈曲畸形,右侧虎口变小,右手示中环小指指间关节于伸腕时伸直受限,以中指明显,右拇指外展活动度受限。右手感觉、血运正常。

辅助检查: 心电图示窦性心律不齐,大致正常心电图。

超声心动:显示心内结构血流显像未见明显异常。

异常化验结果: 无。

> **思维提示**
>
> [1] 完全自理能力缺陷:因患儿处于幼儿期,语言表达、理解能力低于成人,护士需及时发现并满足患儿基本生活需求。护士在与患儿交流时应用简单能理解的词语,允许患儿表达悲伤等不愉快心情。
>
> [2] 患儿出现睡眠型态紊乱:由于进入陌生环境,睡眠质量不佳,难入睡,易醒,需做好睡眠的护理。
>
> [3] 有受伤的危险:患儿正处于对新鲜事物好奇阶段,喜欢奔跑蹦跳等运动,但常会使其受伤,护士应加强巡视,消除安全隐患,适当为患儿安排空旷处玩耍,还要使患儿不离开陪护者视线,床旁加床档,防止坠床的发生。
>
> [4] 患儿家长出现焦虑:患儿父母出现焦虑,因父母担心患儿病情及术后恢复情况,需及时做好患儿父母的心理疏导工作。

2. 护理评估 患儿年龄偏小,其语言能力及理解能力差,恐惧感强,进入陌生环境,睡眠质量不佳,难入睡,易醒。患儿家属多次咨询术前注意事项、手术效果及术后右上肢感觉及运动功能的情况,希望对此能有更多的了解。患儿家属心理负担沉重,神经敏感,无助感。

3. 护理思维与实施方案

（1）患儿

患儿不能同时见到父母
↓
分离性焦虑
↓
有亲子依恋受损的危险

（1）护理目标：患儿精神状态好转。

（2）护理措施

- 促进了解：向患儿父母询问患儿的心理及有关情况，包括患儿生活习惯、性格、喜好等特殊要求，以利于根据患儿的特点进行身心护理。
- 要理解儿童的恐惧并给以解释，给患儿提供机会观察其他患儿是如何成功应对可怕事物。
- 减少分离：允许增加患儿家属探视时间，尽可能多陪患儿。
- 减少控制感的丧失：努力取得患儿的合作，增加患儿自由活动的时间，安排好治疗和护理的日程计划，尽量维持患儿日常的生活作息，鼓励患儿的独立性，支持患儿做自己可以完成的活动，促进其控制感。
- 固定护士照顾患儿：尽可能让固定的护士照顾患儿，以增加其亲密感，以及为患儿提供全面、连续、完整的身心护理。
- 给患儿提供表达恐惧的机会和学习如何健康地发泄愤怒和悲哀，如游戏疗法。
- 告诉患儿，在他手术时，家长在什么地方等候来减少患儿恐惧感。

患儿处于幼儿期
↓
有受伤的危险

（1）护理目标：在住院期间保证患儿不受到意外伤害。

（2）护理措施

- 评估患儿受伤的危险因素。
- 提高护士对患儿意外损伤的警惕性。
- 病区环境：防止患儿行走时跌倒，地面保持整洁、干燥，移开暂时不需要的器械，尽量减少障碍物。
- 患儿在床上活动时，予以床档保护，防止坠床。
- 注意幼儿玩具的致险因素。
- 培养患儿初步树立安全意识，告知哪些东西是危险的。
- 教育幼儿在游戏过程中了解安全要点，明白什么是危险并说明防范措施。
- 衣服应柔软宽松以减少对皮肤的刺激，避免搔抓重压以防止皮肤损伤及感染。

因进入陌生环境，睡眠质量不佳，难入睡，易醒
↓
睡眠型态紊乱

（1）护理目标：患儿可安静入睡。

（2）护理措施

- 建立护士与患儿的良好关系，消除患儿对医院的恐惧。
- 告知患儿尽量减少白天睡眠时间。
- 巡视患儿时注意做到"四轻"。
- 给予心理安慰并告知家长睡眠对康复的重要性。

（2）患儿家属

患儿家长多次询问术前及术后注意事项
↓
知识缺乏

（1）护理目标：患儿家属能说出此次手术术前及术后注意事项。

（2）护理措施

- 评估患儿父母知识缺乏的程度及患儿的接受能力、社会文化因素、患儿的配合程度有无五官的感觉缺陷。
- 耐心地向患儿解释此次手术术前及术后的注意事项。
- 解释手术前后准备工作的全部过程、理由以及必要性。
- 简单解释医院各项规章制度及病房探视制度。
- 告知患儿家属如何正确佩戴使用支具，并提前试戴使患儿适应使用支具。
- 为患儿家属讲述术后功能锻炼的方法。

患儿家属担心手术效果
及患儿术后效果
↓
焦虑

（1）护理目标：患儿家属焦虑情绪有所好转。
（2）护理措施
- 通过焦虑自评量表（SAS）帮助患儿家属自评其焦虑程度。
- 对患儿家属抱以同情关怀的态度加强沟通，了解其焦虑的原因。
- 认真进行术前教育、介绍此次手术的目的、方法及术后的护理重点，做好患儿家属的思想工作，解除其对手术的顾虑，树立战胜疾病的信心，以积极的心态接受手术治疗。
- 鼓励患儿家属与类似疾病治疗效果较好的患儿进行交流沟通，增强患儿信心。
- 给予心理安慰并告知患儿家属情绪及态度对患儿的影响。

（二）实施手术后

1. 诊疗情况　手术当日，体温 36.6~37.1℃，脉搏 98~126 次 /min，呼吸 18~22 次 /min。患儿在全麻下行 "挛缩松解，对侧腹股沟取皮植皮术"，术毕安返病房，患儿神志清楚，呼之可应；患儿主诉有痰，伤口外敷料包扎完整，无渗血，右患肢有石膏托外固定，患肢手指颜色红润，毛细血管反应正常，取皮处敷料包扎完整，无渗血。告知患儿家长患儿麻醉恢复前需去枕平卧、禁饮食 6 小时，麻醉恢复后患儿可进食半流质饮食，患肢佩戴颈腕吊带可下床活动。术日患儿哭闹严重，主诉伤口疼痛，夜间睡眠差。

> ✏ **思维提示**
>
> 　[1]患儿夜间哭闹不止，主诉伤口疼痛，难以入睡，与手术切口有关：通过脸谱等对疼痛进行评估，采用个体化、多模式、超前的镇痛方案以及积极与患儿沟通教育达到缓解、减轻术后疼痛，可给予患儿预防用药，联合用药，告知患儿家属疼痛的危害，可遵医嘱肌注哌替啶有效控制疼痛，且告知所用药物的一般治疗效果，消除患儿家属对止痛药物副作用的顾虑。
>
> 　[2]患儿患肢有石膏托固定，应注意患儿石膏固定的松紧情况，与皮肤接触部位情况。
>
> 　[3]患儿年龄小，自制能力弱，麻醉恢复前，应注意患儿安全。
>
> 　[4]患儿采用全麻，麻醉恢复前需去枕平卧，将头偏向一侧，防止发生窒息等，麻醉恢复后可进行患肢手指活动，可佩戴吊带下地活动。术后患儿一侧患肢处于活动能力受到限制的状态，可能产生哭闹、烦躁不安，护士应及时发现给予安慰。
>
> 　[5]患儿主诉有痰，痰液黏稠不易排出，应注意观察患儿排痰及呼吸情况，教会患儿家属有效排痰方法。

2. 护理评估　患儿麻醉恢复前需去枕平卧、禁饮食。患儿哭闹，烦躁不安，难以入睡。
3. 护理思维与实施方案

患儿麻醉恢复前需去枕
平卧、禁饮食
↓
完全自理能力缺陷

（1）护理目标：患儿住院期间基本生活需要得到满足。
（2）护理措施
- 评估此年龄阶段儿童动作、语言和适应能力发育过程。
- 评估每个患儿从事自理活动的能力。
- 麻醉恢复后，协助患儿进食流质饮食，避免辛辣刺激食物，协助患儿多饮水。
- 为患儿整理好床单位，盖好被褥。
- 定时巡视保证各种管路的通畅。
- 定期观察石膏托与皮肤接触情况，防止皮肤出现瘙痒、皮疹等不良反应，及时通知医生做好对症处理。
- 床旁加床档防止坠床的发生。

全麻插管术后
支气管分泌物增加
患儿主诉有痰
不易咳出、痰液黏稠
↓
清理呼吸道无效

（1）护理目标：1 日内患儿及家属掌握正确排痰方法,有效咳出呼吸道分泌物;患儿住院期间不发生肺部感染。

（2）护理措施
- 评估痰液性质、量。
- 教会患儿及患儿家属正确的排痰方法。
- 遵医嘱必要时雾化吸入。
- 调节室内温湿度。
- 嘱患儿多饮水。

（1）护理目标：患儿疼痛缓解,夜间可安静入睡。

（2）护理措施
- 评估患儿经受疼痛情况：可以让患儿指出疼痛部位,测定最差和最佳时的疼痛强度。
- 告知患儿家属术后伤口疼痛是由于术后皮肤牵拉麻醉作用消失是种正常的生理反应,消除患儿家属疑虑。
- 告知患儿家属疼痛会影响术后功能锻炼、神经的生长、延迟伤口愈合、影响机体免疫、改变应激反应及自主神经系统功能状态,使外周和中枢神经系统产生永久性改变。
- 告知患儿家属伤口疼痛时,护士会遵医嘱给予肌注哌替啶来缓解疼痛。并告知所用止疼药物的治疗作用,消除患儿家属对止痛药物副作用的顾虑。

手术造成组织损伤
↓
疼痛
↓
睡眠型态紊乱

- 为患儿进行疼痛性操作时用适合于患儿年龄和发展水平的方法来说明操作过程。在操作时尽量减少疼痛,并转移患儿注意力。
- 患儿疼痛时转移注意力：家属可陪其玩最喜欢的玩具、给患儿讲故事等。
- 提供舒适的睡眠环境：温湿度适宜,夜间护理操作时若非必须,可只开床头灯。
- 巡视患儿时注意做到“四轻”。
- 减少睡眠时受损伤的可能性：
1）必要时使用床档。
2）把床放低。
3）提供适当安全指导。
4）提供夜间照明灯。
5）保证管道有足够长度可以翻身（如静脉输液管）。

术后患肢有
石膏托外固定
↓
有皮肤完整性
受损的危险

（1）护理目标：患儿住院期间皮肤完整无破损。

（2）护理措施
- 评估患儿全身皮肤情况及石膏出皮肤受压程度。
- 患肢抬高,观察石膏有无松动,石膏内有无渗血。
- 搬动患儿患肢时注意平托保护,防止石膏折裂。
- 告诉患儿家长如何帮助患儿进行患肢功能锻炼。
- 保持床单位清洁干燥无皱褶。

（三）出院前

1. 诊疗情况　出院前,护士给予患儿及家属出院指导。各项检查无异常后可带药出院。

> **思维提示**
>
> ［1］患儿家属不能完全说出康复期护理注意事项,需在患者出院前完善出院宣教。
>
> ［2］患儿家属询问颈腕吊带时患者家属向护士询问其注意事项,需在出院前使家属能正确佩戴颈腕吊带。

2. 护理评估　做好出院时患儿心理、药物知识水平及康复期的护理宣教。

3. 护理思维与实施方案

家属向护士询问颈腕
吊带的佩戴方法
↓
知识缺乏

（1）护理目标:家属出院前能正确演示颈腕吊带的佩戴方法。
（2）护理措施
- 评估患儿及家属对佩戴颈腕吊带的基本方法了解程度。
- 向患儿解释正确佩戴颈腕吊带的必要性。
- 可提供相关宣传资料以帮助患儿及家属尽快学会佩戴方法。

患儿家属对康复期
注意事项不了解
↓
知识缺乏

（1）护理目标:患儿家属出院前能复述康复期注意事项。
（2）护理措施
- 评估患儿家属对手术后患肢功能恢复程度的接受程度。
- 对患儿家属讲解康复期护理对疾病恢复的重要性。
- 告知患儿家属康复期注意事项,主要包括以下几点:
1）手术次日起 14 日拆线后可洗澡。
2）出院 4 周后门诊复查。
3）按时服药,注意药物副作用。
4）保持石膏固定良好,并遵医嘱进行患肢功能锻炼。
5）患肢避免劳累、负重,不适随诊。
6）告知患儿家属注意保持患儿患肢清洁干燥。
- 向患儿家属发放出院指导宣传册。

二、护理评价

患儿从入院到出院,护理上给予了一系列护理方案的实施。入院时已为患儿及患儿家属分别做好分离性焦虑、知识缺乏等评估,手术后不仅满足了患儿术后的基本生理需求,对患儿的睡眠、伤口等均进行了良好的护理,避免了术后伤口的感染,有效地避免了摔倒等意外伤害、呼吸道并发症的发生。出院前,给予患儿家属系统的知识、术后康复期的护理。在整个发病期,术后康复期护理的功能锻炼尤为重要。

三、安全提示

1. 有发生跌倒、坠床的危险　患儿手术后翻身有坠床的危险;24 小时下床活动时发生跌倒的危险。护士应积极做好预防工作,了解患儿一般情况,包括年龄、神志、肌力等。评估患儿发生跌倒、坠床的风险因素;定时巡视患儿,固定好病床脚刹、加床档、合理安排陪护;嘱患儿穿防滑鞋,保证病房地面干燥,灯光照明良好、病房设施摆放合理。

2. 有受伤的危险　因为患儿年幼,感知及运动能力发育不完善,患儿有可能会发生摔伤,烫伤等意外伤害,护士应积极做好预防工作,了解患儿一般情况,包括年龄、神志、肌力等。因患儿处于幼儿期,语言表达、理解能力低于成人,护士需及时发现并满足患儿基本生活需求。护士在与患儿交流时应用简单能理解的词语,允许患儿表达悲伤等不愉快心情。

3. 药物副作用的观察　患儿住院期间需肌注止痛药物、术后抗生素等,护士需注意观察药物副作用。

四、经验分享

1. 心理护理　由于该疾病表现为明显的功能及外在形态的畸形,患儿家长承受着巨大的心理压力。同时,手部先天性畸形的变异很大,种类很多,组织结构复杂,而且常常合并其他部位的畸形,家长多未接受过有关的医学知识教育,缺乏对疾病的认识。此外,患儿年龄小,其手术前后的护理工作繁杂且重要,需要家长全力配合。为了达到提高护理质量以保障患儿手术成功的目的,需要护士对患儿家长通过语言、书面等方面做耐心细致的宣传教育工作。

2. 术后并发症的观察

(1)伤口感染:术后 1~3 日护士应密切观察伤口是否剧烈疼痛且进行性加重,伤口渗血处颜色、气味、有无进行性活动性出血,血常规检查白细胞是否增多等。

(2)石膏护理:患儿术后均需石膏制动,因小儿天性活泼好动,很容易造成石膏托松动,为避免因手部长期下垂造成患指肿胀及石膏托长期与患指磨蹭造成植皮区皮坏死,应用颈腕吊带将患肢悬吊于胸前,心脏水平位即可,并向患儿家长讲明悬吊的重要性,请家属协助看护好患儿。术后 1~2 日内,患肢均会有不同程度的肿胀,要随时观察患肢的血运,手指末梢的感觉及皮温,石膏的松紧度,以能进入成人的指尖为宜。

(3)功能锻炼:患指待受皮区皮成活 10~14 日后开始功能锻炼。患儿手指锻炼时要适当用力并伸屈到功能位,每日早、中、晚各锻炼 30 分钟,因患儿年龄小,自制能力差,不易配合,不能进行主动训练,我们准备了颜色鲜艳的玩具以及棒棒糖等引导孩子能够自主的抓握住物体,达到患指的主动伸屈。患儿患侧的肌肉力量均不足,因此,在给患儿患指功能锻炼的同时,患侧的肩关节也每日练习外展、内收、内旋、外旋,并在抵抗阻力下练习加紧收缩,早、中、晚各 10 次,避免废用性萎缩。

(4)胸廓发育异常的护理:护士应严密观察患儿的呼吸情况,注意频率是否均匀,皮肤有无青紫,发现异常及时处理。我们在护理中尤其注重患儿胸部的保护,叮嘱患儿家长怀抱患儿时,将患侧位于自己怀中,避免碰撞,患儿玩耍时,一定看护好患儿,避免追逐打闹,不小心伤及患儿胸壁。术后搬运患儿过程中,用滚板搬运,避免搬运时慌乱中伤及胸壁,造成胸壁破裂。

3. 出院指导　指导家长出院后坚持给患儿进行主动及被动锻炼,并向家长详细介绍正确的训练方法,防止肌腱粘连。关于 Poland 综合征胸部畸形的治疗,向患儿家长解释,说明婴幼儿时期,暂不予治疗,男性患儿可以在青春期或稍前时间进行手术治疗,尽早消除患儿由于胸壁畸形引起的心理负担。

病例 64

异体肌腱移植术患者的护理

患者,男性,18岁,主诉"右前臂外伤术后伴右拇示指功能受限1年余",门诊以"右桡神经损伤"于收入院。

一、诊疗过程中的临床护理

(一)入院时

1. 诊疗情况

入院后查体:体温36.5℃,脉搏81次/min,呼吸18次/min,血压112/68mmHg。患者自述1年前因车祸致右前臂被玻璃割伤,伤后创口流血较多,疼痛剧烈伴右手活动受限,经简单包扎伤口后被他人急送入外院行手术治疗,术中有输血史。术后伤口恢复良好但出现右拇示指功能受限,为寻求进一步治疗,来我院门诊,门诊给予查体后,以"右桡神经损伤"收入院治疗。患者自发病以来精神、食欲良好,无不良嗜好,大小便正常,因右拇示指功能受限,影响正常生活和工作,部分生活自理能力缺陷,有无助感。

既往史:患者既往体健。否认高血压、冠心病、糖尿病等慢性疾病。否认肝炎结核等传染病史。否认重大外伤、手术史。否认药物过敏史。

专科查体:右前臂掌侧中段可见一约9cm×7cm植皮,颜色红润,弹性较差。右腕桡侧屈伸功能受限,尺侧正常,右尺桡动脉搏动有力,右拇指外展及背伸功能受限,右示指中远节指骨背伸功能受限,右手诸指无麻木感,血运正常,屈曲良好。

心电图:大致正常心电图。胸部平片未见异常。

X线片:示右尺桡骨双骨折术后。

> ✏️ **思维提示**
>
> [1]患者出现部分生活自理能力缺陷:因右拇示指功能受限,影响正常生活和工作,需做好生活护理。
>
> [2]患者出现焦虑:因右拇示指功能受限,影响正常生活和工作,有无助感,需做好心理护理。

2. **护理评估** 患者主要症状右拇示指功能受限,影响正常生活和工作,部分生活自理能力缺陷,有无助感。

3. **护理思维与实施方案**

因右拇示指功能受限,影响正常生活和工作 → 部分自理能力缺陷

- (1)护理目标:满足患者基本生理需求。
- (2)护理措施
  - 评估患者目前身体状况及自理程度。
  - 协助患者进食饮水。
  - 协助患者完成基本生活需求,如系扣子,系鞋带。
  - 为患者整理好床单位,盖好被褥。
  - 定时巡视病房,及时发现问题,解决问题。

因右拇示指功能受限，影响正常生活和工作有无助感

↓

焦虑

（1）护理目标：患者住院期间焦虑情绪缓解。

（2）护理措施

- 评估焦虑程度，并进行分级。
- 鼓励患者表达。
- 提供安全和舒适的环境，减少环境刺激。
- 教给患者缓解焦虑的方法，例如：深呼吸、听音乐、运动等。
- 及时向患者解释病情及相关的治疗。

（二）实施手术后

1. 诊疗情况　手术当日，体温36.6~36.9℃，脉搏72~88次/min，呼吸18~22次/min，血压110~128/60~88mmHg。患者在臂丛麻醉下行"示指固有伸肌腱移位，拇长伸肌腱功能重建，示指伸肌腱修复，异体肌腱移植，克氏针固定术"，术毕安返病房，伤口外敷料包扎完整，无渗血，患肢有石膏托外固定，患肢有一负压引流球，内为血性液体约5ml，告知患者麻醉恢复前注意手臂活动安全，麻醉恢复后患肢可进行功能锻炼，进食水。术日患者主诉疼痛，难以入睡。术后第1日，体温36.8~37.6℃，脉搏80~92次/min，呼吸18~20次/min，血压117~140/66~80mmHg。24小时伤口引流量为80ml血性液。24小时后护士协助患者妥善固定好引流管，佩戴吊带下地活动，并向家属讲解吊带佩戴方法。患者及家属能正确演示吊带佩戴方法。

> **思维提示**
>
> ［1］患者伤口有一引流球，应密切注意患者伤口引流渗血情况，注意体温变化。
>
> ［2］患者主诉疼痛，难以入睡，护士需注意观察患者疼痛程度及对睡眠的影响，及时给予止疼药物，必要时给予辅助睡眠药物，以减轻手术给患者带来的不适。
>
> ［3］患者麻醉恢复前需去枕平卧，麻醉恢复后可进行患肢手指活动，可佩戴颈腕吊带下地活动。术后患者一侧患肢处于活动能力受到限制的状态并需要卧床输液治疗。出现部分生活自理能力的缺陷，护士需加强巡视，及时发现并满足患者的生活需要。
>
> ［4］患肢有石膏托外固定，应注意石膏托松紧情况及石膏与皮肤接触部位情况的观察。
>
> ［5］患者术中使用同种异体肌腱作为移植物，需预防排斥反应。

2. 护理评估　患者术后患肢活动能力受限。患者主诉疼痛，难以入睡。

3. 护理思维与实施方案

患肢活动能力受限术后需输液治疗

↓

部分自理能力缺陷

（1）护理目标：满足患者基本生理需求。

（2）护理措施

- 术后，协助患者进食半流质饮食，协助患者饮水。
- 定时巡视；协助患者如厕。
- 为患者整理好床单位，盖好被褥。
- 将患者日常用品放置于患者易拿的位置。
- 床旁加床档保护，防止患者坠床。

患者主诉伤口疼痛

↓

疼痛

（1）护理目标：患者疼痛减轻。

（2）护理措施

- 评估患者疼痛的原因、部位、性质、持续时间。
- 告诉患者术后疼痛的必然性及可能持续的时间。
- 定时巡视病房，耐心倾听患者的主诉并给予适当的关心。
- 必要时遵医嘱给予止痛药（氨酚羟考酮，哌替啶）。
- 操作时注意做到"四轻"。
- 保持病室安静，整洁，温度适宜，空气清新，光线柔和。
- 告知患者正确报告疼痛的方法。

患者主诉疼痛,难以入睡
↓
睡眠型态紊乱
{
（1）护理目标:患者疼痛缓解,安静入睡。

（2）护理措施

- 给予心理安慰。
- 提供舒适的环境。
- 巡视患者时注意做到"四轻"。
- 遵医嘱给予止痛药（氨酚羟考酮,哌替啶）。
- 遵医嘱给予地西泮等药物辅助睡眠。
}

伤口处有引流管
↓
有发生感染的危险
{
（1）护理目标:患者住院期间不发生伤口感染。

（2）护理措施

- 评估发生感染的危险因素。
- 遵医嘱给予术后抗炎治疗。
- 定时观察和评估伤口情况,加强伤口护理,伤口渗液多时,观察渗液颜色、气味、渗液面积有无继续扩大,并且通知值班医生随时更换敷料,保持敷料干燥;注意伤口有无红肿热痛等症状。
- 嘱患者进食以粗纤维、高蛋白、高能量饮食为主。
- 每日定时整理床单位,保证床单位的干净整洁。
- 每日记录 24 小时引流量,并观察其颜色性状,而且引流管要妥善固定,防止脱出、压折、血块堵塞,要保持其通畅,严禁牵拉引流管（尤其在更换床单和协助患者更换体位时）。
- 告知患者,下地活动时将引流管置于低于伤口平面处并固定,防止引流液逆行感染。
- 定时观察引流球负压是否持续存在,引流球有无漏气,连接是否紧密,若有异常立即通知主管医生。
}

预防并发症的发生
↓
排斥反应的发生
{
（1）护理目标:患者术后不发生排斥反应。

（2）护理措施

- 注意观察患肢有无红肿、热、痛症状出现。
- 遵医嘱术后给予消炎,抗过敏药物（地塞米松）预防。
- 向患者介绍成功病例,使患者了解手术的成熟性。
}

（三）出院前

1. 诊疗情况 出院前行伤口换药拔除引流管,护士给予患者及家属出院指导。各项检查无异常后可带药出院。

> **思维提示**
>
> 患者及家属对康复期护理注意事项不了解,需完善出院宣教,出院前患者掌握出院后的注意事项。

2. 护理评估 做好出院时患者心理、药物知识水平及康复期的护理宣教。

3. 护理思维与实施方案

患者及家属对康复期
注意事项不了解
↓
知识缺乏

（1）护理目标：患者及家属出院前能复述康复期注意事项。
（2）护理措施
● 对患者讲解康复期护理对疾病恢复的重要性。
● 告知患者康复期注意事项,主要包括以下几点：
1）手术次日起 14 日后拆线。
2）术后石膏托固定 4 周。
3）按时服药,注意药物副作用。
4）术后 1 个月复查,遵医嘱进行患肢手指屈伸功能锻炼。
5）避免劳累、负重。
6）不适随诊。

二、护理评价

患者从入院到出院,护理上给予了一系列护理方案的实施。入院时为患者做好疼痛、睡眠型态紊乱的监测及控制,手术后不仅满足了患者术后的基本生理需求,对患者的睡眠、伤口等均进行了良好的护理,避免了术后伤口的感染,有效地避免了跌倒、坠床、的发生。出院前,给予患者系统的知识、术后康复期的护理。

三、安全提示

1. 有发生跌倒、坠床的危险　患者手术后翻身有坠床的危险；24 小时下床活动时发生跌倒的危险。护士应积极做好预防工作,了解患者一般情况,包括年龄、神志、肌力等。评估患者发生跌倒、坠床的风险因素；定时巡视患者,固定好病床脚刹、加床档、合理安排陪护；嘱患者穿防滑鞋,保证病房地面干燥,灯光照明良好、病房设施摆放合理。

2. 药物副作用的观察　患者住院期间需服用降压药物、止痛药物、辅助睡眠药物等,护士需注意观察药物副作用。

3. 桡神经损伤后,引起支配区域皮肤营养改变,使皮肤萎缩干燥,弹性下降,容易受伤,而且损伤后伤口易形成溃疡,应注意皮肤的预防与护理：①每日用温水擦洗患肢,保持清洁,促进血液循环；②定时变换体位,避免皮肤受压引起压疮；③禁用热水袋,防止烫伤。

四、经验分享

1. 心理护理　患者为年轻男性,正处在事业上升期,一方面患者担心术后手指功能不能恢复,影响以后的工作及日常生活对治疗缺乏信心另一方面是对异体组织移植手术缺乏认识所产生的恐惧和排斥心理,术前我们耐心细致地向患者说明手术的必要性和成功的可靠性,介绍其与术后康复的患者进行交谈,解除思想顾虑,特别要对患者说明健康的肌腱来源及异体肌腱移植的优点,如肌腱供体已经严格检测,无传染性疾病,异体肌腱移植不需切取自体肌腱,减少手术切口创伤,既保存了肢体美观,又达到了与自体肌腱移植相当的疗效,以期达到患者与医护合作,确保手术成功。详细向患者介绍术后注意事项,让患者观看通过肌腱移植手术已改变的肢体位置的病例资料,以增强其治疗与康复的信心。

2. 术后功能锻炼对恢复手指功能至关重要　手部肌腱移植一般需固定 3~4 周,去除制动后开始练习。主动活动可在术后 4 周开始,使用手功能弹性支具,在弹力皮筋保护下进行锻炼,活动中坚持主动为主,被动锻炼为辅的原则。循序渐进,主动屈伸手指各关节以减少粘连,增强肌力。至于术后何时开始锻炼应依据手术情况及伤口愈合情况等而定,并严格在医护人员指导下进行。活动中力量由小到大,不可用力过大,防止肿胀出血甚至肌腱断裂。同时配合超短波、蜡疗及体疗等康复治疗,有利于局部瘢痕软化、拉长、消肿和肌腱愈合。

病例 65

腓肠神经移植术患者的护理

患者,男性,25 岁,主诉"左腕背伸无力,左手指背伸不能,虎口区麻木 4 个月",门诊以"左桡神经损伤"收入院。

一、诊疗过程中的临床护理

(一)入院时

1. 诊疗情况

入院后查体:体温 36.4℃,脉搏 86 次/min,呼吸 18 次/min,血压 121/75mmHg。患者自述今年 5 月份因外伤致"左肱骨骨折,桡骨骨折,桡神经损伤,前臂皮肤缺损"在我院行开放复位钢板内固定、取皮植皮术。现感桡神经损伤症状恢复缓慢,故来我院要求手术治疗。门诊给予查体后,以"左桡神经损伤"收入院治疗。患者自发病以来精神、食欲良好,因左手垂指、垂拇、垂腕畸形,影响日常劳动工作。无不良嗜好,大小便正常,生活部分自理。入院后多次咨询术前注意事项担心手术效果,出现失眠、易醒。

既往史:患者既往体健。否认高血压、冠心病、糖尿病等慢性疾病。否认肝炎、结核等传染病史。否认重大外伤、手术史。否认药物过敏史。

专科查体:左上肢可见多处手术瘢痕,左垂指、垂拇畸形。左手指皮肤颜色正常,虎口区感觉迟钝,左腕能主动背伸,仅 30°左右,背伸肌力 3 级。左拇手指掌指关节背伸不能,指间关节能主动背伸,背伸肌力 4 级。左腕、左手屈曲活动可,左手指末梢血运可。

辅助检查:心电图,大致正常心电图。胸部平片示心肺膈未见异常。

肌电图:显示左桡神经损伤。

异常检查:无。

> **思维提示**
>
> [1]患者出现睡眠型态紊乱:因入院后多次咨询术前注意事项担心手术效果出现失眠、易醒,需做好睡眠的护理。
>
> [2]患者出现焦虑:因左手垂指、垂拇、垂腕畸形影响日常劳动工作,需做好心理护理。

2. 护理评估 患者主要症状因左手垂指、垂拇、垂腕畸形,影响日常劳动工作,生活部分自理。入院后多次咨询术前注意事项担心手术效果,出现失眠、易醒。

3. 护理思维与实施方案

因担心手术效果
出现失眠、易醒
↓
睡眠型态紊乱

（1）护理目标：患者可安静入睡。
（2）护理措施
- 评估患者夜间睡眠情况及影响睡眠的因素。
- 给予心理安慰并告知其睡眠对康复的重要性。
- 告知患者尽量减少白天睡眠时间。
- 巡视患者时注意做到"四轻"。
- 必要时遵医嘱给予止痛药物缓解疼痛。
- 必要时遵医嘱给予地西泮等药物辅助睡眠。

因左手垂指、垂拇、
垂腕畸形出现，劳
动能力减弱
↓
焦虑

（1）护理目标：患者住院期间焦虑情绪减轻，表现为情绪稳定。
（2）护理措施
- 评估焦虑程度，并进行分级。
- 入院后向患者做以下宣教：疾病的相关知识及成功病例；有关手术的相关知识；术前准备的内容及注意事项，术后需要注意的相关内容。
- 保持放松、平和的心态。

（二）实施手术后

1. 诊疗情况　手术当日，体温 36.6~37℃，脉搏 72~88 次/min，呼吸 18~22 次/min，血压 111~126/70~92mmHg。患者在臂丛+静脉全麻麻下行"左桡神经探查、取对侧腓肠神经移植术"，术毕安返病房，患者神清合作，患肢伤口外敷料包扎完整，无渗血，患肢有石膏托外固定，患肢有一负压引流球，内为血性液体约 5ml，右下肢伤口包扎完整，无渗血。告知患麻醉恢复前需去枕平卧、禁饮食，麻醉恢复后患肢可进行功能锻炼，进食水。术日患者主诉疼痛，难以入睡。术后第 1 日，体温 36.8~37.6℃，脉搏 80~92 次/min，呼吸 18~20 次/min，血压 117~140/66~80mmHg。24 小时伤口引流量为 75ml 血性液。24 小时后护士协助患者妥善固定好引流管佩戴吊带拄拐杖下地活动，并向家属讲解颈腕吊带佩戴方法及如何正确使用拐杖。术后 6 小时患者仍无排尿，主诉有憋尿感。

> **思维提示**
>
> ［1］患者伤口有一引流球，应密切注意患者伤口引流渗血情况，注意体温变化。
>
> ［2］患者主诉疼痛，难以入睡，护士需注意观察患者疼痛程度及对睡眠的影响，及时给予止疼药物，必要时给予辅助睡眠药物，以减轻手术给患者带来的不适。
>
> ［3］患者麻醉恢复前需去枕平卧，麻醉恢复后可进行患肢手指活动，可佩戴颈腕吊带下地活动。术后患者一侧患肢处于活动能力受到限制的状态并需要卧床输液治疗。出现部分生活自理能力的缺陷，护士需加强巡视，及时发现并满足患者的生活需要。
>
> ［4］尿潴留与手术麻醉后排尿抑制有关，应注意观察患者排尿情况。
>
> ［5］患者术后初次拄拐下地活动，应注意防止外伤的发生。

2. 护理评估　患者麻醉恢复前需去枕平卧、禁饮食。患者主诉疼痛，难以入睡。

3. 护理思维与实施方案

患肢活动能力受限
术后需输液治疗
↓
部分自理能力缺陷
{
（1）护理目标:满足患者基本生理需求。
（2）护理措施
- 评估患者目前身体状况及自理程度。
- 定时巡视;了解患者需要。
- 为患者整理好床单位,盖好被褥。
- 将患者日常用品放置于患者易拿的位置。
- 及时帮助患者取送大小便器,便后及时倾倒,并开窗通风。
- 协助患者打饭,进食,洗漱。
- 床旁加床档保护,防止患者坠床。
- 保持床单位整洁,及时更换污染的被服及衣物。

患者主诉伤口疼痛
↓
疼痛
{
（1）护理目标:患者疼痛减轻,舒适感提高。
（2）护理措施
- 评估患者疼痛的原因、部位、性质、持续时间。
- 告诉患者术后疼痛的必然性及可能持续的时间。
- 定时巡视病房,耐心倾听患者的主诉并给予适当的关心。
- 必要时遵医嘱给予止痛药（氨酚羟考酮,哌替啶）。
- 操作时注意做到"四轻"。
- 保持病室安静、整洁,温度适宜,空气清新,光线柔和。

患者主诉疼痛,难以入睡
↓
睡眠型态紊乱
{
（1）护理目标:患者主诉疼痛缓解,夜间可连续睡眠6小时。
（2）护理措施
- 评估患者夜间睡眠情况及影响睡眠的因素。
- 告诉患者术后疼痛的必然性及可能持续的时间。
- 限制白天睡眠时间,最多不超过2小时。
- 遵医嘱给予止痛药（氨酚羟考酮,哌替啶）。
- 遵医嘱给予地西泮等药物辅助睡眠。
- 创造良好的睡眠环境,保持室内安静及适宜的温湿度。
- 尽量在患者睡眠时把干扰减到最少,如避免不必要地叫醒患者吃药,测量生命体征。

患者主诉有尿意但不能
自行排尿腹部有膨胀感
↓
尿潴留
{
（1）护理目标:1日内协助患者排尿1次;3日内患者排尿正常,排尿无不适感。
（2）护理措施
- 评估患者尿潴留原因、程度。
- 给予患者下腹部环状按摩、热敷。
- 告诉患者精神紧张会影响正常排尿。
- 疏散病室人员,创造有利环境。
- 必要时遵医嘱给予无菌导尿。
- 记录尿量,并观察患者有无不适主诉。

患者术后24小时内需卧床
↓
躯体移动障碍有皮肤
受损的危险
{
（1）护理目标:患者卧床期间不发生皮肤受损（压疮）。
（2）护理措施
- 协助患者翻身时,禁止床上拖拉患者。
- 协助患者定时翻身:日间每2小时翻身1次。
- 定时按摩皮肤受压部位。
- 保持床铺平整、清洁、干燥、无皱褶、无渣屑。

患者主诉不会使用拐杖
拄拐杖方法不正确
↓
有跌倒的危险

（1）护理目标：1 日内患者能够掌握正确使用拐杖的方法；住院期间患者不发生跌倒等意外。
（2）护理措施
- 评估患者身体状况及使用拐杖时可能引起的外伤因素。
- 教会患者正确使用拐杖的方法并告知起应注意的事项。
- 保持病室及楼道内地面清洁干燥无杂物。
- 外出做检查时可用轮椅或平车。
- 鼓励患者加强营养并坚持下肢肌力锻炼。

（三）出院前

1. 诊疗情况　出院前行伤口换药拔除引流管，患者生命体征平稳，能部分自理，以适应因特殊治疗所需要患肢制动，并具备了相关的护理知识。护士给予患者及家属出院指导。各项检查无异常后可带药出院。

> **思维提示**
>
> ［1］患者及家属不能完全说出康复期护理注意事项，需在患者出院前完善出院宣教。
> ［2］患者不能正确说出拐杖的使用方法，需加强宣教，出院前患者可熟练掌握拐杖的使用方法。

2. 护理评估
做好出院时患者心理、药物知识水平及康复期的护理宣教。
3. 护理思维与实施方案

患者及家属对康复期
注意事项不了解
↓
知识缺乏

（1）护理目标：患者及家属出院前能复述康复期注意事项；住院期间患者可正确进行功能锻炼。
（2）护理措施
- 对患者讲解康复期护理对疾病恢复的重要性。
- 告知患者康复期注意事项，主要包括以下几点：
1）手术次日起 14 日后拆线。
2）按时服药，注意药物副作用。
3）术后 1 个月复查，遵医嘱进行患肢功能锻炼。
4）避免劳累、负重。
5）不适随诊。
6）告知患者腓肠神经切取后外踝至足跟可能出现的感觉异常为正常现象不必惊慌。

家属向护士询问颈腕
吊带的佩戴方法
↓
知识缺乏

（1）护理目标：家属出院前能正确演示颈腕吊带的佩戴方法。
（2）护理措施
- 评估患者及家属对佩戴颈腕吊带的基本方法了解程度。
- 向患者解释正确佩戴颈腕吊带的必要性。
- 可提供相关宣传资料以帮助患者及家属尽快学会佩戴方法。

患者未能正确使用拐杖
↓
知识缺乏

（1）护理目标：患者出院前能正确使用拐杖。
（2）护理措施
- 评估患者及家属对正确使用拐杖的基本方法了解度。
- 向患者解释正确使用拐杖的必要性。
- 可提供相关宣传资料以帮助患者及家属尽快学会拐杖正确的使用方法。
- 出院当日让患者演示正确使用拐杖行走，护士检查是否正确。
- 告知患者双下肢继续功能锻炼。

二、护理评价

患者为青年男性,有既往手术史,均为左侧患肢。入院时为患者做好心理,疼痛、睡眠型态紊乱的监测及控制,顺利安全度过围手术期,手术后不仅满足了患者术后的基本生理需求,对患者的睡眠、伤口等均进行了良好的护理,避免了术后伤口的感染,有效地避免了跌倒、坠床、压疮的发生。出院前患者情绪平稳,给予患者术后康复期的护理,自我照顾能力增强,具备了术后预防并发症和康复锻炼的相关知识,能按计划康复训练。

三、安全提示

桡神经损伤后,引起支配区域皮肤营养改变,使皮肤萎缩干燥,弹性下降,容易受伤,而且损伤后伤口易形成溃疡,应注意皮肤的预防与护理:①每日用温水擦洗患肢,保持清洁,促进血液循环;②定时变换体位,避免皮肤受压引起压疮;③禁用热水袋,防止烫伤。

四、经验分享

1. 心理护理　患者为青年男性,有既往手术史,均为左侧患肢。从入院至出院,无论是手术前担心患肢不能治愈,还是术后不愿配合早期活动,均为其心理原因所致。因此,针对此类患者,应在日常工作中将心理护理作为工作重点。具体方法:

(1)心理疏导:让患者主动倾诉,使心理负担得以释放。

(2)针对问题,及时处理:患者言语中流露的心理问题,护士应及时发现。针对这些心理问题,制订相应的处理方案,并及时解决。

(3)经验交流:为患者介绍同类疾病已治愈的病患,相互交流感受、经验,帮助患者树立信心。

(4)在神经生长至效应器这段时间里,由于神经再生缓慢,患者比较担心、着急,所以护士要做好心理护理工作,同时为了更好地巩固手术效果和恢复功能,功能康复工作必须同步进行,鼓励和指导患者进行功能康复训练,以达到最大限度恢复原有的功能恢复正常的日常生活,重返工作岗位或从事力所能及的工作,提高生活质量。

2. 腓肠神经终末分支分布在足背外侧皮肤,神经切取后,以外踝至足跟及第五跖骨基底区域内,可分别呈现三角形、矩形、靴形皮肤感觉麻木,随时间延长麻木区域逐渐缩小。

发育性髋脱位患者的护理

患者,女性,9岁,患者父母代诉:发现跛行6年,门诊以"发育性髋脱位(右)"收入院。

一、诊疗过程中的临床护理

(一)入院时

1. 诊疗情况

入院后查体: 体温36.8℃,脉搏90次/min,呼吸22次/min,血压118/78mmHg。患者3岁时发现跛行伴右髋疼痛,未予诊治,7月开始发现跛行及疼痛加重,来我院就诊,拍X线示发育性髋脱位,患者轻微跛行,双下肢等长,近期精神好,食欲佳,无不良嗜好,大小便正常,生活部分自理。

既往史: 否认心脏病、肝炎、结核等疾病史,否认外伤、手术及输血史,否认药物及食物过敏史。

专科查体: Allis征阴性,Trendelenburg征右侧阳性。双侧髋关节活动度正常,屈髋130°,伸髋10°,屈髋内旋45°,屈髋外旋50°,外展45°,内收30°,双下肢等长。

辅助检查: X线示右髋关节半脱位,股骨头向外移位,股骨头骨骺发育较对侧差,股骨颈干角左侧150°,右侧140°,髋臼指数右侧30°。右侧Shenton线中断。

异常化验结果: 未发现。

> ✎ **思维提示**
>
> 患者有受伤的危险:患者为儿童,天性活泼好动,且同病室患者较多,缺乏自身安全保护意识,需做好患者的安全护理。

2. 护理评估　患者因不了解医院环境及害怕手术产生恐惧,儿童天性活泼好动,同病室患者较多,相互间追跑打闹,存在摔倒的危险。

3. 护理思维与实施方案

不了解医院环境及
害怕手术
↓
焦虑

（1）护理目标:患者主诉可适应医院环境,减轻对手术的害怕、焦虑。
（2）护理措施
- 热情接待患者,并告知治疗目的。
- 多与患者沟通,用通俗易懂的语言讲解手术过程及优点,鼓励患者配合治疗。
- 语言温和,用肢体语言安抚患者(抚触、拥抱)。

因患者为儿童,天性活泼
好动,且同病室患者较多,
缺乏安全保护意识
↓
有受伤的危险

（1）护理目标:患者住院期间不发生坠床,跌倒,烫伤等意外。
（2）护理措施
- 尽量排除患者可能跌倒碰伤的因素,室内光线充足,地板防滑。
- 监督患者不要登高爬低,同病室患者不追跑打闹。
- 告知患者不要在床上行走、跳跃,必要时加床档。

患者家属多次咨询术前
注意事项、术中麻醉风险
及意外
↓
知识缺乏

   （1）护理目标：患者家属知晓治疗方案、预后及康复期要点并能大概
　　复述。
   （2）护理措施
- 讲解术前注意事项。
- 发放宣传手册。
- 告知患者家属麻醉术后可能发生的情况及处理方法，告知家属常见麻醉
　反应的基本情况。
- 讲解术后康复锻炼的方法及注意事项。

（二）实施手术后

1. 诊疗情况　手术当日，体温 36~37℃，脉搏 88~106 次 /min，呼吸 18~24 次 /min，血压 93~111mmHg/61~67mmHg。患者在全麻下行"右侧内收肌，髂腰肌松解，股骨截骨 PHP 内固定，骨盆内移截骨，髋人字石膏外固定术"，术毕返回病房，带有伤口引流管一根，髋人字石膏固定完好，伤口敷料清洁无渗血，患肢足趾血运好，活动存在。遵医嘱给予 24 小时心电监护及持续低流量（1~2L）吸氧。告知患者家属麻醉恢复前需去枕平卧、禁饮食，麻醉恢复后可进行患肢功能锻炼。术日晚患者伤口引流处敷料有少量渗血，患者主诉疼痛，难以入睡。术后第 1 日，体温 36.3~37.2℃，伤口敷料渗血未见明显扩大，主管医生给予伤口换药一次。

> **思维提示**
>
> ［1］患者有引流管一根，增加了伤口感染的危险。应密切注意患者伤口引流管引流情况及敷料渗血情况，注意体温变化。
> ［2］患者主诉疼痛，难以入睡。与手术切口有关，应做好疼痛的护理。
> ［3］患者麻醉恢复前需去枕平卧，因患者有髋人字石膏外固定，患者独立移动躯体的能力受到限制，出现自理能力缺陷。
> ［4］患者手术行髋人字石膏外固定，凸出处皮肤长期与相对较硬的石膏接触，有发生皮肤缺损的危险。

2. 护理评估　患者麻醉恢复前需去枕平卧、禁饮食。术日晚因有髋人字石膏外固定，无法移动身体，患者主诉疼痛，难以入睡。

3. 护理思维与实施方案

手术切口
↓
疼痛

   （1）护理目标：患者主诉疼痛缓解。
   （2）护理措施
- 评估患者疼痛部位、原因，与家属沟通了解患者疼痛的情况。
- 给予患者心理护理，转移患者疼痛注意力。
- 遵医嘱给予患者止痛药口服并密切观察药物疗效。

患者术后 24 小时需卧床
且住院期间需卧床
↓
自理能力缺陷

   （1）护理目标：住院期间患者基本生活需要得到满足。
   （2）护理措施
- 评估患者的需要，自理能力。
- 与患者家属沟通，了解患者需要。
- 多巡视病房，询问患者，满足其需要。
- 将常用物品放在患者伸手可及的地方。

患者主诉疼痛，难以入睡及意外
↓
睡眠型态紊乱

- （1）护理目标：患者可安静入睡。
- （2）护理措施
  - 给予患者心理安慰。
  - 遵医嘱给予患者止痛药。
  - 为患者提供舒适的睡眠环境。
  - 巡视病房时，做到"四轻"避免吵醒患者。

患者术后需髋人字石膏外固定
↓
有皮肤受损的风险

- （1）护理目标：患者住院期间不发生皮肤完整性受损。
- （2）护理措施
  - 保持床单位清洁、舒适。
  - 每日帮助患者定时翻身，按摩受压部位。
  - 可用软布将皮肤与石膏长期接触部位垫起，定时更换位置，防止压疮发生。
  - 每日检查受压部位皮肤，必要时增加翻身频率。

有伤口引流管一根
↓
有感染的危险

- （1）护理目标：患者住院期间不发生伤口感染。
- （2）护理措施
  - 观察和评估伤口引流情况，注意引流出分泌物的性状及颜色。
  - 每日监测体温，定期复查血常规。
  - 每日监测引流量，保持伤口敷料清洁，尽早拔除引流，预防逆行感染。

（三）出院前

1. 诊疗情况　出院前行"双髋正侧位"、血常规检查及伤口引流处换药。护士给予患者及家属出院指导。各项检查无异常后可出院。

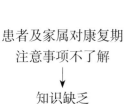 **思维提示**

> 护士向患者及家属讲解功能锻炼及石膏护理方法。

2. 护理评估　做好出院时患者心理及康复期的护理宣教。
3. 护理思维与实施方法

患者及家属对康复期注意事项不了解
↓
知识缺乏

- （1）护理目标：患者及家属出院前能复述康复期注意事项、石膏搬运及患者轴向翻身的方法。
- （2）护理措施
  - 向患者及家属讲解康复对疾病恢复的重要性。
  - 告知患者及家属康复期注意事项及功能锻炼方法。
  - 可用软布将皮肤与石膏长期接触部位垫起，定时更换位置，防止压疮发生。
  - 指导患者家属轴线翻身方法及注意事项。

二、护理评价

患者从入院到出院，护理上给予了一系列护理方案的实施。入院时为患者做好疼痛、睡眠型态紊乱的护理。手术后不仅满足了患者术后的基本生理需求，对患者的睡眠、伤口等均进行了良好的护理，避免了术后伤口的感染，有效地避免了压疮的发生。出院前，给予患者及家属系统的知识、术后康复期的护理。在整个发病期，术后康复期护理尤为重要。

三、安全提示

1. 有发生跌倒的危险　患者为儿童，天性活泼好动，同病室患者较多，护士应积极做好预防工作，了解患者一般情况。评估患者发生跌倒、坠床的风险因素；定时巡视患者，固定好病床脚刹、加床档、合理安排陪护；嘱患者穿防滑鞋，严禁在病室及楼道内追跑打闹，保证病房地面干燥、灯光照明良好、病房设施摆放合理。

2. 有皮肤受损的危险 患者术后有髋人字石膏外固定，石膏相对坚硬，长期与皮肤接触极容易发生压疮，定时给予患者翻身及石膏凸出处软垫抬高，定时按压受压部位皮肤，保持床面清洁干燥，无渣无屑，防止进入石膏内部压迫皮肤。

四、经验分享

1. 心理护理 因患者跛行伴右髋疼痛6年余，家属未予患者诊治，今年7月开始发现跛行及疼痛加重。发育性髋关节脱位是伴着患者成长发育而发展的病情，护士可告诉患者家属，通过手术只可能使脱出的髋关节复位，跛行视情况可以得到适当改善，术后功能锻炼也是非常重要的一部分。

2. 术后并发症的观察

（1）引流逆行感染：术后引流管应注意每日清晨定时倒引流，记录引流量及引流性状，观察伤口敷料渗出等情况，预防感染发生。

（2）活动受限：因髋人字石膏限制了患者活动，固定体位极易造成身体受压部位压疮发生，所以护士应定时给予患者翻身拍背，指导家属轴线翻身的操作要领。

3. 患肢肌力训练 因患者打髋人字石膏时间较长，指导患者每日在床上练习下肢肌肉等长收缩训练预防制动下肢肌肉萎缩。

病例 67

先天性髋内翻患者的护理

患者,女性,9 岁,患者父母代诉:发现跛行 1 年余,门诊以"先天性髋内翻(右)"收入院。

一、诊疗过程中的临床护理

(一)入院时

1. 诊疗情况

入院后查体:体温 36.5℃,脉搏 70 次/min,呼吸 16 次/min,血压 86/60mmHg。患者家属 1 年余前发现患者跛行,右下肢较左下肢短。曾就诊于当地医院诊断"股骨颈骨折"。之后就诊于我院,行 X 线检查诊断为"髋内翻"。嘱患者定期复查,近期发现髋内翻逐渐加重,为进一步诊治收入院。患者无明显外伤,髋关节无疼痛肿胀史,近期精神好,食欲佳,无不良嗜好,大小便正常,生活部分自理。

既往史:否认心脏病、肝炎、结核等疾病史,否认外伤、手术及输血史,否认药物及食物过敏史。

专科查体:患者明显跛行,行走时右侧负重期延长,Allis 征阳性,Trendelenburg 征右侧阳性。髋关节伸屈范围:左侧 0°~140°,右侧 0°~140°;外展:左侧 50°,右侧 30°;内收:左右侧 20°;内旋;左侧 40°,右侧 20°;外旋:左右侧 45°;髂前上棘至内踝距离左侧 59cm,右侧 56cm。

辅助检查:X 线示右髋关节内翻畸形,股骨颈干角左侧 132°,右侧 110°。HE 角左侧 15°,右侧 50°。Shenton 线中断。心电图:大致正常心电图。24 小时动态心电图提示:窦性心律,心率 68~96 次/min。

异常化验结果:未发现。

> **思维提示**
>
> [1]患者有受伤的危险:患者为儿童,天性活泼好动,且同病室患者较多,缺乏安全保护意识,需做好患者的安全护理。
>
> [2]患者家属知识缺乏:患者家属多次询问术前注意事项、手术流程及功能锻炼方法。

2. 护理评估 患者因不了解医院环境及害怕手术产生焦虑,儿童天性活泼好动,同病室患者较多,存在可能摔倒的可能。

3. 护理思维与实施方案

不了解医院环境及害怕手术 → 焦虑

(1)护理目标:患者可适应医院环境,减轻对手术的害怕、焦虑。

(2)护理措施
- 热情接待患者,并告知治疗目的。
- 多与患者沟通,用通俗易懂的语言讲解手术过程及优点,鼓励患者配合治疗。
- 语言温和,用肢体语言安抚患者(抚触、拥抱)。

因患者为儿童,天性活泼好动,且同病室患者较多,缺乏安全保护意识

↓

有受伤的危险

（1）护理目标:患者住院期间不发生坠床,跌倒,烫伤等意外。
（2）护理措施
- 尽量排除患者可能跌倒碰伤的因素,室内光线充足,地板防滑。
- 监督患者不要登高爬低,同病室患者不追跑打闹。
- 告知患者不要在床上行走、跳跃,必要时加床档。

患者家属多次咨询术前注意事项康复期要点

↓

知识缺乏

（1）护理目标:患者家属知晓治疗方案、预后及康复期要点,能大概复述。
（2）护理措施
- 讲解术前注意事项。
- 发放宣传手册。
- 告知患者家属术后可能发生的情况,使患者家属提前做好心理准备。
- 告知患者家属按护理级别,护士可以为患者做好护理。
- 讲解术后康复锻炼的方法及注意事项。

（二）实施手术后

1. 诊疗情况　手术当日,体温 36~37.7℃,脉搏 78~96 次 /min,呼吸 18~22 次 /min,血压 89~101/56~67mmHg。患者在全麻下行 "股骨近端外展截骨,肱骨近端锁定钢板（locking proximal humerus plate,LPHP）内固定",术毕返回病房,伤口敷料包扎完好,清洁无渗血,患肢足趾血运好,活动存在。遵医嘱给予 24 小时心电监护及持续低流量（1~2L）吸氧。主管医生为患者行双下肢皮牵引。告知患者家属麻醉恢复前需去枕平卧、禁饮食,麻醉恢复后可进行双下肢功能锻炼。术日晚患者伤口敷料有 3cm×2cm 渗血,患者主诉疼痛,难以入睡。术后第 1 日,体温 36.3~37.2℃,伤口敷料渗血未见扩大,主管医生给予换药一次。

> **思维提示**
>
> ［1］患者伤口敷料有 3cm×2cm 渗血,增加了伤口感染的危险。应密切注意患者伤口敷料渗血情况,注意体温变化。
>
> ［2］患者麻醉恢复前需去枕平卧,卧床期间患者处于独立移动躯体能力受到限制的状态,出现自理能力的缺陷。
>
> ［3］患者手术当日行下肢皮牵引且长期卧床,有皮肤完整性受损的危险。

2. 护理评估　患者麻醉恢复前需去枕平卧、禁饮食。术日晚患者伤口敷料 3cm×2cm 渗血,患者主诉疼痛,难以入睡。

3. 护理思维与实施方案

手术切口

↓

疼痛

（1）护理目标:患者疼痛缓解。
（2）护理措施
- 评估患者疼痛部位、原因,与家属沟通了解患者疼痛情况。
- 给予患者心理支持。
- 遵医嘱给予患者止痛药口服并密切观察药物疗效。

患者住院期间需卧床

↓

自理能力缺陷

（1）护理目标:住院期间患者基本生活需要得到满足。
（2）护理措施
- 评估患者的需要,自理能力。
- 与患者家属沟通,了解患者需要。
- 多巡视病房,询问患者,满足其需要。
- 将常用物品放在患者伸手可及的地方。

患者主诉疼痛,难以入睡
↓
睡眠型态紊乱

（1）护理目标:患者可安静入睡。

（2）护理措施

- 给予患者心理安慰。
- 遵医嘱给予患者止痛药。
- 为患者提供舒适的睡眠环境。
- 巡视病房时,做到"四轻"避免吵醒患者。

患者术后需卧床且
须行下肢皮牵引
↓
有皮肤完整性
受损的危险

（1）护理目标:患者住院期间不发生皮肤完整性受损。

（2）护理措施

- 保持床单位清洁。
- 每日帮助患者翻身拍背,定时按摩受压部位。
- 可用气垫把患肢抬高,缓解皮肤受压状况。
- 每日检查皮牵引处皮肤,必要时内附棉垫。

伤口敷料有
3cm×2cm 渗血
↓
有感染的危险

（1）护理目标:患者住院期间不发生伤口感染。

（2）护理措施

- 观察和评估伤口情况,注意伤口有无红肿痛等症状。
- 每日检测体温,定期复查血常规。
- 加强伤口护理,伤口渗液多时,随时更换敷料,保持敷料干燥、清洁。

（三）出院前

1. 诊疗情况　出院前行"双髋正侧位"、血常规检查及伤口换药。护士给予患者及家属出院指导。各项检查无异常后可出院。

🖉 **思维提示**

护士向患者及家属讲解功能锻炼及康复期护理的方法。

---

2. 护理评估　做好出院时患者心理及康复期的护理宣教。

3. 护理思维与实施方法

患者及家属对康复期
护理注意事项不了解
↓
知识缺乏

（1）护理目标:患者及家属出院前能复述康复期护理注意事项。

（2）护理措施

- 向患者及家属讲解康复期护理对疾病恢复的重要性。
- 告知患者及家属康复期注意事项及功能锻炼方法。
- 向患者及家属发放宣传手册。

二、护理评价

患者从入院到出院,护理上给予了一系列护理方案的实施。入院时为患者做好疼痛、睡眠型态紊乱的护理。手术后不仅满足了患者术后的基本生理需求,对患者的睡眠、伤口等均进行了良好的护理,避免了术后伤口的感染,有效地避免了压疮的发生。出院前,给予患者及家属系统的知识、术后康复期的护理。在整个发病期,术后康复期护理尤为重要。

三、安全提示

1. 有发生跌倒的危险　患者为儿童,天性活泼好动,同病室患者较多,护士应积极做好预防工作,了解患者一般情况。评估患者发生跌倒、坠床的风险因素;定时巡视患者,固定好病床脚刹、加床档、合理安排陪护;嘱患者穿防滑鞋,保证病房地面干燥,灯光照明良好、病房设施摆放合理。

2. 有皮肤受损的危险　患者术后长期卧床,护士需了解患者皮肤营养状况;定时协助患者翻身,并按摩皮肤受压部位;保持床铺平整、清洁、干燥、无皱褶、无渣屑。定时查看牵引处皮肤,必要时加棉垫。

四、经验分享

1. 心理护理　护士应在康复训练前告知患者及家属早期康复训练的内容、目的和意义,可能出现的不良反应及应对措施,使其有充分的心理准备。

2. 股四头肌的锻炼方法

(1)术后第 1 日:即开始进行功能锻炼,首先是做股四头肌的等长收缩,要求患者先做健侧的股四头肌等长收缩,然后再做患侧,双下肢交替进行。每日练习 4~5 次,每次 5~10 分钟,以不疲劳为限度。

(2)术后 1 周:可做直腿抬高训练,仰卧位,将腿伸直匀速抬高达 35°~45°,并在空中停留 5~10 秒。后放下,直腿抬高不超过 45° 为宜(若超过 45°,股四头肌则失去张力强度,而成为锻炼屈髋肌的力量),20~30 次 / 组,2~4 组 /d,组间休息 30 秒。

股骨头骺滑脱患者的护理

患者,男性,14 岁,患者父母代诉:摔伤致左髋关节疼痛,活动受限一个月余,门诊以"股骨头骺滑脱(左)"收入院。

一、诊疗过程中的临床护理

（一）入院时

1. 诊疗情况

入院后查体:体温 36.6℃,脉搏 90 次/min,呼吸 20 次/min,血压 110/90mmHg。患者于就诊前 40 日因打篮球摔伤致左髋疼痛,跛行,在青海省人民医院行 X 线检查,诊断为"肌肉拉伤",之后就诊于青海省第二人民医院,行 X 线检查,诊断为"左股骨头骺滑脱",建议手术治疗。后为进一步治疗,收入我院。患者伤后无腹痛等症状,大小便正常,生活自理。

既往史:否认心脏病、结核等病史。否认外伤、手术、输血史。否认药物过敏史。

专科查体:患者跛行,左髋无肿胀,有外旋畸形,左腹股沟压痛(+)。髋关节内收:左 10°,右 10°;外展:右 40°,左 20°;左髋中立位屈髋不能,右髋中立位屈髋 120°,左侧屈髋外旋 30°,内旋 0°,右侧屈髋外旋 30°,内旋 20°,左侧伸髋位外旋 30°,内旋 0°,右侧位伸髋外旋 30°,内旋 20°,肢体纵向叩击痛(−)肢端感觉正常,运动自如,无被动牵拉疼痛。

辅助检查:X 线示左股骨头骺滑脱,轻度移位。

异常化验结果:未发现。

> 🖊 **思维提示**
>
> ［1］患者出现疼痛,疼痛部位为左髋关节,需做好疼痛的护理。
> ［2］患者受伤后出现跛行,跛行易导致患者摔伤,需做好患者安全的护理。

2. 护理评估　患者主要症状为左髋部疼痛,患者因疼痛出现跛行,患肢活动受限,患者多次咨询术前注意事项及康复护理要点,希望能有更多的了解。

3. 护理思维与实施方案

髋关节生理位置
存在异常
↓
左髋部疼痛

（1）护理目标:患者疼痛缓解。
（2）护理措施
- 给予心理安慰。
- 遵医嘱给予止痛药物,必要时给予止痛针,用药过程中要注意观察用药的效果。

因疼痛出现跛行
↓
活动受限

（1）护理目标:保证患者安全,患肢免负重。
（2）护理措施
- 患者卧床,避免患肢进行负重活动。
- 保护患者安全,协助患者生活护理。

患者及家属多次咨询术前注意事项及康复期要点

↓

知识缺乏

（1）护理目标：患者知晓治疗方案、预后及康复期要点。

（2）护理措施

- 向患者讲解术前注意事项。
- 发放宣传手册。
- 告知患者术后可能发生的情况，使患者及家属提前做好心理准备。
- 告知患者及家属按护理级别，护士可为患者做好护理。
- 向患者及家属讲解术后康复锻炼的方法。

（二）实施手术后

1. 诊疗情况　手术当日，体温 36~37℃，脉搏 87~97 次 /min，呼吸 18~24 次 /min，血压 89~112/67~74mmHg。患者在联合麻醉下行"左股骨髁上骨牵引术"，术毕返回病房，主管医生为患者行骨牵引治疗。针孔处伤口敷料有少量渗血。患肢足趾血运好，活动存在。术后第 1 日观察伤口渗血未见扩大，主管医生给予更换伤口敷料。每日观察骨牵引位置，观察并按摩患者受压皮肤。3 周后患者在全麻下行"左侧股骨头空心钉内固定术"，术毕返回病房，测体温 37.1℃，脉搏 90 次 /min，呼吸 22 次 /min，血压 119/75mmHg。告知患者麻醉恢复前需平卧位，禁食水。患者患肢有单髋人字石膏外固定，足趾血运好，活动存在。术日晚患者主诉患肢伤口疼痛，难以入睡。术后每日协助患者轴向翻身，并向家属演示轴向翻身的方法。

思维提示

[1]患者伤口敷料有渗血，增加了伤口感染的危险。应密切注意患者伤口敷料渗血情况，注意体温变化。

[2]患者主诉疼痛，难以入睡。与术中神经根牵拉及手术切口有关。

[3]卧床期间患者处于独立移动躯体能力受到限制的状态。不仅出现自理能力的缺陷，还面临着发生压疮的危险。

2. 护理评估　患者麻醉恢复前需去枕平卧、禁饮食。患者主诉疼痛，难以入睡。患者术后有单髋人字石膏固定，身体无法活动，需协助翻身，避免压疮发生。

3. 护理思维与实施方案

患者麻醉恢复前需去枕平卧、禁饮食

↓

部分自理能力缺陷

（1）护理目标：满足患者基本生理需求。

（2）护理措施

- 麻醉恢复后，协助患者进食流质饮食，排气前不食牛奶、豆浆等产气食物，协助患者饮水。
- 为患者整理好床单位，盖好被褥。

患者术后 24 小时内需卧床躯体移动障碍

↓

有皮肤受损的危险

（1）护理目标：患者卧床期间不发生皮肤受损（压疮）。

（2）护理措施

- 协助患者定时翻身：日间每 2 小时轴向翻身 1 次，夜间每 4~5 小时轴向翻身 1 次。
- 定时按摩皮肤受压部位。
- 保持床铺平整、清洁、干燥、无皱褶、无渣屑。

患者主诉疼痛，难以入睡

↓

睡眠型态紊乱

（1）护理目标：患者可安静入睡。

（2）护理措施

- 给予患者心理安慰。
- 遵医嘱给予患者止痛药。
- 为患者提供舒适的睡眠环境。
- 巡视病房时，做到"四轻"，避免吵醒患者。

伤口敷料有渗血
↓
有感染的危险

{
（1）护理目标：患者住院期间不发生伤口感染。
（2）护理措施
- 观察和评估伤口情况,注意伤口有无红肿痛等症状。
- 每日检测体温,定期复查血常规。
- 加强伤口护理,伤口渗液多时,随时更换敷料,保持敷料干燥。
}

（三）出院前

1. 诊疗情况

出院前行 X 线检查,血常规检查,护士给予患者及家属出院指导。各项检查无异常后可出院。

思维提示

[1] 护士向患者及家属讲解轴向翻身的方法。在出院前使家属能正确协助患者轴向翻身。

[2] 护士向患者及家属讲解康复期护理注意事项。

---

2. 护理评估　做好出院时患者心理、药物知识水平及康复期的护理宣教。

3. 护理思维与实施方案

家属未能正确演示
轴向翻身的方法
↓
知识缺乏

{
（1）护理目标：家属出院前能正确演示轴向翻身的方法。
（2）护理措施
- 评估患者及家属对轴向翻身的基本方法了解程度。
- 向患者解释轴向翻身的必要性。
- 可提供相关宣传资料以帮助患者及家属尽快学会翻身方法。
}

患者及家属对康复期
注意事项不了解
↓
知识缺乏

{
（1）护理目标：患者及家属出院前能够复述康复期注意事项。
（2）护理措施
- 向患者讲解康复期护理对疾病恢复的重要性。
- 告知患者康复期注意事项,主要包括以下几点：
1）按时服药,注意药物副作用。
2）术后 4 周复查,遵医嘱进行股四头肌锻炼。
3）患者多食清淡,易消化食物。
4）不适随诊。
5）建立正确的饮食习惯。
- 向患者发放出院指导宣传册。
}

二、护理评价

患者从入院到出院,护理上给予了一系列护理方案的实施。入院时为患者做好疼痛、知识缺乏,安全的护理,手术后不仅满足了患者术后的基本生理需求,对患者的睡眠、伤口等均进行了良好的护理,避免了术后伤口的感染,有效地避免了坠床、压疮的发生。出院前,给予患者系统的知识、术后康复期的护理。在整个发病期,术后康复期护理尤为重要。

三、安全提示

1. 有发生跌倒、坠床的危险　患者手术后翻身有坠床的危险;24 小时下床活动时发生跌倒的危险。护士应积极做好预防工作,了解患者一般情况,包括年龄、神志、肌力等。评估患者发生跌倒、坠床的风险因素;定时巡视患者,固定好病床脚刹、加床档、合理安排陪护;嘱患者穿防滑鞋,保证病房地面干燥、灯光照明良好、病房设施摆放合理。

2. 有皮肤受损的危险　患者术后 24 小时内卧床,护士需了解患者皮肤营养状况;定时协助患者翻身,并按摩皮肤受压部位;保持床铺平整、清洁、干燥、无皱褶、无渣屑。

3. 药物副作用的观察　患者住院期间需服用止痛药物等,护士需注意观察药物副作用。

四、经验分享

1. 心理护理　因患者股骨头缺血坏死,致髋关节疼痛。髋关节手术后的恢复是一个较缓慢的过程,护士可以告知患者及家属手术实施后需要持续一段时间的正确功能锻炼,使患者及家属对于疾病的康复保持乐观积极的态度。

2. 术后并发症的观察

（1）伤口感染:密切观察和评估伤口情况,注意伤口有无红肿热痛等症状。

（2）皮肤受损:协助患者定时翻身,日间每 2 小时轴向翻身 1 次,夜间每 4~5 小时轴向翻身 1 次。定时按摩皮肤受压部位。保持床铺平整、清洁、干燥、无褶皱,无渣屑。

病例 **69**

髋关节感染患者的护理

患者,男性,4 岁,患者父母代诉:发热伴有右髋关节肿痛 1 周,急诊以"髋关节感染(右)"收入院。

一、诊疗过程中的临床护理

(一)入院时

1. 诊疗情况

入院后查体:体温 39.3℃,脉搏 112 次 /min,呼吸 20 次 /min,血压 102/64mmHg。患者自 1 周前双眼出现分泌物,到当地儿童医院就诊,诊断为双侧泪囊炎,并行双眼探通术。术后即出现发热,口服消炎退烧药治疗后无好转,2 日后发现患者右下肢不能运动,被动活动后出现哭闹,为进一步治疗来我院,行 X 线检查,化验检查,诊断为"右侧化脓性髋关节炎"。患者近期精神弱,食欲差,无不良嗜好,大小便正常,生活部分自理。

既往史:否认心脏病、肝炎、结核等疾病史,否认外伤及输血史,否认药物及食物过敏史。

专科查体:右髋部及大腿近端肿胀,皮温高于左侧,触之哭闹,右侧患肢屈髋外展位,被动活动右侧髋关节时哭闹明显,远端足趾活动血运良好。

辅助检查:双髋关节正位 X 线示右侧髋关节半脱位。

异常化验结果:C 反应蛋白 141mg/L,血沉 100mm/h,白细胞 14.27×10^9/L。

> ✎ **思维提示**
>
> [1] 患者出现高热:与关节腔感染有关。
> [2] 患者出现疼痛:与关节腔感染、炎性渗出、关节腔内压力增高、活动受限有关。
> [3] 患者出现睡眠型态紊乱:因疼痛出现入睡困难、易惊醒,需做好睡眠的护理。

---

2. 护理评估　患者急骤发病,全身不适,食欲减退,发热高达 38.5~40℃。出现畏寒、出汗等菌血症表现。白细胞计数及 C 反应蛋白数值增高。右髋关节剧痛,肿胀,局部皮温增高,患肢不能负重。患者家属多次咨询术前注意事项及康复护理要点,希望能有更多的了解。

3. 护理思维及实施方案

髋关节腔感染,炎性　┌ (1)护理目标:患者疼痛缓解。
渗出,右髋关节腔内　│ (2)护理措施
压力增高　　　　　　│　● 给予心理安慰。
　　　↓　　　　　　 ┤　● 患肢给予皮牵引制动,牵开关节面止痛,保持有效牵引。
右髋关节剧烈疼痛　　└　● 保护患肢,搬动时动作要轻,尽量减少刺激以免引起疼痛,髋关节剧烈疼痛。

327

右髋关节感染
↓
发热

（1）护理目标：体温降至正常。
（2）护理措施
- 物理降温：酒精擦浴，温水擦浴，冰袋冷敷法。
- 化学降温：口服小儿对乙酰氨基酚。服用退热药时，观察患者病情变化，每半小时测一次体温，并做好记录。
- 嘱患者多饮水或果汁，及时补充液体，维持水电解质平衡。
- 出汗较多时，应勤擦洗，勤更换衣裤和被单，使患者清洁、舒适。
- 注意保暖，防止着凉。

因疼痛出现失眠、易醒
↓
睡眠型态紊乱

（1）护理目标：患者可安静入睡。
（2）护理措施
- 给予心理安慰并告知其睡眠对康复的重要性。
- 告知患者及家属尽量减少白天睡眠时间。
- 巡视患者时注意做到"四轻"。

患者家属多次咨询术前注意事项康复期要点
↓
知识缺乏

（1）护理目标：患者家属知晓治疗方案、预后及康复期要点，能大概复述。
（2）护理措施
- 讲解术前注意事项。
- 发放宣传手册。
- 告知患者家属术后可能发生的情况，使患者家属提前做好心理准备。
- 告知患者家属按护理级别，护士可以为患者做好护理。
- 讲解术后康复锻炼的方法及注意事项。

（二）实施手术后

1. 诊疗情况   手术当日，体温 37~39.3℃，脉搏 91~115 次 /min，呼吸 20~24 次 /min，血压 89~112/63~71mmHg。患者在全麻下行"髋关节切开引流，灌洗术"，术毕返回病房，伤口外敷料包扎完整，无渗血，单髋人字支具固定完好。灌洗通畅，引流通畅，引出液为洗肉水色。告知患者麻醉恢复前需去枕平卧、禁饮食，麻醉恢复后可垫软枕，逐步恢复饮食。手术当晚患者疼痛哭闹，难以入睡，体温 39.6℃。术后第 1 日，体温 39℃，脉搏 89 次 /min，呼吸 20 次 /min，血压 105/65mmHg。伤口敷料包扎好，有 3cm×4cm 渗液。灌洗通畅，引出为洗肉水色液体。

✎ **思维提示**

［1］患者伤口敷料有 3cm×4cm 渗液，增加了伤口感染的危险。应密切注意患者伤口敷料渗血情况，注意体温变化。

［2］患者主诉疼痛，难以入睡：与手术切口有关。

［3］患者出现高热：与关节腔感染有关。

［4］患者麻醉恢复前需去枕平卧，麻醉恢复后可垫枕。卧床期间患者处于独立移动躯体能力受到限制的状态，出现自理能力的缺陷。

---

2. 护理评估   患者麻醉恢复前需去枕平卧、禁饮食。患者主诉疼痛，难以入睡。患者体温 38.5~40℃。住院期间未曾下地活动。

3. 护理思维与实施方案

患者麻醉恢复前
需去枕平卧、禁饮食
↓
自理能力缺陷

（1）护理目标：满足患者基本生理需求。
（2）护理措施
- 麻醉恢复后,协助患者进食流质饮食,排气前不食牛奶、豆浆等产气食物,协助患者饮水。
- 为患者整理好床单位,盖好被褥。
- 定时巡视,协助患者进行床上大小便。

右髋关节感染
↓
发热

（1）护理目标：体温降至正常。
（2）护理措施
- 物理降温:酒精擦浴,温水擦浴,冰袋冷敷法。
- 化学降温:口服小儿对乙酰氨基酚。服用退热药时,观察患者病情变化,每半小时测一次体温,并做好记录。
- 嘱患者多饮水或果汁,及时补充液体,维持水电解质平衡。
- 及时更换因大汗湿透的衣物,注意保暖,防止着凉。

患者主诉疼痛,
出现失眠
↓
睡眠型态紊乱

（1）护理目标：患者可安静入睡。
（2）护理措施
- 给予心理安慰并告知其睡眠对康复的重要性。
- 告知患者及家属尽量减少白天睡眠时间。
- 巡视患者时注意做到"四轻"。

伤口敷料有 3cm×4cm
渗液,患者有灌洗管及
引流管
↓
有发生感染的危险

（1）护理目标：患者住院期间不发生伤口感染。灌洗通畅,引流通畅。
（2）护理措施
- 加强伤口护理,伤口渗液多时,随时更换敷料,保持敷料清洁干燥。
- 观察和评估伤口情况,注意伤口有无红肿热痛等症状。
- 定时倒引流,并观察引流液颜色、性状。

患者术后需卧床,佩戴
支具,躯体移动障碍
↓
有皮肤受损的危险

（1）护理目标：患者卧床期间不发生皮肤受损（压疮）。
（2）护理措施
- 定时打开支具检查患者皮肤。
- 询问患者支具有无不适,观察患者动作,如总挠一个部位等可能是此处支具不适,检查后通知工作人员进行修整。
- 受压部给予充分减压,可在压红处垫一小块软垫。
- 保持床铺平整、清洁、干燥、无皱褶、无渣屑。

（三）出院前

1. 诊疗情况　出院前行"双髋关节正位"检查、复查血常规及血沉、C反应蛋白,护士给予患者及家属做出院指导。各项检查无异常后可带药出院。

思维提示

　　[1]护士向患者及家属讲解单髋人字支具注意事项。家属未能正确为患者佩戴保护支具,并检查皮肤状况,说明患者及家属缺乏正确护理患者的知识,需在出院前使家属能正确护理患者。
　　[2]护士向患者及家属讲解康复期护理注意事项。

2. 护理评估　做好出院时患者心理、药物知识水平及康复期的护理宣教。
3. 护理思维与实施方案

家属未能正确演示
支具佩戴方法

↓

知识缺乏

（1）护理目标：家属出院前能正确演示支具佩戴方法。
（2）护理措施
- 评估患者及家属对支具基本方法了解程度。
- 向患者及家属解释正确佩戴支具的必要性。
- 提供宣传资料帮助患者及家属尽快学会佩戴方法。

患者及家属对康复期
注意事项不了解

↓

知识缺乏

（1）护理目标：患者及家属出院前能复述康复期注意事项。
（2）护理措施
- 对患者家属讲解康复期护理对疾病恢复的重要性。
- 告知患者家属康复期注意事项，主要包括以下几点：
1）佩戴支具 6 周。
2）定时检查皮肤，避免压疮。
3）术后四周门诊复查。
4）不适随诊。
- 向患者发放出院指导宣传册。

二、护理评价

患者从入院到出院，护理上给予了一系列护理方案的实施。入院时为患者做好疼痛、睡眠型态紊乱、发热的控制，手术后不仅满足了患者术后的基本生理需求，对患者的睡眠、伤口等均进行了良好的护理，避免了术后伤口的感染，有效地避免了压疮的发生。出院前，给予患者家属讲解各项注意事项、康复期的护理。在整个发病期，术后康复期护理尤为重要。

三、安全提示

1. 有发生跌倒的危险　患者为儿童，天性活泼好动，同病室患者较多，护士应积极做好预防工作，了解患者一般情况。评估患者发生跌倒、坠床的风险因素；定时巡视患者，固定好病床脚刹、加床档、合理安排陪护；嘱患者穿防滑鞋，保证病房地面干燥，灯光照明良好，病房设施摆放合理。

2. 有皮肤受损的危险　患者术后长期卧床，护士需了解患者皮肤营养状况；定时协助患者翻身，并按摩皮肤受压部位；保持床铺平整、清洁、干燥、无皱褶、无渣屑。

3. 药物副作用的观察　患者住院期间需静脉输入抗生素，口服退热药，护士需注意观察药物副作用。

四、经验分享

1. 心理护理　因患者髋关节感染，炎性渗出，压力增高导致患肢疼痛，了解患者心理状况，患者疼痛时转移患者注意力如：看电视、听故事、玩游戏等。并给予患者安抚，告知家属疼痛会持续一段时间，使患者保持良好的心情。

2. 术后并发症的观察
（1）伤口感染：术后观察患者体温变化，抽取血常规，C 反应蛋白及血沉。观察数值变化。
（2）潜在并发症：肌肉萎缩，关节僵直。患肢制动，保持患肢功能位。

3. 功能锻炼的方法　急性炎症消退后，关节未明显破坏者，体温平稳 2 周后，即可逐渐进行关节伸屈功能锻炼；关节腔灌洗拔出后，开始主动练习关节功能活动，做股四头肌等长收缩练习；拔管后 5~7 日，做关节屈伸运动；根据关节功能改善及肌力恢复情况，逐步增加活动量。

病例 70

先天性马蹄内翻足患者的护理

患者,女性,5岁1个月,患者父母代诉:患者出生时即发现右足畸形,门诊以"先天性马蹄内翻足(右)"收入院。

一、诊疗过程中的临床护理

(一)入院时

1. 诊疗情况

入院后查体:体温37.1℃,脉搏84次/min,呼吸21次/min,血压90/68mmHg。患者出生时即发现右足畸形,在外院就诊,诊断为"先天性马蹄内翻足",建议手法、石膏治疗。行手法按摩,矫正鞋治疗,畸形好转。但行走时足跟仍然不能正常着地,来我院就诊,诊断为"先天性马蹄内翻足(右)"收入院进一步治疗。近期患者无发热、咳嗽,精神,饮食,睡眠基本正常。

既往史:既往先天性支气管狭窄、先天性喉骨软、经常发肺炎,近2年未再发肺炎。否认心脏病、肝炎、结核等疾病史,否认外伤、手术及输血史,否认药物及食物过敏史。

专科查体:右足明显畸形,固定于跖屈45°、内收30°、内翻20°,外侧胼胝体2个,直径约3cm,被动矫正跖屈40°、内收20°、内翻20°。站立位检查、肌力检查和感觉检查患者不合作。右下肢稍短、细。全长左侧52cm、右侧50cm,股骨全长左侧25cm、右侧24cm,小腿全长左侧24cm、右侧23cm。

辅助检查:X线双足正侧位片示右足正位前足明显内收,跟距角10°,第一跖距角15°,侧位片跟距角30°,跟骨骰骨角140°。

异常化验结果:未发现。

> **思维提示**
>
> [1]患者步态不稳:需做好安全教育,消除安全隐患,防止患者跌倒,摔伤。
>
> [2]患者右足外侧胼胝体2个:入院后为患者温水泡脚3次,每次30分钟。

2. 护理评估 患者出生后即发现有马蹄内翻足。随着年龄增长,足部相应的软组织挛缩及骨性畸形日趋严重。开始负重后,足背外侧缘出现胼胝,影响发育和行走,保守治疗效果不明显,患者家属有强烈要求改善畸形。患者入院后多次哭闹,需要父母陪伴,依赖性增强。患者家属多次询问术前注意事项及康复护理要点。

3. 护理思维与实施方案

患者入院后多次哭闹,需要父母陪伴,依赖性增强

↓

焦虑

(1)护理目标:患者适应病房环境。

(2)护理措施

● 向患者及家属介绍病房环境,消除其焦虑心理。

● 介绍同病室患者,利于患者放松心情。

● 主动接近患者及家属,采用恰当的沟通方式,与患者及家属建立信任与合作的关系。

● 告知患者及家属放松的技巧,如舒适的体位,呼吸练习等。

331

患者家属多次询问术前注意事项及康复要点 → 知识缺乏

- （1）护理目标：患者家属能复述术前注意事项及康复要点。
- （2）护理措施
  - 向患者及家属讲解进行手术前的注意事项。
  - 告知患者及家属术后可能发生的情况，使患者提前做好心理准备。
  - 告知患者及家属按护理级别，护士可以为患者做好理。
  - 为患者家属患肢讲解石膏护理的注意事项。

患者右足畸形明显步态不稳 → 有发生跌倒的危险

- （1）护理目标：患者在住院期间不发生跌倒。
- （2）护理措施
  - 评估患者发生的跌倒风险因素，依照跌倒风险评估标准给予患者评分。
  - 定时巡视患者，固定好病床脚刹、加床档、合理安排陪护。
  - 满足患者生理需要，陪同患者如厕，协助患者进食等。
  - 病房设施摆放合理。

（二）实施手术后

1. 诊疗情况　手术当日，体温 36~37.5℃，脉搏 80~96 次 /min，呼吸 20~22 次 /min，血压 90~99/50~63mmHg。患者在全麻下行"右足后内侧广泛松解，肌腱延长，距舟关节复位，骰骨截骨，克氏针内固定术"，术毕返回病房，患肢长腿石膏固定完好，足趾血运好，给予持续抬高患肢。告知患者家属麻醉恢复前需去枕平卧、禁饮食，麻醉恢复后可先少量饮水，未出现呛咳反应后可先进食流质饮食。术日晚观察患者患肢石膏外 2cm×2cm 渗血，给予标记后观察渗血未见扩大。患者夜间哭闹，主诉疼痛，难以入睡。遵医嘱给予患者半片去痛片口服后疼痛缓解。

> **思维提示**
>
> ［1］患者患肢石膏 2cm×2cm 渗血，增加了伤口感染的危险。应密切注意患者石膏处渗血情况，注意体温变化。
>
> ［2］患者哭闹，主诉疼痛，难以入睡。与手术切口、骰骨截骨、克氏针内固定有关。
>
> ［3］患者麻醉恢复前需去枕平卧，患肢有长腿石膏。这说明患者活动受限，不仅出现自理能力的缺陷，还面临着坠床及发生压疮的危险，注意使用床档，加强病房巡视。

2. 护理评估　患者麻醉恢复前需去枕平卧、禁饮食。术日晚患者伤口敷料 2cm×2cm 渗血，患者主诉疼痛，难以入睡。

3. 护理思维与实施方案

患者麻醉恢复前需去枕平卧、禁饮食 → 部分自理能力缺陷

- （1）护理目标：满足患者基本生理需求。
- （2）护理措施
  - 麻醉恢复后，协助患者饮水，协助患者进食流质饮食，不食牛奶、豆浆等产气食物。
  - 麻醉恢复后，协助患者取舒适体位。
  - 为患者整理好床单位，盖好被褥。
  - 定时巡视病房，协助患者如厕，教会患者家属便器的使用方法。

患者术后卧床，长腿石膏固定患肢 → 有皮肤受损的危险

- （1）护理目标：患者卧床期间不发生皮肤受损（压疮）。
- （2）护理措施
  - 询问患者石膏内有无压痛，避免皮肤压伤。
  - 定时按摩石膏边缘皮肤。
  - 协助患者翻身。
  - 定时按摩皮肤受压部位。
  - 保持床单位平整、清洁、干燥、无皱褶、无渣屑。

患者哭闹,主诉疼痛,
难以入睡
↓
睡眠型态紊乱
{
（1）护理目标:患者疼痛缓解,安静入睡。
（2）护理措施
- 给予患者心理安慰。
- 提供舒适的环境。
- 巡视患者时注意做到"四轻"。
- 遵医嘱给予止痛药,并观察用药后反应。
}

患肢石膏有
2cm×2cm 渗血
↓
有发生感染的危险
{
（1）护理目标:患者住院期间不发生伤口感染。
（2）护理措施
- 加强伤口护理,伤口渗液多时,随时更换敷料,保持敷料干燥。
- 观察和评估伤口情况,注意伤口有无红肿痛等症状。
- 监测患者体温变化。
- 协助患者多饮水。
}

（三）出院前

1. 诊疗情况　出院前行"右足正侧位"X 线检查,血常规检查,护士给予患者及家属出院指导。各项检查无异常后可出院。

> ✏ **思维提示**
>
> 护士向患者及家属讲解石膏的护理方法。需在出院前使家属能正确叙述如何护理石膏。

2. 护理评估　做好出院时患者心理及康复期的护理宣教。
3. 护理思维与实施方案

患者及家属对康复期
注意事项不了解
↓
知识缺乏
{
（1）护理目标:患者及家属出院前能复述康复期注意事项。
（2）护理措施
- 对患者及家属讲解康复期护理对疾病恢复的重要性。
- 告知患者及家属康复期注意事项,主要包括以下几点:
1）遵医嘱每日定时做功能锻炼。
2）保护石膏固定好,伤口敷料清洁干燥。
3）保护石膏,切忌用力搬动石膏,防止石膏断裂。
4）遵医嘱按时复查,不适随诊。
5）满足患者足够的营养摄入,有利于患者术后恢复。
}

二、护理评价

患者从入院到出院,护理上给予了一系列护理方案的实施。入院后协助患者每日温水泡脚 3 次,每次 30 分钟,保持足部清洁避免了术后伤口的感染,有效地避免跌倒、压疮的发生。出院前,给予患者及家属系统的讲解知识和术后康复期的护理。在整个发病期,术后康复期护理尤为重要。

三、安全提示

1. 有发生跌倒的危险　患者手术前步态不稳,有跌倒的危险,定时巡视患者,固定好病床脚刹、满足患者生理需要,病房设施摆放合理。
2. 有皮肤受损的危险　患者术后卧床,石膏固定患肢,护士需了解患者皮肤营养状况;定时协助患者翻身,并按摩皮肤受压部位;保持床铺平整、清洁、干燥、无皱褶、无渣屑。

四、经验分享

1. 特殊护理 足部护理：先天性马蹄内翻足患者的足外侧缘均有不同程度的胼胝。入院后，护士每日为患者温水泡脚 3 次，每次 30 分钟，保持足部清洁，软化胼胝，为治疗做准备。

2. 健康教育

（1）在矫正后的 1 年内，每 1~2 个月复查 1 次。然后，再根据严重程度和复发程度进行复查。第 1 次戴上支具后，每 2 周复查 1 次。3 个月后改为夜间穿戴，以后每 4 个月 1 次至 3 岁、每 6 个月 1 次至 4 岁、每 1~2 年 1 次至骨骼发育成熟。

（2）利用每周复查时间，护士要与家属强调穿戴支具的重要性。强调去除最后一次石膏后，为防止复发，必须全天穿带支具达 3 个月，之后保持夜间穿戴 2~4 年，这是防止复发的唯一有效的方法。

先天性垂直距骨患者的护理

患者,男性,7个月,患者父母代诉:发现双足畸形7个月,门诊以"先天性垂直距骨(双)"收入院。

一、诊疗过程中的临床护理

(一)入院时

1. 诊疗情况

入院后查体:体温36.8℃,脉搏90次/min,呼吸20次/min,血压82/54mmHg。患者家属发现患者出生后双足畸形,至当地医院就诊,拍片等检查后,诊断为"双足畸形",未给予治疗。为进一步治疗,来我院,门诊检查拍片,显示"双足垂直距骨",为手术治疗,门诊以"先天性垂直距骨(双)"收入院。近期患者精神好,食欲好,智力正常,睡眠食欲无异常。

既往史:否认心脏病、肝炎、结核等疾病史,否认外伤、手术及输血史,否认食物及药物过敏史。

专科查体:双足前足背伸,跟骨外翻上翘,足部中部向下凸出,呈摇椅样改变,足背外侧可见皮肤深褶皱。双足畸形僵硬,手法不能矫正。末梢血运好。

辅助检查:X线示双足距骨直立旋转。

异常化验结果:未发现。

> **思维提示**
>
> [1]患者出现焦虑:因不了解医院环境及害怕手术产生焦虑,需做好患者的心理护理。
>
> [2]患者有受伤的危险:患者为儿童,天性活泼好动,且同病室患者较多,缺乏安全保护意识,需做好患者的安全护理。

2. 护理评估 患者不能自我照顾生活常规活动,而且因识别危险的能力差,没有自身防护能力,易发生坠床、跌倒等安全事故。患者主要以足部畸形导致的躯体活动障碍为主。患者及家属多次咨询术前注意事项及康复护理要点,希望能有更多的了解。

3. 护理思维与实施方案

无自我照顾及识别危险的能力 → 无自理能力,易发生安全事故

(1)护理目标:满足患者生活需求,在住院期间无意外事故发生。

(2)护理措施

- 照顾患者一切生活常规活动。
- 定时巡视,防止跌倒、坠床、烫伤,防止误吸误饮,严格执行陪住、探视制度。

足部畸形 → 胖胀

(1)护理目标:足部皮肤清洁,胖胀软化。

(2)护理措施

- 每日为患者用温水泡脚3次,每次20分钟,保持足部清洁,为治疗做准备。

患者家属多次咨询术前
注意事项、康复期要点
↓
知识缺乏

- (1) 护理目标:患者知晓治疗方案、预后及康复期要点。
- (2) 护理措施
  - 对患者家属手术前需要注意的事项进行讲解。
  - 发放宣传手册。
  - 告知患者家属术后可能发生的情况,使患者家属提前做好心理准备。
  - 告知患者按照护理级别,护士可以为患者做好护理。
  - 为患者家属讲解术后康复锻炼的方法。

(二) 实施手术后

1. 诊疗情况 手术当日,体温 36.4~37.8℃,脉搏 127~142 次/min,呼吸 19~22 次/min,血压 105~142/60~90mmHg。患者在全麻下行"左足先天性垂直距骨,距骨周围广泛松解,动力平衡术",术毕返回病房,患肢长腿石膏固定完好,足趾血运好,给予持续抬高患肢。告知患者家属麻醉恢复前去枕平卧,禁饮食,麻醉恢复后可坐起。术日晚患者疼痛哭闹,难以入睡。术后第 1 日,体温 36.6~37.8℃。24 小时后患者一般情况好,患肢肢端血运活动好,伤口外敷料无渗血。鼓励患者练习肢端活动,继续抗炎输液治疗。

> ✎ **思维提示**
>
> [1] 患者患肢有长腿石膏固定:需注意观察足趾血运,伤口处有无渗血,注意石膏护理,给予抬高,观察生命体征变化,定时巡视。
>
> [2] 患者麻醉恢复前需去枕平卧,患肢抬高,麻醉恢复后,可由家属抱起,进食清淡、易消化饮食,患者卧床期间,不仅无自理能力,也无语言表达能力,面临发生压疮以及坠床的危险。

2. 护理评估 患者麻醉恢复前需去枕平卧、禁饮食。患者患肢长腿石膏固定,给予持续抬高。术日晚患者哭闹疼痛,难以入睡。

3. 护理思维与实施方案

患者麻醉恢复前需
去枕平卧、禁饮食
↓
自理能力缺陷

- (1) 护理目标:满足患者基本生理需求。
- (2) 护理措施
  - 麻醉恢复后,协助患者逐渐坐起并协助患者饮水进食,防止误吸误饮,呛咳引起的窒息。排气前不食牛奶、豆浆等产气食物。
  - 为患者整理好床单位,盖好被褥。

患者术后需卧床
↓
躯体移动障碍,有皮肤
受损及坠床的危险

- (1) 护理目标:患者卧床期间不发生皮肤受损(压疮)。
- (2) 护理措施
  - 定时按摩皮肤受压部位。
  - 协助患者定时翻身。
  - 评估患者发生坠床的风险因素,依照坠床风险评估标准给予患者评分。
  - 定时巡视患者,固定好病床脚刹,加床档,合理安排陪护。
  - 保持床铺平整、清洁、干燥、无皱褶、无渣屑。

患者疼痛哭闹,难以入睡
↓
睡眠型态紊乱

- (1) 护理目标:患者疼痛缓解,安静入睡。
- (2) 护理措施
  - 应用"疼痛评估量表"评估患者疼痛水平,给予转移注意力及减轻皮肤刺激等非药物干预。
  - 提供舒适的环境。
  - 巡视患者时注意做到"四轻"。
  - 遵医嘱给予止痛药(曲马多、去痛片等)。

患者患肢有长腿石膏固定

↓

有石膏受损的风险

{

（1）护理目标：保持石膏的完整性。

（2）护理措施

- 石膏未干透时，不搬动患者。石膏干硬后，搬动时用手掌平托，注意保护以防折断。
- 用温水将肢端石膏粉迹轻轻擦去。
- 定时巡视患者，并观察肢端皮肤颜色、温度、肿胀、感觉及运动情况。
- 保持石膏清洁，不被水、尿及粪便污染，如有污染要及时用清水擦去。

由于手术原因及

石膏固定

↓

肢体肿胀

{

（1）护理目标：减轻患者肢体肿胀。

（2）护理措施

- 利用气垫垫在小腿下使足跟部悬空。
- 患肢高于心脏，以利于静脉及淋巴液回流。

（三）出院前

1. 诊疗情况　出院前行"左足正侧位"、血常规检查，护士给予患者家属出院指导。各项检查无异常后可出院。

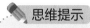　**思维提示**

护士向家属讲解石膏护理方法，需在出院前使家属自行进行石膏护理。

2. 护理评估　做好出院时患者家属心理、知识水平及康复期的护理宣教。

3. 护理思维与实施方案

患者家属对康复期注意

事项不了解

↓

知识缺乏

{

（1）护理目标：患者及家属出院前能复述康复期注意事项。

（2）护理措施

- 对患者讲解康复期护理对疾病恢复的重要性。
- 告知患者家属康复期注意事项，主要包括以下几点：

1）手术后 4 周复查。

2）休息 1 个月。

3）不适随诊。

- 向患者家属发放出院指导宣传册。

二、护理评价

患者从入院到出院，护理上给予了一系列护理方案的实施。入院时为患者生活护理及术前准备。手术后不仅满足了患者术后的基本生理需求，对患者的睡眠、石膏等均进行了良好的护理，避免了术后伤口的感染，有效地避免了跌倒、坠床、压疮的发生。出院前，给予患者家属系统的知识、术后康复期的护理。在整个发病期，术后康复期护理尤为重要。

三、安全提示

1. **有发生跌倒、坠床烫伤的危险**　患者为儿童，天性活动好动，同病室患者较多，护士应积极做好预防工作，了解患者一般情况，包括年龄、神志、肌力等。评估患者发生跌倒、坠床的风险因素；定时巡视患者，固定好病床脚刹、加床档、合理安排陪护。

2. **有皮肤受损的危险**　患者术后需卧床，护士需了解患者皮肤营养状况；定时协助患者翻身，并按摩皮肤受压部位；保持床铺平整、清洁、干燥、无皱褶、无渣屑。

四、经验分享

1. 心理护理　患者入院后因为环境的改变,并对医院感到陌生恐惧,会产生不安哭闹或拒绝治疗等反应,护士应主动关心爱护患者,根据不同的心理反应进行心理护理,使患者身心早日康复。患者家属因缺乏相关知识,对疾病认识不足,存在一定的焦虑心理,护士要对家属心情表示理解,并进行健康宣教。

2. 石膏的护理　保持石膏的清洁,防止粪尿污染。石膏未干透时,不覆盖,不可搬动。搬动患者时用手掌托起石膏而不能用手指,防止在石膏上出现凹陷,形成压迫点。注意石膏边缘及骨突处皮肤,每日用手按摩石膏边缘,以促进血液循环,防止压疮的发生。密切观察患者患肢的感觉运动及末梢血运情况。抬高患肢,利于静脉血及淋巴液回流。

3. 术后并发症的观察

（1）骨筋膜室综合征:石膏固定后,由于包扎过紧或患肢肿胀,可造成骨筋膜室综合征,术后护士应密切观察石膏松紧度及患肢末梢血液循环情况。

（2）压迫性溃疡:如术后出现患肢的局部持续疼痛不适,或石膏局部有臭味及分泌物,需及时松解石膏进行检查。

病例 72

扁平足患者的护理

患者,男性,6岁5个月,患者父母代诉:双足畸形并异常步态5年,加重2年,门诊以"扁平足(双)"收入院。

一、诊疗过程中的临床护理

(一)入院时

1. 诊疗情况

入院后查体:体温36.6℃,脉搏100次/min,呼吸20次/min,血压98/48mmHg。患者8个月时注射疫苗后出现高热,不伴惊厥,经治疗后好转。5年前患者开始走路,比同龄儿童约晚2~3个月,家属发现跑步时脚尖轻微向内。2年前患"脑膜炎"后足部症状加重伴跟骨外翻,到郴州市第一人民医院儿童医院就诊,诊断为"扁平足(双)",穿矫形鞋垫1年,效果不佳并有轻度加重,后又到温州医科大学附属第二医院就诊,以"扁平足"再次穿矫形鞋垫1年,效果不佳并有加重。跑步时脚尖向内,足跟向外加重。为进一步治疗来我院,以"扁平足(双)"收入院。患者近期精神好,食欲佳,无不良嗜好,大小便正常,生活部分自理。

既往史:否认心脏病、肝炎、结核等疾病史,否认外伤、手术及输血史,否认食物及药物过敏史。

专科查体:双足足弓塌陷,跟骨外翻,膝外翻畸形,左侧为著。双前足无固定畸形,内收外展正常,踝关节活动度:背伸左:15°,右:20°,固定跟骨背伸外翻,左:15°,右:20°。双足空心凹消失,背伸跛趾关节有轻微改善,提踵:足弓,跟骨外翻无改善背伸受限。双侧胫后肌肌力Ⅲ级。双足被侧皮肤感觉正常。双侧踝阵挛存在。腹壁,肱二头肌肌腱膝腱反射正常,Hoffmann征,Babinski征未引出。

辅助检查:X线示双扁平足。肌电图报告:双侧小腿肌神经源性受损。

异常化验结果:未发现。

> ✏️ **思维提示**
>
> [1]患者有受伤的危险:患者为儿童,天性活泼好动,且同病室患者较多,缺乏安全保护意识,需做好患者的安全护理。
>
> [2]患者足部畸形,有发生胼胝的危险,每日为患者温水泡脚三次,每次20分钟,减少胼胝发生,保持足部清洁。

2. 护理评估 患者自我照顾生活常规活动的能力差,而且因识别危险的能力差,自身防护能力差,易发生坠床,跌倒等安全事故。患者主要以足部畸形导致的躯体活动障碍为主。患者及家属多次咨询术前注意事项及康复护理要点,希望能有更多的了解。

3. 护理思维与实施方案

无自我照顾及识别
危险的能力
↓
无自理能力,易发生
安全事故

（1）护理目标:满足患者基本生活需求,在住院期间无意外事故发生。
（2）护理措施
- 照顾患者一切生活常规活动。
- 定时巡视,防止跌倒,坠床,烫伤,防止误吸误饮,严格执行陪住,探视制度。

足部畸形
↓
胼胝

（1）护理目标:足部皮肤清洁,角质软化。
（2）护理措施
- 每日为患者用温水泡脚 3 次,每次 20 分钟,保持足部清洁,为治疗做准备。

患者家属多次咨询术前注意
事项、康复期要点
↓
知识缺乏

（1）护理目标:患者知晓治疗方案、预后及康复期要点。
（2）护理措施
- 对患者家属手术前需要注意的事项进行讲解。
- 发放宣传手册。
- 告知患者家属术后可能发生的情况,使患者家属提前做好心理准备。
- 告知患者按照护理级别,护士可以为患者做好护理。
- 为患者家属讲解术后康复锻炼的方法。

（二）实施手术后

1. 诊疗情况　手术当日,体温 36.1~37.2℃,脉搏 98~64 次 /min,呼吸 19~20 次 /min,血压 80~105/42~68mmHg。患者在全麻下行 "左足距下关节外固定,取胫骨板植骨,腓骨短肌延长,右足跟腱,腓骨短肌延长,胫后肌止点重建术",术毕返回病房,双下肢短腿石膏固定完好,足趾血运好,给予持续抬高患肢。告知患者家属麻醉恢复前去枕平卧,禁饮食,麻醉恢复后可坐起。术日晚患者疼痛,难以入睡。术后第 1 日,体温 37~37.8℃。24 小时后患者一般情况好,双下肢肢端血运、活动好,伤口外敷料无渗血。鼓励患者练习肢端活动,继续抗炎输液治疗。

思维提示

[1] 患者双下肢短腿石膏固定,需注意观察双足趾血运,伤口处有无渗血,注意石膏护理给予抬高,观察生命体征变化,定时巡视。

[2] 患者麻醉恢复前需去枕平卧,双下肢抬高,麻醉恢复后,可进食清淡、易消化饮食,卧床期间患者处于独立移动躯体能力受到限制的状态,不仅有自理能力的缺陷,还面临发生压疮以及坠床的危险。

[3] 由于手术原因及石膏固定,可能引起肢体肿胀,协助患者抬高患肢,减轻肿胀,并悬空足部,防止压疮发生。

2. 护理评估　患者麻醉恢复前需去枕平卧、禁饮食。患者双肢短腿石膏固定,给予持续抬高。术日晚患者疼痛,难以入睡。

3. 护理思维与实施方案

患者麻醉恢复前需去枕
平卧、禁饮食
↓
自理能力缺陷

（1）护理目标:满足患者基本生理需求。
（2）护理措施
- 麻醉恢复后,协助患者逐渐坐起并协助患者饮水进食,防止误吸误饮,呛咳引起的窒息。排气前不食牛奶、豆浆等产气食物。
- 为患者整理好床单位,盖好被褥。

患者术后需卧床
↓
躯体移动障碍,有皮肤受损
及坠床的危险

（1）护理目标:患者卧床期间不发生皮肤受损（压疮）。
（2）护理措施
- 定时按摩皮肤受压部位。
- 协助患者定时翻身。
- 评估患者发生坠床的风险因素,依照坠床风险评估标准给予患者评分。
- 定时巡视患者,固定病床脚刹,加床档,合理安排陪护。
- 保持床铺平整、清洁、干燥、无皱褶、无渣屑。

患者疼痛哭闹,难以入睡
↓
睡眠型态紊乱

（1）护理目标:患者疼痛缓解,安静入睡。
（2）护理措施
- 应用"疼痛评估量表"评估患者疼痛水平,给予转移注意力及减轻皮肤刺激等非药物干预。
- 提供舒适的环境。
- 巡视患者时注意做到"四轻"。
- 遵医嘱给予止痛药（曲马多、去痛片等）。

患者患肢有短腿石膏固定
↓
有石膏受损的风险

（1）护理目标:石膏的完整性不受损。
（2）护理措施
- 石膏未干透时,不搬动患者。石膏干硬后,搬动时用手掌平托,注意保护以防折断。
- 用温水将肢端石膏粉迹轻轻擦去。
- 定时巡视患者,并观察肢端皮肤颜色、温度、肿胀、感觉及运动情况。
- 保持石膏清洁,不被水、尿及粪便污染,如有污染要及时用清水擦去。

由于手术原因及石膏固定
↓
肢体肿胀

（1）护理目标:患者肢体肿胀减轻。
（2）护理措施
- 利用气垫垫在小腿下使足跟部悬空。
- 患肢高于心脏,以利于静脉及淋巴液回流。

（三）出院前

1. 诊疗情况　出院前行 X 光片、血常规检查,护士给予患者家属出院指导。各项检查无异常后可出院。

思维提示

护士向患者家属讲解石膏护理方法,需在出院前使家属可自行进行石膏护理。

---

2. 护理评估　做好出院时患者家属心理、知识水平及康复期的护理宣教。
3. 护理思维与实施方案

患者家属对康复期
注意事项不了解
↓
知识缺乏

（1）护理目标:患者及家属出院前能复述康复期注意事项。
（2）护理措施
- 对患者讲解康复期训练对疾病恢复的重要性。
- 告知患者家属康复期注意事项,主要包括以下几点:
1）手术后 6 周复查。
2）休息 1 个月。
3）不适随诊。
- 向患者家属发放出院指导宣传册。

二、护理评价

患者从入院到出院,护理上给予了一系列护理方案的实施。入院时为患者生活护理及术前准备。手术后不仅满足了患者术后的基本生理需求,对患者的睡眠、石膏等均进行了良好的护理,避免了术后伤口的感染,有效地避免了跌倒、坠床、压疮的发生。出院前,给予患者家属系统的知识、术后康复期的护理。在整个发病期,术后康复期护理尤为重要。

三、安全提示

1. 有发生跌倒、坠床烫伤的危险 患者。护士应积极做好预防工作,了解患者一般情况,包括年龄、神志、肌力等。评估患者发生跌倒、坠床的风险因素;定时巡视患者,固定好病床脚刹、加床档、合理安排陪护。

2. 有皮肤受损的危险 患者术后需卧床,护士需了解患者皮肤营养状况;定时协助患者翻身,并按摩皮肤受压部位;保持床铺平整、清洁、干燥、无皱褶、无渣屑。

四、经验分享

1. 心理护理 患者入院后因为环境改变,并对医院感到陌生感到焦虑,会产生不安哭闹或拒绝治疗等反应,护士应主动关心爱护患者,根据不同的心理反应进行心理护理,使患者身心早日康复。患者家属因多次就医,仍对疾病认识不足,存在一定的焦虑心理,护士要对家属心情表示理解,并进行健康宣教。

2. 石膏的护理 保持石膏的清洁,防止粪尿污染。石膏未干透时,不覆盖,不可搬动。搬动患者时用手掌托起石膏而不能用手指,防止在石膏上出现凹陷,形成压迫点。注意石膏边缘及骨突处皮肤,每日用手按摩石膏边缘,以促进血液循环,防止压疮的发生。密切观察患者患肢的感觉运动及末梢血运情况。抬高患肢,利于静脉血及淋巴液回流。

3. 术后并发症的观察

(1)骨筋膜室综合征:石膏固定后,由于包扎过紧或患肢肿胀,可造成骨筋膜室综合征,术后护士应密切观察石膏松紧度及患肢末梢血液循环情况。

(2)压迫性溃疡:如术后出现患肢的局部持续疼痛不适,或石膏局部有臭味及分泌物,需及时松解石膏进行检查。

肌性斜颈患者的护理

患者,男性,8岁,患者父母代诉:发现头颈部歪斜 6 年半,诊断为先天性斜颈,术后 5 年再复发,门诊以"先天性斜颈"收入院。

一、诊疗过程中的临床护理

(一)入院时

1. 诊疗情况

入院后查体:体温 37℃,脉搏 80 次 /min,呼吸 20 次 /min,血压 100/64mmHg。患者自 1 岁半时家属发现其头颈部向右侧歪斜,发现后就诊于当地医院,诊断为先天性斜颈。3 岁时在当地医院手术行胸锁乳突肌切断,术后颈托固定约 2 周后因不能耐受取下。后发现患者头颈部歪斜症状复发,并逐渐加重。于 2010 年 7 月份来我院就诊,门诊诊断为"先天性斜颈"。于 2010 年 12 月 5 日住院拟手术治疗。患者近期一般情况良好,无明显身体不适,饮食,大小便及睡眠正常。

既往史:否认心脏病、肝炎、结核等疾病。否认外伤及输血史,否认药物及食物过敏史。

专科查体:头颈部右倾 15° 畸形,下颌指向偏左侧,右侧胸锁乳突肌挛缩紧张,触及条索状肿块。外眦至嘴角距离:右侧 6.5cm,左侧 7cm,颈椎左倾受限,屈伸及旋转活动无受限。四肢感觉,肌力及血运正常。

辅助检查:X 线示肌性斜颈,心电图为正常心电图,胸片示心肺膈未见明显异常。

异常化验结果:血小板计数 $395 \times 10^9/L$ ($100 \times 10^9/L \sim 300 \times 10^9/L$)。

> **思维提示**
>
> [1] 患者出现焦虑:因年龄小,不习惯病房环境等因素,需与患者做好沟通,帮助患者尽快适应。
> [2] 患者家属出现知识缺乏:因为有第 1 次手术失败史,需与家属解释病情,安抚家属情绪。

2. 护理评估　患者入院后不适应病房,出现哭闹现象,患者家属多次咨询术前注意事项及康复护理要点,希望能有更多的了解。

3. 护理思维与实施方案

患者年龄小,不适应环境,哭闹
↓
不配合治疗

(1)护理目标:使患者熟悉病房,配合治疗。
(2)护理措施
● 给予心理安慰。
● 与患者沟通,消除其陌生感,可采取游戏,故事唱歌等方式与患者培养感情。适时给予患者表扬与鼓励。

（1）护理目标：患者家属知晓治疗方案、预后及康复期要点。

（2）护理措施

患者家属多次咨询术前注意事项、康复期要点

↓

知识缺乏

- 对患者家属手术前需要注意的事项进行讲解。
- 发放宣传手册。
- 告知患者家属术后可能发生的情况，使患者家属提前做好心理准备。
- 告知患者家属按护理级别，护士可以为患者做好护理。
- 为患者家属讲解术后康复锻炼的方法。

（二）实施手术后

1. 诊疗情况　手术当日，体温 36.6~37.5℃，脉搏 96~110 次 /min，呼吸 22~28 次 /min，血压 101~123/60~80mmHg。患者在全麻下行"胸锁乳突肌松解术"，术后返回病房，头颈部支具固定完好，伤口敷料清洁无渗血，患侧手指血运好，告知患者家属麻醉恢复前给予患者去枕平卧位，禁食水。麻醉恢复后可以饮水，如无呛咳可逐渐恢复饮食。术日晚患者主诉疼痛，难以入睡。术后第 1 日，主诉伤口疼痛，体温 36.8~37.5℃。给予患者输液抗炎治疗，并指导及协助患者下床活动。

> **思维提示**
>
> ［1］患者麻醉恢复前需去枕平卧，麻醉恢复后可下床活动，指导患者下床活动，避免发生坠床、摔倒等情况发生。
>
> ［2］患者佩戴支具，防止皮肤出现压红、破溃等情况。

2. 护理评估　患者麻醉恢复前需去枕平卧、禁饮食。术日晚患者主诉疼痛，难以入睡。

3. 护理思维与实施方案

患者麻醉恢复前需去枕平卧、禁饮食

↓

部分自理能力缺陷

（1）护理目标：满足患者基本生理需求。

（2）护理措施

- 麻醉恢复后，协助患者进食水，如无呛咳，可逐渐恢复饮食，排气前不食牛奶、豆浆等产气食物。
- 定时巡视，协助患者进行床上大便。
- 为患者整理好床单位，盖好被褥。

患者主诉疼痛，难以入睡

↓

睡眠型态紊乱

（1）护理目标：患者疼痛缓解，安静入睡。

（2）护理措施

- 给予心理安慰。
- 提供舒适的环境。
- 巡视患者时注意动作轻柔。
- 遵医嘱给予止痛药（去痛片）。

术后佩戴支具下床活动

↓

有发生跌倒、坠床的危险

（1）护理目标：患者在住院期间不发生跌倒、坠床。

（2）护理措施

- 掌握患者的基本情况：年龄、神志、肌力。
- 评估患者发生跌倒、坠床的风险因素，依照跌倒、坠床风险评估标准给予患者评分。
- 定时巡视患者，固定好病床脚刹、加床档、合理安排陪护。
- 保证病房地面干燥，灯光照明良好。
- 评估患者有无恶心、头晕、呕吐等反应。

术后佩戴支具
↓
有皮肤压疮的危险

（1）护理目标：患者在住院期间不发生皮肤压疮。
（2）护理措施
● 定时巡视患者,观察支具松紧度,患者皮肤有无压红。
● 如出现压红,通知医生,及时给予修整支具。

（三）出院前

1. 诊疗情况　出院前行 X 线片复查,血常规检查,护士给予患者及家属出院指导。各项检查无异常后可出院。

 思维提示

护士向患者及家属讲解康复期护理注意事项。

2. 护理评估　做好出院时患者及家属心理康复期的护理宣教。
3. 护理思维与实施方案

患者家属对康复期注意事项
不了解
↓
知识缺乏

（1）护理目标：患者及家属出院前能复述康复期注意事项。
（2）护理措施
● 对患者家属讲解康复期护理对疾病恢复的重要性。
● 告知患者康复期注意事项,主要包括以下几点：
1）佩戴支具 6 周后门诊复查。
2）不适随诊。

二、护理评价

患者从入院到出院,护理上给予了一系列护理方案的实施。入院时为患者做好心理护理。手术后不仅满足了患者术后的基本生理需求,对患者的生活、睡眠、伤口等均进行了良好的护理,避免了术后伤口的感染,有效地避免了跌倒、坠床、压疮的发生。出院前,给予患者家属系统的知识、术后康复期的护理。

三、安全提示

1. 有发生跌倒、坠床的危险　患者手术后有跌倒、坠床的危险;评估患者有无恶心、头晕、呕吐等反应,护士应积极做好预防工作,了解患者一般情况,包括年龄、神志、肌力等。评估患者发生跌倒、坠床的风险因素;定时巡视患者,固定好病床脚刹、加床档、合理安排陪护;保证病房地面干燥,灯光照明良好。
2. 有皮肤受损的危险　定时巡视患者,观察患者皮肤有无压红,如出现压红,通知医生,及时给予修整支具。

四、经验分享

1. 告知患者家属佩戴支具的重要性,协助患者头置于矫正位,防止治疗无效。
2. 术后按时复查,坚持功能锻炼,保持患者坐位或平卧位,帮助和患者头部向健侧侧屈,使健侧耳垂靠近肩部。缓缓转动头部,使下颌贴近患侧肩部。训练时注意手法轻柔,牵拉动作持续而稳定,切忌暴力。
3. 患者下地时注意保护患者,防止跌倒。
4. 定时观察患者皮肤,防止出现压疮。

病例 74

臀肌筋膜挛缩症患者的护理

患者,女性,13 岁,患者父母代诉:步态异常 7 年,加重 2 年,门诊以"臀肌筋膜挛缩症(双)"收入院。

一、诊疗过程中的临床护理

(一)入院时

1. 诊疗情况

入院后查体:体温 36.5℃,脉搏 80 次 / 分,呼吸 20 次 / 分,血压 110/70mmHg。患者自 3 个月时发现先天性心脏病(室间隔缺损),易感冒,经常肌注青霉素,每次持续 1 周左右。6 岁时发现患者行走时步态异常,随年龄增加,步态异常加重,无双下肢疼痛,能下蹲,能行走,但影响美观。后来我院就诊,诊断为"臀肌筋膜挛缩症(双)"。于 2010 年 11 月 26 日住院拟手术治疗。患者近期无明显身体不适,饮食,睡眠及大小便正常。

既往史:否认心脏病、肝炎、结核等疾病。否认外伤及输血史,否认药物及食物过敏史。

专科检查:摇摆步态,站立双膝不能并拢,画圈征阳性。臀纹对称,臀肌挛缩。双侧臀部无红肿,无压痛。双侧臀部触及条索状肿块。股动脉搏动正常,Allis 征阴性,Trendelenburg 征双侧阴性,双下肢托马斯征阴性。双下肢等长,膝、踝关节活动无受限。

辅助检查:X 线片示髋关节骨质正常。心电图:窦性心律不齐,不完全性右束支传导阻滞。超声心动提示:二尖瓣前叶脱垂伴反流(少量),三尖瓣反流(少量)。动态心电图示:窦性心律,心率:59~176 次 /min,整日心率偏快,有时不齐,房性早搏 1 次 /23 小时,完全性后束支传导阻滞。胸片示心脏肺动脉段饱满。心内科会诊结果:心功能 1 级,非手术禁忌。

异常化验结果:未发现。

> ✏️ **思维提示**
>
> [1] 患者出现焦虑:因住院及康复期间会耽误学校课程,需与患者做好沟通,帮助其尽快适应,鼓励患者在医院可以复习功课。
>
> [2] 患者家属出现焦虑:因为担心心脏病会影响手术,需与家属做好解释心内科会诊的结果。
>
> [3] 患者家属出现知识缺乏:关心术后如何康复,是否影响生活。需与家属解释病情。

2. 护理评估 患者入院后会担心住院,康复期间耽误学校课程,患者家属多次咨询心脏病会不会影响这次手术,并询问术前注意事项及术后康复护理要点,想有更多的了解。

3. 护理思维与实施方案

患者担心学习成绩
↓
焦虑

- （1）护理目标:使患者解除焦虑。
- （2）护理措施
  - 给予心理安慰。
  - 与患者沟通,使其尽快适应,鼓励其在医院复习功课。
  - 尽量为患者提供好的学习环境。

患者家属多次询问心脏病
会不会影响手术
↓
焦虑

- （1）护理目标:使患者解除焦虑。
- （2）护理措施
  - 给予心理安慰,仔细听家属说出心中感受,耐心解释。
  - 与家属沟通,解释心内科会诊结果。
  - 通知主管医生给予患者家属解释病情。

患者家属多次咨询术前注意
事项、康复期要点
↓
知识缺乏

- （1）护理目标:患者家属了解治疗方案、预后及康复期要点。
- （2）护理措施
  - 对患者家属手术前需要注意的事项进行讲解。
  - 发放宣传手册。
  - 告知患者家属术后可能发生的情况,使患者家属提前做好心理准备。
  - 告知患者家属按护理级别,护士可以为患者做好护理。
  - 为患者家属讲解术后髋关节内收康复锻炼的方法。

（二）实施手术后

1. 诊疗情况　手术当日,体温36~36.9℃,脉搏90~134次/min,呼吸22~28次/min,血压108~125/67~89mmHg。患者在全麻下行"髋外展肌挛缩松解术",术后返回病房,双患肢伤口敷料包扎完好,清洁无渗血,双足趾血运好。告知患者家属麻醉恢复前给予患者去枕平卧位,禁食水。麻醉恢复后可以饮水,如无呛咳可逐渐恢复饮食。术日晚患者伤口敷料有2cm×3cm渗血,给予标记,继续观察。患者主诉疼痛,难以入睡。遵医嘱给予患者去痛片半片口服后可稍缓解。术后第1日,体温37.5~37.7℃,脉搏96~124次/min,呼吸20~27次/min,血压107~123/72~97mmHg。伤口敷料渗血未见扩大。主管医生给予患者换药1次。鼓励患者练习肢端活动,给予患者输液抗炎治疗。

📝 **思维提示**

[1]患者患肢伤口敷料有2cm×3cm渗血,增加了感染的危险,应密切注意伤口敷料渗血情况,注意体温变化。

[2]患者麻醉恢复前给予患者去枕平卧位,麻醉恢复后也不能下地活动,卧床期间患者身体活动能力受到限制,不仅出现自理能力的缺陷,还有发生压疮的危险。

2. 护理评估　患者麻醉恢复前需去枕平卧位,恢复后卧床。患者术日伤口敷料有2cm×3cm渗血。患者主诉疼痛,难以入睡。

3. 护理思维与实施方案

患者麻醉恢复前需去枕
平卧,术后床上功能锻炼
↓
部分自理能力缺陷

- （1）护理目标:满足患者基本生理需求。
- （2）护理措施
  - 麻醉恢复后,协助患者进水,如无呛咳,则逐渐恢复饮食,排气前不食牛奶、豆浆等产气食物。
  - 定时巡视;协助患者进行床上大便。
  - 为患者整理好床单位。

患者术后需卧床
↓
躯体移动障碍,有皮肤受损的危险

（1）护理目标:患者卧床期间不发生皮肤受损（压疮）。
（2）护理措施
- 术前嘱患者家长准备一块 0.8m × 1.5m 的浴巾,术后平铺垫在患者背部,禁止床上拖拉患者。
- 定期巡视,观察患者受压部位皮肤。
- 定时按摩皮肤受压部位。
- 保持床单位清洁干燥,无褶皱,无渣屑。

患者主诉疼痛,难以入睡
↓
睡眠型态紊乱

（1）护理目标:患者疼痛缓解,安静入睡。
（2）护理措施
- 给予心理安慰。
- 提供舒适的环境。
- 巡视患者时注意动作轻柔。
- 遵医嘱给予止痛药（去痛片）。

伤口敷料有
2cm × 3cm 渗血
↓
有发生感染的危险

（1）护理目标:患者住院期间不发生伤口感染。
（2）护理措施
- 加强伤口护理,伤口渗液多时,随时更换敷料,保持敷料干燥。
- 观察和评估伤口情况,注意伤口有无红肿痛等症状。
- 注意患者体温变化,嘱患者多饮水。
- 遵医嘱按时给予患者输液抗炎治疗。

（三）出院前

1. 诊疗情况　出院前行 X 线片复查,血常规检查,护士给予患者及家属出院指导。各项检查无异常后可出院。

 思维提示

护士向患者及家属讲解康复期护理注意事项。

2. 护理评估　做好出院时患者及家属心理及康复期的护理宣教。
3. 护理思维与实施方案

患者家属对康复期注意事项不了解
↓
知识缺乏

（1）护理目标:患者及家属出院前能复述康复期注意事项。
（2）护理措施
- 对患者家属讲解康复期护理对疾病恢复的重要性。
- 告知患者康复期注意事项,主要包括以下几点:
1）全休 2 个月,术后 4 周门诊复查。
2）不适随诊。

二、护理评价

患者从入院到出院,护理上给予了一系列护理方案的实施。入院时为患者及家属做好心理护理。手术后不仅满足了患者术后的基本生理需求,对患者的生活,睡眠,伤口等均进行了良好的护理,避免了术后伤口的感染,有效地避免了压疮的发生。出院前,给予患者家属系统的知识、术后康复期的护理。

三、安全提示

有皮肤受损的危险:定时巡视患者,观察患者皮肤有无压红,如出现压红,定时给予受压皮肤进行按摩。保持床单位清洁干燥,无褶皱,无渣屑。

四、经验分享

1. 臀肌筋膜挛缩患者术后的功能锻炼要及时开展并长期坚持,护士在出院前要告知家属教会患者掌握每日练习方法及步骤,告知坚持功能锻炼的重要性。

2. 功能锻炼方法

（1）平卧位练习

1）置患者于仰卧位,1 名护士站于患者右侧床旁保护患者,另 1 名护士将患者左侧患肢交叠于右侧患肢上,使左侧患肢处于内收位,保持 5~10 分钟。双下肢交替进行。

2）置患者于仰卧位,1 名护士站于床尾,将患者双脚并拢,屈曲,另 1 名护士站于床头,扶起患者躯干,让患者头面胸尽量贴紧膝部,双手抱紧屈曲的下肢,使患者保持屈髋屈膝的位置 5~10 分钟。

（2）坐位练习:置患者坐于椅子之上,1 名护士站于患者右侧,保持患者躯干挺直靠于椅背上,另 1 名护士将患者一侧患肢交叠于另一侧患肢之上,保持承重患肢的足跟部不能离开地面,保持 5~10 分钟。双下肢交替进行。

（3）蹲位练习:让患者站于床尾,双手握紧床档,1 名护士站于患者背后,双手放于患者腋下保护和支撑,让患者双膝并拢,缓慢下蹲。下蹲过程中,保持双膝并拢,双足跟部不能离开地面,蹲下后,将胸部尽量贴近膝关节,双手抱紧双腿,保持屈髋屈膝位置 5~10 分钟。

（4）行走练习:在患者面前画一条直线,2 名护士站于患者两侧保护患者,患者两足保持在直线上,俗称"走猫步"。

此功能锻炼要遵循循序渐进的原则,避免粗暴训练引起手术切口裂开和出血。

病例 75

高肩胛患者的护理

患者,男性,7 岁 4 个月,患者父母代诉:发现右肩畸形伴活动受限 5 年,门诊以"先天性高肩胛(右)"收入院。

一、诊疗过程中的临床护理

(一)入院时

1. 诊疗情况

入院后查体: 体温 36℃,脉搏 101 次 /min,呼吸 22 次 /min,血压 100/56mmHg。患者家属于 5 年前发现患者右肩较左肩高,伴右上肢外展及上举受限,偶伴疼痛,曾在当地医院就诊,未行任何治疗。为进一步治疗,来我院就诊,门诊以"先天性高肩胛症(右)"收入院。患者近期精神好,食欲佳,无不良嗜好,大小便正常,生活部分自理。

既往史: 患者出生后不久其父母发现其左足趾屈曲畸形,伴左踝及左足活动受限,患者 1 岁学会走路即有轻度跛行,逐渐加重,后于 2 年前在当地医院以"跟腱挛缩症(左)"收入院,行"跟腱延长术",具体不详。否认心脏病、肝炎、结核等疾病病史,于 5 年前因腹股沟疝行药物注射治疗,具体不详,否认药物及食物过敏史。

专科查体: 右肩胛外形较左肩胛明显变小、抬高、外旋、纵径右侧 9.5cm,左侧 11.5cm,横径右侧 9.5cm,左侧 10cm,内上角距后正中线右侧 4cm,下角平肋弓右侧对第五,左侧对第七,可触及右肩胛骨喙突高于锁骨,右肩胛骨前凸,右肩背部肌萎缩。外展上举右侧 90°,左侧 170°;前屈上举右侧 120°,左侧 170°。左小腿肌萎缩,周径 18cm,右侧 21cm,左足跟后方有一长 6cm 纵行刀口愈合瘢痕,左足跖屈 20°、跟骨内翻 10°、前足内收 15° 畸形,左足高弓仰趾畸形,内翻及内收畸形可以被动矫正,跖屈畸形可矫正至差中立位 10°。左腓骨长短肌肌力 0 级,胫后肌肌力 0 级。左小腿及左足感觉减退。左膝腱反射及跟腱反射较右侧减弱。

辅助检查: X 线示右肩胛骨较左侧明显升高。左足跖屈 20°、跟骨内翻 10°、前足内收 15° 畸形,左足高弓仰趾畸形。肌电图诊断:左小腿肌神经源性受损。双肩关节 CT 平扫 + 三维重建(140cm 以下):右侧肩胛骨高位畸形。

异常化验结果: 未发现。

🖊 **思维提示**

[1]患者年龄偏小有坠床的危险:住院期间应有家属陪伴,防止坠床等危险意外的发生。

[2]患者出现睡眠型态紊乱:因生活环境的改变导致生活不习惯,夜间睡眠出现易醒、失眠,需做好睡眠的护理。

[3]患者主要为高肩胛:要考虑因疾病造成的患者自我形象紊乱,适时给予鼓励、安抚。

[4]患者高弓仰趾畸形,在行走时不易保持平衡,需做好安全的护理。

350

2. 护理评估　患者主要为高肩胛,马蹄内翻足。因年龄偏小,住院期间要做好安全及心理的护理,防止坠床,滑倒及协助家属安抚患者防止环境的改变造成的入睡困难。另外要考虑因疾病造成的患者自我形象紊乱。患者家属多次咨询术前注意事项及康复护理要点,希望能有更多的了解。

3. 护理思维与实施方案

患者年龄为 7 岁 4 个月,学龄期患者
↓
有坠床的危险

（1）护理目标:患者住院期间不发生坠床事故。
（2）护理措施
- 使用床栏给予保护。
- 使用相应的警示牌。
- 遵医嘱留家属陪护。

环境改变,生活规律改变
↓
睡眠型态紊乱

（1）护理目标:患者住院期间可以安静入睡。
（2）护理措施
- 给予心理安慰。
- 告知患者家属监督患者尽量减少白天睡眠时间。
- 巡视患者时注意做到"四轻"。

足外翻畸形,走路不稳,易摔倒
↓
有受伤的危险

（1）护理目标:患者住院期间无跌倒撞伤。
（2）护理措施
- 告知患者跌倒的危险,禁止患者下床。
- 整理病房,消除患者跌倒的隐患。
- 看护好患者,以免发生危险。

患肢外观形象不佳
↓
自我形象紊乱

（1）护理目标:患者接受病情造成形象不佳的现实。
（2）护理措施
- 及时了解患者的思想情绪活动,通过谈心,聊天,有的放矢地进行思想工作和心理护理。
- 生活上多关心患者,帮助其解决实际困难,使患者的生活丰富多彩,分散精力,克服不良心理。

患者家属多次咨询术前注意事项,康复期要点
↓
知识缺乏

（1）护理目标:患者知晓治疗方案、预后及康复期要点。
（2）护理措施
- 对患者进行手术前需要注意的事项进行讲解。
- 发放宣传手册。
- 告知患者及家属术后可能发生的情况,使其提前做好心理准备。
- 告知患者按照护理级别,护士可以为患者做好护理。
- 为患者讲解术后康复锻炼的方法。

（二）实施手术后

1. 诊疗情况　手术当日,体温 36~36.6℃,脉搏 84~102 次 /min,呼吸 16~20 次 /min,血压 92~107/59~71mmHg。患者在全麻下行"肩胛骨周围松解、冈上部分切除,肩胛下移成形术（右）",术毕返回病房,伤口敷料包扎完好,清洁无渗血,患侧肢端血运、活动好,告知患者家属监督患者麻醉恢复前去枕平卧,禁饮食,并抬高患肢于心脏水平以减少静脉回流防止患肢肿胀,麻醉恢复后可床上坐起,24~48 小时在护理人员的帮助下可下地行走,并鼓励练习肢端活动。手术日晚患者主诉伤口疼痛,间断入睡。术后第 1 日,体温 37~37.7℃,患者主诉伤口疼痛,患肢肢端血运及活动均好,患肢伤口敷料未见渗血,第 1 日护士鼓励患者主动或被动练习肢端活动,并协助患者抬高患肢,遵医嘱给予输液抗炎治疗,密切观察病情变化,向家属讲解协助患者活动手指的方法。

🖊 **思维提示**

［1］有伤口感染的危险：与手术切口及术式有关，注意体温变化。

［2］患者麻醉恢复前需去枕平卧，麻醉恢复后可坐起，24～48小时后下地活动，卧床期间患者处于独立移动躯体能力受到限制的状态。不仅出现自理能力的缺陷，还面临着发生压疮的危险。

［3］有周围神经血管功能障碍和意外损伤的危险：与术式有关。

2. 护理评估　患者麻醉恢复前需去枕平卧、禁饮食；术日晚患者主诉疼痛，难以入眠；术后患肢手指肿胀，术后24~48小时需卧床。

3. 护理思维与实施方案

患者麻醉恢复前需去枕平卧、禁饮食
↓
部分自理能力缺陷

（1）护理目标：满足患者基本生理需求。
（2）护理措施
- 麻醉恢复后，协助患者进食水，如无呛咳，可逐渐恢复饮食，排气前不食牛奶、豆浆等产气食物。
- 定时巡视，协助患者进行床上大便。
- 为患者整理好床单位，盖好被褥。

由于术式的原因，有可能损伤神经血管
↓
潜在并发症

（1）护理目标：患者无周围神经血管功能障碍。
（2）护理措施
- 密切观察患肢手指血运、活动。
- 下床活动、坐或走时，上肢用三角巾悬吊。

患肢肿胀（有石膏固定）
↓
潜在并发症：骨筋膜室综合征

（1）护理目标：患者不发生前臂Volkman缺血挛缩。
（2）护理措施
- 密切观察肢端血液循环及手指活动情况，抬高患肢，观察肢体肿胀情况，有无桡动脉搏动，手指颜色，如有发生苍白发凉或主诉有麻木手指背伸剧痛应立即通知医生调节松紧度，肿胀一般在伤后3~4日达到高峰。
- 护士鼓励患者主动或被动练习肢端活动，松拳、握拳。
- 平卧位时患肢抬高于心脏水平。
- 指导患者行患肢屈指、握拳及伸屈腕、肘关节活动。

患者术后24~48小时需卧床休息
↓
有皮肤受损的危险

（1）护理目标：患者卧床期间不发生皮肤受损（压疮）。
（2）护理措施
- 定时按摩皮肤受压部位帮助患者勤翻身及擦背，观察皮肤情况。
- 保持床铺平整、清洁、干燥、无皱褶、无渣屑。

患者主诉疼痛，难以入睡
↓
睡眠型态紊乱

（1）护理目标：患者疼痛缓解，安静入睡。
（2）护理措施
- 给予心理安慰。
- 提供舒适的环境。
- 巡视患者时注意做到"四轻"。
- 遵医嘱给予止痛药。
- 抬高患肢，减轻肿胀，减轻疼痛。
- 运用放松技术，转移注意力（听听音乐、看看书、与好朋友、父母说话等）。
- 改变体位，患肢放置舒适功能位但要符合疾病的要求。
- 下地行走时佩戴前臂吊带，防止伤口牵拉痛。

手术切口及术式
↓
有发生感染的危险

（1）护理目标：患者住院期间不发生伤口感染。
（2）护理措施
- 加强伤口护理,伤口渗液多时,随时更换敷料,保持敷料干燥。
- 观察和评估伤口情况,注意伤口有无红肿痛等症状。
- 换药时要无菌操作。

术后 24~48 小时下床活动
↓
有发生跌倒坠床的危险

（1）护理目标：患者在住院期间不发生跌倒、坠床。
（2）护理措施
- 评估患者发生跌倒、坠床的风险因素,依照跌倒、坠床风险评估标准给予患者评分。
- 定时巡视患者,固定好病床脚刹,加床档,合理安排陪护。
- 嘱患者穿防滑鞋,保证病房地面干燥,灯光照明良好、病房设施摆放合理。

（三）出院前

1. 诊疗情况　出院前行"双肩关节正侧位"血常规检查及伤口换药。护士给予患者及家属出院指导。各项检查无异常后可带药出院。

> **思维提示**
>
> 护士向患者及家属讲解功能锻炼及康复期护理的方法。

2. 护理评估　做好出院时患者心理、药物知识水平及康复期的护理宣教。
3. 护理思维与实施方案

患者及家属对康复期注意事项不了解
↓
知识缺乏

（1）护理目标：患者及家属出院前能复述康复期注意事项。
（2）护理措施
- 对患者讲解康复期护理对疾病恢复的重要性。
- 告知患者康复期注意事项,主要包括以下几点：
1）术后 14 日后可洗澡,注意保持伤口的清洁、干燥。
2）遵医嘱进行肢端锻炼,术后 4 周门诊复查。
3）不适随诊。
- 向患者发放出院指导宣传册。

二、护理评价

患者从入院到出院,护理上给予了一系列护理方案的实施。入院时为患者做好安全的护理,手术后不仅满足了患者术后的基本生理需求,对患者的睡眠、伤口等均进行了良好的护理,避免了术后伤口的感染,有效地避免了跌倒、坠床、压疮的发生。出院前,给予患者系统的知识、术后康复期的护理。在整个发病期,术后康复期护理尤为重要。

三、安全提示

1. 有发生跌倒、坠床的危险　患者手术后翻身有坠床的危险;24~48 小时下床活动时发生跌倒的危险。护士应积极做好预防工作,了解患者一般情况,包括年龄、神志、麻醉恢复等。评估患者发生跌倒、坠床的风险因素;定时巡视患者,固定好病床脚刹,加床档、合理安排陪护;嘱患者穿防滑鞋,保证病房地面干燥,灯光照明良好、病房设施摆放合理。

2. 有皮肤受损的危险　患者术后 24~48 小时内卧床,护士需了解患者皮肤营养状况;定时协助患者翻身,并按摩皮肤受压部位;保持床铺平整、清洁、干燥、无皱褶、无渣屑。

3. 药物副作用的观察:患者住院期间需使用抗炎药物、止痛药物等,护士需注意观察药物副作用。

四、经验分享

1. 心理护理 因患者术前右肩较左肩高,伴右上肢外展及上举受限,偶伴疼痛,患者左足趾屈曲畸形,伴左踝及左足活动受限,走路即有轻度跛行,术后也需要一定的时间适应患肢的改变及继续适应未行手术侧足带来的自我形象紊乱。护士可告诉患者及家属手术实施后疼痛可能还要持续一段时间,使患者及家属对疾病的康复抱有积极乐观的态度。另外,患者因年偏小以致在生理上及心理上都具有的特殊性,护士不仅要做好家属在患者住院期间的安全宣教,入院指导,告诉他们并安抚患者,避免院内特殊环境对患者造成的不利影响,谨防延误手术治疗,护士好要做好患者出院后的安全宣教及针对专科的出院宣教。

2. 术后并发症的观察

(1)血管和神经的损伤:术后24小时内观察伤口敷料有无出血,术后过了全麻术后恢复时间后观察患肢手指血运及手指活动;术后随时观察患肢肢端有无苍白麻木背伸剧痛及肢端皮温低的情况,护士鼓励患者主动或被动活动患肢,平卧时患肢高于心脏水平。

(2)有发生感染的危险:观察并评估伤口有无红肿热痛的情况,监测血常规及体温。

3. 患肢功能锻炼

(1)康复期的功能训练

1)外固定期的功能训练:术后早期(1~14日)功能锻炼能防止关节粘连、僵直及预防肌肉萎缩等并发症。术后第1日就可以进行功能锻炼。术后麻醉作用消失后即行患肢的被动按摩,按摩时由上至下按摩三角肌、肱三头肌及前臂肌群,每日2~3次,每次30分钟,此法对转移患者的注意力、减轻疼痛也有一定效果;在切口疼痛缓解情况下,指导患者行患肢屈指、握拳及伸屈腕、肘关节的活动,每日3~4次,每次5~10分钟,可以预防关节粘连,促进患肢血液循环,减轻肿胀。

2)外固定拆除后的功能训练 手术14日后,拆除U形石膏托,开始进行功能锻炼,主要进行肩关节前后左右的往复摆动运动,每日3~4次,每次5~10分钟,每分钟15~20下,并逐日增加运动的次数和摆幅。可以增加肩关节的活动度、松粘连,为后期康复打下良好的基础。

(2)恢复期的功能训练

术后4~5周开始训练,目的为预防软组织挛缩、关节粘连、创伤性关节炎等的发生,缩短康复时间,提高患者的生活质量。

1)卧位旋臂操练法:患者仰卧,肘部紧贴身旁,手掌向上,前臂逐渐向外,直至手背触及床缘,重复数次。

2)爬墙运动:面墙而立,患肢的食、中指在墙上爬动,后做环旋运动,使患肢上抬,待不能再往上爬时,做好标记,保持于该位置至疲劳为止,每日3次,每次重复5遍。

3)立位操练:患者站立,弯腰后患肢自然下垂,先做前后甩动,后做环旋运动,活动由小到大,每日操练3次,每次至少5分钟。

4)自由活动:最初可做一些小游戏,如玩滚球、投圈等。

肘内翻患者的护理

患者,女性,7岁,患者父母代诉:摔倒致左肘畸形3年,门诊以"肘内翻(左)"收入院。

一、诊疗过程中的临床护理

(一)入院时

1. 诊疗情况

入院后查体:体温36.5℃,脉搏98次/min,呼吸19次/min,血压101/65mmHg。患者3年前从自行车上摔下,致左肘疼痛,肿胀,活动受限。在首都儿科研究所治疗,诊断为"肱骨髁上骨折(左)",给予切开复位克氏针内固定术治疗,术后患者出现左肘内翻畸形,为进一步治疗来我院,门诊以"肘内翻(左)"收入院。伤后患者无昏迷,意识不清、头痛、胸痛、腹痛、气促、恶心、呕吐等症状,大小便正常。

既往史:否认心脏病、肝炎、结核等病史,否认手术及输血史,否认药物及食物过敏史。

专科查体:左肘内翻畸形,左肘外侧见手术切口瘢痕,无压痛,未触及骨擦音及反常活动。左肘关节伸0°,屈120°,旋转活动正常,左桡动脉搏动好。手指感觉正常,运动自如。无被动牵拉痛。

辅助检查:X线示左肱骨髁上骨折,畸形愈合。

异常化验结果:未发现。

> **思维提示**
>
> [1]患者年龄偏小,有坠床的危险:住院期间应有家属陪伴,防止坠床等意外的发生。
>
> [2]患者出现睡眠型态紊乱:因生活环境的改变导致生活不习惯,夜间睡眠出现失眠、易醒,需做好睡眠的护理。
>
> [3]患者主要为肘内翻,要考虑因疾病造成的自我形象紊乱,适时给予鼓励、安抚。

2. 护理评估　患者因年龄偏小,住院期间要做好安全及心理的护理,防止坠床及协助家属安抚患者,防止环境的改变造成的失眠。另外要考虑因疾病造成的患者自我形象紊乱。患者家属多次咨询术前注意事项及康复护理要点,希望能有更多的了解。

3. 护理思维与实施方案

患者年龄小,缺乏
安全保护意识
↓
有坠床的危险

（1）护理目标:患者住院期间不发生坠床事故。
（2）护理措施
- 使用床栏给予保护。
- 使用相应的警示牌。
- 遵医嘱留家属陪住。

环境改变,生活规律改变
↓
睡眠型态紊乱

（1）护理目标:患者住院期间可以安静入睡。
（2）护理措施
- 给予心理安慰。
- 告知患者家属监督患者尽量减少白天睡眠时间。
- 巡视患者时注意做到"四轻"。

患肢外观形象不佳
↓
自我形象紊乱

（1）护理目标:患者接受病情造成形象不佳的现实。
（2）护理措施
- 及时了解患者的思想情绪活动,通过谈心、聊天,有的放矢地进行思想工作和心理护理。
- 生活上多关心患者,帮助其解决实际困难,使患者的生活丰富多彩,分散精力,克服不良心理。

患者家属多次咨询术前注意事项康复期要点
↓
知识缺乏

（1）护理目标:患者家属知晓治疗方案、预后及康复期要点,能大概复述。
（2）护理措施
- 讲解术前注意事项。
- 发放宣传手册。
- 告知患者家属术后可能发生的情况,使患者家属提前做好心理准备。
- 告知患者家属按护理级别,护士可以为患者做好护理。

（二）实施手术后

1. 诊疗情况　手术当日,体温 36~36.8℃,脉搏 95~110 次 /min,呼吸 18~29 次 /min,血压 89~101/56~67mmHg。患者在全麻下行 "左肱骨髁上楔形截骨,克氏针张力带固定术",术毕返回病房,患肢有屈肘石膏外固定,手指血运、活动好,告知患者家属监督患者麻醉恢复前去枕平卧、禁饮食,并抬高患肢于心脏水平以减少静脉回流,麻醉恢复后可床上坐起,术后 24~48 小时在护理人员的帮助下可下地行走,并鼓励练习肢端活动。术日晚患者主诉伤口疼痛,间断入睡。术后第 1 日,体温 36.8~37.5℃。患者主诉伤口疼痛,患肢肢端血运及活动均好,手指稍肿胀,患肢伤口敷料及石膏未见渗血,第 1 日护士鼓励患者主动或被动练习肢端活动,并协助患者抬高患肢,遵医嘱给予输液抗炎治疗,密切观察病情变化,向家属讲解协助患者活动手指的方法。

> **思维提示**
>
> ［1］有伤口感染的危险:与手术切口及术式有关,注意体温变化。
>
> ［2］患者主诉疼痛,难以入睡:与手术切口有关。
>
> ［3］患者麻醉恢复前需去枕平卧,麻醉恢复后可坐起,术后 24 ~ 48 小时下地活动;卧床期间患者处于独立移动躯体能力受到限制的状态。不仅出现自理能力的缺陷,还面临着发生压疮的危险。
>
> ［4］有周围神经血管功能障碍和意外损伤的危险:与术式有关。

2. 护理评估　患者麻醉恢复前需去枕平卧、禁饮食;术日晚患者主诉疼痛,难以入眠;术后患肢手指肿胀。

3. 护理思维与实施方案

患者麻醉恢复前需去枕
平卧,术后床上功能锻炼
↓
部分自理能力缺陷
{
（1）护理目标:满足患者基本生理需求。
（2）护理措施
- 麻醉恢复后,协助患者进水,如无呛咳,则逐渐恢复饮食,排气前不食牛奶、豆浆等产气食物。
- 定时巡视;协助患者进行床上大便。
- 为患者整理好床单位。
}

由于术式的原因,有可能
损伤神经血管
↓
潜在并发症
{
（1）护理目标:患者无周围神经血管功能障碍。
（2）护理措施
- 密切观察患肢手指血运、活动。
- 石膏的护理
1）石膏干前:适当支托;防止折断、变形;勿覆盖被褥;保护石膏。
2）石膏干后:清洁石膏时防止被污物污染,换药时防止脓液流入石膏管内;注意石膏内出血,血迹边缘标记,注明时间;注意有无臭味,防止压疮的发生;下床活动、坐或走时上肢用三角巾悬吊。
}

患肢肿胀
↓
潜在并发症:骨筋膜室
综合征
{
（1）护理目标:患者不发生前臂 Volkman 缺血挛缩。
（2）护理措施
- 密切观察肢端血液循环及手指活动情况,抬高患肢,观察肢体肿胀情况,有无桡动脉搏动,手指颜色,如有发生苍白发凉或主诉有麻木手指背伸剧痛应立即通知医生调节松紧度,肿胀一般在伤后 3~4 日达到高峰。
- 护士鼓励患者主动或被动练习肢端活动,松拳、握拳。
- 平卧位时患肢抬高于心脏水平。
- 指导患者行患肢屈指、握拳及伸屈腕、肘关节活动。
}

患肢屈肘石膏
↓
潜在并发症:有发生
压疮的危险
{
（1）护理目标:患者不发生压疮。
（2）护理措施
- 随时观察并调节石膏松紧度。
- 观察患者时注意有无臭味。
- 观察石膏边缘处有无压红,压疮。
}

患者术后 24~48 小时
需卧床休息
↓
有皮肤受损的危险
{
（1）护理目标:患者卧床期间不发生皮肤受损（压疮）。
（2）护理措施
- 定时按摩皮肤受压部位帮助患者勤翻身及擦背,观察皮肤情况。
- 保持床铺平整、清洁、干燥、无皱褶、无渣屑。
}

患者主诉疼痛,难以入睡
↓
睡眠型态紊乱
{
（1）护理目标:患者疼痛缓解,安静入睡。
（2）护理措施
- 给予心理安慰。
- 提供舒适的环境。
- 巡视患者时注意做到"四轻"。
- 遵医嘱给予止痛药。
- 抬高患肢,减轻肿胀,减轻疼痛。
- 运用放松技术,转移注意力（听听音乐,看看书与好朋友、父母说话等）。
- 改变体位,患肢放置舒适功能位但要符合疾病的要求。
}

手术切口及术式
（有截骨）

↓

有发生感染的危险

- （1）护理目标：患者住院期间不发生伤口感染。
- （2）护理措施
  - 加强伤口护理，伤口渗液多时，随时更换敷料，保持敷料干燥。
  - 观察和评估伤口情况，注意伤口有无红肿痛等症状。
  - 换药时要无菌操作。

术后 24~48 小时佩戴
三角巾下床活动

↓

有发生跌倒坠床的危险

- （1）护理目标：患者在住院期间不发生跌倒、坠床。
- （2）护理措施
  - 评估患者发生跌倒、坠床的风险因素，依照跌倒、坠床风险评估标准给予患者评分。
  - 定时巡视患者，固定好病床脚刹、加床档、合理安排陪护。
  - 嘱患者穿防滑鞋，保证病房地面干燥，灯光照明良好、病房设施摆放合理。

（三）出院前

1. 诊疗情况　出院前行"左肘关节正侧位"检查，血常规检查，护士给予患者及家属出院指导。各项检查无异常后可带药出院。

思维提示

护士向患者及家属讲解功能锻炼及康复期护理的方法。

2. 护理评估　做好出院时患者心理、药物知识水平及康复期的护理宣教。
3. 护理思维与实施方案

家属不了解患者出院后
石膏如何护理

↓

知识缺乏

- （1）护理目标：家属出院前能正确复述在患者出院后如何护理石膏。
- （2）护理措施
  - 对患者家属讲解石膏护理对疾病恢复的重要性。
  - 告知患者康复期注意事项，主要包括以下几点：
  - 1）保持石膏清洁。
  - 2）向患者解释石膏固定的必要性。
  - 3）观察患肢肢端血液循环及手指的活动。
  - 4）注意观察石膏边缘处预防压疮。

患者及家属对康复期
注意事项不了解

↓

知识缺乏

- （1）护理目标：家属出院前能复述康复期间注意事项。
- （2）护理措施对患者讲解康复期护理对疾病恢复的重要性。
  - 告知患者康复期注意事项，主要包括以下几点：
  - 1）石膏固定 4~6 周。
  - 2）4 周门诊复查。
  - 3）主动或被动松、握拳。
  - 不适随诊。
  - 向患者发放出院指导宣传册。

二、护理评价

患者从入院到出院，护理上给予了一系列护理方案的实施。入院时为患者做好睡眠型态紊乱的护理，手术后不仅满足了患者术后的基本生理需求，对患者的睡眠、伤口等均进行了良好的护理，避免了术后伤口的感染，有效地避免了跌倒、坠床、压疮的发生。出院前，给予患者系统的知识、术后康复期的护理。在整个发病期，术后康复期护理尤为重要。

三、安全提示

1. 有发生跌倒、坠床的危险　患者手术后翻身有坠床的危险；24~48 小时下床活动时发生跌倒的危险。护士应积极做好预防工作，了解患者一般情况，包括年龄、神志、麻醉恢复等。评估患者发生跌倒、坠床的风险因素；定时巡视患者，固定好病床脚刹、加床档、合理安排陪护；嘱患者穿防滑鞋，保证病房地面干燥，灯光照明良好、病房设施摆放合理。

2. 有皮肤受损的危险　患者术后 24~48 小时内卧床，护士需了解患者皮肤营养状况；定时协助患者翻身，并按摩皮肤受压部位；保持床铺平整、清洁、干燥、无皱褶、无渣屑。

3. 药物副作用的观察　患者住院期间需使用抗炎药物、止痛药物等，护士需注意观察药物副作用。

四、经验分享

1. 心理护理　因患者术后需要一定的时间适应患肢的改变及术后疼痛。护士可告诉患者及家属手术实施后疼痛可能还要持续一段时间，使患者及家属对疾病的康复抱有积极乐观的态度。另外，患者因年偏小以致在生理上及心理上都具有的特殊性，护士不仅要做好家属在患者住院期间的安全宣教，入院指导，告诉他们并安抚患者院内特殊的环境对患者造成的不利影响，谨防延误手术治疗，护士好要做好患者出院后的安全宣教及针对专科的出院宣教。

2. 术后并发症的观察

（1）血管和神经的损伤：术后 24 小时内观察伤口石膏看有无出血，术后过了全麻术后恢复时间后观察患肢手指血运及手指活动；术后随时观察患肢肢端有无苍白麻木背伸剧痛及肢端皮温低等情况，护士鼓励患者主动或被动活动患肢，平卧时患肢高于心脏水平。

（2）有发生感染的危险：观察并评估伤口有无红肿热痛的情况，监测血常规及体温。

（3）骨筋膜室综合征：随时观察肢端血液循环及手指的活动情况，抬高患肢观察肢体肿胀情况，有无桡动脉搏动，手指颜色，如有发生苍白发凉或主诉有麻木手指背伸剧痛应立即通知医护人员，说明石膏过紧现象，肿胀一般在伤后 3~4 日达到高峰，要随时调节石膏松紧度；护士鼓励患者主动或被动练习肢端活动，松拳、握拳；平卧位时患肢抬高于心脏水平。

肱骨髁上骨折患者的护理

患者,男性,9 岁,患者父母代诉:摔伤致左肘关节疼痛、肿胀、活动受限 5 小时,急诊以"肱骨髁上骨折(左)"收入院。

一、诊疗过程中的护理

(一)入院时

1. 诊疗情况

入院后查体:体温 36.5℃,脉搏 80 次/min,呼吸 20 次/min,血压 107/62mmHg。患者于就诊前 5 小时玩耍时摔倒致左肘关节疼痛、肿胀、活动受限,来我院急诊拍片,为进一步治疗,以"肱骨髁上骨折(左)"收入院。患者伤后无昏迷、头痛、腹痛等症状,大小便正常。

既往史:否认心脏病、肝炎、结核等疾病史,否认外伤、手术及输血史,否认药物及食物过敏史。

专科查体:左肘疼痛、畸形,左肱骨远端压痛明显,骨擦感及反常活动存在。左肘活动因疼痛而受限,左桡动脉搏动好,手指感觉正常,活动弱,无被动牵拉痛。

辅助检查:X 线示肱骨髁上可见明显骨折线,骨皮质不连,骨折远端向尺侧移位。

异常化验结果:未发现。

> **思维提示**
>
> [1] 患者出现疼痛:疼痛部位为左臂,需做好患者疼痛的护理。
> [2] 患者出现睡眠型态紊乱:因疼痛出现失眠、易醒,需做好患者的睡眠护理。

2. 护理评估　患者左肘肿胀、疼痛、活动受限。患者因疼痛出现失眠、易醒。患者家属希望更多的了解术前注意事项。

3. 护理思维与实施方案

环境陌生,对疾病不了解 → 焦虑

(1)护理目标:患者及家属能接受手术事实并主动配合术前术后治疗及护理。

(2)护理措施

- 主动介绍病房环境,并介绍同病室患者与其认识。
- 了解患者及家属的心理状态,与其多交谈,鼓励其正视疾病,保持积极乐观情绪。
- 耐心听取患者的倾诉,理解、同情患者的感受,并共同分析恐惧产生的原因,尽可能消除其相关因素。
- 积极、正确对待患者及家属提出的疑问。
- 讲解疾病及手术的相关知识。
- 嘱家属不要让恐惧的情绪影响患者,帮助其树立战胜疾病的信心。

患者家属多次询问
术前注意事项
↓
知识缺乏

（1）护理目标：患者及家属了解术前相关注意事项。
（2）护理措施
- 介绍疾病基本知识，将手术重要性、预后效果及一些注意事项向患者及家属解释清楚。
- 告知患者及家属术后可能发生的情况，做好心理准备。
- 向患者及家属讲解术前各项准备工作及必要性。
- 训练患者床上大小便。
- 保护患者安全，减少活动，防止院内发生意外。

术后患肢肿胀、疼痛
↓
睡眠型态紊乱

（1）护理目标：患者可安静入睡。
（2）护理措施
- 给予心理安慰并告知充足的睡眠对手术的重要性。
- 告知患者尽量减少白天睡眠时间。
- 夜间巡视病房时注意做到"四轻"。
- 必要时遵医嘱给予止痛药物缓解疼痛。

（二）实施手术后

1. 诊疗情况　手术当日，体温 36.5~37℃，脉搏 86~95 次/min，呼吸 18~20 次/min，血压 92~108/62~75mmHg。患者在全麻下行"左肱骨髁上骨折闭合复位克氏针内固定术"，术毕返回病房，患肢屈肘石膏固定完好，手指血运好，给予抬高患肢。告知患者家属麻醉未完全清醒前需去枕平卧，禁食水。术日晚患者主诉疼痛，难以入眠。术后第 1 日，体温 37.4℃，脉搏 96 次/min，呼吸 20 次/min，血压 101/68mmHg。护士协助患者进行功能锻炼，并向家属讲解术后功能锻炼方法。

思维提示

［1］患者出现压疮的危险：与术后有屈肘石膏固定有关，协助患者做好皮肤的防护及石膏护理。

［2］患者出现舒适及睡眠型态紊乱：与术后疼痛有关，保持舒适体位，排除各种引起疼痛的因素，促进舒适，改善患者睡眠。

2. 护理评估　患者术后伤口疼痛，造成睡眠型态的紊乱及舒适的改变。

3. 护理思维与实施方案

手术伤口
↓
疼痛

（1）护理目标
- 患者疼痛刺激因素被消除或减弱。
- 患者疼痛消失或减弱。
（2）护理措施
- 观察记录疼痛性质、部位、起始和持续时间、发作规律、伴随症状及诱发因素。
- 减轻或消除疼痛刺激，维持良好的姿势与体位，帮助患者保持身体舒适，去除刺激物，创造条件使患者有足够的休息和睡眠。
- 减轻疼痛：心理护理，关心患者，与患者聊天，听舒缓的音乐以分散注意力。
- 必要时遵医嘱给予止疼剂，注意观察药效及不良反应。

手术切口疼痛，患者
精神过度紧张
↓
舒适的改变

（1）护理目标：患者主诉疼痛减轻或消失，舒适感增加。
（2）护理措施
- 减少不必要的刺激，尽可能消除引起疼痛的因素。
- 在允许的情况下，改变体位并保持健康部位处于舒适的状态，注意肢体保持功能位。
- 避免棉被直接压迫患肢引导起疼痛。
- 提供一些转移注意力的活动，如看电视、读小说、听音乐，耐心倾听患者对疼痛的反应。

患者主诉疼痛难以入睡

↓

睡眠型态紊乱

（1）护理目标：患者得到充足睡眠，表现为睡眠后精力充沛，精神较饱满。

（2）护理措施

- 积极配合医生处理引起睡眠紊乱的客观因素（疼痛等），减轻由疾病引起的不适。
- 指导患者促进睡眠：

1）保持舒适体位。

2）睡前避免过多饮水。

3）与患者聊天或让其听舒缓音乐。

- 创造有利于患者睡眠的环境：

1）保持室温舒适，盖被厚薄适宜。

2）避免大声喧哗，保持睡眠环境安静。

3）关好门窗，拉上窗帘，夜间使用夜灯。

- 尽量满足患者睡眠习惯和方法。
- 有计划安排好护理工作，尽量减少对患者睡眠的干扰。
- 尽可能消除引起焦虑、恐惧的因素。
- 必要时遵医嘱给予止疼药，并观察疗效及不良反应。

患者术后有屈肘石膏固定

↓

皮肤完整性受损的危险

（1）护理目标

- 患肢皮肤保持完整；患者及家属熟知造成皮肤损伤的危险因素。
- 患者家属掌握皮肤自护方法。

（2）护理措施

- 预防患肢皮肤压疮：

1）原则是预防为主，防止组织长期受压，重视局部护理，改善血液循环状况，加强观察。

2）询问患者患肢皮肤有无压痛点，定时检查并按摩石膏边缘皮肤。

3）保持床单位清洁、干燥，无皱褶，无碎屑。

（三）出院前

1. 诊疗情况　出院前行"左肘关节正侧位"X线检查，血常规检查，护士给予患者及家属出院指导。各项检查无异常后可出院。

思维提示

［1］护士向患者及家属讲解功能锻炼方法及康复期的护理注意事项。

［2］护士向患者及家属讲解石膏的护理及前臂吊带的使用方法。

---

2. 护理评估　患者及家属希望更多的了解术后功能锻炼及护理要点。

3. 护理思维与实施方法

患者家属多次询问护理要点

↓

知识缺乏

（1）护理目标：患者家属在出院前能复述康复期注意事项。

（2）护理措施

- 告知家属石膏护理要点：

1）石膏未完全干燥前不要负重或按压石膏，以免变形。

2）石膏完全干燥后注意保持石膏的完整性和稳定性，发现石膏过紧或松动时及时通知医护人员。

3）经常检查和按摩石膏边缘皮肤，防止压疮。

- 教会患者和家属观察血液循环障碍的先兆，当出现肢体疼痛难忍，末梢肿胀明显、皮温较健侧低、感觉迟钝、桡动脉搏动减弱中的任何一项时，均应及时通知医护人员，以便妥善处理。

- 指导并协助患者进行术后功能锻炼：术后第 1 日开始，每日进行主动的多次肌肉收缩，即握拳活动，每次大约 20 分钟，可促进患肢的静脉及淋巴回流，消除肿胀，减少肌肉之间的粘连，减慢肌肉萎缩，给骨折部位造成一定的生理压力。

二、护理评价

患者从入院到出院，护理上给予了一系列护理方案的实施。入院时，为患者做好焦虑和知识缺乏的评估，告知患者及家属术前注意事项。术后对患者伤口、睡眠、皮肤进行了良好的护理，使患者得到充足的休息，并缓解了术后的疼痛。并指导家属如何监督患者进行术后的功能锻炼。出院前，为患者及家属讲解术后康复锻炼知识，最终患者治愈出院。

三、安全提示

由于此疾病为患者摔伤所致，而且儿童的生理特点决定了患者不能像成人一样有良好的自我约束力，所以要勤巡视病房，保证患者的安全。对于有屈肘石膏固定的患者，护士要注意倾听患者的主诉，并进行针对性护理，避免皮肤的损伤。

四、经验分享

肱骨髁上骨折患者术后的功能锻炼尤为重要，对减轻肌肉萎缩，减少肌肉间粘连，减轻肿胀有着至关重要的作用，可促进患者的康复，提高患者的生活质量。

术后功能锻炼方法：术后第 1 日开始，每日进行主动的多次肌肉收缩，即握拳活动，每次大约 20 分钟，可促进患肢的静脉及淋巴回流，消除肿胀，减少肌肉之间的粘连，减慢肌肉萎缩，给骨折部位造成一定的生理压力。

陈旧孟氏骨折患者的护理

患者,男性,7岁,患者父母代诉:摔伤致右侧肘关节受限50日,门诊以"陈旧孟氏骨折(右)"收入院。

一、诊疗过程中的护理

(一)入院时

1. 诊疗情况

入院后查体:体温36.7℃,脉搏88次/min,呼吸19次/min,血压102/67mmHg。患者于50日前不慎摔伤右肘关节致肿胀伴活动受限,在当地医院就诊未做处理,嘱回家观察,第2日家属发现患者患肢肿胀加重后又到当地另一家医院就诊,行支具固定四周,拆除后为求进一步治疗来我院就诊,检查后,以"陈旧孟氏骨折(右)"收住院。患者自受伤以来,精神饮食好,无头痛头晕,无心慌气短,无腹痛腹胀,大小便正常。

既往史:否认心脏病、肝炎、结核等疾病史,否认外伤、手术及输血史,否认药物及食物过敏史。

专科查体:右肘无肿胀、肘关节前侧隆起,可触及桡骨小头。肘关节无明显压痛,肘关节活动度:左:屈90°过伸10°。右:屈135°,伸0°,双侧旋前旋后不受限。右桡动脉搏动好,手指感觉正常,运动自如。

辅助检查:右肘关节正侧位:可见桡骨小头向前脱位未见骨折征象。

异常化验结果:未发现。

> **思维提示**
>
> [1]患者出现疼痛、肿胀:疼痛部位为左臂,需做好患者疼痛的护理。
> [2]患者有跌倒、坠床的危险:患者年龄较小,好动,需做好安全护理。

2. 护理评估 患者患肢伸直受限,年龄小,易发生外伤。患者家属希望更多了解术前注意事项。

3. 护理思维与实施方案

患者年龄小,好动,
安全意识差
↓
有受伤的危险

（1）护理目标:患者在住院期间无外伤发生。
（2）护理措施
- 勤巡视病房,保证患者安全。
- 如需活动应指导患者进行活动,让患者在床旁、本室内活动,避免跑跳等激烈活动,活动间歇充分休息。
- 注意倾听患者主诉,满足患者基本生活需要。

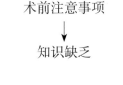

环境的陌生,对
疾病不了解
↓
焦虑

　　（1）护理目标:患者及家属能接受手术事实并主动配合术前术后治疗及护理。
　　（2）护理措施
- 主动介绍病房环境,并介绍同病室患者与其认识。
- 了解患者及家属的心理状态,与其多交谈,鼓励其正视疾病,保持积极乐观情绪。
- 耐心听取患者的倾诉,理解、同情患者的感受,并共同分析焦虑产生的原因,尽可能消除其相关因素。
- 积极、正确对待患者及家属提出的疑问。
- 讲解疾病及手术的相关知识。
- 嘱家属不要让焦虑的情绪影响患者,帮助其树立战胜疾病的信心。

患者家属多次询问
术前注意事项
↓
知识缺乏

　　（1）护理目标:患者及家属了解术前相关注意事项。
　　（2）护理措施
- 介绍疾病基本知识,将手术重要性、预后效果及一些注意事项向患者及家属解释清楚。
- 告知患者及家属术后可能发生的情况,做好心理准备。
- 向患者及家属讲解术前各项准备工作及必要性。
- 训练患者床上大小便。
- 保护患者安全,减少活动,防止院内发生意外。

肿胀、疼痛
↓
睡眠型态紊乱

　　（1）护理目标:患者可安静入睡。
　　（2）护理措施
- 给予心理安慰并告知充足的睡眠对手术的重要性。
- 告知患者尽量减少白天睡眠时间。
- 夜间巡视病房时注意做到"四轻"。
- 必要时遵医嘱给予止痛药物缓解疼痛。

（二）实施手术后

　　1. 诊疗情况　手术当日,体温 36.5~37℃,脉搏 86~95 次 /min,呼吸 18~20 次 /min,血压 92~108/62~75mmHg。患者在全麻下行"肱桡关节切开复位,环状韧带成形,尺骨近端截骨钢板内固定术",术毕返回病房,患肢屈肘石膏固定完好,手指血运好,给予抬高患肢。告知患者家属麻醉未完全清醒前需去枕平卧,禁食水 6 小时。术日晚患者主诉疼痛,难以入眠。术后第 1 日,体温 37.4℃,脉搏 96 次 /min,呼吸 20 次 /min,血压 101/68mmHg,护士协助患者进行功能锻炼,并向家属讲解术后功能锻炼方法。

✎ 思维提示

　　[1]患者出现压疮的危险:与术后有屈肘石膏固定有关,做好石膏护理,避免压疮发生。
　　[2]患者出现自理能力的缺陷:与患者麻醉恢复前需去枕平卧有关,协助患者生活护理,满足患者需要。

---

　　2. 护理评估　患者术后伤口疼痛,造成睡眠型态的紊乱及舒适的改变。
　　3. 护理思维与实施方案

手术伤口 → 疼痛

（1）护理目标
- 患者疼痛刺激因素被消除或减弱。
- 患者疼痛消失或减弱。

（2）护理措施
- 观察记录疼痛性质、部位、起始和持续时间、发作规律、伴随症状及诱发因素。
- 减轻或消除疼痛刺激，维持良好的姿势与体位，帮助患者保持身体舒适，去除刺激物，创造条件使患者有足够的休息和睡眠。
- 减轻疼痛：心理护理，关心患者，与患者聊天，听舒缓的音乐以分散注意力。必要时遵医嘱给予止疼剂，注意观察药效及不良反应。

患者主诉疼痛难以入睡 → 睡眠型态紊乱

（1）护理目标：患者得到充足睡眠，表现为睡眠后精力充沛，精神较饱满。
（2）护理措施
- 积极配合医生处理引起睡眠紊乱的客观因素（疼痛等），减轻由疾病引起的不适。
- 指导患者促进睡眠：
1）保持舒适体位。
2）睡前避免过多饮水。
3）与患者聊天或让其听舒缓音乐。
- 创造有利于患者睡眠的环境：
1）保持室温舒适，盖被厚薄适宜。
2）避免大声喧哗，保持睡眠环境安静。
3）关好门窗，拉上窗帘，夜间使用夜灯。
- 尽量满足患者睡眠习惯和方法。
- 有计划安排好护理工作，尽量减少对患者睡眠的干扰。
- 尽可能消除引起焦虑、恐惧的因素。
- 必要时遵医嘱给予止疼药，并观察疗效及不良反应。

手术切口疼痛，患者精神过度紧张 → 舒适的改变

（1）护理目标：患者疼痛减轻或消失，舒适感增加。
（2）护理措施
- 减少不必要的刺激，尽可能消除引起疼痛的因素。
- 在允许的情况下，改变体位并保持健康部位处于舒适的状态，注意肢体保持功能位。
- 避免棉被直接压迫患肢引导起疼痛。
- 提供一些转移注意力的活动，如看电视、读小说、听音乐，耐心倾听患者对疼痛的反应。

患者术后有屈肘石膏固定 → 皮肤完整性受损的危险

（1）护理目标
- 患肢皮肤保持完整；患者及家属熟知造成皮肤损伤的危险因素。
- 患者家属掌握皮肤自护方法。

（2）护理措施
- 预防患肢皮肤压疮：
1）原则是预防为主，防止组织长期受压，重视局部护理，改善血液循环状况，加强观察。
2）询问患者患肢皮肤有无压痛点，定时检查并按摩石膏边缘皮肤。
3）保持床单位清洁、干燥，无皱褶，无碎屑。

（三）出院前

1. 诊疗情况　出院前行"右肘关节正侧位X线检查",血常规检查,护士给予患者及家属出院指导。各项检查无异常后可出院。

> **思维提示**
>
> [1]护士向患者及家属讲解功能锻炼方法及康复期的护理注意事项。
> [2]护士向患者及家属讲解石膏的护理及前臂吊带的使用方法。

2. 护理评估　患者及家属希望更多的了解术后功能锻炼及护理要点。
3. 护理思维与实施方案

患者家属多次询问注意事项 → 知识缺乏

（1）护理目标:患者家属在出院前能复述康复期注意事项。
（2）护理措施
● 告知家属石膏护理要点:
1）石膏未完全干燥前不要负重或按压石膏,以免变形。
2）石膏完全干燥后注意保持石膏的完整性和稳定性,发现石膏过紧或松动时及时通知医护人员。
3）经常检查和按摩石膏边缘皮肤,防止压疮。
● 教会患者和家属观察血液循环障碍的先兆,当出现肢体疼痛难忍,末梢肿胀明显、皮温较健侧低、感觉迟钝、桡动脉搏动减弱中的任何一项时,均应及时通知医护人员,以便妥善处理。
● 指导并协助患者进行术后功能锻炼:术后第一日开始,每日进行主动的多次肌肉收缩,即握拳活动,每次大约20分钟,可促进患肢的静脉及淋巴回流,消除肿胀,减少肌肉之间的粘连,减慢肌肉萎缩,给骨折部位造成一定的生理压力。

二、护理评价

患者从入院到出院,护理上给予了一系列护理方案的实施。入院时,为患者做好恐惧和知识缺乏的评估,告知患者及家属术前注意事项。术后对患者伤口的疼痛、睡眠型态紊乱、舒适度的改变、预防皮肤完整性受损的危险进行了良好的护理,使患者得到充足的休息,并缓解了术后的疼痛。并指导家属如何监督患者进行术后的功能锻炼。出院前,为患者及家属讲解术后康复锻炼知识,最终患者治愈出院。

三、安全提示

由于此疾病为患者摔伤所致,而且儿童的生理特点决定了患者不能像成人一样有良好的自我约束力,所以要勤巡视病房,保证患者的安全。对于有屈肘石膏固定的患者来说,石膏内的情况我们不了解,所以要注意倾听患者的主诉,并进行针对性护理,避免皮肤的损伤。

四、经验分享

陈旧孟氏骨折患者术后的功能锻炼尤为重要,对减轻肌肉萎缩,减少肌肉间粘连,减轻肿胀有着至关重要的作用,可促进患者的康复,提高患者的生活质量。

术后功能锻炼:术后第一日开始,每日进行主动的多次肌肉收缩,即握拳活动,每次大约20分钟,可促进患肢的静脉及淋巴回流,消除肿胀,减少肌肉之间的粘连,减慢肌肉萎缩,给骨折部位造成一定的生理压力。

病例 79

左股骨干骨折患者的护理

患者,男性,11 岁,患者父母代诉:车祸伤 1 小时余,急诊以"左股骨干骨折"收入院。

一、诊疗过程中的临床护理

(一)入院时

1. 诊疗情况

入院后查体: 体温 37℃,脉搏 106 次 /min,呼吸 26 次 /min,血压 98/58mmHg。患者于就诊前 1 小时因车祸致左大腿疼痛、肿胀、活动受限,来我院就诊,于急诊室拍片,CT 并请急诊外科会诊后,为进一步治疗收入院,患者伤后无昏迷、意识不清、胸痛、腹痛、气促、恶心、呕吐等症状,大小便正常,生活部分自理。

既往史: 否认心脏病、肝炎、结核等病史,否认外伤、手术及输血史,否认药物及食物过敏史。

专科查体: 左大腿肿胀,短缩畸形,左股骨干压痛明显,骨擦感及反常活动存在,左足背动脉搏动好,足趾血运好,患者神清语利,双侧瞳孔等大等圆,左上肢、右胸、左臀部及左下肢多处软组织挫伤,表皮擦伤,胸腹骨盆未见异常。

辅助检查: X 线示左股骨骨折;胸腹部 CT 未见明显异常。

异常化验结果: 未发现。

> 🖊 **思维提示**
>
> [1]患者出现疼痛:部位为左大腿,需做好患者的疼痛护理。
>
> [2]患者出现哭闹、焦虑:因周围环境改变,陌生感增加,同时对疾病缺乏了解,做好患者的心理护理,并讲解疾病相关知识。
>
> [3]由于皮牵引治疗需长期卧床,有发生压疮的危险,协助患者做好皮肤的防护,定期检查牵引部位皮肤,及时消除压疮诱因。

2. 护理评估　患者主要症状为左大腿疼痛,体位改变后疼痛加剧,患者及家属希望更多的了解治疗及护理相关问题。

3. 护理思维与实施方案

左股骨骨折致左大腿疼痛、肿胀、活动受限 → 腿外侧至足趾疼痛

（1）护理目标:患者疼痛缓解。

（2）护理措施
- 给予心理安慰,关怀患者,为患者讲故事等分散其对疼痛的注意力。
- 注意调整患肢皮牵引角度,保持牵引体位正确、有效。
- 遵医嘱给予止痛药物,用药过程中注意观察用药效果。
- 记录疼痛的性质、部位、起始和持续时间及有无其他特殊伴随症状,及时排除引起疼痛或疼痛加剧的因素。

环境陌生,对疾病
缺乏了解
↓
焦虑

（1）护理目标:家属及患者对疾病有所了解,并可积极主动配合术前治疗及护理。

（2）护理措施

- 耐心听取患者的主诉,并表示理解患者的感受,共同分析可能产生焦虑的愿意,尽力消除其相关因素。
- 为患者介绍病房环境,并帮助其于同病房患者认识、沟通,尽量快使患者融入周围环境。
- 了解患者及家属心理状态,与其多沟通,鼓励其保持乐观情绪,树立战胜疾病的信心。
- 为患者和家属用通俗易懂的语言讲解疾病及手术治疗与护理的相关知识。

因疼痛出现失眠,
易醒
↓
睡眠型态紊乱

（1）护理目标:患者可以安静入睡。

（2）护理措施

- 调整睡眠时间,尽量减少白天睡眠时间,以保证夜间可有充足睡眠。
- 巡视患者注意做到"四轻"。
- 有计划安排好护理活动,尽量减少对患者睡眠的干扰。
- 必要时遵医嘱给予止痛药物缓解疼痛。

患肢皮牵引治疗
需长期卧床
↓
有发生压疮的危险

（1）护理目标:保证患者皮肤完整性,无压疮。

（2）护理措施

- 观察患肢牵引处及各承重部位的皮肤状况,定时按摩受压皮肤,促进血液循环,有效预防压疮。
- 牵引套内加棉垫,避免硬物直接接触皮肤。
- 保持床单干燥、清洁、无渣屑。
- 避免局部长期受压。
- 放取便盆时避免推、拉动作,以免擦伤皮肤。

（二）实施手术后

1. 诊疗情况　手术当日,体温 36.4~37.4℃,脉搏 80~96 次/min,呼吸 19~22 次/min,血压 102~119/70~90mmHg。患者在全麻下行"左股骨骨折闭合复位,弹性髓内针内固定术"术毕返回病房,患肢伤口敷料包扎完好,无渗血、足趾血运好,告知家属 6 小时内需去枕平卧,并禁食水。术日晚患者主诉疼痛,难以入睡,术后第 1 日,体温 36.5~37.2℃,脉搏 82~94 次/min,呼吸 18~20 次/min,血压 104~112/78~90mmHg。护士向家属及患者详细讲解术后护理要点。

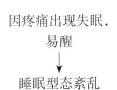

思维提示

［1］患者主诉疼痛,难以入睡。与手术切口有关。

［2］患者出现便秘,与卧床、肠蠕动减弱及体位改变有关。

2. 护理评估　患者术后疼痛,难以入睡,并长期卧床,排便习惯改变,有便秘的可能。

3. 护理思维与实施方案

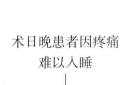

手术原因 → 疼痛
- （1）护理目标
  - 患者疼痛刺激因素被减弱或消除。
  - 患者感觉舒适感增加。
- （2）护理措施
  - 观察记录疼痛性质、部位、起始和持续时间，伴随症状及诱发因素。
  - 维持正确并舒适的姿势与体位，取出刺激物，为患者创造良好的休息条件。
  - 必要时遵医嘱给予止痛药物，并在用药过程中观察使用效果。
  - 给予心理支持，多关心、鼓励患者，帮助其树立信心。

术日晚患者因疼痛难以入睡 → 睡眠型态紊乱
- （1）护理目标：患者得到充足睡眠，表现为睡眠后精力充沛、精神饱满。
- （2）护理措施
  - 积极配合医生处理引起睡眠紊乱的客观因素（疼痛等），减轻由疾病引起的不适。
  - 为患者保持舒适体温。
  - 调节病房内适宜温度、湿度，创造良好的睡眠环境。
  - 尽量满足患者睡眠习惯和方式。
  - 有计划安排好护理操作，尽量减少对患者睡眠的干扰。
  - 巡视病房做到"四轻"。
  - 睡前避免让患者多喝水。
  - 必要时遵医嘱给予止疼药物，并观察药效及不良反应。

因长期卧床，排便习惯及姿势改变，引起便秘 → 便秘
- （1）护理目标：患者可顺利排便。
- （2）护理措施
  - 指导患者增加粗纤维食物的摄入，适当增加喝水量。
  - 指导家属并协助其为患者环形按摩腹部。
  - 指导患者每日训练定时排便。
  - 遵医嘱给予缓泻药物或灌肠。

患者及家属多次询问术后注意事项 → 知识缺乏
- （1）护理目标：患者及家属能叙述术后注意事项。
- （2）护理措施
  - 为患者及家属介绍疾病相关知识及术后注意事项。
  - 告知患者家属术后可能出现的情况，使其有充分的心理准备。
  - 指导患者做术后功能锻炼。
  - 告知患者护士可以协助其做好各项护理。

（三）出院前

1. 诊疗情况　出院前行左股骨正侧位、血常规检查，护士给予患者及家属出院指导，各项检查无异常后可出院。

 思维提示

护士向患者及家属讲解功能锻炼的方法，康复期护理的意义及注意事项。

2. 护理评估　患者家属希望了解出院后的护理要点。

3. 护理思维与实施方案

（1）护理目标：患者及家属出院前能复述康复期注意事项。

（2）护理措施

患者家属对康复期
注意事项不了解

↓

知识缺乏

- 对患者及家属讲解康复期护理对疾病恢复的重要性。
- 指导并协助患者进行术后患肢功能锻炼。
- 指导患者进行患肢的踝背伸及股四头肌收缩运动,促进患肢肿胀消退,避免肌肉萎缩,防止粘连僵硬。
- 指导患者患肢免负重期间进行患侧膝关节及髋关节屈伸活动,防止患肢内旋或外旋。
- 功能锻炼应循序渐进,主动运动为主,切勿暴力运动,锻炼过度,造成伤害。

二、护理评价

患者从入院到出院,护理上给予了一系列护理方案的实施,入院时为患者做好疼痛睡眠型态紊乱的评估及护理,术后满足患者的基本生理需求,对患者的睡眠、排泄等均进行了良好的护理,有效避免皮肤受损、压疮等不良事件的发生,出院前给予患者及家属系统的知识,术后康复期的护理,在整个病程期,术后康复护理非常重要,指导患者进行练习,并取得满意效果。

三、安全提示

1. 有皮肤受损的危险　患者术前需患肢皮牵引治疗,术前术后均需卧床,周期较长,受压部位皮肤容易引发压疮,护士了解患者皮肤状况,勤观察受压骨突出及牵引套周围皮肤情况,并给予按摩护理,促进血液循环,保持床单平整、清洁、干燥、无渣屑,清除易引发压疮的客观因素。

2. 药物及副作用观察　患者住院期间需服用止痛药物,护士需注意观察药物的副作用。

3. 注意观察足趾血运、温度、颜色及活动,防止牵引过度压迫腓总神经,根据病情,每日督促患者主动或被动做勾脚等活动,防止关节僵直和跟腱挛缩。

四、经验分享

1. 潜在并发症的观察　有感染的危险,应密切观察伤口状况,并积极消除可能引起伤口感染的因素。

2. 心理护理　因车祸突发意外伤害,患者及亲属都没有任何心理准备,护士可告诉患者必要的病情以后,使患者及家属对疾病康复抱有积极乐观的态度。

病例 80

股骨颈骨折患者的护理

患者,女性,12 岁,患者父母代诉:2 日前玩耍时摔伤,急诊以"股骨颈骨折(右)"收入院。

一、诊疗过程中的临床护理

(一)入院时

1. 诊疗情况

入院后查体:体温 36.8℃,脉搏 98 次 /min,呼吸 22 次 /min,血压 87/58mmHg。患者 2 日前玩滑板时不慎摔倒,致右髋部疼痛,活动受限,为进一步治疗来我院,以"股骨颈骨折(右)"急诊收入院,自发病以来精神、食欲、睡眠与大小便正常,无胸痛、腹痛、恶心、呕吐等症状,体重无明显变化。

既往史:否认心脏病、肝炎、结核等病史,否认外伤、手术及输血史,否认药物及食物过敏史。

专科查体:右髋肿胀、畸形,右股骨近端压痛明显,骨擦感反常活动未见,右髋部活动因疼痛受限,足趾感觉正常,活动自如。

辅助检查:X 线片示右股骨颈骨折。

异常化验结果:未发现。

> **思维提示**
>
> [1] 患者出现疼痛:部位为右大腿及右髋部,需做好患者的疼痛护理。
>
> [2] 患者出现焦虑:因疾病耽误学习,不能参加考试,患者出现焦虑、烦躁,须做好患者的心理护理,减轻患者的不适感。
>
> [3] 患者出现自理能力缺陷:因骨折导致不能下地活动,需做好生活护理,使患者清洁、舒适。

2. 护理评估 患者右髋部疼痛,活动受限,生活自理能力减弱,并担心疾病休假影响学业、考试,产生焦虑,患者及家属能大致了解治疗及护理相关问题。

3. 护理思维与实施方案

右股骨颈骨折致右髋疼痛、肿胀,活动受限

↓

疼痛

（1）护理目标:患者疼痛缓解。

（2）护理措施给予心理安慰,尊重并接受患者对疼痛的反应。

- 向患者用浅显易懂的语言解释疼痛的原因、机制,介绍减轻疼痛的措施,有助于减轻患者焦虑,恐惧等负性情绪,从而缓解疼痛压力。
- 鼓励患者与同病患者多交流、沟通,可听音乐、读报、与亲人交谈、深呼吸等方法分散对疼痛的注意力。
- 尽可能满足患者对舒适的需要。
- 遵医嘱给予止痛药物,用药过程中注意观察用药效果。

因疾病导致学业耽误，
不能参加考试
↓
焦虑
　
（1）护理目标：患者能正确面对生病现实，树立信心，焦虑消除。
（2）护理措施
- 心理护理，向患者说明情绪对身体会造成不良影响，使患者能从主观上控制情绪反应。
- 运用良好的护理交流技巧，注意倾听患者的主诉，允许患者有适量情绪宣泄。
- 鼓励患者正确面对疾病，树立信心，使其理解健康的重要性。
- 为患者提供必要的帮助，在不影响治疗的前提下可继续坚持学习，尽量满足患者学习上的客观要求，为患者创造安静的病室环境等。

因股骨颈骨折不能
下地活动
↓
生活自理缺陷
　
（1）护理目标：患者卧床期间清洁舒适，生活需要得到满足。
（2）护理措施
- 将患者经常使用的物品放在易拿取的地方，以方便患者随时取用。
- 协助患者完成排泄、沐浴、进食等基本生活护理。
- 为患者穿宽松柔软容易更换的衣服。
- 保持床位清洁、干燥、无渣屑。
- 鼓励患者进行力所能及的生活自理活动，以提升患者的信心，达到自我肯定。

患者及家属希望了解更
多病情的相关治疗与护
理需要
↓
知识缺乏
　
（1）护理目标：患者及家属对于疾病相关知识基本了解，并能积极主动配合治疗与护理。
（2）护理措施
- 根据患者心理状态和身体情况制订合适的宣教计划。
- 针对患者与家属的顾虑及疑问给予解释。
- 对家属及患者进行疾病的护理知识的宣教。
- 为患者讲解术前、术后可能遇到的各种情况，使其有足够的心理准备。
- 告知患者护士可以协助其做好各项护理。

（二）实施手术后

1. 诊疗情况　手术当日，体温 36.2~37.2 ℃，脉搏 88~98 次 /min，呼吸 18~23 次 /min，血压 101~114/78~92mmHg。患者在全麻下行"股骨颈骨折闭合复位，空心钉内固定术（右）"，术毕返回病房，患者伤口敷料包扎完好，无渗血，主管医生为患者双下肢皮牵引治疗，观察牵引持续有效，双足趾血运好，活动存在。告知家属全麻术后需去枕平卧，禁食禁水 6 小时。术日晚患者主诉疼痛，舒适度差，术后第 1 日，体温 36.7~37 ℃，脉搏 89~94 次 /min，呼吸 20~22 次 /min，血压 100~112/79~92mmHg。护士向家属及患者详细讲解术后护理要点。

　🖊 **思维提示**

　　［1］患者术后需卧床，并行下肢皮牵引治疗，有皮肤完整性受损的危险，需密切观察受压部位皮肤有无红、肿等症状，及时消除压疮诱因。

　　［2］患者术后需卧床牵引治疗，处于独立移动躯体能力受限的状态，出现自理能力缺陷，需做好生活护理，增加舒适感。

　　［3］患者出现睡眠型态紊乱，与牵引治疗、体位受限有关，需做好睡眠的护理。

---

2. 护理评估　患者术后产生疼痛，因体位改变，舒适感变差。
3. 护理思维与实施方案

因手术原因
↓
疼痛
{
（1）护理目标：患者疼痛因素减弱或清除，舒适感增加。
（2）护理措施
- 观察记录疼痛性质、部位、起始和持续时间，伴随症状诱发因素。
- 维持正确并舒适的姿势与体位，去除干扰物，为患者创造良好的休息条件。
- 心理护理，尊重并接受患者对疼痛的反应，注意倾听患者的倾诉。
- 多关心、鼓励患者，指导患者进行深呼吸缓解疼痛。
- 必要时遵医嘱给予止疼药，并在用药过程中观察使用效果。
}

牵引治疗需卧床
↓
有皮肤受损的危险
{
（1）护理目标：患者皮肤保持完整无压疮。
（2）护理措施
- 保持床单位干燥、清洁、无渣屑、无褶皱。
- 定时按摩受压部位皮肤，促进血液循环。
- 注意观察各承重部位皮肤状况，适当做主被动活动。
- 注意牵引套固定的松紧状况，防止过紧压迫皮肤。
- 评估患者营养状况及体重状况。
- 为患者补充营养，防止消瘦引起脂肪减少形成诱因。
}

患者长期卧床并行牵引治疗使独立移动躯体的能力受到限制
↓
躯体移动障碍
{
（1）护理目标：患者在帮助下可以进行活动并在卧床期间生活需要得到满足。
（2）护理措施
- 指导患者对没受影响的肢体实施主动的全关节活动锻炼。
- 对患者进行被动功能锻炼。
- 向患者讲解活动的重要性。
- 鼓励患者表达自己的感受，对患者的每一点进步给予肯定。
- 减少患者在卧床期间发生感染及压疮的诱因。
}

患者因治疗需要睡眠姿势及体位改变
↓
睡眠型态紊乱
{
（1）护理目标：患者能确认帮助睡眠的技巧，取得休息与活动的最佳平衡。
（2）护理措施
- 创造有利的睡眠环境（保持环境安静；避免大声喧哗；保持室内温湿度适宜；被子厚度适宜等）。
- 尽量减少白天的睡眠次数和时间。
- 合理安排护理操作治疗时间，在休息期间减少不必要的护理活动。
- 减少夜间液体摄入，并在睡前排尿。
}

（三）出院前

1. 诊疗情况　出院前行右股骨及右髋关节正侧位，血常规检查，护士给予患者及家属出院指导，各项检查无异常后方可出院。

 思维提示

护士向患者及家属讲解功能锻炼的方法，康复期护理的意义及注意事项。

2. 护理评估　患者及家属希望了解更多疾病相关知识。

3. 护理思维与实施方案

患者及家属对疾病的认知不足，希望更多了解
↓
知识缺乏
{
（1）护理目标：患者及家属能复述疾病相关的知识。
（2）护理措施
- 让患者及家属共同参与计划和目标的指定过程。
- 通过交谈沟通确认患者对疾病的顾虑，给予解释或指导。
- 尽量使用形象且浅显易懂的语言进行讲解，对学习方法给予肯定和鼓励。
}

二、护理评价

患者从入院到出院,护理上给予了一系列方案的实施,入院时为患者做好疼痛、焦虑等的评估及护理,分满足患者的基本需求,对患者的睡眠、排泄等均进行良好的护理,有效避免皮肤受损、压疮等不良事件的发生,给予了患者全程心理指导与护理,帮助患者树立战胜疾病的信心。出院前,给予患者及家属系统的疾病知识及术后康复期护理的讲解。在整个病程中,术后康复护理至关重要,指导其进行练习,并取得满意效果。

三、安全提示

1. 有皮肤受损的危险　患者术前需患肢皮牵引治疗,术前术后均需卧床,周期较长,受压部位皮肤容易引发压疮,护士需了解患者皮肤状况,勤观察受压骨突出及牵引套周围皮肤情况,并给予相应护理,促进血液循环,保持床单位平整、清洁、干燥、无渣屑,消除易引发压疮的客观因素。

2. 药物副作用观察　患者住院期间需服用止痛药物,护士需注意观察药物的副作用。

3. 注意观察足趾血运、温度、颜色及活动,防止牵引过紧压迫。根据病情每日督促患者主动或被动做勾脚等活动,防止关节僵硬和跟腱挛缩。

四、经验分享

1. 心理护理　由于突发意外而股骨颈骨折患者缺乏思想准备,生活习惯突然改变和局部疼痛的刺激,患者会导致精神体力不佳,加之对治疗的知识缺乏,会使患者处于恐惧、焦虑等状态,心理护理为重要,做好心理护理,使患者在精神放松的情况下接受手术,树立战胜疾病的信心。

2. 大龄患者身体发育渐趋成熟,一切护理需注意保护患者的隐私。

3. 稳定家属情绪也是护理的关键,家属的心理反应将直接影响患者的情绪及行为。

4. 潜在并发症的观察　密切观察患者伤口状况,发现异常应及时复查,避免延误病情。

开放性、粉碎性胫腓骨骨折患者的护理

患者，男性，10 岁，患者父母代诉：车祸伤致右小腿畸形，流血、疼痛 3 小时，急诊以"胫腓骨骨折（右，开放性，粉碎性）"收入院。

一、诊疗过程中的临床护理

（一）入院时

1. 诊疗情况

入院后查体：体温 36.5℃，脉搏 80 次 /min，呼吸 25 次 /min，血压 111/68mmHg。患者 3 小时前不慎因车祸伤及右小腿，出现右小腿畸形，疼痛，流血，急诊入我院拍片示"右胫腓骨骨皮质断裂，移位明显"，遂以"胫腓骨骨折（右，开放性，粉碎性）"收入院，患者伤后无昏迷、意识不清、胸痛、腹痛、气促、恶心、呕吐等症状，大小便正常，生活部分自理。

既往史：否认心脏病、肝炎、结核等传染病史。否认外伤、手术及输血史，否认药物及食物过敏史。

专科查体：右小腿肿胀、畸形。右小腿中下端内侧可见一约 1.5cm 大小裂伤创面，有活动性出血，局部压痛明显，骨擦感及反常活动存在。右踝活动因疼痛受限。右足背动脉搏动好。足趾感觉正常，运动自如，无被动牵拉疼痛。

辅助检查：X 线示右胫腓骨中下端骨皮质断裂，移位明显，骨折呈粉碎性。

异常化验结果：未发现。

> **思维提示**
>
> 患者出现疼痛及睡眠型态紊乱：疼痛部位为右小腿、右踝，疼痛又引起睡眠型态紊乱，需做好疼痛的护理，促进舒适，改善睡眠。

2. 护理评估 患者主要症状为右小腿及右踝疼痛。患者因疼痛出现失眠、易醒。患者家属多次咨询术前注意事项及康复护理要点，希望能有更多的了解。

3. 护理思维与实施方案

右胫腓骨中下端骨皮质断裂，移位明显，骨折呈粉碎性 → 右小腿及右踝疼痛

（1）护理目标：患者疼痛缓解。

（2）护理措施
- 给予心理安慰。
- 遵医嘱给予止痛药（去痛片）、必要时给予止痛针（哌替啶），用药过程中要注意观察用药的效果。

因疼痛出现失眠、易醒
↓
睡眠型态紊乱
{
（1）护理目标：患者可安静入睡。
（2）护理措施
- 给予心理安慰并告知其睡眠对康复的重要性。
- 告知患者尽量减少白天睡眠时间。
- 巡视患者时注意做到"四轻"。
- 必要时遵医嘱给予止痛药物缓解疼痛。
}

患者家属多次咨询术前
注意事项、康复期要点
↓
知识缺乏
{
（1）护理目标：患者家属知晓治疗方案、预后及康复期要点。
（2）护理措施
- 对患者家属手术前需要注意的事项进行讲解。
- 发放宣传手册。
- 告知患者术后可能发生的情况，使患者家属提前做好心理准备。
- 告知患者家属按护理级别，护士可以为患者做好护理。
- 为患者家属讲解术后康复锻炼的方法。
}

（二）实施手术后

1. 诊疗情况　手术当日，体温 36.6~37.5℃，脉搏 88~96 次 /min，呼吸 25~29 次 /min，血压 86~115/58~79mmHg。患者在椎管内麻醉下行"清创、胫骨复位、Stryker 外固定架固定术"，术毕返回病房，患肢外固定架固定完好，针孔处伤口敷料包扎完好，无渗血，右下肢足趾血运好，活动存在。告知患者麻醉恢复前需去枕平卧、禁饮食，麻醉恢复后可翻身，逐渐进行右下肢功能锻炼。术日晚患者外固定架固定完好，针孔处敷料无渗血，患者主诉疼痛，难以入睡。术后第 1 日，体温 36.3~37.3℃，脉搏 88~109 次 /min，呼吸 22~26 次 /min，血压 78~101/55~62mmHg。患肢外固定架固定完好，伤口敷料无渗血，肢体肿胀，张力略高，循环良好。24 小时后护士协助患者抬高患肢，练习肢端活动，并向家属讲解患肢功能锻炼的方法。家属未能正确演示功能锻炼的方法。

> **思维提示**
>
> ［1］患者右小腿肿胀，张力略高，循环良好，增加了发生骨筋膜室综合征的危险。应密切注意患者患肢肿胀情况，注意肢端活动。
>
> ［2］患者麻醉恢复前需去枕平卧，麻醉恢复后可翻身，卧床期间患者处于独立移动躯体能力受到限制的状态。不仅出现自理能力的缺陷，还面临着发生压疮的危险。
>
> ［3］患者有外固定架固定，增加了发生感染的危险。应密切观察外固定架针眼处皮肤情况，并监测体温变化。

2. 护理评估

患者麻醉恢复前需去枕平卧、禁饮食。术日晚患者患肢肿胀，张力略高，患者主诉疼痛，难以入睡。

3. 护理思维与实施方案

患者麻醉恢复前需去
枕平卧、禁饮食
↓
部分自理能力缺陷
{
（1）护理目标：满足患者基本生理需求。
（2）护理措施
- 麻醉恢复后，协助患者进食流质饮食，排气前不食牛奶、豆浆等产气食物，协助患者饮水。
- 定时巡视；协助患者进行床上大小便。
- 为患者整理好床单位，盖好被褥。
}

患肢肿胀,张力略高 → 有发生骨筋膜室综合征的危险

（1）护理目标:患者住院期间不发生骨筋膜室综合征。
（2）护理措施
- 观察和评估患肢肿胀情况,注意患肢有无疼痛、苍白、无脉、麻木,感觉异常等症状。
- 协助患者抬高患肢,鼓励练习肢端活动。
- 遵医嘱给予患者相关药物消肿治疗。

患者术后需卧床 → 躯体移动障碍,有皮肤受损的危险

（1）护理目标:患者卧床期间不发生皮肤受损（压疮）。
（2）护理措施
- 术前嘱患者家属准备两块 0.8m×1.5m 的大浴巾,术后平铺垫在患者腰部,翻身应至少两人操作,禁止床上拖拉患者。
- 协助患者摆放舒适体位。
- 定时按摩皮肤受压部位。
- 保持床铺平整、清洁、干燥、无皱褶、无渣屑。

患者主诉疼痛,难以入睡 → 睡眠型态紊乱

（1）护理目标:患者疼痛缓解,安静入睡。
（2）护理措施
- 给予心理安慰,鼓励患者,以讲故事或听轻柔音乐的方式分散患者注意力,以促进患者入睡。
- 提供舒适、安静的睡眠环境。
- 巡视患者时注意做到"四轻"。
- 遵医嘱给予止痛药（去痛片,哌替啶）,注意用药反应。

术后卧床、下床活动 → 有发生跌倒、坠床的危险

（1）护理目标:患者在住院期间不发生跌倒、坠床。
（2）护理措施
- 掌握患者的基本情况:年龄、神志、肌力。
- 评估患者发生跌倒、坠床的风险因素,依照跌倒、坠床风险评估标准给予患者评分。
- 定时巡视患者,固定好病床脚刹、加床档、合理安排陪护。
- 嘱患者穿防滑鞋,保证病房地面干燥,灯光照明良好,病房设施摆放合理。

患者有外固定架固定 → 有感染的危险

（1）护理目标:患者在住院期间不发生感染。
（2）护理措施
- 监测生命体征变化。
- 注意观察外固定架针眼处皮肤,有无红肿及分泌物。必要时给予聚维酮碘消毒针眼处皮肤。
- 严格执行无菌操作规程,避免交叉感染。

（三）出院前

1. 诊疗情况　出院前行"胫腓骨正侧位"、血常规检查,护士给予患者及家属出院指导。各项检查无异常后可带药出院。

🖊 **思维提示**

　　护士向患者及家属讲解功能锻炼的方法。出院前使家属能正确协助患者功能锻炼,并向家属讲解康复期护理注意事项。

---

2. 护理评估　做好出院时患者心理、药物知识水平及康复期的护理宣教。
3. 护理思维与实施方案

家属未能正确演示功能锻炼方法

↓

知识缺乏

（1）护理目标：家属出院前能正确演示功能锻炼方法。
（2）护理措施
- 评估患者及家属对功能锻炼的基本方法了解程度。
- 向患者解释正确功能锻炼的必要性。
- 可提供相关宣传资料以帮助患者及家属尽快学会锻炼方法。

患者及家属对康复期注意事项不了解

↓

知识缺乏

（1）护理目标：患者及家属出院前能复述康复期注意事项。
（2）护理措施
- 对患者讲解康复期护理对疾病恢复的重要性。
- 告知患者康复期注意事项，主要包括以下几点：
1）注意保护患肢，禁止剧烈活动。
2）3 日换药 1 次。
3）术后 4 周复查。
4）全休 1 个月。
5）不适随诊。
- 向患者发放出院指导宣传册。

二、护理评价

患者从入院到出院，护理上给予了一系列护理方案的实施。入院时为患者做好疼痛、睡眠型态紊乱的监测及控制，手术后不仅满足了患者术后的基本生理需求，对患者的睡眠、伤口等均进行了良好的护理，避免了术后患肢骨筋膜室综合征的发生，有效地避免了跌倒、坠床、压疮的发生。出院前，给予患者系统的疾病相关知识的健康教育。

三、安全提示

1. 有发生跌倒、坠床的危险　患者手术后有坠床的危险，下床活动时有发生跌倒的危险。护士应积极做好预防工作，了解患者一般情况，包括年龄、神志、肌力等。评估患者发生跌倒、坠床的风险因素，定时巡视患者，固定好病床脚刹、加床档、合理安排陪护，嘱患者穿防滑鞋，保证病房地面干燥，灯光照明良好、病房设施摆放合理。

2. 有皮肤受损的危险　患者术后卧床，护士需了解患者皮肤营养状况，定时协助患者翻身，并按摩皮肤受压部位，保持床铺平整、清洁、干燥、无皱褶、无渣屑。

3. 药物副作用的观察　患者住院期间需服用止痛药及抗生素等药物，护士需注意观察药物副作用。

四、经验分享

1. 心理护理　因患者年龄较小，对此次创伤很恐惧，护士应用亲切温柔的语言给予安慰，以消除医患之间的距离感，与患者建立感情，使患者对护士产生信任感。护士还应使用积极鼓励性语言，做好耐心细致的解释，使患者对疾病的康复抱有积极乐观的态度，促进患者的早日康复。

2. 术后并发症的观察　骨筋膜室综合征：术后 1~3 日护士应密切观察患肢有无肿胀、苍白、无脉、麻木、感觉异常等症状。

3. 功能锻炼的方法　术后第 2 日行股四头肌等长收缩锻炼，踝关节伸屈锻炼，足部内外翻及足趾屈伸等功能锻炼。

踝关节骨折患者的护理

患者,男性,14岁,患者父母代诉:左小腿扭伤后肿痛、活动受限1日,急诊以"踝关节骨折(左)"收入院。

一、诊疗过程中的临床护理

(一)入院时

1. 诊疗情况

入院后查体:体温36.5℃,脉搏90次/min,呼吸24次/min,血压125/80mmHg。患者主诉1日前踢足球时扭伤左小腿,即感疼痛,不能活动。在外院拍片示:左踝关节骨折。行夹板固定。为进一步治疗来我院就诊,急诊行下肢短腿石膏固定后收入院。患者伤后无昏迷、意识不清、胸痛、腹痛、气促、恶心、呕吐等症状,大小便正常,生活部分自理。

既往史:否认心脏病、肝炎、结核等疾病史,否认外伤、手术及输血史。否认药物及食物过敏史。

专科查体:左下肢短腿石膏固定,左小腿肿胀,张力略高。左小腿下段及内踝处压痛存在,骨擦感及反常活动未查。组织循环良好,能主动屈伸。

辅助检查:X线示左胫骨远端长斜形骨折,累及骨骺。

异常化验结果:未发现。

> **思维提示**
>
> [1]患者出现焦虑:患者担心耽误学业及患肢恢复情况。
>
> [2]患者有发生骨筋膜室综合征的危险:因左小腿肿胀,张力略高,需观察、评估患肢肿胀情况。
>
> [3]患者出现部分自理能力缺陷:因患肢有石膏外固定,故患者在院内需卧床。

2. 护理评估 患者主要症状为左小腿肿胀,张力略高。患者多次咨询手术时间及康复所需时间,担心耽误学业。患者患肢有石膏外固定,长期卧床,生活部分自理。

3. 护理思维与实施方案

患者担心耽误学业及患肢恢复情况 → 焦虑

(1)护理目标:患者主诉焦虑缓解,对康复效果充满信心。

(2)护理措施
- 运用温柔亲切的语言与患者沟通,建立与患者之间的信任。
- 与患者沟通,了解患者担心的问题,及其内心感受。
- 简单讲解骨折的预后效果,使其对术后康复充满信心。

左小腿肿胀,张力略高 → 有发生骨筋膜室综合征的危险

(1)护理目标:患者住院期间不发生骨筋膜室综合征。

(2)护理措施
- 观察和评估患肢肿胀情况,注意患肢有无疼痛、苍白、无脉、麻木,感觉异常等症状。
- 协助患者抬高患肢,鼓励练习肢端活动。
- 遵医嘱给予患者相关药物消肿治疗。

患者左小腿有石膏外固定,在院期间需卧床
↓
部分自理能力缺陷

（1）护理目标:满足患者基本生理需求。
（2）护理措施
- 评估患者有哪些生活自理能力缺陷及其可自理的程度。
- 定时巡视病房,保证治疗、护理的顺利进行,并及时满足患者的生活需要。
- 为患者整理好床单位,将患者的日常生活用品(手纸、水杯等)放于伸手可取处。
- 认真细致做好患者的各项生活护理。

（二）实施手术后

1. 诊疗情况　手术当日,体温 36.6~37.5℃,脉搏 80~96 次 /min,呼吸 20~24 次 /min,血压 101~120/66~78mmHg。患者在联合麻醉下行"左踝关节切开复位内固定术",术毕返回病房,患肢短腿石膏固定完好,足趾血运好。告知患者麻醉恢复前需去枕平卧、禁饮食,麻醉恢复后可翻身。术日晚患者主诉疼痛,难以入睡。术后第 1 日,体温 36.3~37.2℃,脉搏 82~94 次 /min,呼吸 18~20 次 /min,血压 98~118/61~73mmHg。患肢肿胀,张力略高,循环良好。24 小时后护士协助患者抬高患肢,练习肢端活动,并向家属讲解患肢功能锻炼的方法。家属未能正确演示功能锻炼的方法。

> **思维提示**
>
> 　　[1] 患者麻醉恢复前需去枕平卧,麻醉恢复后可翻身。卧床期间患者处于独立移动躯体能力受到限制的状态。不仅出现自理能力的缺陷,还面临着发生压疮的危险。
> 　　[2] 由于患肢肿胀明显,有发生骨筋膜室综合征的危险,应及时观察评估患肢情况,鼓励患者主动活动,减轻肿胀。

2. 护理评估　患者麻醉恢复前需去枕平卧、禁饮食。患者主诉疼痛,难以入睡。
3. 护理思维与实施方案

患者麻醉恢复前需去枕平卧、禁饮食
↓
部分自理能力缺陷

（1）护理目标:满足患者基本生理需求。
（2）护理措施
- 麻醉恢复后,协助患者进食流质饮食,排气前不食牛奶、豆浆等产气食物,协助患者饮水。
- 定时巡视;协助患者进行床上大小便。
- 为患者整理好床单位,盖好被褥。

患者术后需卧床
↓
躯体移动障碍,有皮肤受损的危险

（1）护理目标:患者卧床期间不发生皮肤受损(压疮)。
（2）护理措施
- 术前嘱患者家属准备两块 0.8m×1.5m 的大浴巾,术后平铺垫在患者腰部,翻身应至少两人操作,禁止床上拖拉患者。
- 协助患者摆放舒适体位。
- 定时按摩皮肤受压部位。
- 保持床铺平整、清洁、干燥、无皱褶、无渣屑。

患者主诉疼痛,难以入睡
↓
睡眠型态紊乱

（1）护理目标:患者疼痛缓解,安静入睡。
（2）护理措施
- 给予心理安慰,鼓励患者,以讲故事或听轻柔音乐的方式分散患者注意力,以促进患者入睡。
- 提供舒适、安静的睡眠环境。
- 巡视患者时注意做到"四轻"。
- 遵医嘱给予止痛药(去痛片,哌替啶)。

患肢肿胀,张力略高
↓
有发生骨筋膜室综合征
的危险

{
（1）护理目标:患者住院期间不发生骨筋膜室综合征。
（2）护理措施
- 观察和评估患肢肿胀情况,注意患肢有无疼痛、苍白、无脉、麻木,感觉异常等症状。
- 协助患者抬高患肢,鼓励练习肢端活动。
- 遵医嘱给予患者相关药物消肿治疗。
}

术后卧床、下床活动
↓
有发生跌倒、坠床的
危险

{
（1）护理目标:患者在住院期间不发生跌倒、坠床。
（2）护理措施
- 掌握患者的基本情况:年龄、神志、肌力。
- 评估患者发生跌倒、坠床的风险因素,依照跌倒、坠床风险评估标准给予患者评分。
- 定时巡视患者,固定病床脚刹、加床档、合理安排陪护。
}

（三）出院前

1. 诊疗情况　出院前行"左踝关节正侧位"、血常规检查,护士给予患者及家属出院指导。各项检查无异常后可出院。

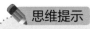 思维提示

护士向患者及家属讲解石膏护理的方法及康复期护理注意事项。

2. 护理评估　做好出院时患者康复期的护理宣教。
3. 护理思维与实施方案

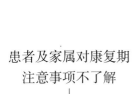

家属未能正确复述石膏
护理方法
↓
知识缺乏

{
（1）护理目标:家属出院前能正确复述石膏的护理方法。
（2）护理措施
- 评估患者及家属对石膏护理的基本方法了解程度。
- 向患者护理石膏的必要性。
- 保持石膏的清洁及完整性。
}

患者及家属对康复期
注意事项不了解
↓
知识缺乏

{
（1）护理目标:患者及家属出院前能复述康复期注意事项。
（2）护理措施
- 对患者讲解康复期护理对疾病恢复的重要性。
- 告知患者康复期注意事项,主要包括以下几点:
1）石膏固定6周。
2）术后3周复查,遵医嘱进行患肢指端活动。
3）不适随诊。
- 向患者发放出院指导宣传册。
}

二、护理评价

患者从入院到出院,护理上给予了一系列护理方案的实施。入院时为患者做好焦虑、部分自理能力缺陷的监测及控制,手术后不仅满足了患者术后的基本生理需求,对患者的睡眠、伤口等均进行了良好的护理,有效地避免了跌倒、坠床、压疮的发生。出院前,给予患者系统的知识、石膏护理及术后康复期的护理。

三、安全提示

1. 有发生跌倒、坠床的危险　患者手术后翻身有坠床的危险;24小时下床活动时发生跌倒的危险。护士应积极做好预防工作,了解患者一般情况,包括年龄、神志、肌力等。评估患者发生跌倒、坠床的风险

因素；定时巡视患者，固定好病床脚刹、加床档、合理安排陪护；嘱患者穿防滑鞋，保证病房地面干燥，灯光照明良好、病房设施摆放合理。

2. 有皮肤受损的危险　患者术后 24 小时内卧床，护士需了解患者皮肤营养状况；定时协助患者翻身，并按摩皮肤受压部位；保持床铺平整、清洁、干燥、无皱褶、无渣屑。

3. 药物副作用的观察　患者住院期间需服用止痛药物等，护士需注意观察药物副作用。

四、经验分享

1. 心理护理　因患者年龄较小，对此次创伤很恐惧，护士应用亲切温柔的语言给予安慰，以消除医患之间的距离感，与患者建立感情，使患者对护士产生信任感。护士还应使用积极鼓励性语言，做好耐心细致的解释，使患者对疾病的康复抱有积极乐观的态度，促进患者的早日康复。

2. 术后并发症的观察　骨筋膜室综合征：术后 1~3 日护士应密切观察患肢有无肿胀、苍白、无脉、麻木、感觉异常等症状。

3. 功能锻炼的方法　术后第 2 日行股四头肌等长收缩锻炼，患肢足趾屈伸等功能锻炼。

寰枢椎旋转移位患者的护理

患者,男性,4岁,患者父母代诉:摔伤后头颈向左侧歪斜,颈部活动受限11小时,急诊以"寰枢椎旋转移位"收入院。

一、诊疗过程中的临床护理

(一)入院时

1. 诊疗情况

入院后查体:体温36.6℃,脉搏80次/min,呼吸20次/min,血压89/60mmHg。患者11小时前坐椅子时不慎滑倒,颈部受伤,伤后感到颈部疼痛,头颈部向左歪斜,颈椎活动受限。家属带患者到中国人民解放军总医院(301医院)就诊,拍片示"寰枢椎半脱位"未予治疗,随后来我院急诊,为进一步治疗收入院。伤后无昏迷,有恶心症状,大小便正常,生活部分自理。

既往史:否认有心脏病、肝炎、结核等病史。否认外伤、手术及输血史。否认药物及食物过敏史。

专科检查:头颈部向左倾斜,颈枕区后部有轻度压痛,颈椎旋转受限,双侧霍夫曼征阳性,双上肢腕力正常,双手握力正常。

辅助检查:X线示开口位片见寰枢椎齿突与寰枢两侧块间距不对称。

异常化验结果:未发现。

> **思维提示**
>
> [1]患者出现疼痛:因寰枢关节对位不佳,造成颈部活动性疼痛,需做好疼痛的护理。
>
> [2]患者出现便秘:与枕颌牵引、长期卧床导致的肠蠕动减弱有关,需做好饮食指导。
>
> [3]患者需卧床牵引治疗,处于独立移动躯体能力受限状态,出现自主能力缺陷,需做好生活护理,增加舒适感。
>
> [4]患者需卧床牵引治疗,有皮肤完整性受损的危险,需密切观察受压部位皮肤,及时解除压疮诱因。

2. 护理评估　患者主要症状为颈部疼痛,头颈歪斜,颈部活动受限。因疼痛出现失眠、易醒。患者家属多次咨询牵引注意事项、康复护理要点,希望有更多了解。

3. 护理思维与实施方案

寰枢关节对位不佳
↓
患者颈部疼痛

{
(1)护理目标:患者疼痛得到缓解,能充分休息和睡眠。
(2)护理措施
- 评估患者疼痛性质,持续时间和程度。
- 告知患者疼痛的必然性。
- 给予患者舒适的体位。
- 嘱患者读画报,看电视分散注意力。
- 遵医嘱给予止痛药。
}

牵引袋压迫面部及颈部
皮肤
↓
皮肤完整性受损

（1）护理目标：患者卧床期间不发生皮肤受损。
（2）护理措施
- 在牵引处垫一块小毛巾,减少局部压迫。
- 定时按摩受压部位。
- 保持床铺整洁、干燥、无褶皱、无渣屑。

对入院环境陌生、对疾病
不了解
↓
焦虑

（1）护理目标：患者紧张焦虑情绪得到缓解。
（2）护理措施
- 多与患者沟通,介绍环境。
- 患者恐惧时,应倾听患者诉说或进行抚摸,进行安慰。
- 进行保健教育与指导,利用某些活动（如给患者听音乐、看电视、玩耍）分散恐惧的程度。

佩戴颈托后下床活动
↓
有发生跌倒的危险

（1）护理目标：患者住院期间不发生跌倒。
（2）护理措施
- 掌握患者的基本情况：年龄、神志、肌力。
- 评估患者发生跌倒的风险因素,依照跌倒风险评估标准给予患者评分。
- 定时巡视患者,固定病床脚刹,加床档,合理安排陪护。
- 保证病房地面干燥,灯光照明良好,病房设施摆放合理。

患者年龄小,卧床牵引
治疗
↓
生活自理能力缺陷

（1）护理目标：患者卧床期间基本生活需要得到满足。
（2）护理措施
- 评估患者自理缺陷的程度,影响因素。
- 巡视病房,协助患者床上大小便。
- 做好晨晚间护理及时更换床单位。
- 助患者进食,饭后漱口,保持口腔清洁。

颈部疼痛出现易醒、失眠
↓
睡眠型态紊乱

（1）护理目标：患者疼痛缓解,能够安静入睡。
（2）护理措施
- 提供舒适的环境。
- 给予患者心理安慰。
- 巡视病房时注意做到"四轻"。
- 遵医嘱给予止痛药物。

长期卧床,胃肠蠕动减慢
↓
有发生便秘的危险

（1）护理目标：患者住院期间排便通畅,不发生便秘。
（2）护理措施
- 培养定时排便的习惯。
- 多吃蔬菜水果保证纤维和水分的充足摄入。
- 进行适当按摩（腹部）,刺激肠蠕动,帮助排便。
- 指导或协助患者正确使用简易通便法如开塞露。
- 必要时给予灌肠。
- 提供隐蔽环境,协助患者床上排便。

（二）出院前

1. 诊疗情况　出院前行"颈椎开口位及侧位"、血常规检查,护士给予患者及家属出院指导。各项检查无异常后出院。

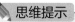 **思维提示**

护士向患者及家属讲解颈托的佩戴方法及解康复期的注意事项。

2. 护理评估　做好出院时患者心理及康复期护理宣教。

3. 护理思维与实施方案

患者未能正确演示颈托佩戴方法　→　知识缺乏

（1）护理目标：患者家属出院前能够正确演示佩戴颈托的方法。

（2）护理措施

- 评估患者及家属对佩戴颈托的基本了解程度。
- 向患者讲解正确佩戴颈托的重要性。
- 可提供相关宣传资料以帮助患者及家属尽快学会佩戴方法。

患者及家属对康复期注意事项不了解　→　知识缺乏

（1）护理目标：患者及家属能够复述康复期间注意事项。

（2）护理措施

- 评估患者家属的学习能力。
- 对患者及家属讲解康复期护理对疾病恢复的重要性。
- 告知患者及家属康复期护理的注意事项。
- 向患者家属发放指导宣传手册。

二、护理评价

患者从入院到出院,护理上给予了一系列护理方案的实施。入院时为患者做好疼痛、睡眠型态紊乱、便秘的监测及控制,满足患者基本需要。对患者睡眠、疼痛、皮肤进行良好护理。避免患者跌倒、压疮、便秘的发生。出院前给予患者家属系统知识,康复期护理的宣教。

三、安全提示

1. 有发生跌倒、坠床的危险　患者翻身有坠床的危险,佩戴颈托下床活动时有发生跌倒的危险。护士应积极做好预防工作,了解患者一般情况,包括年龄、神志等,评估患者发生跌倒、坠床的风险因素;定时巡视患者,固定好病床脚刹、加床档、合理安排陪护,嘱患者家属扶好患者,患者穿防滑鞋,保证病房地面干燥,灯光照明良好,病房设施摆放合理。

2. 有皮肤受损的危险　患者长期卧床,护士需了解患者皮肤营养情况,定时为患者按摩受压处皮肤,保持床铺平整、清洁、干燥、无褶皱、无渣屑。

四、经验分享

1. 心理护理　由于目前绝大多数患者是独生子女,备受家长宠爱,患者突然入院,家属会焦虑,患者会有恐惧心理。首先要稳定家属情绪,做好解释工作,对待较大患者也要晓之以理,动之以情,减轻其紧张、恐惧心理。

2. 颈托佩戴　选择大小松紧适合的颈托,继续佩戴半个月。防止颈部疲劳,保持良好坐姿、卧姿。1个月内颈部避免剧烈运动,注意保暖。

病例 84

髌脱位患者的护理

患者,男性,4岁,患者父母代诉:右下肢无力2年余,门诊以"髌脱位(右)"收入院。

一、诊疗过程中的护理

(一)入院时

1. 诊疗情况

入院后查体:体温36.4℃,脉搏80次/min,呼吸22次/min,血压92/53mmHg。患者于2年前被家属发现右下肢无力,在上楼梯及跑步时明显,易摔倒,无发热。于当地医院就诊,拍片后来我院,检查后,诊断为"髌脱位(右)",为进一步治疗收入院。患者近期精神好,食欲佳,无不良嗜好,大小便正常,生活部分自理。

既往史:否认心脏病、肝炎、结核等疾病史。否认外伤、手术及输血史。否认药物及食物过敏史。

专科查体:患者右膝关节可见中央凹陷,屈曲150°,过伸5°,前后抽屉试验(-),局部无压痛,内外侧挤压试验(-),于膝关节外侧可触及髌骨,较对侧小,屈膝关节可触及腘间窝。

辅助检查:X线示未见髌骨骨骺骨化中心。

异常化验结果:未发现。

> 📝 **思维提示**
>
> [1]患者可能出现外伤:因为右下肢的无力,所以要做好防外伤的护理。
>
> [2]患者家属对本疾病术前知识的缺乏:因家属多次询问术前注意事项,要向家属讲解相关专业知识,使家属能协助患者进行术前功能锻炼。

2. 护理评估 患者主要症状为右下肢无力,上楼及跑步时明显,易摔倒,易发生外伤。患者家属希望更多了解术前注意事项及康复护理要点。

3. 护理思维与实施方案

患者右下肢无力,
易摔倒
↓
有受伤的危险
{
(1)护理目标:患者在住院期间无外伤发生。

(2)护理措施
- 尽量卧床,减少活动。
- 如需活动指导患者进行活动,让患者在床旁、本室内活动,避免跑跳等激烈活动,活动间歇充分休息。
- 勤巡视病房。保证患者安全。
- 注意倾听患者主诉,满足患者基本生活需要。
}

环境的陌生,对疾病不了解 → 焦虑

（1）护理目标:家属能接受手术事实并主动配合术前术后治疗及护理。
（2）护理措施
- 耐心听取患者的倾诉,理解、同情患者的感受,并共同分析焦虑产生的原因,尽可能消除其相关因素。
- 主动介绍病房环境,并介绍同病患者与其认识。
- 了解患者及家属的心理状态,与其多交谈,鼓励其正视疾病,保持积极乐观情绪。
- 讲解疾病及手术的相关知识。
- 积极、正确对待患者及家属提出的疑问。
- 嘱家属不要让焦虑的情绪影响患者,应帮助其树立战胜疾病的信心。

患者家属多次询问术前注意事项 → 知识缺乏

（1）护理目标:患者家属能叙述出术前注意事项及功能锻炼方法。
（2）护理措施
- 介绍疾病基本知识,手术必要性,预后效果,注意事项。
- 告知患者及家属术后可能发生的情况,做好心理准备。
- 向患者及家属讲解术前准备及功能锻炼方法:
1）训练患者床上大小便。
2）向患者及家属说明膝部肌肉萎缩对疗效的影响,并以健侧肢体做示范指导患者掌握各项康复训练。

（二）实施手术后

1. 诊疗情况　手术当日,体温 36.2~36.8℃,脉搏 80~82 次 /min,呼吸 20~22/ 分,血压 92~98/54~58mmHg。患者在全麻下行"右膝伸膝装置重建术",术毕返回病房,患肢长腿石膏固定完好,外敷料包扎完整,无渗血,足趾血运好。遵医嘱给予冰敷机 24 小时持续冷敷患肢。告知患者家属麻醉恢复前需去枕平卧,禁食水。麻醉恢复后,可进行患肢功能锻炼。术日晚患者主诉疼痛,难以入睡。术后第 1 日,体温 38.5℃,脉搏 99 次 /min,呼吸 24 次 /min,血压 96/55mmHg。护士协助患者行功能锻炼,并向家属讲解术后功能锻炼方法。

🖉 **思维提示**

［1］患者出现体温过高:因手术原因出现体温过高,积极为患者降温,使之恢复正常。
［2］患者皮肤完整性有受损的危险:做好防护工作,并定期检查。

---

2. 护理评估　患者麻醉未清醒前需去枕平卧,禁食水。患者主诉疼痛,难以入睡。患者因术后吸收热引起体温升高。

3. 护理思维与实施方案

由于手术原因 → 疼痛

（1）护理目标
- 患者疼痛刺激因素被消除或减弱。
- 患者疼痛消失或减弱。
（2）护理措施
- 观察记录疼痛性质、部位、起始和持续时间、发作规律、伴随症状及诱发因素。
- 减轻或消除疼痛刺激维持良好的姿势与体位,帮助患者保持身体舒适,去除刺激物,创造条件使患者有足够的休息和睡眠。
- 减轻疼痛:心理护理,关怀患者,为患者讲故事、听舒缓的音乐以分散注意力。用冰敷机持续冷敷 24 小时,以减轻疼痛。必要时遵医嘱给予止疼药,注意观察药效及不良反应。

术后第1日体温
38.5℃

↓

体温过高

（1）护理目标
- 患者发热的相关因素消除。
- 患者体温正常。

（2）护理措施
- 配合医生积极查明发热原因，观察热型变化，有针对性地给予治疗。
- 减少体热产生及增加体热散失：

1）置空调房间，保持室温 18~22℃，湿度 50%~60%，通风透气。

2）温水擦浴。

3）酒精擦浴。

4）冰袋冷敷。

5）遵医嘱使用退热剂。

6）采取降温措施 30 分钟复测体温，并继续观察其变化。

- 减少发热给身体造成的影响：

1）做好个人清洁卫生，及时更衣，更换床单位，避免着凉。

2）保证水分的补充。

3）保持口腔清洁。

4）给予清淡易消化的高热量，富含维生素的流质或半流质饮食，保证营养摄入。

术日晚患者主诉
疼痛，难以入睡

↓

睡眠型态紊乱

（1）护理目标：患者得到充足睡眠，表现为睡眠后精力充沛，精神较饱满。

（2）护理措施
- 积极配合医生处理引起睡眠紊乱的客观因素（疼痛等），减轻由疾病引起的不适。
- 指导患者促进睡眠：

1）保持舒适体位。

2）睡前避免过多饮水。

3）为患者讲故事或听舒缓音乐。

- 创造有利于患者睡眠的环境：

1）保持室温舒适，盖被厚薄适宜。

2）避免大声喧哗，保持睡眠环境安静。

3）关好门窗，拉上窗帘，夜间使用夜灯。

- 尽量满足患者睡眠习惯和方法。
- 有计划地安排护理活动，尽量减少对患者睡眠的干扰。
- 尽可能消除引起焦虑的因素。
- 必要时遵医嘱给予止疼药，并观察药效及不良反应。

患者术后有长腿石膏
固定，并需长期卧床

↓

有皮肤完整性受损的
危险

（1）护理目标：患者保持皮肤完整；患者家属熟知造成皮肤损伤的危险因素；患者家属掌握皮肤自护方法。

（2）护理措施
- 预防压疮：原则是预防为主，防止组织长时间受压，重视局部护理，改善血液循环状况，加强观察。
- 重视预防

1）询问患者患肢皮肤有无被石膏压迫的地方，定时为患者按摩石膏边缘皮肤。

2）保持床单位清洁、干燥、无皱褶，无碎屑及潮湿。

3）对骨突处皮肤进行预防性按摩。

4）患者可坐起或用健侧肢体支撑身体抬起臀部缓解压力，防止压疮。

5）鼓励患者摄入足够水分，讲明均衡饮食的重要性。

（三）出院前

1. 诊疗情况　出院前行"右下肢正侧位"X线检查、血常规检查,护士给予患者及家属出院指导。各项检查无异常后可出院。

> 🖊 **思维提示**
>
> 　　患者家属对术后功能锻炼及护理知识的缺乏:做好健康宣教及出院指导,教会家属协助并督促患者进行功能锻炼。

2. 护理评估　患者家属希望更多的了解术后功能锻炼及护理要点。

3. 护理思维与实施方案

患者家属多次询问
术后注意事项
↓
知识缺乏

> （1）护理目标:患者家属在出院前能复述康复期注意事项。
> （2）护理措施
> - 告知家属石膏护理要点。
> - 指导并协助患者进行术后患肢功能锻炼:术后第1日坐起,开始进行足趾功能锻炼,促进肢体的静脉及淋巴回流,减少下肢深静脉血栓形成,消除肿胀。术后2日指导患者进行患肢股四头肌等长收缩训练,预防肌肉的萎缩,逐渐加强训练,避免直腿抬高活动。
> - 锻炼原则:次数由少到多,时间由短到长,强度逐渐增强,循序渐进。

二、护理评价

　　患者从入院到出院,护理上给予了一系列护理方案的实施。入院时为患者做好避免发生外伤的预防工作及指导术前功能锻炼。手术后对患者疼痛、发热、睡眠型态紊乱做了良好的护理。对于可能发生的合作性问题给予了针对性护理。出院前,为患者及家属讲解术后康复锻炼知识。其中术前术后功能锻炼尤为重要。最终患者治愈出院。

三、安全提示

　　由于此疾病症状为肢体无力,易摔倒,而且儿童的生理特点决定了患者不能像成人一样有良好的自我约束力,所以要勤巡视病房,保证患者安全。对于有长腿石膏的患者来说,石膏内的情况需要注意倾听患者主诉,并进行针对性护理,避免皮肤的损伤。

四、经验分享

　　髋脱位患者术前术后的功能锻炼尤为重要,对减轻肌肉萎缩,减少肌肉间粘连,减轻肿胀有着至关重要的作用。可促进患者康复,提高患者的生活质量。

1. 术前功能锻炼　入院后护士开始指导患者进行直腿抬高练习。

2. 术后功能锻炼

（1）术后第1日:指导患者坐起,开始进行足趾功能锻炼,促进肢体的静脉及淋巴回流,减少下肢深静脉血栓形成,消除肿胀。

（2）术后2日:指导患者进行患肢股四头肌等长收缩训练,预防肌肉的萎缩,逐渐加强训练,避免直腿抬高活动。

原发性骨质疏松症患者的护理

患者,女性,71岁,主诉:腰背部、双髋部疼痛10年,左足脆性骨折4年,由门诊以"严重骨质疏松症"收入院治疗。

一、诊疗过程中的临床护理

入院时

诊疗情况

入院后查体: 体温、脉搏、呼吸均正常,血压166/103mmHg。患者缘于10年前无明显诱因出现腰背部疼痛、双髋部疼痛,以体位改变时明显,疼痛无固定部位,不向其他部位放射,未予以重视。病情缓慢进展,身高渐进性下降约3cm,无关节僵硬、游离性肿痛。4年前左足不慎扭伤后出现左足脆性骨折,保守治疗后症状好转。曾行X线骨密度检查提示T值-3.8,骨盆正位提示骨盆诸骨骨质疏松,双髋骨质增生。双踝关节X线提示:双踝关节骨质疏松。平素服用钙剂及维生素D剂,仍有间断腰背部及双髋部疼痛不适,伴有膝关节及左足不适。患者自发病以来精神、饮食、睡眠可,体重无变化,大小便无异常。

既往史: 既往腔隙性脑梗死病史,未遗留语言及肢体活动障碍。既往血脂异常病史,未服用降脂药物。否认高血压、糖尿病、冠心病史。无肝炎、结核等传染病史。无手术、外伤史;否认药物过敏史;无输血史;预防接种史不详。

专科查体: 身高153cm,体重58kg;脊柱无侧弯,双下肢无水肿,病理征未引出。

辅助检查: 血、尿、便常规大致正常,甲功三项、内分泌六项、肝肾功能、电解质、ENA多肽、骨髓瘤监测、肿瘤标志物、风湿三项及生化全项均未见异常。胸椎、腰椎、膝关节、髋关节X线片:骨盆骨质疏松;双侧膝关节骨质疏松,骨性关节炎,胸椎腰椎骨质疏松及增生。双能X线骨密度检查:T值-3.5,提示骨质疏松症。全身骨显像:骨质疏松。双踝关节CT平扫示:双侧足踝骨质疏松。

结合病史,查体及影像学检查,诊断为"骨质疏松症"。

二、骨质疏松患者的护理

(一)调整不良生活方式

1. 合理膳食 指导患者摄入富含钙、低盐和适量蛋白质的均衡膳食,推荐每日蛋白质摄入量为0.8~1.0g/kg,牛奶摄入量300ml或相当量的奶制品。因患者50岁以上,钙推荐摄入量为1 000~1 200mg。告知患者:含钙丰富的食物包括虾皮、鲫鱼、带鱼等海产品,豆制品、坚果、乳制品等。多进食蔬菜水果,可提高钾、镁、纤维素、维生素的摄入利于提高骨量。低盐饮食可减少尿钙的排泄,减少估量的丢失。

2. 其他生活方式 指导患者戒烟、限酒、限制咖啡及浓茶的摄入,避免过量饮用碳酸饮料。

3. 规律运动 告知患者运动有助于增加骨密度水平,适用于骨质疏松患者的运动包括负重运动及抗阻运动,推荐规律的负重及肌肉力量练习,如行走、慢跑、太极拳、瑜伽、舞蹈等。运动原则:应循序渐进、持之以恒。注意:运动训练前需咨询临床医生,进行相关评估后再行运动。

4. 充足日照 建议每日上午11:00至下午3:00尽可能多暴露皮肤于阳光下接受照射15~30分钟,以促进体内维生素D的合成。

（二）合理用药

1. 骨健康基本补充剂

（1）钙剂：告知患者每日膳食约摄入元素钙400mg，因此，需补充元素钙500~600mg/d。碳酸钙含钙量高，吸收率高，易溶于胃酸，但不良反应为上腹不适和便秘等。枸橼酸钙含钙量较低，水溶性好，胃肠道刺激小，适用于胃酸缺乏和有肾结石风险的患者。

（2）维生素D：可增加肠道对钙剂的吸收，促进骨骼矿化、保持肌力、改善平衡能力和降低跌倒风险。维生素D用于骨质疏松症防治时，剂量可为800~1 200IU/d。

2. 抑制骨吸收药物　二磷酸盐为目前临床上应用最为广泛的抗骨质疏松症药物，具有抑制破骨细胞功能，从而抑制骨吸收的作用。该药物应用后常见的不良反应有胃肠道症状、一过性"流感样"症状、发热、骨痛增加等，因此应做好用药前的健康指导以及用药后不良反应的观察，症状明显者可应用非甾体抗炎药或其他解热镇痛药物对症治疗。

3. 降钙素类　可抑制破骨细胞的活性，减少破骨细胞的数量，减少骨量丢失并增加骨量。同时，还具有明显缓解骨痛，对骨质疏松症及其骨折引起的骨痛有效。用药后的不良反应有面色潮红、恶心、过敏现象等。

（三）跌倒预防

病室内保证足够的灯光，床旁及通道无障碍物；保持地面的清洁干燥，卫生间设有防滑措施及安装扶手；将日常用品放置在易取处；指导患者改变体位时遵守"三个三"原则，避免突然改变体位，造成体位性低血压；活动明显受限者，告知患者及家属需有专人陪护；嘱患者穿合适的衣裤、鞋等，减少住院患者发生跌倒的风险。

三、护理评估

1. 患者有无骨质疏松症家族史、跌倒史、骨折史。
2. 患者的月经史、生育史、有无内分泌疾病等。
3. 患者起病时间、主要症状、体型改变程度、饮食习惯、活动能力。
4. 患者心理社会方面的情况。
5. 患者实验室、X线及骨密度检查结果。
6. 患者家庭支持系统。
7. 患者跌倒风险因素等。

思维提示

［1］患者疼痛剧烈，影响睡眠质量，有焦虑、抑郁的情绪，护理人员应加强心理护理。

［2］患者活动能力受限，需做好生活照护，减少患者发生肺部感染、下肢静脉血栓等并发症的风险。

［3］疼痛剧烈，需加强疼痛管理。

［4］患者住院期间用药较多，需做好药物指导及护理。

［5］做好患者安全管理，避免患者发生跌倒、坠床及骨折。

四、护理思维与实施方案

对住院环境陌生
↓
焦虑

（1）护理目标：患者适应住院环境。

（2）护理措施

● 热情接待患者，主动介绍主管医生、责任护士疾病区环境等。

● 耐心倾听患者诉说，理解并同情患者的感受，尽可能消除患者的焦虑因素。

● 耐心向患者解释病情，做好家属的心理指导，告知患者骨质疏松是一个慢性疾病，需要一个长期的治疗过程。

骨质疏松、骨折及肌肉疲劳痉挛 → 疼痛

- （1）护理目标：疼痛得到缓解。
- （2）护理措施
- 给予患者心理安慰，转移患者注意力以减轻患者不适。
- 为患者创造舒适的环境，选择软硬度适合的床。
- 评估患者对疼痛的耐受性、疼痛加重的时间、影响疼痛的外界因素，疼痛剧烈时及时评估并向医生报告结果，遵医嘱应用镇痛药物。
- 移动患者和进行护理操作时，动作轻柔准确。

骨折引起活动受限 → 躯体移动障碍

- （1）护理目标：正确移动躯体。
- （2）护理措施
- 遵医嘱嘱患者卧床休息，必要时给予床档保护。
- 尽量满足患者的各种基本要求，协助患者及家属做好患者的饮食、排便护理；协助患者翻身，使患者感到舒适。
- 指导并协助患者进行功能锻炼及生活训练，使患者尽快正确自己移动躯体。

骨质疏松 → 有受伤的危险

- （1）护理目标：患者住院期间不发生跌倒等事件。
- （2）护理措施
- 加强病房巡视，及时协助患者。
- 给予适当的保护措施，防止患者摔倒。
- 保持病室光线充足。
- 需在协助下进行康复锻炼，以免发生跌倒。
- 进行安全相关知识的宣教。

缺乏疾病及治疗方面的知识 → 知识缺乏

- （1）护理目标：患者对所患疾病相关知识有所了解，并可接受防治方法。
- （2）护理措施
- 向患者及家属讲解疾病相关知识。
- 指导患者药物治疗正确用药，并告知患者坚持服药且不可擅自停药的重要性。
- 告知患者饮食、运动的相关知识。
- 告知患者各项检查化验的复查时间以及按时复查的重要性。
- 告知患者预防跌倒、坠床的重要性。

五、护理评价

患者入院时疼痛明显，活动稍受限，医护人员对其进行全程疾病相关知识、饮食、运动、药物的相关健康教育。使患者住院期间接受并配合诊疗方案，因此，病情得以好转，住院期间也未发生跌倒、坠床等不良事件。

六、安全提示

1. 有受伤的危险　护理人员加强巡视，告知患者预防跌倒的注意事项，并给予必要的协助。
2. 潜在并发症　骨折：护理人员告知患者日常活动时，避免弯腰，搬运重物，避免骨折的发生；活动时避免跌倒。

七、经验分享

1. 心理护理　原发性骨质疏松症是一种慢性疾病，由于多数患者对疾病起因不了解，生活方式不正确而导致疾病的发生发展，因此，患者对疾病的预后产生焦虑恐惧的情绪。护理人员应当认真讲解疾病发生发展的原因及过程，使患者对疾病有所了解，让患者知晓此疾病是可防可控可治的疾病，减轻患者及家属的不良情绪,加强患者战胜疾病的信心。

2. 此疾病最常见的临床表现为全身骨骼疼痛、体型变化等。骨骼疼痛主要是由于松质骨的骨小梁连续性发生断裂,产生微骨折导致的骨痛。因此护理人员应当加强巡视,关心患者,及时了解疼痛对患者生活的影响;若疼痛不能缓解,应及时通知主管医生,给予镇痛药物,减轻患者疼痛;同时,护理人员告知患者镇痛药物的服用方法、作用及副作用等,减轻药物的不良反应。

3. 预防跌倒是该疾病治疗过程中很重要的环节,护理人员应当加强患者的安全宣教,必要时采取保护措施,避免跌倒。

4. 骨折预防　护理人员应指导患者避免注意骨折的发生,避免发生碰撞、争执等,减少到人多拥挤的场所活动,避免搬动重物等。

病例 86

多发性骨髓瘤患者的护理

患者,男性,51 岁,主诉腰部扭伤后出现腰背部疼痛 1 个半月,加重 1 个月,为求进一步诊治就诊于河北医科大学第三医院,门诊以 "腰痛原因待查" 收入骨科。

一、诊疗过程中的临床护理

入院时

1. 诊疗情况

入院后查体:体温 36.5℃,脉搏 78 次 /min,呼吸 18 次 /min,血压 140/78mmHg。患者 1 个半月前腰部扭伤后出现腰背部疼痛,未行诊治,可自行活动。1 个月前受凉后,腰背部疼痛加重,就诊于当地医院,行腰椎 MRI,诊断为腰椎压缩性骨折,未予特殊处理,建议卧床休息。随后疼痛症状逐渐加重,给予甘露醇、丹参等治疗,症状未见缓解,疼痛呈痉挛状,尤以咳嗽及改变体位时加重。入院后查体:被动卧位,疼痛查体欠合作;双下肢直腿抬高试验(-);双下肢肌力减退,肌张力不高;双下肢皮肤感觉减退;双侧膝腱反射、跟腱反射正常引出。双下肢病理征未引出。

既往史:否认冠心病、糖尿病等慢性疾病、脑血管疾病、精神病史。否认肝炎结核等传染病史。否认重大外伤、手术、输血史。否认药物过敏史。预防接种史不详。

辅助检查:腰椎 MRI,腰₂椎体压缩性骨折。血常规示白细胞 6.34 × 10⁹/L,红细胞 3.13 × 10¹²/L,血红蛋白 97.9g/L,余未见明显异常。血沉 84.0mm/h;尿常规示尿蛋白 3+;生化全项示:白蛋白 27.2g/L,球蛋白 59.1g/L,CRP13.9mg/L,余未见明显异常。肿瘤全项示 CA199 27.95U/ml,CA125 49.16U/ml。血清电泳回报:发现 M 蛋白(IgG L 轻链);骨髓瘤监测示 λ 链 29.2g/L,κ 链 1.28g/L。全身骨显像示全身骨多发异常所见,性质待定。根据该患者病例特点考虑多发性骨髓瘤可能性大,遂转入血液科进一步确诊及治疗。

转入血液科后检查:血液肿瘤免疫分型报告回报,考虑为异常单克隆浆细胞,不排除多发性骨髓瘤可能。胸部 CT 回报:胸廓骨质改变,符合多发性骨髓瘤,局部肋骨病理性骨折不除外。骨髓细胞形态检查回报:多发性骨髓瘤骨髓象。结合病史,查体、影像学及相关检查,确诊为多发性骨髓瘤。完善各项检查后给予硼替佐米 + 环磷酰胺 + 地塞米松(BCD)方案化疗。

思维提示

[1]患者因得知身患恶性肿瘤,产生焦虑、恐惧情绪,故应加强心理护理,使患者以积极的态度面对疾病,更好地配合治疗。

[2]患者长期卧床、活动受限,应做好生活护理,并注意避免发生压疮及肺部感染。

[3]患者疼痛明显,加强疼痛管理。

[4]因其骨质破坏,轻微不当外力也可引起骨折,所以在移动患者时要注意保护患者尤其是脊柱。

[5]了解患者的化疗方案,以便于选择好输液途径及工具。做好患者化疗期间的护理。

2. 护理评估　患者腰背部疼痛剧烈,活动困难,且有发生病理性骨折的危险。在得知诊断后出现焦虑、恐惧情绪。患者拟行 BCD 方案化疗,做好患者化疗前及化疗期间的护理工作。

3. 护理思维与实施方案

患者担心治疗效果 → 焦虑、恐惧

- (1)护理目标:患者焦虑、恐惧情绪减轻或消失,能够积极配合治疗和护理。
- (2)护理措施
- 加强心理护理,充分并耐心与患者沟通,鼓励及倾听患者表达自己的想法、烦恼,并给予适当的安慰、解释。
- 安排患者的家属、朋友陪伴,缓解患者的情绪。

患者肿瘤侵及骨质,可能使其稳定性遭到破坏 → 有发生病理性骨折的危险

- (1)护理目标:患者住院期间不发生病理性骨折。
- (2)护理措施
- 告知患者预防跌倒的重要性。
- 保持脊柱稳定,做到轴线翻身。
- 功能锻炼秩序渐进,动作不能过猛。

患者长期卧床,活动受限 → 有皮肤受损的危险

- (1)护理目标:不发生压疮、泌尿系感染等并发症。
- (2)护理措施
- 指导患者在床上进行主、被动的肢体功能锻炼,定时更换体位,保持床单位整洁,必要时骨隆突处贴减压贴保护。
- 定时用翻身易进行轴线翻身,防止推拉拽等动作。
- 指导患者多饮水,顺时针按摩腹部,必要时遵医嘱使用促排便药物。

患者长期卧床 → 有发生肺部感染等并发症的危险

- (1)护理目标:住院期间不发生肺部感染等并发症。
- (2)护理措施
- 减少探视。
- 每日开窗通风 2 次,每次 30 分钟。
- 禁烟,并鼓励患者主动进行深呼吸及有效咳嗽等训练。
- 进餐时,如病情允许,需抬高床头约 30°,直到饭后 30 分钟,以减少食管反流。
- 告知患者必须三餐后漱口,早晚刷牙,以保持口腔清洁,降低感染机会。

患者多发性骨髓瘤 → 疼痛

- (1)护理目标:患者疼痛评分小于 4 分。
- (2)护理措施
- 密切观察疼痛情况,耐心倾听患者主诉,做好疼痛评估。
- 疼痛一般护理措施:如心理护理、音乐护理、体位护理。
- 遵医嘱使用止疼药:超前镇痛、个性化镇痛、阶梯用药相结合,并做好相应护理。

患者需多疗程用药,需行外周中心静脉导管(PICC)置管 → 患者及家属对 PICC 知识缺乏

- (1)护理目标:保证 PICC 置入后不脱出不感染。
- (2)护理措施
- 告知患者 PICC 置入术的优缺点及流程。
- 告知 PICC 置入后的护理要点。
- 告知患者如果出现导管断裂、接头脱落等紧急情况的处理原则。

药物毒副作用
↓
恶心、呕吐、四肢末梢麻木、疼痛等不良反应

（1）护理目标：患者恶心、呕吐等症状减轻或未出现。
（2）护理措施
- 嘱患者饮食要清淡、少油腻，易消化、刺激小、富含维生素。
- 餐后 1 小时内控制饮水量，以防止胃内容物反流。
- 分散注意力（听音乐、看视频等）。
- 遵医嘱在化疗前、后 30 分钟内应用止吐药。
- 告知患者注意保暖、穿适宜鞋袜，减少冷刺激，鼓励患者多做肢体运动，促进局部血液循环。

二、护理评价

患者从入院到出院，为患者实施了一系列护理方案，使患者很快习惯了床上排便、功能锻炼、定时翻身。大部分时间疼痛评分小于 4 分，接受了恰当的输液途径及工具如外周中心静脉导管（peripherally inserted central venous, PICC），降低了化疗药物所产生的毒副作用。在整个住院期间未发生皮肤压疮、肺部感染、便秘，骨折等并发症。

三、安全提示

1. 脊柱有发生再骨折的危险　告知患者保护脊柱的重要性；时刻保持脊柱稳定，指导患者进行轴线翻身，功能锻炼循序渐进，用力不能过猛。

2. 有皮肤压疮的危险　协助定时更换体位，并用翻身易进行轴线翻身，保持床单位整洁，尤其做好骨隆突处的护理。

3. 药物毒副作用的护理　嘱患者饮食清淡、少油腻、易消化、刺激小、富含维生素含。餐后 1 小时内控制饮水量，以防止胃内容物反流；分散注意力（听音乐、看视频等）；遵医嘱在化疗前、后 30 分钟内应用止吐药。

四、经验分享

1. 全程做好心理护理　多发性骨髓瘤是血液系统的恶性肿瘤，好发于中老年人；治疗费用较高，家庭负担大，对患者及其家属无论身体还是心理均造成较大影响。心理护理要贯穿整个病程，应向患者及家属充分讲解疾病可能出现的症状及治疗情况等，使患者及家属对疾病及诊疗有所了解，克服消极情绪。并向患者介绍治疗成功案例，增强其信心。

2. 疼痛是患者就医的主要原因，及时评估患者疼痛的程度并给予及时处理，使患者疼痛缓解，就会增加患者继续治疗的信心。

3. 患者在住院期间未发生肺部感染的并发症，源于护患配合做好了全面的预警，并采取了有效的具体措施，如：减少探视，开窗通风，禁烟，鼓励患者深呼吸及有效咳嗽训练；进餐时，床头抬高 30 分钟，随时保证口腔清洁。

成骨肉瘤患者甲氨蝶呤化疗的护理

患者,女性,13岁,患者父母代诉:发现左小腿包块伴疼痛2个月,门诊以"左胫骨病变"收入院。

一、诊疗过程中的临床护理

(一)甲氨蝶呤化疗前

1. 诊疗情况

入院后查体:体温36.6℃,脉搏78次/min,呼吸20次/min,血压110/68mmHg。患者左小腿疼痛,夜间及晨起疼痛明显,因疼痛易醒。发育正常,营养中等,神志清楚,近期精神好,食欲佳,无不良嗜好,大小便正常,生活部分自理。

既往史:否认心脏病、肝炎、结核等疾病史,否认外伤、手术及输血史,否认药物及食物过敏史。

专科查体:左胫骨上段可触及一包块,大小约8cm×6cm×5cm,局部皮肤无发红,皮温正常,无静脉区张,无破溃。肿物为实质,无明显活动,边界不清。邻近关节活动不受限,淋巴结无重大。

辅助检查:下肢X线及CT示左侧胫骨上段骨质破坏并可见骨膜反应。MRI可见胫骨信号异常,周围软组织水肿。穿刺活检为胫骨骨肉瘤。

异常化验结果:常规化验检查大致正常。

根据患者病史、体格检查影像学检查及穿刺活检,诊断明确,为"胫骨骨肉瘤(左)"。准备给予甲氨蝶呤化疗。

> ✏️ **思维提示**
>
> [1]患者有疼痛,疼痛部位为左小腿。评估疼痛的程度做好疼痛的护理。
> [2]患者幼年发病,在护理评估过程中,应注意的是其患肢易骨折,保障安全。

2. 护理评估 患者夜间患肢疼痛,因疼痛出现易醒。患者年幼好动,X线及CT示左侧胫骨上段骨质破坏并可见骨膜反应。患者家属多次咨询骨肉瘤及甲氨蝶呤化疗注意事项及护理要点,希望能有更多的了解。患者主诉娱乐少,感到"无聊,没意思"。

3. 护理思维与实施方案

左膝肿物压迫周围组织, 侵蚀血管神经
↓
疼痛

（1）护理目标:患者疼痛缓解。

（2）护理措施

- 给予心理安慰,分散注意力,(讲故事、看动画片等)。
- 指导患者疼痛时放松,轻抚患者,减轻疼痛。
- 遵医嘱给予止痛药(去痛片),必要时给予止痛针,给药过程中注意观察用药效果。

因疼痛出现易醒

↓

睡眠型态紊乱

（1）护理目标：患者可以安静入睡。
（2）护理措施
- 给予心理安慰,安抚患者情绪。
- 告知患者家属尽量减少患者白天睡眠时间。
- 巡视患者时注意做到"四轻"。
- 必要时遵医嘱给予止痛药物缓解疼痛。

患者年幼好动,X 线示左侧胫骨上段骨质破坏

↓

有外伤的危险

（1）护理目标：患者在院期间无坠床、烫伤、摔伤。
（2）护理措施
- 禁止患者患肢负重,床尾挂"禁止下地"牌并请家属协助监督。
- 患者睡觉时或家属不在时为患者拉上床档。
- 患者外出使用轮椅,指导家属轮椅的使用方法。
- 患者活动范围内不放热水,暖瓶用后立即放回暖瓶槽。

患者家属多次咨询甲氨蝶呤化疗注意事项及护理要点

↓

知识缺乏

（1）护理目标：患者家属对甲氨蝶呤化疗方案、注意事项及护理要点有所了解。
（2）护理措施
- 向患者家属讲解进行甲氨蝶呤化疗时的注意事项。
- 告知患者家属甲氨蝶呤化疗可能发生的情况,使患者家属提前做好心理准备。
- 告知患者家属护士可以为患者做好护理。

活动受限,娱乐较少,感到"无聊,没意思"

↓

娱乐活动缺乏

（1）护理目标：协助患者找到适合的娱乐方法。
（2）护理措施
- 鼓励患者和同病房的病友交流。
- 提供患者喜欢的娱乐工具（棋类、牌类、图书等）。
- 有计划地让患者观看喜爱的电视节目。

（二）甲氨蝶呤化疗过程中

1. 诊疗情况　入院 18 日后患者一般情况好,无发热,大小便无异常,查体同前,患者家属拒绝行中心静脉置管。甲氨蝶呤化疗当日,患者体温 36.0~36.9℃,脉搏 98~107 次 /min,呼吸 18~22 次 /min,血压 98~123/61~78mmHg,精神弱,食欲差,恶心,呕吐数次,为胃内容物,未诉其他不适,尿量 2 790ml。尿常规回报：尿 pH 值 7.9,尿比重 1.010。遵医嘱给予 24 小时心电监护及低流量吸氧。

> 🖊 **思维提示**
>
> ［1］患者年幼好动,血管较细,家属目前拒绝行中心静脉置管,药液易外渗。
> ［2］甲氨蝶呤有消化系统反应,使用甲氨蝶呤化疗,会出现恶心,呕吐等不良反应。
> ［3］甲氨蝶呤是细胞毒抗叶酸代谢药物,毒副反应较大,可导致胃肠、骨髓、皮肤黏膜、心、肝、肾及肺等脏器损害。要注意监测血药浓度、尿量、尿比重及 pH 值。

2. 护理评估　患者年幼好动,血管细,静脉输液难度大,易药液外渗及出现静脉炎;甲氨蝶呤化疗会有恶心,呕吐等胃肠道反应,化疗当日多次呕吐为胃内容物;甲氨蝶呤化疗须输入大量液体以充分水化碱化尿液,连续 3 日补充液体较多,输液时间长,尿量多,用药前后及输液完毕后留取尿常规监测尿 pH 值;甲氨蝶呤静点结束即刻、24 小时、48 小时分别取血检测血药浓度。甲氨蝶呤静点结束后 6 小时开始亚叶酸钙解救,每 6 小时注射 1 次,共 12 次。

3. 护理思维与实施方案

患者年幼,好动,血管细
↓
有静脉炎、静脉输液部位
坏死的危险

- (1)护理目标:患者在化疗过程中无静脉炎及静脉输液部位坏死发生。
- (2)护理措施
  - 保护患者血管,使用血管一般由远端向近端挑选较粗、直、弹性好的血管。
  - 滴注化疗药物时要加强巡视,观察是否有回血,对怀疑外渗的应立即停止用药并更换注射部位。
  - 药物渗漏部位用 2% 利多卡因 5ml 加入 0.9% 生理盐水 50ml 局部以点状向心性封闭并局部冷敷。

药物毒副作用
↓
恶心,呕吐等不良反应

- (1)护理目标:患者自述恶心呕吐减轻。
- (2)护理措施
  - 开窗通风,保持室内空气清新,采取舒适体位,经常变换体位有益于减少恶心的感觉。
  - 饮食清淡、少油腻、易消化、刺激小、维生素含量丰富。
  - 餐后 1 小时内控制饮水,以防止胃内容物反流,减轻化疗反应。
  - 分散注意力(听音乐、看电视等)。
  - 呕吐时,协助患者侧卧或坐位以防误吸,呕吐后用温开水漱口洗脸。
  - 遵医嘱在化疗前后 30 分钟内选用有效止吐药。

因治疗及输液量大
影响睡眠
↓
睡眠型态紊乱

- (1)护理目标:患者可得到充分休息。
- (2)护理措施
  - 给予心理安慰并告知患者睡眠对康复的重要性。
  - 告知患者利用整段较长的时间休息。
  - 巡视患者时注意做到"四轻"。
  - 尽量集中治疗时间,避免影响患者休息。
  - 协助患者床上大小便。

(三)甲氨蝶呤化疗后

1. 诊疗情况

患者甲氨蝶呤化疗过程顺利,给予 0.3‰ 亚叶酸钙溶液含漱预防黏膜溃疡。化疗后第 2 日,患者体温不高,精神弱,食欲差,偶有恶心、呕吐,遵医嘱给予保肝止吐治疗,48 小时血药浓度 <0.25/μmoL/L。患者化疗后 4 日未排大便。化疗后第 5 日出现口腔黏膜溃疡。化疗后第 6 日复查血常规及生化等化验检查显示,白细胞计数 2.56×10^9/L,予升高白细胞治疗。化疗结束后第 10 日,患者开始出现脱发,复查血常规结果已正常,口腔黏膜溃疡愈合,患者等待下一次化疗。

> **思维提示**
>
> [1]患者食欲差,偶有恶心、呕吐,摄入的饮食低于推荐的每日供应量。
> [2]患者化疗后 4 日未排大便,与长期卧床及进食减少有关。
> [3]化疗后第 5 日出现口腔黏膜溃疡,注意观察肛周皮肤有无破溃、大便颜色、有无黏液、脓血等,询问患者有无腹痛。
> [4]化疗药容易致骨髓抑制,复查血常规白细胞计数 2.56×10^9/L,有并发感染的危险。

2. 护理评估　患者甲氨蝶呤化疗后前 2 日食欲差,偶有恶心、呕吐。第 4 日仍未排便,主诉无便意。第 5 日患者主诉口腔疼痛,出现口腔黏膜溃疡,未发现肛周皮肤破溃,患者无腹痛。第 6 日查血常规白细胞计数 2.56×10^9/L,易感染。患者开始出现脱发,发脾气,不愿出门,出病房要求戴帽子。

3. 护理思维与实施方案

食欲差,偶有恶心、呕吐
↓
有营养失调的风险

（1）护理目标：保证足够的营养。

（2）护理措施

- 采用儿童喜爱的各种造型、颜色的可爱餐具,促进食欲,必要时和其他患者一起进食。
- 根据患者的饮食习惯,进行饮食调节,以色、香、味、形促进食欲,尽量满足身体营养需要和热量供给。
- 若已经发生呕吐,应灵活掌握进食时间,可在间歇期进食,多饮水,鼓励进食,少量多餐。
- 加强口腔护理,去除口腔异味,必要时服用开胃中药。

4 日未排大便
↓
便秘

（1）护理目标：患者排出大便,便秘得到改善。

（2）护理措施

- 应多饮水,每日至少 1 000mL,进食高纤维素食物（新鲜水果、香蕉、各种蔬菜等）。
- 多活动,以刺激肠蠕动,促进排便。
- 做适当的腹部按摩,增加肠蠕动,可热敷以减轻腹胀。
- 必要时医嘱使用大便软化剂或缓泻剂。

化疗药物副作用
↓
有口腔黏膜溃疡的风险

（1）护理目标：患者口腔黏膜完整。

（2）护理措施

- 给予 0.3‰亚叶酸钙溶液含漱预防和治疗口腔黏膜溃疡。
- 保持口腔清洁,饭前、饭后用冷盐水漱口,忌刷牙。
- 给予维生素 B_2 涂抹溃疡处,维生素 B_2 可以加快细胞再生,加速溃疡面的愈合。
- 观察肛周皮肤有无破溃,大便颜色、有无黏液、脓血等。

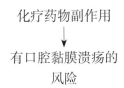

查血常规白细胞计数过低
↓
有感染的危险

（1）护理目标：住院期间无感染发生。

（2）护理措施

- 保持口腔皮肤清洁,饭后及时漱口,防止食物残渣在口腔中繁殖细菌。
- 病房用紫外线消毒每日 1 次,每次 45 分钟以上,减少探视人员,嘱患者尽量不去公共场所。
- 限制家属探视,避免有感染性疾病的人员入内。
- 遵医嘱给予升白药物、提高机体免疫力的药物等。

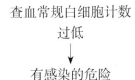

患者开始出现脱发,情绪低落,不愿出门
↓
自我形象混乱

（1）护理目标：患者能接受由于治疗导致的自我形象改变,积极配合治疗。

（2）护理措施

- 向患者及家属说明脱发是由化疗药物的副作用所引起,给予心理支持,使患者确信脱发只是暂时的,以后还能生长。
- 化疗期间应减少对头发梳、洗、刷等,可用中性洗发水和护发素。
- 夜间睡眠可佩戴发帽,防止头发掉在床上,引起心理上的不适。
- 鼓励患者使用假发、漂亮围巾、帽子等维持形象。

二、护理评价

患者从入院到阶段化疗结束,护理上给予了一系列护理方案的实施。入院时为患者缓解疼痛,促进睡眠的治疗及护理及时提供心理护理及安防措施,避免了意外事件发生。甲氨蝶呤化疗过程中,预防患者药液外渗及出现静脉炎,减轻恶心,呕吐,确保水化碱化让药物顺利排出。在甲氨蝶呤化疗后,为患者监测血药浓度,调节患者饮食,确保食物摄入,提高机体免疫力,做好生活的护理,积极处理黏膜溃疡问题,避免感染的发生。最为重要的是患者心理护理与知识指导,为此心理护理与知识指导应始终贯穿在患者整个诊疗过程,使患者顺利度过这一次化疗。

三、安全提示

1. 有发生骨折、坠床、烫伤的危险 患者下肢 X 线示左侧胫骨上段骨质破坏并可见骨膜反应,容易骨折,护士应积极做好预防工作,禁止患者患肢负重,并请患者家属协助监督;患者睡觉或床边没人时为患者拉上床档;患者活动范围内不放热水,暖瓶用后立即放回暖瓶槽。

2. 药物副作用的观察 甲氨蝶呤是化疗药,对人体伤害大,监测患者体温、脉搏、呼吸、血压,注意记录患者出入量,预防血电解质紊乱,确保水化碱化,监测血药浓度,让药物顺利排出。

四、经验分享

1. 心理护理 成骨肉瘤是最常见的骨骼系统恶性肿瘤,好发于青少年,恶性程度甚高,预后差,费用较高,家庭负担大,对患者及其家属无论身体还是心理均造成较大影响,患者及其家属较易出现心理问题,心理护理要贯穿整个病程。患者可出现沮丧、悲观失望、压抑等心理方面的问题及精神异常。应向患者家属讲解有关疾病的病因、可能出现的症状及治疗情况等,使患者家属对疾病及用药有所了解,克服消极情绪,协助护士开导患者。向患者介绍成功治愈的病例,增强其信心,鼓励患者对抗病魔。

2. 准确测量及记录尿量 准确测量及记录尿量在甲氨蝶呤化疗过程中很重要,水化碱化利尿可有效预防甲氨蝶呤所致毒性,测量及记录尿量是观察甲氨蝶呤是否顺利排出体外的重要指标之一。首先要指导患者正确留取尿量,另外选择固定量杯,正确使用量杯,并设尿量登记本记录。

3. 黏膜护理 黏膜溃疡是甲氨蝶呤化疗最常见的副作用之一。口腔黏膜溃疡是骨肉瘤甲氨蝶呤大剂量化疗后常见的具有潜在危险的并发症,重者可引起全身感染,影响治疗的成败,因此对口腔并发症的预防、护理极其重要。在护理工作中,用 0.3‰亚叶酸钙溶液于化疗结束 6 小时后开始漱口,2 小时漱口 1 次,每次 10ml,含漱 3 分钟,不要咽下;24 小时后每日含漱 7 次,分别在 3 餐前后 1 小时及睡前,每次含漱 5 分钟,连续 7 日。有效预防口腔溃疡的发生及减轻溃疡的程度。

单纯性骨囊肿患者的护理

患者,女性,5 岁,患者父母代诉:3 个月前因碰伤致左前臂疼痛,肿胀,门诊以"骨囊肿(左,桡骨)"收入院。

一、诊疗过程中的临床护理

(一)入院时

1. 诊疗情况

入院后查体: 体温 36℃,脉搏 78 次/min,呼吸 24 次/min,血压 113/72mmHg。患者于 3 个月前因碰伤致左前臂疼痛,肿胀,不适,无发热等不适,于当地医院拍片示左桡骨病变并病理性骨折,考虑骨囊肿,建议来我院诊治,门诊给予支具外固定后,定期复查,今为进一步治疗收入院。患者无不良嗜好,近期精神食欲好,大小便正常,生活部分自理。

既往史: 否认心脏病、肝炎、结核等疾病史,否认外伤、手术及输血史,否认药物及食物过敏史。

专科查体: 左前臂外观正常,皮温正常,无压痛。左肘关节及腕关节活动正常。上肢测量:尺骨鹰嘴至尺骨茎突左 18.5cm,右 18.5cm。

辅助检查: X 线示左桡骨病变。

异常化验结果: 未发现。

> **思维提示**
>
> [1] 患者出现疼痛:左前臂病理性骨折致疼痛。需做好疼痛的护理。
> [2] 患者出现睡眠型态紊乱:因疼痛出现失眠、易醒,需做好睡眠的护理。
> [3] 患者出现皮肤完整性受损:因支具固定压迫皮肤。

2. 护理评估 患者主要症状为左前臂疼痛。患者因疼痛出现失眠、易醒。患者因支具固定压迫皮肤。患者对环境陌生,对疾病不了解。

3. 护理思维与实施方案

左前臂病理性骨折 → 疼痛
- (1)护理目标:患者疼痛缓解。
- (2)护理措施
  - 给予心理安慰。
  - 为患者摆放舒适体位,制动。
  - 为患者讲故事,听音乐,分散其注意力。

因疼痛出现失眠、易醒 → 睡眠型态紊乱
- (1)护理目标:患者夜间可安静入睡。
- (2)护理措施
  - 减少患者白天睡眠时间。
  - 夜间准时熄灯,限制夜间探视。
  - 减少夜间除必要操作以外的打扰,保证安静睡眠环境。
  - 夜间巡视病房做到"四轻"。

因支具固定易压迫皮肤
↓
皮肤完整性受损

（1）护理目标:患者住院期间不发生皮肤完整性受损。
（2）护理措施
- 在易受压部位垫小棉垫,减轻局部压迫。
- 定时查看,按摩易受压处皮肤。

患者年龄小,对住院环境
感到陌生
↓
恐惧

（1）护理目标:消除患者恐惧心理,以达到配合治疗的目的。
（2）护理措施
- 介绍病房环境,多与患者沟通。
- 分散患者注意力。
- 给予患者心理安慰,消除其恐惧心理。

（二）实施手术后

1. 诊疗情况　手术当日,体温 36.6~37.2℃,脉搏 92~104 次 /min,呼吸 18~22 次 /min,血压 97~116/67~72mmHg。患者在全麻下行"左桡骨病灶刮除,人工骨植骨术"。术毕返回病房,患肢屈肘石膏固定完好,手指血运好,给予患肢持续抬高。告知患者麻醉恢复前去枕平卧位,禁食水,麻醉恢复后可摇高床头取半坐卧位。术日晚患者主诉伤口疼痛,难以入睡。术后第 1 日,体温 37~37.6℃,脉搏 96~114 次 /min,呼吸 18~22 次 /min,血压 107~116/64~74mmHg。患者在护士协助下佩戴前臂吊带,下床活动。

思维提示

[1]患者屈肘石膏外固定,易压迫皮肤。
[2]患者主诉伤口疼痛,难以入睡。与手术切口有关。
[3]患者术后 24 小时可佩戴前臂吊带下床活动,有滑倒的危险。

2. 护理评估　患者麻醉恢复前需去枕平卧位,禁食水。术日晚主诉伤口疼痛,难以入睡。术后第一日下地活动。

3. 护理思维与实施方案

患者麻醉恢复前需去枕
平卧、禁食水
↓
部分自理能力缺陷

（1）护理目标:满足患者基本生理需求。
（2）护理措施
- 麻醉恢复后,协助患者进食流质饮食。
- 与患者家属沟通,了解患者需要。
- 多巡视病房,询问患者,满足其需要。
- 协助患者床上大小便。
- 将常用物品放在患者伸手可及的地方。
- 为患者整理床单位,盖好被褥。

患者术后 24 小时内需卧床
↓
躯体移动障碍,有皮肤受损
的危险

（1）护理目标:患者卧床期间不发生压疮。
（2）护理措施
- 术前准备两块大毛巾,术后垫在患者背部,如有潮湿,及时更换。
- 定时按摩骨突出易受压处皮肤。
- 每日为患者翻身拍背,置舒适卧位。
- 保持床铺平整、清洁、干燥、无皱褶、无渣屑。
- 每日检查受压处皮肤,防止压疮发生。

患者主诉疼痛,难以入睡
↓
睡眠型态紊乱

（1）护理目标:患者疼痛缓解,安静入睡。
（2）护理措施
- 给予心理安慰,为患者讲故事,分散其注意力。
- 提供安静、舒适的环境。
- 巡视患者时注意做到"四轻"。
- 遵医嘱给予止痛药并注意观察用药后反应。

患者术后24小时佩戴前臂吊带,下床活动
↓
有跌倒、坠床的危险

（1）护理目标:患者在住院期间无跌倒、坠床的发生。
（2）护理措施
- 必要时加床档,合理安排陪护。
- 嘱患者穿防滑鞋,确保病房地面干燥,照明良好,病房设施摆放合理。
- 患者在护士或家属扶持下下床活动。
- 护士随时巡视病房,杜绝危险事故的发生。

因手术原因
↓
有感染的危险

（1）护理目标:患者在住院期间不发生感染。
（2）护理措施
- 创造清洁环境,保持床单位清洁。
- 术前协助患者清洁手术部位。
- 遵医嘱给予患者抗炎药物治疗。

（三）出院前

1. 诊疗情况　出院前行"左前臂正侧位",血常规检查。各项检查无异常可出院。护士给予患者及家属出院指导。

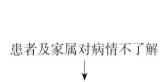

思维提示

向家属解释出院后相关护理康复知识,使家属能协助并督促患者进行康复和功能锻炼。

2. 护理评估　患者及家属对此疾病不了解,缺乏相关护理康复知识。
3. 护理思维与实施方案

患者及家属对病情不了解
↓
知识缺乏

（1）护理目标:患者及家属对此疾病相关知识了解。
（2）护理措施
- 指导患者正确功能锻炼,每日做握拳、背伸动作500次。
- 告知患者及家属石膏固定6周,6周后门诊复查。
- 告知患者及家属保持石膏固定完好,石膏如有破损、潮湿、变形,及时就诊。
- 下地活动时佩戴前臂吊带,以减轻石膏对患肢的负重。

二、护理评价

　　患者从入院到出院,护理上给予了一系列护理方案的实施。入院时为患者做好疼痛、睡眠型态紊乱、皮肤完整性受损、恐惧的护理,手术后不仅满足了患者术后的基本生理需求,对患者的睡眠、伤口等均进行了良好的护理,避免了术后伤口的感染,有效地避免了跌倒、坠床、压疮的发生。出院前,给予患者系统的知识、术后康复期的护理。在整个发病期,术后康复期护理尤为重要。

三、安全提示

　　1. 有发生跌倒、坠床的危险　患者翻身有坠床的危险,24小时下床活动时有发生跌倒的危险。护士应积极做好预防工作,了解患者一般情况,评估患者发生跌倒、坠床的风险因素,定时巡视患者,固定好病床脚刹、加床档、合理安排陪护,嘱患者穿防滑鞋,保证病房地面干燥,灯光照明良好、病房设施摆放合理。

2. 有皮肤受损的危险　患者术后 24 小时内卧床,护士需了解患者皮肤营养状况,定时协助患者翻身,并按摩皮肤受压部位,保持床铺平整、清洁、干燥、无皱褶、无渣屑。

3. 药物副作用的观察　患者住院期间需服用止痛药物、抗炎药物等,护士需注意观察药物副作用。

四、经验分享

单纯性骨囊肿术后极易复发,应定期复查,防止病情进一步恶化,且术后石膏固定 6 周,石膏固定期间指导患者正确功能锻炼,6 周后拆石膏,锻炼关节活动度,防止关节僵直。

髋离断术患者的护理

患者,女性,62 岁,主因"右大腿不适,发现包块 2 个月"入院,诊断为"右大腿肿物"。

一、诊疗过程中的临床护理

(一)入院时

1. 诊疗情况

现病史:患者 2 个月前无明显诱因发现右大腿后侧包块,约 10cm×12cm 大小,无压痛、酸胀,平时无疼痛,肢体活动不受影响。之后包块轻度增大,至当地医院就诊,5 日前活检病理提示"软组织肉瘤",为进一步诊治来我院就诊。

既往史:糖尿病史 3 年,否认肝炎、结核等传染病史,否认高血压、冠心病史,否认胃肠道、肝胆系疾病史,否认阿司匹林及其他抗凝药用药史,否认外伤及输血史,否认药敏史。

查体:体温 36.5℃,脉搏 80 次/min,呼吸 18 次/min,血压 120/80mmHg。发育正常,营养中等,神清,全身皮肤黏膜正常,全身浅表淋巴结无肿大。全身无畸形,脊柱生理弯曲正常,五官心肺正常。

专科查体:右大腿后侧可触及一深在包块,约 10cm×12cm 大小,边界不清,质韧,光滑,活动度差,无压痛,表面皮肤无红肿,有轻度静脉怒张,无破溃,皮温不高。

异常化验检查:空腹血糖 7.3mmol/L。

病理:结节状梭形细胞恶性肿瘤,局灶围绕血管呈血管外周细胞瘤样结构,细胞有重度异形性,考虑梭形细胞肉瘤Ⅲ级,滑膜肉瘤可能。

骨扫描:右大腿下段软组织肿物轻度社区显影剂,邻近骨质未见骨代谢异常。骨骼其他部位未见异常病灶。

心电图:大致正常心电图。

胸部正侧位:正常。

右股骨干正侧位:右股骨干形态、密度未见明显异常,右股骨下段后方可见巨大梭形软组织肿块影,密度尚均匀,与周围组织分界欠清。

MRI:右大腿中下段股骨后方软组织恶性肿瘤,病变紧邻股骨后方,骨皮质局部受累,髓腔内未见异常信号。

> **思维提示**
>
> [1]患者因罹患恶性肿瘤而产生的焦虑、恐惧情绪,加强心理护理,使患者以积极的态度面对疾病,更好地配合下一步治疗。
>
> [2]患者糖尿病史 3 年,空腹血糖 7.3mmol/L,需监督患者服药、监测血糖。

2. 护理评估 患者糖尿病史 3 年,空腹血糖 7.3mmol/L。此外,患者在得知疾病的诊断后出现焦虑情绪,与缺乏疾病相关知识、恐惧手术、担心疾病预后有关。

3. 护理思维与实施方案

患者糖尿病史 3 年，
空腹血糖 7.3mmol/L

↓

糖尿病

（1）护理目标：患者血糖控制在正常范围内。
（2）护理措施
- 每日测 7 次血糖，监测血糖变化。
- 给予糖尿病饮食，遵医嘱口服降糖药。
- 如有心慌、冷汗、全身发抖、异常空腹或饥饿感等症状及时通知医生。

患者在得知疾病的诊断
后出现焦虑、恐惧情绪

↓

与知识缺乏及担心疾病
预后有关

（1）护理目标：患者焦虑、恐惧情绪减轻或消失，能够积极地配合治疗和护理。
（2）护理措施
- 加强心理护理，耐心与患者沟通，鼓励患者阐述自己的想法、烦恼、孤独，并给予适当的安慰、解释，尽量从他们的病情考虑、劝告。
- 适当地向患者宣教疾病的治疗及护理知识，并介绍成功的病例，改善患者的知识缺乏，并建立患者的信心。
- 安排患者的家属、朋友陪伴，以增进他们之间的交流，缓解患者的精神负担。

（二）实施手术后

1. 诊疗情况　患者在全麻＋联合麻醉下行"髋关节离断术"。术毕安返病房，伤口外敷料包扎完整，无渗血；有 2 个引流管，引流通畅，妥善固定引流管，记录 24 小时引流量；留置尿管通畅，妥善固定，定时夹闭；给予患者 24 小时心电监护及吸氧。告知患者麻醉恢复前需去枕平卧、禁饮食，指导患者进行主、被动的双上肢及健侧下肢功能锻炼，使用抗血栓压力带及足底泵，预防下肢深静脉血栓形成。定时更换体位，预防压疮发生。指导患者主动咳嗽、咳痰，预防坠积性肺炎。患者诉疼痛，遵医嘱肌注哌替啶 50mg，异丙嗪 25mg 后缓解。手术当日生命体征平稳，24 小时引流量，280ml。

术后第 1 日生命体征平稳，给予停止心电监护及氧气吸入；患者最高体温 38.6℃，给予冰袋物理降温后降至 37℃；患者会阴水肿明显给予硫酸镁湿敷。患者出现腹胀，指导患者按摩腹部，遵医嘱给予四磨汤口服液口服，患者自行排气后缓解。术后第 7 日患者会阴水肿减轻，患者可自主排尿给予拔除导尿管。术后第 10 日患者 24 小时引流量 15ml，拔除引流管。

✐ 思维提示

[1] 患者术中出血多，应密切观察术后的生命体征、尿量及伤口渗血、引流情况，及早发现休克征象。

[2] 患者术后可能发生伤口活动性出血，需密切观察伤口有无肿胀、敷料渗血、引流情况，床旁备沙袋，以防活动性出血。

[3] 患者术后可能发生下肢深静脉血栓，需指导患者主动进行双上肢及健侧下肢的功能锻炼，使用抗血栓压力带及足底泵，预防下肢深静脉血栓的发生。

[4] 患者术后卧床时间长，需做好卧位护理，预防压疮、坠积性肺炎、泌尿系感染等并发症的发生。

[5] 预防或减轻因肢体残缺给患者带来的心理伤害是术后心理护理的重点。

[6] 患者出现发热：做好发热的护理。

[7] 患者出现会阴水肿，给予硫酸镁湿敷。

[8] 患者出现腹胀，指导患者按摩腹部，遵医嘱口服促排气药物。

---

2. 护理评估　患者手术创面大，术中出血多，术后带有引流管和尿管，术后卧床时间长，出现疼痛、幻肢痛、发热、会阴水肿、腹胀等情况。此外，行截肢手术，对患者的心理打击很大，出现了情绪低落、烦躁。

3. 护理思维与实施方案

患者手术创面大,术中出血多
↓
有失血性休克的危险

（1）护理目标:不发生失血性休克或及时发现休克征象。
（2）护理措施
- 密切观察术后的生命体征、尿量、血红蛋白及伤口渗血、引流情况,如发现 BP<90/60mmHg,P>120 次 /min,尿量 <30ml/h,引流量 >200ml/h,及时报告医生。

患者手术创面大,有 2 个引流管 24 小时引流量 280ml
↓
有活动性出血的危险

（1）护理目标:不发生活动性出血或及时发现。
（2）护理措施
- 床旁备沙袋。
- 密切观察伤口敷料有无渗血、引流情况,排查有无活动性出血,如发现伤口敷料有渗血应报告医生并做好标记;引流量 >200ml/h,及时报告医生给予处置。

患者有糖尿病史,术后带有引流管及尿管
↓
有感染的危险

（1）护理目标:不发生感染。
（2）护理措施
- 观察和评估伤口情况,注意伤口有无红肿热痛等症状。
- 遵医嘱使用抗生素。
- 妥善固定各管路,并保持通畅,更换管路应严格无菌操作。
- 加强尿管护理,每日进行会阴擦洗。嘱患者多饮水。定时夹闭导尿管训练膀胱功能,尽早拔除导尿管。
- 监测血糖变化,饮食指导及药物控制血糖。

患者为肿瘤患者,年龄大,术后卧床时间长
↓
有下肢深静脉血栓形成的危险

（1）护理目标:不发生或及时发现下肢深静脉血栓。
（2）护理措施
- 指导患者进行主、被动的健侧下肢功能锻炼。
- 遵医嘱使用抗血栓压力带及足底泵。遵医嘱皮下注射低分子肝素等。

患者年龄大术后,卧床时间长
↓
有皮肤受损的危险
有发生坠积性肺炎、泌尿系感染、便秘等并发症的危险

（1）护理目标:不发生压疮、坠积性肺炎、泌尿系感染、便秘等并发症。
（2）护理措施
- 指导患者进行主被动的双上肢及健侧下肢的功能锻炼,协助更换体位,骨隆突处贴减压贴预防压疮发生。
- 鼓励患者主动咳嗽咳痰,多饮水,预防坠积性肺炎及泌尿系感染发生。
- 指导患者胃肠功能恢复后多吃高纤维食物,并顺时针按摩腹部。必要时遵医嘱使用促排便药物。

患者截肢术后
↓
疼痛、幻肢痛

（1）护理目标:不发生或及时减轻患者疼痛。
（2）护理措施
- 密切观察患肢的疼痛情况,耐心倾听患者主诉。
- 遵医嘱及时给予止痛药。
- 加强心理护理,引导患者关注残端,尽早在心理上接受引导患者关注残端,促进其心理接受。指导患者放松,分散注意力,避免受凉等诱发因素。

患者术后卧床
↓
有腹胀的风险

（1）护理目标:患者术后不出现腹胀。
（2）护理措施
- 指导患者按摩腹部,必要时给予肛管排气或灌肠。
- 遵医嘱口服四磨汤、胃肠复原汤等促排气药物。

患者术后第 1 日最高
体温 38.3℃

↓

体温过高

（1）护理目标：患者体温降至正常。
（2）护理措施
- 定时观察患者的体温情况。
- 及时给予物理降温，嘱患者多饮水，当物理降温无效时遵医嘱使用退烧药物。
- 及时更换被汗液浸湿的被服，保证患者的舒适。

患者术后出现会阴水肿

↓

有皮肤完整性受损的
危险

（1）护理目标：会阴水肿减轻。
（2）护理措施
- 给予 50% 硫酸镁溶液湿敷，必要时给予烤灯照射。
- 加强会阴护理。会阴擦洗时动作应轻柔，以防磨破黏膜。

患者截肢术后，出现了
情绪低落，烦躁

↓

自我形象紊乱

（1）护理目标：减轻患者因肢体缺如带来的不良情绪。
（2）护理措施
- 在整个治疗过程中加强心理护理，关心体贴患者，耐心倾听患者主诉。
- 向患者讲解行截肢术的必要性，介绍假肢的安装及康复训练，也可介绍同类手术的康复病例，使患者对手术有充分的思想准备和认识，帮助患者树立战胜疾病的信心和勇气。
- 对于术后出现不适心理反应的患者，应予以理解，继续给予患者安慰与支持，倾听患者的内心感受，帮助患者逐步适应。

（三）出院前

1. 诊疗情况　患者伤口拆线，各项检查无异常，护士给予出院指导。

思维提示

[1] 指导患者及家属残端护理及正确使用双拐。
[2] 嘱患者及家属按时复查。
[3] 向患者及家属宣教糖尿病相关注意事项。

---

2. 护理评估　做好出院时患者心理、药物知识水平及康复期的护理宣教。
3. 护理思维与实施方案

患者及家属不能正确
使用双拐

↓

知识缺乏

（1）护理目标：患者和家属能够正确使用双拐。
（2）护理措施
- 向患者和家属讲解正确用拐的重要性，反复讲解并示范如何正确使用双拐：选择合适的拐杖，其长度以患者直立位腋下至地面的长度即可，避免过短而使患者弓身弯背，或过长无法用力而增加其不稳定性，使用时应以前臂的力量支撑在小横梁上，不可用腋下做支撑点，以免损伤腋下软组织。行走时双拐与健足呈三角形，不穿拖鞋用拐。使用单拐的患者，应将单拐置于健侧。

患者及家属不能正确
对待残端

↓

知识缺乏

（1）护理目标：患者和家属能够正确护理残端。
（2）护理措施
- 向患者和家属讲解残端护理的重要性，反复讲解如何正确护理残端：对残端皮肤进行拍打、摩擦，或以残端压枕，逐渐增加受压物硬度，提高皮肤的耐磨性，减轻残端与假肢接受腔摩擦而导致的皮肤破损。不可用热水浸泡残端或涂油保护，只需用中性肥皂水清洗即可。

二、护理评价

患者从入院到出院,护理上给予了一系列护理方案的实施。入院时为患者做好心理护理、糖尿病的护理。手术后不仅对有活动性出血的危险、有组织完整性受损的危险、有下肢深静脉血栓形成的危险、有感染的危险、有皮肤受损的危险等护理问题做出了有效的预防措施,并且对患者疼痛、体温过高、会阴水肿、腹胀等问题做出了及时有效的护理,极大地减轻了患者的痛苦,促进了患者的恢复。避免了术后严重并发症的发生。出院前,向患者及家属宣教了正确用拐、残端护理等相关的注意事项。

三、安全提示

1. 有发生跌倒、坠床的危险　患者手术病情平稳后 2~3 日开始翻身,有坠床的危险;下床活动后有发生跌倒的危险。护士应积极做好预防工作,评估患者发生跌倒、坠床的风险因素;定时巡视患者,固定好病床、加床档、合理安排陪护;嘱患者穿防滑鞋,保证病房地面干燥,灯光照明良好、病房设施摆放合理。

2. 有皮肤受损的危险　患者术后卧床时间长,护士需了解患者皮肤营养状况;定时协助患者翻身,并按摩皮肤受压部位;保持床铺平整、清洁、干燥、无皱褶、无渣屑。

3. 有低血糖的危险　护士应监测血糖变化,观察有无心慌、冷汗、全身发抖、异常空腹或饥饿感等症状。

四、经验分享

1. 心理护理　术前术后的心理护理都很重要,有助于减轻疾病以及手术和术后的肢体缺如对患者带来的心理影响。使患者能够更好地配合治疗及手术,更好地完成术后的康复。

2. 髋离断应加强腹肌、腰肌的练习。

病例 90

半盆截肢患者的护理

患者,男性,44 岁,主因右髋疼痛 1 年,关节清理术后 3 个月收入院,诊断"右髋病变"。

一、诊疗过程中的临床护理

(一)入院时

1. 诊疗情况

入院后查体:体温 36.5℃,脉搏 80 次 /min,呼吸 18 次 /min,血压 120/80mmHg。发育正常,营养中等,神清,全身皮肤黏膜正常,全身浅表淋巴结无肿大。全身无畸形,脊柱生理弯曲正常,五官心肺正常。患者 1 年前无明显诱因出现右髋部疼痛,呈间歇性隐痛,劳累后明显,休息后缓解。于 9 个月前因搬重物后疼痛加重,伴髋关节活动受限。在当地医院治疗,考虑右髋部纤维瘤,滑膜病变。行手术治疗后症状缓解。1 个月前右髋部再次出现疼痛,呈隐痛伴右髋关节活动受限。否认高血压、冠心病史,否认胃肠道、肝胆系疾病史,否认阿司匹林及其他抗凝药用药史,否认外伤及输血史,否认药敏史。

专科查体:右髋部略肿胀,局部皮肤发红,无静脉怒张,右髋前侧可见约 8cm 切口瘢痕,局部有压痛,瘢痕内侧可触及梭形包块,质硬,边界不清,活动度差,压痛明显,右髋活动受限。

辅助检查:病理示软骨肉瘤Ⅱ ~ Ⅲ级。

髋关节 CT 平扫 + 增强:右侧耻骨及髋臼耻部分溶骨破坏,考虑为恶性肿瘤性病变:软骨肉瘤可能性大。

胸部 CT:右肺尖及右下肺可见小的结节影。

心电图:大致正常心电图。

异常化验结果:无

> **思维提示**
>
> [1]患者因罹患恶性肿瘤而产生的焦虑、恐惧情绪,加强心理护理,使患者以积极的态度面对疾病,更好地配合下一步治疗。
>
> [2]患者疼痛,加强疼痛护理。
>
> [3]患者有发生病理骨折的危险,嘱患者卧床休息,不可下地如厕。

2. 护理评估

患者在得知疾病的诊断后出现焦虑情绪,与缺乏疾病相关知识,恐惧手术、担心疾病预后有关,患者疼痛明显。

3. 护理思维与实施方案

患者在得知疾病的诊断后出现焦虑、恐惧情绪

↓

知识缺乏

（1）护理目标：患者了解疾病相关知识，焦虑情绪有所缓解，能够积极地配合治疗和护理。

（2）护理措施

- 加强心理护理，耐心与患者沟通，鼓励患者阐述自己的想法、烦恼、孤独，并给予适当的安慰、解释，尽量从他们的病情考虑、劝告。
- 适当地向患者宣教疾病的治疗及护理知识，并介绍成功的病例，改善患者的知识缺乏，并建立患者的信心。
- 安排患者的家属、朋友陪伴，以增进他们之间的交流，缓解患者的精神负担。

患者右髋恶性肿瘤

↓

疼痛

（1）护理目标：患者疼痛缓解。

（2）护理措施

- 加强心理护理，指导患者采用听音乐等方式分散注意力。
- 局部制动，患肢免负重，尽量避免触碰肿瘤局部，凡涉及到患部的操作及检查需轻柔。
- 遵医嘱给予止痛药，遵循"三阶梯癌痛治疗方案"并按照按时给药、个体化给药、口服给药的原则给予止痛药物。

患者肿瘤大，侵犯范围广

↓

有发生病理骨折的危险

（1）护理目标：患者不发生病理骨折。

（2）护理措施

- 嘱患者卧床，床上大小便，不下地活动。
- 评估患者坠床风险，为患者加床档，预防坠床发生。
- 为患者做好卧位护理，定时按摩受压部位，预防压疮等并发症。
- 做好生活护理。

（二）实施手术后

1. 诊疗情况　患者在全麻下行"右髋关节离断术"，术中出血 2 500ml，输血 1 200ml。术毕转 ICU 病房。术后第 1 日返回病房。伤口包扎完整无渗血，有 2 根引流管，引流通畅，妥善固定引流管，记录 24 小时引流量；留置尿管通畅，妥善固定，定时夹闭；给予患者 24 小时心电监护及吸氧。患者阴囊水肿明显，给予棉垫垫高，硫酸镁溶液湿敷。指导患者进行主、被动的双上肢及健侧下肢功能锻炼，使用抗血栓压力带及足底泵，预防下肢深静脉血栓形成。定时更换体位，预防压疮发生。指导患者主动咳嗽、咳痰，预防坠积性肺炎。患者诉疼痛，遵医嘱肌注哌替啶 50mg，异丙嗪 25mg 后缓解。手术当日生命体征平稳，24 小时引流量 180ml。

术后第 2 日血压脉搏平稳，给予停止心电监护及氧气吸入；患者最高体温 38.3℃，给予冰袋物理降温后降至 37.5℃；患者出现腹胀，指导患者按摩腹部，遵医嘱给予四磨汤口服液口服，症状未缓解，给予灌肠后好转。术后第 7 日患者阴囊水肿减轻，患者可自主排尿给予拔除导尿管。术后第 8 日患者 24 小时引流量 20ml，拔除引流管。

🖊 **思维提示**

[1] 患者术中出血多，有发生失血性休克的危险，应密切观察术后的生命体征、尿量及伤口渗血、引流情况，及早发现休克征象。

[2] 患者术后有发生活动性出血的危险，应密切观察伤口有无肿胀、敷料渗血、引流情况，床旁备沙袋，以防活动性出血。

[3] 患者术后有下肢深静脉血栓的危险，需指导患者主动进行双上肢及健侧下肢的功能锻炼，使用抗血栓压力带及足底泵，预防下肢深静脉血栓的发生。

［4］患者术后卧床时间长，做好体位护理，预防压疮、坠积性肺炎、泌尿系感染等并发症的发生。

［5］肢体缺如可能给患者带来心理伤害，需加强患者的术后心理护理。

［7］患者出现发热：做好发热的护理。

［8］患者出现阴囊水肿，给予棉垫抬高，硫酸镁湿敷。

［9］患者出现腹胀，指导患者按摩腹部，遵医嘱口服促排气药物。

2. 护理评估　患者手术创面大，术中出血多，术后带有引流管和尿管，术后卧床时间长，出现疼痛、幻肢痛、发热、阴囊水肿、腹胀等情况。此外，行截肢手术，对患者的心理打击很大，出现了情绪低落、烦躁。

3. 护理思维与实施

患者手术创面大，术中出血多 → 有失血性休克的危险

（1）护理目标：不发生失血性休克。

（2）护理措施

● 密切观察术后的生命体征、尿量、血红蛋白及伤口渗血、引流情况，如发现 BP<90/60mmHg，P>120 次 /min，尿量 <30ml/h，引流量 >200ml/h，及时报告医生。

患者手术创面大，有 2 根引流管 24 小时引流量 180ml → 有活动性出血的危险

（1）护理目标：不发生活动性出血或及时发现。

（2）护理措施

● 床旁备沙袋。

● 密切观察伤口敷料有无渗血及引流情况，如发现伤口敷料有渗血应及时报告医生并做好标记；引流量 >200ml/h，及时报告医生给予处置。

术后带有引流管及尿管，伤口距离肛门近 → 有感染的危险

（1）护理目标：不发生感染。

（2）护理措施

● 观察和评估伤口情况，注意伤口有无红肿热痛等症状。

● 遵医嘱使用抗生素。

● 妥善固定各管路，并保持通畅，更换管路时严格无菌操作。

● 加强尿管护理，每日进行会阴擦洗。嘱患者多饮水。定时夹闭尿管训练膀胱功能，尽早拔除导尿管。

● 为患者做好排便护理，不要使大小便污染伤口敷料，如发生污染，及时通知医生给予换药。

患者为肿瘤患者，术后，卧床时间长 → 有下肢深静脉血栓形成的危险

（1）护理目标：不发生或及时发现下肢深静脉血栓。

（2）护理措施

● 指导患者进行主、被动的健侧下肢功能锻炼。

● 遵医嘱使用抗血栓压力带及足底泵。遵医嘱皮下注射低分子肝素等。

患者截肢术后 → 疼痛、幻肢痛

（1）护理目标：患者疼痛减轻。

（2）护理措施

● 密切观察患肢的疼痛情况，耐心倾听患者主诉。

● 遵医嘱及时给予止痛药。

● 加强心理护理，引导患者关注残端，尽早在心理上接受引导患者关注残端，促进其心理接受。指导患者放松，分散注意力，避免受凉等诱发因素。

术后,卧床时间长

↓

有皮肤受损的危险
有发生坠积性肺炎、泌尿系感染、便秘等并发症的危险

（1）护理目标:不发生压疮、坠积性肺炎、泌尿系感染、便秘等并发症。

（2）护理措施

- 指导患者进行主、被动的肢体功能锻炼,协助更换体位,骨隆突处贴减压贴预防压疮发生。
- 鼓励患者主动咳嗽咳痰,多饮水,预防坠积性肺炎及泌尿系感染发生。
- 指导患者胃肠功能恢复后多吃高纤维食物,并顺时针按摩腹部。必要时遵医嘱使用促排便药物。

患者术后卧床

↓

腹胀

（1）护理目标:腹胀减轻。

（2）护理措施

- 指导患者按摩腹部,必要时给予肛管排气或灌肠。
- 遵医嘱口服四磨汤、胃肠复原汤等促排气药物。

患者术后第1日最高体温38.3℃

↓

体温过高

（1）护理目标:患者体温降至正常。

（2）护理措施

- 定时观察患者的体温情况。
- 及时给予物理降温,嘱患者多饮水,当物理降温无效时遵医嘱使用退烧药物。
- 及时更换被汗液浸湿的被服,保证患者的舒适。

患者术后出现阴囊水肿

↓

有皮肤完整性受损的危险

（1）护理目标:阴囊水肿减轻,不发生破损。

（2）护理措施

- 给予50%硫酸镁溶液湿敷,必要时给予烤灯照射。
- 加强会阴护理。会阴擦洗时动作应轻柔,以防磨破黏膜。

患者截肢术后,出现了情绪低落,烦躁

↓

自我形象紊乱

（1）护理目标:减轻患者因肢体缺如带来的不良情绪。

（2）护理措施

- 在整个治疗过程中加强心理护理,关心体贴患者。
- 向患者讲解行截肢术的必要性,也可介绍同类手术的康复病例,使患者对手术有充分的思想准备和认识,帮助患者树立战胜疾病的信心和勇气。
- 对于术后出现不适心理反应的患者,应予以理解,继续给予患者安慰与支持,倾听患者的内心感受,帮助患者逐步适应。

（三）出院前

1. 诊疗情况　患者伤口拆线,各项检查无异常,护士给予出院指导。

> ✏️ **思维提示**
>
> ［1］指导患者及家属残端护理及正确使用双拐。
> ［2］嘱患者及家属按时复查。

2. 护理评估　做好出院时患者心理、药物知识水平及康复期的护理宣教。

3. 护理思维与实施方案

患者及家属不能正确
使用双拐
↓
知识缺乏

（1）护理目标：患者和家属能够正确使用双拐。
（2）护理措施
- 向患者和家属讲解正确用拐的重要性，反复讲解并示范如何正确使用双拐：选择合适的拐杖，其长度以患者直立位腋下至地面的长度即可，避免过短而使患者弓身弯背，或过长无法用力而增加其不稳定性，使用时应以前臂的力量支撑在小横梁上，不可用腋下做支撑点，以免损伤腋下软组织。行走时双拐与健足呈三角形，不穿拖鞋用拐。使用单拐的患者，应将单拐置于健侧。

患者及家属不能正确
对待残端
↓
知识缺乏

（1）护理目标：患者和家属能够正确护理残端。
（2）护理措施
- 向患者和家属讲解残端护理的重要性，反复讲解如何正确护理残端：对残端皮肤进行拍打、摩擦，或以残端压枕，逐渐增加受压物硬度，提高皮肤的耐磨性，减轻残端与假肢接受腔摩擦而导致的皮肤破损。不可用热水浸泡残端或涂油保护，只需用中性肥皂水清洗即可。

二、护理评价

患者从入院到出院，护理上给予了一系列护理方案的实施。入院时为患者做好心理护理、糖尿病的护理。手术后不仅对有活动性出血的危险、有组织完整性受损的危险、有下肢深静脉血栓形成的危险、有感染的危险、有皮肤受损的危险等护理问题做出了有效的预防措施，并且对患者疼痛、体温过高、会阴水肿、腹胀等问题做出了及时有效的护理，极大地减轻了患者的痛苦，促进了患者的恢复。避免了术后严重并发症的发生。出院前，向患者及家属宣教正确用拐、残端护理等相关的注意事项。

三、安全提示

1. 有发生跌倒、坠床的危险　患者手术病情平稳后 3 日开始翻身，有坠床的危险；下床活动后有发生跌倒的危险。护士应积极做好预防工作，评估患者发生跌倒、坠床的风险因素；定时巡视患者，固定好病床、加床档、合理安排陪护；嘱患者穿防滑鞋，保证病房地面干燥，灯光照明良好、病房设施摆放合理。

2. 有皮肤受损的危险　患者术后卧床时间长，护士需了解患者皮肤营养状况；定时协助患者翻身，更换体位；保持床铺平整、清洁、干燥、无皱褶、无渣屑。

四、经验分享

1. 心理护理　术前术后的心理护理都很重要，有助于减轻疾病以及手术和术后的肢体缺如对患者带来的心理影响。使患者能够更好的地配合治疗及手术，更好地完成术后的康复。

2. 半骨盆切除应加强腹肌、腰肌的功能锻炼

病例 91

大腿截肢患者的护理

患者,男性,15 岁,主因"右膝疼痛,不适,活动受限,肿胀 1 年,加重伴跛行 2 周"入院。诊断为"右股骨远端骨肉瘤"。

一、诊疗过程中的临床护理

(一)入院时

1. 诊疗情况

入院后查体:体温 37℃,脉搏 78 次 /min,呼吸 20 次 /min,血压 135/61mmHg。发育正常,营养中等,神清,全身皮肤黏膜正常,全身浅表淋巴结无肿大。全身无畸形,脊柱生理弯曲正常,五官心肺正常。1 年前活动后出现右膝关节肿胀,深蹲受限,当时无明显肿块、压痛,休息后症状好转,未及时就医。以后症状反复发作,表现为右膝关节肿胀,疼痛,屈伸活动逐渐受限,活动后加重,休息后好转。2 周前跑步半小时后肿痛加重,至当地医院就诊,行 X 线、CT 检查,考虑恶性肿瘤,为进一步诊治,来我院就诊。否认高血压、冠心病史,否认胃肠道、肝胆系疾病史,否认阿司匹林及其他抗凝药用药史,否认外伤及输血史,否认药敏史。

专科查体:右膝关节内侧肿胀,皮色无异常,未见破溃、静脉曲张。皮温较对侧高,右股骨远端内侧可及质硬包块,约 10cm×8cm,不活动,有压痛,边缘尚清,表面皮肤无粘连,膝关节活动受限。

辅助检查:X 线示右股骨干骺端溶骨性病变,累及股骨远端内侧,伴皮质破坏,可见骨膜反应,边界不清,未见明显分隔,质地均匀,可见膝关节内侧软组织包块。CT:右股骨远端内侧可见类圆形软组织影,边界欠清,骨质破坏,邻近软组织侵犯,考虑右股骨远端肿物,恶性可能大。

异常化验结果:无。

> ✏️ **思维提示**
>
> [1]患者因罹患恶性肿瘤而产生焦虑、恐惧情绪,加强心理护理使患者以积极的态度面对疾病,更好地配合下一步治疗。
>
> [2]患者疼痛明显,加强疼痛护理。

2. 护理评估 患者在得知疾病的诊断后出现焦虑情绪,与缺乏疾病相关知识,恐惧手术、担心疾病预后有关,患者疼痛明显。

3. 护理思维与实施方案

患者在得知疾病的诊断后出现焦虑、恐惧情绪
↓
知识缺乏

(1)护理目标:患者了解疾病相关知识,焦虑情绪有所缓解,能够配合治疗和护理。
(2)护理措施
- 加强心理护理,耐心与患者沟通,鼓励患者阐述自己的想法、烦恼、孤独,并给予适当的安慰、解释,尽量从他们的病情考虑、劝告。
- 适当地向患者宣教疾病的治疗及护理知识,并介绍成功的病例,改善患者的知识缺乏,并建立患者的信心。
- 安排患者的家属、朋友陪伴,以增进他们之间的交流,缓解患者的精神负担。

患者右股骨骨肉瘤
↓
疼痛

（1）护理目标：患者疼痛缓解。
（2）护理措施
- 加强心理护理，指导患者采用听音乐等方式分散注意力。
- 局部制动，患肢免负重，尽量避免触碰肿瘤局部，凡涉及到患部的操作及检查需轻柔。
- 遵医嘱给予止痛药，遵循"三阶梯癌痛治疗方案"并按照按时给药、个体化给药、口服给药的原则给予止痛药物。

（二）实施手术后

1. 诊疗情况 患者在全麻下行"右大腿截肢术"，术后返回病房。伤口包扎完整无渗血；留置尿管通畅，妥善固定，定时夹闭；给予患者24小时心电监护及吸氧。指导患者进行主、被动的双上肢及健侧下肢功能锻炼，使用抗血栓压力带及足底泵，预防下肢深静脉血栓形成。定时更换体位，预防压疮发生。指导患者主动咳嗽、咳痰，预防坠积性肺炎。患者诉疼痛，遵医嘱肌注哌替啶50mg，异丙嗪25mg后缓解。手术当日生命体征平稳。

术后第2日血压脉搏平稳，给予停止心电监护及氧气吸入；伤口敷料有渗血，通知医生，给予换药。患者最高体温38℃，给予冰袋物理降温后降至36.9℃；患者可自主排尿给予拔除导尿管。

> **思维提示**
>
> ［1］患者术中出血多，应密切观察术后的生命体征、尿量及伤口渗血情况，及早发现休克征象。
> ［2］患者术后有发生活动性出血的危险，需密切观察伤口有无肿胀、敷料渗血，床旁备止血带，以防活动性出血。
> ［3］患者术后有发生下肢深静脉血栓的危险，需指导患者主动进行双上肢及健侧下肢的功能锻炼，使用抗血栓压力带及足底泵。
> ［4］患者术后卧床时间长，做好体位护理，预防压疮、坠积性肺炎、泌尿系感染等并发症的发生。
> ［5］肢体残缺可能给患者带来心理伤害，需加强心理护理。
> ［6］患者出现发热：做好发热的护理。

2. 护理评估 患者手术创面大，术中出血多，术后卧床时间长，出现疼痛、幻肢痛、发热等情况。此外，行截肢手术，对患者的心理打击很大，出现了情绪低落，烦躁。

3. 护理思维与实施方案

患者手术创面大，术中出血多
↓
有失血性休克的危险

（1）护理目标：不发生失血性休克。
（2）护理措施
- 密切观察术后的生命体征、尿量、血红蛋白及伤口渗血、引流情况，如发现BP<90/60mmHg，P>120次/min，尿量<30ml/h，引流量>200ml/h，及时报告医生。

患者手术创面大伤口敷料有渗血
↓
有活动性出血的危险

（1）护理目标：不发生活动性出血或及时发现。
（2）护理措施
- 床旁备止血带。
- 密切观察伤口敷料渗血情况并做好标记，如发现伤口敷料渗血范围扩大应及时报告医生给予处置。

术后带有导尿管,伤口敷料有渗出

↓

有感染的危险

（1）护理目标:不发生感染。

（2）护理措施

- 观察和评估伤口情况,注意伤口有无红肿痛等症状。
- 遵医嘱使用抗生素。
- 加强尿管护理,每日进行会阴擦洗。嘱患者多饮水。定时夹闭导尿管训练膀胱功能,尽早拔除导尿管。
- 观察伤口敷料渗血情况,如伤口敷料渗血范围扩大应及时报告医生给予更换。

患者术后第 1 日最高体温 38℃

↓

体温过高

（1）护理目标:患者体温降至正常。

（2）护理措施

- 定时观察患者的体温情况。
- 及时给予物理降温,嘱患者多饮水,当物理降温无效时遵医嘱使用退烧药物。
- 及时更换被汗液浸湿的被服,保证患者的舒适。

患者为肿瘤患者,术后,卧床时间长

↓

有下肢深静脉血栓形成的危险

（1）护理目标:不发生或及时发现下肢深静脉血栓。

（2）护理措施

- 指导患者进行主、被动的健侧下肢功能锻炼。
- 遵医嘱使用抗血栓压力带及足底泵。遵医嘱皮下注射低分子肝素等。

术后,卧床时间长

↓

有皮肤受损的危险
有发生坠积性肺炎、泌尿系感染、便秘等并发症的危险

（1）护理目标:不发生压疮、坠积性肺炎、泌尿系感染、便秘等并发症。

（2）护理措施

- 指导患者进行主、被动的肢体功能锻炼,协助更换体位,骨隆突处贴减压贴预防压疮发生。
- 鼓励患者主动咳嗽、咳痰,多饮水,预防坠积性肺炎及泌尿系感染发生。
- 指导患者胃肠功能恢复后多吃高纤维食物,并顺时针按摩腹部。必要时遵医嘱使用促排便药物。

患者截肢术后

↓

疼痛、幻肢痛

（1）护理目标:患者疼痛减轻。

（2）护理措施

- 密切观察患肢的疼痛情况,耐心倾听患者主诉。
- 遵医嘱及时给予止痛药。
- 加强心理护理,引导患者关注残端,尽早在心理上接受引导患者关注残端,促进其心理接受。指导患者放松,分散注意力,避免受凉等诱发因素。

患者截肢术后,出现了情绪低落、烦躁

↓

自我形象紊乱

（1）护理目标:减轻患者因肢体缺如带来的不良情绪。

（2）护理措施

- 在整个治疗过程中加强心理护理,关心体贴患者。
- 向患者讲解行截肢术的必要性,也可介绍同类手术的康复病例,使患者对手术有充分的思想准备和认识,帮助患者树立战胜疾病的信心和勇气。
- 对于术后出现不适心理反应的患者,应予以理解,继续给予患者安慰与支持,倾听患者的内心感受,帮助患者逐步适应。

（三）出院前

1. 诊疗情况　患者伤口拆线,各项检查无异常,护士给予出院指导。

> **思维提示**
>
> ［1］指导患者及家属残端护理及正确使用双拐。
> ［2］嘱患者及家属按时复查。

2. 护理评估　做好出院时患者心理及康复期的护理宣教。

3. 护理思维与实施方案

患者及家属不能正确
使用双拐
↓
知识缺乏
- （1）护理目标：患者和家属能够正确使用双拐。
- （2）护理措施
- 向患者和家属讲解正确用拐的重要性，反复讲解并示范如何正确使用双拐：注意用拐安全，选择合适的拐杖，其长度以患者直立位腋下至地面的长度即可，避免过短而使患者弓身弯背，或过长无法用力而增加其不稳定性，使用时应以前臂的力量支撑在小横梁上，不可用腋下做支撑点，以免损伤腋下软组织。行走时双拐与健足呈三角形，不穿拖鞋用拐。使用单拐的患者，应将单拐置于健侧。

患者及家属不能正确对
待残端
↓
知识缺乏
- （1）护理目标：患者和家属能够正确护理残端。
- （2）护理措施
- 向患者和家属讲解残端护理的重要性，反复讲解如何正确护理残端：正确使用弹力绷带，斜向缠绕包裹残端，防止残端出血水肿，促进脂肪组织缩小，以利安装假肢。对残端皮肤进行拍打、摩擦，或以残端压枕，逐渐增加受压物硬度，提高皮肤的耐磨性，减轻残端与假肢接受腔摩擦而导致的皮肤破损。不可用热水浸泡残端或涂油保护，只需用中性肥皂水清洗即可。

二、护理评价

患者从入院到出院，护理上给予了一系列护理方案的实施。入院时为患者做好心理护理。手术后不仅对有活动性出血的危险、有组织完整性受损的危险、有下肢深静脉血栓形成的危险、有感染的危险、有皮肤受损的危险等护理问题做出了有效的预防措施，并且对患者疼痛、体温过高等问题做出了及时有效的护理，极大地减轻了患者的痛苦，促进了患者的恢复。避免了术后严重并发症的发生。出院前，向患者及家属宣教了正确用拐、残端护理等相关的注意事项。

三、安全提示

1. 有发生跌倒、坠床的危险　患者手术病情平稳后3日开始翻身，有坠床的危险；下床活动后有发生跌倒的危险。护士应积极做好预防工作，评估患者发生跌倒、坠床的风险因素；定时巡视患者，固定好病床、加床档、合理安排陪护；嘱患者穿防滑鞋，保证病房地面干燥，灯光照明良好、病房设施摆放合理。

2. 有皮肤受损的危险　患者术后卧床时间长，护士需了解患者皮肤营养状况；定时协助患者翻身，并位；保持床铺平整、清洁、干燥、无皱褶、无渣屑。

四、经验分享

1. 心理护理　术前术后的心理护理都很重要，有助于减轻手术和术后的肢体缺如对患者带来的心理影响。使患者能够更好地配合治疗及手术，更好地完成术后的康复。

2. 正确功能锻炼　因术后肌肉着力点的改变以及残余肌肉肌力不均匀，大腿截肢患者易产生屈髋外展畸形。故术后患者返回病房，应将残端置于功能位，不可为求舒适而使关节屈曲。鼓励患者早期主动健肢活动，病情平稳后2~3日，可主动翻身坐起。伤口拆线后，即可进行残肢部分的肌肉练习。大腿截肢应加强臀肌、腹肌的练习，进行俯卧练习，每日不少于2次，每次20~30分钟，逐渐延长俯卧时间。

病例 92

小腿截肢患者的护理

患者,男性,37 岁,主因"右胫骨肿瘤术后 20 个月,右小腿疼痛、肿胀 3 个月,"入院。诊断为"右小腿造釉细胞瘤术后复发"。

一、诊疗过程中的临床护理

(一)入院时

1. 诊疗情况

入院后查体:体温 36.5℃,脉搏 80 次 /min,呼吸 18 次 /min,血压 155/96mmHg。发育正常,营养中等,神清,全身皮肤黏膜正常,全身浅表淋巴结无肿大。全身无畸形,脊柱生理弯曲正常,五官心肺正常。患者两年前因不慎跌倒后右小腿疼痛肿胀,至当地医院就诊,20 个月前行瘤段截除异体骨植骨髓内针内固定术,术后病理回报:造釉细胞瘤。术后手术切口良好愈合,于 8 个月前去拐行走,近 3 个月来感右小腿负重行走疼痛、肿胀、经休息无缓解,于我院就诊,门诊以"造釉细胞瘤复发"收入院。患者有高血压 5 年,否认冠心病史,否认胃肠道、肝胆系疾病史,否认阿司匹林及其他抗凝药用药史,否认外伤及输血史,否认药敏史。

专科查体:右小腿下段可见一长约 30cm 的纵行伤口瘢痕,局部可见肿胀,皮肤颜色发红,无静脉曲张,无破溃,可触及一肿块,质韧,有压痛,活动度差,边界不清;邻近关节肿胀,活动受限。

辅助检查:X 线,病变位于右腓骨远端,无病理骨折,无膨胀,病理边界不清,溶骨性破坏,破坏呈虫噬样,无骨膜反应,有软组织肿块形成。

> ✏️ **思维提示**
>
> [1]患者因肿瘤复发而产生焦虑、恐惧情绪,加强心理护理,使患者以积极的态度面对疾病,更好地配合下一步治疗。
> [2]患者有高血压病史,需定时监测血压,遵医嘱使用降压药。
> [3]患者疼痛明显,加强疼痛护理。

2. 护理评估 患者在得知肿瘤复发后出现焦虑情绪,与恐惧手术、担心疾病预后有关,患者有高血压病史,疼痛明显。

3. 护理思维与实施方案

患者得知肿瘤复发
↓
焦虑、恐惧
{
(1)护理目标:患者焦虑、恐惧情绪减轻或消失,能够积极地配合治疗和护理。
(2)护理措施
● 加强心理护理,耐心与患者沟通,鼓励患者阐述自己的想法、烦恼、孤独,并给予适当的安慰、解释,尽量从他们的病情考虑、劝告。
● 安排患者的家属、朋友陪伴,以增进他们之间的交流,缓解患者的精神负担。
}

高血压病史 5 年, 血压不稳定 125~155/80~95mmHg

↓

有发生高血压急症的危险

（1）护理目标: 患者住院期间血压控制平稳。

（2）护理措施

- 监督患者按时服用降压药物, 密切监测血压变化。
- 低盐饮食, 每日 <6g。
- 如有头痛、烦躁、心悸、恶心、呕吐等不适症状及时通知医生。
- 注意观察降压药物副作用。

（二）实施手术后

1. 诊疗情况　患者在全麻下行"右小腿截肢术", 术后返回病房。伤口包扎完整无渗血; 有 1 个引流管, 引流通畅留置尿管通畅, 妥善固定, 定时夹闭; 给予患者 24 小时心电监护及吸氧。指导患者进行主、被动的双上肢及健侧下肢功能锻炼, 使用抗血栓压力带及足底泵, 预防下肢深静脉血栓形成。定时更换体位, 预防压疮发生。指导患者主动咳嗽、咳痰, 预防坠积性肺炎。手术当日生命体征平稳, 24 小时引流量 140ml。

术后第 2 日血压脉搏平稳, 给予停止心电监护及氧气吸入; 伤口敷料有渗血, 通知医生, 给予换药。患者可自主排尿给予拔除导尿管。术后第 5 日引流量 5ml 给予拔除引流管。

思维提示

［1］患者术后有发生失血性休克的危险, 需密切观察术后的生命体征、伤口渗血、引流情况, 及早发现休克征象。

［2］患者术后有发生活动性出血的危险, 需密切观察伤口有无肿胀、敷料渗血、引流情况, 床旁备止血带, 以防活动性出血。

［3］患者术后有发生下肢深静脉血栓的危险, 指导患者主动进行双上肢及健侧下肢的功能锻炼, 使用抗血栓压力带及足底泵。

［4］患者术后卧床时间长, 做好体位护理, 预防压疮、坠积性肺炎、泌尿系感染等并发症的发生。

［5］肢体缺如可能给患者带来心理伤害, 加强心理护理。

---

2. 护理评估　患者手术创面大, 术后带有引流管及尿管, 卧床时间长, 出现疼痛、幻肢痛等情况。此外, 行截肢手术, 对患者的心理打击很大, 出现了情绪低落, 烦躁。

3. 护理思维与实施

患者手术创面大, 术中出血多

↓

有失血性休克的危险

（1）护理目标: 不发生失血性休克。

（2）护理措施

- 密切观察术后的生命体征、尿量、血红蛋白及伤口渗血、引流情况, 如发现 BP<90/60mmHg, P>120 次 /min, 尿量 <30ml/h, 引流量 >200ml/h, 及时报告医生。

患者手术创面大伤口敷料有渗血

↓

有活动性出血的危险

（1）护理目标: 不发生活动性出血或及时发现。

（2）护理措施

- 床旁备止血带。
- 密切观察伤口敷料渗血情况并做好标记, 如发现伤口敷料渗血范围扩大应及时报告医生给予处置。

术后带有引流管及尿管

↓

有感染的危险

（1）护理目标: 不发生伤口及尿路感染。

（2）护理措施

- 观察和评估伤口情况, 注意伤口有无红肿痛等症状。
- 遵医嘱使用抗生素。
- 加强尿管护理, 每日进行会阴擦洗。嘱患者多饮水。定时夹闭导尿管训练膀胱功能, 患者可自主排尿后尽早拔除导尿管。
- 观察伤口敷料渗血情况, 如发现伤口敷料渗血范围扩大应及时报告医生给予更换。

患者为肿瘤患者,术后,
卧床时间长
↓
有下肢深静脉血栓形成
的危险

（1）护理目标:不发生或及时发现下肢深静脉血栓。
（2）护理措施
- 指导患者进行主、被动的健侧下肢功能锻炼。
- 遵医嘱使用抗血栓压力带及足底泵。遵医嘱皮下注射低分子肝素等。

术后,卧床时间长
↓
有皮肤受损的危险
有发生坠积性肺炎、泌尿
系感染、便秘等并发症的
危险

（1）护理目标:不发生压疮、坠积性肺炎、泌尿系感染、便秘等并发症。
（2）护理措施
- 指导患者进行主、被动的肢体功能锻炼,协助更换体位,骨隆突处贴减压贴预防压疮发生。
- 鼓励患者主动咳嗽、咳痰,多饮水,预防坠积性肺炎及泌尿系感染发生。
- 指导患者胃肠功能恢复后多吃高纤维食物,并顺时针按摩腹部。必要时遵医嘱使用促排便药物。

患者截肢术后
↓
疼痛、幻肢痛

（1）护理目标:患者疼痛减轻。
（2）护理措施
- 密切观察患肢的疼痛情况,耐心倾听患者主诉。
- 遵医嘱及时给予止痛药。
- 加强心理护理,引导患者关注残端,尽早在心理上接受引导患者关注残端,促进其心理接受。指导患者放松,分散注意力,避免受凉等诱发因素。

患者截肢术后,出现了
情绪低落,烦躁
↓
自我形象紊乱

（1）护理目标:减轻患者因肢体缺如带来的不良情绪。
（2）护理措施
- 在整个治疗过程中加强心理护理,关心体贴患者。
- 向患者讲解行截肢术的必要性,也可介绍同类手术的康复病例,使患者对手术有充分的思想准备和认识,帮助患者树立战胜疾病的信心和勇气。
- 对于术后出现不适心理反应的患者,应予以理解,继续给予患者安慰与支持,倾听患者的内心感受,帮助患者逐步适应。

（三）出院前
1. 诊疗情况 患者伤口拆线,各项检查无异常,护士给予出院指导。

思维提示

［1］指导患者及家属残端护理及正确使用双拐。
［2］嘱患者及家属按时复查。

2. 护理评估 做好出院时患者心理及康复期的护理宣教。
3. 护理思维与实施方案

患者及家属不能正确
使用双拐
↓
知识缺乏

（1）护理目标:患者和家属能够正确使用双拐。
（2）护理措施
- 向患者和家属讲解正确用拐的重要性,反复讲解并示范如何正确使用双拐:注意用拐安全,选择合适的拐杖,其长度以患者直立位腋下至地面的长度即可,避免过短而使患者弓身弯背,或过长无法用力而增加其不稳定性,使用时应以前臂的力量支撑在小横梁上,不可用腋下做支撑点,以免损伤腋下软组织。行走时双拐与健足呈三角形,不穿拖鞋用拐。使用单拐的患者,应将单拐置于健侧。

患者及家属不能正确
对待残端
↓
知识缺乏

（1）护理目标：患者和家属能够正确护理残端。
（2）护理措施
- 向患者和家属讲解残端护理的重要性，反复讲解如何正确护理残端：正确使用弹力绷带，斜向缠绕包裹残端，防止残端出血水肿，促进脂肪组织缩小，以利安装假肢。对残端皮肤进行拍打、摩擦，或以残端压枕，逐渐增加受压物硬度，提高皮肤的耐磨性，减轻残端与假肢接受腔摩擦而导致的皮肤破损。不可用热水浸泡残端或涂油保护，只需用中性肥皂水清洗即可。

二、护理评价

患者从入院到出院，护理上给予了一系列护理方案的实施。入院时为患者做好心理护理。手术后不仅对有活动性出血的危险、有组织完整性受损的危险、有下肢深静脉血栓形成的危险、有感染的危险、有皮肤受损的危险等护理问题做出了有效的预防措施，并且对患者疼痛、幻肢痛、自我形象紊乱等问题做出了及时有效的护理，极大地减轻了患者的痛苦，促进了患者的恢复。避免了术后严重并发症的发生。出院前，向患者及家属宣教了正确用拐、残端护理等相关的注意事项。

三、安全提示

1. 有发生跌倒、坠床的危险　患者遵医嘱开始翻身坐起后，有坠床的危险；下床活动后有发生跌倒的危险。护士应积极做好预防工作，评估患者发生跌倒、坠床的风险因素；定时巡视患者，固定好病床、加床档、合理安排陪护；嘱患者穿防滑鞋，并指导患者在能够熟练用拐之前，必须有人陪同活动。保证病房地面干燥，灯光照明良好、病房设施摆放合理。

2. 有皮肤受损的危险　患者术后卧床时间长，护士需了解患者皮肤营养状况；定时协助患者翻身，更换体位；保持床铺平整、清洁、干燥、无皱褶、无渣屑。

四、经验分享

1. 心理护理　术前术后的心理护理都很重要，对于肿瘤复发的患者，尤其需要细致耐心的倾听及理解。良好的心理护理有助于减轻疾病以及手术和术后的肢体缺如对患者带来的心理影响。使患者能够更好地配合治疗及手术，更好地完成术后的康复。

2. 正确功能锻炼　为避免因术后肌肉着力点的改变以及残余肌肉肌力不均匀导致的畸形，膝下截肢者平卧时避免膝下垫物或将残端垂于床侧。避免依赖轮椅，早期使用拐杖或助行器。鼓励患者早期主动健肢活动，病情平稳后 2~3 日，可主动翻身坐起。伤口拆线后，即可进行残肢部分的肌肉练习。小腿截肢应加强股四头肌的功能锻炼。

病例 93

肩胛带离断患者的护理

患者,男性,10岁,主因"左上臂疼痛肿胀8个月"入院。诊断"左肱骨骨肉瘤"。

一、诊疗过程中的临床护理

（一）入院时

1. 诊疗情况

入院后查体:体温37.4℃,脉搏88次/min,呼吸18次/min,血压100/70mmHg。发育正常,营养差,神清,全身皮肤黏膜正常,全身浅表淋巴结无肿大。全身无畸形,脊柱生理弯曲正常,五官心肺正常。患者8个月前无明显诱因出现左上臂疼痛肿胀,至当地医院拍片,考虑"骨髓炎"行病理活检,病理回报:骨肉瘤。于当地医院行放疗、化疗治疗后无明显效果,行中药治疗后无明显效果,近3个月疼痛肿胀逐渐加重,为求进一步治疗,来我院就诊。患者否认高血压史,否认冠心病史,否认胃肠道、肝胆系疾病史,否认阿司匹林及其他抗凝药用药史,否认外伤及输血史,否认药敏史。

专科查体:左上臂肿胀明显,可见静脉怒张,前侧皮肤颜色发黑,近关节处有破溃,可局部压痛明显,患肢拒动,前臂及手部皮温低,感觉消失,腕关节及指关节不能活动,左尺动脉、桡动脉未及明显搏动。

辅助检查:X线可见左肱骨巨大肿瘤,边界不清,皮质破坏明显,软组织肿块巨大。

异常化验结果:CRP 55mg/g,红细胞沉降率（ESR）65mm,血红蛋白89g/L,WBC 2.94×10^9/L。

> **思维提示**
>
> ［1］患者为儿童,需加强心理护理,减轻患者因环境陌生、肿瘤及肿瘤的治疗而产生的焦虑、恐惧情绪,使患者以积极的态度面对疾病,更好地配合下一步治疗。
>
> ［2］患者疼痛明显,加强疼痛护理。
>
> ［3］患者营养差,血红蛋白低,白细胞低,需加强营养并做好感染的预防。

2. 护理评估 患者为儿童,住院后因环境的陌生,患肢的疼痛,肿瘤相关的治疗而产生了焦虑、恐惧情况,对治疗及护理很不配合。此外患者血红蛋白及白细胞低,须加强饮食护理及感染的防护。

3. 护理思维与实施方案

患者得知病情
↓
焦虑、恐惧不配合治疗及护理

（1）护理目标:患者焦虑、恐惧情绪减轻或消失,能够积极地配合治疗和护理。

（2）护理措施

- 患者为儿童,应多安排家属的陪伴,并介绍年龄相近的其他患者与其接触,以减轻面对陌生环境的不安全感。
- 加强心理护理,耐心细致地与患者沟通,轻柔地进行护理操作,以增加患者对医护人员的信任与配合。
- 同时多向患者家属进行疾病及治疗的相关知识的宣教,多与患者家属沟通,取得家属的配合。

患者左肱骨骨肉瘤

↓

疼痛

（1）护理目标：患者疼痛缓解。

（2）护理措施

- 患者为儿童，认真听取患者关于疼痛的主诉，采取多种方法，更准确地评估患者的疼痛情况。
- 加强心理护理，指导患者采用听音乐、看电视等方式分散注意力。
- 局部制动，患肢免负重，尽量避免触碰肿瘤局部，凡涉及到患部的操作及检查需轻柔。
- 遵医嘱给予止痛药，遵循"三阶梯癌痛治疗方案"并按照按时给药、个体化给药、口服给药的原则给予止痛药物。

患者营养差，血红蛋白
89g/L，WBC 2.94×10⁹/L

↓

有感染的危险

（1）护理目标：患者住院期间不发生感染。

（2）护理措施

- 鼓励患者增加高蛋白质、高维生素、高热量的食物摄入。
- 必要时遵医嘱予以静脉补充营养或输血，以改善恶性肿瘤引起的低蛋白血症、贫血等慢性消耗性疾病。
- 限制病房探视，加强病房的清洁与消毒，指导患者及家属注意饮食与个人卫生，并注意保暖，以防感染发生。

（二）实施手术后

1. 诊疗情况　患者在全麻下行"左肩胛带离断术"，术后返回病房。伤口包扎完整无渗血；有 1 个引流管，引流通畅留置尿管通畅，妥善固定，定时夹闭；给予患者 24 小时心电监护及吸氧。指导患者进行主、被动的双下肢及健侧上肢功能锻炼，使用抗血栓压力带及足底泵，预防下肢深静脉血栓形成。定时更换体位，预防压疮发生。指导患者主动咳嗽、咳痰，预防坠积性肺炎。手术当日生命体征平稳，24 小时引流量 50ml。患者诉疼痛，遵医嘱肌注哌替啶 50mg，异丙嗪 25mg 后缓解。患者最高体温 38.5℃，给予冰袋物理降温后降至 37.4℃。

术后第 2 日生命体征平稳，给予停止心电监护及氧气吸入；伤口敷料有渗血，通知医生，给予换药。患者可自主排尿给予拔除导尿管。术后第 7 日引流量 10ml 给予拔除引流管。

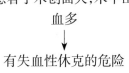

> 　[1] 患者术后有发生失血性休克的危险，需密切观察术后的生命体征、伤口渗血、引流情况，及早发现休克征象。
> 　[2] 患者术后有发生活动性出血的危险，需密切观察伤口有无肿胀、敷料渗血、引流情况，床旁备沙袋，以防活动性出血。
> 　[3] 患者术后有发生下肢深静脉血栓的危险，需指导患者主动进行双下肢及健侧上肢功能锻炼，使用抗血栓压力带及足底泵，预防下肢深静脉血栓的发生。
> 　[4] 患者术后卧床时间长，做好体位护理，预防压疮、坠积性肺炎、泌尿系感染等并发症的发生。
> 　[5] 肢体缺如给患者带来生活上的不便及心理伤害，需加强心理护理及生活护理。

2. 护理评估　患者手术创面大，术后带有引流管及尿管，卧床时间长，出现疼痛、幻肢痛、发热等情况。此外，行截肢手术，对患者的心理打击很大，出现了情绪低落，烦躁。

3. 护理思维与实施方案

患者手术创面大，术中出血多

↓

有失血性休克的危险

（1）护理目标：不发生失血性休克。

（2）护理措施

- 密切观察术后的生命体征、尿量、血红蛋白及伤口渗血、引流情况，如发现 BP<90/60mmHg，P>120 次/min，尿量 <30ml/h，引流量 >200ml/h，及时报告医生。

患者手术创面大伤口敷料有渗血

↓

有活动性出血的危险

（1）护理目标：不发生活动性出血或及时发现。
（2）护理措施
- 床旁备沙袋。
- 密切观察伤口敷料渗血情况并做好标记,如发现伤口敷料渗血范围扩大或引流突然增多应及时报告医生给予处置。

术后带有引流管及尿管

↓

有感染的危险

（1）护理目标：不发生感染。
（2）护理措施
- 观察和评估伤口情况,注意伤口有无红肿痛等症状。
- 遵医嘱使用抗生素。
- 加强尿管护理,每日进行会阴擦洗。嘱患者多饮水。定时夹闭尿管训练膀胱功能,尽早拔除导尿管。
- 密切观察伤口敷料渗血情况并做好标记,应及时报告医生给予处置。

患者为肿瘤患者,术后,卧床时间长

↓

有下肢深静脉血栓形成的危险

（1）护理目标：不发生或及时发现下肢深静脉血栓。
（2）护理措施
- 指导患者进行主、被动的健肢功能锻炼。
- 遵医嘱使用抗血栓压力带及足底泵。遵医嘱皮下注射低分子肝素等。

患者截肢术后

↓

疼痛、幻肢痛

（1）护理目标：患者疼痛减轻。
（2）护理措施
- 密切观察疼痛情况,耐心倾听患者主诉。
- 遵医嘱及时给予止痛药。
- 加强心理护理,引导患者关注残端,尽早在心理上接受引导患者关注残端,促进其心理接受。指导患者放松,分散注意力,避免受凉等诱发因素。

患者术后第 1 日最高体温 38.5℃

↓

体温过高

（1）护理目标：患者体温降至正常。
（2）护理措施
- 定时观察患者的体温情况。
- 及时给予物理降温,嘱患者多饮水,当物理降温无效时遵医嘱使用退烧药物。
- 及时更换被汗液浸湿的被服,保证患者的舒适。

患者截肢术后,出现了情绪低落,烦躁

↓

自我形象紊乱

（1）护理目标：减轻患者因肢体缺如带来的不良情绪。
（2）护理措施
- 在整个治疗过程中加强心理护理,关心体贴患者。
- 向患者及家属讲解行截肢术的必要性,也可介绍同类手术的康复病例,使患者对手术有充分的思想准备和认识,帮助患者树立战胜疾病的信心和勇气。
- 对于术后出现不适心理反应的患者,应予以理解,继续给予患者安慰与支持,倾听患者的内心感受,帮助患者逐步适应。
- 鼓励患者在病情稳定后自己进行梳洗、进餐等力所能及的日常活动,指导患者穿有松紧带的裤子,无鞋带的鞋子等,并尽量协助患者完成操作比较困难的事情,使患者能够更便捷的生活,更有信心克服肢体缺如带来的不便。

（三）出院前

1. 诊疗情况　患者伤口拆线,各项检查无异常,护士给予出院指导。

思维提示

　　[1]指导患者及家属残端护理。
　　[2]嘱患者及家属按时复查。

---

2. 护理评估　做好出院时患者心理及康复期的护理宣教。
3. 护理思维与实施方案

患者及家属不能正确
对待残端
↓
知识缺乏

（1）护理目标:患者和家属能够正确护理残端。
（2）护理措施
● 向患者和家属讲解残端护理的重要性,反复讲解如何正确护理残端:正确使用弹力绷带,斜向缠绕包裹残端,防止残端出血水肿,促进脂肪组织缩小,以利安装假肢。对残端皮肤进行拍打、摩擦,或以残端压枕,逐渐增加受压物硬度,提高皮肤的耐磨性。不可用热水浸泡残端或涂油保护,只需用中性肥皂水清洗即可。

二、护理评价

　　患者从入院到出院,护理上给予了一系列护理方案的实施。入院时为患者做好心理护理。手术后不仅对有活动性出血的危险、有组织完整性受损的危险、有下肢深静脉血栓形成的危险、有感染的危险、有皮肤受损的危险等护理问题做出了有效的预防措施,并且对患者疼痛、幻肢痛、自我形象紊乱等问题做出了及时有效的护理,极大地减轻了患者的痛苦,促进了患者的恢复。避免了术后严重并发症的发生。出院前,向患者及家属宣教了残端护理相关的注意事项。

三、安全提示

　　1. 有发生跌倒、坠床的危险　患者遵医嘱开始翻身坐起后,有坠床的危险;下床活动后有发生跌倒的危险。护士应积极做好预防工作,评估患者发生跌倒、坠床的风险因素;定时巡视患者,固定好病床、加床档、合理安排陪护;嘱患者穿防滑鞋,并指导患者在能够熟练用拐之前,必须有人陪同活动。保证病房地面干燥,灯光照明良好、病房设施摆放合理。

　　2. 有皮肤受损的危险　患者术后卧床时间长,护士需了解患者皮肤营养状况;定时协助患者翻身,并更换体位;保持床铺平整、清洁、干燥、无皱褶、无渣屑。

四、经验分享

　　心理护理:术前术后的心理护理都很重要,对于儿童肿瘤的患者,尤其需要细致耐心的倾听及理解。良好的心理护理有助于减轻疾病以及手术和术后的肢体缺如对患者带来的心理影响。使患者能够更好地配合治疗及手术,更好地完成术后的康复。

病例 94

颈椎肿瘤患者的护理

患者,男性,14 岁,主因"颈部疼痛 4 个月,加重 2 个月"收入院。诊断"颈$_6$椎体及附件骨母细胞瘤"。

一、诊疗过程中的临床护理

(一)入院时

1. 诊疗情况

入院后查体: 体温 36.5℃,脉搏 85 次 /min,呼吸 20 次 /min,血压 99/66mmHg。发育正常,营养正常,神清,全身皮肤黏膜正常,全身浅表淋巴结无肿大。全身无畸形,脊柱生理弯曲正常,五官心肺正常。患者 4 个月前无明显诱因出现颈部疼痛,至当地医院行按摩等治疗后无明显效果,近 2 个月疼痛肿胀逐渐加重,为求进一步治疗,来我院就诊。患者否认高血压史,否认冠心病史,否认胃肠道、肝胆系疾病史,否认阿司匹林及其他抗凝药用药史,否认外伤及输血史,否认药敏史。

专科查体: 颈$_6$棘突明显压痛,左侧椎体及椎体旁压痛明显,疼痛活动时加重,左上肢无明显活动障碍,肌力、肌张力均正常,左上肢感觉正常,余肢无明显异常。

辅助检查: MRI 考虑颈$_6$椎体及附件骨母细胞瘤。

> **思维提示**
>
> [1] 患者因罹患肿瘤产生焦虑、恐惧情绪,加强心理护理,使患者以积极的态度面对疾病,更好地配合下一步治疗。
>
> [2] 患者肿瘤侵及椎体,可使其稳定性遭到破坏,轻微外伤即可引起椎体的骨折,肿瘤缓慢侵蚀椎体也可能导致椎体的自发性压缩骨折,需指导患者做好椎体的保护。
>
> [3] 患者疼痛明显,加强疼痛护理。

2. 护理评估　患者得知罹患肿瘤之后产生了焦虑、恐惧情绪,肿瘤侵及椎体,使其稳定性遭到破坏,有发生病理骨折的危险。患者颈部疼痛,活动后加重。患者拟进行手术治疗,应指导患者做好手术准备。

3. 护理思维与实施方案

患者出现焦虑、恐惧情绪
↓
知识缺乏

(1)护理目标:患者焦虑、恐惧情绪减轻或消失,能够积极地配合治疗和护理。
(2)护理措施
- 加强心理护理,耐心与患者沟通,鼓励患者阐述自己的想法、烦恼、孤独,并给予适当的安慰、解释,尽量从他们的病情考虑、劝告。
- 安排患者的家属、朋友陪伴,以增进他们之间的交流,缓解患者的精神负担。

患者肿瘤侵及椎体，可能使其稳定性遭到破坏

↓

有发生病理骨折的危险

（1）护理目标：患者术前不发生病理骨折。

（2）护理措施

- 告知患者保护颈椎，不发生病理骨折的重要性。
- 保持椎体稳定，指导患者卧床，进行轴翻身，防止椎体进一步受到损害，正确使用颈托。
- 练习卧床排便，进行肌肉、关节的主动或被动活动。预防卧床常见的并发症。

（二）实施手术后

1. 诊疗情况　患者在全麻下行"颈$_6$椎体及附件肿瘤切除，异体骨植骨内固定术"，术后返回病房。伤口包扎完整无渗血；有 1 个引流管，引流通畅；给予患者 24 小时心电监护及吸氧。麻醉恢复后给予患者定时轴向翻身，定时更换体位，预防压疮发生。指导患者进行主、被动的肢体功能锻炼，使用抗血栓压力带及足底泵，预防下肢深静脉血栓形成。指导患者主动咳嗽、咳痰，预防坠积性肺炎。手术当日生命体征平稳，24 小时引流量 50ml。患者诉疼痛，遵医嘱肌注哌替啶 50mg，异丙嗪 25mg 后缓解。

术后第 2 日血压脉搏平稳，给予停止心电监护及氧气吸入；术后第 7 日引流量 10ml 给予拔除引流管。

思维提示

［1］患者术后有发生失血性休克的危险，需密切观察术后的生命体征、伤口渗血、引流情况，及早发现休克征象。

［2］患者术后有发生颈深部血肿的危险，需密切观察呼吸情况、颈部有无肿胀、敷料有无渗血及引流情况，床旁备气管切开包及吸痰器，以防颈深部血肿的发生。

［3］患者术后有发生下肢深静脉血栓的危险，需指导患者主动进行双下肢及健侧上肢功能锻炼，使用抗血栓压力带及足底泵，预防下肢深静脉血栓的发生。

［4］患者术后卧床时间长，做好体位护理，预防压疮、坠积性肺炎、泌尿系感染等并发症的发生。

［5］术后患者出现咽喉疼痛、吞咽困难，应做好饮食护理。

---

2. 护理评估　患者术后有发生失血性休克、颈深部血肿、下肢深静脉血栓的危险，且卧床时间长，容易发生压疮、坠积性肺炎、泌尿系感染等卧床并发症。患者术后出现疼痛剧烈，痰多且黏稠，咽喉疼痛、吞咽困难等问题。

3. 护理思维与实践方案

患者手术创面大，术中出血多

↓

有失血性休克的危险

（1）护理目标：不发生失血性休克。

（2）护理措施

- 密切观察术后的生命体征、尿量、血红蛋白及伤口渗血、引流情况，如发现 BP<90/60mmHg，P>120 次 /min，尿量 <30ml/h，引流量 >200ml/h，及时报告医生。

颈椎手术

↓

有发生颈深部血肿的危险

（1）护理目标：不发生颈深部血肿或发生时能够及时抢救。

（2）护理措施

- 密切观察患者的呼吸情况。注意呼吸的频率和深浅度的改变。
- 保持引流管通畅，观察切口局部的情况，及时发现有无伤口渗出及颈部肿胀。
- 床旁备气管切开包及吸痰器，一旦患者出现呼吸困难，立即实施抢救。

患者为肿瘤患者，术后，卧床时间长

↓

有下肢深静脉血栓形成的危险

（1）护理目标：不发生下肢深静脉血栓。

（2）护理措施

- 指导患者进行主、被动的肢体功能锻炼。
- 遵医嘱使用抗血栓压力带及足底泵。遵医嘱皮下注射低分子肝素等。

术后,卧床时间长

↓

有皮肤受损的危险有发生坠积性肺炎、泌尿系感染、便秘等并发症的危险

（1）护理目标:不发生压疮、坠积性肺炎、泌尿系感染、便秘等并发症。

（2）护理措施

● 指导患者进行主被动的肢体功能锻炼,协助更换体位,骨隆突处贴减压贴预防压疮发生。病情稳定后协助患者定时轴向翻身。

● 鼓励患者主动咳嗽、咳痰,多饮水,预防坠积性肺炎及泌尿系感染发生。

● 指导患者胃肠功能恢复后多吃高纤维食物,并顺时针按摩腹部。必要时遵医嘱使用促排便药物。

患者颈部肿瘤

↓

疼痛

（1）护理目标:患者疼痛减轻。

（2）护理措施

● 密切观察疼痛情况,耐心倾听患者主诉。

● 患者遵医嘱翻身或坐起、下床活动时应正确使用颈托,保护颈椎。

● 遵医嘱及时给予止痛药。

患者痰多且黏稠

↓

有气体交换受损的危险

（1）护理目标:患者可以有效咳嗽咳痰。

（2）护理措施

● 鼓励患者主动进行正确有效的咳痰,在不影响椎体稳定的情况下协助患者拍背咳痰。

● 必要时,遵医嘱予以患者雾化吸入,每日 2~4 次,每次 20 分钟。可选用盐酸氨溴索、异丙托溴铵等药物,以促进痰液稀释,易于咳出。

● 对于痰液黏稠者,可遵医嘱静脉滴注盐酸氨溴索或口服中药祛痰剂。

● 加强疼痛护理,必要时遵医嘱及时给予止痛药,以防患者因惧怕疼痛而不敢进行咳嗽咳痰。

术后患者出现咽喉疼痛、吞咽困难

↓

有营养失调的危险:低于机体需要量

（1）护理目标:术后不发生营养失调。

（2）护理措施

● 术后 3~5 日可酌情进冷流食,以减轻咽部水肿。

● 指导患者进食应循序渐进。

● 注意有无呛咳,防止误吸。

● 加强口腔护理,清除食物残渣。

（三）出院前

1. 诊疗情况　患者伤口拆线,各项检查无异常,护士给予出院指导。

思维提示

　　[1] 指导患者正确佩戴颈托。

　　[2] 嘱患者及家属按时复查。

---

2. 护理评估　做好出院时患者心理、药物知识水平及康复期的护理宣教。

3. 护理思维与实施方案

患者及家属不能正确使用颈托

↓

知识缺乏

（1）护理目标:患者和家属能够正确使用颈托。

（2）护理措施

● 向患者和家属讲解正确使用颈托的重要性。

● 反复讲解并示范如何正确使用颈托,直到患者及家属可以正确的戴、取颈托。

二、护理评价

　　患者从入院到出院,护理上给予了一系列护理方案的实施。入院时为患者做好心理护理。手术后不

仅对有活动性出血的危险、有下肢深静脉血栓形成的危险、有感染的危险、有皮肤受损的危险等护理问题做出了有效的预防措施,并且对患者疼痛剧烈,痰多且黏稠,咽喉疼痛、吞咽困难等问题。做出了及时有效的护理,极大地减轻了患者的痛苦,促进了患者的恢复。避免了术后严重并发症的发生。出院前,向患者及家属宣教颈托使用及相关的注意事项。

三、安全提示

1. 有发生跌倒、坠床的危险　患者遵医嘱开始翻身坐起后,有坠床的危险;下床活动后有发生跌倒的危险。护士应积极做好预防工作,评估患者发生跌倒、坠床的风险因素;定时巡视患者,固定好病床、加床档、合理安排陪护;嘱患者穿防滑鞋,并指导患者在能够熟练用拐之前,必须有人陪同活动。保证病房地面干燥,灯光照明良好、病房设施摆放合理。

2. 有皮肤受损的危险　患者术后卧床时间长,护士需了解患者皮肤营养状况;定时协助患者翻身,并更换体位;保持床铺平整、清洁、干燥、无皱褶、无渣屑。

四、经验分享

1. 心理护理　术前术后的心理护理都很重要,对于肿瘤的患者,尤其需要细致耐心的倾听及理解。良好的心理护理有助于减轻疾病以及手术对患者带来的心理影响。使患者能够更好地配合治疗及手术,更好地完成术后的康复。

2. 颈椎手术术前护理要点

(1)为保持椎体稳定,术前即指导患者卧床,进行轴翻身,防止椎体进一步受到损害,正确使用颈托以起到固定作用。练习卧床排便,进行肌肉、关节的主动或被动活动。

(2)加强功能训练,鼓励患者多做深呼吸及扩胸运动,进行吹泡练习,每日3次,每次30分钟,以提高肺活量。进行有效咳嗽、咳痰练习,吸烟患者应于术前2周禁烟,减少痰液的生成,避免刺激性咳嗽。

(3)为适应颈椎手术入路的需要,减少术后不良反应的发生,颈椎手术前患者应进行体位训练。颈前路手术的患者应练习平卧位,颈后伸,以2~4指在皮外插入切口侧的内脏鞘(包在甲状腺、气管、食管外面)与血管、神经鞘间隙外,持续向非手术侧推移或用另一手牵拉过中线。颈后路手术卧床时间长,易引起呼吸道受阻,患者应练习俯卧。将枕置于胸前,头前倾,双上肢后伸。指导患者练习卧位进流食,或由他人协助进半流食,注意吞咽速度不可过快,以免引起呛咳。

3. 颈椎手术术后护理要点

(1)术后平稳搬移患者,防止脊椎扭曲,预防植骨块脱落,生命体征平稳后可协助患者轴向翻身。颈椎手术患者严格颈部制动,免枕、平卧,头部保持中立,可用沙袋置于颈部两侧,以固定。侧翻时专人固定头部或使用颈托,保持颈部与躯干、骨盆同时转向一侧。侧卧后颈部垫棉枕,保持颈肩平行。

(2)功能锻炼:术后患者麻醉恢复后即观察患者四肢的感觉、运动情况。截瘫患者评估体表感觉变化,生命体征平稳后即可开始进行功能锻炼:上肢进行屈肘、抬臂、推拳练习或手捏橡皮圈,双下肢进行股四头肌等长收缩,直腿抬高练习。防止肌肉萎缩,关节僵硬,避免神经根粘连。

(3)由于颈深部血肿多发生在术后12小时内,故术后要密切观察患者的呼吸情况。注意呼吸的频率和深浅度的改变。保持引流管通畅,观察切口局部的情况,及时发现有无伤口渗出及颈部肿胀。床旁备气管切开包及吸痰器,一旦患者出现呼吸困难,立即实施抢救。

(4)保持呼吸道通畅:由于术中牵拉气管或气管插管,术后患者痰量较多,应予以患者雾化吸入,每日2~4次,每次20分钟。可选用盐酸氨溴索、异丙托溴铵等药物,以促进痰液稀释,易于咳出。鼓励患者主动有效的咳痰,在不影响椎体稳定的情况下协助患者拍背咳痰,对于痰液黏稠者,可静脉滴注盐酸氨溴索或口服中药祛痰剂。

(5)术后患者出现咽喉疼痛、吞咽困难,多由术中牵拉食管、咽部引起,一般术后3~5日可缓解。故术后初期可酌情进冷流食,以减轻咽部水肿。协助患者进食应循序渐进,注意有无呛咳,防止误吸。加强口腔护理,清除食物残渣。

胸椎肿瘤患者的护理

患者,男性,47岁,主因"腰背部疼痛4年,加重伴双下肢感觉、运动障碍2周"收入院。诊断"胸椎转移瘤,$T_{11、12}$为主,肝癌骨转移"。

一、诊疗过程中的临床护理

(一)入院时

1. 诊疗情况

入院后查体:体温36.8℃,脉搏84次/min,呼吸19次/min,血压130/70mmHg。发育正常,营养差,神清,全身皮肤黏膜正常,全身浅表淋巴结无肿大。全身无畸形,脊柱生理弯曲正常,五官心肺正常。患者4年前诊断为肝癌,与当地行肝脏介入治疗数次。1年前出现背部阵痛、憋气、大汗,行PET-CT检查,报告肋骨及胸椎骨转移。行伽马刀治疗后疼痛缓解,2周前再次出现背部阵痛,伴双下肢麻木,后逐渐加重,发展为背部持续性疼痛,双下肢无力,活动困难。为求进一步诊治,来我院就诊。患者否认高血压史,否认冠心病史,否认胃肠道疾病史,否认阿司匹林及其他抗凝药用药史,否认外伤及输血史,否认药敏史。

专科查体:胸背部疼痛,腰背部未见明显包块,脊柱无侧弯,皮肤无红肿破溃,未见静脉曲张,未及包块,双侧腹股沟以远感觉减退,双下肢肌张力增高,左下肢肌力3级,双侧膝反射(-),余肢查无明显异常。

> **思维提示**
>
> [1]患者因肿瘤转移及双下肢截瘫产生焦虑、恐惧情绪,加强心理护理,使患者以积极的态度面对疾病,更好地配合下一步治疗。
>
> [2]患者肿瘤侵及椎体,可使其稳定性遭到破坏,轻微外伤即可引起椎体的骨折,肿瘤缓慢侵蚀椎体也可能造成自发性的椎体压缩骨折,故应注意保护椎体。
>
> [3]患者疼痛明显,加强疼痛护理。
>
> [4]患者卧床,应加强生活护理,并预防压疮等并发症的发生。

2. 护理评估 患者胸背部疼痛剧烈,双下肢麻木,感觉减退,活动困难,且有发生病理骨折的危险。在得知诊断后表现出焦虑、恐惧情绪。患者拟行手术治疗,协助患者做好胸椎肿瘤手术前准备。

3. 护理思维与实施方案

患者得知病情
↓
焦虑、恐惧

(1)护理目标:患者焦虑、恐惧情绪减轻或消失,能够积极地配合治疗和护理。

(2)护理措施

- 加强心理护理,耐心与患者沟通,鼓励患者阐述自己的想法、烦恼、孤独,并给予适当的安慰、解释,尽量从他们的病情考虑、劝告。
- 安排患者的家属、朋友陪伴,以增进他们之间的交流,缓解患者的精神负担。

患者肿瘤侵及椎体，可能使其稳定性遭到破坏

↓

有发生病理骨折的危险

（1）护理目标：患者术前不发生病理骨折。

（2）护理措施

- 告知患者保护胸椎的重要性。
- 保持椎体稳定，指导患者卧床，进行轴翻身，防止椎体进一步受到损害，在搬动患者时应防止脊椎扭曲，妥善保护胸椎。
- 练习卧床排便，进行肌肉、关节的主动或被动活动。预防卧床常见的并发症。

患者双下肢麻木，感觉减退，活动困难且为保持椎体稳定，指导患者卧床

↓

有皮肤受损的危险
有发生坠积性肺炎、泌尿系感染、便秘等并发症的危险

（1）护理目标：不发生压疮、坠积性肺炎、泌尿系感染、便秘等并发症。

（2）护理措施

- 指导患者进行主、被动的肢体功能锻炼，协助更换体位，骨隆突处贴减压贴预防压疮发生。
- 协助患者定时轴向翻身。
- 鼓励患者主动咳嗽、咳痰，多饮水，预防坠积性肺炎及泌尿系感染发生。
- 指导患者胃肠功能恢复后多吃高纤维食物，并顺时针按摩腹部。必要时遵医嘱使用促排便药物。

患者胸椎肿瘤

↓

疼痛

（1）护理目标：患者疼痛减轻。

（2）护理措施

- 密切观察疼痛情况，耐心倾听患者主诉，做好疼痛评估。
- 患者翻身或移动时应注意保护胸椎。
- 遵医嘱及时给予止痛药。

（二）实施手术后

1. 诊疗情况　患者在全麻下行"胸椎后路椎板减压，肿瘤切除，椎弓根钉内固定术"，术后返回病房。伤口包扎完整无渗血；有 1 个引流管，引流通畅；双下肢感觉活动如术前。给予患者 24 小时心电监护及吸氧。麻醉恢复后给予患者定时轴向翻身，更换体位，预防压疮发生。指导患者进行主、被动的肢体功能锻炼，使用抗血栓压力带及足底泵，预防下肢深静脉血栓形成。指导患者主动咳嗽、咳痰，预防坠积性肺炎。手术当日生命体征平稳，24 小时引流量 70ml。患者诉疼痛，遵医嘱肌注哌替啶 50mg，异丙嗪 25mg 后缓解。

术后第 2 日血压脉搏平稳，给予停止心电监护及氧气吸入；术后第 7 日引流量 10ml 给予拔除引流管。

思维提示

[1] 患者有发生失血性休克的危险，应密切观察术后的生命体征、伤口渗血、引流情况，及早发现休克征象。

[2] 患者有发生活动性出血的危险，应密切观察伤口有无肿胀、敷料有无渗血及引流情况，以防活动性出血。

[3] 患者有发生下肢深静脉血栓的危险，应指导患者主动进行肢体功能锻炼，使用抗血栓压力带及足底泵，预防下肢深静脉血栓的发生。

[4] 患者术后卧床时间长，做好体位护理，预防压疮、坠积性肺炎、泌尿系感染等并发症的发生。

2. 护理评估　患者术后有发生失血性休克、伤口活动性出血、下肢深静脉血栓的危险，且卧床时间长，容易发生压疮、坠积性肺炎、泌尿系感染等卧床并发症。患者术后出现剧烈疼痛。

3. 护理思维与实践方案

患者手术创面大,
术中出血多
↓
有失血性休克的危险
{ （1）护理目标:不发生失血性休克。
（2）护理措施
- 密切观察术后的生命体征、尿量、血红蛋白及伤口渗血、引流情况,如发现 BP<90/60mmHg,P>120 次 /min,尿量 <30ml/h,引流量 >200ml/h,及时报告医生。

患者手术创面大
↓
有活动性出血的危险
{ （1）护理目标:不发生活动性出血或及时发现。
（2）护理措施
- 床旁备沙袋。
- 密切观察伤口敷料渗血情况并做好标记,如发现伤口敷料渗血范围扩大或引流突然增多应及时报告医生给予处置。

术后带有引流管
↓
有感染的危险
{ （1）护理目标:不发生感染。
（2）护理措施
- 观察和评估伤口情况,注意伤口有无红肿痛等症状。
- 遵医嘱使用抗生素。
- 观察伤口敷料渗血情况,如发现伤口敷料渗血范围扩大应及时报告医生给予更换敷料。

患者双下肢感觉
活动如术前
↓
有皮肤受损的危险有
发生坠积性肺炎、泌
尿系感染、便秘等并
发症的危险
{ （1）护理目标:不发生压疮、坠积性肺炎、泌尿系感染、便秘等并发症。
（2）护理措施
- 指导患者进行主、被动的肢体功能锻炼,协助更换体位,骨隆突处贴减压贴预防压疮发生。
- 协助患者定时轴向翻身。
- 鼓励患者主动咳嗽、咳痰,多饮水,预防坠积性肺炎及泌尿系感染发生。
- 指导患者胃肠功能恢复后多吃高纤维食物,并顺时针按摩腹部。必要时遵医嘱使用促排便药物。

患者肿瘤切除术后
↓
疼痛
{ （1）护理目标:患者疼痛减轻。
（2）护理措施
- 密切观察疼痛情况,耐心倾听患者主诉。做好疼痛评估。
- 患者翻身或移动时应注意保护胸椎。
- 遵医嘱及时给予止痛药。

（三）出院前

1. 诊疗情况　患者引流管已拔除,各项检查无异常,护士给予出院指导。

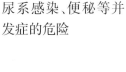 **思维提示**

［1］指导患者正确轴向翻身。
［2］嘱患者及家属按时复查,遵医嘱院外继续原发病的治疗。

2. 护理评估　做好出院时患者心理、药物知识水平及康复期的护理宣教。

3. 护理思维与实施方案

患者及家属不能
正确轴向翻身
↓
知识缺乏
{ （1）护理目标:患者和家属能够正确轴向翻身。
（2）护理措施
- 向患者和家属讲解正确轴向翻身的重要性。
- 反复讲解并示范如何正确轴向翻身,直到患者及家属可以自行帮助患者轴向翻身。

二、护理评价

患者从入院到出院,护理上给予了一系列护理方案的实施。入院时为患者做好心理护理。手术后不仅对有活动性出血的危险、有下肢深静脉血栓形成的危险、有感染的危险、有皮肤受损的危险等护理问题做出了有效的预防措施,并且对患者疼痛剧烈,痰多且黏稠,咽喉疼痛、吞咽困难等问题。做出了及时有效的护理,极大地减轻了患者的痛苦,促进了患者的恢复。避免了术后严重并发症的发生。出院前,向患者及家属宣教相关的注意事项。

三、安全提示

1. 有发生坠床的危险　患者遵医嘱开始翻身坐起后,有坠床的危险;护士应积极做好预防工作,评估患者发生坠床的风险因素;定时巡视患者,固定好病床、加床档、合理安排陪护。

2. 有皮肤受损的危险　患者术后卧床时间长,护士需了解患者皮肤营养状况;定时协助患者翻身,更换体位;保持床铺平整、清洁、干燥、无皱褶、无渣屑。

四、经验分享

1. 心理护理　术前术后的心理护理都很重要,对于肿瘤的患者,尤其是截瘫患者,尤其需要细致耐心的倾听及理解。良好的心理护理有助于减轻疾病以及手术和术后的肢体缺如对患者带来的心理影响。使患者能够更好地配合治疗及手术,更好地完成术后的康复。

2. 胸椎手术术前护理要点

(1)截瘫的评估:由于肿瘤压迫脊髓或神经根,患者可出现肢体活动受限、无力、感觉障碍、步态不稳、二便异常,甚至截瘫。护士须做好患者肢体,排便功能的评估,以便更好地护理患者。

(2)为保持椎体稳定,术前即指导患者卧床,进行轴翻身,防止椎体进一步受到损害。练习卧床排便,进行肌肉、关节的主动或被动活动。

(3)加强功能训练,鼓励患者多做深呼吸及扩胸运动,进行吹泡练习,每日3次,每次30分钟,以提高肺活量。进行有效咳嗽、咳痰练习,吸烟患者应于术前2周禁烟,减少痰液的生成,避免刺激性咳嗽。

3. 颈椎手术术后护理要点

(1)开胸患者保持血氧饱和度在95%以上,必要时使用储氧面罩吸氧。鼓励患者早期深呼吸及咳嗽咳痰,促进胸膜腔内气体或液体的排出。多数患者由于卧床不适应及伤口疼痛而不敢咳嗽,应向患者讲解咳嗽的重要性,并协助患者咳嗽时按压伤口以减轻疼痛。在不影响椎体稳定的情况下,可于术后第2日将床头抬高30°~45°,以促进肺部扩张和胸腔积液的排出。协助患者拍背,由下而上,每侧不少于5分钟,同时辅以雾化吸入,促进痰液稀释。

(2)保持胸腔闭式引流系统的通畅。确保接头连接紧密,胸壁胸导管出口,应以油纱严密覆盖。倾倒引流液时夹闭远端及近端胸导管,注意使用止血钳应适当衬垫,以免将胸导管夹破。定时挤压胸腔胸导管,促进引流液及凝血块的排出。将引流瓶平稳放置,勿使其翻倒或高于胸部,以免出现气胸或因引流液返流而发生肺萎缩或纵隔移位。翻身过程中注意夹闭胸腔胸导管,侧卧时如胸腔胸导管长度不够,可将胸腔瓶适当垫高,但仍应保持在胸部水平以下60cm,每日以无菌生理盐水更换瓶内液体,注意严格无菌操作。

(3)每日严格记录引流液的量及性质,观察水柱波动情况,如持续引流鲜红色液体或血性引流停止后又再出现,应考虑胸腔有活动出血,立即通知医生。拔除胸管后观察患者有无呼吸困难,伤口周围有无皮下气肿。

病例 96

骶骨肿瘤患者的护理

患者,男性,22岁,主因"骶尾部疼痛1个月"收入院,诊断为"骶骨骨巨细胞瘤"。

一、诊疗过程中的临床护理

(一)入院时

1. 诊疗情况

入院后查体:体温 36.5℃,脉搏 75 次/min,呼吸 18 次/min,血压 120/80mmHg。发育正常,营养正常,神清,全身皮肤黏膜正常,全身浅表淋巴结无肿大。全身无畸形,脊柱生理弯曲正常,五官心肺正常。患者 1 个月前无明显诱因出现骶尾部疼痛,无放射痛,双下肢麻木,排大小便困难,为求诊治来我院就诊。患者否认高血压史,否认冠心病史,否认胃肠道疾病史,否认阿司匹林及其他抗凝药用药史,否认外伤及输血史,否认药敏史。

专科查体:骶尾部可及边界不清包块,约 10cm×20cm,质硬,有压痛,皮肤无红肿破溃,未见静脉曲张。

辅助检查:X 线示骶尾部可见溶骨性破坏,呈地图形,未见骨化及钙化,边缘清晰,无硬化,皮质有膨胀性改变,连续性完整,无骨膜反应,无软组织包块。CT:骶骨溶骨性破坏,皮质变薄,未见软组织包块。

> **思维提示**
>
> [1]患者因肿瘤及双下肢感觉异常,大小便障碍产生的焦虑、恐惧情绪,加强心理护理,使患者以积极的态度面对疾病,更好地配合下一步治疗。
>
> [2]患者大小便困难,加强二便护理。
>
> [3]患者疼痛明显,加强疼痛护理。

2. 护理评估　患者骶尾部疼痛,双下肢麻木,大小便困难,并因肿瘤及双下肢感觉异常,大小便障碍产生的焦虑,恐惧情绪。

3. 护理思维与实践方案

患者得知病情 → 焦虑、恐惧
- (1)护理目标:患者焦虑、恐惧情绪减轻或消失,能够积极地配合治疗和护理。
- (2)护理措施
  - 加强心理护理,耐心与患者沟通,鼓励患者阐述自己的想法、烦恼、孤独,并给予适当的安慰、解释,尽量从他们的病情考虑、劝告。
  - 安排患者的家属、朋友陪伴,以增进他们之间的交流,缓解患者的精神负担。

患者骶骨肿瘤 → 疼痛
- (1)护理目标:患者疼痛减轻。
- (2)护理措施
  - 密切观察疼痛情况,耐心倾听患者主诉。做好疼痛评估。
  - 患者翻身或移动时应注意保护骶尾骨。
  - 遵医嘱及时给予止痛药。

患者骶骨肿瘤
↓
排便异常、排尿异常

（1）护理目标：住院期间患者不出现尿潴留及严重便秘。

（2）护理措施
- 耐心倾听患者主诉，评估患者大小便情况。
- 为患者留置导尿管，保持通畅，定时夹闭导尿管训练膀胱功能，每日2次会阴擦洗，并嘱患者多饮水，预防泌尿系感染。
- 指导患者进高纤维食物，遵医嘱使用缓泻药物，必要时给予灌肠。

（二）行动脉栓塞术后

1. 诊疗情况　患者行动脉栓塞术，术后安返病房，平卧24小时，行栓塞侧下肢制动。穿刺点包扎完整无渗血，加压包扎24小时。足背动脉搏动正常，感觉活动如术前。指导患者进行主、被动的双上肢及未穿刺侧肢体功能锻炼，预防下肢深静脉血栓形成。定时更换体位，预防压疮发生。指导患者主动咳嗽、咳痰，预防坠积性肺炎。患者诉疼痛，遵医嘱肌注哌替啶50mg，异丙嗪25mg后缓解。患者腹胀明显，给予患者顺时针按摩腹部，肛管排气后未缓解，为患者进行甘油剂灌肠后好转。患者当日最高体温38.9℃，给予冰袋、酒精擦浴物理降温，后体温38.8℃，遵医嘱给予静脉滴注葡萄糖氯化钠500ml，赖氨匹林1支后降至37.5℃。

术后第1日，穿刺点24小时后拆除加压包扎，患者坐起活动。

思维提示

> ［1］患者平卧，栓塞侧肢体制动24小时，观察穿刺点伤口敷料有无渗血及栓塞侧患肢末梢情况。
>
> ［2］患者平卧，栓塞侧肢体制动24小时，需预防卧床常见并发症如压疮、泌尿系感染、坠积性肺炎等的发生。
>
> ［3］评估患者大小便情况，必要时给予导尿或灌肠。
>
> ［4］患者疼痛明显，加强疼痛护理。
>
> ［5］患者出现体温过高，给予高热护理。
>
> ［6］患者出现腹胀，指导患者按摩腹部。

2. 护理评估　患者平卧，栓塞侧肢体制动24小时，患者出现疼痛明显，体温过高，腹胀。

3. 护理思维与实践方案

患者行动脉栓塞术
↓
有活动性出血的危险

（1）护理目标：不发生活动性出血或及时发现。

（2）护理措施
- 穿刺点局部加压包扎24小时。
- 患者平卧24小时，穿刺侧下肢制动。
- 密切观察伤口周围有无肿胀及敷料有无渗血，如发现异常，及时通知医生给予处理。

患者平卧，栓塞侧肢体制动24小时
↓
有皮肤受损的危险

有发生坠积性肺炎、泌尿系感染、便秘等并发症的危险

（1）护理目标：住院期间不发生压疮、坠积性肺炎、泌尿系感染、便秘等并发症。

（2）护理措施
- 指导患者进行主被动的肢体功能锻炼，协助更换体位，骨隆突处贴减压贴预防压疮发生。
- 鼓励患者主动咳嗽、咳痰，多饮水，预防坠积性肺炎及泌尿系感染发生。
- 指导患者胃肠功能恢复后多吃高纤维食物，并顺时针按摩腹部。必要时遵医嘱使用促排便药物。

加压包扎过紧及体位的限制,患者出现排尿困难

↓

有发生尿潴留的危险

（1）护理目标:住院期间不发生尿潴留。
（2）护理措施
- 评估患者排尿情况,及时发现患者出现排尿困难。
- 采取听流水声等方式诱导患者自主排尿。
- 若诱导排尿失败,及时给予患者留置导尿。保持导尿管的通畅,定时夹闭导尿管训练膀胱功能,每日2次会阴擦洗,并嘱患者多饮水,预防泌尿系感染。

患者骶尾部手术

↓

疼痛

（1）护理目标:患者疼痛减轻。
（2）护理措施
- 密切观察疼痛情况,耐心倾听患者主诉。做好疼痛评估。
- 遵医嘱及时给予止痛药。

患者术后第1日最高体温38.9℃

↓

体温过高

（1）护理目标:患者体温降至正常。
（2）护理措施
- 定时观察患者的体温情况。
- 及时给予物理降温,胃肠功能恢复后嘱患者多饮水,当物理降温无效时遵医嘱使用退烧药物。
- 及时更换被汗液浸湿的被服,保证患者的舒适。

患者术后卧床

↓

腹胀

（1）护理目标:腹胀减轻。
（2）护理措施
- 指导患者按摩腹部,必要时给予肛管排气或灌肠。
- 遵医嘱口服四磨汤、胃肠复原汤等促排气药物。

（三）实施手术后

1. 诊疗情况　患者在全麻下行"骶骨肿瘤切刮,后路内固定术",术后返回病房。伤口包扎完整无渗血;有1个引流管,引流通畅;留置尿管通畅,妥善固定。双下肢感觉活动如术前。给予患者24小时心电监护及吸氧。麻醉恢复后给予患者定时轴向翻身,更换体位,预防压疮发生。指导患者进行主、被动的肢体功能锻炼,使用抗血栓压力带及足底泵,预防下肢深静脉血栓形成。指导患者主动咳嗽、咳痰,预防坠积性肺炎。手术当日生命体征平稳。患者24小时引流量700ml,引流液颜色清亮,患者诉头晕、头痛、恶心,遵医嘱给予抬高床尾,补液复方电解质葡萄糖MG3注射液1 000ml后头晕、头痛、恶心缓解。

思维提示

[1] 患者有发生失血性休克的危险,密切观察术后的生命体征、伤口渗血、引流情况,及早发现休克征象。

[2] 患者有发生活动性出血的危险,密切观察伤口有无肿胀、敷料有无渗血及引流情况。

[3] 患者有发生脑脊液漏的危险,密切观察引流液的颜色、性质和量,如有异常,及时报告医生。

[4] 评估患者大小便功能,如发生大小便失禁,做好护理与清洁,如发生排泄物污染伤口敷料,及时通知医生换药,预防感染。

[5] 麻醉恢复后即定时给予患者轴向翻身,减少伤口受压,促进皮瓣愈合。

[6] 患者有发生下肢深静脉血栓的危险,指导患者主动进行肢体功能锻炼,使用抗血栓压力带及足底泵,预防下肢深静脉血栓的发生。

[7] 患者术后卧床时间长,做好体位护理,预防压疮、坠积性肺炎、泌尿系感染等并发症的发生。

2. 护理评估　患者术后带有引流管及尿管,长时间卧床,出现脑脊液漏、大小便失禁。

3. 护理思维与实践方案

患者手术创面大，术中出血多

↓

有失血性休克的危险

- （1）护理目标：不发生失血性休克。
- （2）护理措施
- 密切观察术后的生命体征、尿量、血红蛋白及伤口渗血、引流情况，如发现 BP<90/60mmHg，P>120 次 /min，尿量 <30ml/h，引流量 >200ml/h，及时报告医生。

患者 24 小时引流量 700ml，引流液颜色清亮，患者诉头晕、头痛、恶心

↓

并发症：脑脊液漏

- （1）护理目标：患者头晕、头痛、恶心减轻。
- （2）护理措施
- 遵医嘱抬高床尾，补液治疗。
- 严密观察患者的引流情况，及头痛、头晕、恶心等症状有无改善，并及时报告医生。

患者术后长时间卧床

↓

有皮肤受损的危险有发生坠积性肺炎、泌尿系感染、便秘等并发症的危险

- （1）护理目标：住院期间不发生压疮、坠积性肺炎、泌尿系感染、便秘等并发症。
- （2）护理措施
- 指导患者进行主被动的肢体功能锻炼，协助更换体位，骨隆突处贴减压贴预防压疮发生。
- 鼓励患者主动咳嗽、咳痰，多饮水，预防坠积性肺炎及泌尿系感染发生。
- 指导患者胃肠功能恢复后多吃高纤维食物，并顺时针按摩腹部。必要时遵医嘱使用促排便药物。

患者术后发生大小便失禁

↓

有皮肤完整性受损的危险

- （1）护理目标：不发生压疮。
- （2）护理措施
- 评估患者大小便失禁情况。
- 给予患者留置尿管，加强尿管护理，每日进行会阴擦洗。嘱患者多饮水。定时夹闭导尿管训练膀胱功能。
- 保持床单位的清洁，及时更换排泄物污染的床单、衣物，清洁皮肤时动作要轻柔，可用氧化锌油等涂抹于肛周，保护肛周皮肤。

术后带有引流管及尿管，伤口距离肛门近，大小便失禁

↓

有感染的危险

- （1）护理目标：不发生感染。
- （2）护理措施
- 观察和评估伤口情况，注意伤口有无红肿痛等症状。
- 遵医嘱使用抗生素。
- 妥善固定各管路，并保持通畅，更换管路时严格无菌操作。
- 加强尿管护理，每日进行会阴擦洗。嘱患者多饮水。定时夹闭导尿管训练膀胱功能。
- 为患者做好排便护理，不要使大小便污染伤口敷料，如发生污染及时通知医生换药。

患者为肿瘤患者，术后，卧床时间长，

↓

有下肢深静脉血栓形成的危险

- （1）护理目标：不发生或及时发现下肢深静脉血栓。
- （2）护理措施
- 指导患者进行主、被动的健肢功能锻炼，定时轴向翻身。
- 遵医嘱使用抗血栓压力带及足底泵。遵医嘱皮下注射低分子肝素等。

（四）出院前

1. **诊疗情况**　患者引流管已拔除，各项检查无异常，护士给予出院指导。

思维提示

[1] 指导患者导尿管的护理。

[2] 嘱患者及家属按时复查,遵医嘱院外继续原发病的治疗。

2. 护理评估　做好出院时患者心理、药物知识水平及康复期的护理宣教。

3. 护理思维与实施方案

患者及家属知道
如何护理导尿管
↓
知识缺乏

（1）护理目标:家属能够正确护理留置尿管。

（2）护理措施

● 向患者和家属讲解导尿管护理的重要性。

● 反复讲解并示范如何进行会阴擦洗。

● 指导患者每周至当地医院更换导尿管。

二、护理评价

患者从入院到出院,护理上给予了一系列护理方案的实施。入院时为患者做好心理护理。并针对手术后及栓塞术后发生的一系列护理问题,采取了及时有效的措施,极大地减轻了患者的痛苦,促进了患者的恢复。避免了术后严重并发症的发生。出院前,向患者及家属宣教了留置尿管的相关注意事项。

三、安全提示

1. 有发生坠床的危险　患者遵医嘱开始翻身坐起后,有坠床的危险;护士应积极做好预防工作,评估患者发生坠床的风险因素;定时巡视患者,固定好病床、加床档、合理安排陪护。

2. 有皮肤受损的危险　患者术后卧床时间长,护士需了解患者皮肤营养状况;定时协助患者翻身,并更换体位;保持床铺平整、清洁、干燥、无皱褶、无渣屑。

四、经验分享

1. 心理护理　术前术后的心理护理都很重要,对于肿瘤的患者,需要细致耐心的倾听及理解。良好的心理护理有助于减轻疾病以及手术后的不便对患者带来的心理影响。使患者能够更好地配合治疗及手术,更好地完成术后的康复。

2. 动脉栓塞术的护理要点

（1）由于骶骨所在解剖位置特殊,骶前静脉丛血运丰富,因此在骶骨肿瘤的手术切除过程中出血多,危险大,常可危及患者生命。故近年来对于骶骨部较大肿瘤多于术前行动脉栓塞术。即经选择性血管插管将栓塞物质注入肿瘤的供血动脉,阻断血液供应,造成肿瘤缺血坏死,使肿瘤萎缩变小,以利术中彻底切除,减少出血。

（2）术前准备:术前1日进行会阴部及双侧腹股沟部位的皮肤准备,并常规术前禁食、禁水。向患者讲解行动脉栓塞术的必要性及术后可能出现的并发症和相应的护理措施,以缓解患者的紧张情绪。

（3）并发症的护理

1）高热:体温可达38.5~40℃。应及时予以退热药物,并进行补液治疗,注意保持患者皮肤的干燥,及时擦干汗液,协助更换被服。

2）疼痛:较重的患者可定时口服镇痛药物,如吗啡或盐酸羟考酮缓释片等,以缓解疼痛。

3）排尿困难:由于加压包扎过紧或体位的限制,部分患者出现排尿困难,经诱导排尿无效后可予以留置导尿。做好尿管护理,预防泌尿系统感染,拆除包扎后即可拔除尿管。

4）腹胀、排便或排气困难的患者可予以灌肠或肛管排气。

3. 骶骨手术术前护理要点

（1）截瘫的评估:由于肿瘤压迫脊髓或神经根,患者可出现肢体活动受限、无力、感觉障碍、步态不稳、二便异常,甚至截瘫。护士须做好患者肢体,排便功能的评估,以便更好地护理患者。

（2）为保持椎体稳定,术前即指导患者卧床,进行轴翻身,防止椎体进一步受到损害。练习卧床排便,进行肌肉、关节的主动或被动活动。

（3）加强功能训练,骶骨肿瘤患者由于骶神经受到压迫,可出现鞍区感觉障碍,应于术前进行会阴部及肛门括约肌的收缩练习,提高排便的控制能力。

（4）骶骨肿瘤压迫肠道时,术中需要将肿瘤与直肠分离,同时为了避免术后出现腹胀,促进胃肠功能的恢复,术前必须要进行充分的肠道准备:术前 2~3 日进半流食,术前 1 日进流食或禁食,同时口服抗生素,如庆大霉素 16 万单位,2 次 /d,或甲磺酸左氧氟沙星片 0.2g,2 次 /d,术前 1 日口服 20% 甘露醇 250ml,促进排便。注意补液,防止脱水。

4. 骶骨手术术后护理要点

（1）骶骨手术切口靠近肛门,排便时易污染伤口。加之术后部分患者出现大小便失禁,更易造成伤口感染,应及时帮助患者清理排泄物,保持切口周围清洁,必要时予以伤口上药,消毒切口周围皮肤。定时挤压引流管,保持通畅,勿堵塞,积极治疗易感染的疾病,如糖尿病等。合理应用抗生素。

（2）骶骨手术多采用"工"型或"倒 Y"型切口,较大肿物切除后可形成面积较大的皮瓣,血液循环较差,术后是否及时协助患者翻身,可直接影响伤口愈合。一般术后患者平卧 6 小时以压迫止血,待生命体征平稳后应立即协助患者翻身,侧卧、平卧交替,或侧卧、俯卧交替,每 2~3 小时变换一次体位,避免皮瓣受压坏死,影响切口愈合。患者因伤口疼痛而限制活动时,可于身下垫一长方形浴巾。托住患者臀部及背部,翻身时护士站于病床两侧,各抓住浴巾两角,抬起患者协助翻动。

（3）加强尿管维护:由于术前脊髓、神经受压或术中部分神经切除,患者术后需留置尿管。骶骨肿瘤患者,术后可出现不同程度的大小便失禁,数月才能恢复,截瘫患者则需终生使用尿管。要保持会阴部清洁,及时清理分泌物,每日会阴擦洗,定时夹闭尿管,训练膀胱充盈功能和自主收缩功能。定期更换尿管及尿袋,一旦恢复排尿功能,应尽早拔除尿管。

（4）功能锻炼:术后患者麻醉恢复后即观察患者四肢的感觉、运动情况。截瘫患者评估体表感觉变化,生命体征平稳后即可开始进行功能锻炼:上肢进行屈肘、抬臂、推拳练习或手捏橡皮圈,双下肢进行股四头肌等长收缩,直腿抬高练习。防止肌肉萎缩,关节僵硬,避免神经根粘连。骶骨手术患者继续肛门括约肌练习。

病例 97

右桡骨远端骨折患者的疼痛护理

患者,女性,37 岁,主诉:从 2m 高处坠落,右手着地,致腕关节疼痛,活动受限 5 小时,来我院急诊就诊,诊断为"右桡骨远端骨折"。

一、诊疗过程中的临床护理

(一)入院时

1. 诊疗情况

入院后查体:体温、脉搏、呼吸、血压均正常。患者主诉右腕关节疼痛,活动受限 5 小时,来我院急诊就诊。现患者表情痛苦,主诉患肢疼痛明显,情绪烦躁。

既往史:既往体健,否认冠心病、糖尿病等慢性疾病。否认肝炎、结核等传染病史。否认重大外伤、手术史。否认药物过敏史。

专科查体:右前臂皮肤挫伤,可见明显肿胀、畸形;右腕部压痛明显,主动屈伸活动不能;右手指端皮肤温暖,毛细血管再充盈时间正常,桡动脉、尺动脉搏动正常,手指主动活动正常。

辅助检查:X 线示桡骨远端骨折,移位明显,有碎块。

异常化验结果:化验结果未见异常

思维提示

[1]患者出现疼痛:疼痛部位为右腕部。需做好疼痛的护理。

[2]患者出现睡眠型态紊乱:因疼痛出现失眠、易醒,需做好睡眠的护理。

---

2. 护理评估　患者主要症状为右腕部疼痛,因疼痛出现失眠、易醒,要求服用止痛药。

3. 护理思维与实施方案

腕部骨折
↓
疼痛
    (1)护理目标:疼痛小于 4 分。
(2)护理措施
- 使用疼痛评估工具,准确评估患者疼痛程度。
- 相信患者的主诉;用安慰性的语言鼓励患者。
- 教会患者缓解疼痛的方法。
- 减少刺激疼痛的各种因素。
- 使用冰袋冰敷,30min/ 次,2 次 /d。
- 遵医嘱给予止痛药,必要时给予止痛针。用药过程中要注意观察用药的效果。

骨折出血且
软组织肿胀
↓
疼痛
{
（1）护理目标:患肢肿胀减轻,疼痛小于4分。
（2）护理措施
- 使用软垫,抬高患肢。
- 使用冰袋冰敷,30min/次,2次/d。
- 密切观察指端血运、感觉、活动情况。
- 指导患者功能锻炼,鼓励进行手指屈伸运动。
- 遵医嘱使用消肿药物,注意观察药物不良反应。
}

（二）实施手术后

1. 诊疗情况 手术当日,体温、脉搏、呼吸、血压均正常。患者在臂丛麻醉下行"右桡骨远端骨折切开复位内固定术",术毕安返病房,伤口外敷料包扎完整,无渗血,手指血运正常、感觉活动未恢复。患者表情痛苦,主诉疼痛8分,难以入睡。

> **思维提示**
>
> 患者表情痛苦,主诉疼痛,难以入睡。查患肢肿胀明显,指端血运正常,感觉活动未恢复,应动态评估指端颜色、温度、毛细血管再充盈时间、脉搏情况,警惕骨筋膜室综合征。

2. 护理评估 疼痛评估:患者表情痛苦,主诉疼痛剧烈达8分,难以入睡,要求使用止痛药。

3. 护理思维与实施方案

患者主诉疼痛
↓
失眠
{
（1）护理目标:患者疼痛小于4分,可安静睡眠。
（2）护理措施
- 使用疼痛评估工具,定时评估与随时评估相结合。
- 使用一般护理方法、物理方法对患者进行疼痛管理;情感支持:相信患者的主诉,用安慰性的语言与患者交流,给予关心和支持。
- 改变体位,抬高患肢,增加舒适感。
- 巡视患者评估患肢血运。
- 减少刺激疼痛的各种因素。
- 遵医嘱给予肌注哌替啶止痛。
- 遵医嘱给予地西泮辅助睡眠。
}

（三）出院前

1. 诊疗情况 出院前行"右尺桡骨正侧位"、血常规检查,护士给予患者及家属出院指导。各项检查无异常后可出院。

> **思维提示**
>
> [1]患者会在一段时间内存在疼痛,故向患者及家属讲解疼痛管理的相关知识。
> [2]向患者及家属讲解康复期康复与疼痛的关系。

2. 护理评估 评估患者疼痛相关知识的掌握情况。

3. 护理思维与实施方案

患者不了解缓解
疼痛的方法
↓
知识缺乏

（1）护理目标：患者正确掌握疼痛相关知识。
（2）护理措施
- 评估患者文化程度，对疾病、疼痛相关治疗知识的理解程度。
- 讲解目前镇痛的新观念。
- 教会患者非药物镇痛方法的具体措施。
- 讲解药物镇痛的作用及不良反应、功能锻炼时疼痛的控制方法。
- 可提供相关宣传资料以帮助患者学习相关知识。
- 告知患者疼痛可以直接影响手部的功能锻炼及康复，故要有效管理疼痛。

二、护理评价

患者从入院到出院，护理上给予了一系列护理方案的实施。整改过程为患者做好疼痛管理，给予患者系统的相关知识教育，使患者疼痛得到了有效管理，能够安静睡眠，及时开展功能锻炼。优质、高效的疼痛管理，提升了护理质量，患者满意，家属满意。

三、安全提示

疼痛药物的使用应关注疼痛药物的副作用，告知患者副作用都有什么，表现是什么，告知患者如果有副作用的发生，要及时报告，以便医护人员及时正确处理，减少不良反应给患者造成的不良影响。

四、经验分享

对急性创伤患者一定要重视患者的疼痛管理。疼痛管理到位能够有效提升医疗及护理的质量，提升患者的满意度，故要重视向患者讲解疼痛管理的新观念及具体适用该患者的疼痛评估方法，疼痛管理方法，告知患者应用镇痛药出现不良反应的正确处理方法，将疼痛教育工作贯穿患者住院的始终，使患者及家属配合疼痛管理，主动参与疼痛管理，最终，疼痛管理后该患者的疼痛评分始终小于 4 分，使患者能够早下床、早期开展功能锻炼，达到了预期效果。

病例 98

小腿肌间静脉血栓患者的护理

患者,女性,62岁,于2017年5月24日门诊入院,于2017年5月27日在联合麻醉下行右人工全膝关节置换术。

一、诊疗过程中的临床护理

(一)入院时

1. 诊疗情况

入院后问诊:体温、脉搏、呼吸、血压均正常。患者10余年前无明显诱因出现右膝关节疼痛,与活动相关,休息可缓解,有夜间痛,活动受限,5年前疼痛加重,伴活动严重受限,下蹲、上下楼困难,步行小于200米,日常外出以轮椅代步,平日活动扶拐杖辅助行走,患者自发病来精神、食欲好,因夜间疼痛及担心手术预后出现多梦、易醒,入院时深静脉血栓栓塞(venous thromboembolism, VTE)风险评分为7分,为高危,询问患者关于 VTE 的相关知识,患者自诉对 VTE 知识不了解。

既往史:否认高血压、糖尿病、冠心病、血栓史,否认肝炎、结核等传染病病史,否认胃肠道、肝胆系疾病史,否认阿司匹林及其他抗凝药用药史,否认外伤、手术及输血史,否认药敏史。

专科检查:拐杖辅助步行入院,右膝关节内翻畸形,右膝关节周围皮肤无发红,无肿胀,右膝关节内侧关节间隙压痛(+),活动受限,双下肢未见水肿。

辅助检查:

X线:右膝关节内翻畸形,膝关节内侧关节间隙狭窄,软骨下骨硬化,关节周缘及髌骨上下极可见大量骨赘形成,髌骨关节面欠平整。

双下肢深静脉彩超无异常。

异常化验:总胆固醇 6.07mmol/L,甘油三酯 1.73mmol/L,肌酸激酶 632IU/L。

> **思维提示**
>
> (1)患者出现疼痛:患肢膝关节疼痛10年,加重5年,活动严重受限,应做好疼痛护理。
>
> (2)患者对 VTE 相关知识缺乏:患者入院时 VTE 风险评分为7分,自诉对 VTE 知识不了解,应做好预防 VTE 的护理。

2. 护理评估

(1)患者膝关节疼痛,活动严重受限。患者入院前因患肢疼痛和担心手术预后多梦、易醒。

(2)患者入院时 VTE 风险评分为7分,自诉对 VTE 知识不了解。

3. 护理思维与实施方案

患肢膝关节内翻畸形

↓

疼痛

（1）护理目标：患者疼痛小于 4 分。

（2）护理措施

● 对患者进行疼痛管理，具体措施如下：

1）给予患者心理安慰。

2）给予患者进行按时、按需疼痛评分，根据疼痛评分制定止痛方案。

3）观察、记录疼痛的性质、程度、时间、发作规律、伴随症状及诱发因素。

4）分散注意力，如看书、看宣传片、与病友聊天等。

5）必要时遵医嘱给予患者口服药物（如氨酚羟考酮、曲马多、洛索洛芬钠片、塞来昔布等），肌注药（注射用帕瑞昔布钠、哌替啶），静脉输入（氟比洛芬酯）。

6）用药后观察并记录用药后的效果及不良反应。

入院时 VTE 风险评分为 7 分，但患者对 VTE 知识并不了解

↓

知识缺乏

（1）护理目标：患者能自诉 VTE 相关知识。

（2）护理措施

● 入院后给予患者讲解 VTE 相关知识。

● 告知患者预防 VTE 的重要性。

● 向患者讲解基础、物理、药物预防的方法。

● 以讲课形式加深对 VTE 的了解。

（二）术前准备

1. 心理护理　了解患者病情及需要，患者表现出对手术的恐惧，知识缺乏又害怕手术、担心术后预后，给予患者安慰，帮助患者宣泄恐惧、焦虑的不良情绪，耐心解释手术的必要性及关于手术后的功能锻炼、预后的康复计划、术前准备的步骤及 VTE 相关知识，使患者正确认识病情，积极配合治疗和护理。

2. 术前 1 日护理

（1）保证患者休息：保持病室安静舒适，可根据疼痛评分遵医嘱给予患者止疼药物，保证睡眠质量。

（2）适应性训练：教会患者正确深呼吸、咳嗽、咳痰方法。指导患者术后功能锻炼的方法并练习，告知患者早期下床活动的重要性，预防 VTE 的发生。

（3）术前检查：查看患者术前检查异常值并告知医生，减少患者术中危险及术后并发症的发生，提前给予预防。

（4）常规术前准备：备血、皮试、皮肤准备。

（5）胃肠道准备：按快优方案进行肠道护理。术前日晚遵医嘱给予患者清洁灌肠。

3. 手术当日护理

（1）查看病历等相关文件的完整性，准备术中药物及物品。

（2）术前准备：遵医嘱给予患者输术前液，保留导尿，取下活动义齿、手表、首饰等贵重物品并交由家属保管。

（3）与接手术人员核对患者信息、手术部位、名称、病历、片子、药物及物品，做好交接，并随患者带入手术室。

（4）根据手术麻醉方式准备麻醉床，备好床旁用物，如心电监护、吸氧装置等。

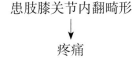　**思维提示**

　　患者知识缺乏：对疾病术后知识缺乏。

4. 护理评估

（1）评估对疾病知识的掌握程度。

（2）评估恐惧程度。

5. 护理思维与实施方案

对疾病术后知识缺乏

↓

知识缺乏

（1）护理目标：能说出疾病相关知识。
（2）护理措施
- 向患者讲解疾病相关知识。
- 让患者复述疾病相关知识。

（三）实施手术

1. 诊疗情况　手术当日，体温、脉搏、呼吸正常，血压 147/72mmHg，患者在全麻下行"右人工全膝关节置换术"，术毕安反病房，伤口包扎完整无渗血，有一根引流管通畅，引流液为血性，一根尿管通畅，尿液清亮，为淡黄色，患肢给予抬高，足趾感觉活动恢复，给予患者心电监护及吸氧，VTE 评分为 11 分，高危。术日晚，患者主诉伤口疼痛，疼痛评分为 8 分，为重度疼痛。术后第 1 日测体温、脉搏、呼吸、血压均正常，引流 100ml，指导患者进行功能锻炼（踝泵运动、直腿抬高、滑足跟、压腿及弯屈伸直），做好引流管护理。使用间歇充气加压装置（intermittent pneumatic compression, IPC）。术后第 2 日，引流量为 10ml，换药并拔除引流管，继续指导患者行功能锻炼，患者惧怕疼痛，功能锻炼做不到位，下午患者主诉患肢肿胀、疼痛，遵医嘱给予患者行双下肢深静脉彩超，结果示：右小腿肌间静脉血栓，VTE 评分为 11 分，高危。报告主管医生，遵医嘱停止 IPC，可继续行功能锻炼。

2. 治疗方案

（1）常规治疗

1）输液：遵医嘱给予患者抗生素（3 日）及补液治疗。

2）口服：消肿药物。

（2）VTE 预防

1）基本预防：指导患者功能锻炼，深呼吸，早期下床活动。

2）物理预防：使用 IPC、GCS。术后第 2 日患者右小腿肌间静脉血栓，遵医嘱停止 IPC 的使用。

3）药物预防：遵医嘱给予患者每日低分子肝素 1 只皮下注射，术后第 2 日患者右小腿肌间静脉血栓，遵医嘱将低分子肝素改为每 12 小时 1 次，每次 1 支皮下注射。

（3）疼痛管理

1）口服：遵医嘱给予患者消肿、止痛药。

2）静脉：PCA 自控止痛泵。

3. 术后异常化验

（1）双下肢深静脉彩超：右侧小腿肌间静脉血栓。

（2）血常规：中性粒细胞相对值 72.5%，淋巴细胞相对值 18.8%。

（3）血沉 23mm。

（4）C 反应蛋白 108mg/L。

（5）凝血：纤维蛋白原定量 552.6mg/dl，D- 二聚体定量 1.15mg/IFEU。

（6）糖化血红蛋白 7.3mmol/L。

思维提示

（1）患者主诉伤口疼痛，疼痛评分为 8 分，重度疼痛。

（2）伤口渗血 5cm×7cm，糖化血红蛋白 7.3mmol/L。

（3）患者主诉患肢疼痛、肿胀，双下肢深静脉彩超示：右侧小腿肌间静脉血栓，患者出现术后并发症即深静脉血栓形成。

---

4. 护理评估

（1）患者疼痛程度。

（2）血栓风险。

5. 护理思维与实施方案

患者膝关节置换术后
↓
重度疼痛

（1）护理目标：患者疼痛小于 4 分。

（2）护理措施

● 给予患者心理安慰。

● 给予患者进行按时、按需疼痛评分，根据疼痛评分制定止痛方案。

● 观察、记录疼痛的性质、程度、时间发作规律、伴随症状及诱发因素。

● 分散注意力，如看书、看宣传片、与病友聊天等。

● 局部疼痛给予冰敷治疗缓解疼痛。

● 必要时遵医嘱给予患者口服药物（如氨酚羟考酮、曲马多、洛索洛芬钠片、塞来昔布等），肌注药（注射用帕瑞昔布钠、哌替啶）、静脉（氟比洛芬酯注射液）。

● 用药后观察并记录用药后的效果及不良反应。

● 功能锻炼前半小时，嘱患者口服止痛药，减轻疼痛。

伤口渗血 5cm×7cm，
糖化血红蛋白
7.3mmol/L
↓
有发生感染的危险

（1）护理目标：患者住院期间不发生感染。

（2）护理措施

● 每日 7 次监测血糖，给予患者饮食指导，如血糖控制不佳，必要时请内科协助会诊，药物控制。

● 加强伤口护理，观察伤口敷料有渗血、渗液，汇报医生，给予换药。

● 每日 3 次测体温，如体温持续增高，汇报医生，遵医嘱给予患者物理或药物治疗。

● 观察伤口周围红肿热痛情况，如有异常，立即汇报，给予对症处理。

患者术后制动，患肢肿胀，双下肢深静脉彩超示：右侧小腿肌间静脉血栓
↓
有下肢深静脉血栓形成的风险

（1）护理评价：患者住院期间不发生深静脉血栓。

（2）护理措施

● 给予患者讲解肌间静脉血栓的相关知识，使患者配合治疗和护理。

● 遵医嘱停止 IPC 治疗，以防栓子被挤压发生脱落，持续 GCS 穿戴，抬高患肢，有利于缓解症状、减轻胀痛。

● 遵医嘱给予患者补液，嘱患者多饮水，避免脱水。

● 嘱患者适当下床活动，继续进行功能锻炼。

● 遵医嘱给予患者口服消肿药物。

● 观察患者患肢肿胀程度，并作记录，以便观察。

● 遵医嘱将低分子肝素改为每 12 小时一次，每次 1 支。

● 注意低分子肝素药物的不良反应，观察患者有无出血风险。

● 监测凝血及血沉，复查双下肢深静脉彩超。

（四）出院前

1. 诊疗情况　患者复查双下肢深静脉彩超仍为右侧小腿肌间静脉血栓，未向主干深静脉蔓延，患肢肿胀减轻，疼痛评分为 2 分，患者可扶助行器下地行走，对功能锻炼方法掌握。

2. 特殊注意事项　患者右侧小腿肌间静脉血栓，出院后遵医嘱继续口服抗凝、消肿药物治疗，定期监测凝血及血沉，复查双下肢深静脉彩超。患者及家属不了解抗凝药物的不良反应。

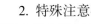 思维提示

　　［1］患者及家属不了解抗凝药物的不良反应。

　　［2］向患者及家属讲解小腿肌间静脉血栓出院后注意事项。

3. 护理评估 评估患者及其家属对于 VTE 相关知识的掌握情况。

4. 护理思维与实施方案

患者及家属不了解抗凝药物的不良反应及小腿肌间静脉血栓出院后注意事项知识

↓

知识缺乏

（1）护理目标：患者及家属能复述静脉血栓相关知识。

（2）护理措施

- 告知患者 VTE 的严重后果。
- 告知患者及家属抗凝药物的不良反应，观察牙龈、皮下有无出血。
- 告知患者及家属坚持用抗凝药的重要性。
- 嘱患者按医嘱服用抗凝药物，不要漏服，如忘记服药，不要两次药物一起服用，防止出现出血风险。
- 告知患者及家属监测凝血及血沉，复查双下肢深静脉彩超的必要性。
- 遵医嘱可继续行功能锻炼。

（五）出院后回访

患者出院后 1 个月回访，复查双下肢深静脉彩超示：双下肢深静脉无明显异常。

二、护理评价

从患者入院至出院给予患者讲解 VTE 相关知识，使患者及其家属重视小腿肌间静脉血栓的预后，积极配合治疗和护理，出院后按照出院后注意事项执行继续治疗，出院后 1 个月复查双下肢深静脉彩超示：双下肢深静脉无明显异常。

三、安全提示

有跌倒、坠床的危险：患者由于下肢手术，术后肌力不能完全恢复，术后跌倒评分 55 分，翻身时可出现坠床的危险，下床活动时出现跌倒风险，因此，加强预防跌倒及坠床的护理十分重要，告知患者起床三部曲即"床上坐 30 秒，床边坐 30 秒，床边站 30 秒"，如无不适再行走。

四、经验分享

VTE 的护理十分重要。患者为老年患者，行右人工全膝关节置换术，术后 VTE 评分为 11 分，为高危，首先要对患者进行 VTE 预防的健康宣教，给予患者基础预防、物理预防、药物预防相结合的综合预防措施，虽然术后第 2 日患者发生了右侧小腿肌间静脉血栓，但因为我们提前做好了 VTE 的预警，立即发现了病情并立即报告了医生，及时采取了一系列护理措施，使患者没有发生肺栓塞等重要的并发症。跟踪患者出院后 VTE 的管理情况，及时给出合理化建议，患者出院后仍能按照出院指导对小腿肌间静脉血栓继续治疗、复查，出院一个月后复查双下肢深静脉彩超示，小腿肌间静脉血栓没有进一步发展。

右髋臼截骨术合并股静脉、腘静脉血栓患者的护理

患者,男性,19岁,于2017年11月6日门诊入院,于2017年11月6日在局麻下行外周动、静脉造影术,大动脉造影检查,经皮穿刺下腔静脉临时滤器置入术。

一、诊疗过程中的临床护理

(一)入院时

诊疗情况

入院后问诊:体温、呼吸、脉搏、血压均正常。患者主诉"右髋臼截骨术后第6日,右大腿肿胀严重、疼痛",患者自发病来因担心并发症的危害及造影手术精神差、因肿胀、疼痛难以入睡,入院时深静脉血栓栓塞(VTE)风险评分为11分,为高危,询问患者关于VTE的相关知识,患者自诉对VTE知识不太解。

既往史:否认高血压、糖尿病、冠心病、血栓史,否认肝炎、结核等传染病史,否认胃肠道、肝胆系疾病史,术后低分子肝素预防血栓,于2017年10月31日在联合麻下行右髋臼周围截骨术,否认外伤及输血史,否认药敏史。

专科检查:右下肢肿胀,颜色发青,皮温基本同对侧,右下肢皮肤浅静脉充盈,无明显发红发热,未触及包块及波动感。小腿肌肉压痛,Homan征(+),股三角压痛(+)。动脉搏动基本对称,下肢周径测量如下:

下肢周径测量数据

测量位置	髌骨上缘上20cm	髌骨下缘下15cm
右下肢	75cm	55cm
左下肢	63.5cm	46cm

辅助检查:双下肢深静脉彩超,股静脉血栓、腘静脉血栓。

异常化验:凝血,纤维蛋白降解产物9.4μg/ml,D-二聚体定量4.10mg/IFEU。

(二)术前准备

1. **心理护理** 主动关心患者的心理变化,向患者宣教VTE的相关知识,告知患者造影术的准备流程及术后相关的注意事项,消除思想压力,树立战胜疾病的信心。保持患者心情舒畅,积极配合治疗的必要性。

2. **手术当日护理**

(1)患者当日既行手术,遵医嘱给予患者术区备皮,嘱患者绝对卧床,患肢抬高20°~30°,不要出现大幅度活动,不要按摩患肢。

(2)查看病历内检查及其相关文件的完整,准备术中要用的药物及物品。

(3)进入手术室前,取下活动义齿、手表、首饰等贵重物品并交由家属保管。

（4）与接手术人员核对患者信息、手术部位、名称、病历、片子、药物及物品，做好交接，并随患者带入手术室。

（5）根据手术麻醉方式准备麻醉床，备好床旁用物，如心电监护、吸氧装置、输液架等。

思维提示

［1］髋臼截骨术后床上活动，禁止下床行走，部自理能力分缺陷，有皮肤完整性受损的危险。

［2］右大腿肿胀严重、疼痛难以入睡，应做好疼痛、睡眠的护理。

［3］入院时深静脉血栓栓塞（VTE）风险评分为11分，为高危，询问患者关于VTE的相关知识，患者自诉对VTE知识不太了解，患者VTE相关知识缺乏。

---

3. 护理评估　患者担心并发症的危害，入院当日即行造影术，精神差，恐惧，右大腿肿胀严重、疼痛难以入睡，髋臼截骨术后3日未排大便，患者自诉对VTE知识不太了解，髋臼截骨术后床上活动，禁止下床行走。

4. 护理思维与实施方案

髋臼截骨术后禁止下床活动
↓
部自理能力分缺陷，有压疮的风险

（1）护理目标：满足患者基本生理需求。

（2）护理措施

- 给予患者心理护理，加强巡视病房。
- 将水杯、便器放在患者伸手可触的地方。
- 保持床单位干净整洁平整。
- 患者床上大小便后，保持臀部干燥，检查床单位保持干燥无渣。
- 指导患者行桥式运动，抬高臀部，减少臀部压力。
- 每2小时检查患者骨突出有无压红。

右大腿肿胀疼痛
↓
睡眠型态紊乱

（1）护理目标：患者可安静睡眠。

（2）护理措施

- 确认导致患者入睡困难的原因。
- 保持病室安静，限制探视，创造良好睡眠环境。
- 限制白天睡眠时间，最多不超过1小时。
- 护士操作时做到"四轻"。
- 遵医嘱给予患者疼痛管理，减轻疼痛，必要时遵医嘱给予患者镇静安眠的药物，促进睡眠。

右大腿肿胀严重
↓
疼痛

（1）护理目标：患者疼痛缓解或减轻。

（2）护理措施

- 对引起患者降低疼痛耐受性的因素进行评估，减少加重疼痛的因素。
- 给予患者进行按时、按需疼痛评分，根据疼痛评分制定止痛方案。
- 观察、记录疼痛的性质、程度、时间发作规律、伴随症状及诱发因素。
- 教会患者放松疗法，如放慢节律的呼吸等。
- 必要时遵医嘱给予患者口服药物（如氨酚羟考酮、曲马多、洛索洛芬钠片、塞来昔布等），肌注药（注射用帕瑞昔布钠、哌替啶）、静脉（氟比洛芬酯注射液）。
- 用药后观察并记录用药后的效果及不良反应。

入院时 VTE 风险评分为 11 分,但患者自诉对 VTE 知识不了解

↓

知识缺乏

（1）护理目标:患者能自诉 VTE 相关知识。

（2）护理措施

- 评估患者的知识水平及接受能力,给患者制定针对性的宣教内容。
- 给予患者讲解 VTE 的危险因素,使患者配合治疗,避免肺栓塞的发生。
- 向患者及家属讲解下肢深静脉血栓形成后的注意事项。
- 宣教下肢深静脉血栓形成后腔静脉滤器植入术的必要性,配合治疗,避免肺栓塞的发生。

（三）实施手术后

1. 诊疗情况　手术当日,体温、脉搏、呼吸、血压均正常。患者在局麻下行"外周动静脉造影,大血管造影,经皮穿刺下腔静脉临时滤器置入术",术后伤口包扎完整无渗血,右侧足背动脉搏动 ++,胫后动脉未触及,皮温正常,左侧足背动脉搏动 ++,胫后动脉 ++,皮温正常,嘱患者多饮水,患肢加压包扎制动 12 小时,患者夜间主诉患肢肿痛入睡困难,12 小时后患者仍不敢活动。术后第 1 日,伤口敷料清洁完整,医生给予摘除腹股沟处敷料,测量右侧髌骨上缘腿围 74cm,右侧髌骨下缘腿围 53.5cm,左侧髌骨上缘腿围 63.5cm,左侧髌骨下缘腿围 46cm。术后第 3 日测量右侧髌骨上缘腿围 74cm,右侧髌骨下缘腿围 50cm,左侧髌骨上缘腿围 63.5cm,左侧髌骨下缘腿围 46cm,患者体温升高至 38.3℃,主诉 3 日未解大便。术后第 5 日测量右侧髌骨上缘腿围 70cm,右侧髌骨下缘腿围 48.5cm,左侧髌骨上缘腿围 63cm,左侧髌骨下缘腿围 44cm。术后第 8 日测量右侧髌骨上缘腿围 68.5cm,右侧髌骨下缘腿围 46cm,左侧髌骨上缘腿围 60.5cm,左侧髌骨下缘腿围 43.5cm。

2. 治疗方案

（1）输液:遵医嘱给予患者补液、消肿、减少血液黏稠度的药物。

（2）皮下:低分子肝素每 12 小时 1 次,每次 2 支皮下注射。

（3）口服:消炎、止痛、消肿药物。

3. 术后异常化验

（1）凝血:凝血酶原时间 15.1 秒,活化部分凝血活酶时间 39.8 秒,D- 二聚体定量 3.5mg/IFEU。

（2）双下肢静脉彩超:股静脉血栓、腘静脉血栓。

🖊 **思维提示**

（1）体温升高至 38.3℃,患者体温升高。

（2）患者主诉 3 日未解大便,应注意便秘的护理。

（3）患者夜间主诉患肢肿痛,应给予疼痛护理。

---

4. 护理评估

（1）评估体温情况。

（2）评估大便情况。

（3）评估患者的疼痛情况。

5. 护理思维与实施方案

体温升高至 38.3℃

↓

有感染风险

（1）护理目标:住院期间患者不发生感染。

（2）护理措施

- 评估患者引起体温升高的危险因素。
- 向患者及家属指导发热早期征象,如皮肤潮红、头痛、乏力等。
- 遵医嘱给予患者冰袋物理降温,必要时给予药物降温,随时观察体温变化。
- 嘱患者多饮水,避免受凉。
- 随时观察患者的血象变化,尤其是 C 反应蛋白的变化。

患者主诉 3 日
未解大便
↓
便秘

- （1）护理目标：患者住院期间可每日自主排便。
- （2）护理措施
- 指导患者适应性训练，习惯床上排便习惯。
- 教会患者及家属顺时针按摩，促进肠蠕动。
- 嘱患者多食粗纤维的蔬菜和水果，每日晨起服用蜂蜜水，白天多饮水。
- 必要时遵医嘱给予患者灌肠或缓泻药物，辅助排便。

患者夜间主诉
患肢肿痛
↓
疼痛

- （1）护理目标：疼痛小于 4 分。
- （2）护理措施
- 对患者降低疼痛耐受性的因素进行评估，减少疼痛加重的因素。
- 给予患者进行按时、按需疼痛评分，根据疼痛评分制定止痛方案。
- 观察、记录疼痛的性质、程度、时间发作规律、伴随症状及诱发因素。
- 教会患者放松疗法，如放慢节律的呼吸等。
- 每日遵医嘱测量患者腿围，遵医嘱应用消肿药物。
- 必要时遵医嘱给予患者口服药物（如氨酚羟考酮、曲马多、洛索洛芬钠片、塞来昔布等），肌注药（注射用帕瑞昔布钠、哌替啶）、静脉（氟比洛芬酯注射液）。
- 用药后观察并记录用药后的效果及不良反应。

（四）出院前

1. 诊疗情况 患者病情平稳，右侧髌骨上缘腿围 68.5cm，右侧髌骨下缘突围 46cm，左侧髌骨上缘腿围 60.5cm，左侧髌骨下缘腿围 43.5cm。腿围明显缩小，复查双下肢深静脉彩超未出现进展，复查造影临时滤器位置准确，无并发症发生，遵医嘱患者可出院。给予患者讲解关于滤器置入术出院后注意事项，询问患者及家属相关知识，不能复述。

思维提示

患者及家属不能复述滤器置入术出院后注意事项，应注意加强相关知识的宣教。

---

2. 护理评估 患者及家属置入滤器的相关知识。
3. 护理思维与实施方案

患者及家属不能复述
临时滤器置入术出院
后注意事项
↓
知识缺乏

- （1）护理目标：患者及家属能复述滤器置入术后的相关知识。
- （2）护理措施
- 告知患者出院后继续按医嘱口服抗凝药物。
- 告知患者及家属临时滤器置入后并发症的临床表现，以便观察，及时就医。
- 指导患者进行患肢主被动功能锻炼，下床活动时扶双拐，家属陪同，穿防滑鞋，避免摔倒，不做剧烈活动。
- 定期复查凝血功能。
- 告知患者抗凝药的副作用及观察要点，并告知患者一旦发现任何出血倾向要及时报告医生。

（五）出院后回访

患者出院 64 日后行"下腔静脉造影、下腔静脉临时滤器取出术"，患者未出现并发症，无肺栓塞表现，继续骨科功能锻炼。

二、护理评价

从患者入院至出院给予患者讲解造影及临时滤器手术相关知识，使患者及其家属了解临时滤器对预防肺栓塞的重要性，患者能够积极配合治疗和护理。出院后按照出院后注意事项执行继续治疗，出院后两个月余行"下腔静脉造影、下腔静脉临时滤器取出术",患者未出现并发症,无肺栓塞表现,继续骨科功能锻炼。

三、安全提示

有皮肤完整性受损的危险:髋臼截骨术后床上活动,应保持床单位干净整洁平整患者床上大小便后,保持臀部干燥,检查床单位保持干燥无渣屑,指导患者行桥式运动,抬高臀部,减少臀部压力每 2 小时检查患者骨隆突处有无压红。

四、经验分享

管理好常见并发症

(1)下腔静脉狭窄或阻塞:由于滤器拦截大量血栓、滤器置入期抗凝不足或抗凝缺失,嘱患者遵医嘱按时服用抗凝药物,避免漏服。

(2)滤器远端下腔静脉残留血栓:滤器远端残留血栓,能确定血栓机化适时取出滤器,持续标准化抗凝治疗 3~6 个月。

(3)滤器变形:滤器随呼吸向上移位直接进入静脉分支而嵌顿,躯体剧烈运动有可能至滤器变形,严密监测,出现严重变形立即终止使用。

(4)严重移位:发生时间常见在置入后第 1 周,可能与躯体剧烈活动有关,预防措施为置入后卧床并限制肢体剧烈活动 24 小时,定期复查腹部 X 线检查。

病例 100

下肢深静脉血栓形成患者的护理

患者,男性,72 岁,主诉"右下肢肿胀一个月余,胸闷、气短 10 日"于 2017 年 10 月 23 日急诊收入血管外科入院。

一、诊疗过程中的临床护理

(一)入院时

1. 诊疗情况

入院后患者情况:体温、脉搏、呼吸、血压均正常。患者 1 个月前无明显诱因出现右下肢肿胀,10 日前行走时出现胸闷、气短,伴有白色黏痰及下肢无力,行下肢血管彩超及胸部 CT 提示右下肢深静脉血栓形成及肺栓塞,与当地医院行下腔静脉滤器置入术,术后给予尿激酶外周静脉溶栓治疗,效果不明显,术后出现足背部肿胀,疼痛,并逐渐延伸至大腿,目前仍有胸闷、气短症状,右下肢肿胀,为进一步治疗由急诊入院。入院时深静脉血栓塞症(VTE)风险评分为 18 分,为高危,询问患者关于 VTE 的相关知识,患者自诉生病前没听说过 VTE 疾病。

个人史:患者吸烟四十余年,每日 10 根。

既往史:否认高血压、糖尿病、冠心病、血栓史,否认肝炎、结核等传染病史,否认胃肠道、肝胆系疾病史,否认阿司匹林及其他抗凝药用药史,否认外伤及输血史,否认药敏史,本月于当地医院行下腔静脉滤器置入术。

专科检查:右下肢较左下肢明显肿胀,皮肤张力稍高,颜色发青,皮温基本同对侧,双下肢皮肤浅静脉无充盈,无明显发红发热,未触及包块及波动感。右小腿肌肉压痛,Homan 征(+),股三角压痛(+)。动脉搏动基本对称。

辅助检查:胸部 CT 示肺栓塞。

双下肢深静脉彩超:右下肢静脉广泛血栓形成。

> **思维提示**
>
> (1)患者有胸闷、气短症状,气体交换受损。
> (2)术后出现足背部肿胀,疼痛,应给予疼痛护理。
> (3)入院时深静脉血栓栓塞(VTE)风险评分为 18 分,为高危,患者自诉生病前没听说过 VTE 疾病,患者知识缺乏。

2. 护理评估

(1)患者有胸闷、气短症状。

(2)患者疼痛。

(3)患者自诉生病前没听说过 VTE 疾病。

3. 护理思维与实施方案

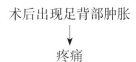

患者气体交换受阻 ↓ 有呼吸困难的风险

（1）护理目标：患者有效呼吸，并能保存体力。

（2）护理措施

- 给予患者心理安慰，介绍病房环境，减少紧张情绪。
- 嘱患者卧床休息，观察患者呼吸困难的诱因、性质、程度和持续时间，发生病情变化及时通知医生。
- 检查患者的生命体征，遵医嘱给予患者吸氧治疗。
- 向患者说明吸烟的危害，劝导患者戒烟。

术后出现足背部肿胀 ↓ 疼痛

（1）护理目标：疼痛小于 4 分。

（2）护理措施

- 对患者降低疼痛耐受性的因素进行评估，减少是疼痛加重的因素。
- 给予患者进行按时、按需疼痛评分，根据疼痛评分制定止痛方案。
- 观察、记录疼痛的性质、程度、时间发作规律、伴随症状及诱发因素。
- 教会患者放松疗法，如放慢节律的呼吸等。
- 每日遵医嘱测量患者腿围，遵医嘱应用消肿药物。
- 必要时遵医嘱给予患者口服药物（如氨酚羟考酮、曲马多、洛索洛芬钠片、塞来昔布等），肌注药（注射用帕瑞昔布钠、哌替啶、静脉（氟比洛芬酯注射液）。
- 用药后观察并记录用药后的效果及不良反应。

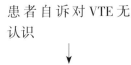

VTE 风险评分为 18 分 患者自诉对 VTE 无认识 ↓ 知识缺乏

（1）护理目标：患者能自诉 VTE 相关知识。

（2）护理措施

- 入院后给予患者讲解 VTE 相关知识。
- 告知患者预防 VTE 的重要性。
- 向患者讲解 VTE 预防的三种方法：基础、物理、药物预防。
- 告知患者肺栓塞的发生、发展及临床表现。
- 劝导患者戒烟，改变不良的生活习惯。
- 告知患者一旦发生 PE 患者要第一时间报告医生。

（二）术前准备

1. 术前一日护理

（1）生活指导：给予患者饮食指导，鼓励患者进食营养丰富、易消化的饮食。保持病室安静舒适心情舒畅，根据疼痛评分采取不同的止痛方法，并指导患者止疼药物的使用，保证睡眠质量，嘱患者绝对卧床休息，患肢制动、抬高 15°~30°，促进血液回流。

（2）适应性训练：指导患者练习床上大小便及其使用大便盆、小便壶的方法，以适应术后床上排尿和排便。教会患者正确深呼吸、咳嗽、咳痰方法。指导患者术后功能锻炼的方法并练习，告知患者早期下床活动的重要性，以预防肺栓塞（PE）的发生。

（3）术前检查：查看患者术前检查异常值并告知医生，减少患者术中危险及术后并发症的发生，提前给予预防。

2. 手术当日护理

（1）查看病历内检查及其相关文件的完整，准备术中用药及物品。

（2）进入手术室前，取下活动义齿、手表、首饰等贵重物品并交由家属保管。

（3）与接手术人员核对患者信息、手术部位、名称、病历、片子、药物及物品，做好交接，并随患者带入手术室。

（4）根据手术麻醉方式准备麻醉床，备好床旁用物，如心电监护、吸氧装置、输液架等。

（三）实施手术后

1. 诊疗情况　手术当日，体温 37.1℃，脉搏 78 次 /min，呼吸 17 次 /min，血压 124/76mmHg，患者在局部麻醉下行下肢静脉造影、髂静脉造影、下腔静脉造影、溶栓导管置入术，伤口包扎完整无渗血，遵医嘱给予持续心电监护及吸氧。术后第 1 日,伤口包扎完整无渗血,患者无不适主诉。术后第 3 日,患者体温正常,双肺呼吸音清,下肢伤口愈合良好。

2. 治疗方案

(1)输液:遵医嘱给予患者消肿、溶栓治疗。

(2)皮下:低分子肝素每 12 小时 1 次,每次 1 支皮下注射。

3. 术后异常化验

(1)凝血:纤维蛋白降解产物 87.6μg/ml,D- 二聚体定量 27.89mg/IFEU。

(2)双下肢深静脉彩超:下腔静脉血栓可能、右侧髂静脉血栓。

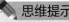 思维提示

(1)患者溶栓治疗,有出血的危险。

(2)患者对溶栓导管置入的相关内容不了解,知识缺乏。

4. 护理评估

(1)患者对溶栓导管置入的相关内容掌握情况。

(2)患者接受溶栓治疗,有出血的风险。

5. 护理思维与实施方案

患者溶栓治疗
↓
有出血的危险

(1)护理目标:患者住院期间不发生出血。

(2)护理措施

- 观察伤口敷料有无渗血。
- 观察患者口腔黏膜、牙龈、穿刺点有无出血,皮肤是否出现瘀斑。
- 教会患者自我观察。
- 告知患者出血是溶栓的并发症,避免患者情绪紧张。
- 发生病情变化及时通知医生。

患者对溶栓导管置入的相关内容不了解
↓
知识缺乏

(1)护理目标:患者能自诉溶栓导管置入相关知识。

(2)护理措施

- 评估患者的知识水平及接受能力。
- 给患者讲解关于溶栓导管置入后的注意事项。
- 向患者讲解溶栓导管置入后并发症。
- 劝导患者戒烟,改变不良的生活习惯。

(四)出院前

1. 诊疗情况　患者体温正常,未诉胸闷、气短,双肺呼吸音清,肢体未见明显肿胀,下肢伤口愈合良好。患者术后恢复好,遵医嘱可出院,继续口服抗凝药治疗。向患者及家属讲解溶栓导管置入出院后注意事项。

2. 化验　凝血:纤维蛋白降解产物 1.4μg/ml,D- 二聚体定量 0.22mg/IFEU。凝血化验结果恢复正常。

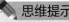 思维提示

患者及家属不能复述溶栓导管置入后的相关注意事项。

3. 护理评估　患者及家属对溶栓导管置入后的知识掌握情况。

4. 护理思维与实施方案

患者及家属不能复述溶栓管置入后的相关知识

↓

知识缺乏

（1）护理目标：患者及家属能掌握溶栓导管置入后相关知识。

（2）护理措施
- 告知患者出院后继续按医嘱口服抗凝药物。
- 告知患者及家属溶栓管置入后并发症的临床表现，以便观察，及时就医。
- 定期复查凝血功能，继续口服抗凝药物治疗预防血栓复发。
- 肢体活动后穿 GCS 治疗。

二、护理评价

从患者入院至出院的全过程，重视给患者讲解造影及溶栓管置入的相关知识，劝导患者戒烟戒酒，改变不良生活习惯，对患者的掌握情况进行跟踪、监督、反馈，到出院时患者能够掌握相关知识并有效自我管理。

三、经验分享

重视常见并发症的管理。这类患者一个重要的合并症就是出血，首先要告知患者这是服用抗凝药的合并症，这种合并症会表现为各种形式的出血，如鼻出血、牙龈出血、皮下出血及颅内出血。出血的严重性会直接危及患者的生命，告知患者识别这些症状、早期报告这些症状，定时正确留取血液标本，包括血沉、D-二聚体定量、凝血酶原时间和纤维蛋白酶原。指导患者进食高维生素、高蛋白的饮食，禁食生、硬刺激性的食物，防止消化道出血。保持大便通畅，勿用力排便。在各种注射拔针后，增加局部按压时间。要密切观察患者各种出血症状、神志、面色、瞳孔的变化，尤其是血压的变化，一旦发生任何变化，要做到早发现、早报告、遵医嘱早治疗。出血合并症的管理直接关乎患者的生命，故从始至终，毫不松懈。

病例 101

股骨颈骨折患者的中医护理

患者,男性,83 岁,主诉:摔伤致右髋部疼痛伴活动受限一周余,急诊以"右股骨颈骨折"收入院。

一、诊疗过程中的临床护理

(一)入院时

1. 诊疗情况

入院后查体:患者主诉 1 周前摔伤致右髋部疼痛伴活动,疼痛部位为腰、右髋部、大腿外侧、小腿外侧至足趾,在家休养后右髋部疼痛未见好转,患者右髋部剧痛,无法自行站立行走,遂由家属陪同下于当地医院就诊,行 DR 髋关节正侧位片,诊为"右股骨颈骨折"。现拟右侧股骨颈骨折收入广东省中医院。患者体温、脉搏、呼吸及血压均正常,精神欠佳、失眠、易醒,生活不能自理,小便难解,余正常。

既往史:既往高血压病史 8 年。遵医嘱按时服用硝苯地平缓释片,血压维持在 145~175/70~95mmHg。否认糖尿病、冠心病、肾病等慢性疾病。否认肝炎、结核等传染病史。否认手术史、重大创伤史及输血史。否认药物、食物及接触过敏史。

专科查体:腹股沟中点、髋外侧压痛明显,右下肢外展外旋畸形,患肢可见明显短缩,纵轴叩击痛(+),骨摩擦音(+),右下肢肌力消失,右下肢远端感觉、血运、活动良好。腰部未见明显压痛,叩击痛。

辅助检查:DR 髋关节正侧位片显示右股骨颈骨折。心电图:正常心电图,窦性心律。

异常化验结果:D- 二聚体定量 1.41mg/L FEU,降钙素原 0.06ng/ml,白蛋白(ALB)33.7g/L(参考范围 40~55g/L),尿亚硝酸盐阳性。

> **思维提示**
>
> [1] 疼痛:疼痛部位为腰、右髋部、大腿外侧、小腿外侧至足趾。需做好疼痛护理。
> [2] 睡眠型态紊乱:因疼痛出现入睡困难、易醒,需做好睡眠的护理。
> [3] 既往有高血压病史,需监督患者规律服药、定时监测血压。
> [4] 移动躯体的能力受限。
> [5] 有压力性损伤的危险,故要做好皮肤管理。

2. 护理评估

1)患者主要症状为腰、右髋部、右大腿外侧、小腿外侧至足趾疼痛。

2)入睡困难、易醒。

3)活动受限

4)有压疮风险

3. 护理思维与实施方案

股骨颈骨折
↓
疼痛

（1）护理目标：疼痛缓解。

（2）护理措施

- 心理安慰，必要时请家属陪伴。
- 遵医嘱给予口服药止痛，必要时给予止痛针注射。用药过程中要注意观察用药的效果。
- 给予耳穴压豆肾、肝、髋等穴位，行气、活血止痛。
- 给予腕踝针治疗，振奋络脉之经气，调和营卫，缓解骨折疼痛。
- 给予消肿止痛膏外敷，消肿止痛、活血化瘀。

入睡困难、易醒
↓
睡眠型态紊乱

（1）护理目标：患者可较快入睡并安静睡眠。

（2）护理措施

- 心理安慰，讲解睡眠对术前准备的重要性。
- 巡视患者时注意做到"四轻"：说话轻、走路轻、操作轻、关门轻。
- 遵医嘱给予艾司唑仑等药物辅助睡眠。
- 头部按摩开天门穴，刺激头部末梢神经，疏通经络，促进血液循环，助入眠。
- 给予耳穴压豆，选择全耳安神最佳穴位神门、皮质下，调节患者脏腑功能、调和患者心态，助入眠。
- 给予吴茱萸粉贴敷涌泉穴，滋阴降火，开窍宁神，助入眠。

术前绝对卧床休息
↓
有发生下肢静脉血栓的风险

（1）护理目标：患者不发生深静脉血栓。

（2）护理措施

- 给予一般预防措施：如抬高双下肢，踝泵运动、保证液体入量、减少下肢静脉穿刺。
- 遵医嘱给予利伐沙班等抗凝药物干预，并做好抗凝药物的使用的相关护理。
- 给予物理预防措施：IPC、穿抗血栓压力袜。
- 中医护理：拍打双涌泉穴，通畅经络、旺盛气血。
- 艾灸双涌泉穴，促进血液回流，调整人体代谢。

患者卧床
↓
有发生肺部感染的危险

（1）护理目标：患者住院期间不发生肺部感染。

（2）护理措施

- 指导患者有效深呼吸，有效咳嗽。
- 遵医嘱给予对症氧气吸入雾化疗法。
- 穴位按摩，如迎香穴、太阳穴等穴位，调整脏器功能，扶助正气，增强免疫力。
- 指导患者正确掌握六字诀呼吸吐纳功，强健肺部功能。

患者骨折后
24 小时内卧床
↓
有皮肤受损的危险

（1）护理目标：患者卧床期间不发生压疮。

（2）护理措施

- 术前嘱患者准备翻身易，定时翻身，翻身时应至少两人操作，禁止拖拉患者。
- 每日给予液体敷料涂擦皮肤受压部位。
- 保持床铺平整、清洁、干燥、无皱褶、无渣屑。

高血压病史 8 年
↓
有发生高血压危象的危险

（1）护理目标：患者住院期间血压平稳。

（2）护理措施

- 监督患者按时服用降压药物，密切监测血压变化。
- 嘱患者戒烟酒，低盐饮食，每日食盐 <6g。
- 保持平和心态。
- 密切观察患者有无有头痛、烦躁、心悸、恶心、呕吐等不适症状，若有及时报告医生并做相应处理。

（二）术后护理

1. 诊疗情况　患者在腰麻下行"右侧全髋关节置换术"，术毕返回病房，伤口外敷料包扎完整，无渗血，伤口引流管通畅，尿管通畅，尿液为淡黄色、清亮，给予吸氧及 24 小时心电监护。告知患者饮食注意事项，可进行双下肢功能锻炼。术日晚患者主诉疼痛，难以入睡。血压 134~148/82~97mmHg。术后第 1 日，伤口敷料干洁，伤口引流量为 135ml。护士协助患者做床边功能锻炼，遵医嘱拔除尿管予中医疗法协助患者解小便。术后第 2 日，血压 130~148/80~88mmHg。伤口引流量为 55ml，拔除伤口引流管。向家属及患者讲解并示范助行器的使用方法。术后第 3 日，血压 130~144/80~85mmHg。再次向家属及患者讲解并示范助行器的使用方法，并协助患者使用，患者初步正确掌握助行器的使用方法，在助行器辅助下行走。

思维提示

[1] 患者伤口有敷料及引流管，应密切注意患者伤口敷料及引流情况。

[2] 患者主诉疼痛：应加强疼痛管理，保证患者睡眠及功能锻炼。

[3] 患者血压偏高：协助医生管理好患者血压。助行器部分负重（负重情况根据医生手术情况而定）下地活动。

---

2. 护理评估　评估患者的疼痛情况。

3. 护理思维与实施方案

患者麻醉恢复后可进清淡流质饮食
↓
部分自理能力缺陷

（1）护理目标：满足患者基本生理需求。

（2）护理措施

- 麻醉恢复后，协助患者进食流质饮食，排气前不食牛奶豆浆等产气食物，协助患者饮水。
- 为患者整理好床单位，盖好被褥。
- 艾灸足三里、胃脘穴等穴位，健脾和胃、扶正培元。
- 使用四子散热熨疗法协助患者顺时针按摩腹部，通经络活气血。

术后疼痛出现失眠、易醒
↓
睡眠型态紊乱

（1）护理目标：患者可安静入睡。

（2）护理措施

- 给予心理安慰并告知其睡眠对康复的重要性。
- 巡视患者时注意做到"四轻"，提供安静休息环境。
- 遵医嘱给予止痛药及艾司唑仑等药物辅助睡眠。
- 给予开天门治疗，刺激头部末梢神经，疏通经络，促进血液循环。
- 给予耳穴压豆，选择全耳安神最佳穴位神门、皮质下，调节脏腑功能、调和患者心态，助入眠。
- 给予吴茱萸粉贴敷涌泉穴，滋阴降火，开窍宁神，助入眠。

术后使用助行器下床活动
↓
有发生跌倒、坠床的危险

（1）护理目标：患者在住院期间不发生跌倒、坠床。

（2）护理措施

- 评估患者发生跌倒、坠床的风险因素，分别给予评分，并按所得结果采取相应护理措施。
- 保证病房地面干燥，灯光照明良好、病房设施摆放合理。
- 定时巡视患者，固定好病床脚刹、随时拉起床档、合理安排陪护。
- 嘱患者衣裤合适，穿防滑鞋，系好鞋带。

术中留置尿管
↓
有发生尿路
感染的危险

（1）护理目标：患者在住院期间不发生尿路感染。
（2）护理措施
- 保证患者总入量2 000ml/d。
- 保持尿管通畅，避免受压、扭曲、堵塞等。
- 防止逆行感染：保持尿道口清洁、定时更换尿管及时倾倒尿袋、及时记录尿量、集尿袋位置应低于耻骨联合，防止尿液反流。
- 艾灸气海、关元、双水道等穴位，宣导气血，促进膀胱气化，通利小便。
- 给予耳穴压豆肾、膀胱、三焦、外生殖器穴位，化气行水、利小便。

术后翻身及下床活动
↓
有人工关节
脱位的风险

（1）护理目标：患者在住院期间不发生人工关节脱位。
（2）护理措施
- 评估患者的基本情况：生命体征、疼痛、神志、肌力。
- 指导患者床上正确翻身、坐起、床转椅、助行器使用技巧等，正确使用行走。
- 嘱患者穿防滑鞋系好鞋带。

（三）出院前

1. 诊疗情况　出院前行"DR右侧髋关节正侧位片"、血常规、急诊生化、降钙素原、血沉检查，各项检查无异常后可带药出院，护士给予患者及家属做出院健康教育。

> **思维提示**
>
> 　　患者接受人工髋关节置换后，身体一般状况、走路步态都发生了变化，故要耐心向患者及家属讲解相关信息、注意事项及应对措施，防止关节脱位、跌倒、尿路感染等并发症的发生。

2. 护理评估　做好出院时患者心理、药物知识水平及康复期的护理宣教。

3. 护理思维与实施方案

家属不能正确演示
助行器使用方法
↓
知识缺乏

（1）护理目标：出院前患者能正确使用助行器。
（2）护理措施
- 评估患者及家属对使用助行器的基本方法了解程度。
- 向患者解释正确使用助行器的必要性。
- 用多种形式示范患者助行器的使用方法。

患者及家属对康复
相关知识不了解
↓
知识缺乏

（1）护理目标：患者及家属出院前能复述康复期护理相关知识。
（2）护理措施
- 向患者讲解康复的重要性。
- 告知患者康复期主要的锻炼方法。
1）踝泵运动锻炼、股四头肌收缩等行走训练。
2）禁忌动作：过度负重、弯腰拾物，不蹲厕，跷二郎腿。
- 发放宣传手册。

二、护理评价

患者住院期间未发生跌倒、坠床、压疮、深静脉血栓、尿路感染、肺部感染、人工关节脱位等并发症发生。

三、安全提示

1. 有人工关节脱位的风险　护士应积极做好预防工作，指导患者床上正确翻身、坐起、床转椅、使用助行器等的正确方法。

2. 有发生跌倒、坠床的危险 护士应积极做好预防工作,了解患者一般情况,包括生命体征、疼痛、神志、肌力等。评估患者发生跌倒、坠床的风险因素;定时巡视患者,保证病房地面干燥、灯光照明良好、病房设施摆放合理,固定好病床脚刹、随时拉起床档、合理安排陪护;嘱患者穿防滑鞋,系好鞋带。

3. 药物副作用的观察 患者住院期间服用的降压药物、止痛药物、抗凝药物等都有很多副作用,需密切观察,如有异常及时报告医生。

四、经验分享

1. 全程康复健康教育 人工髋关节置换及恢复是一个需要患者及家属全程参与的过程,因此,从患者入院到出院护士都要做好健康教育,健康教育内容包括疾病相关知识、诊疗及手术相关信息、康复方法及注意事项、合并症的预防及护理等。

2. 术后并发症的观察及护理 人工髋关节置换术围术期有发生多个合并症的风险,如深静脉血栓、尿路感染、肺部感染、关节脱位等,这些合发症会直接影响手术效果甚至患者生命,因此要高度重视,做好预警,重视评估,随时观察,采取相应护理措施。

膝关节置换术后感染患者的中医护理

患者,女性,68 岁,主诉:右膝关节置换术后红肿 4 年,加重 1 个月,门诊以"右膝手术后膝关节感染"收入广东省中医院。

一、诊疗过程中的临床护理

(一)入院时

1. 一般情况

入院后查体:体温 36.6℃,脉搏 87 次 /min,呼吸 20 次 /min,血压 127/64mmHg。主诉:"右膝关节置换术后红肿疼痛 4 年,加重 1 个月",4 年前因右膝关节疼痛,活动受限,于外院行右膝置换术,术后恢复可。术后半年右膝手术切口下方皮肤破溃有渗液,右膝红肿疼痛,予换药处理后逐渐愈合。数月后右腿胫前出现皮肤破溃渗液,保守治疗半年后痊愈。1 个月前,右膝前正中皮下隆起,周围红肿疼痛,到广东省中医院门诊就诊,细菌培养阴性,右侧胫、腓骨骨质疏松。门诊以"右膝手术后膝关节感染"收住院。患者因疼痛出现失眠、易醒,焦虑,舌淡暗,苔薄黄,脉弦细,中医诊断:痹症(气阴两虚,痰瘀热结)。

既往史:否认高血压病、心脏病、肾病等内科病史。有输血史,有青霉素、红霉素等药物过敏史。

专科查体:双下肢不等长,右下肢短缩 1cm,右膝见一长约 18cm 手术瘢痕,膝前正中红肿疼痛,膝前 1cm×1cm 皮下隆起,无明显渗出。局部肿胀,右小腿周径明显增粗,皮温稍高,局部压痛,右膝活动 0°~90°,右膝浮髌试验(+),右下肢轻度水肿。

异常辅助检查:①X 线显示主动脉硬化,心影增大。②胸椎退行性变。③右膝关节置换术后改变,右侧胫、腓骨骨质疏松。心脏彩超:左房稍大,左室壁稍增厚,二尖瓣少量反流,左室舒张功能减退。

异常化验结果:白介素 6,12.56pg/ml,C 反应蛋白,18.7mg/L。

> 🖊 **思维提示**
>
> [1]疼痛:疼痛部位为右膝,疼痛评分 4 分,患者年过六旬,肾中精气亏虚则筋骨失养,故见膝关节反复酸痛不适,加之手术伤筋络,破血气,局部经脉运行不畅,气血运行失其畅达,不通则痛,舌淡暗,苔薄黄,脉弦细,为肾虚表现,可采用耳穴压豆等中医治疗,辅以进食滋补肾阴、行气活血化瘀之品干预疼痛。《灵枢·邪气脏腑病形》篇所言"十二经脉,三百六十五络,其血气皆上于面而走窍,其精阳之气走于目而为睛,其别气走于耳而为听"。刺激耳穴相应部位可通过神经、体液调节作用,促进内源性阿片类物质及其他神经递质的释放,产生镇痛作用。选用耳穴膝、交感、皮质下、神门为主。其中膝为相应部位取穴,以调理气血,疏通经脉,是治疗膝部疼痛的经验有效穴。交感以调节植物神经功能而止痛,有良好的解痉镇痛之功。内分泌具有调节冲任及内分泌功能。神门穴是治疗各种疼痛性疾病的要穴,有镇静安神、解痉止痛之效。
>
> [2]睡眠型态紊乱:因疼痛出现失眠、易醒,可耳穴压豆及宣教干预失眠。《灵枢·口问》说:"耳者,宗脉之所聚也。"通过刺激耳穴,调节患者脏腑气血,疏通经络,调节心神、平衡阴阳,改善睡眠。神门、皮质下穴具有调节自主神经功能之效,可消除紧张等心理状态。心穴具有宁心安神、调和营血

等功能。肝穴有疏肝理气、清泻肝火等效果。脾穴可健脾和胃、补中益气、消积化食、化生营血。交感穴可直接调节内脏植物神经纤维活动及血管舒缩功能，具有解痉镇痛之功效。以上诸穴合用，气血调和，可调和阴阳、调畅情志，达到宁心安神之功效。

［3］患者丧偶，3个儿女住院期间无法陪伴以及担心花费高预后不好，引起焦虑，情绪波动大。焦虑自评量表（SAS）评分55分，抑郁自评量表（SDS）评分68分，需做好情志护理。

2. 护理评估
（1）评估患者疼痛程度。
（2）评估患者焦虑程度。
3. 护理思维与实施方案

右膝关节术后感染
↓
右膝红肿热痛

（1）护理目标：疼痛小于4分，肿胀减轻。
（2）护理措施
● 给予心理安慰。
● 予耳穴压豆：交感、神门、皮质下、膝穴位减轻疼痛，遵医嘱给口服消炎止痛药（塞来昔布），必要时给予止痛针（曲马多、注射用帕瑞昔布钠）。用药过程中要注意观察用药的不良反应，随时评估止痛效果。
● 药膳：宜滋补肾阴、行气活血化瘀之品，如杜仲炖排骨汤、木耳乌鸡汤、田鸡田七汤等。

患者情绪波动大
SAS评分55分，SDS评分68分
↓
焦虑

（1）护理目标：患者住院期间情绪稳定，焦虑症状减轻。
（2）护理措施
● 开放式的提问，随时了解患者心理动向。
● 医、护、患共同沟通：减少非必要性的检查。
● 尽量选择经济实惠的器械。
● 与家属加强沟通，取得家属支持，增加探视次数。
● 鼓励与其他患者聊天交朋友。
● 多巡视，多行心理疏导，使患者情感得到宣泄，注意避开敏感又无法解决的话题，并及时解答患者疑问，稳定情绪。

（二）手术前

1. 诊疗情况　患者尿常规检查显示：尿白细胞（＋），入院后诉双足趾间瘙痒，查体可见双足趾间潮湿脱屑。

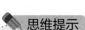 思维提示

［1］患者尿白细胞（＋），双足足癣，若未经处理直接行手术治疗，可能会导致术后再次感染，需做好尿路感染及皮肤的护理并复查尿常规。

［2］患者入院前长期使用轮椅且未开展相关的功能锻炼。根据早锻炼、早下地、早康复的快速康复精神，所以需指导患者超前康复锻炼。

［3］膝关节翻修术创伤大，术中出血多，应做好抗休克等预警，如术前对饮食进行调护，提前积蓄蛋白能量，对术后康复大有裨益。

2．护理思维与实施方案

尿白细胞（＋），双足足癣　→　有再次发生感染的危险

（1）护理目标：患者住院期间不发生再次感染。

（2）护理措施

- 指导患者保持会阴部清洁。
- 勤饮水，勤排尿，每日饮水量≥2 500ml。
- 保持双足清洁干爽，选用通风透气的凉鞋，最好是布质的。
- 遵医嘱给予萘替芬酮康唑乳膏外用，香莲外洗液温水稀释至1∶20浸泡双足。
- 指导正确留取复查尿液标本。

手术创伤大、出血多，消耗大　→　有饮食调护的需要

（1）护理目标：患者住院期间饮食配合，无低蛋白血症。

（2）护理措施

- 宣教饮食调护的重要性。
- 指导进食优质高蛋白饮食：牛奶、鸡蛋、鱼肉等。
- 蛋白质供给量1.5~2g/kg，每日总量不超过120g。
- 适当增加富含维生素C的蔬菜水果。

患者长期使用轮椅且未开展相关的功能锻炼　→　有功能锻炼的需要

（1）护理目标：患者住院期间能主动锻炼。

（2）护理措施

- 讲解超前功能锻炼的目的、作用。
- 指导踝泵锻炼促进血液循环，每日100次。
- 指导股四头肌收缩、直腿抬高锻炼以提高肌力，防止肌肉萎缩，每日100次。

（三）手术后

1．诊疗情况　患者复查尿白细胞酯酶（干化学）：阴性，双足无瘙痒脱屑。患者在全麻下行"右膝关节置换修复术"，术毕安返病房，伤口外敷料包扎完整，无渗血，留置术口引流管固定通畅，可引流出暗红色血性液体，右下肢肢端血运感觉活动正常，回房时患者意识清醒，吞咽功能正常，无恶心呕吐等不适，给予24小时心电监护及吸氧。进食清淡易消化半流质饮食，鼓励患者即刻做踝泵训练、股四头肌收缩等锻炼，术后6小时评估左下肢肌力4级，右下肢肌力2级，告知患者暂时不要下地，以免摔倒。

📌 **思维提示**

［1］患者行膝关节翻修术，手术创伤大，术后需观察患者术口敷料、术口引流量、患肢肿胀情况及血常规等情况，术后予抗凝治疗时需注意有无隐性出血现象。

［2］患者膝关节感染行膝关节一期翻修术，再次感染风险高，术后需密切观察炎症指标及感染预防。中医辨证气血两虚血瘀，饮食可辅以补气养血活血之品进行营养支持。

［3］患者主诉疼痛，与手术创伤大、止血带反应有关，可采用多种镇痛方案，如中药膏消肿止痛贴膏贴敷大腿止痛等。

［4］关节置换术是DVT形成的高危因素，使用Caprini评估表，分值6分，术前术后需进行DVT的预防，并可使用拍打患肢涌泉穴等中医治疗预防DVT。《黄帝内经》："肾出于涌泉，涌泉者足心也。"刺激涌泉穴可以对肾、肾经及全身起到由下到上的整体性调节和治疗作用。现代医学研究认为，人体的足底部有丰富的末梢神经网以及毛细血管、毛细淋巴管等，它与人体各个系统、组织、器官有着密切的联系。而拍打穴位是一种以外力直接刺激体表穴位，使经络通畅，气血旺盛，起到"诸脉皆通，通则疾除"效果的疗法。刺激涌泉穴可以加强经络之间的联系，能有效地改善局部毛细血管、毛细淋巴管的通透性和有节律的运动性，从而促进血液、淋巴液在体内的循环，调整人体的代谢过程，促使静脉血液回流心脏，防止下肢静脉淤血，确保下肢静脉血液的良好循环，促使患肢肿胀、疼痛等症状的消失。

［5］术后患者肌力下降，BADL评分40分，需协助生活护理。

［6］患者术后胃纳一般，卧床肠蠕动减慢，便秘，中医认为术后失血，津血同源。血少则津亏，肠道干涸，便涩难行而成阴虚便秘，或因血虚及气，气虚大肠推运无力而致便秘。可予大黄贴神阙穴，腹部穴位按摩干预促进排便。脐即神阙穴，在胚胎发育过程中为腹壁最后闭合处，表皮皮质层最薄，屏障功能最弱，皮下无脂肪组织，皮肤和筋膜、腹膜直接相连，腹下动脉分支也通过脐部，再者脐凹陷形成隐窝，药物贴穴后有利于药物较长时间存放，这些均有利于药物穿透、弥散、被吸收入血，发挥药物的直接作用，而大黄的有效成分主要为大黄酸、大黄素和大黄酚等，具有泻热通便、荡涤肠胃之效，能够促进肠道运动，对胆汁及胰液的分泌也有轻度促进作用。腹部穴位按摩可取中脘、天枢、关元。中脘穴属于太阳、少阴、足阳明、任脉之会，具有调胃理气、化湿降逆的作用。天枢穴属足阳明胃经之募穴，可促进与改善胃肠功能，增加肠蠕动而排便。关元穴具有培元固本、补益下焦之功，配天枢、气海可治腹胀肠鸣、泄泻。神阙穴属任脉，此处皮肤菲薄血管丰富，敏感性高，通过按摩刺激肠蠕动促进排便。另外通过腹部的机械按摩，能改善肠道血液循环，增加肠黏膜神经营养，提高神经末梢感受器的敏感性和黏膜应急能力，增强肠蠕动。

［7］膝关节翻修术创伤大，康复期长，患肢因感染骨质破坏严重限制部分活动，容易出现废用性骨质疏松、关节粘连、肌肉萎缩等并发症，需继续做好功能锻炼指导。

2. 护理评估

（1）评估应用抗凝药后的出血情况。

（2）评估疼痛程度。

（3）评估感染风险

（4）评估血栓情况。

（5）评估日常生活能力。

3. 护理思维与实施方案

手术创口大，留置术口引流管，口服利伐沙班
↓
有持续出血的风险

（1）护理目标：患者住院期间不发生贫血。

（2）护理措施

- 观察术口敷料渗血、患肢肿胀情况，术口引流量>200ml，患肢肿胀程度>2cm须报告医生。
- 观察术后血红蛋白变化，有无持续性下降。
- 密切观察患肢有无出现瘀斑，若出现并持续性扩大，即停止抗凝药使用并报告医生。

术前膝关节感染
↓
有再次感染的危险

（1）护理目标：患者住院期间不发生伤口感染。

（2）护理措施

- 加强伤口护理，密切观察伤口颜色、肤温、敷料情况，有渗液时注意观察患者伤口渗液颜色、质、量、气味等，及时与医生沟通。
- 按时按量使用抗生素，保证体内血药浓度。
- 密切观察术后炎症指标走向：如中性粒细胞、血沉、C反应蛋白等指标。
- 营养支持：优质高蛋白饮食。药膳：宜补气养血活血，如党参黄芪乌鸡汤、当归炖鸡蛋、木耳排骨粥等。

手术大,创伤大
↓
睡眠型态紊乱

（1）护理目标:患者疼痛缓解,可安静入睡。

（2）护理措施

- 指导正确使用镇痛泵,教会患者自行调节疼痛方法。
- 耳穴压豆交感、神门、皮质下、膝等穴位减轻疼痛。
- 耳穴压豆:心、肝、肾、神门等穴位促进睡眠。
- 消肿止痛膏外敷患肢大腿止血带反应区域。
- 遵医嘱超前镇痛:定时静推注射用帕瑞昔布钠每 12 小时 1 次,3 日后改口服塞来昔布,可临时加服氨酚曲马多片增加止痛效果。锻炼后予冰敷患膝消炎消肿。
- 中医辨证施膳:可多进食补益气血、活血化瘀之品:如党参黄芪乌鸡汤、田七田鸡汤等。
- 必要时遵医嘱给予艾司唑仑等药物辅助睡眠。

Caprini 评分:6 分
↓
有发生 DVT 的危险

（1）护理目标:患者住院期间不发生 DVT。

（2）护理措施

- 动态观察患肢肿胀情况、肤色肤温、感觉、腿围及疼痛情况,认真倾听患者的主诉。
- 注意观察术后 D- 二聚体及其他炎症指标走向。
- 基础预防:早锻炼,饮水量 >2 500ml/d,保持大便通畅,抬高患肢,禁止患肢进行静脉穿刺等。
- 物理预防:压力袜、下肢静脉泵使用。
- 药物预防:利伐沙班口服,注意观察有无抗凝过度。
- 中医治疗预防:每日拍打患肢涌泉穴,忌食肥甘厚腻之品。

卧床,肌力下降
↓
部分自理能力缺陷

（1）护理目标:满足患者基本生理需求。

（2）护理措施

- 了解患者生活习惯,日常用品放在易于取放的地方,做好日常生活护理,做好二便护理。
- 外出检查、下床入厕时有人陪同,防止跌倒。
- 指导与鼓励适当活动,促进自理能力的恢复。

（四）出院前

1. 诊疗情况　出院前行"膝关节正侧位片"、血常规、炎症指标等检查,护士给予患者出院指导,患者认为口服抗生素太多会影响身体。各项检查无异常后可带药出院。

> **思维提示**
>
> 　　[1]膝关节感染一期翻修住院期间需静脉使用抗生素 10~14 日,出院后仍需继续使用抗生素 1~2 个月,且需定期复查血象,若没做好用药宣教,没有纠正患者错误认识,患者可能松懈导致不规范服药甚至停药,因此需做好用药健康教育。
> 　　[2]护士向患者及家属讲解康复期护理注意事项。

2. 护理评估

（1）评估用药知识的掌握情况。

（2）评估康复期的功能锻炼相关知识的掌握情况。

3. 护理思维与实施方案

患者认为口服抗生素会影响身体 → 知识缺乏

（1）护理目标：患者能复述服用抗生素的重要性及不良反应等。

（2）护理措施

- 了解患者对服用抗生素的想法。
- 向患者宣教解释长期服用抗生素的必要性、重要性和不规范用药可能引起的严重后果。
- 讲解规范用药不会影响身体，告知患者已经配备护胃药同时口服以保护胃黏膜，告知复查血象时间。

患者及家属对康复期注意事项不了解 → 知识缺乏

（1）护理目标：患者及家属出院前复述康复期相关事项。

（2）护理措施

- 对患者讲解康复期护理对疾病恢复的重要性。
- 告知患者康复期注意事项，主要包括以下几点：

1）手术次日起 14 日后可洗澡。

2）功能锻炼主要事项：下地活动时须戴支具护膝部分负重行走，不主动屈膝，4 周后复诊根据医嘱决定是否继续使用支具和完全负重时间。锻炼后冰敷。

3）按时服药，注意药物副作用。

4）定期复查，出院后 1 周、术后 1 个月、2 个月、3 个月复查，不适随诊。

- 向患者发放出院指导宣传册。

二、护理评价

患者从入院到出院，护理上给予了一系列中医护理方案的实施。有效地避免了 DVT、废用综合征的发生，患者情绪日趋稳定，参与锻炼的积极性提高。能够完成康复锻炼计划。

三、安全提示

做好药物副作用的观察及处理对于翻修患者十分重要：患者住院期间需长时间使用抗生素、止痛药物、辅助睡眠药物等，护士需注意观察药物副作用，注意观察有无出现应激性溃疡等不良反应，若发生及时采取相应措施。

四、经验分享

膝关节翻修术后功能锻炼十分重要，故康复锻炼从患者入院即开始。

（1）超前康复：入院时即指导踝泵、股四头肌收缩、直腿抬高锻炼。

（2）踝泵锻炼：双足背伸、跖屈，5~10s/ 次，100 次 /d。

（3）股四头肌收缩锻炼：可站立或卧床进行，收缩大腿肌肉 10 秒后放松 1~2 秒，每日练习 3 组，每组 50 次。

（4）直腿抬高锻炼：卧位，伸膝，踝关节背伸，直抬腿离床 10~15cm，维持该动作 1~5 分钟，100 次 /d。术后麻醉消退后即继续以上锻炼，根据术中情况，与医生沟通后进行屈、伸膝关节锻炼。

病例 103

腰椎管狭窄症患者的中医护理

患者,女性,74 岁,主诉:腰痛伴双下肢痹痛六个月余,以"腰椎管狭窄症"收入广东省中医院。

一、诊疗过程中的临床护理

(一)入院时

1. 诊疗情况

入院后查体:体温、脉搏、呼吸、血压均正常。患者主诉 6 个月前无明显诱因出现腰部疼痛不适,活动及久立久行后加重,双下肢痹痛,左下肢明显,期间就诊于当地医院,予保守治疗后效果不明显。现患者因腰骶部疼痛、左足背麻木症状进一步加重,来到广东省中医院门诊就诊,以"腰椎管狭窄症"收入脊柱外科。

既往史:既往高血压病史十年余。自诉口服降压药(具体不详)血压控制尚可。糖尿病 1 年,口服二甲双胍缓释片及阿卡波糖,自诉血糖控制尚可。否认心脏病、肾病等内科病史。否认肝炎结核等传染病史。否认重大外伤、手术及输血史。舌暗红,苔薄白,脉弦。

过敏史:自诉使用川芎嗪针剂后出现头晕、恶心等不适。

专科查体:一般情况,腰椎生理性前凹增大,腰部活动尚可,腰椎棘突可触及台阶样改变。$L_{4、5}$、S_1 处压痛(+),叩击痛(-),双下肢直腿抬高试验(-),双侧 4 字试验(-),双侧股神经牵拉试验(-),双侧髋、膝活动可。

运动:双侧踇背伸肌力Ⅲ级,背伸、趾屈肌力Ⅳ级,余未见异常。

感觉:未见明显异常。

放射:双下肢跟腱及膝腱反射未见异常,病理反射未引出。

辅助检查:X 线片示①腰椎骨质疏松。②腰椎退行性变。L_4 椎体不稳轻度前移。腰椎双斜位未见明显椎弓峡部裂征象。L_{1-5} 椎体缘见骨质增生变尖。$L_{3、4}$、$L_{4、5}$、L_5/S_1 椎间隙变窄。L_{3-5} 双侧小关节骨质增生硬化,关节间隙略窄。

MRI 示:腰椎退行性变:①L_4 椎体不稳轻度前移。②L_1、L_2 椎间盘膨出。③$L_{2、3}$、$L_{4、5}$、L_5/S_1 椎间盘膨出并突出,双侧神经根受压。④$L_{3、4}$ 椎间盘突出并脱出。⑤$L_{2、3}$、$L_{3、4}$、$L_{4、5}$、L_5/S_1 椎间盘后方椎管狭窄。

心脏彩超:左心室节段性室壁运动异常,冠心病不排除,主动脉瓣轻度关闭不全,左心室顺应性减退。

腹部彩超:符合脂肪肝声像。

心电图:①窦性心律。②ST-T 异常。

异常化验结果:

超敏肌钙蛋白 T(TnT):0.025μg/L,B 型尿钠肽(BNP):133.9pg/ml,低密度胆固醇(LDL-C):5.73mmol/L(0~3.37mmol/L),总胆固醇(TC):8.46mmol/L(3.38~5.20mmol/L),高密度脂蛋白胆固醇(HDL-C):0.97mmol/L(>1.55mmol/L),甘油三酯(TG):4.96mmol/L(0.55~1.70mmol/L),葡萄糖(GLU):9.92mmol/L(3.9~6.1mmol/L),尿酸(UA):510μmol/L(208~428μmol/L),肌酐(Cr):125μmol/L(59~104μmol/L),尿白细胞计验:44.9 个 /μl。

2. 护理评估 患者主要症状为腰骶部疼痛、左足背麻木。患者因疼痛出现失眠、易醒。患者血压维持在 120~160/70~90mmHg。血糖维持在 6.0~15.5mmol/L。缺乏围手术期手术配合知识。

思维提示

[1] 患者疼痛：疼痛部位为腰骶部。需做好疼痛的护理。

[2] 患者睡眠型态紊乱：因疼痛出现失眠、易醒，需做好睡眠的护理。

[3] 患者既往有高血压病史，需监督患者定时服药、定时监测血压、观察用药反应。

[4] 患者既往有糖尿病史，需监督患者定时服药、定时监测血糖。

3. 护理思维与实施方案

椎间盘膨出并突出，侧神经根受压，椎管狭窄 → 疼痛

（1）护理目标：疼痛小于 4 分。

（2）护理措施

- 给予情志护理，做好腰腿部保暖，防止受凉。
- 遵医嘱予中医外治法减轻疼痛：腰骶部阿是穴予二号膏中药贴敷、四子散（吴茱萸、莱菔子、苏子、白芥子加粗盐）热熨、药物罐、激光、红外线。观察治疗后效果。
- 体位护理：注意起床姿势，宜先行翻身侧卧，再用手臂支撑用力后缓缓起床。
- 定时评估疼痛程度。
- 根据评分结果采取不同的止疼方法，大于 4 分以上及时报告医生。

因疼痛出现失眠、易醒 → 睡眠型态紊乱

（1）护理目标：患者可安静睡眠。

（2）护理措施

- 给予情志护理并告知其睡眠对康复的重要性。
- 告知患者尽量减少白天睡眠时间。
- 巡视患者时注意做到"四轻"。
- 遵医嘱给予中医外治法促进睡眠：耳穴压豆（皮质下、心、肾、神门穴）、按摩双涌泉穴。
- 按需超前镇痛管理，根据疼痛评分遵医嘱使用药物止痛。

高血压病史十余年，血压维持在 120~160/70~90mmHg → 有发生高血压急症的危险

（1）护理目标：患者住院期间血压平稳。

（2）护理措施

- 监督患者按时服用降压药物，密切监测血压变化。
- 低盐饮食，每日 <6g。
- 做好情志护理：保持放松、平和的心态。
- 如有头痛、烦躁、心悸、恶心、呕吐等不适症状及时通知医护人员，并给予中医外治法药物贴敷印堂、双太阳穴及内关缓解症状。
- 注意观察降压药物副作用。

糖尿病病史 1 年，血糖维持在 6.0~15.5mmol/L → 有发生低血糖、高血糖急症的危险

（1）护理目标：患者住院期间血糖平稳。

（2）护理措施

- 监督患者按时服用降糖药物，密切监测血糖变化。
- 糖尿病饮食，鼓励患者多进食降糖食物，如南瓜、苦瓜等。
- 进行适当的运动疗法。
- 做好情志护理：保持放松、平和的心态。
- 注意观察降糖药物副作用。
- 给患者宣教低血糖表现、如何进食缓解并及时告知医护人员。

（1）护理目标:患者能部分掌握相关知识并配合治疗。

（2）护理措施

患者对所患疾病
无了解
↓
有知识缺乏的风险

- 做好术前宣教及情志护理,告知椎管狭窄相关知识、手术注意事项及相关准备工作,取得患者的配合。
- 术前 2 日指导患者练习床上大小便、相关功能锻炼。
- 为患者选择合适腰围,指导正确佩戴腰围及起床方法。
- 常规进行术区皮肤术前准备及交叉配血等。

（二）实施手术后

1. 诊疗情况　手术当日,患者在气管插管全麻下行 "Quandrant 微创下行 $L_{3,4}$、$L_{4,5}$ 椎弓根钉内固定、椎板切除椎管减压,$L_{3,4}$、$L_{4/5}$ 椎间盘摘除,Cage 椎间植骨融合术",术毕安返病房,术口外敷料外观,无渗血。腰骶部疼痛及双下肢痹痛较术前缓解。留置术口引流管固定通畅,引流液为暗红色尿管通畅。留置尿管固定通畅。给予 24 小时床边心电监护及持续低流量吸氧。告知患者及家属麻醉清醒后,经护士进行吞咽功能评估后进糖尿病饮食。指导轴向翻身,进行踝泵及股四头肌等功能锻炼。术日晚患者主诉疼痛,难以入睡。术后第 1 日生命体征平稳,拔除尿管,伤口引流管引出暗红色液体 30ml,引流管口处有 1cm×1cm 陈旧渗血。术后第 2 日拔除引流管。护士协助患者佩戴腰围下地活动,并向家属讲解腰围佩戴方法及下床注意事项。

思维提示

［1］卧床期间患者独立移动躯体的能力受到限制,不仅出现自理能力的缺陷,还面临发生压疮的风险。

［2］患者主诉疼痛,难以入睡。与术中神经根牵拉及手术切口有关。

［3］患者引流管口敷料有 1cm×1cm 渗血,增加了伤口感染的危险。应密切注意患者伤口敷料渗血情况,注意体温变化。

［4］术后患者因需卧床休息,肠蠕动减慢,可导致排便形态的改变。

---

2. 护理评估　患者术后需卧床休息,部分自理能力缺陷,BADL 评分 25 分。术日晚患者主诉疼痛,难以入睡。引流口少许陈旧渗血。术后下床有跌倒的风险。

3. 护理思维与实施方案

（1）护理目标:患者的生活需要得到满足。

（2）护理措施

患者术后需卧床休息
↓
部分自理能力缺陷并
有压疮的风险

- 了解患者生活习惯,做好日常护理,解决其不习惯与怕麻烦别人的思想顾虑。
- 保持尿管通畅,定时巡视。协助患者进行床上大便。
- 保持床单位干燥、清洁、平整。
- 根据病情及时指导与鼓励患者进行适当的功能锻炼。
- 术前嘱患者准备一块翻身布,术后平铺垫在患者背部,翻身应至少两人操作,禁止床上拖拉患者。
- 必要时予液体敷料外搽或泡沫敷料减压。

（1）护理目标:疼痛小于 4 分。

（2）护理措施

手术大
↓
疼痛

- 评估患者疼痛出现的时间、性质、程度、诱因。
- 根据评分结果采取相应的疼痛管理措施。
- 做好情志护理,分散患者注意力,鼓励聊天、看电视等。
- 疼痛评分大于 4 分时及时报告医生。
- 加强饮食调护,指导患者进食活血化瘀止痛之品,如田七瘦肉汤等。

留置引流管,引流口有 1cm×1cm 陈旧渗血 ↓ 有发生感染的危险

（1）护理目标:患者住院期间不发生伤口感染。

（2）护理措施

- 加强伤口护理,渗液多时,随时更换敷料,保持敷料干燥。
- 观察和评估伤口情况,注意伤口有无红肿痛等症状。
- 注意观察体温变化。
- 做好饮食调护:加强营养,增强体质,饮食宜高蛋白、高维生素、高营养之品,鼓励患者多食活血化瘀、健脾益气之品,如:田七田鸡汤、淮山北芪鸡汤等。新鲜蔬菜、瓜果等。

术后卧床 ↓ 排便形态的改变

（1）护理目标:患者卧床期间不发生便秘及腹胀。

（2）护理措施

- 卧床期间鼓励患者多进食含糖量少的新鲜蔬菜及水果。
- 指导患者行顺时针方向按摩腹部。
- 遵医嘱予中医外治法以温通经络促进胃肠道功能的恢复:穴位按摩及贴敷（按摩双天枢穴、中脘穴及大黄调酒敷神阙穴）。

（三）出院前

1. 诊疗情况　出院前行"腰椎正侧位"、血常规检查,护士给予患者及家属出院指导。各项检查无异常后可带药出院。

思维提示

患者即将出院,对于出院后的相关知识及注意事项了解不多,故要着重做好健康教育。

2. 护理评估　做好出院时患者情志、药物知识水平、康复期及复诊的健康宣教。

3. 护理思维与实施方案

家属未能正确叙述出院后相关注意事项 ↓ 知识缺乏

（1）护理目标:家属出院前能正确复述出院后的相关事项。

（2）护理措施

- 评估患者及家属对相关知识的了解程度。
- 向患者进行相关知识宣教。
- 让患者及家属叙述演示佩戴腰围、起床方法、功能锻炼的相关知识。

1）伤口拆线至伤口完全愈合后才可洗澡。

2）佩戴腰围 3 个月。

3）按时服药,注意药物副作用。

4）术后 1、3、6 个月复查 X 线片,加强腰背肌锻炼,3 个月内行直腿抬高、踝泵及股四头肌锻炼,3 个月后行踩单车、五点式等锻炼）。避免劳累、负重、不宜弯腰拾物,需屈膝下蹲拾物。

5）做好据症施膳指导:宜进食补肝肾,强筋骨之品,如杜仲猪骨汤、核桃排骨汤等。

6）生活调护指导:注意腰部保暖,纠正不良姿势,避免住阴暗潮湿或向北的房间。

7）注意情志调护、不适随诊。

二、护理评价

患者从入院到出院,护理上给予了一系列护理方案的实施,不仅满足了患者的基本生理需求,对患者的心理、睡眠、体位、伤口、皮肤、功能锻炼、疼痛、血栓等均进行了相关的健康教育及护理,避免了伤口的感

染,有效地避免了跌倒、坠床、压疮的发生。

三、安全提示

椎管狭窄的患者有发生跌倒、坠床的危险:患者因疾病影响,肌力下降会使走路的稳定性不好,导致跌倒,术后下床活动时有跌倒的危险,术后卧床有坠床的危险。护士应了解患者一般情况,包括年龄、神志、肌力等,评估患者发生跌倒、坠床的风险因素,积极做好预防工作,定时巡视患者,固定好病床脚刹、加床档、合理安排陪护。嘱患者穿防滑鞋,保证病房地面干燥,灯光照明良好、病房设施摆放合理,翻身时至少2名人员参与。

四、经验分享

腰椎管狭窄的患者术后功能锻炼十分重要,要高度重视,全面开展。具体做法如下:

1. 评估患者对功能锻炼的认知情况

2. 根据评估结果向患者进行健康教育。

3. 教会患者及家属　麻醉清醒后至术后3个月内,教会并鼓励患者做股四头肌、踝泵锻炼、直腿抬高锻炼,3组/d,20次/组。

4. 教会及鼓励患者　术后3个月后采取以下锻炼方法,踩单车式、飞燕式、五点式、四点式、三点支撑法,3组/d,20次/组。

断指再植患者的围手术期护理

患者，男性，43 岁，夹伤至右手示指、中指、环指离断 7 小时，急诊收入西安交通大学医学院附属红会医院。

一、患者基本情况

入院后查体：体温 36.6℃，脉搏 74 次 /min，呼吸 18 次 /min，血压 130/80mmHg。患者主诉 7 小时前在家干活时被机器夹伤右手，当即出血，剧烈疼痛，右手示、中指离断（图 1-1），简单包扎后送至我院，肌注破伤风抗毒素 1 500U，患者精神较差、大小便尚可。

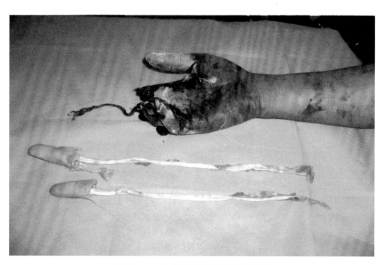

图 1-1　入院时指体离断所见

既往史：否认肝炎、结核、疟疾等传染病史，否认高血压、心脏病史等，否认脑血管疾病、糖尿病、精神病史，否认重大外伤、手术、输血史。否认药物过敏史，预防接种史不详。

专科查体：右手可见不规则皮裂伤及多处皮肤撕脱伤，伤口深在，创面污染严重，可见活动性出血，创缘不齐，周围皮肤软组织挫伤严重，部分皮肤潜行剥脱，皮缘血运差，右手示、中、环指撕脱离断，可见撕出肌腱长约 20cm，创面皮肤挫伤严重。断端颜色苍白，饱满差，皮温低，无血运。

辅助检查：心电图示大致正常心电图。双肺呼吸音清晰，非双侧未闻及干、湿啰音。四肢张力未见异常，双侧生理反射存在。

结合患者病史、查体及影像学检查，拟于急诊行"右手示、中、环指离断伤清创探查，示、中指再植及环指残修术"。

二、术前护理

1. 术前准备　术前询问患者，了解患者的病情，向其介绍手术目的、方法以及手术及先进性，以取得合作；介绍手术室的一般情况，让患者对手术室环境有所了解，以消除紧张焦虑心理；了解医生对手术的特殊要求,以便配合默契。

2. 房间准备　再植显微手术,对手术间温度环境有较高的要求,室温保持25°左右,湿度55%左右,手术间严格消毒,宽敞明亮,电动手术床、手术侧台、手术显微镜、电动气压止血带配备完整能正常使用。

3. 手术仪器物品准备　手术器械包及敷料包,电动骨钻2把(1把备用),内固定器材(克氏针或微型钢板),再植板,成套手术显微器械2套(1套备用),1/0~12/0无损伤带线缝合针,平头冲洗针头,以上器械均需查看是否在消毒日期内。特殊药品准备:肝素、罂粟碱、低分子右旋糖酐、利多卡因、温生理盐水。术前将摄像机、手术显微镜调试,手术显微镜由2架小物镜型的单人双目手术显微镜组成,2人能同时观察一个目标。

4. 配合人员的准备　参与本例手术的洗手护士及巡回护士迅速了解手术医生的构思,熟悉了手术步骤。了解手术方式,充分考虑术中可能发生的意外,做好准备工作。

5. 麻醉与体位　采用18号静脉留置针建立静脉通道,以保证术中输血、输液顺利进行,配合麻醉医生完成麻醉,麻醉成功后取仰卧位。

思维提示

[1]患者对于意外伤残产生紧张、焦虑等负面情绪,并对该治疗方式的效果保持疑虑。

[2]患者自我形态紊乱:因疾病出现疼痛、恐惧、自尊心受损。

6. 护理评估

(1)意外创伤带来严重心理创伤,患者有焦虑等负面情绪。

(2)疼痛。

(3)自尊心受损。

7. 护理思维与实施方案

意外创伤,手指离断
↓
紧张、焦虑等
负面情绪

(1)护理目标:消除负面情绪。
(2)护理措施
● 向患者介绍手术成功的病例。
● 介绍手术团队的专业性、可靠性,缓解患者内心紧张情绪。

断指
↓
疼痛

(1)护理目标:患者疼痛小于4分。
(2)护理措施
● 耐心与患者沟通,提供心理支持,耐心解答患者的疑问。
● 关爱患者,为患者保暖。
● 按时及按需评估疼痛,并根据评估结果采取相应措施。
● 麻醉前选择患者舒适的体位,避免疼痛。

三、入手术室准备

1. 离断指(肢)体的正确保存是再植手术关键的一步,巡回护士将离断指(肢)体用无菌辅料,置于容器内,放在2~6℃低温容器内保存,严禁放入任何消毒液浸泡,保持指(肢)体干燥。由于污染严重、时间长等,易增加了手术感染机会,清创非常关键,因此严格清创是断指(肢)再植的重要环节,严格执行无菌技术操作,限制手术间人数,避免人员来回走动,尽量减少感染概率。

2. 断指的患者以劳动者居多,往往是急诊入院,求诊心切。配合医生做好再植术前准备,密切观察患者的全身状况,迅速建立静脉通道。患者由于意外伤害在精神和肉体上受到很大创伤,担心肢体残疾导致丧失劳动能力,从而悲观失望,可诱发血管痉挛,针对心理状态耐心地向患者进行心理疏导,介绍目前吻合血管技术的新进展和手术成功的病例等;巡回护士常规建立静脉通路,麻醉师连接监护仪。评估患者压疮风险及坠床风险并做好防护措施。遵医嘱术前半小时使用抗生素。麻醉前进行三方核查,确认无误后协助麻醉师进行全麻插管,麻醉后进行麻醉下导尿。肌电监护连接导线,准备工作完成后进行俯卧位体位摆放。

> **思维提示**
>
> [1] 断指指体保存条件不符合,有再植失败的风险。
> [2] 因手术时间长,仰卧位受力点较重,增加压疮的风险,术前要充分做好皮肤护理。

3. 护理评估

(1)评估断指的保存方法:如果断指保存在消毒液内或冰水浸泡,导致无法进行再植。

(2)因手术时间长,仰卧位受力点较重,增加压疮的风险,术前要充分做好皮肤护理。

4. 护理思维与实施方案

断指指体保存不规范 → 有再植失败风险

(1)护理目标:按规范保存断指,保证再植条件。

(2)护理措施

● 离断指体用无菌敷料包裹。

● 用干燥冷藏法保存,做好标记放入加盖容器内,容器外周放冰块。

● 刷洗消毒后用肝素盐水从动脉端灌注冲洗后用无菌敷料刷洗好后放入无菌盘内,做好标记,放入4℃冰箱冷藏,切忌放入冷冻。

手术时间长 患者仰卧位 → 有压疮的风险

(1)护理目标:充分做好皮肤护理措施、尽可能避免压疮。

(2)护理措施

● 枕部、骶尾部、足跟部等着力点均贴上泡沫敷料。床头端安装可旋转手板,健侧弯曲自然放在上面,上肢不宜过度外展,以免损伤臂丛神经。

● 安置体位时,动作轻、稳、准、柔,床单位干燥平整避免皮肤张力过大、避免垫单或者皮肤皱褶,避免皮肤受压,消毒时,避免消毒剂过多,浸湿床单,造成压疮。

● 术中随时观察受压部位。

四、术中护理

1. 麻醉满意后,患者取仰卧位,无菌生理盐水刷洗3遍,3%过氧化氢溶液及皮肤消毒液反复冲洗,常规消毒铺巾。

2. 清创见右手示、中指于近指间关节除撕脱离断,可见撕出肌腱长约20cm,创面皮肤挫伤严重。环指于远指间关节处撕脱离断,远断端毁损废用。彻底清创后,在显微镜下探查神经血管,分别游离解剖出右示、中指远近断端桡侧指动脉及双侧指神经和背侧两根静脉,缩短咬平右示、中指远近断端骨面,用克氏针交叉固定,术中探查见示指屈指深肌腱近端抽出废用,屈指浅肌腱存在,用1-0无创伤线断端吻合,中指屈指深浅肌腱全部抽出废用,将环指屈指浅肌腱转移致中指后,将远近断端用1-0无创伤线断端吻合,分别吻合示、中指伸肌,环指行残端修整术,在显微镜下用10-0无创伤线分别断端吻合示、中指一根动脉和两根指背静脉,一次性通血成功。用9-0无创伤线断端吻合示、中指双侧指神经,关闭创口,末梢血运可,无菌敷料包扎,石膏托外固定稳妥。术毕。

3. 术程顺利,麻醉满意,术中出血约30ml,麻醉满意,术后安返病房监护,予以预防感染、止血等对症支持治疗(图1-2、图1-3)。

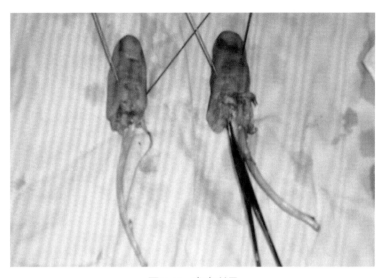

图 1-2　术中所见

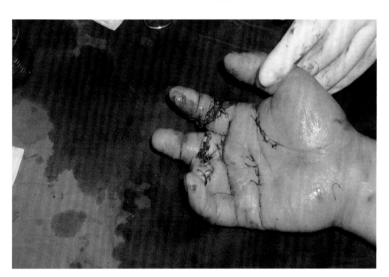

图 1-3　术中再植后所见

　　思维提示（洗手护士）

　　［1］手术时间长,过程复杂,增加感染风险。
　　［2］显微镜精确度高,线路多,有操作失误的风险。

　　4. 护理评估
　　（1）因患者手术时间长,操作比较复杂,术中需多次调整显微镜增加感染的风险。
　　（2）显微镜精确度高,线路多,有操作失误的风险。
　　5. 护理思维与实施方案

手术时间长且复杂
↓
感染的风险

（1）护理目标:动作迅速,减少手术时间。
（2）护理措施
● 备好各类手术物品,洗手护士提前预习手术流程。
● 确保器械性能良好,熟悉手术器械,特别是显微器械。
● 术中及时收回不用的器械,避免堆积。
● 术中密切注意手术的进展及需要主动迅速正确地传递所需的器械物品。
● 正确使用显微镜套:方便术中随时调整显像清晰度。

显微镜系统精确度
高,线路多
↓
操作失误的风险
{ （1）护理目标:熟悉显微镜操作流程,使用中不出现失误,防止操作失误发生。
（2）护理措施
● 严格执行无菌操作,特别是在安装显微镜无菌罩时。
● 术中密切注意周围环境,避免使手臂罩碰及他处被污染。
● 随时管理好各种线路。

五、术后护理

1. 术毕将患者送复苏室继续给予心电监护,待患者清醒后,进行评估,观察指体末端血运、皮温、指腹张力、毛细血管充盈时间和肿胀情况,有异常立即报告。

 思维提示

[1] 有患者全身并发症发生的风险。
[2] 有血管危象发生的风险。
[3] 术后麻醉清醒后有疼痛的风险。

2. 护理评估
（1）有患者全身并发症发生的风险。
（2）有血管危象发生的风险。
（3）有疼痛的风险。
3. 护理思维与实施方案

手部污染严重,
手术时间长
↓
有感染等并发症的
可能
{ （1）护理目标:加强病情观察,预防全身并发症的发生。
（2）护理措施
● 严密观察患者生命体征。
● 维持收缩压在 100mmHg 以上。
● 严格执行无菌操作原则,减少流动人员。
● 动作力争准快速,缩短手术时间。

再植术后
↓
动静脉危象
发生的风险
{ （1）护理目标:早发现早处理。
（2）护理措施
● 严密观察再植指体的皮温、颜色、指腹张力、毛细血管充盈时间。
● 注意抬高患肢,使之处于略高于心脏水平,平卧 10~14 日,勿侧卧,勿坐起包括吃饭及大小便。
● 使用麻醉性镇痛药,保持血管痉挛。

创伤及手术
↓
疼痛
{ （1）护理目标:患者术后疼痛小于 4 分。
（2）护理措施
● 术前告知患者,术后给予心理安慰。
● 使用止痛泵。
● 疼痛相关知识宣教。

六、护理评价

患者从术前急诊入手术室到出室,护理上给予了一系列护理方案的实施。入室时为患者做好生命体征的监测及控制,心理护理、防压疮护理,疼痛护理,术中对患者生命体征的监测及控制,术中的各项操作准确迅速,没有感染、坠床、压疮操作失误等不良事件的发生。

七、经验分享

手术护士要熟悉并掌握血管危象发生的判断及处理,断指再植术后最有可能发生血管危象,包括动脉危象及静脉危象。

1. 动脉危象　动脉血供中断,患指颜色变苍白,皮温下降,毛细血管回流消失,指腹侧方切开不出血。动脉供血不足:患指颜色由红润变为紫灰色,指腹张力降低,毛细血管回流慢,皮温降低,指腹侧方切开缓慢流出淡红色血液。处理方式为一旦发现应立即解开敷料,解除压迫因素,应用解痉药物如罂粟碱、山莨菪碱等,短时间未好转应立即手术探查,取出血栓,切除吻合口重新吻合,以确保指体存活。

2. 静脉危象　静脉回流障碍,指腹张力高,有红润变为暗紫色,毛细血管回流加快,皮温从略升高而逐渐下降,指腹切开立即流出暗紫色血液,不久又流出鲜红色血液,且流速较快,长时间静脉危象可致动脉危象,影响再植指体存活。处理方式为首先解除血管外压迫因素,完全松解包扎,如血液循环无好转,再拆除部分缝线,清除积血降低局部张力,指腹侧方切开放血,必要时手术探查。

左股骨瘤段切除、异体骨复合腓骨瓣重建内固定术患者的围手术期护理

患者,男性,29岁,主诉:左腿疼痛4个月,门诊以"左股骨骨肉瘤"收入院。

一、诊疗过程中的临床护理

(一)入院时

1. 诊疗情况

现病史: 患者3个月前感左大腿中段疼痛,夜间及活动后疼痛加重。2017年2月于当地医院行X线片及MRI等检查后考虑为左股骨肿瘤。以"左股骨中段肿瘤"收入西安交通大学医学院附属红会医院。于2017年3月6日行左股骨中段病变活检术,术后病理结果:普通型骨肉瘤。

既往史:

手术外伤史:2017-03-06行左股骨中段病变活检术。

一般体格检查: 一般情况、皮肤黏膜、全身浅表淋巴结、头部及其器官、颈部、胸部、腹部、直肠肛门、外生殖器、脊柱、四肢肌张力、神经系统检查均(−)。

专科情况: 左股骨中段压痛(+),可触及巨大肿块,大小约8cm×6cm×4cm,质硬,活动度差,局部皮温高。膝关节呈屈曲挛缩畸形,足背动脉搏动良好。

辅助检查: 血常规、尿常规、凝血、生化、免疫、平片、CT等检查。

X线片可见左股骨中段溶骨性骨破坏,局部形成Codmann三角。

MRI检查提示左股骨中段骨破坏,局部软组织肿块形成,髓腔内异常信号影。

胸部CT检查未发现明显肺部转移灶。

异常化验结果: 碱性磷酸酶148IU/L(>38~126IU/L)。

肝功检查提示ALP异常增高。

2. 初步诊断　左股骨骨肉瘤。

3. 拟行手术　左股骨瘤段切除、异体骨复合腓骨瓣重建内固定术。

📝 **思维提示**

[1]患者疼痛:疼痛部位为患肢肿瘤部位。需做好疼痛的护理。

[2]患者睡眠型态紊乱:需做好睡眠的护理。

[3]患者有躯体活动障碍的风险:与疼痛、关节功能受限及制动有关。需采取措施做好血栓及压疮的防护。

[4]患者心理−社会状况:因患肢疼痛及对手术的不了解出现恐惧、预感性悲哀等消极情绪。需做好充分的术前访视、心理护理及健康教育。

（二）术前护理

1. 术前护理评估

（1）全面评估患者的生理、心理问题，加强健康指导，提高患者对手术及麻醉的耐受能力，使手术的危险性减至最低。

（2）评估患者疼痛情况，做好疼痛管理。

2. 护理思维与实施方案

因肿瘤部位
侵蚀骨皮质
↓
患肢疼痛

- （1）护理目标：患者疼痛缓解。
- （2）护理措施
- 给予充分的心理安慰。
- 根据患者疼痛评分采取相应护理措施：如一般护理措施。疼痛大于 4 分时，情况遵医嘱给予止痛药（塞来昔布等），必要时给予止痛针（注射用帕瑞昔布钠等）。
- 遵循阵痛治疗"三阶梯"用药原则。
- 用药过程中要注意观察用药的不良反应以及患者疼痛有无改善。

疼痛
↓
睡眠型态紊乱

- （1）护理目标：患者可安静睡眠。
- （2）护理措施
- 给予心理安慰并告知其睡眠对康复的重要性。
- 告知患者尽量减少白天睡眠时间。
- 巡视患者时注意做到"四轻"。
- 必要时遵医嘱给予止痛药物缓解疼痛。
- 必要时遵医嘱给予地西泮等药物辅助睡眠。

关节功能受限及制动
↓
有发生血栓、
压疮的危险

- （1）护理目标：患者住院期间不发生血栓及压疮。
- （2）护理措施
- 进行血栓风险评估，并根据评估得分采取一般预防措施、无论预防措施，药物预防措施。
- 进行压疮评估：做好压疮预防型护理。
- 鼓励、指导、协助患者在卧床期间定时翻身。
- 保持床单位干燥整洁。
- 鼓励患者早下地。
- 保持放松、平和的心态。
- 如有不适症状及时通知医生。

患者对手术不了解
↓
出现恐惧、预感性
悲哀等消极情绪

- （1）护理目标：患者心态平和，可积极配合手术。
- （2）护理措施
- 给予相应的心理安慰并告知其良好的心态对治疗疾病的重要性。
- 做好充分的术前访视（措施如下）及健康教育。
- 对患者提出的问题耐心解答。
- 为患者介绍成功案例，树立战胜疾病的信心。

3. 术前访视

（1）先自我介绍，说明访视的目的。

（2）评估患者的精神状态、营养状况、肢体活动情况及皮肤情况。

（3）做好术前健康教育。

1）告知患者疾病相关知识，使之理解手术的必要性。

2）根据患者的疑虑给予心理疏导，介绍同种手术的成功案例，尽量多让患者表达。

3）根据患者的文化层次介绍麻醉种类、手术室的环境、术中体位、手术过程。向患者发放彩色宣传手册,并浏览手术室大厅、走廊、房间布局、家属休息室、各类监护设备的实景图片,结合手术宣教内容逐项介绍手术室环境和设备、接送患者时间和流程并讲解术前准备。

（4）告知患者术前一定加强营养,注意休息和活动,提高自身免疫力。

（5）告知患者:注意保暖,预防上呼吸道感染,戒烟,坚持早晚刷牙,保持口腔清洁。

（6）指导患者术前练习相关适应性锻炼,包括呼吸功能锻炼,床上活动,床上使用便盆等。

（三）术中护理

1. 术日晨

手术间准备: 手术间设置温度 22~24℃、湿度 50%~60%。层流开启。护士常规检查手术室环境,保证所有仪器设备等处于正常工作状态。

用物准备: 器械,四肢器械,骨科盆,公司器械,摆锯,冲洗盘,显微器械,双极。

敷料: 手术包,剖腹外加,骨科单两件衣,无菌中单,治疗巾,吸水巾,小纱布块。

一次性用物: 手术贴膜 3 张,吸引器皮条,电刀,冲洗球 2 个,清洁片,橡皮片,20、11 号刀片,0、1、4、7 号慕丝线,无菌手套(按上台医生数量及佩戴大小准备),无折纱,敷贴,骨蜡,9-0 显微缝线。

特殊器械: 小直角钳,线锯,动脉夹等。

患者准备: 手术室接诊人员仔细核查患者,手术部位及名称等,与病房护士与主治医生做好交接。嘱患者排尽尿液,取下活动性义齿,眼镜,备好手术需要的病历,X 线检查片,CT 片,特殊用药或物品等,随患者带入手术室。

患者入室后,麻醉医生,主治医生,巡回护士对患者进行第一次安全核查。注意运用两种及以上的方法对患者手术信息进行核查,同时对患者意识和全身状况以及患者带入物品进行评估并记录,护士始终陪伴在患者身边,与患者沟通交流,减轻患者对陌生环境的恐惧,使之积极配合完成各项医疗操作。

麻醉方式、手术体位: 患者麻醉方式选用气管插管全身麻醉。手术取仰卧位,同时可将患侧臀部垫高,并将同侧上肢外展或悬挂,以利手术操作。

思维提示

［1］患者术中可能会发生组织灌注液不足的危险:与术中出血多有关。

［2］患者术中有发生组织完整性受损的危险:与手术时间长有关。

［3］患者有感染的风险:与手术并发症有关。

［4］术中肿瘤细胞有扩散、种植的风险:与未严格执行无瘤操作原则有关。

［5］有异物遗留的可能:与清点物品不及时、不仔细有关。

［6］有发生标本丢失的风险。

---

2. 护理评估 随时评估患者生命体征,发现异常及时报告,降低意外风险的发生。

3. 护理思维与实施方案

术中出血多 → 低血容量的风险

（1）护理目标:患者出血在可控范围内,不发生低血容量。

（2）护理措施

● 术前建立两条静脉通路。

● 术前行有创动脉血压监测血压。

● 观察病情变化:定时监测生命体征,CVP,口唇色泽,肢端皮肤颜色,体温及尿量,出入量等的变化。

● 补液原则为:及时、快速、足量。一般先晶后胶。

● 纠正酸碱平衡失调,及时监测血气变化。

● 密切观察用药期间是否发生不良反应。

● 做好患者保暖工作。

（1）护理目标：患者术中不发生压疮。

（2）护理措施

- 局部皮肤涂抹液体敷料进行保护；为患者头下枕硅胶头圈；骶尾部与足跟部分别贴防压贴保护；术后酌情保留或揭去防压贴。
- 安置体位时，动作轻、稳、准、柔，床单位干燥平整。
- 消毒时，避免消毒剂过多，浸湿床单。
- 术中电外科安全：电极板粘贴位置正确，距离切口大于 15 厘米；电刀使用最低有效功率；电刀使用时：避免长时使用；电刀连线固定时不能与其他导线盘绕；电刀笔不用时将其置于绝缘的保护套内；为避免设备漏电或短路，勿将电线缠绕在金属物品上；及时清除电刀笔焦痂。
- 做好术中患者的保暖措施，尽量减少皮肤暴露概率，以增加皮肤的受压耐受。

手术时间长 → 有压疮的风险

（1）护理目标：患者手术切口不发生感染。

（2）护理措施

- 手术环境：在高级别的垂直层流手术室中进行，限制参观人数；减少人员流动和手术门的打开次数。
- 手术人员：严格遵守无菌操作原则，用无菌贴膜保护切口；上台人员带两双手套进行操作。
- 操作配合：熟悉手术医生的习惯和手术步骤；术中有效冲洗降低感染概率；暂时不用的器械加盖无菌单；缩短内植物暴露时间；传递内植物时中避免直接用手接触。

手术时间长 → 手术切口有发生感染的危险

（1）护理目标：术区无异物存留。

（2）护理措施

- 严格执行手术室物品清点制度。
- 严格掌握物品清点时机。

第 1 次清点，即手术开始前。

第 2 次清点，即关闭体腔前。

第 3 次清点，即关闭体腔后。

第 4 次清点，即缝合皮肤后；如术中交接班需增加清点次数。手术切口涉及两个以上部位，关闭每个部位或腔隙时均应清点。

手术时间长 → 有异物存留的可能

（1）护理目标：患者标本得以妥善管理，及时送检。

（2）护理措施

- 手术切下标本交给器械护士，装入标本袋中。
- 手术结束后，器械护士督促医生填写病理标本送检申请单。
- 器械护士与巡回护士再次核对病理标本送检申请单及标本份数。
- 器械护士将病理标本送检申请单和标本送至标本间，并妥善固定标本，登记标本登记本，由专人送往病理科。

手术时间长 → 有标本丢失的风险

4. 手术步骤及配合要点　洗手护士提前 20 分钟刷手上台，将手术基础器械及公司器械准备就绪。常规清洗、消毒、铺单。铺单后手术贴膜护皮。切皮之前，再次进行患者信息安全核查。

（1）处理瘤体：术中依次切开皮肤、皮下组织、浅筋膜、深筋膜，自瘤体外正常软组织内分离，行外科边缘切除，分离保护重要神经、血管束。依据术前影像学资料和术中局部情况决定截骨平面，在肿瘤外正常骨干处截骨，冲洗截骨端，协助用刮勺刮出近侧或远侧髓腔内组织送冷冻病理检查。有效止血。测量瘤段截除长度，为自体骨取骨重建提供数据。

（2）制备腓骨瓣、血管吻合：自体骨供区选择腓骨。根据骨缺损长短取腓骨，修整后试行安装，判断

长度、宽窄骨端对合、力线等情况,进一步修整。具体步骤如下:

- 结扎:使用丝线结扎小血管分支,防止出血,去掉多余分支血管。
- 选择:挑选合适的同种异体骨进行加工。
- 组合:将腓骨瓣去掉多余组织后与异体骨组合。
- 冲洗:异体骨先用酒精浸泡 5~10 分钟,再依次用过氧化氢溶液进行浸泡,无菌盐水进行冲洗。
- 显微缝合:①吻合血管时,适当增高室温,预防小血管痉挛;②动脉夹绑线,防止遗留切口;③注意仔细清点显微缝针。

（3）重建:内固定物选择金属接骨板。骨断端周围使用生物骨修复材料,促进皮质骨桥形成。透视确定内固定位置及骨缺损重建情况。确认无误后,伤口深部放置负压吸引管,逐层缝合,关闭伤口,包扎。

（四）患者麻醉苏醒后护理重点

1. 观察意识状态、生命体征及病情变化,观察伤口敷料有无渗出、引流管是否通畅,观察引流液的颜色、性质、量,皮肤受压情况等。

2. 观察有无疼痛、发热、恶心呕吐、腹胀、呃逆以及尿潴留等常见的术后反应,并遵医嘱给予处理。

3. 防止发生患者护送不当如患者坠床等不良事件。

4. 检查护理记录是否完整、字迹是否清晰、医护记录有无不相符、客观数据漏记等现象。

5. 准确存放、外送标本。

6. 离开手术室前再次进行安全核查,并检查各种引流管是否引流通畅、伤口有无渗血、包扎是否妥当,皮肤是否完好。

7. 将患者从手术室安全送至病房。

（五）术后访视

3 日后对患者进行回访,了解患者的手术恢复情况,征求意见,解释患者提出的护理问题,评估护理效果,针对问题不足之处,制订措施以促进护理工作。

二、护理评价

患者从入手术室至安全护送至病房,护理上给予了系统的护理实施方案。作为手术室护士在手术过程中做到了忙而不乱,分秒必争。与麻醉医生,手术医生配合默契。手术全程 3 小时 40 分钟,出血 800ml。但患者未出现并发症与意外,安全度过了手术期。

三、安全提示

1. 公司器械的安全管理

（1）术前安全管理:严格执行相关规章制度。厂家人员术前 1 日将公司器械送至供应室清洗消毒灭菌并与供应室人员确定器械数量与完整性。术晨手术室配合护士与医生共同核查器械,核查无误后,方可使用。

（2）术中安全管理:严格执行无菌操作原则。植入物使用前洗手护士、巡回护士及手术医生共同核查名称,规格,型号,有效期数量等,三方确认无误后方可打开使用。

（3）术后安全管理:严格执行追溯管理。手术结束后洗手护士、巡回护士及手术医生再次核查内植物的名称,数量。准备两套已用内植物二维码与合格证,一套贴于手术记录单,留存于病例,另一套留存手术室内植物反馈单,以备查询。

2. 吻合血管的安全注意事项

（1）血管吻合前准备并调试好显微镜,备齐各类显微血管缝线。

（2）吻合血管前半小时,静脉缓慢滴注右旋糖酐 -40 溶液 500ml,肌内注射罂粟碱 30~60mg,在扩容和血管扩张条件下吻合血管。

（3）吻合血管时,及时配制肝素盐水（1 支肝素加到 100ml 盐水中）并准备齐头针头冲洗血管床。

四、经验分享

手术风险预防需要重点学习：

1. 患者的安全核查　作为手术前的第 1 关，严格执行"三查八对"，避免接错患者。

2. 用物准备　避免发生器械准备不齐，器械性能不佳，血管钳夹不紧等。

3. 仪器设备安全使用　避免发生电刀的电极接触不紧，患者身体接触金属，造成灼伤。

4. 体位安排安全舒适　手术时间较长，患者隆凸处容易受压、破损，须重点防护。

5. 手术部位核查准确　避免因术前未标识、安置体位前未仔细核对病例、X 射线等结果，而导致的手术部位错误。

6. 物品清点严格　避免发生清点制度不严，患者体腔或深部切口遗留纱布、器械、缝针等严重后果。

7. 严格无瘤操作　医护人员如违反无瘤操作技术或没有认真分离有瘤器械、敷料，可能导致肿瘤种植、播散从而复发。

8. 安全输血输液　避免输血、用药时核对错误，药物标识不清导致误用。

机器人辅助下腰椎后路截骨矫形减压植骨融合内固定术患者的围手术期护理

患者,男性,42 岁,主诉:腰背部疼痛伴双下肢活动 5 年余,保守治疗无明显缓解,腰背部疼痛伴后凸畸形逐渐加重,门诊以"强直性脊柱炎"收入西安交通大学医学院附属红会医院。

一、患者基本情况

入院后查体:体温、脉搏、呼吸、血压均正常。患者主诉 5 年前无明显诱因出现腰背部疼痛伴双下肢疼痛、无力,当地医院给予保守治疗无明显缓解,病情反复发作,腰背部疼痛伴后凸畸形逐渐加重,严重影响行走及日常生活。

既往史:否认冠心病、糖尿病等疾病史,否认手术、输血史。否认药物过敏史。

专科查体:胸腰段后凸畸形,胸$_{11}$~腰$_1$棘间隙压叩痛阳性,椎旁肌痉挛,腰部活动明显受限。双小腿外侧、足背、足底皮肤温、触浅感觉减退,双下肢直腿抬高试验阴性。肌力下降。未引出病例反射,病理征未引出。

辅助检查:腰椎 MRI 示胸椎侧弯,腰椎生理曲度变直,多胸、腰椎体边缘搭桥,考虑强直性脊柱炎。结合病史,查体及影像学检查,经科室讨论,拟行"机器人辅助下腰椎后路截骨矫形减压植骨融合内固定术"。

二、术前护理

1. 术前准备 术前 1 日访视患者:了解患者病情,有无血栓病史及备皮情况。向患者介绍手术室的环境及手术中要配合的注意事项。发放患者术前宣教指南手册,缓解恐惧心理,使患者在接受治疗时处于最佳心理状态。

2. 护理人员配备 洗手、巡回护士均需接受过专科护士培训,能熟练配合脊柱后凸类手术,具有丰富的实践经验,熟练掌握各种器械的安装与使用步骤。

3. 术前机器人手术系统的准备 参与本例手术的洗手护士及巡回护士均参加了术前病例讨论,充分了解了手术医生的构思,熟悉了手术步骤。了解手术方式,制订周密的手术配合计划,充分考虑到术中可能发生的意外,做好充分的应急准备工作。

4. 手术器械及物品准备 准备百级层流手术间,脊柱专用手术床,机器人手术系统,术前认真检查手术器械物品是否齐全及各种器械的性能,熟知各种仪器操作步骤。

5. 麻醉与体位 采用 18 号静脉留置针先建立静脉通道,以保证术中输血、输液顺利进行,配合麻醉医生完成麻醉,麻醉成功后取俯卧位。

> 🖊 **思维提示**
>
> [1] 患者对于手术室陌生环境、复杂仪器及机器人手术治疗不了解产生恐惧。
>
> [2] 患者自我形态紊乱:因疼痛、自尊心受损,需做好保护患者隐私的护理。

6. 护理评估　患者恐惧,疼痛、自尊心受损。

7. 护理思维与实施方案

机器人手术,
手术复杂
↓
患者恐惧感

（1）护理目标:减轻患者恐惧感。
（2）护理措施
- 术前访视患者利用动漫视频向患者介绍手术室的环境、机器人等相关信息。
- 发放患者术前宣教指南手册,并协助阅读、解疑。
- 介绍手术团队的专业性。

患者强直性脊柱炎
↓
疼痛

（1）护理目标:患者疼痛缓解。
（2）护理措施
- 耐心与患者沟通,提供心理支持。
- 关爱患者,为患者保暖。
- 保护患者隐私。
- 麻醉前选择患者舒适的体位,避免疼痛。
- 将温馨服务贯穿于整个护理流程。
- 实施疼痛管理。

三、进入手术室后

1. 巡回护士在患者等候区核查无误后将患者接入手术间。患者进入室内后,巡回护士应主动、热情介绍手术室内相关信息,缓解患者紧张情绪。查看检查结果有无异常,备血情况及药物过敏史等,巡回护士常规建立静脉通路,麻醉师连接监护仪。观察患者生命体征。遵医嘱术前半小时使用抗生素。洗手护士检查术中所需的手术器械,无菌物品等,麻醉前进行三方核查,确认无误后协助麻醉师进行全麻插管,麻醉后进行麻醉下导尿。肌电监护连接导线,准备工作完成进行俯卧位体位摆放。然后刷手,洗手护士提前刷手、铺巾。预计手术时间 5 小时,出血量 3 000ml,准备自体血回输。

> **思维提示**
>
> ［1］患者不能平卧,有麻醉插管困难的风险。
> ［2］因患者后凸严重,受力点较重,增加压疮的风险,术前要充分做好皮肤护理措施。
> ［3］患者俯卧位时,面临眼睛受压的风险。
> ［4］由于患者后凸严重,躯体无法与软垫相吻合,容易头颈过伸或头悬空,造成颈椎某一点受力过大,增加术中颈椎骨折的危险。

2. 护理评估
（1）压疮及眼睛受压的风险。
（2）有麻醉插管困难的风险。
（3）容易头颈过伸或头悬空,造成颈椎某一点受力过大,增加术中颈椎骨折的危险。

3. 护理思维与实施方案

患者后凸严重,
不能平卧
↓
有麻醉插管
困难的风险

（1）护理目标:充分配合麻醉、保障插管顺利。
（2）护理措施
- 由于患者后凸严重,躯体无法与软垫相吻合,可增加一层或半层高度不同的棉垫来满足躯干与软垫的吻合。
- 在患者肩下垫软枕,将手术床摇至头高足低位,便于插管。

患者后凸严重 → 有压疮的风险

（1）护理目标：患者术中不发生压疮。

（2）护理措施

- 前额、两侧颧骨、两侧肩峰前侧面、两侧肋骨和髂前上棘为主要受力点,均贴上泡沫敷料加以保护。
- 在手术床头端的两侧各安一个可旋转手板,两手弯曲自然放在上面,两上肢不宜过度外展,以免损伤臂丛神经。
- 双腿置于软枕上,避免双膝部悬空。
- 注意男性患者外生殖器、女性患者两侧乳房不能受压。

手术时间长并俯卧位 → 有眼睛受压的风险

（1）护理目标：患者手术期间眼睛不受压。

（2）护理措施

- 保护患者眼睛不受压。
- 给患者使用护眼贴。
- 用 3L 保护膜贴固定护眼贴。
- 术中体位调整时随时观察眼部受压情况。

头颈过伸或头悬空 → 有术中颈椎骨折的危险

（1）护理目标：保证术中患者不发生骨折。

（2）护理措施

- 体位安放好后立即调整头部位置。
- 将头轻轻安放于头架上,根据颈椎活动度调整头架高度。
- 可预制特殊形状的海绵枕来保证头部的有效支撑。
- 注意气管导管不折叠、扭曲。

四、术中护理

1. 麻醉满意后,取俯卧位于手术台上,消毒、铺无菌巾。

2. 切皮前暂停,核对患者信息无误后开始手术,取胸$_{10}$~腰$_5$后正中切口,纵行切开皮肤约 30cm,逐层切开皮肤皮下,腰背筋膜,显露胸$_{10}$~腰$_5$椎体棘突、椎板及关节突关节。根据术前规划,将 Renaissance 机器人外科手术系统的夹具安装在腰$_2$棘突上,安装 3D 标记后获取前后位和斜位片图像并与术前规划进行匹配,调整。调整位置成功后,安装并固定横桥于夹具上。将 RBT 装置安装在桥轨后,连接机械臂。根据术前规划,依次在机械臂上安装道孔,导丝。沿导丝通道植入椎弓根螺钉 13 枚,选取适当长度临时连接棒,预弯后撑开固定。去除腰$_{2~4}$上 1/2 椎板,截除腰$_3$椎体及腰$_{2~3}$椎间盘,选取合适长度钛网,将减压下的棘突、椎板骨质,修剪成颗粒状装入钛网,将钛网置入腰 2-3 椎体间。置入连接棒,恢复腰椎生理曲度并固定。C 型臂 X 线透视见后凸畸形纠正满意,内固定位置良好。拧紧各个螺帽,安装横连,处理植骨床,将减压下的自体骨,修剪成颗粒状混合人工骨,行植骨融合。止血,观察无活动性出血,反复冲洗伤口,清点器械敷料够数,术区置引流管 2 根,逐层缝合关闭伤口,无菌敷料包扎。术毕。

3. 术程顺利,麻醉满意,术中出血约 2 800ml,输 B 型红细胞悬液 8.0U,血浆 800ml,输血过程顺利,无明显输血反应。

> **思维提示（洗手护士）**
>
> ［1］手术时间长,过程复杂,增加感染的风险。
>
> ［2］机器人系统精确度高,线路多,有操作失误的风险。

　　思维提示（巡回护士）

　　[1] 手术仪器设备多,线路多,有相互影响干扰的风险。
　　[2] 手术过程失血多,需大量输血,有输血错误的风险。
　　[3] 术中患者体位发生变化,体位调整困难。
　　[4] 手术出血多,有低血容量休克的风险。

4. 护理评估
（1）因患者手术时间长,手术过程医生操作比较复杂,增加感染的风险。
（2）机器人系统精确度高,线路多,术中需更换机械臂,有操作失误的风险。
（3）术中使用仪器设备多,线路多,易发生相互干扰。
（4）大量输血,有输血错误及输血反应的风险。
（5）出血多,易发生低血容量休克。
（6）术中患者体位发生变化,体位调整困难。

5. 护理思维与实施方案

手术时间长,
过程复杂
↓
有感染的风险

　　（1）护理目标:患者术中不发生感染。
　　（2）护理措施
　　● 洗手护士提前熟悉手术流程。
　　● 备好各类手术物品,熟悉本次手术相关器械,特别是内植物器械。
　　● 术中密切注意手术的进展及需要。
　　● 主动、迅速、正确地传递所需的器械物品。
　　● 术中及时收回不用的器械。
　　● 内固定系统后器械先打开,截骨矫形的器械先不打开以免暴露时间过长。

机器人系统
精确度高,线路多
↓
操作失误的风险

　　（1）护理目标:熟悉机器人操作的流程与细节,防止误操作。
　　（2）护理措施
　　● 术前反复学习机器人的操作流程与细节。
　　● 随时注意手术进展,根据显示器出现的英文提示,准确无误地进行机械臂的
　　　更换。

仪器设备多,线路多
↓
相互干扰的风险

　　（1）护理目标:合理放置各类仪器设备,防止相互干扰。
　　（2）护理措施
　　● 由于机器人系统精确度高,仪器各线路必须正确连接,定位后,将机器固定,严
　　　禁踩踏,要放置醒目标志。
　　● 因机器人占用较大一部分空间,术中密切注意周围环境,限制参观人数,避免
　　　碰撞机器。
　　● 各类仪器分开放置,易被干扰的单独使用电源。
　　● 在使用电刀时,防止灼伤。

失血多,需大量输血
↓
有输血错误的风险

　　（1）护理目标:无输血错误的发生。
　　（2）护理措施
　　● 取血时,取血护士与输血科人员共同核对。
　　● 输血前交叉配血报告单必须经两人核对签名无误后方可执行。
　　● 输血时,巡回护士与麻醉师认真核对执行三查十一对。
　　● 输血完毕,保留血袋 24 小时,以备必要时送检。

体位特殊
↓
有调整体位
困难的风险

（1）护理目标：安全地为患者进行术中体位调整。
（2）护理措施
- 摆体位时，预先评估好术中要取下的体位垫。
- 取出体位垫时通知麻醉医生协助一同进行。
- 注意观察患者气管导管有无松动。
- 注意观察患者眼睛有无受压。
- 需注意受压部位是否改变。
- 跟医生及时沟通，调整后体位是否满足手术需要。

手术出血量大
↓
有低血容量
休克的风险

（1）护理目标：患者术中生命体征平稳。
（2）护理措施
- 术中密切观察患者生命体征。
- 观察吸引器桶中容量，记录术中冲洗盐水，精确计算出血量，严格控制出入量（入量的统计包括输液量、输血量和麻醉中用药量；出量的统计包括出血量、尿量）。
- 遵医嘱为患者补充液体。
- 遵医嘱及时为患者输血。
- 避免微循环灌注不足而引起压疮。

五、术后护理

1. 术毕出室前再次进行三方核查，核对无误后将患者送复苏室继续给予心电监护，待患者清醒后，进行脊髓神经功能的评估，检查患者双足活动情况，判断脊髓有无损伤，明确是否存在双下肢运动感觉障碍。躯体无骨折压疮等并发症发生。确保患者体位转移安全，引流管妥善固定。若患者主诉双下肢运动感觉障碍及括约肌功能障碍，立即汇报术者及时处理。患者复苏后安返病房监护，予以预防感染、止血等对症支持治疗。

> **思维提示**
>
> [1] 因患者体位特殊，有术后翻身困难引起颈椎损伤的风险。
> [2] 术后翻身过程困难，有引流管折叠、扭曲、阻塞、脱落等风险。
> [3] 手术创伤大，有术后麻醉清醒后疼痛的风险。

2. 护理评估 骨折的风险，疼痛的风险，管路折叠脱落的风险。
3. 护理思维与实施方案

术后翻身困难
体位特殊
↓
有引起颈椎损伤风险

（1）护理目标：医护麻配合确保患者安全翻身。
（2）护理措施
- 协助麻醉医生尽早让患者恢复自主呼吸。
- 缓慢苏醒减少患者因苏醒过程烦躁挣扎。
- 预先将车床上背板抬高至仰卧位合适的高度。
- 医护麻配合分工明确，同时进行。

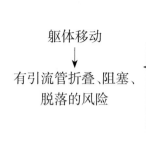

躯体移动
↓
有引流管折叠、阻塞、脱落的风险

（1）护理目标：确保患者术后翻身引流管安全。
（2）护理措施
- 躯体移动时人员分工明确。
- 躯体移动时固定好引流管。
- 严密观察引流液的性质、颜色和量。
- 翻身时夹闭引流管,避免倒流。
- 检查无误后妥善固定。

手术创伤大
↓
疼痛

（1）护理目标：患者疼痛小于 4 分。
（2）护理措施
- 术前告知患者,术后给予心理安慰。
- 遵医嘱给予止痛药。
- 根据患者术前选择使用止痛泵。
- 为患者取舒适的体位。
- 通知病房预先备好术后所需特殊卧位的体位和软垫。

六、护理评价

患者从术前访视,进入手术室后入室到出室,护理上给予了一系列护理方案的实施。入室后为患者做好心理护理、防压疮护理、生命体征的监测及控制,术中注重对患者生命体征、输血过程的监测及控制,预防低体温,对术中各项操作、患者体位等均进行了良好的干预,避免了术后伤口的感染,避免了坠床、压疮等不良事件的发生。

七、安全提示

这种手术时间长有发生压疮的危险。护士应积极做好预防工作,保持床铺平整、清洁、干燥、无皱褶、无渣屑。特殊部位贴敷防压垫及敷料,摆好体位后要再次确认患者的皮肤情况,随时观察患者的皮肤情况,保证手术全程患者皮肤安全。

八、经验分享

这种手术使用了一种崭新的技术：机器人导航辅助手术。对于护士来说也是一个极大的挑战。护士首先要提前学习机器人相关信息、操作流程、护士配合要点及节点,预先与手术医生做充分沟通,了解医生的手术思路,尤其是使用机器人时对护士的要求。手术前,进行桌面练习以期在手术中与医生配合默契,减少手术时间,减少感染等并发症,真正保证患者安全。

病例 107

先天性髋关节脱位患儿的围手术期护理

患儿,男性,4岁,发现患儿跛行步态不稳1周。

一、患者基本情况

入院后查体:体温、脉搏、呼吸均正常,体重24kg。家长主诉1周前无意发现患儿左下肢无力,步态不稳,到医院就诊,拍片显示左侧发育性髋关节脱位,门诊以左侧发育性髋关节脱位、右侧髋关节半脱位收住院。

既往史:否认肝炎、结核等病史,否认重大外伤、手术、输血史。否认药物过敏史,预防接种史不详。

专科查体:摇摆步态,双侧大腿臀纹不对称,左侧股骨大转子外上移,双侧髋关节内收,外展活动轻度受限,双膝、踝关节活动正常,足趾活动正常,Allis征阴性。

辅助检查:双侧髋关节X线片,双侧股骨头发育差,左侧头臼间隙宽,股骨头内外侧脱出,股骨头位于Perkins方格外上限,左侧髋臼指数约40°,Shenton线不连续,CE角约45°,右侧髋臼指数约25°,Shenton线不连续,CE角约25°(图1-4)。

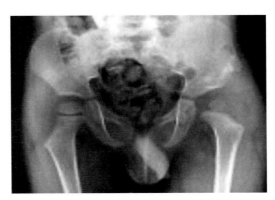

图1-4　影像资料,结合患儿病史、查体及影像学检查,拟择期行
"左侧发育性髋关节脱位截骨矫形内固定术"

二、术前护理

1. 术前准备　术前1日到病房访视患儿,了解病情,介绍麻醉、手术相关情况。做好患儿、家长的心理护理,由于患儿年龄较小,心理承受能力差,到了手术室,会产生恐惧心理、哭闹不安等情况。因此,在术前访视时主动接近患儿,态度和蔼,应用非语言信息传递方法接近患儿,如轻轻抚摸患儿额头。做好家长的心理疏导,因家长心理状况的好坏直接影响患儿的情绪,向患儿家长介绍手术室环境,有关麻醉、手术的一般常识,向家长介绍手术成功的病例,消除思想顾虑。

2. 房间准备　小儿髋关节脱位手术,对手术间温湿度环境有较高的要求,室内温度及湿度合适,室温保持25℃左右,湿度55%左右,尽量减少因室温变化造成低体温及手术感染,手术间应严格消毒,宽敞明亮,检查照明设备是否性能良好,电动手术床、吸引器、电刀、无影灯是否配备完整,电源是否通畅。

3. 手术仪器物品准备　备好吸痰器、电刀、插管用物、监护仪、小儿抢救用物、安置体位的约束带和夹板、手术用的各类无菌包。小儿手术器械要尽可能符合小儿脏器大小及解剖组织学特点,选择精巧器械,常规器械包(先髋包)、敷料包、手术衣、一次性无菌用品(刀片、电刀、吸引器、手套、手术贴膜、5ml注射器、10ml注射器、可吸收缝线等)、电钻、骨刀(截骨专用锐凿)、弯凿、线锯、骨蜡、钢板、螺钉等。检查各仪器性能,完好率100%。

4. 相关人员的准备　参与本例手术的洗手护士及巡回护士均需充分了解了手术医生的构思,熟悉了手术步骤。了解手术方式,制订周密的手术配合计划,充分考虑到术中可能发生的意外,做好充分的准备工作。

5. 麻醉与体位　采用22号静脉留置针建立静脉通道,以保证术中输血、输液顺利进行,配合麻醉医生完成麻醉,麻醉成功后取仰卧位,左侧臀部垫高,右侧臀部旁放沙袋保护。

思维提示

[1]患儿对于手术室陌生环境、复杂仪器的恐惧。
[2]患儿对于医护人员的恐惧,出现分离焦虑。
[3]自我形态的紊乱:疼痛、自尊心受损。

6. 护理评估

自我形象紊乱:步态异常于其他儿童。

患儿恐惧:对于新环境、陌生人如医护人员的恐惧。

7. 护理思维与实施方案

手术室的陌生环境及人 → 恐惧感
- (1)护理目标:减轻患儿对于手术室的恐惧感。
- (2)护理措施
  - 对患儿及家长进行心理疏导,进入手术室后,要爱护患儿,多抚摸、讲故事等,取得信任,使其合作。
  - 在预麻间准备卡通墙贴、儿童玩具、绘本等,分散注意力,消除恐惧心理。

关节脱位 → 疼痛
- (1)护理目标:疼痛的缓解。
- (2)护理措施
  - 耐心与患儿聊天,讲他喜欢的话题:如喜欢的动画片。多让患儿表达,分散他的注意力。
  - 关爱患儿,为患儿保暖。
  - 麻醉前选择患儿舒适的体位,避免疼痛。

三、入手术室准备

1. 巡回护士与麻醉师、手术医生在等候区与患儿家属核查无误后将患儿接入相应的手术间。患儿进入室内后,巡回护士应主动、热情以缓解患儿紧张情绪。患儿入手术间后要注意保暖、防止坠床、摆放体位时,动作要轻柔,让四肢处于功能位。观察患儿生命体征。评估压疮风险及坠床风险并做好防护措施。遵医嘱术前半小时使用抗生素。麻醉前进行三方核查,确认无误后协助麻醉师进行全麻插管,麻醉后进行麻醉下导尿。

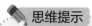

思维提示

[1]患儿舌体大呼吸道狭窄,喉反射不完全,加上用药,有呕吐、误吸、窒息的风险。
[2]因手术时间长,仰卧位受力点较重,有压疮的风险。
[3]全麻患者仰卧位时,有术后眼睛并发症的风险。
[4]患儿手术时间长,出血多,有发生低体温的风险。

2. 护理评估

（1）患儿舌体大呼吸道狭窄，喉反射不完全，加上麻醉用药，有呕吐、误吸、窒息等风险。

（2）手术时间长，仰卧位受力点较重，有压疮的风险。

（3）全麻患儿仰卧位时，有术后眼睛并发症的风险。

（4）手术时间长，有发生低体温的风险。

3. 护理思维与实施方案

呼吸道内分泌物多、舌后坠 → 有窒息的风险

（1）护理目标：术中不发生窒息。

（2）护理措施

- 密切观察患儿病情，保持呼吸道通畅。
- 麻醉前准备好负压吸引器、吸痰管、生理盐水。
- 随时在思想上和物品上做好应急准备，随时应对醉诱导过程中患儿呼吸道分泌物过多引起的窒息等意外情况。

患儿仰卧位手术时间长 → 有压疮的风险

（1）护理目标：术中不发生1度以上的压疮。

（2）护理措施

- 将术中着力点如枕部、骶尾部、足跟部贴上泡沫敷料。
- 床头端安装可旋转手板，健弯曲自然放在上面，上肢不宜过度外展，以免损伤臂丛神经。
- 骨突和关节外用软垫垫好，四肢用约束带固定。

长时间仰卧位全麻手术 → 有眼睛并发症的风险

（1）护理目标：手术期间无眼部并发症。

（2）护理措施

- 保护患儿眼睛不受压。
- 给患儿用眼贴贴合上下眼睑。
- 术中随时观察眼部情况。
- 遵医嘱给患儿涂眼药膏。

手术室温度较低 → 有发生低体温的风险

（1）护理目标：术中不发生低体温。

（2）护理措施

- 根据患儿的手术体位将加温毯在适宜的位置铺展开。
- 根据手术间的温度，患儿的实时体温来调节温度档，术中根据变化随时调整加温毯的温度，使用温盐水冲洗。

四、术中护理

1. 麻醉满意后，取仰卧位于手术台上，左侧侧臀部垫高，右侧臀部旁放沙袋。

2. 取患侧前侧入路，切口长约6cm，切口皮肤皮下及深筋膜并向两侧游离，注意保护神经。

3. 股骨上端截骨　取股骨上端外侧切口长约6cm，显露股骨上端，做好标记后，将股骨截断，钢板固定，髋关节复位。

4. 髋臼周围做Pemberton截骨，人工骨骨块植入，钢针内固定，将关节囊修复成形缝合。

5. 关节造影　10ml注射器针头定位，术中透视确认位置后，先将10ml盐水打入对比，再将2ml碘海醇造影剂打入股骨头周围软组织。

6. 电凝彻底止血后，反复冲洗伤口，清点器械和敷料无误，逐层缝合并关闭伤口。

7. 术后髋人字石膏外固定，协助医生完成石膏固定。

8. 术程顺利，麻醉满意，术中出血约260ml，输O型红细胞悬液1.0U，无明显输血反应。术后安返病房监护（图1-5）。

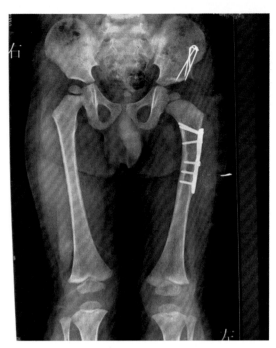

图 1-5　旋转截骨内固定术后所见

🖊 思维提示

［1］手术时间长,过程复杂,增加感染风险。
［2］关节造影,有造影剂外漏的风险。
［3］术中使用器械多,多纱布,缝针多,有遗漏物品的风险。
［4］有再脱位的风险。

9. 护理评估

（1）因患儿手术时间长,过程复杂,有感染的风险。

（2）关节造影:有造影剂外漏的风险。

（3）手术器械级敷料多:有遗漏的风险。

（4）石膏固定时有脱位的风险。

10. 护理思维与实施方案

手术时间长,过程复杂

↓

有感染的风险

（1）护理目标:术中无感染发生。

（2）护理措施

- 严格无菌技术操作。
- 备好各类手术物品,洗手护士提前预习手术流程。
- 确保器械性能良好,熟悉本次手术相关器械。
- 术中及时收回不用的器械,盐水随时擦拭。
- 术中密切注意手术的进展及需要。
- 遵医嘱合理使用术前抗生素。
- 术中电外科安全:电极板粘贴位置正确,距离切口大于 15cm;电刀使用最低有效功率;电刀使用时:避免长时使用;电刀连线固定时不能与其他导线盘绕,防止发生耦合效应;电刀笔不用时将其置于绝缘的保护套内;为避免设备漏电或短路,勿将电线缠绕在金属物品上;电刀笔及时清除焦痂。

手术器械及敷料多
↓
有遗漏物品的风险

{
（1）护理目标：手术器械及敷料不发生遗漏。
（2）护理措施
- 手术开始前与巡回护士及两人共同清点器械、纱布等物品，并详细记录。
- 加强手术台面管理，台面放置吸针盒。
- 清点物品前，巡回护士应将患儿带入手术区的纱布等彻底清理，于手术开始前全部送出手术间。
}

关节造影
↓
有造影剂外漏的风险

{
（1）护理目标：不发生造影剂外漏。
（2）护理措施
- 分别用 10ml 注射器 5ml 注射器抽取盐水和造影剂。
- 造影时先定位，确认位置后再造影。
- 造影剂单次使用量不宜超过 5ml。
}

石膏固定
↓
有再脱位的风险

{
（1）护理目标：不发生髋关节再次脱位。
（2）护理措施
- 配合医生关节囊里面用 1 号可吸收线逐层缝合。
- 石膏固定时外展内旋动作轻柔，巡回护士双手托住患肢，洗手护士协助制作石膏。
- 石膏固定里面应用柔软棉布保护。
}

五、术后护理

1. 术毕将患儿送复苏室继续给予心电监护，待患儿清醒后，送回病房监测。

思维提示

[1] 有发生全身并发症的风险。
[2] 有疼痛的风险。
[3] 石膏边缘易发生压疮。

---

2. 护理评估
（1）密切观察及评估生命体征。
（2）随时评估肢体感觉、运动、皮肤情况。
3. 护理思维与实施方案（图 1-6）

全麻，手术时间长
↓
有全身并发症的风险

{
（1）护理目标：没有全身并发症的发生。
（2）护理措施
- 观察患儿生命体征。给予心电监护及吸氧 6 小时。
- 了解麻醉方式和手术方式、术中情况、切口和引流情况。
- 给予床栏保护，防止患儿坠床。
- 保持病房环境安静，使患儿能充分休息。
}

手术创伤
↓
疼痛

{
（1）护理目标：术后疼痛小于 4 分。
（2）护理措施
- 术前告知患儿，术后给予心理安慰。
- 根据患儿术前选择使用止痛泵。
- 为患儿取舒适的体位，通知病房预先备好术后需特殊卧位的体位和软垫，与病房护士做好当面交接。
}

术后石膏固定
↓
有压疮的风险

（1）护理目标：骶尾部及石膏边缘不发生压疮。

（2）护理措施

- 固定期间，要注意保持石膏清洁干燥，以防被大小便污染。
- 密切观察被固定肢体的末梢血液循环、皮肤颜色和皮肤温度，若出现趾端苍白发紫，或肢端冰冷等情况，要及时与医生联系。
- 定时为患儿翻身，翻身时用力要均匀，不可拖拉，每次翻身后应检查并按摩骨突出部位及石膏边缘的皮肤，石膏边缘应用棉花垫起，受压部位局部按摩，由于石膏固定的时间较长，可指导并教会家属如何翻身按摩等。
- 严密观察骶尾部及石膏边缘。

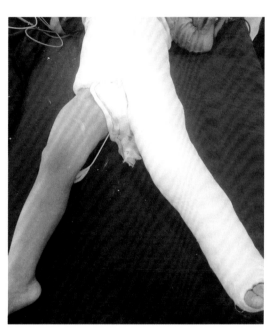

图 1-6　术后石膏固定所见

六、护理评价

患儿从病房入手术室到出手术室，护理上给予了一系列护理方案的实施。患儿在手术室期间，没有发生窒息、体温过低、关节再脱位、血栓、压疮等术中合并症。

七、经验分享

1. 提高手术室护理人员业务素质，手术室护理人员必须具有扎实医学知识，丰富临床经验，手术过程中，细致观察、分析判断、娴熟配合，是手术室护理人员的重要技能。所以手术护士术前要熟悉手术程序、步骤及解剖层次，配合时思想高度集中，传递无误。巡回护士在协助麻醉、摆放体位、建立静脉通道时也要做到动作迅速、敏捷。另外，术前必须备好术中所需用物准备，以缩短手术时间。

2. 严格无菌操作是预防术后感染的重要因素和环节，由于手术创伤大，术野深，暴露时间长，参加手术人员应严格遵守无菌操作规程，限制参观人数，减少人员流动。

3. 髋关节脱位手术复杂时间长，护理工作是手术不可缺少部分，在手术过程中严格各项操作规程，熟悉手术步骤，及时供给台上所需物品，密切观察病情及手术进展情况，遇紧急情况做到镇静，分秒必争，尽量避免各种意外发生。做到主动、敏捷、及时、准确地传递器械，以缩短手术时间，提高手术配合质量。

腰椎间盘突出患者的快优康复

患者,女性,55 岁,因反复腰痛伴左下肢疼痛三个月余,加重伴左下肢放射性疼痛、麻木、跛行 2+ 周,门诊以"腰$_5$~ 骶$_1$ 椎间盘左侧突出伴椎管狭窄症伴不全神经损害(脱垂钙化型)"收入四川大学华西医院脊柱外科。

一、诊疗过程中的临床护理

(一)入院时

1. 诊疗情况

入院后查体:体温、脉搏、呼吸均正常,血压 146/90mmHg。患者神志清楚,四肢感觉运动存在,精神与食欲尚可、睡眠一般,大小便正常,体力下降,体重无明显变化。

既往史:高血压病史七年余,最高 170/100mmHg,服用药物(苯磺酸左旋氨氯地平片 5mg 每日 1 次口服)治疗,血压可控制在 135/85mmHg。否认肝炎结核等传染病史。否认外伤史、手术史。否认药物过敏史与输血史。

专科查体:视诊,脊柱无明显侧弯,脊柱区皮肤无破溃,椎旁肌肉无萎缩。触诊,脊柱腰骶段棘旁压痛、叩痛不明显。左小腿后侧、足踝外侧、左足底感觉减退。动量,踝跖屈肌力左侧 4 级,蹈趾屈肌力左侧 4 级,余正常;膝反射双侧正常引出;跟腱反射左侧稍减弱。病理征(-)。左侧直腿抬高试验 40°(+),加强试验(+),双侧 4 字试验(-)。

辅助检查:腰椎 MRI 提示,腰椎退变,腰$_{3/4}$、腰$_{4/5}$ 椎间盘膨出,腰$_5$~ 骶$_1$ 椎间盘向左后方突出,硬膜囊及左侧神经根受压。

异常化验结果:无。

> 🖊 **思维提示**
>
> [1]患者腰椎间盘突出导致慢性疼痛,引起情绪障碍与睡眠障碍,因此入院后需关注患者疼痛、心理、睡眠等问题。
>
> [2]患者在院外进行 3 个月保守治疗,病情反复,因此除考虑疾病影响外,还需评估患者是否存在不恰当的日常行为,及时纠正患者一些错误的行为习惯。
>
> [3]患者高血压病史七年余,最高 170/100mmHg,院外一直口服自备降压药治疗。入院后患者血压可因环境改变、手术应激而波动,因此需密切监测患者血压变化情况,联合药剂科适时调整降压药。

2. 护理评估

(1)心理评估:华西心晴指数量表评分为 3 分,排除患者焦虑、抑郁等情况的存在。

(2)睡眠评估:采用匹兹堡睡眠质量指数(Pittsburgh sleep quality index, PQSI)量表对患者进行评估,得分为 9 分。患者对自己近一个月来睡眠质量主观感觉较好,但存在中度入睡困难,且睡眠持续性较差,睡眠效率较低,存在偶尔易醒或早醒、感觉热、做噩梦,有时疼痛不适。睡眠情况偶尔影响患者日间功能,属于睡眠障碍（中重度）。

（3）疼痛评估：VAS 评分为 4 分，腰背部慢性中度疼痛。

（4）自我效能评估：自我效能感作为个体自我管理意愿和能力的重要指标，包含了人们对自己能否完成某个任务或活动的能力的信心或主体对自我的感受和把握。本案例采用慢性疼痛自我效能感量表（chronic pain self-efficacy scale，CPSS）评估，发现患者自我效能评估处于中低水平，在躯体性自我效能感与症状应对自我效能感方面急需提高。

3. 护理思维与实施方案

匹兹堡睡眠质量指数
得分为 9 分
↓
睡眠障碍（中重度）

（1）护理目标：患者睡眠的不良认知与行为习惯有所改善，患者可以安静睡眠。

（2）护理措施

- 支持性心理治疗，包括正确的睡眠卫生知识，每日定时睡觉、定时起床，形成睡眠生物钟与习惯，夜间未休息好白天也不补觉。
- 行为治疗，包括创造安静舒适的睡眠环境。因为患者存在中度入睡困难，因此告知患者：只有当困倦时才上床，如果在 15~20 分钟之内不能入睡或重新入睡，就不要再躺在床上，要起床活动直至感觉困倦时再上床。
- 药物治疗，口服阿普唑仑 0.4mg 每晚 1 次，口服溴化钠 10ml 每晚 1 次。

患者腰椎间盘突出
↓
腰背部慢性中度疼痛

（1）护理目标：患者疼痛减轻。

（2）护理措施

- 教会患者正确评估疼痛，根据评分结果，采取相应疼痛管理措施：一般方法、心里护理、音乐疗法、体位护理等。4 分以上及时汇报医生。
- 根据患者情况合理选择镇痛药物，遵医嘱每日三餐后口服洛索洛芬钠片 60mg。
- 联合应用催眠与抗焦虑药物。
- 行为指导，因疾病影响，指导患者勿久坐久站，感觉腰背痛时尽量采取卧位。

久治不愈带来的心理
负担过重
↓
患者自我效能低下

（1）护理目标：患者能够了解并掌握自我管理疾病的知识与技能，增强自我管理疾病的信心。

（2）护理措施

- 疼痛管理。
- 完善术前准备。
- 进行预康复，为手术后功能恢复做好充分准备。包括指导患者配合轴线翻身、正确佩戴腰围、有效的床上移动、侧身起卧、术前俯卧位训练、腰背肌力训练等。

患者需要在全麻下手术
↓
有麻醉意外的风险

（1）护理目标：保障患者术中安全，以加快术后康复。

（2）护理措施

- 胃肠道准备：术前 6 小时禁食，术前 2 小时禁饮。
- 营养储备：术前 6 小时饮用全营养素营养液；术前 2 小时饮用碳水化合物营养液以利于缓解患者饥饿、口渴等应激反应。
- 体位训练：入院后即开始行俯卧位训练。
- 肺功能训练：咳嗽、咳痰、深呼吸。
- 术日晨口服硝苯地平 30mg。
- 液体管理：维持液体"零平衡"，避免术前输入过多液体，根据手术安排，术前 2 小时在病房开始输液。
- 其他术前准备常规。

（二）实施手术后

1. 诊疗情况　患者在全麻下经皮内镜左侧椎板间入路腰$_5$~骶$_1$椎管减压、神经根松解、椎间盘髓核摘除、射频成形术。术毕返回病房，神志清楚，四肢肢端温暖，感觉运动存在。背部伤口敷料清洁干燥，无渗血渗液。手术当日，体温36.0~37.0℃，脉搏66~83次/min，呼吸18~22次/min，血压121~157/84~96mmHg。给予软枕垫头平卧位，心电监护及鼻塞吸氧5L/min。2小时后停止心电监护与吸氧，在医护人员指导下佩戴腰围下床，自解小便1次通畅，未诉不适。术毕返回病房立即接受超声波电导仪治疗，以促进胃肠功能恢复。患者主诉左下肢疼痛酸胀，但麻木明显缓解。继续镇痛、营养神经等对症支持治疗。拟于手术后第1日出院。

> **思维提示**
>
> ［1］患者术后仍感左下肢疼痛酸胀，较术前并未有明显好转，可因治疗效果未达到心理预期值而产生焦虑等不良情绪，所以要充分与患者沟通。
>
> ［2］患者高血压病史七年余，可因手术应激、术后焦虑、疼痛等导致儿茶酚胺类介质释放增多，小动脉收缩、外周血管阻力增加，导致血压异常波动，所以要做好高血压的相关护理。

2. 护理评估

（1）焦虑程度评估：采用汉密尔顿焦虑量表评估，患者得分16分，存在焦虑。

（2）血压监测：手术当日患者血压波动在121~157/84~96mmHg。

3. 护理思维与实施方案

汉密尔顿焦虑量表评分为16分，存在焦虑 ↓ 直接影响患者康复进程	（1）护理目标：患者焦虑症状缓解。 （2）护理措施 • 用药管理：术日当晚口服苯二氮䓬类镇静催眠药（阿普唑仑0.4mg）与非苯二氮䓬类镇静催眠药（唑吡坦片10mg），夜间巡视时注意观察患者是否存在呼吸功能抑制。 • 心理疏导：由取得心理咨询师资格证的阳光天使在床旁与患者进行一对一的心理疏导，让患者了解神经受压后功能恢复是一个缓慢的过程，需要耐心坚持，不要过度焦虑。 • 指导患者遵医嘱服用营养神经药物甲钴胺0.5mg每日3次。
手术当日患者血压波动在121~157/84~96mmHg ↓ 可引起患者椎管内出血，形成血肿压迫脊髓	（1）护理目标：控制患者血压在100~130/80~90mmHg之间。 （2）护理措施 • 严密监测患者血压，发现血压异常持续升高立即汇报主管医生给予处理。 • 限制性输液：在保证液体出入量平衡的基础上，尽量限制输液输入量。 • 术后恶心、呕吐的预防：患者术后麻醉清醒返回病房，饮少量温开水无恶心呕吐后，嘱患者口服医院营养科研制的开胃流质，以促进患者胃肠功能早期恢复，减少恶心呕吐的发生。 • 疼痛管理，减少不良刺激。

（三）出院前

1. 诊疗情况　患者术后第1日，一般情况良好，生命体征平稳，自觉左下肢疼痛、麻木、酸胀症状明显缓解，佩戴腰围下床行走。切口无明显红肿、渗液等，予以患者出院。出院医嘱：①注意休息，加强营养；②定期门诊随访；③出院后观察伤口无渗血、渗液，3日后即可拆除敷料洗澡，伤口无须拆线，若发生红肿热痛等症状应该及时就医；④术后3个月内避免扭腰、弯腰及抬、提举重物，6周内在腰围保护下活动；⑤病情变化时随时就医。

2. 护理评估

（1）自理能力评估：手术当日,患者自理能力评分为 55 分,中度依赖。

（2）患者延续性护理需求评估：通过主管护士与患者一对一访谈,发现患者出院返程回家需要乘坐长途汽车 6 小时。且患者居住地附近暂无医疗设施齐全的社区医院,家庭整体文化水平不高,在一定程度上增大了患者出院后延续护理性需求。

3. 护理思维与实施方案

患者自理能力
评分为 55 分
↓
自理能力下降,中度依赖

（1）护理目标：患者能够部分自理。
（2）护理措施
- 教会患者在避免弯腰扭腰的前提下完成日常生活的各种小技巧。
- 向患者宣讲疾病康复相关的健康知识,提高患者相关依从性。

术后 1 日出院,患者延续
护理需求较高
↓
有发生患者非计划
再入院的风险

（1）护理目标：不发生非计划再入院等事件。
（2）护理措施
- 邀请患者参加脊柱外科微创患者延续护理微信群,患者可以在群内提问回家康复过程中遇到的任何问题或困惑,有群内有康复专科护士会不定期回复消息,且会针对不同出院批次的患者进行分时段推送康复训练知识。
- 出院前向患者详细交代出院注意事项,并请患者复述相关信息。

二、护理评价

患者从入院到出院,为患者实施了基于快优康复理念的护理方案。包括微创化手术,心理、睡眠、疼痛、延续护理等系统管理。从入院到出院的连续全程的护理,使得患者安全应对手术风险,术后 3 个月复查未发生相关并发症,且神经功能恢复尚可,实现了快速康复。

三、安全提示

有非计划再手术 / 再入院的危险：患者整个在院时间较短,合计共 4 日,术后第 1 日即出院。虽然手术较小,但出院后因为医疗资源可及性等问题,患者面对伤口、疼痛等系列问题时,难免会手足无措,最终影响治疗效果。为避免上述问题的发生,及时有效的延续护理至关重要。

四、经验分享

腰椎间盘突出症微创手术有手术小,风险少,术后康复快等优点。但是腰椎间盘突出症是一个容易复发的疾病,而一旦复发患者再入院率及再手术率较高。影响患者腰椎间盘突出症复发的主要原因是日常工作中不良行为习惯,如久坐、久站等。因此患者术后院外的管理尤为重要,包括疼痛控制、睡眠管理、不良行为纠正、腰背肌功能的持续训练等。而限于目前国内医疗资源的分布及"医院—社区—家庭"医疗链的不完善,院外连续全程的照护往往难以实现,而基于互联网的智慧医疗可为此难题的解决提供思路。

髋关节置换患者的快优康复

患者,女性,70 岁,于 3 年前无明显诱因出现左侧髋关节疼痛,口服止痛药治疗后减轻。半年前疼痛进行性加重伴明显跛行,行走不超过 100m,穿袜、上下楼等日常活动明显受限,口服止痛药治疗效果不明显,门诊以"双髋 DDH 继发重度骨关节炎(左侧重)"收入四川大学华西医院脊柱外科。

一、诊疗过程中的临床护理

(一)实施手术前

1. 诊疗情况

入院后查体: 体温、脉搏、呼吸均正常,血压 177/99mmHg。身高 155cm,体重 46kg。患者来时神志清楚,四肢感觉运动存在。患病以来,精神与食欲尚可、睡眠一般,大小便正常,体力下降,体重无明显变化。

既往史: 20+ 年前摔伤致右侧尺骨远端骨折,予以保守治疗。7 年前因全身多关节疼痛在我院住院治疗,诊断"类风湿性关节炎",长期口服泼尼松及止痛等治疗,症状缓解。1 年前发现血压升高,达 170/99mmHg,未规律降压治疗及监测血压。否认药物过敏史与输血史。

专科查体: 视诊,步态跛行,双下肢等长,下肢皮肤无破溃,趾间皮肤清洁、干燥。触诊,双髋皮温正常,组织张力不高,左侧腹股沟中点压痛(+),大转子叩击痛(+),双侧足背动脉扪及搏动良好。动量:左髋屈 110°、伸 0°、外展 20°、内收 20°、外旋 5°、内旋 10°,左髋屈曲、内外旋诱发疼痛(+),4 字征(+);右髋屈 120°、伸 0°、外展 30°、内收 20°、外旋 20°、内旋 20°,双下肢肌力 V 级。

辅助检查: X 线示左侧髋关节面下骨质密度增高,关节间隙变窄,左侧髋臼关节面下囊肿。

异常化验结果: 血红蛋白为 90g/L,白蛋白 37.2g/L。

> **思维提示**
>
> 患者因疾病原因长期服用泼尼松及止痛药治疗,其疾病本身以及治疗药物的副作用可引起除关节外其他系统器官,如心血管系统、呼吸系统、血液系统的损害和功能障碍。因此为保证此类患者的手术安全,尽早康复,必须进行详细的术前评估,包括营养、免疫状态、疼痛等。

2. 护理评估

(1)营养评估:NRS2002 营养风险量表评分为 3 分,存在营养风险。血红蛋白 90g/L,白蛋白 37.2g/L,为轻度贫血。

(2)免疫系统评估:C 反应蛋白 19.00mg/L,白细胞介素 3.88pg/ml,抗环瓜氨酸肽抗体 188.2U/ml。尿常规:细菌 518/μL,为无症状菌尿。

(3)疼痛评估:VAS 评分为 6 分,为中度疼痛。

3. 护理思维与实施方案

NRS2002 营养风险量表评分为 3 分,为营养障碍

↓

有延迟伤口愈合的风险

（1）护理目标:患者贫血状态得到纠正。

（2）护理措施

- 饮食治疗,嘱患者每日至少进食鸡蛋 3~4 个,多进食肉类等蛋白丰富的食物。
- 联合营养科进行综合干预,根据患者情况配制个体化营养制剂（每袋含能量 193kcal,蛋白质 10g,脂肪 3g,碳水化合物 30g,Ca 103mg,膳食纤维 4g）,嘱患者每日口服 3 次,每次在餐后 2 小时服用。
- 药物治疗,遵医嘱给予患者蔗糖铁 100mg 每日 1 次静脉滴注,重组人促红素注射液 10 000U 每日 1 次皮下注射。

患者血象高,存在菌尿

↓

有伤口感染的风险

（1）护理目标:菌尿得到纠正。

（2）护理措施

- 筛查感染灶。
- 联合应用催眠与抗焦虑药物,以提高身体抵抗力。
- 抗感染治疗,遵医嘱予以左氧氟沙星滴眼液 0.5g 每日 1 次抗感染治疗,同时服用碳酸氢钠 2 片每日 3 次以上,金钱草颗粒每日 3 次每次一袋。
- 嘱患者多饮水,动态监测患者炎性指标。

VAS 评分为 6 分,为中度疼痛

↓

影响功能锻炼,延长康复时间

（1）护理目标:疼痛降低,舒适度提高。

（2）护理措施

- 系统全面的疼痛知识宣教。
- 根据患者情况,制定个体化的全程疼痛管理方案:如术前超前镇痛,塞来昔布胶囊 0.2g,每日 2 次。
- 在疼痛小于 4 分时进行预康复,加强患髋的髂腰肌、臀中肌、股四头肌及腘绳肌的肌肉力量锻炼,具体包括髋关节曲屈、外展以及伸膝运动,以尽量减少术后功能锻炼的康复不适,日间锻炼频次为 10~20 次 /d。
- 遵医嘱服用硝酸甘油 0.5mg 每日 1 次,以免因为疼痛影响心功能。

（二）实施手术后

1. 诊疗情况　患者在全麻下行左侧全髋关节置换术 + 髋臼成形术 + 滑膜切除术 + 软组织松解术。术中出血约 50ml。术毕返回病房,除常规术后护理外,立即开始康复训练:患肢抬高,保持外展中立位。保证肢端温暖,指导踝关节背伸、趾屈。手术当日,体温 36.3~37.3℃,脉搏 66~83 次 /min,呼吸 18~22 次 /min,血压 111~136/81~96mmHg。给予头孢唑林钠 2g 每日 2 次静滴预防感染,注射用泮托拉唑钠 40mg 每日 1 次静滴预防应激性溃疡,予蔗糖铁、促红素提高血红蛋白含量。静滴氨甲环酸止血,低分子肝素钠注射液抗凝。

> **思维提示**
>
> ［1］因快优康复要求围手术期优化管道管理,患者术中并未常规留置尿管与引流管,而患者术后需要卧床 1 日,术后第 1 日才能下床活动,因此卧床期间需要做好患者二便管理。
>
> ［2］髋关节置换术是临床中出血量较大的手术,虽然本案例中患者术中出血仅有 50ml,但是难免术后会出现伤口隐形失血或者大出血;而接受髋关节置换术的患者,本身就是发生深静脉血栓栓塞的高危人群。因此,合理平衡围手术期的抗凝与止血,是髋关节置换术患者快优康复护理的一个关键环节。
>
> ［3］炎症是手术创伤及应激反应的重要一部分,炎症反应与术后疼痛、恶心、呕吐、疲倦、眩晕、肌力下降、睡眠障碍密切相关,且本案例是类风湿关节炎,属于慢性、进行性多关节炎为特征的自身免疫性疾病,因此有效降低术后炎症反应可促进患者康复。

2. 护理评估

（1）排泄形态评估：患者因手术应激，手术当日并未解大便；术后因卧床需要改变了排便习惯。虽然术前已进行卧床大小便训练，但是患者仍然诉排尿困难。

（2）Caprini 静脉血栓栓塞症风险评估：术后患者评分为 7 分，提示 VTE 风险极高危。查血结果示抗凝血酶原时间是 11.8 秒，活化部分凝血活酶时间 28.5 秒。

（3）感染风险评估：患者术后复查 C 反应蛋白 30.7mg/L，白细胞介素 23.26pg/ml，较术前明显升高，存在感染风险。

3. 护理思维与实施方案

患者术前尿路感染，术后卧床改变排便习惯 → 有泌尿系感染的风险

（1）护理目标：患者能床上自解小便
（2）护理措施
- 患者返回病房麻醉清醒后，给予太高床头 30°，以减轻患者不适。
- 嘱患者多饮水，每日饮水量保证在 2 000ml 以上。
- 患者存在尿意时，让患者听取流水音、热敷小腹温水冲洗会阴等方式促进患者排尿。
- 告知患者争取术后第 1 日下床活动，缩短卧床时间，减少并发症。

Caprini 评分为 7 分 → 有 VTE 形成的风险

（1）护理目标：不发生 VTE。
（2）护理措施
- 在床头卡上标注患者是"VTE 高危患者"，做好预警与提醒。
- 术后返回病房后，立即予以患者双下肢 IPC 治疗 24 小时。
- 遵医嘱术后 6 小时给予低分子肝素钠 0.2ml 抗凝；
- 术后第 1 日开始给予患者利伐沙班 10mg 每日 1 次。
- 鼓励患者卧床时进行踝泵运动，直腿抬高训练。
- 术后第 1 日下床后，指导患者在助行器辅助下进行屈髋、屈膝行走训练。
- 平衡抗凝与止血的矛盾，达到抗纤溶药物与抗凝药物平衡，遵医嘱在术后 3 小时、6 小时、12 小时、18 小时、24 小时给予氨甲环酸 1g 静脉滴注。

患者术后查血结果示 C 反应蛋白 30.7mg/L，白细胞介素 23.26pg/ml → 感染的风险

（1）护理目标：有效控制泌尿系统等感染，并发症的发生。
（2）护理措施
- 术后遵医嘱予以患者头孢唑林钠 2g 每日 2 次静脉滴注预防感染。
- 联合营养科给予患者高蛋白饮食，改善患者营养状况，提高患者免疫力。
- 遵医嘱合理应用糖皮质激素，术后返回病房麻醉清醒后、6 小时、术后第 1 日晨各静脉推注地塞米松 10mg，以降低术后炎症反应、预防恶心、呕吐发生、缓解疲劳、改善关节功能。

（三）出院前

1. 诊疗情况　患者术后第 2 日，一般情况良好，生命体征平稳，伤口愈合良好，下地行走无不适，复查 X 线示假体位置良好，左髋屈曲 110°，伸直 0°，外展 30°，予以患者出院。

2. 护理评估

（1）有髋关节置换术后伤口感染的风险：患者存在无症状尿路感染、轻度贫血、类风湿关节炎等危险因素，故存在假体周围感染风险。

（2）健康知识掌握情况评估：术后第 2 日指导患者下地行功能锻炼，发现患者对个别康复训练动作掌握仍然不足。

3. 护理思维与实施方案

患者存在无症状尿路感染、轻度贫血、类风湿关节炎

↓

存在假体周围感染风险

（1）护理目标：患者不发生假体周围感染。

（2）护理措施

- 嘱患者出院后继续加强营养，多摄入优质蛋白质，具体包括每日至少进食 2 枚鸡蛋，100g 瘦肉。若存在消化不良可服用胃蛋白酶等促进胃肠消化吸收。
- 出院后定期门诊随访，复查血常规，若发现贫血仍未纠正及时进行干预。
- 继续遵医嘱服药治疗类风湿，注意长期口服激素可导致骨质疏松。

患者对个别康复训练动作掌握不准确

↓

延迟康复时间

（1）护理目标：患者能掌握康复相关知识，在康复过程中有疑问能及时获得专业帮助。

（2）护理措施

- 嘱患者出院后需要继续使用助行器或拐杖等辅助器 1.5 个月来保持平衡和辅助活动，行走时注意尽量避免跌倒。
- 出院后每日定量完成功能锻炼：屈髋、伸膝、外展髋练习，其中，屈髋锻炼是指膝关节屈曲，足跟尽量靠近大腿根部，后逐渐伸直，每日锻炼 3~4 组，每组 10 次；伸膝运动是指卧床时屈曲踝关节用力绷紧腿部肌肉，使膝关节尽量向下压，维持 5 秒，放松 5 秒；髋外展锻炼指患者平躺，将患腿伸直抬高，尽可能向外展开，维持 5 秒，再缓慢收回。
- 进行功能锻炼前可预防性服用止痛药物。
- 嘱患者终生预防关节脱位，避免髋关节内收、内外旋、后伸。
- 将患者纳入快优康复随访组，定期随访答疑。

二、护理评价

患者从入院到出院，为患者实施了基于快优康复理念的护理方案。包括术前纠正患者贫血状，提高全身营养状况，有效控制炎性指标，超前镇痛；术后积极预防关节置换相关并发症，系统全面的知识宣教，使得患者安全度过了手术，术后 3 个月复查未发生相关并发症，关节活动度可，最终达到了优质快速康复。

三、安全提示

有关节再脱位的危险：关节置换术后患者关节脱位是一个严重的不良事件，其相关危险因素除手术因素外，还包括高龄、女性、特殊的原发病（自身免疫性疾病）等。本案例患者除存在上述危险因素外，还存在相关健康知识缺乏。因此，患者出院后除进行必要的康复指导外，还需要不断对患者进行生活指导，包括跌倒的预防、髋关节屈曲内收内旋的避免、不坐矮板凳、不进行深蹲、不剧烈扭腰、不跷二郎腿等。

四、经验分享

本例患者接受的是关节置换术，该患者有高龄、营养不良、菌尿等诸多风险，极易发生感染、血栓，因为疼痛评分较高，直接影响康复的全过程，因此，感染的预防、血栓的预防、全程的疼痛管理、系统的功能锻炼与生活指导对该患者十分重要。

青少年特发性脊柱侧弯患者的快优康复

患者,男性,15 岁,因十余年前洗澡时发现左肩部隆起,右侧腰部隆起,无疼痛,无外伤史,四肢及躯干活动无明显受限,于当地医院就诊(具体不详),考虑"脊柱侧弯畸形",未予特殊处理。后为行进一步治疗,来四川大学华西医院就诊。门诊以"青少年特发性脊柱侧弯"收入院。

一、诊疗过程中的临床护理

(一)入院时

1. 诊疗情况

入院后查体:体温、脉搏、呼吸及血压均正常。身高 144cm,体重 35kg。患者来时神志清楚,四肢感觉运动存在,发育迟缓。患病以来,患者精神、睡眠、食欲可,大小便正常。

既往史:平素健康状况良好。否认肝炎结核等传染病史。否认外伤历史、手术史。否认药物过敏史与输血史。

专科查体:视诊,胸段脊柱呈"S"畸形,胸段棘突明显后左侧偏移,胸段棘突明显向右侧偏移,弯腰时剃刀背畸形约 5cm,胸背部无肿块、窦道、瘢痕,全身无牛奶咖啡斑。触诊,各棘突上无压痛及叩击痛,胸段脊柱无明显向左侧弯,腰段脊柱明显向右侧弯。动量:脊柱前屈、后伸及左右侧屈有受限。双下肢绝对长度相等。四肢未见明显感觉、运动障碍,生理反射正常引出,病理征未引出。

辅助检查:全脊柱 X 线片提示,全脊柱左右功能位提示,胸腰段脊柱侧弯,以胸段脊柱侧弯明显,功能位椎体活动受限。MRI 影像提示脊髓空洞。

异常化验结果:SPECT 肺灌注显像提示左肺受压,体积较小。血红蛋白为 98g/L,白蛋白 35.3g/L。

思维提示

快优康复,即更快更好的康复,指在采用一系列有循证医学证据的围手术期优化措施,通过优化患者围手术期健康宣教、营养支持、血栓防控、体液管理、疼痛管理、伤口管理、心理睡眠管理、康复训练等方面,阻断或减轻机体的应激反应,促进患者术后更快更好地康复,达到缩短患者住院时间,减少术后并发症发生,降低再入院风险和死亡风险的目的。参与快优康复的人群包括外科医生、护士、康复治疗师、麻醉师、患者及家属,而多模式多学科协作是快优康复实施的基础。

[1] 患者 BMI 指数为 16.9kg/m², 消瘦。血红蛋白为 98g/L,白蛋白 35.3g/L,轻度贫血。患者营养状况差,亟待进行医疗膳食干预。

[2] 肺灌注显像提示左肺受压,体积较小,肺功能受损。因术前心肺功能的情况直接影响患者术后肺部感染和肺不张的发生率,因此需对患者进行全面心肺功能管理。

[3] 患者脊柱侧弯明显,存在自我形象紊乱,易造成情绪障碍。患者入院后可能因环境改变、医疗创伤性疼痛、患者角色冲突等可发生睡眠障碍。

---

2. 护理评估

(1)膳食调查:食欲欠佳,挑食、偏食,每日能量摄入约为 700kcal,蛋白质 25g,能量及蛋白质摄入不足。BMI 指数为 16.9kg/m^2,消瘦。NRS2002 评分为 4 分,存在营养不良风险。营养诊断为重度混合型营养不良。

（2）心肺功能评定:右侧胸廓相对左侧向前凸,双侧肋骨发育畸形,双肺叩诊呈清音,双肺呼吸音清。入院时肺功能报告患者用力肺活量（forced vital capacity,FVC）、第一秒用力呼气量（forced expiratory volume in first second,FEV1）轻度下降,肺活量（vital capacity,VC）中度下降。诊断为轻度限制性通气功能障碍,小气道气流受限,通气储备功能中度下降,肺功能轻度受损。

（3）心理睡眠评估:采用匹兹堡睡眠质量指数（Pittsburgh sleep quality index,PQSI）量表对患者进行评估,得分为 8 分。发现患者睡眠质量待改善,主要表现为患者夜间入睡时间较晚,一般在凌晨 1 点左右,且白天容易出现疲劳、嗜睡的状态。华西心晴指数得分为 10 分,轻度情绪障碍。

3. 护理思维与实施方案

重度混合型营养不良 ↓ 切口延迟愈合及感染的风险

（1）护理目标:纠正患者低蛋白血症,减少感染等并发症。
（2）护理措施
- 根据患者营养风险评估结果,制定切实可行的营养计划。
- 选择患者偏爱的高蛋白食物进行膳食调理。
- 指导患者饮用营养科配制的肠内营养制剂,即在早餐及午餐后 2 小时加服一剂要素饮食——全营养素均衡餐,富含蛋白质、脂肪、碳水化合物、K$^+$、Na$^+$、膳食纤维,每剂能够提供能量 315kcal。

患者胸廓畸形,引起胸廓矢状径、冠状径及高度改变,胸腔容积变小肺顺应性下降,肺功能受损 ↓ 存在成年以后反复发生肺部感染、缺氧、肺动脉高压与肺源性心脏病的可能风险

（1）护理目标:纠正患者胸廓畸形,改善患者肺功能。
（2）护理措施
- 督促患者进行呼吸功能锻炼,包括使用呼吸训练器、扩胸运动、爬楼梯等。
- 避免立即行经后路生长棒植入撑开术以免心肺功能衰竭。
- 配合医生对患者实行头盆环牵引术。
- 积极为二期手术做好准备。

患者因自我形象紊乱、及医疗创伤性疼痛 ↓ 睡眠型态紊乱

（1）护理目标:患者睡眠质量得到显著提高。
（2）护理措施
- 营造安静舒适安全的住院环境。
- 采用弹性泡沫床垫。
- 做好患者头盆环牵引术后皮肤减压护理。
- 纠正晚睡晚起等不良行为习惯。
- 鼓励患者日间功能锻炼,减少白天睡眠时间。
- 推荐患者采用与胸弯方向一致的凸侧卧位睡觉,宜于提高睡眠呼吸质量。
- 联合应用镇静与辅助睡眠的药物。
- 发挥家庭与社会支持能力,减少患者对自身缺陷的负面情绪。

患者需在全麻下接受经后路生长棒植入撑开术 ↓ 有出现麻醉意外的风险

（1）护理目标:做好术前准备,保障术中安全,加快术后康复。
（2）护理措施
- 胃肠道准备:术前 6 小时禁食,术前 2 小时禁饮。
- 营养储备:术前 6 小时饮用全营养素营养液,术前 2 小时饮用碳水化合物物营养液。
- 体位训练:术前 4 日开始逐步进行俯卧位训练。
- 其他术前准备按常规。

（二）实施手术后

1. 诊疗情况　患者于术前 10 日拆除头盆牵引支架,予以绝对卧床,双下肢皮牵引治疗。后行经后路生长棒植入撑开术,术毕安返病房,四肢肢端温暖,感觉运动存在。背部伤口敷料清洁干燥,无渗血渗液。术中安置创腔引流管与保留尿管。手术当日,体温 36.2~37.3℃,脉搏 80~96 次 /min,呼吸 18~22 次 /min,血压 101~133/70~90mmHg。术后第 2 日血浆引流管共引流出血性液体 100ml,医生于床旁拔除引流管。术后第四日,X 线片示脊柱侧凸、后凸畸形较术前有明显矫正,内固定螺丝钉位置良好;在康复师及护士协助下,患者佩戴定制的支具下地,同时拔除尿管。术后予以保胃、抗炎、止痛治疗。

> **思维提示**
>
> 　［1］患者术前与术后卧床时间较长,活动量明显减少,应重视长期卧床并发症的预防。
> 　［2］患者手术创伤大,有伤口引流管与尿管,舒适度降低,自理能力下降。

2. 护理评估

（1）压疮风险评估:Braden 压疮风险评估表得分为 10 分,压疮风险为高危。

（2）深静脉血栓形成风险评估:Autar 深静脉血栓形成风险评估得分为 11 分,风险等级为高危。

（3）疼痛评估:VAS 疼痛评分,术后当日为 5 分,为中度疼痛。

3. 护理思维与实施方案

Braden 评分为 10 分,压疮高风险 → 有皮肤受损的危险

（1）护理目标:患者皮肤完整,受压部位无破损。

（2）护理措施

- 体位管理:术后 1~3 日严格 2 小时轴线翻身一次,尽早鼓励患者自主正确更换体位。
- 皮肤减压:采用减压枕对患者受压皮肤进行贴合支撑,分散局部皮肤压力。
- 营养支持:患者因疾病影响每日摄入量不足,故在每日 3 餐后 2 小时加服 200ml 高蛋白营养液。

Autar 评分为 5 分,血栓风险等级为高危 → 有深静脉血栓形成的风险

（1）护理目标:双下肢未形成深静脉血栓。

（2）护理措施

- 基础预防:抬高患肢,禁止在腘窝及小腿处单独垫枕;鼓励患者主动运动,进行踝泵运动,尽早下床活动;每日保证患者饮水量在 2 000ml 以上。
- 物理预防:在确定无深静脉血栓形成的前提下遵医嘱使用 IPC。
- 药物预防:每日低分子肝素钠注射液 1 600 AXa IU 皮下注射。

VAS 评分为 5 分,为中度疼痛 → 舒适度下降,影响患者快优康复

（1）护理目标:患者疼痛减轻。

（2）护理措施

- 镇痛方案整体遵循超前镇痛、多模式镇痛、个体化镇痛原则。
- 向患者宣讲与行为疼痛控制技巧相关的健康知识。
- 合理遵医嘱应用抗焦虑与催眠药物:塞来昔布 200mg 口服每日 2 次,地西泮 5mg 每晚口服、唑吡坦 10mg 每晚口服、溴化钠 10ml 口服每日 3 次。

（三）出院前

1. 诊疗情况　出院前行 X 线片示脊柱侧凸、后凸畸形较术前有明显矫正,内固定螺钉位置良好。切口皮肤对合良好,局部无红肿。生命体征平稳,心肺腹未查见明显异常。出院医嘱:①注意休息,加强营养;②定期门诊随访;③手术切口每 3 日换药一次,术后 2 周根据伤口情况拆线;④术后 1 个月内以卧床休息为主,1 个月后佩戴支具下床活动,避免剧烈运动;⑤病情如有变化随时就医。

2. 护理评估

（1）自理能力评估:手术当日,患者自理能力评分为 20 分,重度依赖。

（2）出院准备度评估：采用骨科患者出院准备度量表评估患者出院准备度，属于较低水平。进一步分析原因主要与长时间支具治疗有关。

3. 护理思维与实施方案

患者自理能力
评分为 20 分
↓
自理能力下降,重度依赖

- （1）护理目标：减轻患者不适,让患者尽早回归社会。
- （2）护理措施
  - 指导患者完成力所能及的基本生活。
  - 向患者宣讲居家康复相关的健康知识：营养管理、伤口护理、疼痛控制、卧床功能锻炼、佩戴支具下床活动的相关注意事项等。

患者出院准备度评估得分较低,提示患者还未做好离开医疗机构进一步康复的准备
↓
知识缺乏

- （1）护理目标：患者及家属能掌握出院后的相关知识,包括康复知识、注意事项等。
- （2）护理措施
  - 健康教育：功能锻炼的重要性及方法,注意事项,复查时间,疼痛管理,VTE 的预防等。
  - 指导患者正确佩戴支具。
  - 指导患者做好支具佩戴后的皮肤护理,包括支具性压疮的评估、受压皮肤的减压与保护。
  - 教会患者直接照顾者日常保养维护支具的方法。

二、护理评价

患者从入院到出院,为患者实施了基于快优康复理念的护理方案。包括缩短患者术前禁饮禁食时间,积极进行营养、疼痛、心理、睡眠、皮肤、血栓预防、功能锻炼等方面的专项管理。让患者有效应对了手术打击,为后续康复做好了生理与心理准备。

三、安全提示

1. 有皮肤受损的危险　患者整个围手术期卧床时间较多,且出院后需要长期佩戴支具。鉴于患者消瘦,全身整体情况较差,更需关注躯体骨突部位及受压部位皮肤的减压与保护。

2. 有发生跌倒、坠床的危险　患者因治疗需要在手术前进行了头盆环牵引治疗,后行经后路生长棒植入撑开术,术后需要长时间佩戴支具治疗。因此应积极关注患者四肢感觉运动情况,避免过度牵引、脊柱畸形过度矫正导致脊髓神经过伸性损伤。同时做好患者下床活动的环境准备（宽敞明亮,地面无水渍）、自身准备（肌力,体位性低血压的预防）等,防止患者跌倒。

四、经验分享

快优康复是基于加速康复理念提出的一种康复模式,其核心是通过采用一系列有循证医学证据的围手术期优化措施,包括围手术期健康宣教、营养支持、血栓防控、疼痛管理、伤口管理、心理睡眠管理、康复训练等方面,阻断或减轻机体的应激反应,促进患者快优康复,此模式的开展需要多学科的积极合作。而针对此类重度脊柱侧弯患者,重点是与康复、营养、心理卫生中心、血管外科合作,共同做好患者心肺功能锻炼、营养支持、心理睡眠干预与血栓预防。

白塞综合征致左下肢广泛性皮肤溃疡继发隐球菌感染患者的伤口管理

患者,男,24岁,河北农民,未婚。4年前因间断发热、咯血、口腔外阴溃疡,诊断为白塞综合征,近两年来患者持续用大剂量激素、多种免疫抑制剂治疗;4月6日患者因左下肢红、肿、热、痛、结节、水疱破溃、关节活动受限1个月,被收入院,诊断为:白塞综合征(肺血管炎、肺内空洞形成),左下肢皮肤软组织溃疡继发隐球菌感染。

一、诊疗过程中的伤口护理

1. 诊疗情况

入院后查体:体温38.5℃,脉搏105次/min,呼吸30次/min,血压143/88mmHg。患者库欣貌,躯干、肢体多发粗大紫纹,皮肤菲薄;B超示:双下肢动静脉无异常,肝胆脾肾无异常,腹股沟淋巴结肿大;肺部CT:右下肺空洞扩大,左下肺新发空洞;动态心电图:窦性心动过速,105次/min。

化验检查回报:TP-Ab阴性,HIV阴性。肝炎五项:正常,ANCA(3项):阴性,EOS:正常,抗核抗体谱(18项):正常,红细胞沉降率(血沉):27mm/L,C反应蛋白:202mg/L,N末端B型钠尿肽原:316pg/ml,总蛋白:53g/L,血红蛋白:94g/L,肌酐:106μmol/L,白细胞:9.65×10^9/L,淋巴细胞:7.4%,单核细胞:16.4%,血糖:2.0mmol/L。

病原学资料先后回报:血培养,新型隐球菌(+),分枝杆菌(-);痰培养:新型隐球菌(+);脑脊液培养:新型隐球菌(+),细菌涂片(-);痰液涂片:肺炎克雷伯菌(+),革兰阴性杆菌(+),革兰阳性球菌(+),抗酸染色(-);脓液真菌涂片:新型隐球菌(+),酵母样孢子(+),真菌孢子(+),抗酸染色(-);皮肤拭子:新型隐球菌(+)。

治疗过程:患者发病急性加重,双下肢内侧皮肤红肿,皮温增高,触痛,局部皮肤破溃、渗液、结痂、再破溃,入院后全身给予激素、免疫抑制、抗感染、抗真菌治疗,溃疡面局部给予盐水冲洗、聚维酮碘消毒、溃疡油涂搽,创面干燥治疗法;患者6月17日突然高热,左下肢大腿内侧硬结红肿疼痛肿胀明显,6月19日骨科医师会诊,行脓腔切开术,之后体温稳定在正常范围,从6月22日开始骨科伤口治疗师接诊患者伤口,继续治疗。

> **思维提示**
>
> [1] 患者伤口疼痛剧烈:疼痛部位为左下肢伤口,关节活动受限,伤口治疗时必须做好疼痛护理。
>
> [2] 左下肢软组织广泛性皮肤溃疡:病程长达两个月余,迁延反复,无愈合趋势,患者精神萎靡,失去治疗的信心,需要做好心理安慰工作。
>
> [3] 家庭经济窘迫:已经花掉19万元医疗费,现无力支付高额的医疗费用,伤口治疗时需考虑敷料费用问题。
>
> [4] 细菌、真菌感染:伤口脓物、痰液、血液、脑脊液、皮肤表面均检出新型隐球菌,血沉、白细胞结果均提示患者存在严重感染,在全身抗细菌、抗真菌的同时,需要对伤口局部进行多种抗感染的措施。
>
> [5] 患者出现食欲不振、睡眠型态紊乱:因疼痛、大剂量应用免疫抑制剂,出现食欲不振、失眠、易醒,需做好营养支持、睡眠护理。

2. 伤口评估　左下肢大腿小腿前部、后部、内侧，包括腘窝、膝部、布满"蜂窝"状不规则溃疡，其溃疡面涂搽我院自制溃疡油，油和渗液混合在一起已结痂呈黑褐色，无法判断溃疡面的组织颜色。左下肢大腿内侧中部有一 7cm×5cm×2.5cm 近似"梭形"切口，基底组织布满黑黄色腐肉，分泌黄褐色脓液，量大、无异味；伤口边缘不整齐，部分发黑，无内卷，从 3 点到 11 点均有潜行，4.5cm~7.5cm 不等，11 点处最深；周围皮肤发红，无浸渍（图 1-7~ 图 1-9）。疼痛评分 9 分，患者精神萎靡，少言寡语。

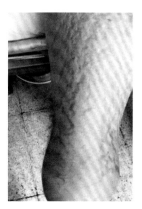　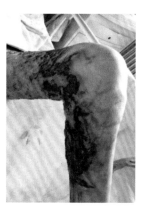　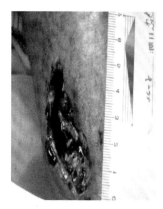

图 1-7　右下肢皮肤紫纹　　图 1-8　左下肢"蜂窝"　　图 1-9　左大腿内侧
　　　　　　　　　　　　　　　状溃疡　　　　　　　　　"梭形"切口

> **思维提示**
>
> 　[1] 左下肢广泛的"蜂窝"状不规则溃疡面被黑褐色焦痂覆盖，无法判断溃疡面的组织颜色、深度，需要做彻底的清创。
>
> 　[2] 左大腿内侧"梭形"切口床布满黑黄色腐肉，分泌黄褐色脓液，边缘不齐有黑色坏死组织，伤口边缘有不规则潜行，也需要做彻底的清创。
>
> 　[3] 依据 TIME 原则处理伤口，本案例根据伤口具体情况，先处理伤口边缘再保湿，采用了 TIEM 原则，T：清除坏死组织，I：局部抗感染治疗，E：伤口边缘处理，M：保持湿性环镜，依次进行清创、银离子抗感染、修剪伤口边缘、伤口密封包扎保湿方法。
>
> 　[4] 患者伤口疼痛剧烈：清创换药前半小时服用止疼药。

3. 实施方案（图 1-10~ 图 1-13）

患者左下肢广泛性
皮肤溃疡
↓
疼痛

（1）护理目标：患者疼痛减轻。
（2）护理措施
● 评估疼痛程度。
● 按照评分结果给予不同的管理方法，如心理护理，换药动作轻柔、解释到位，做好创面保护。
● 遵医嘱皮下注射镇痛剂吗啡 10mg，整个过程中要注意随时评估疼痛程度，以便随时调整疼痛管理方法。

溃疡面被黑褐色焦痂覆盖
黑黄色腐肉布满切口
↓
影响伤口愈合

（1）护理目标：清除黑黄焦痂腐肉。
（2）护理措施
● 水疗：用 37~40℃温度水淋浴伤口床。
● 机械清创：用纱布、毛刷清洗创面坏死组织。
● 外科清创：用止血钳、镊子钳夹痂皮腐肉。
● 脉冲式灌洗：注射器抽吸生理盐水保持压力冲洗创面。
● 自溶清创：挤清创胶入伤口床。

伤口脓液中检出新型隐球菌
皮肤表面检出新型隐球菌
↓
伤口局部感染

（1）护理目标：减少伤口中细菌、真菌数量。
（2）护理措施
- 脉冲式灌洗，降低细菌数量。
- 用盐水纱布擦拭，机械清除细菌。
- 银离子藻酸盐敷料填塞溃疡面。
- 应用清创胶，促使银离子释放。
- 静脉应用抗细菌、抗真菌药物。

左大腿内侧"梭形"切口
边缘不齐，有不规则潜行
↓
延迟伤口愈合

（1）护理目标：修剪边缘坏死组织，关闭伤口潜腔。
（2）护理措施
- 外科清创，用止血钳、镊子钳夹边缘黑色组织。
- 外科清创，用止血钳清除潜腔内腐肉。
- 用盐水脉冲式灌洗潜腔。
- 用清创胶、银离子藻酸盐敷料填塞潜腔。

伤口暴露在空气中，
溃疡油与分泌物形成焦痂
↓
干燥

（1）护理目标：为伤口提供湿润环境。
（2）护理措施
- 敷料内应用清创胶提供水分。
- 密闭的泡沫敷料封闭伤口。
- 部分用薄膜敷料封闭伤口，降低成本。
- 用纱布绷带固定无边泡沫敷料。

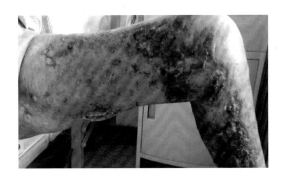

图 1-10　清创前

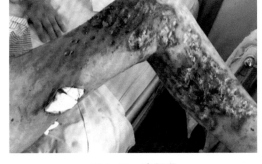

图 1-11　清创后

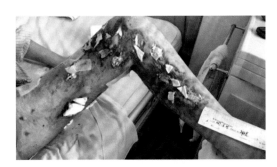

图 1-12　清创胶 + 藻酸盐敷料

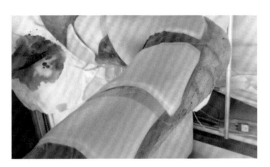

图 1-13　泡沫敷料封闭伤口床

4. 伤口再评估　以上方案每 4 日实施一次，第 5 次换药打开伤口时发现，左下肢整体溃疡面愈合 10%~20%，但大腿内侧脓腔切口扩大为 9cm×5cm×2.5cm，切口周围潜行愈合 30%，皮下 5 点部位潜行与窦道贯通，切口床基底红色组织大于 50%，窦道也有扩大 2.5cm×2cm×1.8cm。

> **思维提示**
>
> 　［1］下肢广泛的溃疡面愈合 10%~20%，效果明显，提示以上治疗方案正确，适合该患者。可以继续使用该方案。
>
> 　［2］左大腿内侧脓腔切口扩大，切口周围潜行愈合 30%，且部分潜行与窦道贯通，提示该部位感染严重，清创后组织缺损多，肉芽组织生长缓慢，需要使用"负压伤口治疗"技术，加快脓腔切口愈合。
>
> 　［3］换药时患者仍然主诉疼痛，但疼痛评分明显降低，继续以上疼痛管理。

5. 实施方案调整（图 1-14、图 1-15）

溃疡面覆盖黄色
坏死组织
↓
延迟伤口愈合

（1）护理目标：清除黄色腐肉组织。
（2）护理措施
- 水疗：用 37~40℃温度水淋浴伤口床。
- 外科清创：用止血钳、镊子钳夹腐肉。
- 脉冲式灌洗：注射器抽吸生理盐水加压冲洗创面。
- 自溶清创：挤清创胶入伤口床。

伤口仍有分泌
↓
局部感染

（1）护理目标：杀灭细菌、真菌。
（2）护理措施
- 静脉应用抗细菌、抗真菌药物。
- 银离子油纱敷料填塞溃疡面。
- 应用清创胶，促使银离子释放。

换药时患者因伤口
干燥疼痛明显
↓
伤口再损伤

（1）护理目标：提供湿润环境，避免机械损伤。
（2）护理措施
- 敷料内应用清创胶提供水分。
- 密闭的泡沫敷料封闭伤口。
- 银离子油纱替代银离子藻酸盐敷料。

左大腿内侧脓腔切口扩大
部分潜行与窦道贯通
↓
脓液引流困难

（1）护理目标：脓液引流通畅。
（2）护理措施
- 脓腔切口内安置"负压伤口治疗"材料。
- 接壁挂负压吸引器。
- 压力调节为 -0.03MPa。
- 持续负压吸引 1 周，共 2 个疗程。

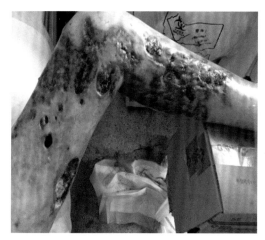

图 1-14　创面清创后

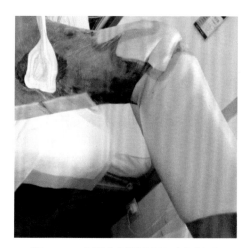

图 1-15　大腿内侧脓腔切口负压治疗

6. 出院前伤口评估　负压伤口治疗2个疗程,溃疡面换药10次,每7日换药1次,左下肢溃疡面愈合90%以上,脓腔切口明显变浅变小为6cm×4cm×1.5cm,伤口床基底红色组织100%,边缘内卷,切口周围潜行基本愈合,窦道缩小至1cm×1.5cm×1.5cm,疼痛评分6分(图1-16、图1-17),关节活动度恢复,患者精神好转,有问有答,主动交流。由于经济原因,内科治疗已结束,10月3日患者要求离院带敷料自行换药,伤口治疗师继续追踪。

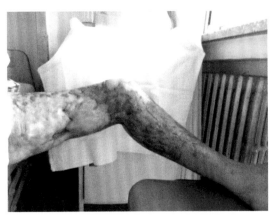
　　图1-16　下肢创面愈合情况

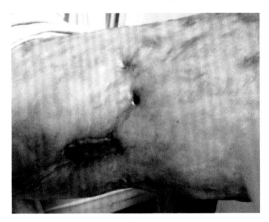
　　图1-17　大腿内侧脓腔伤口

> **思维提示**
>
> 　　[1]患者家住农村,医疗条件差,缺乏医疗知识,伤口治疗师讲解回家继续治疗的必要性,制订具体治疗方案,写在病历本上。
> 　　[2]伤口治疗师向患者及家属演示换药的过程,讲解测量伤口的具体方法,讲解为伤口留取影像资料的方法,讲解各种敷料的使用方法。
> 　　[3]责任护士讲解治疗白塞综合征的服药方法、注意事项、复诊时间。
> 　　[4]伤口治疗师与患者互留微信号,及时联系。

二、经验分享

1. 清创技术是本案例的重要环节　本例患者从皮肤表面、伤口脓液中均检测到新型隐球菌、酵母样孢子、真菌孢子,表明新型隐球菌的数量之多,因此,在伤口治疗中,应用水疗、脉冲式灌洗、外科清创、机械清创、自溶清创多种清创技术。特别是水疗法对患者伤口进行涡流浴,让旋转的水来软化并溶解坏死组织,适用于有巨大伤口或有坏死组织软化的患者。

2. 应用湿性愈合理论,结合新型敷料进行伤口治疗是本案例的成功关键。伤口愈合需要一个潮湿的环境,上皮细胞需要在潮湿状态下才能从伤口边缘移行穿过伤口表面、完成上皮化过程。接诊本案例时,溃疡面全部被坏死组织痂皮、渗液和溃疡的混合物干痂覆盖,不利于上皮细胞移行,伤口无法愈合,本案例在溃疡面清创后加清创胶,用黏边敷料封闭伤口,均为调节伤口的湿度。

3. 银离子敷料不仅对细菌有效而且对真菌也效果显著。有研究报道:银离子敷料对所有常见细菌都有作用,还包括厌氧性链球菌、脆弱类杆菌、产气荚膜梭菌等厌氧菌,同时银离子还对白色假丝酵母菌等真菌感染有一定的治疗作用。此案例不仅在伤口脓液检测到新型隐球菌,而且在痰液、脑脊液、血液均培养出新型隐球菌,在伤口局部用银离子的情况下还全身配合应用抗真菌治疗,才得以控制新型隐球菌的全身感染。

4. 疼痛管理是伤口换药的前提,是保证治疗的基础。本案例患者原发白塞综合征,长期应用激素,皮肤菲薄,对疼痛敏感,疼痛评分9分,每次换药时疼痛加剧,因此,为减轻患者疼痛,使患者更好配合换药,除采取心理护理等一般疼痛管理措施以外,每次换药前遵医嘱给患者注射吗啡,但疼痛评分也只能减轻到6~7分,患者仍然很痛,如何让此类患者的疼痛减轻到4分以下,需要进一步探讨研究。

背部毛囊炎导致皮肤软组织感染患者的伤口管理

患者,男,67岁,退休工人,已婚。5年前因多尿、多饮、多食、体重减轻,在外院诊断为"Ⅱ型糖尿病"给予治疗,近3年自行停药,未规律监测血糖及复诊,2个月前因发热,背部发痒就诊于外院,诊断为"后背部毛囊炎"给予抗感染、伤口换药治疗,随后体温降至正常,发痒无明显缓解,2日后伤口面积逐渐增大,伤口数量增多,血糖波动于11~20mmol/L,为求进一步治疗于1月12日入住内分泌科,诊断为:Ⅱ型糖尿病,背部皮肤软组织感染。

一、诊疗过程中的伤口护理

1. 诊疗情况

入院后查体:体温36.8℃,脉搏78次/min,呼吸20次/min,血压143/88mmHg,BMI:22.4kg/m^2,患者营养良好,B超示:右侧颈总动脉膨大处管壁钙化,肝胆胰脾肾无异常;心电图正常。

化验检查回报:HIV阴性。肝炎五项:乙肝表面抗原(+)、乙肝e抗原(+)、乙肝核心抗体(+),乙型肝炎病毒DNA:1.20×10^5,糖化血红蛋白:11.1%,血沉:95mm/h,C反应蛋白:8.18mg/L,血常规未见异常,空腹血糖:10.0mmol/L,餐后血糖:18.8mmol/L。

病原学资料回报:伤口分泌物培养,金黄色葡萄球菌(+++),铜绿假单胞菌(+)。

治疗过程:患者血糖高,背部两处伤口周围皮肤红、肿、热、痛明显,入院后全身给予降糖、抗感染、营养神经、抗病毒治疗;背部伤口住院当日由伤口治疗师接诊,继续治疗。

> **思维提示**
>
> [1]血糖控制不佳:是导致背部皮肤软组织感染的重要原因,处理伤口的同时首先要进行胰岛素强化治疗控制血糖,同时给予饮食指导,使机体处于良好状态。
>
> [2]伤口疼痛明显但可耐受:疼痛部位为背部,处理伤口时无需止痛;休息时体位受限,指导患者睡眠体位,提高患者舒适度。
>
> [3]背部皮肤感染:伤口分泌物检出金黄色葡萄球菌、铜绿假单胞菌,血沉结果均提示患者存在严重感染,在积极降糖、全身抗感染的同时,需要对伤口局部进行及时切开引流并积极抗感染的措施。
>
> [4]患者为乙型肝炎,乙肝病毒复制,在换药时要做好自我防护及医疗垃圾的处理,避免交叉感染。

2. 伤口评估

背部有2个伤口,1号伤口已切开,伤口大小1cm×3cm,内有一环形潜行,1.5cm~2.2cm不等,基底布满黄色腐肉,内有大量黄色脓性分泌物,无异味,伤口周围皮肤红肿热痛明显。2号伤口未切开,红肿面积达6cm×6cm,皮温高,疼痛明显,中央有明显的波动感(图1-18、图1-19),患者求医心切,能积极配合。

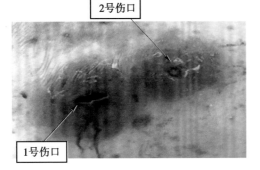

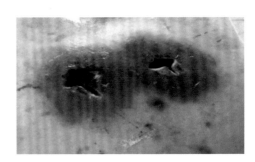

图1-18　伤口处理前　　　　　　　　　　　　　图1-19　2号伤口切开引流后

思维提示

　　［1］1号伤口的伤口床内布满黄色腐肉,黄色脓性分泌物多,需要彻底清创、扩创及引流。

　　［2］2号伤口红、肿、热、痛明显,中央波动感明显,急需要切开、引流、消炎。

　　［3］依据TIME原则处理伤口,T:清除坏死组织,I:局部抗感染治疗,E:伤口边缘处理,M:保持湿性环镜,依次进行清创、银离子抗感染、修剪伤口边缘、湿性平衡。

　　3. 伤口管理方案(图1-20、图1-21)

黄色腐肉布满伤口床
↓
影响伤口愈合

　(1)护理目标:清除黄色腐肉。
　(2)护理措施
　● 外科清创:用止血钳、剪刀去除腐肉。
　● 机械清创:用盐水纱布擦洗创面坏死组织。
　● 自溶清创:挤清创胶入伤口床。

伤口分泌物中检出金黄色葡萄球菌和铜绿假单胞菌
↓
合并全身、局部感染

　(1)护理目标:减少伤口中细菌数量。
　(2)护理措施
　● 用盐水纱布擦拭,机械清除细菌。
　● 银离子藻酸盐敷料填塞溃疡面。
　● 应用清创胶,促使银离子释放。
　● 静脉应用抗生素。

伤口边缘不齐有不规则潜行
↓
延迟伤口愈合

　(1)护理目标:修剪边缘坏死组织,关闭伤口潜腔。
　(2)护理措施
　● 外科清创:用止血钳去除边缘黄色坏死组织。用止血钳、剪刀清除潜腔内腐肉。
　● 机械清创:用盐水纱布擦拭。
　● 用清创胶、银离子藻酸盐敷料填塞潜腔。

伤口有脓性分泌物
↓
延迟伤口愈合

　(1)护理目标:为伤口提供湿润环境,减少伤口分泌物。
　(2)护理措施
　● 银离子藻酸盐敷料吸收渗液、控制感染。
　● 密闭的泡沫敷料封闭伤口。
　● 促进红色组织生长。

　　4. 伤口再评估　以上方案隔日换1次,第8次换药打开伤口时发现,伤口周围皮肤红肿热痛明显缓解,伤口分泌物培养:无细菌分泌物,伤口1大小扩大为3.5cm×3.5cm×1cm,伤口2大小扩大为4.5cm×3.5cm×1cm,伤口周围潜行愈合20%,伤口床基底红色组织大于75%。

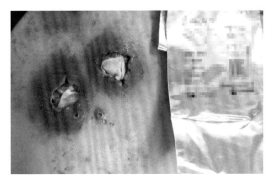

图 1-20   清创胶 + 银离子藻酸盐敷料

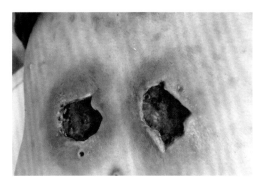

图 1-21   清创后

思维提示

[1]伤口周围红、肿、热、痛明显缓解,潜腔内创面愈合20%,红色肉芽逐渐增多,提示以上治疗方案正确。

[2]伤口分泌物培养显示分泌物中无细菌,可选用吸收性好的藻酸盐敷料。

5. 实施方案调整

溃疡面覆盖部分黄色坏死组织 → 影响伤口愈合

（1）护理目标:清除黄色腐肉组织。
（2）护理措施
- 外科清创:用止血钳、镊子钳夹腐肉。
- 机械清创:用盐水纱布擦拭坏死组织。
- 自溶清创:挤清创胶入伤口床。

伤口边缘不齐,有不规则潜行 → 延迟伤口愈合

（1）护理目标:修剪边缘坏死组织,关闭伤口潜腔。
（2）护理措施
- 外科清创:用止血钳、剪刀去除边缘黄色坏死组织。
- 机械清创:用盐水纱布擦拭。
- 用清创胶、藻酸盐敷料填塞潜腔。

渗液较多 → 影响伤口愈合

（1）护理目标:保湿湿润环境,避免浸渍。
（2）护理措施
- 敷料内应用清创胶提供水分。
- 藻酸盐敷料填塞、泡沫敷料封闭伤口。
- 据渗液量给予换药。

6. 出院前伤口评估   伤口明显缩小,伤口床基底红色组织100%,伤口周围潜行基本愈合,疼痛评分1分,睡眠好,血糖控制达标,于2月7日患者办理出院手续,出院后定期来我科继续换药(图1-22、图1-23)。

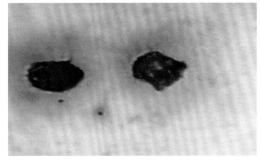

图 1-22   出院前伤口情况

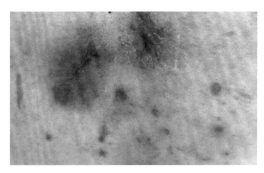

图 1-23   伤口完全愈合

> **思维提示**
>
> 　　[1]伤口治疗师讲解回家后继续治疗的必要性,约定时间定期换药。
>
> 　　[2]责任护士讲解出院后规律服药、饮食、运动的重要性以及注意事项,积极控制血糖。
>
> 　　[3]伤口治疗师与患者互留微信号,及时联系。

二、经验分享

　　1. 积极控制糖尿病　是糖尿病患者伤口愈合的前提,要想处理好伤口,先要有效控制血糖,治疗糖尿病。

　　2. 切开引流及清创技术是本案例的重要环节　本例患者伤口红、肿、热、痛明显,且有明显波动感,需要尽早切开引流,保证引流通畅,彻底清除坏组织,在伤口治疗中,应用外科清创、机械清创、自溶清创多种清创技术。外科清创快速有效,在前期感染的控制方面起着重要作用。

跟骨外露患者的伤口管理

患者,男,42岁,山西农民,已婚。2013年从高空坠落致外伤入院,诊断为左跟骨骨折。入院后积极完成相关检查,于2013年12月13日在腰麻下行左跟骨骨折切开复位内固定术。术后半个月发现伤口不愈合,并在当地医院进行治疗但仍未好转。于2014年4月16日行左跟骨骨折内固定取出＋伤口清创扩创缝合VSD安置术,经过2个疗程的VSD安置术,患者伤口停止生长,在左跟骨处形成一个"L"形切口。于2014年5月19日在山西医科大学第二医院骨科门诊进行治疗。

一、诊疗过程中的伤口护理

1. 诊疗情况

入院后查体:体温36.8℃,脉搏70次/min,呼吸20次/min,血压130/80mmHg。患肢血运好,肌力正常。

化验检查回报:血沉18mm/L,C反应蛋白5.2mg/L,血红蛋白90g/L,白细胞7.35×10^9/L,淋巴细胞34.4%。

病原学资料先后回报:皮肤拭子细菌培养(－)。

治疗过程:患者于2013年12月13日在腰麻下行左跟骨骨折切开复位内固定术。术后半月发现伤口不愈合,并在当地医院进行治疗但仍未好转。于2014年5月19日在山西医科大学第二医院骨科门诊由骨科伤口治疗师接诊伤口,继续治疗。

> **思维提示**
>
> [1] 患者焦虑、烦躁:由于患者经历了4次手术,故拒绝再次手术,表现出十分焦虑。
>
> [2] 明确诊断为难愈合伤口:病程长达6个月余,无愈合趋势,患者精神倦怠,失去治疗的信心,需要做好心理安慰工作。

2. 伤口评估 左跟骨外侧有一大小为4cm×4cm×2cm的"L"形伤口。伤口床中75%的红色肉芽组织,25%的黄色骨外露部分;伤口周围皮肤发黑、皮缘变钝内卷;伤口中间有薇乔线牵拉、皮肤缺损;伤肢肌力正常,血运好;伤口渗液少、无臭味、疼痛不明显。

> **思维提示**
>
> [1] 由于该伤口长时间停止生长,因此应该考虑到伤口内有细菌生物膜存在。
>
> [2] 左跟骨外侧"L"形伤,伤口床中75%的红色肉芽组织,25%的黄色骨外露部分,需要做彻底的清创,然后用"水凝胶"＋银离子填充条对骨外露部分给予保湿、补水处理。
>
> [3] 依据TIME原则处理伤口,本案例根据伤口具体情况,先控制感染再诱导肉芽组织,采用了IMTE原则,I:局部抗感染治疗,M:保持湿性环镜,依次进行清创、银离子抗感染、修剪伤口边缘、伤口密封包扎等保湿方法,T:咬骨钳咬取外露骨,E:伤口边缘处理。

3. 伤口管理方案（图 1-24~ 图 1-27）

伤口溃烂
↓
局部感染

（1）护理目标：减少伤口中细菌。
（2）护理措施
- 脉冲式灌洗，降低细菌数量。
- 用盐水纱布擦拭，机械清除细菌。
- 应用清创胶，给外露骨进行保湿补水。
- 银离子藻酸盐敷料填塞伤口床。

伤口干燥
↓
影响伤口愈合

（1）护理目标：为伤口提供湿润环境。
（2）护理措施
- 敷料内应用清创胶提供水分。
- 密闭的泡沫敷料封闭伤口。
- 用纱布绷带固定。

外露骨覆盖有生物膜
↓
延迟伤口愈合

（1）护理目标：清除生物膜。
（2）护理措施
- 机械清创：用生理盐水、纱布清洗伤口床。
- 脉冲式灌洗：注射器抽吸生理盐水保持压力冲洗创面。
- 外科清创：用咬骨钳咬取外露骨。
- 自溶清创：将清创胶挤入伤口床。

左跟骨外侧"L"形伤口
皮缘变钝内卷
↓
影响伤口愈合

（1）护理目标：修剪边缘，为关闭伤口做准备。
（2）护理措施
- 用血管钳夹取皮缘，促进上皮爬行。
- 用清创胶、银离子藻酸盐敷料填塞。

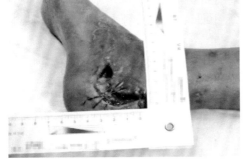

图 1-24 清创前

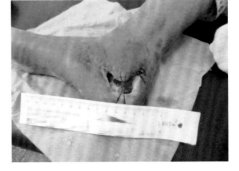

图 1-25 清创后

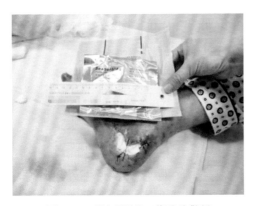

图 1-26 "清创胶"+藻酸盐敷料

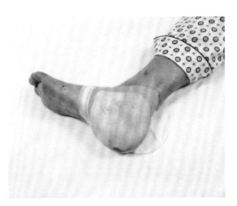

图 1-27 泡沫敷料封闭伤口床

4. 伤口再评估　以上方案每 4 日实施一次,第 5 次换药打开伤口时发现,患者自行拆除伤口中间的薇乔线导致伤口床扩大为 5cm×5cm×3cm,伤口床周围皮肤趋于正常,伤口床基底红色组织大于 90%,剩余少量的骨外露(图 1-28)。

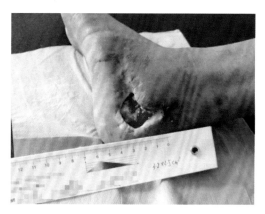

图 1-28　伤口再评估

思维提示

伤口处理过程中不可轻易拆除其内部的薇乔线,以防伤口回缩导致肉芽组织生长困难,治疗周期延长。

5. 调整伤口管理方案(图 1-29)

伤口骨外露
↓
局部感染

（1）护理目标:减少伤口中细菌。
（2）护理措施
- 脉冲式灌洗,降低细菌数量。
- 用盐水纱布擦拭,机械清除细菌。
- 应用清创胶,给外露骨进行保湿补水。
- 银离子藻酸盐敷料填塞伤口床。

伤口暴露干燥
↓
影响伤口愈合

（1）护理目标:为伤口提供湿润环境。
（2）护理措施
- 敷料内应用清创胶提供水分。
- 密闭的泡沫敷料封闭伤口。
- 用纱布绷带固定患肢敷料。

外露骨覆盖有生物膜
↓
延迟伤口愈合

（1）护理目标:清除生物膜。
（2）护理措施
- 机械清创:用生理盐水、纱布清洗、清洁伤口床。
- 脉冲式灌洗:注射器抽吸生理盐水保持压力冲洗创面。
- 外科清创:用咬骨钳咬取外露骨。
- 自溶清创:将清创胶挤入伤口床。

左跟骨外侧"L"形伤口
皮缘变钝内卷
↓
延迟伤口愈合

（1）护理目标:在肉芽组织生长的基础上修剪边缘,为关闭伤口做准备。
（2）护理措施
- 用血管钳夹取皮缘,促进上皮爬行。
- 将绷带卷放置于伤口一侧,然后用弹性绷带加压包扎伤口,从而起到推移皮瓣促进生长的作用。
- 用"清创胶"、银离子藻酸盐敷料填塞伤口。

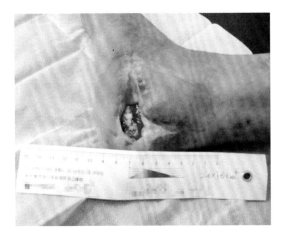

图 1-29　创面清创后

6. 伤口再评估　2014 年 8 月患者在家意外跌倒,导致伤口大量出血,敷料饱和,再次到我院门诊就诊。评估发现伤口有大量出血(图 1-30、图 1-31),X 线检查无骨折发生。

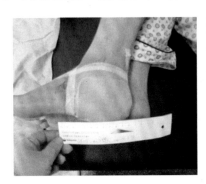 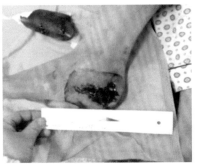 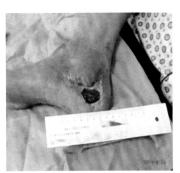

图 1-30　出血后伤口情况

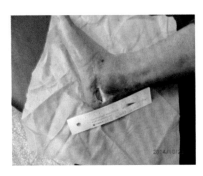 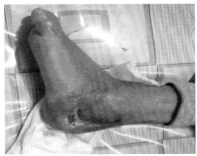 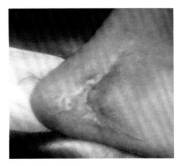

图 1-31　愈合情况

> **思维提示**
>
> 　　[1]患者家住农村,医疗条件差,缺乏医疗知识,伤口治疗师讲解回家继续治疗的必要性,制定具体治疗方案,写在病历本上。
> 　　[2]伤口治疗师向患者及家属演示换药的过程,讲解测量伤口的具体方法,讲解为伤口留取影像资料的方法,讲解各种敷料的使用方法。
> 　　[3]告知患者相关注意事项及复诊时间。
> 　　[4]伤口治疗师与患者互留微信号,及时联系。
> 　　[5]出血后机体释放大量的血小板,血小板激活后能通过 α 颗粒的脱颗粒释放出多种生长因子,参与伤口愈合过程的调控,从而促进伤口肉芽组织生长加速。

二、经验分享

1. "水凝胶"加藻酸盐银离子是治疗骨外露的重要措施　本例患者存在骨外露,通过给其创造湿性环境、补水保湿,从而诱导肉芽组织再生,达到伤口愈合的目的。

2. 新鲜出血对肉芽生长起到促进作用　本案例中患者伤口出血之后愈合加快,这可能与出血后机体释放大量的血小板有关。血小板激活后能通过 α 颗粒的脱颗粒释放出多种生长因子,参与伤口愈合过程的调控,促进伤口肉芽组织生长,从而加速慢性伤口的愈合。

3. 对于偏僻农村的患者,通过电话、微信进行延续护理,跟踪教育指导患者,是治疗慢性伤口的必需措施。

病例 114

截肢患者残端大面积皮肤坏死患者的伤口管理

患者,男,48 岁,山西木匠,离异。2013 年 7 月 2 日发生车祸,以"失血性休克,左下肢多发骨折伴神经血管损伤"急诊收入山西医科大学第二医院。

一、诊疗过程中的伤口护理

1. 诊疗情况

入院后查体:体温 36.5℃,脉搏 100 次/min,呼吸 19 次/min,血压 146/72mmHg。意识清楚,左下肢肿胀、疼痛、畸形,左膝关节上方约 1cm 伤口,有鲜血流出,左小腿内侧可见长约 10cm×20cm 大小伤口,肌肉外露,伤口严重污染重,出血严重,左膝关节活动受限,足背动脉、胫后动脉,搏动不能触及,左足活动障碍。B 超示:肝胆脾肾无异常,心电图示:心房扑动。

化验检查回报:白细胞 $10.3×10^9$/L↑,红细胞 $3.15×10^{12}$/L↓,血红蛋白 96g/L↓,白蛋白 24.5g/L↓,血小板 $48.2×10^9$/L,中性粒细胞 $8.55×10^9$/L↑,中性粒细胞百分比 82.8%↑,肌酸激酶 1 364U/L↑,凝血酶原时间测定 15.9 秒↑。

病原学资料回报:大肠埃希菌感染。

治疗过程:急诊行"左下肢截肢术",于 7 月 8 日由重症病房转入普通病房继续治疗。7 月 15 日行"左股骨中上段骨折切开复位内固定术",7 月 18 日残端出现淡黄色液体渗出,缝合处皮肤逐渐出现发黑、坏死。7 月 26 日行"截肢残端伤口 VSD 安置引流术",2 日后患者出现高热,于次日拆除引流管,肿胀明显。骨科皮肤治疗小组介入治疗,给予每日换药一次。

> **思维提示**
>
> [1]患者伤口疼痛剧烈:残端皮肤敏感,伤口治疗时必须做好疼痛护理,减轻患者痛苦及对换药的恐惧。
>
> [2]左下肢截肢术后切口不愈合:1 个月内经历 3 次手术,切口不愈合。儿子与其共同遭遇车祸,骨折住院,无人照料,经济条件差,借烟消愁。患者失去治疗信心,精神萎靡,担心治疗费用,欲放弃治疗。需做好心理护理,减轻心理负担,建立信心;在整个伤口管理过程中要充分考虑换药、治疗的相关费用,尽量减轻患者的经济负担。
>
> [3]全身及伤口局部感染:患者高热,伤口分泌物检测出大肠埃希菌,血沉、C 反应蛋白、白细胞结果提示患者存在感染,根据药敏实验结果,使用广谱抗生素进行全身抗感染治疗;与此同时,对伤口实施局部多种抗感染措施。
>
> [4]患者出现食欲不振、睡眠型态紊乱:需做好营养支持、睡眠护理。

2. 伤口评估

残端术后切口处皮肤,包括残端底部、内侧、外侧,多处不规则慢性伤口。并伴有 1~2cm 不等的窦道形成,黄色伤口占 25%,红色伤口占 75%;伤口周围皮肤肿胀、浸渍,均有大量脓性分泌物,有异味,伤口表面被腐肉所覆盖,残端肿胀明显,血运差。

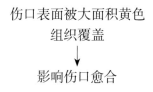 **思维提示**

［1］左下肢残端底部及内侧伤口，表面大面积黄色物质覆盖，需要做清创处理。

［2］残端外侧有窦道形成，也需做彻底的清创，促进肉芽组织生长。

［3］依据 TIME 原则处理伤口。

［4］患者伤口疼痛剧烈：清创换药前半小时静脉输注止痛药，减轻患者的疼痛。

3. 实施方案（图 1-32~ 图 1-38）

截肢残端伤口
↓
疼痛

（1）护理目标：患者疼痛减轻。

（2）护理措施

- 给予心理安慰。
- 换药时，动作轻柔，倾听患者主诉。
- 遵医嘱静脉输注氟比洛芬酯等止痛药。
- 随时评估用药的效果并随时调整方案。

伤口表面被大面积黄色
组织覆盖
↓
影响伤口愈合

（1）护理目标：清除黄色覆盖组织。

（2）护理措施

- 脉冲清洗：使用无菌生理盐水，注射器加压对伤口创面进行脉冲式冲洗。
- 机械清创：无菌生理盐水浸湿的纱布对创面进行擦拭。
- 自溶清创：将清创胶注入伤口床。

伤口分泌物中检测出
大肠埃希菌
↓
伤口感染

（1）护理目标：控制伤口感染。

（2）护理措施

- 脉冲式清洗、注洗，降低细菌数量。
- 用盐水纱布擦拭，机械清除细菌。
- 银离子藻酸盐敷料填塞创面。
- 应用清创胶，促使银离子释放。
- 静脉应用广谱抗生素。

外侧伤口
有窦道形成
↓
延迟伤口愈合

（1）护理目标：开放性伤口转为闭合伤口。

（2）护理措施

- 盐水纱布去除伤口及边缘黄色组织。
- 用盐水脉冲式加压冲洗窦道。
- 用清创胶、银离子藻酸盐敷料填塞窦道。

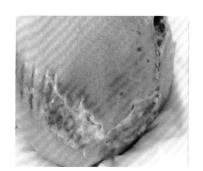

图 1-32　清创前

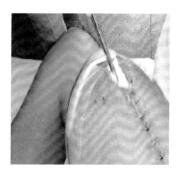

图 1-33　银离子海藻盐敷料填塞

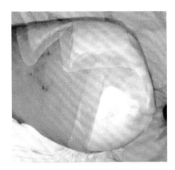

图 1-34 泡沫敷料密闭伤口

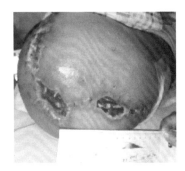

图 1-35 换药第 5 日

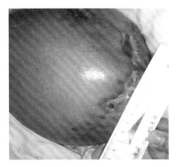

图 1-36 换药第 10 日

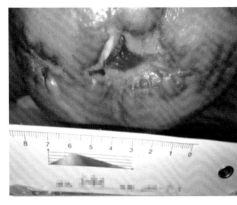

图 1-37 换药第 18 日

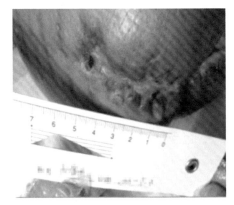

图 1-38 换药第 23 日

4. 伤口再评估　根据伤口渗液情况每 1~3 日换药一次,至换药第 23 日,窦道已被肉芽组织填平,内侧伤口基本愈合,底部伤口肉芽组织呈粉红色,边缘皮肤向中心移行。

二、经验分享

1. 伤口的无痛化处理能够在早期影响患者的心理与生理,缓解疼痛程度。本例截肢患者,残端皮肤敏感伴有幻肢痛,VAS 评分 8 分,患者过度紧张,对换药恐惧,采取疼痛管理后,患者的疼痛评分小于 4 分,大大提高了患者的依从性,加速了伤口愈合。

2. 清创是本例伤口管理的重要环节。本例患者短期内经历 3 次手术,多处伤口不愈合并伴有窦道形成,清创方法包括:清洗、加压注洗、机械清创、自溶清创等多种清创技术,彻底清除溃疡及坏死组织,促进肉芽组织的生长。

糖尿病足患者的伤口管理

患者,男,54岁,工人,已婚。5年前诊断为Ⅱ型糖尿病,曾在我院内分泌科治疗,之后未规律服药控制血糖及监测血糖,近两年来患者间断出现双下肢麻木及针刺性疼痛;一个半月前因自行修剪脚底老茧时导致左脚第一足趾破溃,伤口迁延不愈,颜色变黑范围变大,伴恶心、呕吐再次入我院内分泌科接受治疗,诊断为:Ⅱ型糖尿病,糖尿病酮症酸中毒,糖尿病足(Wanger 4级)、糖尿病周围神经病变。

一、诊疗过程中的伤口护理

1. 诊疗情况

入院后查体:体温 37.8℃,脉搏 88 次/min,呼吸 20 次/min,血压 139/78mmHg。体重指数 BMI:24.1kg/m²;精神食欲差、患者左下肢水肿,左足背动脉搏动可触及;B超提示:右侧股动脉单发硬化斑块,双侧腘动脉管壁钙化,双侧股静脉、左侧大隐静脉反流,心肝胆脾肾无异常,足部正斜位片:左足第一趾骨骨质破坏。

化验室检查:HIV 阴性。肝炎五项:正常,血沉:104mm/h,C 反应蛋白:224.49mg/L,白蛋白:31.9g/L,白细胞:11.99 × 10⁹/L,淋巴细胞:5.8%,中性粒细胞:10.91%,凝血:正常。空腹血糖:11.25mmol/L,糖化血红蛋白:10.1%。

治疗过程:患者发病急性加重,血糖血酮高,左足第一足趾破溃、发黑、有脓性分泌物伴恶臭。左足第一足趾及足背红肿热,波动感明显。入院后给予胰岛素、补液、神经营养、抗感染等治疗,并请伤口治疗师对患者伤口进行会诊,提出治疗方案。

> **思维提示**
>
> [1]患者血糖高:会影响伤口愈合,需要在胰岛素治疗的前提下,控制饮食,使血糖尽量达标并稳定。
>
> [2]患者存在糖尿病神经血管病变:患者双下肢腘动脉管壁钙化,双腿感觉阈值异常,可以判断是由于神经血管病变导致糖尿病足。
>
> [3]伤口感染:伤口分泌物检出停乳链球菌,血沉、C反应蛋白、白细胞结果均提示患者存在严重感染,在全身抗感染的同时,需要对伤口局部进行抗感染的措施。

2. 伤口评估

左足第一足趾外侧有一 5cm × 3cm 的半环形伤口,伤口表面是 100% 的黑色坏死组织,黑色坏死组织下方有明显的波动感,有大量灰色的脓性分泌物,伴恶臭,伤口周围(左足第一足趾及足背)皮肤红、肿、热明显无浸渍。疼痛评分 2 分,患者精神萎靡,少言寡语。

> **思维提示**
>
> [1]左足第一足趾创面感染:需要及时切开引流、清除坏死组织。
>
> [2]依据湿性愈合理论处理伤口:采用 TIME 原则。
>
> [3]心理护理:患者精神萎靡、少言寡语,担心预后,应给予及时的心理护理。
>
> [4]左足严重感染:需要抬高患肢,患肢制动。

3. 伤口管理方案(图 1-39、图 1-40)

溃疡面被黑色腐肉覆盖
且下方波动感明显
↓
影响伤口愈合
{
(1)护理目标:清除黑色腐肉。
(2)护理措施
- 外科清创:用止血钳、锐器去除腐肉。
- 机械清创:用纱布清洗创面坏死组织。
- 脉冲式灌洗:注射器抽吸生理盐水保持压力冲洗创面。
}

伤口脓液中检出
停乳链球菌
↓
伤口感染
{
(1)护理目标:减少伤口中细菌数量。
(2)护理措施
- 脉冲式灌洗,降低细菌数量。
- 过氧化氢溶液反复冲洗,降低细菌数量。
- 用盐水反复冲洗,机械清除细菌。
- 用聚维酮碘纱布填塞溃疡面,外用聚维酮碘纱布湿敷。
- 静脉应用抗生素。
}

大量渗出
↓
延迟伤口愈合
{
(1)护理目标:减少渗出。
(2)护理措施
- 去除潜腔内腐肉,聚维酮碘纱布填塞并湿敷左足。
- 无菌棉垫封闭伤口。
- 外用弹力绷带包扎伤口。
- 每日换药 1 次。
}

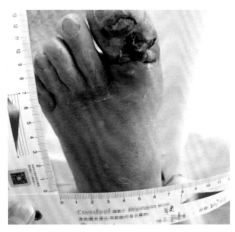

图 1-39　清创前

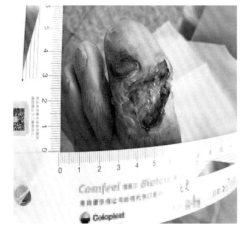

图 1-40　清创后

4. 伤口再评估　以上方案每日实施 1 次,第 3 次换药打开伤口时发现,左足第一足趾伤口床基底可见坏死的骨质和筋膜,11 点到 1 点方向有一扇形潜行深 4cm,伤口颜色大于 75% 黑色,小于 25% 红色,伤口周围皮肤红、肿、热有所缓解。

思维提示

[1]伤口周围皮肤红、肿、热有所缓解,创面出现部分红色组织,效果明显,提示以上治疗方案正确,适合该患者可以继续使用该方案。

[2]伤口基底可见坏死的骨质和筋膜,第一趾骨关节出现分离,而且坏死骨质下方有大量伴有恶臭的坏死组织难以清除,需要去除死骨。

[3]为促进伤口愈合,患肢抬高制动。

5. 伤口管理方案（图 1-41、图 1-42）

溃疡面覆盖黑色坏死组织
及死骨
↓
影响伤口愈合

{
（1）护理目标：减少溃疡面及坏死组织。
（2）护理措施
- 去除死骨：用咬骨钳从分离的关节面处去除第一趾骨远节趾骨。
- 外科清创：用止血钳、锐器去除腐肉。
- 脉冲式灌洗：用生理盐水及过氧化氢溶液反复加压冲洗创面。
- 机械清创：用纱布清洗创面。
}

伤口周围红肿热,有大量
灰色脓性分泌物伴有异味
↓
伤口感染

{
（1）护理目标：防止细菌感染播散。
（2）护理措施
- 静脉应用抗生素。
- 用盐水纱布擦拭,机械清除细菌。
- 用过氧化氢溶液与盐水反复冲洗。
- 用聚维酮碘纱布填塞溃疡面。
}

大量渗出
↓
减少渗出

{
（1）护理目标：减少渗出。
（2）护理措施
- 锐性清创,聚维酮碘纱布填塞并湿敷左足。
- 无菌棉垫封闭伤口。
- 外用弹力绷带包扎固定。
- 每日换药 1 次。
}

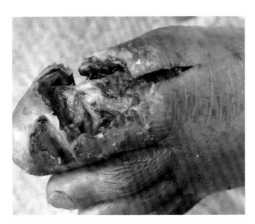
图 1-41　去除死骨前

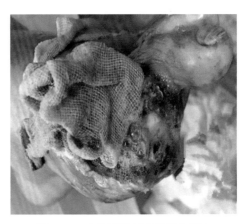
图 1-42　去除死骨后碘伏纱布填塞

6. 伤口再评估　以上方案每日实施 1 次,第 9 次换药打开伤口时发现,伤口大小为 5cm×4cm×3cm,基底仍可见坏死的骨质和筋膜,11 点到 1 点方向有一扇形潜行深 4.5cm,6 点方向有一深 3cm 的窦道,伤口颜色大于 50% 黄色,小于 50% 红色,伤口分泌物转为淡红色,臭味消失,伤口周围皮肤红、肿、热明显缓解。

✐ **思维提示**

[1] 伤口周围皮肤红、肿、热明显缓解,臭味消失,提示感染得到明显控制,可以调整敷料改为湿性愈合敷料。

[2] 依据 TIME 原则处理伤口。

[3] 伤口基底仍可见坏死的骨质和筋膜,必要时请骨科医生会诊,再次去除死骨。

7. 调整伤口管理方案

溃疡面被黄色腐肉覆盖

↓

影响伤口愈合

（1）护理目标：清除黄色腐肉。
（2）护理措施
- 外科清创：用止血钳、锐器去除黄色腐肉。
- 机械清创：用盐水纱布清洗创面坏死组织。
- 自溶清创：将清创胶挤入伤口床。

伤口周围仍有红肿热

↓

伤口感染

（1）护理目标：减少伤口中的细菌。
（2）护理措施
- 用生理盐水和过氧化氢溶液脉冲式灌洗，降低细菌数量。
- 银离子藻酸盐敷料填塞溃疡面。
- 静脉应用抗生素。
- 应用清创胶。

伤口边缘有腐肉

↓

延迟伤口愈合

（1）护理目标：减少腐肉。
（2）护理措施
- 用止血钳、锐器修剪边缘黄色组织。
- 用清创胶、银离子藻酸盐敷料填塞伤口。

大量渗出

↓

延迟伤口愈合

（1）护理目标：减少渗出，为伤口愈合提供湿性愈合环境。
（2）护理措施
- 选择银离子藻酸盐敷料。
- 用泡沫敷料封闭伤口。
- 用绷带固定泡沫敷料。

伤口存在死骨

↓

影响伤口愈合

（1）护理目标：去除死骨，关闭伤口，加速愈合。
（2）治疗措施
- 外科手术：行死骨切除术，局部皮瓣移植术。

8. 出院前伤口评估　患者行左侧第一趾骨近节趾骨近端 1/3 部位截除术后，切口完全愈合（图 1-43~图 1-46）。

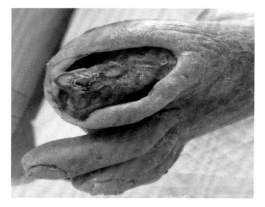

图 1-43　截趾前

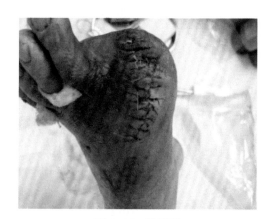

图 1-44　截趾后

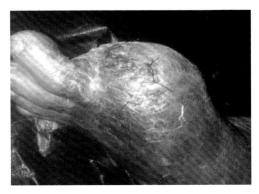

图 1-45　出院前

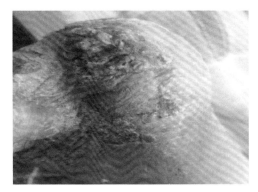

图 1-46　完全愈合

思维提示

［1］糖尿病患者的健康教育十分重要。

［2］强化糖尿病患者日常生活管理能力。

二、经验分享

1. 糖尿病足患者治疗的基础是治疗糖尿病、有效控制血糖。首先要弄清患者的血管、神经病变的程度，是否只靠换药就能治愈糖尿病足。

2. 糖尿病足患者治疗的关键是去除坏死组织、抗感染。在深部脓肿形成时，要给予及时的切开引流，加强抗菌和引流，减少细菌量，使感染得到控制，从而降低截肢平面，尽可能的保全足部的功能。

3. 局部和全身联合抗感染是治疗糖尿病足的重要环节。在伤口初期，去除坏死组织控制感染时，要重视彻底清创。

4. 糖尿病足发展迅速，需要骨科、外科、内分泌科、伤口治疗师联合等等多学科的全面合作，才能有效控制糖尿病足的发展，尽量保全患足的功能。

病例 116

臀部大面积烫伤合并股骨粗隆间
骨折患者的伤口管理

患者,男,56 岁,已婚,司机。主因"车祸致右髋部疼痛、活动受限伴臀部烫伤二十余日",以"右股骨粗隆间骨折伴臀部烫伤"收治入院。既往无高血压,糖尿病病史。自发病来,情绪稳定,家庭支持系统良好。入院后积极完善术前相关检查,在腰硬联合麻醉下进行"右股骨粗隆间骨折 PFNA 切开复位内固定术"。入院前,烫伤在外院以烫伤膏外敷,棉垫纱布绷带包扎,隔日换药方式治疗。入院后以及围手术期的烫伤伤口由伤口治疗小组承担。

一、诊疗过程中的伤口护理

1. 诊疗情况

接诊后查体:体温 37.6℃,脉搏 85 次 /min,呼吸 22 次 /min,血压 124/86mmHg,BMI:17.9。患者神志清楚,精神一般。右髋部及大腿处畸形,右下肢活动受限,末梢血运、感觉、活动良好。臀部可见棉垫敷料衬垫,骨盆用绷带包扎固定。会阴部潮湿。伤口有异味。疼痛评分 7 分。食欲欠佳,便秘。

实验室关键指标回报:白细胞 11.2×10^9/L($\uparrow$),血沉 18mm/h($\uparrow$),C 反应蛋白 12.6mg/ml($\uparrow$)。白蛋白 33g/L($\downarrow$)。

病原学资料回报:伤口分泌物培养,厌氧菌大肠埃希菌(+),需氧菌(−)。

治疗过程:完善各种实验室及病原学资料,全面评估患者状态,进行伤口治疗及护理。积极进行疼痛管理。

> **思维提示**
>
> [1]伤口异味是伤口评估的重要部分,正确的评估方式是清洁伤口后进行。本案例中伤口位于受压部位——臀部,接近肛周及会阴部位。应积极进行该区域的清洁护理及健康指导工作。以免影响对伤口的评估工作。
>
> [2]该患者合并骨折损伤,因此变换体位时动作要轻柔。
>
> [3]患者消瘦,营养缺乏,合并便秘。在伤口治疗过程中要积极补充营养,改善便秘。
>
> [4]烫伤的主要合并症是感染,所以要积极配合医生进行抗感染治疗。
>
> [5]烫伤形成二十余日,皮肤全层组织缺损,之前运用的敷料是棉垫、绷带、纱布,通透性高,不能密闭包扎,伤口床与外界相通,是造成感染的最大危险因素。
>
> [6]①区域,②区域部分处于仰卧位的低垂受压部位,恰巧能与烫伤膏充分接触、敷料贴合,伤口治疗效果较好,渗液量中等。但是②区域、③区域会阴 – 大腿部位因不能与烫伤膏充分接触、敷料贴合,伤口细菌负荷及渗液影响严重。加之伤口靠近肛门,这就要求既要达到治疗目的又要兼顾患者排泄需求,如何贴合值得思考。

2. 伤口评估

(1)伤口床:伤口位于两侧臀部,由 3 个不规则片状伤口组成。①区域 10cm × 7cm 大小;>75% 红色，<25% 黄色；局部有红、肿、热、痛感染征象；有少量黄色黏稠、异味液体渗出；疼痛评分 4 分。②区域12cm×11cm 大小；75% 红色，25% 黄色；局部有红、肿、热、痛感染征象；有大量黄色黏稠、异味液体渗出；疼痛评分 6 分。③区域 8cm×11cm 大小；50% 红色，25% 黄色，小于 25% 黑色；局部有红、肿、热、痛感染征象；有大量黄色黏稠、异味液体渗出，有铜绿色黏液附着；疼痛评分 7 分（图 1-47）。

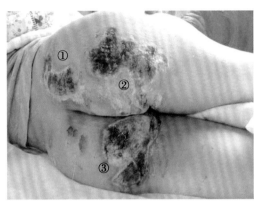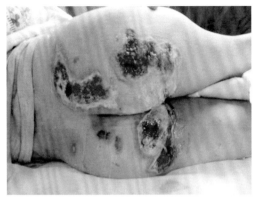

图 1-47　伤口大体照

（2）伤口边缘：浸渍（+）有铜绿色黏液残留；窦道（-）；脱水（-）；卷边（-）。

（3）伤口周围：伤口周围 2cm 浸渍；伤口周围 1cm 红肿。

3. 实施方案（图 1-48~ 图 1-52）

患者卧床
↓
便秘

（1）护理目标：患者能够正常排便。
（2）护理措施
- 请营养师配制营养餐，补充营养供给。
- 鼓励患者多喝水，多食粗纤维食物。
- 鼓励患者养成定时排便的习惯。
- 便秘时可适当使用开塞露。

伤口黑色腐肉、铜绿色黏液附着周围的黄色组织
↓
影响伤口愈合

（1）护理目标：减少坏死组织。
（2）护理措施
- 伤口周围消毒：聚维酮碘消毒创面周围皮肤。
- 外科清创：用止血钳、镊子钳夹黑色腐肉。
- 机械清创：用纱布、棉球摩擦清洗创面。
- 冲洗创面：用注射器抽吸生理盐水脉冲式冲洗创面。

伤口分泌物培养阳性局部红、肿、热、痛
↓
局部感染

（1）护理目标：减轻伤口生物负荷
（2）护理措施
- 脉冲式灌洗。
- 用盐水纱布擦拭，机械清除细菌。
- ①区域银离子藻酸盐敷料覆盖伤口床。
- ②区域、③区域银离子油纱覆盖。
- 外层用泡沫敷料覆盖。

伤口渗液较多、浸渍明显
↓
延迟伤口愈合

（1）护理目标：减少伤口渗出。
（2）护理措施
- 内层敷料以抗菌为主。
- 外层用泡沫敷料覆盖。
- 敷料贴合过程中要留有肛门口。

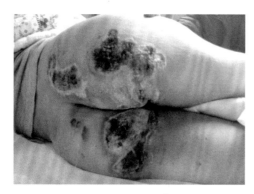

图 1-48　处理前

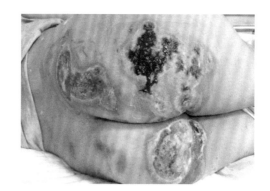

图 1-49　治疗 1 日后

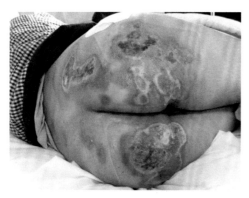

图 1-50　治疗 10 日后

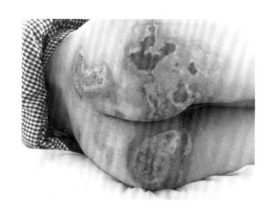

图 1-51　治疗 14 日

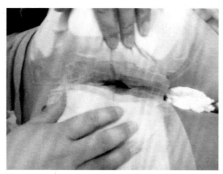
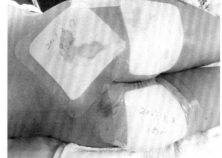

图 1-52　肛门处留口

4. 伤口再评估　以上方案每 1~2 日实施 1 次,主要取决于伤口渗液及患者排便情况而定。每次排便后都要更换污染的敷料。治疗 5 日后进行了右股骨粗隆间骨折 PFNA 内固定术。治疗 14 日后:实验室关键指标回报:白细胞 8.9×10⁹/L(正常),血沉 12mm/h(正常),C 反应蛋白 5.6mg/ml(正常)。白蛋白 38g/L(↓)。

病原学资料回报: 伤口分泌物培养厌氧菌(–),需氧菌(–)。

> 🔧 **思维提示**
>
> [1] 敏感指标有所回落,伤口分泌物培养阴性,提示以上综合治疗方案的正确有效。
> [2] 患者即将出院,要为患者做好出院后健康教育。

第二阶段伤口治疗效果对比(图 1-53~ 图 1-56)

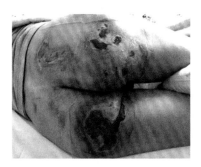

图 1-53　治疗 22 日后

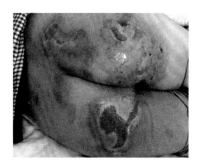

图 1-54　治疗 28 日后

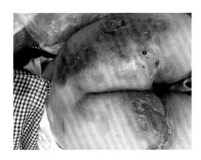

图 1-55　治疗 35 日后

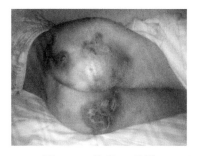

图 1-56　治疗 42 日后

5. 出院后随访　伤口愈合后给予跟踪随访以观察疗效（图 1-57、图 1-58）。

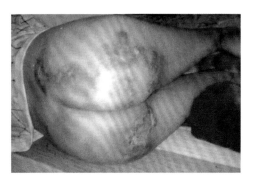

图 1-57　愈合后 1 个月随访

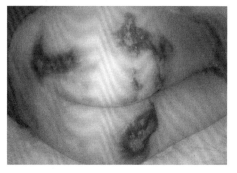

图 1-58　愈合后 6 个月随访

> **思维提示**
>
> ［1］后期随访发现：传统愈合环境下的愈合伤口有明显的瘢痕，并高于皮肤，红而凸起，患者自述有痒感。前期的愈合部分平整、光滑、无瘢痕。可以观察到伤口在传统愈合理论与湿性愈合理论不同环境下的愈合效果和状态。
>
> ［2］延续护理可提高患者对伤口管理者的信任和依赖，充分发挥专业护理的技术和力量。

二、经验分享

1. 感染伤口是否可以密闭处理，一直是大家讨论的焦点，也是实践操作中的难点。新型敷料的密闭，不光是单纯意义上的密封，而是提供给伤口床一个低氧湿润的环境，进而促进细胞的有丝分裂，加速伤口的愈合进程。新型敷料的"密闭"，实质是半透膜的隔离功能，可以防止环境中的灰尘和微生物侵入，降低交叉感染概率。其中，泡沫敷料可以快速吸收渗液，避免了伤口渗液的积聚和污染。只需要增加更换敷料和伤口评估频率即可。

2. 特殊部位的伤口敷料包扎。传统伤口敷料：纱布、棉垫、绷带都不能很好地完成臀部会阴部位的包扎。该案例中采用的泡沫敷料轻便、使用方便、顺应性好,可以完成任意剪裁,自由组合,达到伤口敷料的"DIY"设计。

3. 瘢痕与无痕。瘢痕是伤口愈合的最终产物,它的形成是在伤口愈合的成熟期,是相对无血管和无细胞的胶原团块,能恢复组织的连续性,并在一定程度上恢复拉伸强度和功能。最初的瘢痕红而凸起,之后逐渐苍白、变平,这个过程需要 2 年时间。

4. 伤口的愈合是一个复杂而有序的过程,任何一个环节的停滞或混乱都会导致伤口的不愈合或异常愈合。该案例中,在伤口上皮化后,由于主客观条件的局限,未能完全实现湿性愈合。导致本已牢固黏附在真皮层底层边缘的基底细胞本身发生了变化,细胞不能以行列的方式迁移,不能与其他细胞以水平移动方式相遇,虽然最终移动方式停止(即完成上皮爬行),这是混乱的细胞排列方式便逐步形成了瘢痕组织。而上皮化前期所形成的组织平整而光滑。所以,湿性愈合是无痕伤口形成的重要因素。

新生儿坏疽性脓皮病患儿的伤口管理

患儿,女,40 日,家长诉于 2016 年 11 月 1 日发现其左侧臀部有一红色丘疹,随后皮肤红肿溃烂,在当地医院行局部外敷生肌膏及各种中药贴敷,未见好转。为进一步治疗,于 2016 年 1 月 24 日以"左侧臀部溃烂,软组织感染"入山西省儿童医院,给予抗炎对症输液治疗后,于 2016 年 1 月 26 日转入山西医科大学第二医院骨科门诊协助诊治,入院诊断:坏疽性脓皮病。

一、诊疗过程中的伤口管理

1. 诊疗情况

入院后查体: 体温 36.8℃,脉搏 139 次 /min,呼吸 40 次 /min,血压 86/46mmHg,体重 4.8kg。患儿系第二胎第二产足月顺产,出生时体重 3.5kg。

化验检查回报: 实验室检查红细胞沉降率 ESR 39mm/h,降钙素原 0.11ng/ml,白细胞计数 WBC 17.4×10⁹/L,中性粒细胞绝对值 9.31,总蛋白 52.8g/L,白蛋白 34.48g/L,天冬氨酸转移酶 41U/L,γ- 谷氨酰胺 105U/L。

病原学资料先后回报: 2016 年 1 月 29 日伤口细菌培养结果是产气肠杆菌(＋),2016 年 1 月 26 日病理组织提示坏疽性脓皮病。

治疗过程: 患儿病情重,左臀部红肿明显,皮温增高,疼痛明显,不能平卧,心电图 B 超结果回报无异常,院前曾给予全身抗生素治疗,伤口外敷中药膏治疗,效果不明显。从 2016 年 1 月 26 日开始骨科伤口治疗师接诊治疗,入院后积极多学科会诊、明确诊断,抗感染治疗,创面酸性氧化电位水湿敷,同时请营养科会诊,口服谷氨酰胺组件,补充机体能量,提高机体抵抗力。

> **思维提示**
>
> [1] 患儿伤口疼痛剧烈,伤口部位为左臀近肛周处,不能平卧,直接影响患儿睡眠质量,所以伤口治疗时必须做好疼痛管理。
>
> [2] 该女婴伤口近肛周处,极易被大小便污染,应做好大小便的管理。
>
> [3] 患儿营养低于机体需要量:因无法母乳喂养、疾病消耗,所以要重视患儿体重管理,增加营养,提高患儿抵抗力。
>
> [4] 家长因为患儿病情重,极度焦虑,所以要做好家长的心理护理工作。

2. 伤口评估

伤口位于左臀距肛周 2mm 处,大小 4.8cm×3.64cm,伤口床内 75% 黑黄色组织,25% 红色组织,皮缘不规则内卷,在 3 点处与肛周相通,周围皮肤红肿明显,渗出液少量。疼痛评分 8 分,家长诉夜不能寐,被迫体位,不能平卧。

🖊 思维提示

[1] 左臀部创面被黑黄色组织覆盖,无法判断伤口的组织颜色与深度,需要做彻底的清创。

[2] 依据 TIME 原则处理伤口。

[3] 患儿伤口疼痛、耐受性差:无法服用止疼药,清洗时动作轻柔,选用自溶性清创,要将清洗液适当加温,减少对患儿的刺激。

3. 伤口管理方案(图 1-59~ 图 1-62)

患儿臀部溃烂
↓
疼痛

- (1)护理目标:患儿疼痛减轻。
- (2)护理措施
  - 给予家长心理安慰。
  - 增加母亲与婴儿的身体接触,减轻恐惧心理。

伤口靠近肛门
↓
有大小便污染伤口的风险

- (1)护理目标:防止大小便污染伤口。
- (2)护理措施
  - 取右侧卧位,防止大小便流入伤口。
  - 操作中肛周夹垫纱布,防止污染伤口床。
  - 肛周使用透明敷料封闭,防止大小便流入伤口。
  - 做好肛周护理,保持清洁干燥。

创面被黑黄色组织覆盖
↓
影响伤口愈合

- (1)护理目标:减少坏死组织。
- (2)护理措施
  - 水疗:用酸性氧化电位水冲洗湿敷伤口。
  - 冲洗:用注射器抽吸生理盐水脉冲式冲洗创面。
  - 自溶清创:将清创胶挤入伤口床。
  - 机械清创:用纱布擦洗创面坏死组织。

伤口分泌物中检出产气肠杆菌
↓
伤口感染

- (1)护理目标:减少伤口中细菌数量。
- (2)护理措施
  - 冲洗:用注射器抽吸生理盐水脉冲式冲洗创面。
  - 用盐水纱布轻拭,机械清除细菌。
  - 静脉应用抗生素。
  - 应用清创胶,银离子藻酸盐敷料填塞创面。

伤口渗液多
↓
影响伤口愈合

- (1)护理目标:减少伤口渗液。
- (2)护理措施
  - 敷料内应用清创胶。
  - 用泡沫敷料封闭伤口。
  - 近肛周处用薄膜敷料封闭伤口,暴露肛门。

皮缘不规则内卷
在 3 点处与肛周相通
↓
延迟伤口愈合

- (1)护理目标:整理伤口边缘。
- (2)护理措施
  - 外科清创,用止血钳夹取上皮边缘。
  - 肛周边缘处用薄膜敷料覆盖,暴露肛门。
  - 使用皮肤保护膜保护周围皮肤。

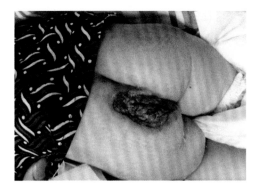

图 1-59　清创前

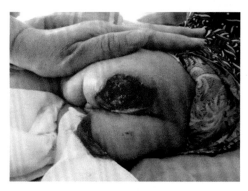

图 1-60　清创后

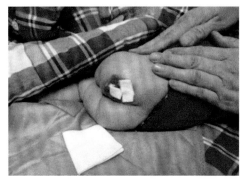

图 1-61　泡沫敷料封闭伤口床

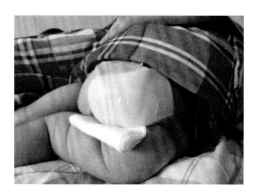

图 1-62　"清创胶"+藻酸盐敷料

4. 伤口再评估　根据以上方案换药,第 2 次打开伤口时发现,伤口床为 100% 的红色组织,8 点处发现有 2cm 窦道,近肛周处有上皮爬行,泡沫敷料在吸收伤口渗液的同时也吸收了粪液。

思维提示

　　[1]泡沫敷料在吸收伤口渗液的同时也吸收了粪液,提示外层敷料不适合使用泡沫敷料。
　　[2]8 点处发现有 2cm 窦道,普外科会诊后排除肛瘘,继续使用清创胶和银离子填塞。

---

5. 调整伤口管理方案(图 1-63、图 1-64)

伤口肉芽水肿,高出
皮肤
↓
影响伤口愈合

（1）护理目标:减少肉芽水肿。
（2）护理措施
● 用高渗盐水湿敷。
● 使用皮肤保护膜保护周围皮肤。
● 使用水胶体敷料。

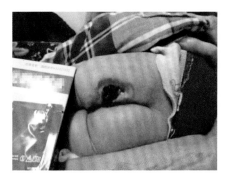

图 1-63　新鲜的肉芽生长

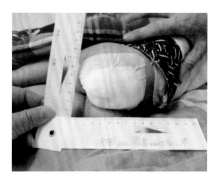

图 1-64　伤口局部包扎技巧

6. 愈合伤口评估　伤口治疗 50 日,换药 20 次,平均每 2~3 日换药 1 次,左臀部伤口完全上皮化,于 3 月 13 日痊愈,患儿精神、食欲改善,可取自由体位入睡,家长对治疗满意。

✎ **思维提示**

> 患儿家住农村,医疗条件差,缺乏医疗知识,所以要加强健康教育,告知家属对患儿加强营养、避免患儿感冒。

二、经验分享

1. 酸性氧化电位水冲洗是治疗本案例的重要环节。酸性氧化电位水可电解生成阳离子和阴离子,阳极产生氧气,阴极产生氢气,添加工业用盐后,在离子交换膜的作用下,生成酸性氧化电位水。任何微生物、细菌都无法生存,酸性氧化电位水杀菌后,会被阳光、空气分解为普通的水,无刺激,无污染。它的安全、健康、绿色,可有效治疗坏疽性脓皮病。

2. 应用湿性愈合理论,结合银离子新型敷料进行伤口治疗是本案例的伤口管理成功的关键。伤口愈合需要一个潮湿的环境,上皮细胞需要在潮湿状态下才能从伤口边缘移行穿过伤口表面、完成上皮化过程。本案例在溃疡面清创后加清创胶,用黏边敷料封闭伤口,均为调节伤口的湿度。研究显示报道银离子敷料对所有常见细菌都有作用。

3. 疼痛管理和大小便管理是伤口换药的前提,是保证治疗的基础。本案例患儿小、抵抗力差,对疼痛敏感,无法用药物止痛;伤口部位紧邻肛门,患儿大小便不能自控,敷料固定非常困难,本例应用透明膜裁剪小孔,既满足患儿大便排出不污染伤口和敷料,又保证敷料固定稳妥,维持伤口湿性愈合环境。

右胫骨近端骨折术后手术部位感染
患者的伤口管理

患者,女,83岁,已婚。主因"不慎摔伤致右膝部疼痛活动受限2日",以"右胫腓骨近端骨折"收治入院。既往无高血压,糖尿病病史。2005年患脑出血后,留有右侧肢体偏瘫后遗症,先后在2010年、2015年的居家生活中发生过右踝骨折,右股骨颈骨折。入院后积极完善术前相关检查,在腰硬联合麻醉下进行了"右胫骨近端切开复位加压锁定钢板内固定术 + 人工骨置入术",术中留置一条引流管,术2日后拔除。之后切口红肿,有渗液,术后第8日,发现右膝外侧长25缝针的"L"形切口,有8针裂开。诊断为:右胫骨近端骨折术后手术部位感染。

一、诊疗过程中的伤口管理

1. 诊疗情况

接诊后查体:体温36.6℃,脉搏82次/min,呼吸20次/min,血压144/88mmHg,BMI:29.2。患者神志清楚,精神好。右膝及小腿伤口敷料包扎,敷料有少许渗液浸渍,伤口部位压痛(+),疼痛评分3分。因偏瘫影响患肢末梢皮肤温度、感觉、足趾活动较健侧差。右下肢肌力2级。

实验室敏感指标回报:白细胞7.5×10^9/L(正常),血沉14mm/h(正常),C反应蛋白7.6mg/ml(正常),降钙素原0.01ng/ml(正常)。

病原学资料回报:伤口分泌物培养(术后5日),厌氧菌(−),需氧菌(−);伤口分泌物培养(术后8日),厌氧菌(−),需氧菌(−);伤口分泌物培养(术后11日),厌氧菌(−),需氧菌(−)。

治疗过程:患者术后拔除引流管后,切口皮肤依然水肿,发红,有清亮渗液,给予依沙吖啶湿敷切口,但效果不佳。所有敏感指标及病原学检测均显示阴性。近日出现渗液量增加,切口边缘坏死症状。

> 🖊 **思维提示**
>
> [1]伤口渗液持续增加:要积极控制伤口渗液对于创面的不利影响,缓解或延缓创面情况的恶化进程。
>
> [2]判断伤口是否有感染十分关键:除局部的红肿外,还要结合实验室关键指标检查结果来判断。
>
> [3]高龄患者躯体移动障碍防止再损伤风险:居家活动中已经发生3次低能量的骨折损害,要警惕在此次治疗过程中的再次损伤,做好预防跌倒、坠床、受压部位压力性损伤等防护措施和健康宣教。
>
> [4]切口创面在偏瘫侧肢体上,创面以及周围组织的血供,营养,痛温觉都会受到影响,要加强护理和正确鉴别。需做好营养支持、防烫伤和疼痛评估工作。

2. 伤口评估

(1)伤口床:伤口位于右膝外侧;"L"形12cm×7cm大小;75%黄色,25%黑色;局部有红、肿、热、痛感染征象；有大量黄色、清亮、无异味液体渗出；疼痛评分3分。

（2）伤口边缘：浸渍（＋）；窦道2cm；脱水（－）；卷边（－）。

（3）伤口周围：伤口周围3cm浸渍；伤口周围1cm红肿（图1-65）。

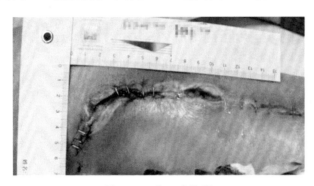

图1-65 伤口大体照

✏️ **思维提示**

［1］切口形成仅仅11天，尚未完全愈合，表面裂开伤口形成的窦道很可能与深部组织相通。为避免因手术部位感染引起植入物周围感染的发生，以及防止切口的全面裂开，伤口边缘的黑色坏死组织和周围的黄色腐肉组织，不建议采用激进的外科清创方式进行。

［2］伤口渗液明显，质地清亮，且连续3次细菌学培养阴性，要重点考虑相关植入（材料）的排斥反应。排斥反应早期表现为切口边缘坏死，大量无菌清亮液体渗出。极易引发手术部位感染（SSI），进而表现局部红、肿、热、痛及全身的相关感染征象。

3. 伤口管理方案

伤口边缘的黑色坏死组织周围的黄色腐肉组织
↓
影响伤口愈合

（1）护理目标：减少坏死组织。

（2）护理措施
- 用聚维酮碘消毒创面周围皮肤。
- 外科清创：用止血钳、镊子钳夹痂皮腐肉，清除脱落的组织缝线。
- 机械清创：用纱布、棉球清洗创面坏死组织。
- 冲洗：用注射器抽吸生理盐水脉冲式冲洗创面。
- 自溶清创：将水凝胶挤入伤口床。

伤口"L"形，窦道形成渗液积聚，浸渍明显
↓
影响伤口愈合

（1）护理目标：保持伤口湿润。

（2）护理措施
- 清创后，水凝胶、银离子藻酸盐敷料甩尾填塞。
- 外层用泡沫敷料覆盖。
- 适当绷带加压，促进泡沫敷料的渗液吸收。

伤口"定皮钉"脱落
↓
延迟伤口愈合

（1）护理目标：用缝线缝合伤口。

（2）护理措施
- 及时清除没有拉合力量的"定皮钉"。
- 窦道处不做"一期缝合"，留作渗液口。
- 其余切口部分改做缝线牵拉。

第一阶段伤口治疗效果对比（图 1-66~ 图 1-69）

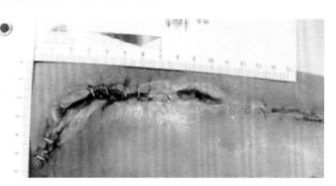

图 1-66　处理前

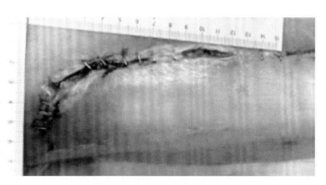

图 1-67　清创后 + 渗液管理后

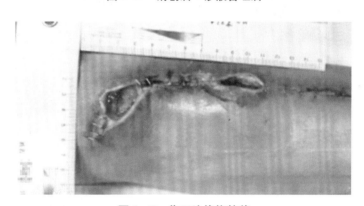

图 1-68　伤口边缘修整前

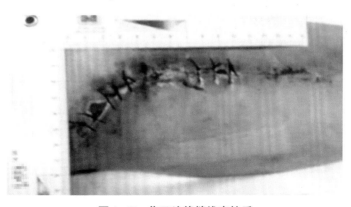

图 1-69　伤口边缘缝线牵拉后

4. 伤口再评估　以上方案每 3~4 日实施一次,第 5 次换药打开伤口时发现,失活组织减少,局部红肿改善,渗液得到平衡,缝线牵拉完成。

思维提示

［1］伤口基底>75%红色组织,腐肉组织减少,窦道明显缩小。提示以上治疗方案正确,可以继续使用该方案。

［2］及时、正确判断伤口感染与否,是决定用银离子的关键。

5. 调整伤口管理方案

伤口治疗期间影响
功能锻炼
↓
有肢体废用的风险

（1）护理目标:促进术后功能恢复。
（2）护理措施
- 鼓励患者自主运动。
- 帮助患者被动活动（因偏瘫）:如足背伸跖屈运动,一组 20~30 次,一日 3 组。

伤口基底 >75% 红色
组织
↓
新生肉芽生长期

（1）护理目标:促进新生肉芽生长。
（2）护理措施
- 用水凝胶水化伤口。
- 水凝胶自溶性清创,保护新生肉芽组织。
- 泡沫敷料降低通透性,保持温暖环境。

第二阶段伤口治疗效果对比（图 1-70~ 图 1-72）

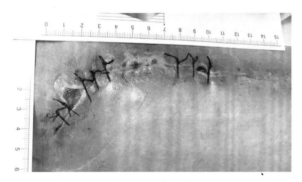

图 1-70　处理前

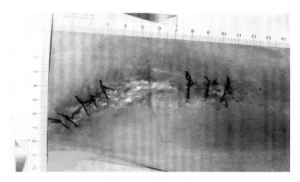

图 1-71　处理后

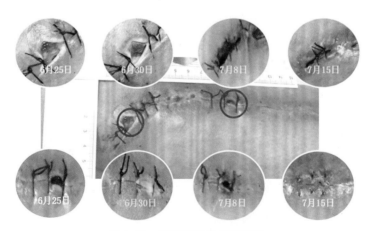

图 1-72　肉芽组织生长变化图

6. 伤口再评估　以上方案每 5~7 日实施 1 次，第 10 次换药打开伤口时发现，部分伤口已愈合，缝线予以拆除；其余创面失活组织清除，肉芽组织健康，伤口床良好，但肉芽组织生长缓慢，边缘缺乏牵拉。

> **思维提示**
>
> 　［1］伤口基底 100% 红色组织，腐肉组织清除，部分已经愈合。提示以上治疗方案正确，可以继续使用该方案。
>
> 　［2］因为患者高龄，患肢瘫痪等因素都是伤口愈合的不利因素，所以对于生长缓慢的健康伤口床，建议利用外科手段及早关闭伤口。

7. 调整伤口管理方案

伤口基底良好，肉芽 ⎰（1）护理目标：修整伤口边缘。
　　健康生长　　⎱（2）护理措施
伤口边缘缺乏牵拉 ⎰ ● 拆除失效缝线。
　　　↓　　　　⎱ ● 修整边缘，最终无张力对皮缝合。
影响伤口愈合　　⎱ ● 3 周后拆线。

第三阶段伤口治疗效果对比（图 1-73、图 1-74）。

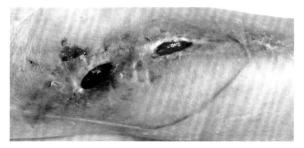

图 1-73　缝合前

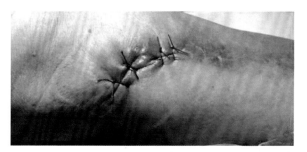

图 1-74　缝合后

8. 随访　伤口愈合后给予跟踪随访以观察疗效（图 1-75、图 1-76）。

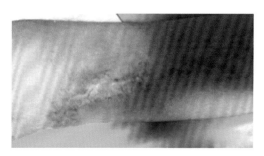

图 1-75　愈合后 1 个月随访

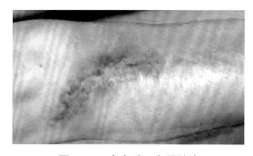

图 1-76　愈合后 3 个月随访

> **思维提示**
>
> 　［1］在局部有感染征象后，为预防关节植入物周围感染的发生，运用了银离子。后期要观察愈合效果及是否留有皮肤色素沉着。
>
> 　［2］灵活运用伤口关闭技术，给予患者最大安全与保障是伤口管理者应具备的基本技能。

二、经验分享

1. 判断伤口是否有感染是本案例治疗的关键环节。一般来说,对于银离子的运用要求要有微生物学检测报告。但由于微生物学的报告有赖于样本的采集规范程度和微生物的聚集浓度。当微生物浓度≤10^5时,检测报告会呈阴性。为此,有研究指出要及时、准确的判断伤口感染与否,就要对患者进行整体评估与临床症状的观察,而不仅仅是依赖阳性的微生物学报告。因此,在本案例中较早地运用了银离子抗菌敷料,为后续的治疗赢得了时间。

2. 伤口床准备完成后,准确灵活运用伤口关闭技术是对伤口管理者的基本要求。当伤口床准备完成后,伤口进入愈合的最后阶段,有很多辅助的手段和技术来关闭伤口,进而促进和加快伤口的愈合。尽管运用新型敷料技术结合湿性愈合理论可以加速或完成伤口的愈合,但在本案例中,患者高龄,患侧肢体偏瘫,神经血运供应障碍;伤口处邻近重要关节,体内植有内植物材料,加速伤口愈合可以有效降低外界因素对伤口的侵袭,降低感染风险,避免发生灾难性并发症。为此,本案选择了外科缝合方式。通常当伤口创面小于3cm×3cm时,可以自愈;当伤口床面积较大时,要考虑选择进一步的修复方式。伤口管理者要综合考虑伤口需求及相关风险,灵活选择合适的伤口关闭技术,而不是一味地追求伤口的自愈。

3. 伤口管理团队的协同作用在骨科术后手术部位感染防控过程中的作用不容忽视。在欧美以及我国的监测数据中均表明:手术部位感染是院内感染的主要原因。同时,有研究指出:任何的异物,包括缝线、内植物、引流管等都会大大提高手术部位感染的发生率。在骨科临床工作中,这些高危因素却很难避免,由此引发的一系列难以解决的问题和后果,让所有骨科医务人员和患者都感到十分棘手和承受着巨大痛苦。因此,手术部位感染是骨科手术灾难性的并发症。本案中,伤口治疗团队(骨科医生、伤口治疗师、护士等),相互合作,密切配合,及早干预因排斥反应引发的手术部位感染,并最终实现了伤口的愈合,很好地避免了植入物周围感染等灾难性并发症的发生。由此证明:伤口治疗团队是骨科临床工作中不可或缺的重要因素,其重要作用不容忽视。

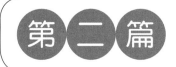

第二篇

专科护理操作技术篇

第一章

护理评估技术

一、疼痛的评估

疼痛是一种令人不快的感觉和情绪上的感受,伴随着现有的或潜在的组织损伤,被列为继体温、脉搏、呼吸、血压之后的第五生命体征。疼痛也是骨科患者的一个常见症状,是日常护理工作中的一项重要内容。如果不在初始阶段对疼痛进行有效控制,持续的疼痛刺激可引起中枢神经系统发生病理性重构,急性疼痛有可能发展为难以控制的慢性疼痛。为了更加及时、有效地控制疼痛,对疼痛评估尤为重要。

(一)疼痛评估原则

以疼痛评估工具为标准,综合评估患者静息状态、深呼吸、说话时、咳嗽时、是否能下地行走或下地行走时、直立自身负重时的疼痛评分,以及关节活动角度(在达到正常关节所能达到的最大角度过程中出现疼痛时关节所达到的角度)和对睡眠的影响程度等。

我们可以根据疼痛的性质及分布进行评估。疼痛的性质可供诊断肿瘤部位的参考,躯体伤害感觉性疼痛能精确定位。当主诉为尖锐、持久、跳动性或紧压性疼痛,一般是躯体神经被累及的现象。内脏伤害、感觉性疼痛一般为弥漫性中空脏器梗阻。侵及器官被膜或肠系膜时的疼痛性质变为尖锐、持久或跳动性。当周围神经主干或其分支受累所形成的神经病变性疼痛一般为烧灼性。对于疼痛分布的评估,癌症患者所经历的疼痛常不止一处,其多少与器官的功能状态和患者的心情有关,评价疼痛时应注意询问患者,疼痛区域的分布可为医生诊断与治疗提供线索。局部性疼痛是指仅出现在某个部位的疼痛,一般是在基本病变区;牵涉痛是远离病变区的疼痛,此种类型的疼痛具有躯体和内脏伤害感觉性特点,可作为评价器质性病因的参考,例如颈、臂疼痛可能由心脏疾病所引起,肩部疼痛可能由横膈受刺激而引起。

(二)疼痛评估工具

主要使用"数字评分法"和"Wong-Baker面部表情评分法"进行疼痛评估。对于交流困难的患者,如儿童、老年人、意识不清或不能用言语准确表达的患者,运用Wong-Baker面部表情量表进行评估;其他患者应用"数字评分法"进行评估。对不能理解的部分使用"疼痛评估评分标准"进行具体解释说明(表2-1)。

表2-1 疼痛评估评分标准

疼痛等级	评分	评分说明		
无痛	0	无痛		
轻度疼痛	1~3: 安静平卧时基本不疼,不影响睡眠		术前	术后
		1分:搬运时会觉得疼痛		被动活动时疼痛
		2分:更换体位时感觉疼痛		主动活动时感到疼痛
		3分:翻身时疼痛		平卧时会疼,有被动体位

疼痛等级	评分	评分说明
中度疼痛	4~6： 安静平卧时有疼痛，影响睡眠	4分：间歇疼痛，对日常生活有些影响，偶尔会皱眉、咧嘴或咬牙等表情
		5分：持续疼痛，入睡困难，食欲减退，心情烦躁
		6分：疼痛较重，容易被疼醒或者根本不能入睡，呻吟或呼叫
高度疼痛	7~10： 疼痛难以忍受	7分：疼痛严重，翻转不安，焦虑，有冷汗，无法入睡，注意力无法从疼痛部位分散
		8分：疼痛持续难忍，全身大汗
		9分：剧烈疼痛不能忍受
		10分：最疼痛、痛不欲生

目前临床常用的评估方法主要有下列几种：

1. 文字描述评分法（verbal descriptors scale，VDS）　醒目、便于理解，对文化程度低或不识字的人难于应用。

2. 数字评分法（numerical rating scale，NRS）　准确简明，但不能用于没有数字概念的患儿。

3. 口头评分法（verbal rating scale，VRS）　易理解，表达清楚、准确具体，但易于受文化程度、方言等因素影响。

4. 视觉模拟评分法（visual analogue scale，VAS）　简便易行，但精确度稍差。

5. Wong-Baker 面部表情评估法（the modified Wong-Baker faces scale）　直观真实，没有文化背景的要求，常用于小儿及表达困难者，但需要观察者仔细辨识。

6. 改良面部表情评分法（the modified faces，legs，activity，cry and consolability scale，FLACC）　表情、下肢、活动、哭泣可安慰性评分法。多用于 4 岁或 4 岁以下幼儿、有先天性认知缺陷或老年人以及无法用其他评测方法的患者。

7. 疼痛问卷调查表评估法　常用的有 McGill 问卷表（McGill pain questionnaire，MPQ），因其考虑到患者对疼痛的生理感觉，情感因素、认知能力等因素设计，能比较准确评价疼痛的强度和性质。但易受患者文化程度和情感因素的影响。

（三）操作方法

疼痛评估采用实时评估和定期评估相结合的方式进行。护士接到患者相关主诉后，立即对患者进行疼痛评估（包括疼痛部位、疼痛性质、疼痛程度）。将结果记录于疼痛评估单上，疼痛评分 <4 分时，护士可按照疼痛管理原则自行处理；疼痛评分 ≥4 分时，及时通知主管医生，给予相应处理。

二、患肢末梢血运、感觉、活动的评估

（一）操作目的

创伤骨科术前患者经常需进行患肢制动、固定等，常会出现末梢循环相对较差、感觉、活动异常的情况，因此，在日常护理中需进行观察和记录。

（二）操作流程

对于新鲜骨折的患者、行皮牵引治疗的患者、行骨牵引治疗的患者、手术后的患者，首先评估患者，向患者解释该评估的意义及患者该如何配合。对于患肢末梢的观察包括①血运：末梢毛细血管充盈时间；②感觉：是否出现麻木、感觉异常、感觉减退等；③活动：是否出现活动障碍等，如出现异常情况及时向医生汇报。

（三）操作关键环节提示

1. 患肢末梢血运正常和异常分别是什么情况？

正常血运肤色红润；如为灰白或苍白为动脉缺血的表现；如为暗红甚至暗紫是静脉回流受阻的表现。

2. 患肢末梢感觉异常的常见类型？

包扎过紧、患者缺血造成的感觉异常多呈套状，神经因素引起的感觉异常与神经分布、走向有关。

（四）术前、术后评估

术前、术后护士需对患者的患肢末梢血运进行评估。如发现患者的患肢青紫、发绀、肿胀、疼痛、麻木，动脉搏动减弱或消失，患肢皮肤感觉与健侧感觉不同等异常应及时通知医生。

1. 肤色　动脉供血不足时，肤色苍白，指（趾）腹空虚感；静脉回流不良时，肤色呈青紫色。

2. 皮温　伤肢远端同健侧对称点作比较，对比时，双侧肢体要在同一室温下，亦可用皮温计进行测量和比较，皮温低于健侧说明血液循环差。

3. 动脉搏动　上肢可触诊桡动脉和尺动脉，下肢可触诊足背动脉及胫后动脉；如动脉搏动消失，则有肢端缺血现象。

（1）桡动脉：先经肱桡肌与旋前圆肌之间，继而在肱桡肌腱与桡侧腕屈肌腱之间下行，绕桡骨茎突至手背，穿第1掌骨间隙到手掌，与尺动脉掌深支吻合构成掌深弓。桡动脉下段仅被皮肤和筋膜遮盖，是临床触摸脉搏的部位。将检查者一手的示指、中指和无名指，放到患者一侧手大拇指的根部的掌面的桡侧，可以摸到动脉搏动即桡动脉。

（2）足背动脉：在踝关节前方行于踇长肌腱和趾长肌腱之间，位置表浅，其搏动易于触摸；主干继续沿着踇指伸肌内侧缘和深面前行，沿途有跗外侧动脉，足背动脉，行向足背外侧；跗内测动脉，行于足背内侧及足底；弓状动脉向足背外侧弓弯行，与跗外侧动脉吻合，并发3支跖背动脉；足底深支，穿第一跖骨间隙至足底与足底动脉吻合；第一跖背动脉，为足背动脉主干的终末，分布于踇趾和第2趾背面内侧。将检查者一侧手的示指、中指和无名指，放到患者踝关节前方踇长肌腱和趾长肌腱之间，可以摸到动脉搏动即足背动脉。

4. 毛细血管充盈情况　用手指压迫伤肢的指（趾）甲，甲下颜色变为苍白，移去压迫，1~2秒内即恢复原来红润现象为正常。若有动脉供血欠佳，充盈时间延长。如以上观察不明确时，指（趾）腹部位消毒后，以消毒针头或刀片刺破或割破全层皮肤，观察有无出血，如无出血，则有血运障碍。

三、患肢肿胀程度的评估

在创伤后及手术后2周以内，局部反应明显，肿胀达到最大限度。

（一）皮肤光泽

如出现皮肤色泽光亮、透明则表示肿胀明显。

（二）皮肤张力

皮肤张力增加，无弹性。手指及足趾可因肿胀而限制活动或活动幅度减小。尤其是前臂、小腿及足踝部，观察有无张力性水疱出现。如不易观察，可应用皮尺每日测量肢体周径进行对比。如皮肤出现皱褶提示肿胀有消退。下肢肿胀时，要评估是否有VTE的发生。

四、伤口敷料包扎的评估

（一）操作目的

伤口敷料包扎起到保护伤口、减少感染、固定敷料的作用，同时包扎时，施加压力，加压包扎可起到压迫止血作用，应对手术后患者及有外伤的患者进行伤口敷料包扎的评估及护理。

（二）操作流程

对于手术后患者、有外伤患者，要重点评估，并向患者解释该评估的意义及患者该如何配合。患肢伤口敷料包扎的评估内容包括：伤口敷料包扎是否完整覆盖伤口，伤口敷料是否有渗血、渗液，如出现异常情况及时向医生汇报。

五、伤口引流的评估

（一）操作目的

术后伤口放置引流管的目的是排出局部或体腔内的积液、积脓、积血等,起到预防和治疗感染的作用;保证缝合部位愈合良好,减少并发症发生。妥善固定各条引流管是确保引流通畅及避免受压、扭曲、脱落的有效措施。

（二）操作流程

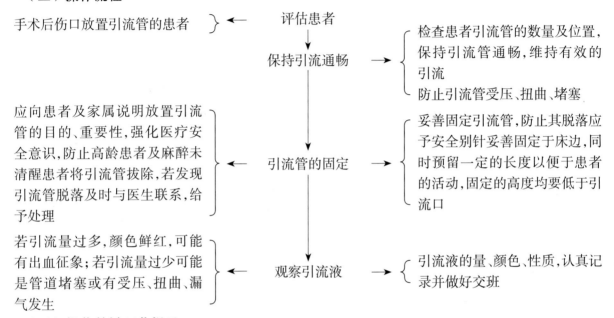

（三）操作关键环节提示

1. 引流管拔除的指征　拔管时间一般视引流量而定,一般24小时内引流量少于50ml即可拔管,置管时间最长不超过1周,拔管时应严格按照无菌操作规程,防止逆行感染,引流管拔出后适当按压引流管周围的皮肤,以排除皮下积血。

2. 关节镜术后患者引流主要评估引流管是否通畅,引流管是否折叠、扭曲、受压、是否移位或滑脱,负压引流器固定位置是否高于伤口,引流管有无液体引出,负压引流器是否有负压;负压引流器开关是否开启;观察引流液的量,性状,色泽变化,与病情是否相符,每日记录。

3. 如发现引流管滑脱,引流液有异味,引流液颜色突然变成鲜红色,手术后1小时内引流量超过100ml、24小时内引流量超过400ml或引流液逆行增加50ml时,提示有活动性出血应及时通知医生。

六、负压封闭引流的评估

负压封闭引流(vacuum sealing drainage, VSD)是一项治疗急、慢性创伤创面和/或创腔的新技术,1992年由德国乌尔姆大学创伤外科Fleischnumn博士首创,最初用于治疗躯干、四肢的软组织感染创面,效果得到肯定,后逐渐被推荐到创伤后各种问题创面,如慢性经久不愈的溃疡创面、大面积的软组织损伤创面等的治疗。

（一）操作流程

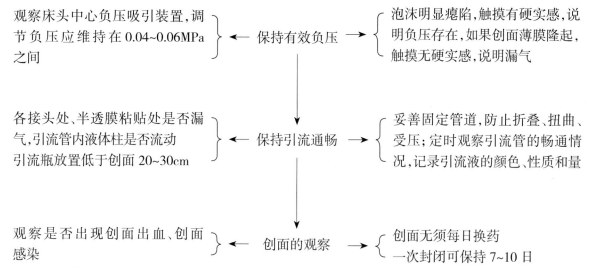

（二）操作关键环节提示

1. 引流管出现堵塞如何处理？

有时可见引流管中有一段引流物堵塞管腔，并因此截断了 VSD 敷料的负压源，甚至会出现敷料鼓起，不见管型的情况。这时应通知医生，逆行缓慢注入少量生理盐水，待官腔通畅后再重新接通负压源。

2. 引流管新吸出大量新鲜血液如何处理？

当发现大量新鲜血液被吸出时，应马上通知值班医生，仔细检查创面内是否有活动性出血，并做出相应的处理。

七、基本生命体征的评估

（一）体温的评估

1. 人的温度是相对恒定的，在临床上主要测量腋温，正常腋窝温度为 36~37℃。正常人在 24 小时内体温略有波动，一般波动范围一般不超过 1℃。可随性别、年龄、昼夜、运动和情绪的变化等因素而有所波动，但这种改变经常在正常范围内。影响因素见表 2-2。

表 2-2　影响体温因素

性别因素	一般女性较男性稍高，女性在月经前期和妊娠早期轻度升高，排卵期较低，这种波动主要与孕激素分泌周期有关，女性的体内脂肪较男性为高这也应该是一个原因。
年龄因素	新生儿体温易受外界温度的影响而发生变化。因为新生儿中枢神经系统发育尚未完善，皮肤汗腺发育又不完全，从而体温调节功能较差，容易波动。儿童代谢率高，体温可略高于成人。老年人由于代谢率低，故体温偏低。
昼夜因素	一般清晨 2~6 时体温最低，下午 1~6 时体温最高，其变动范围约在 0.5~1℃之间。这种昼夜有规律的波动，是由于人们长期的生活方式如活动、代谢、血液循环等相应的周期性变化所形成的。而长期从事夜间工作者，周期性波动则出现夜间体温升高，日间体温下降的情况。
情绪与运动	情绪激动时交感神经兴奋，运动时骨骼肌收缩，均可使体温略有升高。
术后吸收热	无菌性坏死物质的吸收而引起的发热。临床上发热的原因分为感染性发热和非感染性发热，吸收热即属于非感染性发热。一般表现为在术后 3 日内无感染条件下傍晚体温升高，但低于 38.5℃，3 日后自行恢复。①机械性，化学性及物理性损伤。如大手术后组织损伤，内出血，大面积烧伤；②因血管栓塞或血栓形成而引起的心肌，肺，脾等脏器的梗死或肢体坏死等；③组织细胞坏死或细胞破坏，如肿瘤坏死、白血病、淋巴癌、溶血反应等。待受损组织吸收完毕后，症状即会消失，一般多采取对症治疗。预防感染是重点。

注：外界气温的变化，进食等均可使体温产生波动。生理状态下，早晨体温略低，下午略高。运动、进食后、妇女月经期前或妊娠期体温稍高，而老年人体温偏低。

2. 评估患者体温是否正常,有无发热等情况,应首先排除患者表 2-2 影响测量体温的因素,体温 >37.5℃且≤38.5℃时嘱患者多饮水,给予冰袋物理降温并通知医生;体温 >38.5℃时嘱患者多饮水,给予冰袋物理降温及酒精擦浴,并通知医生,遵医嘱给予相应的药物降温(如赖氨匹林),并协助医生及时解除引起体温升高的因素对症治疗。

(二)血压的评估

1. 手术前一般评估的项目有 ①病史和家族史;②社会史:吸烟和饮酒史;③评估患者服药后血压水平情况;④评估所服用降压药物是否会影响手术;⑤是否存在高血压引发的其他系统疾病,如脑血管、心血管疾病。

2. 手术后一般评估的项目有 ①麻醉方式;②手术中用药;③手术时间的长短;④手术中出血量;⑤手术方式;⑥患者心理因素。

(三)脉搏及呼吸的评估

1. 脉搏可在短时间内获得患者的全身状态、循环功能状态等方面资料。正常人的脉搏和心跳是一致的。正常成人为 60~100 次 /min,常为每分钟 70~80 次 /min,平均约 72 次 /min。老年人较慢,为 55~60 次 /min。成人脉率每分钟超过 100 次,称为心动过速,每分钟低于 60 次,称为心动过缓(表 2-3)。

表 2-3 常见的异常脉搏

速脉	每分钟超过 100 次,见于发热、贫血、甲状腺功能亢进、心功能不全、周围循环衰竭、心肌炎等患者。
缓脉	每分钟低于 60 次,见于颅内压增高、黄疸、甲状腺功能减退、病态窦房结综合征等患者。
水冲脉	脉搏骤起骤落,急促有力。见于主动脉瓣关闭不全、甲状腺功能亢进等使脉压增大的疾病。检查水冲脉时,应将患者的手臂抬高过头,触诊其桡动脉,可感到脉搏的急促有力的冲击。
交替脉	脉搏一强一弱交替出现但节律正常,这是由于心室收缩力强弱不均所致,可见于高血压性心脏病、急性心肌梗死、心肌炎患者等。交替脉是左心衰竭的重要体征。
奇脉	平静吸气时脉搏明显减弱或消失,又称吸停脉,见于心包积液和缩窄性心包炎患者。
不整脉	脉搏不规则的搏动,称不整脉,见于心律失常患者。如脉率少于心率,称为脉搏短绌,见于心房颤动患者。计数脉搏的时间至少需要 1 分钟。

注:脉搏的频率受年龄和性别的影响,婴儿每分钟 120~140 次,幼儿每分钟 90~100 次,学龄期儿童每分钟 80~90 次;运动和情绪激动时可使脉搏增快,而休息、睡眠则使脉搏减慢。骨科评估脉搏时还应包括麻醉方式;手术中用药;手术时间的长短;手术中出血量;手术方式及术后出血量;患者心理因素。

2. 正常成年人静息时的呼吸次数为每分钟 16~20 次。男性以腹式呼吸为主,女性以胸式呼吸为主。检查呼吸时,应注意呼吸频率、节律、深度的改变及气味的改变(表 2-4)。

表 2-4 呼吸频率、节律、深度及气味的改变

呼吸频率、节律、深度的改变	1)呼吸增快:成年人呼吸频率 >24 次 /min,称呼吸过速。见于肺及胸膜病变、心脏病、发热、严重贫血、甲状腺功能亢进等患者。一般体温每升高 1℃,呼吸大约增加 4 次 /min。 2)呼吸减慢:呼吸频率 <12 次 /min,见于呼吸中枢受到抑制、颅内压升高的患者。 3)潮式呼吸(亦称陈 - 施呼吸):呼吸由浅慢逐渐变为深快,达到最大强度后,呼吸再由深快变为浅慢,继之呼吸暂停数秒钟,随后又重复出现上述节律,为呼吸中枢兴奋性降低所造成,见于中枢神经系统疾病、中毒的患者。 4)间停呼吸(亦称毕奥呼吸):呼吸次数明显减少,并且每隔一段时间即有呼吸暂停数秒钟,呈现一定的规律,是呼吸中枢兴奋性显著降低的表现,是病情危急的征象。 5)酸中毒大呼吸(亦称库氏呼吸):呼吸加深且频率稍快,见于代谢性酸中毒患者。 6)呼吸浅快:见于呼吸道阻塞、肺气肿、呼吸衰竭患者。

续表

呼吸气味的改变	1）恶臭味：可见于支气管扩张或肺脓肿患者。 2）肝腥（肝臭）味：可见于肝性脑病（肝昏迷）患者。 3）氨（尿）味：可见于尿毒症患者。 4）烂苹果味：可见于糖尿病酮症酸中毒患者。 5）刺激性大蒜味：可见于有机磷农药中毒患者。评估患者脉率、脉律及强弱有无异常。呼吸频率、节律有无异常，如患者排除无影响测量脉搏及呼吸的因素时有异常应及时通知医生。

八、神经功能的评估

术前、术后护士需对患者神经功能进行评估，主要评估患者的感觉运动情况。如发现异常，及时通知医生。

（一）肌张力的评估

0级：无肌肉收缩。

1级：有肌肉收缩，但无肢体运动。

2级：肢体能在床上移动，但不能抬床面。

3级：肢体能抬离床面，但不能拮抗阻力。

4级：肢体能抬离床面，但只能拮抗较小的阻力。

5级：正常肌力。

（二）感觉的评估

$L_{4/5}$ 椎间盘突出压迫 L_5 神经根引起小腿外侧及踇背侧的感觉减退。

L_5/S_1 椎间盘突出压迫 S_1 神经根引起小腿后侧及足底的感觉减弱。

马尾神经受压后出现鞍区的感觉减退。

（三）运动评估

（1）C_5 神经根：主管肩外展，肩上举。

（2）C_6 神经根：主管屈肘，单根 C_6 神经根损伤，临床除肱二头肌肌力减弱外，上肢活动无明显影响。一旦 $C_{5、6}$ 同时离断或上干损伤，则腋神经与肌皮神经主要功能丧失，临床表现为三角肌麻痹。肩不能外展；肱二头肌及肱桡肌麻痹时不能屈肘。

（3）C_7 神经根：主管肘、腕、指的伸直，单纯 C_7 神经根断裂不出现上肢功能障碍，因桡神经支配肌均可由其他神经根代偿。

（4）C_8 神经根：主管手指屈曲，支配肩胛下肌。C_8 单独损伤，临床指深屈肌活动减弱，其他功能无明显影响。当 C_{5-8} 同时损伤，除上干损伤（肩不能上举与外展，肘不能屈曲）外，出现中干损伤表现，即腕下垂，伸拇、伸指不能。

（5）T_1 神经根：主管拇指对掌、对指，手指内收、外展，掌指关节屈曲及指间关节伸直。单独 T_1 神经断裂，主要影响手内在肌功能，但由于 C_8 神经根的代偿，临床功能障碍不明显。C_8T_1 联合损伤或下干损伤时主要表现为手内部肌及屈指功能障碍。$C_{7、8}T_1$ 三根联合损伤时，临床表现与 T_1C_8 二根联合损伤相似，因 C_7 损伤可被邻近 C_6 所代偿。前臂内侧皮神经主要由 T_1 纤维组成，一旦其支配区感觉障碍（除切割伤外），首先应考虑在第一肋骨处受压，这是诊断臂丛神经血管受压征的重要依据。

九、跌倒（坠床）风险的评估

术后卧床、床上翻身、下床活动等增加了发生坠床、跌倒、压疮发生的风险。跌倒（坠床）风险的评估见表2-5。

表 2-5 跌倒(坠床)风险评估标准

评估项目	分值	评估标准	得分
神经精神状况	3分	昏睡或昏迷	1
		嗜睡	2
		意识模糊或躁动或谵妄或痴呆	3
活动情况	4分	仅能床上活动	2
		行走需要帮助或使用辅助工具或步态不稳或站立时平衡障碍	4
年龄因素	2分	>60 岁	2
		<12 岁	2
疾病因素	3分	低血压(包括体位性低血压)、眩晕症、帕金森综合征、癫痫发作、贫血、短暂性脑缺血发作(TIA)、严重营养不良、患有任意一种疾病或一种以上疾病	3
药物因素	3分	麻醉药物;抗组胺类药物;缓泻剂;利尿剂;降压药;降糖药物;抗惊厥药物;抗抑郁药物;镇静催眠药物	
		使用任意一种药物	1
		使用任意两种药物	2
感觉功能	3分	单眼或双眼矫正视力 <0.3	1
		单盲或视野缺损	2
		双盲	3
跌倒史	2分	入院前 3 个月内有跌倒史	2

神经精神状况:主要指患者的不同程度的意识障碍或存在认知障碍如痴呆等。
活动情况:主要指患者自主活动能力和平衡能力。
疾病因素:主要指有某种疾病的患者易发生跌倒或坠床,这些疾病包括低血压(包括体位性低血压)、眩晕症、帕金森综合征、癫痫发作、贫血、短暂性脑缺血发作(TIA)、严重营养不良。
药物因素:主要指患者使用某些药物易发生跌倒或坠床。
感觉功能:主要指患者的视觉功能缺陷的情况。
跌倒史:指患者入院前 3 个月内曾有跌倒或坠床的经历。

注:跌倒或坠床总分为 20 分,分数越高表示危机增加
轻度危机:3~8 分
中度危机:9~14 分
高度危机:15~20 分

注:除《跌倒(坠床)评估标准》内的评估项目以外,还应考虑患者疾病的特点,对肌张力进行评估:凡四肢肌力低于 5 级的患者均有发生跌倒、坠床的危险。

十、皮肤的评估

位置长期受压,微细血管的血液循环受阻时,受压部位便不能获得足够的营养,造成局部皮肤组织损伤,即压疮。

(一)压疮的危险因素

(1)局部性因素:导致压疮发生的局部性因素有压力、摩擦力、剪切力、潮湿。
(2)全身性因素:导致发生压疮的全身性因素有感觉丧失、营养不良、组织灌注不足、年龄、体重、体

温、精神心理因素。

（二）压疮常见的位置（图2-1）

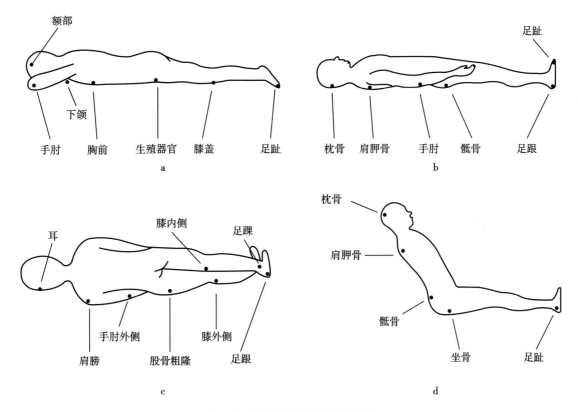

图 2-1 不同体位压疮常见的位置

a. 俯卧；b. 仰卧；c. 侧卧；d. 坐姿

（三）压疮的预防与护理

1. 评估 评估患者的年龄、营养状况、体重、体温、精神心理因素（表2-6）。

表 2-6 压疮危险评估标准

评估项目	评估标准	分值	得分	评估项目	评估标准	分值	得分
体型	中等	0		控便能力	完全控制	0	
	超过中等	1			偶失禁	1	
	肥胖	2			尿或便失禁	2	
	低于中等	3			大小便失禁	3	
皮肤类型	健康	0		性别和年龄	男性	1	
	tissue paper（薄纸）	1			女性	2	
	干燥	1			14~49	1	
	水肿	1			50~64	2	
	潮湿	1			65~74	3	
	颜色差	2			75~80	4	
	裂开或红斑	3			80 岁以上	5	

续表

评估项目	评估标准	分值	得分	评估项目	评估标准	分值	得分
组织营养	恶病质	8		营养缺乏	糖尿病或截瘫	4~6	
	心衰	5			大手术或创伤	5	
	外周血管病	5			腰以下或脊椎手术	5	
	贫血	2			手术时间大于2小时	5	
	抽烟	1					
运动能力	完全	0		食欲	中等	0	
	烦躁不安	1			差	1	
	冷漠的	2			鼻饲	2	
	限制的	3			流质	2	
	迟钝	4			禁食	3	
	固定	5			厌食	3	
药物	类固醇	4					
	细胞毒性药	4					
	大剂量消炎药	4					

指标	中等	超过中等	肥胖	低于中等
实际体重 /（身高 –100cm）× 100	90~110	>110	>120	<80

评估值：10$^+$ 分：危险；　　　15$^+$ 分：高度危险；　　　20$^+$ 分：非常危险

备注：

根据 Waterlow 压疮危险评估表得分是　　　分。
估计患者在住院期间可能会发生不可避免的压疮。

责任护士：	护士长：	患者家属：
压疮管理小组成员：	评估时间：	

2. 预防与护理

（1）保持衣服、床单被铺清洁、整齐及干爽,避免重物压于肢体上,避免伤口包扎过紧,患者应避免留长指甲或配戴饰物,以免弄伤长者的皮肤。

（2）保持正确的姿势,尽量避免骨凸出的部位受压,勤于变换姿势,最少每2小时便要转换一次,扶抱或转移患者时,避免他们的身体与床铺发生磨擦和碰撞,避免拖、拉、扯、拽患者,正确放置大小便器。

（3）保持患者皮肤清洁卫生,每日为患者进行晨晚间护理,定时为患者按摩受压部位。

（4）对于皮肤状况稍差得患者应安置气垫床,骶尾部放置气圈,足踝下放置棉垫使其抬高。

（5）摄取均衡营养,多进食有营养,高蛋白质的食品如肉、蛋、奶类和豆类,以保持皮肤健康。

（四）健康宣教

为患者做细致的心理护理,教会患者及家属评估发生压疮的危险因素,指导患者挺胸抬臀或挺腰抬臀减压动作,有效预防了压疮的发生。

（五）总结

预防是避免压疮发生的主要手段,也是护理工作中的难度,积极评估患者情况是预防压疮关键的一步,预防措施的实施要以评估的结果为依据,根据患者的不同情况选择最适合的护理措施,以最少的资源发挥最佳的效果,降低临床压疮发生率。

十一、肺功能的评估

伴有肺部疾病,如肺气肿、支气管扩张者;可因气体交换障碍而增加手术危险性。术前加强对患者呼吸节律和频率的观察,了解有无烟酒嗜好、有无支气管炎、有无哮喘、咳嗽咳痰等对手术至关重要。另外,肺功能测定能客观的评价患者的肺功能,主要包括肺容积测定、肺通气功能、肺换气功能、血流和呼吸动力检查。

临床上主要根据肺活量(vital capacity)或最大通气量(maximal voluntary ventilation,MVV)实测值占预计值%和FEV1%(第一秒用力呼气量占用肺活量百分率)判断肺功能状况及通气障碍类型(表2-7)。

表 2-7 肺功能不全分级

	VC 或 MVV 实 / 预 /%	FEV/(1%)	SaO_2/%	PaO_2 kPa/mmHg	$PaCO_2$ kPa /mmHg
基本正常	>81	>71	>94	>11.57(87)	<5.99(45)
轻度减退	8~71	70~61	>94	>11.57(87)	<5.99(45)
显著减退	70~51	60~41	93~90	11.57~9.98(87~75)	<5.99(45)
严重减退	50~21	<40	89~92	9.81~7.98(74~60)	>75.99(45)
呼吸衰竭	<20		<82	<7.98(60)	>75.99(45)

十二、关节活动度的评估

关节活动度(range of motion,ROM)是指一个关节从起始端至终末端的正常运动范围。分为主动(A)和被动(P)关节活动正常活动度见表2-8~ 表2-12。

1. 肩关节

表 2-8

前屈上举	外展	内旋	体侧外旋
170° ~180°	170° ~180°	拇指最高触及 T_2~T_{10}	60° ~90°

2. 肘关节

表 2-9

屈曲	伸直
150°	–5° ~0°

3. 髋关节

表 2-10

屈髋	伸髋	外展	内收	内旋	外旋
120° ~140°	20° ~30°	30° ~50°	30° ~50°	20°	40° ~50°

4. 膝关节

表 2-11

屈曲	过伸	内旋	外旋
130°~150°	−10°~0°	30°~50°	40°~60°

5. 踝关节

表 2-12

背屈	跖屈
30°~50°	40°~50°

十三、留置尿管的评估

1. 留置尿管的目的

（1）抢救危重、休克患者。

（2）盆腔手术、尿失禁患者或会阴部损伤患者。

（3）骨科手术时间较长需观察尿量的患者等。

2. 评估

（1）评估尿管和尿袋是否妥善固定，尿袋是否低于耻骨联合，尿管和尿袋是否有滑脱的风险，是否扭曲、受压或堵塞。

（2）评估尿液的性质和量：尿液的颜色是否清亮无杂质，有无血尿、蛋白尿、乳糜尿等，评估 24 小时的尿量是否过多或过少。

（3）评估尿道口有无分泌物或血痂。

（4）评估尿管的留置时间。

（5）评估患者关于留置尿管相关知识的掌握程度，患者是否知道尿管越早拔管越好。

十四、焦虑的评估

通过量表（表 2-13）来判断患者焦虑程度。

表 2-13　焦虑自评量表（SAS）

填表注意事项：下面有二十条文字，请仔细阅读每一条，把意思弄明白，然后根据最近一星期实际感觉，在适当的选项里画√　A：没有或很少时间　B：少部分时间　C：相当多时间　D：绝大部分或全部时间

姓名　　　　性别　　　　年龄

	A B C D
1. 我觉得比平常容易紧张或着急	
2. 我无缘无故地感到害怕	
3. 我容易心里烦乱或觉得惊恐	
4. 我觉得我可能将要发疯	
5. 我觉得一切都很好，也不会发生什么不幸	
6. 我手脚发抖打颤	
7. 我因为头痛、颈痛和背痛而苦恼	
8. 我感觉容易衰弱和疲乏	

	A B C D
9. 我觉得心平气和,并且容易安静坐着	
10. 我觉得心跳得很快	
11. 我因为一阵阵头晕而苦恼	
12. 我有晕倒发作,或觉得要晕倒似的	
13. 我吸气呼气都感到很容易	
14. 我的手脚麻木和刺痛	
15. 我因为胃痛和消化不良而苦恼	
16. 我常常要小便	
17. 我的手脚常常是干燥温暖的	
18. 我脸红发热	
19. 我容易入睡并且一次睡得很好	
20. 我做噩梦	

十五、自理缺陷的评估

1. 自理缺陷 1 期　需要使用辅助工具。
2. 自理缺陷 2 期　需要别人给予较少的帮助。
3. 自理缺陷 3 期　需要别人给予较多帮助或生活某些方面别人给予督导。
4. 自理缺陷 4 期　全部生活需要督导。
5. 自理缺陷 5 期　全部生活需要帮助或患者无能力参与。

十六、小儿生命体征的评估

（一）体温的评估

正常体温 36.5~37.5℃。测量基础体温,询问有无高热惊厥史及引发惊厥的温度。

若体温大于 37.5℃应及时通知医生并检查患者的手足、口唇及全身皮肤。检查患者是否有皮疹出现。有高热惊厥史的患者要监测患者体温变化,应备好降温药物及抢救物品。

手术后若体温超过 38.5℃应及时通知医生。

（二）血压的评估

根据患者年龄选择不同宽度的袖带,袖带的宽度应为上臂长度的 2/3。

$$1 岁以内收缩压（mmHg）= 月龄 \times 2+68$$
$$1 岁以上收缩压（mmHg）=80+ 年龄 \times 2$$
$$舒张压（mmHg）=2/3 收缩压。$$

（三）心率及呼吸的评估（表2-14）

表 2-14　心率及呼吸的评估

	呼吸	脉搏	呼吸：脉搏
<1 岁	30~40	110~130	1：4~1：3
2~3 岁	25~30	100~120	1：4~1：3
4~7 岁	20~25	80~100	1：4
8~14 岁	18~20	70~90	1：4

（四）体重的评估

评估患者体重对患者应用药物起指导作用。

无法测量体重的患者可以通过公式计算。1~6 个月 = 出生体重 + 月龄 ×0.7，7~12 个月 =6+ 月龄 ×0.25，大于等于 2 岁 = 年龄 ×2+7（或 8）。

十七、恶性骨肿瘤患儿尿量的评估

正常学龄前期 600~800ml，学龄期 800~1 400ml。

正常每日尿量（ml）=（年龄 –1）×100+400。

（一）甲氨蝶呤

在使用甲氨蝶呤化疗的 3 日中，每日记录 24 小时尿量，测尿比重及尿 pH 值。保持尿 pH 值在 6.5 以上偏碱性，24 小时尿量不少于 3 000ml。

（二）顺铂

在使用顺铂化疗的 3 日中，应用呋塞米（速尿）以增加尿量。每日记录 24 小时尿量，24 小时尿量不少于 3 000ml。

（三）异环酰胺

在使用异环酰胺的 5 日中，观察尿色，防止出血性膀胱炎毒性反应的发生。

十八、患肢石膏松紧度的评估

所有新上石膏的患者列入交接班项目，进行床旁交接班。保持石膏固定有效。

（一）石膏过紧

石膏过紧可以影响肢体的血液循环。在肢体肿胀期，由于肢体持续肿胀可以造成石膏过紧，造成肢体末端血运障碍，出现皮肤颜色青紫，皮温低，感觉障碍或消失，动脉搏动不可触及。胸腹部石膏过紧可引起呼吸不畅、憋气，进食后出现腹胀、腹痛。要及时通知医生。

（二）石膏过松

石膏过松则不能起到固定效果，尤其是在肿胀明显消退后可以造成石膏的松脱。观察手指及足趾与石膏位置，手指及足趾有无回缩，可以划线标记。（尤其是低龄患者极易出现回缩现象）。出现松脱现象要及时通知医生给予更换石膏。

十九、静脉血栓的评估

静脉血栓栓塞（venous thromboembolism，VTE）是高致残致死率的严重疾患之一，人群发生率为约 7 人 /10 万人。最常见的表现形式为下肢深静脉血栓形成（deep venous thrombosis，DVT），而最危险、常危及生命的表现形式为肺栓塞（pulmonary embolism，PE）。DVT 最常见的并发症为血栓形成后综合征（post-thrombotic syndrome，PTS），常导致终身的下肢水肿和疼痛。因此，要早期发现，早期报告，早期诊断，早期干预。DVT 的早期典型症状为腿部逐渐加重的疼痛，持续性、活动和行走加剧，患肢比对侧明显肿大。重症近端 DVT 可致下肢静脉回流严重受阻，伴动脉痉挛，而出现患肢剧痛、严重肿胀、苍白或发绀。而 PE 的典型症状为突然出现呼吸困难，剧烈胸痛，咯血，甚至晕厥等症状，死亡率非常高。

1. 血栓评估原则　以血栓评估工具为标准，综合评估患者情况：全身一般状况，是否存在血栓症高危因素，如易栓症，高血压，换髋、换膝、髋部周围骨折或手术；双下肢的情况，包括腿部有无逐渐加重的疼痛，疼痛的性质、部位、程度是怎样的，下肢的活动和行走情况，双侧下肢腿围有无变化。下肢皮肤有无苍白或发绀；患者有无突然出现的呼吸困难，剧烈胸痛，咯血，甚至晕厥等症状。评估频率：定时评估与实时评估相结合。评估目的：对可能发生的 DVT 或 PE 做到早发现、早报告、早诊断、早干预，尽量避免致死性的 VTE。

2. 血栓评估工具　主要使用 Autar 评分表（表 2–15）及 Caprini 评分表（图 2–2）。

表 2-15　Autar 评分表

科别　　病区　　床号　　姓名　　　　　性别　　住院号　　　诊断

年龄相关 / 周岁	评分
1. 10~30	0
2. 31~40	1
3. 41~50	2
4. 51~60	3
5. 61~70	4
6. >70	5

体重指数（BMI）

体重	BMI	评分
1. 体重不足	16~18	0
2. 体重适中	19~25	1
3. 超重	26~30	2
4. 肥胖	31~40	3
5. 过度肥胖	>40	4

运动能力	评分
1. 能走动	0
2. 运动受限（需要辅助工具）	1
3. 运动严重受限（需他人协助）	2
4. 轮椅	3
5. 完全卧床	4

特殊风险种类

口服避孕药	评分
1. 20~35 岁	1
2. >35 岁	2
3. 激素替代治疗	2
4. 怀孕及产褥期	3
5. 易栓症	4

风险种类

评分项目（仅限术前）	评分
1. 头部损伤	1
2. 胸部损伤	1
3. 脊柱损伤	2
4. 盆腔损伤	3
5. 下肢损伤	4

外科干预：仅对一项适合的外科干预

	评分
1. 小手术 <30 分钟	1
2. 择期大型手术	2
3. 急诊大手术	3
4. 胸部手术	3
5. 妇科手术	3
6. 腹部手术	3
7. 泌尿外科手术	3
8. 神经外科手术	3
9. 骨科手术（腰部以下）	4

现有的高风险疾病：选择相应项目评分

	评分
1. 溃疡性结肠炎	1
2. 红细胞增多症	2
3. 静脉曲张	3
4. 慢性心脏疾病	3
5. 急性心肌梗死	4
6. 恶性肿瘤（活性）	5
7. 脑血管意外	6
8. DVT 病史	7

评估说明

入院 24 小时内进行。

评分：从每个表格中选择相应的选项，评分并计算总分数；

总分：

评估人：

日期：

评估方案

评分风险分类	
≤10	低危
11~14	中危
≤15	高危

预防策略

低危：走动 + 梯度弹力袜

中危：梯度弹力袜 + 肝素 + 间歇式压力系统

高危：梯度弹力袜 + 肝素 + 间歇式压力系统

A1　每个危险因素 1 分	B　每个危险因素 2 分
○年龄 40~59 岁	○年龄 60~74 岁
○计划小手术	○大手术（<60min）[*]
○近期大手术	○腹腔镜手术（>60min）[*]
○肥胖（BMI>30kg/m²）	○关节镜手术（>60min）[*]
○卧床的内科患者	○既往恶性肿瘤
○炎症性肠病史	○肥胖（BMI>40kg/m²）

	C　每个危险因素 3 分
○下肢水肿	○年龄≥75 岁
○静脉曲张	○大手术持续 2~3h[*]
○严重的肺部疾病,含肺炎（1 个月内）	○肥胖（BMI>50kg/m²）
○肺功能异常（慢性阻塞性肺病症）	○浅静脉、深静脉血栓或肺栓塞病史
○急性心肌梗死（1 个月内）	○血栓家族史
○充血性心力衰竭（1 个月内）	○现患恶性肿瘤或化疗
○败血症（1 个月内）	○肝素引起的血小板减少
○输血（1 个月内）	○未列出的先天或后天血栓形成
○下肢石膏或肢具固定	○抗心磷脂抗体阳性
○中心静脉置管	○凝血酶原 20210A 阳性
○其他高危因素	○因子 Vleiden 阳性
	○狼疮抗凝物阳性
	○血清同型半胱氨酸酶升高

A2　仅针对女性（每项 1 分）	D　每个危险因素 5 分
○口服避孕药或激素替代治疗	○脑卒中（1 个月内）
○妊娠期或产后（1 个月）	○急性脊髓损伤（瘫痪）（1 个月内）
○原因不明的死胎史,复发性自然流产（≥3 次）,由于毒血症或发育受限原因早产	○选择性下肢关节置换术
	○髋关节、骨盆或下肢骨折
	○多发性创伤（1 个月内）
	○大手术（超过 3h）[*]

危险因素总分：

注：①每个危险因素的权重取决于引起血栓事件的可能性。如癌症的评分是 3 分,卧床的评分是 1 分,前者比后者更易引起血栓。
②* 只能选择 1 个手术因素

图 2-2　Caprini 评分表

3. 操作方法 根据评估结果,采取相应的预防及治疗措施。

预防措施包括:一般预防措施,药物预防措施,物理预防措施。

治疗措施:根据患者的所患疾病的实际情况,如 DVT 或 PE,采取相应的治疗及护理措施。

对应用抗凝药的患者,要做好预防出血的应急预案,避免发生严重的出血现象。

对患者及家属进行 VTE 相关知识的健康教育。

第二章

骨科专科技术配合

一、石膏技术的配合

（一）目的

1. 骨折整复后的固定。

2. 关节损伤和关节脱位复位后的固定。

3. 手术修复后的制动。

4. 骨与关节急慢性的局部制动。

（二）主要流程

1. 向患者说明石膏固定的目的和注意事项,取得患者配合。

2. 对固定肢体的皮肤用肥皂及清水清洗并擦干有伤口应更换敷料。

3. 将肢体摆放于功能位或所需要的特殊位置。

4. 为保护骨隆突部的皮肤及软组织不被压伤,在皮肤表面平铺石膏衬垫。

5. 石膏绷带缠绕完毕,给予适当的捏塑及修整。

6. 固定躯干的石膏,需在适当的位置开窗。

（三）关键提示

1. 四肢石膏固定应将指、趾端露出,以便观察肢体血液循环及功能锻炼。

2. 在石膏没有彻底干燥前尽量不搬动患者,可采用通风和光照等措施促使石膏彻底干燥及固定。

3. 石膏没有彻底干燥前如需搬动患者,应用手掌托起,避免手指在石膏上压出凹陷而压迫肢体。

4. 石膏固定后应密切观察患肢的颜色、感觉及运动。

5. 将患肢抬高,有利于静脉血液和淋巴液回流。

二、Ponseti 石膏技术配合

（一）目的

行 Ponseti 技术的患者年龄较小,一般在 28 个月以内,患者主动配合度差,护理人员有效的配合能提高矫正的效果和 Ponseti 石膏的成功率,缩短治疗时间,减轻患者痛苦。

（二）主要流程

1. 洗手,戴口罩,戴清洁手套。

2. 安排患者平卧于治疗床上。

3. 暴露双下肢。

4. 医生进行手法矫正时,协助将患儿下肢抬离治疗床并根据医生要求保持一定角度固定。

5. 医生打石膏时协助固定患儿的矫正位置,同时固定石膏棉。

6. 医生打足部石膏时,协助固定患儿腿部,打膝下石膏时,协助固定大腿及平托足部石膏。

7. 烤灯照射加快石膏干燥,同时预防患者着凉。

8. 石膏干燥后,可加被覆盖,并做好家属离院后石膏护理的健康教育。

（三）关键提示

1. 注意打石膏整个过程中患儿的保暖和安抚,增加患儿舒适度。

2. 根据医生要求协助固定好患者的矫正位置,不可轻易移动。

3. 石膏未干时,应用双手平托,不可以用手指在一处持续施压,以防石膏变形造成患儿皮肤压疮。

4. 石膏的护理对于治疗的成败尤为重要,因此要加强对家长的健康教育,保证患儿离院后能够按照专业要求对患儿进行护理,保证石膏的安全有效,不发生相应的合并症。

5. 在整个操作过程中指导家长给患儿喝奶,增加患儿的舒适度与配合度。

三、单髋人字石膏患者的翻身方法

（一）目的

防止压疮发生,增进患者的舒适度。

（二）主要流程

1. 护士站在患者的患侧。

2. 撤去枕头,将患者平移至与翻身相反的方向。

3. 将患者双手上举放置头两侧。

4. 护士双手分别托住患者胸腹部及膝关节处石膏。

5. 以患者健侧肢体为轴缓慢翻身。

6. 翻身后保持患者足趾或足跟离床。

7. 为患者整理床单位,盖好被褥,拉好床档。

（三）关键提示

1. 石膏未干抬动患者时,应用手掌同时托起患者的头颈部、背部、后腰部、髋部、膝关节和小腿部,以免造成石膏断裂或凹陷以致压迫皮肤。

2. 翻身时动作要缓慢、轻柔,妥善安置各种管道严防脱出。

3. 定时翻身,一般白天 2~3 小时翻身一次,晚间 4~5 小时翻身一次。

四、人类位石膏患者的翻身方法及怀抱方法

（一）目的

防止压疮发生,增进患者的舒适度。

（二）翻身方法

1. 两名护士分别站在患者两侧。

2. 撤去枕头,将患者双手上举放置头两侧。

3. 护士双手分别托住患者胸腹部及腿部石膏。

4. 两名护士将患者平托抬离床面。

5. 护士为患者缓慢翻身。

6. 翻身后将患者放置床上,用毛巾将双足趾或足跟垫起。

7. 为患者整理床单位,盖好被褥,拉好床档。

（三）怀抱方法

术后第 2 日,教会患儿家属抱起患儿的方法:

1. 让患儿趴伏于家长胸前,家属环抱患儿,双手托住臀部石膏。

2. 家长坐在凳子上,双腿并拢,让患儿骑跨于家长腿上。

（四）关键提示

1. 石膏未干抬动患者时,应用手掌同时托起患者的头颈部、背部、后腰部、髋部、膝关节和小腿部,以免造成石膏断裂或凹陷压迫皮肤。

2. 翻身时动作要缓慢、轻柔,悬空翻身时两名护士或家属一定要抓牢石膏,保护患者以防坠落。

3. 定时翻身,一般白天 2~3 小时翻身一次,晚间 4~5 小时翻身一次。

五、皮牵引技术配合

(一)目的

维持骨折的复位和稳定。

(二)主要流程

1. 评估患儿

(1)牵引部位皮肤情况:无开放性伤口、炎症、溃疡。

(2)患肢的血液循环情况,包括有无肿胀、皮肤温度、感觉、动脉搏动情况等。

(3)患肢的活动情况、有无功能障碍。

(4)患者对皮牵引的认识和心理反应。

2. 备齐皮牵引的用物。

3. 根据患者的肢体周径,选择合适大小的牵引套。

4. 清洗患肢皮肤,保持清洁干燥。

5. 用两块棉布包裹患肢。一块包裹下肢大腿部,一块包裹下肢小腿部,包裹时棉布的起点从腿的上部开始,先将边缘反折向上,以防牵引套边缘棱角对皮肤的压迫。

6. 从远心端向近心端粘贴牵引套。

7. 粘贴后将露出牵引套的棉布反折。

8. 连接牵引绳、牵引锤,并将牵引锤通过滑车放下。

(三)关键提示

1. 应将皮牵引患者纳入床头交班内容,每日 2 次打开牵引套进行检查。

2. 保持患肢清洁、定时按摩骨突部位、防止压疮、局部感染等并发症的发生。

3. 指导患者进行功能锻炼。

4. 定时观察患肢末梢血液循环、活动、感觉等情况,若疼痛、麻木等异常,及时报告医生并配合处理。

5. 随时保持有效牵引。若有松脱要及时调整。不随意增减牵引重量。

6. 冬季注意牵引肢体保暖。

六、皮牵引的观察与护理

(一)定义

又称间接牵引,是利用胶布带、海绵带或皮牵引套直接对皮肤施加牵引力,间接牵拉肌肉骨骼的一种牵引术。

(二)儿童下肢皮牵引的适应证

1. 儿童股骨干骨折复位和固定。

2. 儿童发育性髋关节脱位术前准备。

3. 9 岁内儿童髋关节前半脱位复位和固定。

4. 儿童骨关节感染固定。

5. 儿童发育性髋关节脱位单髋人字石膏拆除后康复锻炼。

(三)护理要点

1. 建立交接班登记表,做到班班交接。

2. 定时检查牵引位置是否正确;滑轮是否灵活;牵引绳有无障碍、是否滑出滑轮;牵引力和方向是否适宜;牵引带有无松动或脱落。

3. 定时观察患者肢体末梢情况,观察有无血管、神经受压症状。

4. 用软枕或普通毛巾折叠分别垫于膝关节和踝关节下,防止关节僵直等并发症。

5. 皮肤护理

（1）保持床铺松软适度、平整、清洁，骨突出部位垫棉垫，定时检查受压部位皮肤有无红肿、水疱。

（2）教会患儿的家长使用便盆的正确方法，协助患儿抬高臀部，勿强塞、硬拉，避免；便后用温水洗净臀部皮肤，必要时涂软膏保护。

（3）保持患者皮肤清洁、干燥，每日用温水擦洗并按摩受压部位 1~2 次，出汗后及时更换衣被，保持臀部、背部及会阴部清洁、干燥。

七、骨牵引技术配合

（一）目的

1. 多用于成年人及需要较长时间或较大重量牵引的骨折复位。

2. 成人长骨不稳定骨折；因肌肉强大容易移位的骨折。

3. 骨折部位的皮肤损伤、烧伤、擦伤，部分软组织缺损或有伤口者。

4. 感染开放性骨折不能手法复位或皮牵引者。

5. 合并胸、腹或骨盆部损伤，需密切观察而肢体不宜做其他固定者，肢体合并循环障碍暂不宜做其他固定者。

6. 某些手术的术前准备。

（二）主要流程

1. 评估患者

（1）评估患肢的血液循环情况，包括有无肿胀、皮肤温度、感觉、动脉搏动情况等。

（2）评估患肢的活动情况、有无功能障碍。

（3）评估患者对骨牵引的认识和心理反应。

2. 健康教育　向患者解释进行骨牵引的目的、注意事项、方法等相关知识。

3. 准备用物。

4. 穿针主要流程

（1）股骨下端（髁上）牵引：患者仰卧位，置患肢于牵引架上，屈膝40°，常规消毒铺巾，局部麻醉后，在内收肌结节上 2cm 处或者以腓骨小头与髌骨上缘连线的交叉点为穿针部位，从内向外穿针，以免损伤神经血管。穿针的方向与股骨纵轴在直角，牵引重量一般为体重 1/8~1/6，维持重量为 3~5kg。

（2）胫骨结节牵引：穿针部位在胫骨结节向后 1.25cm，在此平面稍向远侧部位即进针点。从外侧向内侧穿针，以免伤及腓总神经。牵引重量为 7~8kg，牵引量 3~5kg。

（3）跟骨牵引：穿针部位在胫骨结节向后 1.25cm，在此平面稍向远侧部位即进针点。从外侧向内侧穿针，以免伤及腓总神经。牵引重量为 7~8kg，牵引量 3~5kg。

5. 效果评价　有无神经、血管压迫症状，牵引重量是否合适，患肢是否处于功能位，患肢的疼痛程度等。

（三）关键提示

1. 保持持续有效的牵引，要使头、颈、躯干与牵引绳在一条直线上。

2. 注意牵引绳、滑轮、牵引锤是否起到有效的牵引作用，牵引绳不可随意放松或受压，保持牵引绳在滑车内，牵引重量根据病情加减，保持牵引锤悬空，不可着地或靠于床架上。告诉患者及其家属不能擅自改变体位，不能擅自增减重量。

3. 骨牵引针的两端应套上胶盖小瓶，保持牵引针眼处清洁、干燥。

4. 保持肢体功能位，每日进行肢体功能锻炼，防止肌肉萎缩、关节僵硬及足下垂等并发症。

5. 注意患者保暖，定时观察肢端的血液循环，如肢端皮肤颜色、温度，桡动脉波动情况，发现异常及时处理。

八、骨牵引的配合与观察

（一）定义

骨牵引又称直接牵引。即将牵引钢针穿入骨内,使牵引力量直接通过骨骼而达损伤部位,牵拉关节或骨骼,使脱位的关节或错位的骨折复位,并维持复位后的位置;牵拉固定关节,以减轻关节面所承受的压力,缓解疼痛,使局部休息。

（二）适应证

1. 下肢不稳定骨折、石膏固定有困难者。
2. 颈椎骨折合并脱位者应用颅骨牵引,骨盆骨折同时伴有错位,中心性髋关节脱位,需作骨牵引者。
3. 陈旧性髋关节脱位手术复位前。
4. 骨折部的皮肤损伤、擦伤,软组织缺损有伤口时。
5. 肢体合并血液循环障碍暂不宜其他固定者。

（三）护理要点

1. 将骨牵引的患者列为交接班项目,密切观察患肢的血液循环、感觉及活动情况。
2. 嘱患者不可随意加减或移去牵引重量。
3. 保证持续有效牵引　保持牵引锤悬空,不得接触地面或靠在床栏上;头部或足部不可抵住床头或床尾栏杆,经常检查牵引架的位置,如有错位或松动,应及时纠正。
4. 注意保护针眼部位不受触碰,不污染。如发现牵引针向一侧偏移,应报告医生,及时给予处理。切不可随手将牵引针推送回去,增加感染机会。
5. 预防足下垂,下肢牵引时,应在膝外侧垫棉垫,防止压迫腓总神经。行胫骨结节牵引时,要准确定位,以免误伤腓总神经。如患者出现足背伸无力,则为腓总神经损伤的表现,应及时检查去除致病原因。平时应用足底托板或沙袋将足底垫起,以保持踝关节于功能位。
6. 每日应教会患者主动做伸屈踝关节等功能锻炼,如因神经损伤或截瘫而引起踝关节不能自主活动,则应作被动足背伸活动,以防止关节僵硬和跟腱挛缩。
7. 牵引时患肢放置的位置应符合要求,如股骨颈骨折、粗隆间骨折时患肢须保持外展中立位。但单个肢体的位置应与躯干、骨盆联系起来看,否则易引起错觉。为防止患肢外旋,可穿带有横板的防外旋鞋。
8. 预防压疮的发生,保持床铺清洁干燥无皱褶,每日清洗 2 次,勤翻身,勤按摩,加强血液循环,增加营养,增强机体抵抗力。
9. 预防肺部感染,保持清洁,定时开窗通风,避免患者受凉,指导患者深呼吸,帮助患者排痰。
10. 重视二便护理　鼓励患者多饮水,指导患者多食高蛋白、高纤维素及高维生素的食物,如水果、蔬菜,防止泌尿系感染及便秘。
11. 注意预防 VTE。

九、Russell 牵引的配合与观察

（一）目的

1. 使骨折、脱位部位固定、复位。
2. 缓解肌肉痉挛。
3. 预防和矫正畸形。
4. 使患肢制动,减轻疼痛。

（二）适应证

1. 儿童股骨头骺滑脱术前牵引复位。
2. 5~12 岁儿童股骨干骨折。

（三）护理要点

1. 定时测量及评估生命体征。

2. 保持持续有效牵引。

（1）检查牵引绳方向有无移动,保持牵引力线方向;检查滑轮是否灵活;牵引绳是否断裂或滑脱。

（2）保持牵引锤悬空,不得抵住床架或地面,患肢足部不得抵住床尾栏杆。

（3）定时观察牵引针是否左右偏移或松动;牵引弓是否保持最大牵引状态。

3. 定时观察患肢肢端的血液循环情况,包括皮肤颜色、温度、感觉、足背动脉搏动、毛细血管充盈情况、足趾活动情况,定时观察患肢大腿屈侧及腘窝处皮肤状况。

4. 定时评估针眼处皮肤是否清洁、干燥;评估牵引针眼有无感染;每日用 0.5% 聚维酮碘或白开水擦拭针眼处 2~3 次,连续 3 日;对局部有红肿者可涂 2% 碘酊;感染严重者应协助医生拔除钢针。

5. 定时评估牵引针有无如偏移,若有偏移,不可随手将牵引针退回,应立即报告医生,牵引针两侧用橡胶盖盖好。

6. 随时询问患者感受,如有不适,及时调整。

7. 协助医生每周定时拍片,以了解股骨头骺复位情况及牵引有效性。

十、换药配合

（一）目的

检查伤口,更换敷料;保持伤口清洁,控制感染,促进伤口愈合。

（二）主要流程

1. 洗手、戴口罩,核对患者。

2. 根据伤口部位协助患者选择合适体位,暴露伤口,检查伤口敷料外观情况。

3. 消毒皮肤　用 75% 乙醇棉球或 0.2% 聚维酮碘棉球擦拭。

4. 清理伤口　用 0.9% 氯化钠溶液或其他药物棉球轻拭创面。

5. 观察伤口　观察伤口分泌物情况及肉芽组织生长情况。

6. 创面用药　根据细菌培养药敏试验结果选择抗生素。

7. 置引流物　应根据伤口感染情况、深度和创面情况,是否需要置入适宜的引流物。

8. 包扎伤口　外用胶布固定或酌情使用绷带包扎。

9. 换药处理后,记录换药情况,洗手、整理用物。

（三）关键提示

1. 严格遵守无菌操作原则,两把钳子不可混用,一把传递无菌敷料,另一把接触伤口敷料。

2. 换药时,要按照从清洁、污染、感染、特殊感染的原则进行,避免交叉感染。

3. 包扎伤口时,要保持良好血液循环,包扎不可太紧,包扎肢体时,要从远端到近端,促进静脉回流。

4. 严格执行无菌操作原则。

5. 保持伤口清洁、干燥。

十一、拆线配合

（一）目的

拆除愈合切口的缝线。

（二）主要流程

1. 洗手、戴口罩,核对医嘱,做好解释工作。

2. 协助患者取适宜卧位,暴露缝合切口。

3. 先消毒切口,然后消毒针眼、缝线,再消毒周围皮肤。

4. 用无菌镊子轻轻提起线结,使埋入皮肤的一部分缝线露出少许。

5. 用剪刀尖部在线结下紧贴皮肤,将缝线剪断。

6. 消毒切口,用无菌纱布覆盖固定。

7. 记录拆线时间、切口愈合情况。

8. 洗手、记录、整理用物。

(三)关键提示

1. 严格执行无菌操作技术。

2. 根据切口愈合情况、手术部位、切口张力及全身营养状况决定拆线时间。

(1)头、面、颈、阴囊部位切口术后 3~4 日拆线。

(2)一般胸、腹部切口术后 6~7 日拆线。

(3)四肢手术、切口较长、张力较大、营养不良、贫血及老年患者 10~14 日拆线或采取分期拆线以防止切口裂开。

(4)如切口感染应立即局部拆线,以利引流通畅。

十二、肿瘤患者 PICC 穿刺术

(一)目的

1. 减少了患者反复静脉穿刺的痛苦。

2. 保证化疗药物有计划、按时、准确无误的输入。

3. 避免了化疗药物对外周血管的刺激,保护了血管。

4. 减少了局部组织坏死等不良反应等。

(二)适应证

骨肉瘤、尤因肉瘤、恶性纤维组织细胞瘤及去分化软骨肉瘤等需要静脉化疗的患者。

(三)PICC 置管前的准备

1. 置管原则 要由经过专业培训的专职护士来完成。他们要评估患者血管、穿刺所需工具,要负责告知患者及家属穿刺前及置管后并发症的预防等相关知识,要执行穿刺的实际操作、日常维护,要评估各种并发症的风险并采取相应的预防措施及应急预案。

2. 履行签字制度 为保证患者安全使用导管,护士在操作前向患者及家属详细介绍留置 PICC 的优点及可能引起的不良反应等。在患者充分知情的情况下,允许患者及家属做出选择,并执行签字制度,在《深静脉穿刺置管协议书》上签字并留做医疗档案。

3. 导管的选择 根据一次性物品的使用原则,按医院的要求正确使用 PICC。根据评估患者血管的结果选择适合的导管型号;核对生产日期、有效期、外包装;穿刺完毕将导管的型号、条码登记在病历上,以备查阅。

4. 静脉的选择

(1)插管的禁忌证:①插管途径有感染;②缺乏外周静脉通道:不能确认静脉;③既往史:在预定插管部位有放射治疗史,静脉血栓形成史,外伤史,或血管外科手术史;④严重出血性疾病。

(2)常规首选静脉为贵要静脉,因为它是最直和最直接的通径,管径 16mm,穿刺途经腋静脉、锁骨下静脉、无名静脉、至上腔静脉。贵要静脉不如头静脉表浅,需要触摸定位。

(3)其次选肘正中静脉:在穿刺前定位,管径 6mm。其上行汇入贵要静脉,最终达上腔静脉。穿刺时易滚动,要固定好。

(4)最后选择头静脉:较为表浅,管径 6mm,但在头静脉进入腋静脉处有一较大的角度,容易引起推管困难。并且头静脉的静脉瓣较多、上行段有狭窄,增加了静脉炎的发生概率。

(四)主要流程

1. 选择合适的静脉 让患者平卧,上肢充分外展 90°。

2. 测量定位 从穿刺点到右胸锁关节然后向下至第三肋,注意外部测量不能准确显示体内静脉解剖位置。

3. 建立无菌区 遵循无菌操作原则,预冲导管。

4. 穿刺点的消毒　穿刺点上下 10cm,左右到臂缘。

5. 扎止血带　在穿刺点皮下注射麻醉药以减少患者紧张。

6. 静脉穿刺　动作准确熟练,不可施加暴力。

7. 撤出插管器的针　穿刺鞘下垫一块方纱,轻压穿刺血管的上方。

8. 插入并推进导管　动作轻柔缓慢推进。

9. 完成插管　当导管头部达锁骨下静脉时,嘱患者将头部贴近肩部,并转头向插管穿刺点处,以防发生误插回撤插管鞘。

10. 撤出支撑导丝　动作需缓慢。

11. 撤出插管鞘。

12. 修正导管长度　无菌剪刀与导管垂直剪断,保留 5cm 以安装连接器。

13. 安装连接器　保证连接器锁定。

14. 抽吸和冲洗　用 20ml 注射器操作,并在注射最后余 0.5ml 生理盐水时撤针。

15. 固定导管。

16. X 片定位。

（五）日常护理

1. 护理原则　要求接触导管的护士必须掌握有关使用和维护的知识及能力。

2. 治疗间歇期每 7 日一次　敷料的更换:注意敷料是自下而上去除,切忌将导管拔出体外。

3. 每次静脉输液、给药前后

（1）适当的冲管与封管技术可保证导管内的正压和导管的完整性。用 20ml 注射器,脉冲式封管。严禁用小于 10ml 的注射器,易导致导管破裂。

（2）封管液量:美国静脉输液护理学会推荐封管液量应两倍于导管 + 辅助延长管容积。

（3）封管方法:必须使用正压封管技术,在注射器内还有最后的 0.5ml 生理盐水时,边推边撤针拔出注射器以保证正压。

（4）导管拔除:静脉化疗结束后患者需要拔除导管,一般情况下操作简单,按换药程序于平行静脉方向,捏住连接器柄端缓慢向外拉,当出现拔管有阻力时,嘱患者情绪放松或热敷外周静脉,最后拔除导管。

4. 输注血液或血制品及输注 TPN 后　通过 PICC 可使高渗性、高黏稠度、刺激性药物直接进入中心静脉。但是要注意药物的配伍禁忌,输入高黏稠的液体（脂肪乳等）或血液应每隔 4~6 小时冲管一次,药物输入完毕再正压脉冲式冲管 1 次,以免造成导管堵塞。

5. SASH 原则　在给予肝素不相容的药物或液体前后均使用生理盐水冲洗,以避免药物配伍禁忌的问题,而最后用肝素溶液封管。其中 S:生理盐水;A:药物注射;S:生理盐水;H:肝素溶液。

（六）常见并发症的处理

1. 导管阻塞　输液速度明显减慢时,应查明原因妥善处理,若证实为堵管,根据阻塞的原因进行导管的疏通,有回抽法、肝素液再通法、尿激酶溶栓法、全身溶栓或静脉切开取栓术、70% 乙醇再通法。

2. 感染　患者穿刺部位红、肿、热、痛或伴有全身发热,证明存在感染,及时通知医生,应用抗生素,局部加强护理,若护理无效应采取拔管。

3. 静脉炎　沿穿刺点顺血管走行或在上臂出现红、肿、疼痛,证明存在静脉炎,静脉炎包括:血栓性静脉炎、化学性静脉炎、机械性静脉炎。需分别采取不同的处理方式,其中机械性静脉炎较常见,发生在置管 1 周以内,可使用热敷、抬高上臂、湿敷如意金黄散。

机械性静脉炎发生的原因:与导管的型号及血管的选择、穿刺侧的肢体过度运动、操作者的技术有关。

4. 导管漏液　三向瓣膜式 PICC 在体外漏液时,可在无菌状态下修剪导管,重新安装连接器,确认导管位置后仍能正常使用;若导管体内部分断裂,应立即通知医生,同时用手指按压导管远端的血管或立即于上肢腋部扎止血带,患者制动,通过介入或静脉切开术,取出导管。

（七）健康宣教

嘱患者加强自我保护意识,带管的肢体不得做剧烈运动,保持局部清洁干燥,外敷料发生脱落、卷边、松动时应及时换药,淋浴时注意保护局部敷料。

十三、PICC 换药术

(一)目的

保持 PICC 穿刺处清洁干燥,防止感染的发生。

(二)主要流程

1. 洗手,戴口罩。

2. 自上而下拆除旧敷料。

3. 清洁双手,评估 PICC 出口部位和周围皮肤。

4. 戴无菌手套,用酒精及聚维酮碘棉球,采用螺旋状方式消毒穿刺点及周围皮肤各 3 遍。

5. 用酒精及聚维酮碘棉球擦洗导管、连接器、固定翼、肝素帽,各 3 遍。

6. 体外导管摆放 S 形或 L 形,用无菌胶布固定好连接器。

7. 用透明贴膜加压粘贴并覆盖至连接器翼型部分的一半。

8. 用抗过敏胶布交叉固定连接器及肝素帽。

(三)关键提示

1. 严格遵循无菌操作原则。

2. 记录维护前穿刺点的导管刻度。

3. 评估穿刺点有无发红、肿胀、渗血及渗液,导管有无移动,是否部分脱出或进入体内。发现有任何异常,立即处理。

4. 穿刺点未愈合好时,不要用酒精及聚维酮碘清洁导管出口部位 1cm 范围内的皮肤,以免对伤口过分刺激造成穿刺点难以愈合。

十四、外固定架的观察与护理

(一)目的

随时评估外固定架及针道情况,保证外固定架的固定效果。

(二)主要流程

1. 将有外固定架患者纳入交接班内容,建立交接班记录表,做到班班交接。

2. 定时测量生命体征尤其注意体温情况并记录。

3. 定时观察患肢肢端的血液循环情况,包括皮肤颜色、温度、感觉、动脉搏动、毛细血管充盈情况、肢体活动情况。

4. 定时观察患肢有无偏移、成角、扭转、不匀称等现象。

5. 定时检查螺帽、螺杆有无松动。

6. 保持针道敷料清洁、干燥,密切观察针道处有无渗液、红肿。

7. 每日用 0.5% 聚维酮碘消毒针眼处 2~3 次,对局部略有红肿者可涂 2% 碘酊,并覆盖消毒敷料。

(三)关键提示

1. 要重点保护外固定架的完整性及稳定性,保证不被碰撞,移动肢体时动作要轻、速度要慢。

2. 做好患者的体位护理,保证患者舒适。

3. 患者行走时,要注意预防跌倒,不到人群密集的地方去,避免被碰撞。

52检